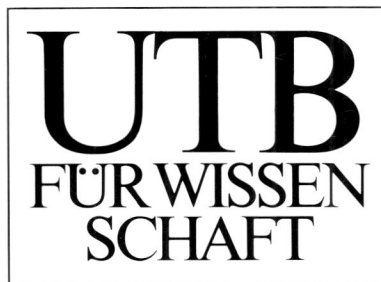

Eine Arbeitsgemeinschaft der Verlage

Birkhäuser Verlag Basel · Boston · Stuttgart
Wilhelm Fink Verlag München
Gustav Fischer Verlag Stuttgart
Francke Verlag Tübingen
Harper & Row New York
Paul Haupt Verlag Bern und Stuttgart
Dr. Alfred Hüthig Verlag Heidelberg
Leske Verlag + Budrich GmbH Opladen
J. C. B. Mohr (Paul Siebeck) Tübingen
R. v. Decker & C. F. Müller Verlagsgesellschaft m. b. H. Heidelberg
Quelle & Meyer, Heidelberg · Wiesbaden
Ernst Reinhardt Verlag München und Basel
K. G. Saur München · New York · London · Paris
F. K. Schattauer Verlag Stuttgart · New York
Ferdinand Schöningh Verlag Paderborn · München · Wien · Zürich
Eugen Ulmer Verlag Stuttgart
Vandenhoeck & Ruprecht in Göttingen und Zürich

Erkrankungen der Haustiere

Herausgegeben von
Professor Dr. Klaus Loeffler
Professor Dr. Dieter Strauch
Stuttgart-Hohenheim

Ewald Isenbügel
Werner Frank

Heimtierkrankheiten

Kleinsäuger
Von Dr. Ewald Isenbügel, Zürich

Amphibien und Reptilien
Von Prof. Dr. Werner Frank, Hohenheim

287 Schwarzweiß- und
62 Farbfotos
40 Tabellen

Verlag Eugen Ulmer

Dr. Ewald Isenbügel
Institut für Zuchthygiene
der Universität Zürich

Prof. Dr. Werner Frank
Institut für Zoologie
Abteilung Parasitologie
der Universität Hohenheim

CIP-Kurztitelaufnahme der Deutschen Bibliothek

Heimtierkrankheiten / Ewald Isenbügel; Werner Frank. –
Stuttgart: Ulmer 1985.
   (Erkrankungen der Haustiere)
   (UTB für Wissenschaft: Grosse Reihe
   Enth.: Kleinsäuger/von Ewald Isenbügel;
   Amphibien und Reptilien/von Werner Frank
   ISBN 3–8001–2533–1

NE: Isenbügel, Ewald (Mitverf.)

© 1985 Verlag Eugen Ulmer GmbH & Co.
Wollgrasweg 41, 7000 Stuttgart 70 (Hohenheim)
Printed in Germany
Einbandentwurf: Alfred Krugmann, Stuttgart
Gesamtherstellung: Friedrich Pustet, Regensburg

Vorwort

Der vorliegende Band vereinigt die Besprechung der Krankheiten der Kleinsäuger und der Amphibien und Reptilien. Handelt es sich bei den Säugetieren nur um wenige Arten, die von Liebhabern gehalten werden, so ist die Artenfülle bei den Amphibien, insbesondere aber bei den Reptilien, beinahe unüberschaubar groß. Es war aus diesen Gründen nicht möglich, die Behandlung des Stoffes in beiden Teilen nach dem gleichen Schema vorzunehmen. Der Umfang wäre beim zweiten Teil, unter Berücksichtigung der Biologie, Anatomie und Physiologie der einzelnen Formen und den sehr unterschiedlichen Verhältnissen, unvertretbar angewachsen. Es mußte also in diesen Kapiteln eine Beschränkung auf die Krankheiten allein erfolgen.

So verschieden also der Aufbau des Grundkonzepts der beiden Teile sein mußte, so abgestimmt wie möglich ist dagegen die Behandlung des eigentlichen Stoffes gestaltet worden.

Geht man von der Zahl der Kleintiere aus, die in den Ländern Europas und in den USA gehalten werden und berücksichtigt man den jährlichen finanziellen Aufwand, so ist beinahe unverständlich, daß diesen Tiergruppen bei der Ausbildung der Studenten der Veterinärmedizin ein so geringes Augenmerk geschenkt wird. Nicht zuletzt aus diesem Grund haben sich neben Biologen auch eine ganze Reihe ernsthafter Liebhaber mit den Krankheiten ihrer Pfleglinge und dem Versuch der Therapie befaßt. Dies trifft in besonderem Ausmaß für Amphibien und Reptilien zu. Eine gleichartig dezidierte Aussage über die Art, die Ursachen und den Verlauf der Erkrankungen der Niederen Vertebraten, wie sie für die Säugetiere möglich ist, kann allerdings nicht erwartet werden, wenn man berücksichtigt, daß das Interesse daran erst vor rund 30 Jahren eingesetzt hat.

Die etwas ausführlichere Darstellung gerade in diesen Kapiteln, die z. T. Angaben enthalten, die für den Veterinär selbstverständlich sind, sollen es auch dem interessierten Laien ermöglichen, sich in die Problematik einzuarbeiten.

In der Bundesrepublik Deutschland werden etwa 7,5 Millionen Ziervögel, 2,5 Millionen Kleinsäuger, über 1 Million Reptilien, eine unbekannte Zahl von Amphibien und 40 Millionen Zierfische gehalten. In 49% aller bundesdeutschen und in 52% der schweizerischen Haushalte werden Heimtiere gepflegt. Diese Werte werden von Belgien mit 80%, Frankreich und den Niederlanden mit über 70%, sogar noch übertroffen. Der finanzielle Aufwand wird für die Bundesrepublik Deutschland mit über 10 Milliarden DM pro Jahr veranschlagt. In den Vereinigten Staaten liegen die Zahlen für Heimtiere mit 4,2 Milliarden neben rund 50 Millionen Hunden und 25 Millionen Katzen sogar noch wesentlich höher.

Die Artenvielfalt der heute gepflegten Heimtiere, die fast immer fremden Faunenkreisen entstammen, erschwert die Haltung erheblich. Nur selten sind Angaben über die Futteransprüche zu erhalten und kaum einmal Daten über die Bedürfnisse im Hinblick auf Temperatur, relative Luftfeuchtigkeit und Lichtintensität, so daß in vielen Fällen eine Haltung erschwert oder sogar unmöglich wird. Die kritiklose Einfuhr von Arten, die aufgrund vieler negativer Beispiele überhaupt nicht in Privathand gelangen sollten, und der Verkauf solcher Tiere an den Unerfahrenen, nicht selten an Kinder, ist z. T. Schuld der Händler. Neben den Zoofachgeschäften, die in der Bundesrepublik Deutschland in einem Zoofachhändler-Verband mit ca. 1600 Mitgliedern zusammengeschlossen sind, existiert allerdings eine weit höhere Zahl sog. Hinterhof- und Freizeithändler, die man nicht zu Unrecht als die „Schwarzen Schafe" dieser Branche bezeichnen kann und die sicher ihren Teil zur Verarmung der Natur und der Dezimierung seltener Arten beitragen. Man sollte daneben aber nicht vergessen, daß die großen Stückzahlen von Tieren einer oder weniger Arten, die zu kommerziellen Zwecken, wie der Leder- oder Fellgewinnung, getötet und wobei ganze Gebiete „leergefangen" werden, ebenso zur Ausrottung bestimmter Arten beitragen, wie der Fang der Tiere, um sie dem menschlichen Verzehr zuzuführen. Unabhängig von dieser, weder vom Liebhaber noch vom Tierhändler wirksam zu beeinflussenden Situation ist es ethische Verpflichtung, einem kranken Individuum zu helfen. Jedes genesene Exemplar braucht nicht erneut der Natur entnommen zu werden. Bedenkt man dabei, daß es sich bei den an einen Zoo oder einen Liebhaber verkauften „Heimtieren" i. d. R. nur noch um die wenigen Überlebenden handelt, die Fang, Transport und „Vorratshaltung" im Herkunftsland und in Europa überstanden haben, und berücksichtigt, daß nach Angaben aus England z. B. höchstens 1% der noch vor wenigen Jahren zu Millionen eingeführten Landschildkröten, den ersten Winter überlebten, so kann jedes geheilte Tier den Fang von meist vielen Individuen der gleichen Art verhindern helfen.

Wie stark das Verständnis der Tierhalter für eine möglichst optimale Versorgung ihrer Pfleglinge geworden ist, geht aus der Tatsache hervor, daß z. B. an der „Klinik für Heim- und Zootiere" der Veterinärmedizinischen Fakultät Zürich, in der seit 1963 gezielt Behandlungen solcher Patienten durchgeführt werden, pro Jahr mehr als 4500 Heimtiere vorgestellt wurden. Auf den deutschsprachigen Raum bezogen sind z. T. 30% der Kleintierpatienten, neben Hund und Katze, den Heimtieren zuzurechnen. Berücksichtigt man nur Amphibien und Reptilien, so sind die Zahlen gleichfalls beeindruckend. Im Fachgebiet Parasitologie der Universität Hohenheim wurden im Zeitraum von 20 Jahren mehr als 10 000 Sektionen vorgenommen, viele Hunderte Behandlungen durchgeführt, Hinweise für eine bessere Betreuung dieser Tiere gegeben und Tausende von Kotproben auf Parasitenstadien untersucht.

Die Forderung, daß nur solche Tiere gehalten werden sollten, die in Menschenobhut züchtbar sind, läßt sich im Hinblick auf die Kleinsäuger leichter erfüllen als für Amphibien und Reptilien, bei denen Zuchterfolge, von wenigen Ausnahmen abgesehen, noch immer die Ausnahme darstellen. Trotzdem muß gerade bei diesen Tiergruppen mehr und mehr dazu übergegangen werden, nur noch Nachzuchttiere in den Handel zu bringen und die Haltung seltener oder vom Aussterben bedrohter Tierarten zu unterbinden. Die gesetzlichen Voraussetzungen für eine derartige Reglementierung sind durch das Washingtoner Artenschutzabkommen in vielen Ländern Europas bereits vorhanden. Die wichtigsten Bestimmungen sind dem ersten Teil dieses Bandes vorangestellt.

Die Heimtierhaltung als eine interessante und für viele Menschen einzig mögliche Form der Kontaktnahme mit der Natur soll nicht zum Hobby degradiert, sondern soll von der Verantwortung gegenüber dem Tier getragen sein. Sie darf nicht durch die Heimtierhaltungs-Industrie manipuliert werden. Die gehaltenen Tiere müssen ihre angeborenen Lebensäußerungen möglichst ungestört zeigen können. Eingriffe, die ein Halten von Tieren erst ermöglichen, wie Exstirpation der Duftdrüse beim Frettchen oder Krallenoperationen sind daher auch dann abzulehnen, wenn sie nicht gesetzlich verboten sind.

Der Band soll dem angehenden und praktizierenden Veterinärmediziner helfen, seine Kenntnislücken aufzufüllen, dem Biologen zeigen, auf welchen Gebieten dringend weitere Forschungen notwendig sind und dem Laien eine Hilfe bei der Haltung und Betreuung seiner Heimtiere sein.

Zürich   Ewald Isenbügel
Stuttgart-Hohenheim   Werner Frank

Inhaltsverzeichnis

Amphibien und Reptilien
(W. Frank)

Kleinsäuger

Ewald Isenbügel

Die Auswahl der behandelten Kleinsäuger wurde nach der Häufigkeit ihrer Haltung und Vorstellung als Patient getroffen. Das Meerschweinchen stellt immer noch den Hauptteil der Kleinsäugerpatienten. Es wurde daher ausführlicher behandelt und bei gleichen Krankheitsbildern anderer Tiere auf das Meerschweinchen verwiesen.

Die Angaben beruhen auf den seit 1963 in der Klinik für Heim-Zootiere der Veterinärmedizinischen Fakultät Zürich von mir und meinen Mitarbeitern gemachten Erfahrungen. Es wurden nur praxisbezogene Aspekte berücksichtigt und den tatsächlich vorkommenden Krankheiten der Vorzug gegeben.

Durch die diagnostische und kurative Arbeit der Klinik für Heim- und Zootiere, zahlreiche Untersuchungen und Arbeiten meiner Mitarbeiter, teilweise in Dissertation, durch Publikationen, Lehrveranstaltungen und Vortragstätigkeit wurde das Arbeitsgebiet Heimtiermedizin entwickelt und stellt heute einen anerkannten Teil der Kleintiermedizin dar.

Für die Mithilfe bei der Durchsicht des Schrifttums und der Aufarbeitung des Klinikmaterials bin ich Fräulein R. Baumgartner und Herrn A. Rübel zu Dank verpflichtet.

Für die Erstellung des Abbildungsmaterials bedanke ich mich bei Frau S. Pletscher und Frau A. Hug.

Ewald Isenbügel

1 Heimtierhaltung – Motivation und Voraussetzungen

In unserer zunehmend mechanisierten und technisierten Umwelt, die mit der Zerstörung natürlicher Landschaft als Lebensraum für Fauna, Flora und uns selbst einhergeht, wächst die Kontaktsuche zur Natur, die vielfachen Ausdruck findet. Das Gefühl, vor allen Dingen des Städters, in einer für den Menschen offenbar nicht optimalen und sich ständig verschlechternden Umgebung zu leben, hat auf das physische und psychische Wohlbefinden und die Leistungsfähigkeit einen wesentlichen Einfluß.

Das Interesse an noch unzerstörten Lebensräumen und Landschaften in natürlichem Gleichgewicht und an Verhaltensweisen von Tieren wächst ständig, dies zeigen die Beliebtheit entsprechender Fernsehsendungen und die immer zahlreicher werdenden Veröffentlichungen zu diesen Themen.

Die Einengung des Raumes in der Stadt, das häufige Hunde- und Katzenhaltungsverbot in den heutigen Mietverträgen und die häufige Abwesenheit des modernen Menschen an den langen Wochenenden erschweren die Haltung der früheren Haustiere Hund und Katze immer mehr. In der Haltung verschiedener Heimtiere, wie Kleinsäuger, Vögel, Reptilien, Amphibien und Fische liegt eine ständig mehr genutzte Möglichkeit des Naturkontaktes, der in städtischen Verhältnissen leichter verwirklicht werden kann.

In der Bundesrepublik Deutschland werden 7,5 Millionen Ziervögel, 2,5 Millionen Kleinnager wie Kaninchen, Hamster und Meerschweinchen, über eine Million Reptilien und ca. 40 Millionen Zierfische gehalten. 49% aller bundesdeutschen und 52% aller schweizerischen Haushaltungen pflegen Heimtiere. In Europa werden diese Zahlen mit 80% der Haushalte mit Heimtierhaltung in Belgien und über 70% in Frankreich und den Niederlanden hoch übertroffen. Der finanzielle Aufwand für die Heimtierhaltung wird in Deutschland mit über 10 Milliarden Mark veranschlagt.

In den Vereinigten Staaten von Amerika werden neben 50 Mio Hunden und 25 Mio. Katzen rund 4,2 Mrd. weiterer Heimtiere anderer Arten gepflegt. Der Aufwand für die Fütterung dieser Heimtiere übertrifft mit 2,6 Mrd. Dollar den Ausgabenbetrag für Kindernährmittel um das 2fache.

Die grundlegende Änderung der menschlichen Lebensweise des von Wild- und Haustieren umgebenen Landlebens zum naturfernen technisch künstlichen Lebensraum der Stadt ließ die natürlich gewachsene Information über die Mensch-Tierbeziehung und die Kenntnis der einfachsten Haltungsansprüche von Tieren abbrechen. Der Artenreichtum der heute gepflegten Heimtiere, die oft den Faunenkreisen fremder Länder entstammen, erschwert die sachgemäße Haltung dieser Tiere noch weiter. Die zunehmende Merkantilisierung der Heimtiere, ihrer Unterbringungsmöglichkeiten, ihrer Fütterung und des vielfältigen Zubehörs verunsichern den Tierliebhaber bei der tiergerechten Auswahl. In Deutschland bestehen rund 1600 Zoofachgeschäfte, die, wie in der Schweiz, in einem Zoofachhändler-Verband organisiert sind. Auf mehr als die doppelte Zahl schätzt man jedoch die Hinterhof- und Freizeithändler, die häufig nicht zu Unrecht bezichtigt werden, die Heimtierhaltung trage wesentlich zur Verarmung unserer Umwelt und Dezimierung seltener Arten bei.

Zahlreiche internationale Schutzbestimmungen, nationale Gesetze und Verordnungen versuchen den Mißbrauch des Heimtierhandels und der -haltung zu steuern, sind aber außerordentlich schwer überwachbar und setzen bei der Anwendung große Sach- und Artenkenntnis voraus.

Eine Schlüsselstellung in diesem ständig wachsenden Gebiet Heimtiere kommt dem Tierarzt zu. Mit 4450 Patienten im Jahr stellt die Heimtierklinik gut ⅓ des Patientenaufkommens der Poliklinik Kleintiere der Zürcher Fakultät. Im deutschsprachigen Raum beträgt der Anteil an Heimtieren neben Hund und Katze bereits rund 30% der Kleintierpatienten. Für die fachkundige Beratung sind Grundlagen der Zoologie, der Fütterungslehre und der Ethologie neben den speziell auf diese Tierarten abgestimmten veterinärmedizinischen Kenntnisse notwendig.

Die große Gefahr der Zooanthroponosen, wie Salmonellose, Toxoplasmose, Lymphozytäre Meningitis, Mykosen, Leptospirosen, Tollwut, Ornithose und Parasitosen verpflichten den Tierarzt zur Kenntnis und Aufmerksamkeit sowie genauer Durchführung der Vorschriften. Die Ausbildungsmöglichkeiten für diese neuen Aufgaben des veterinär-medizinischen Berufsstandes sind heute noch unzureichend, finden jedoch unter dem wachsenden Druck der täglichen Praxisanforderung zunehmend Eingang in den veterinärmedizinischen Ausbildungsplan, und das Gebiet erfreut sich an immer zahlreicher durchgeführten Tagungen und Kursen wachsender Nachfrage.

Heimtierhalter gehören zwei deutlich unterscheidbaren Gruppen an. Der kleinere Kreis der Liebhaber besitzt eine ausgezeichnete Kenntnis der zu pflegenden Tiere und ihrer Bedürfnisse, meist auch zuchttechnischer und medizinischer Art, und erzielt in der Haltung schwierig zu pflegender und in der Nachzucht seltener Arten oftmals große Erfolge. Der weitaus größere Teil der Interessenten, vor allen Dingen Kinder, sind häufig spontan zum Kauf eines Heimtieres motiviert, zur Haltung und Pflege schlecht vorbereitet und auf die oftmals dürftigen Instruktionen der Verkäuferseite angewiesen. Hieraus erklärt es sich, daß fast die Hälfte der vorgestellten Krankheitsbilder bei Heimtieren auf Haltungs- und Fütterungsfehler, mangelhafte Unterbringung und Unkenntnisse der Verhaltensweisen dieser Tiere zurückzuführen sind.

Mit Ausnahme der ausgefalleneren Tierarten für erfahrene Liebhaber, die leider aus Sammlerleidenschaft geschützte und bedrohte Arten auch nicht immer aus Nachzuchten erwerben, sind die geeigneten Heimtierarten klar zu definieren.

Heimtiere müssen in Menschenobhut leicht züchtbar sein und dürfen nicht den Wildpopulationen entnommen werden. Die Ansprüche der Tiere an Raum, Klima, Futter und Verhalten müssen leicht zu befriedigen sein. Sie müssen als Überträger von Zooanthroponosen unbedenklich sein und dürfen keiner in irgendeiner Form gesetzlich reglementierten Art angehören.

Neben der sorgfältigen Planung und dem Abschätzen der Möglichkeiten vor der Auswahl eines Heimtieres sollte ein bewußt geleitetes, verantwortungsvolles Betreuen der Tiere durch die Kinder eine erzieherische Verpflichtung der Eltern sein.

1.1 Gesetzliche Grundlagen der Heimtierhaltung

Eine Reihe von gesetzlichen Vorschriften nehmen auch Einfluß auf Import und Export, Handel und Haltung von Heimtieren. Die meisten dieser Vorschriften beziehen sich jedoch auf seltenere Heimtierarten, die über den Kreis der in diesem Buch beschriebenen Arten im Handel und in der Privathaltung mit oder ohne Bewilligung anzutreffen sind. Der Tierarzt gerät hier häufig in Entscheidungssituationen, wenn die vorgestellten Heimtierpatienten einer widerrechtlich erworbenen oder gehaltenen Art angehören, die insbesondere durch ihre illegale Einfuhr nicht den gesetzlich vorgeschriebenen Untersuchungs- und Quarantänemaßnahmen unterzogen wurde.

Die Bestimmungen sind im einzelnen folgende:

1.1.1 Bundesrepublik Deutschland

1. Gesetz zu dem Übereinkommen vom 3. März 1973 über den internationalen Handel mit gefährdeten Arten freilebender Tiere und Pflanzen vom 22. Mai 1975 (BGBl. II S. 773)

Dieses im März 1973 in Washington getroffene Übereinkommen bezweckt den Handel mit lebenden und toten Exemplaren von unmittelbar bedrohten Tierarten zu unterbinden und jenen mit potentiell gefährdeten Arten einer Kontrolle zu unterwerfen. Als unmittelbar von der Ausrottung bedroht gelten Arten, die im Anhang I des Gesetzes aufgeführt sind, als potentiell gefährdet solche, die unter die Anhänge II und III fallen. Darin sind Tiere aus über 660 verschiedenen Arten enthalten. Die Ausfuhr der in den Listen aufgeführten Tierarten und die Einfuhr in die Bundesrepublik unterliegen der Bewilligungspflicht. Die in den Listen genannten Arten, die im Inland gezüchtet wurden, sind mit Einschränkungen handelsfähig. Die Gesuchstellung obliegt dem Importierenden.

2. Tierschutzgesetz vom 24. Juli 1972 (BGBl. I S. 1277)

In den §§ 1–3 werden die allgemeinen Ansprüche des Tieres garantiert und die verbotenen Handlungen festgelegt. § 11 befaßt sich mit dem Tierhandel und § 12 mit dem Verbringungs-, Verkehrs- und Haltungsverbot.

3. Naturschutzverordnung vom 18. 3. 1936 (BGBl. I S. 181)

Die Naturschutzverordnung befaßt sich mit einheimischen Wildarten, die als Aufzuchttiere oder zur vorübergehenden Haltung zwecks Pflege in Menschenobhut gelangen. Im § 14, Abs. 1 wird insbesondere der Igel angesprochen. Privatpersonen ist in der Zeit vom 1. Oktober bis 28. Februar die Haltung einzelner Tiere gestattet.

1.1.2 Schweiz

1. Bundesbeschluß betreffend das Übereinkommen über gefährdete Arten von Tieren und Pflanzen vom 11. Juni 1974.

Zusätzlich zu diesem Bundesbeschluß hat der Bundesrat mit Wirkung auf den 1. Juli 1975 eine Verordnung über den internationalen Handel mit gefährdeten Arten freilebender Tiere und Pflanzen erlassen. Hierin wird die Einfuhrbewilligungspflicht auf alle Tierarten ausgedehnt und nur wenige, allerdings auch Heimtierarten, hiervon ausgenommen.

Einfuhrbewilligungspflicht

Allgemeiner Geltungsbereich
Mit Inkrafttreten des Washingtoner Artenschutzübereinkommens wird die Einfuhrbewilligungspflicht auf folgende Tiergruppen ausgedehnt:
a) alle Säugetiere, ausgenommen
   – Meerschweinchen
   – Goldhamster
   – Ratten für Labor- und Futterzwecke
   – Mäuse für Labor- und Futterzwecke
b) alle Vögel, ausgenommen
   – Kanarienvögel
c) alle Reptilien
d) alle Amphibien
e) die in den Anhängen I/II/III des Übereinkommens aufgeführten Arten von Fischen, Mollusken und Gliederfüßlern.

2. Tierschutzgesetz vom 9. März 1978 und Tierschutzverordnung vom 27. Mai 1981.

In diesem kürzlich verabschiedeten Gesetzestext werden die Grundsätze einer tiergerechten Haltung für Säugetiere, Vögel, Amphibien, Reptilien und Fische geregelt. Im Anhang der Verordnung werden genaue Minimalanforderungen an Gehege, Unterkunft, Pflege, Klima und Fütterung gestellt. Der Transport und Handel mit Tieren sowie die Werbung mit Tieren wird detailliert behandelt.

3. Bundesgesetz über Jagd und Vogelschutz vom 23. März 1962

Dieses Gesetz befaßt sich in Abschnitt III, Art. 15 und folgende mit dem Schutz freilebender Vögel und Säugetiere und nimmt damit in ähnlicher Weise Einfluß auf die temporäre Haltung von pflegebedürftigen Wildtieren wie die Naturschutzverordnung in Deutschland.

1.1.3 Österreich

Die Republik Österreich ist bisher dem Washingtoner Abkommen nicht beigetreten.

Auf die Heimtierhaltung nehmen daher nur die einschlägigen Paragraphen der Tierschutzgesetze der einzelnen Bundesländer (z. B. Gesetz vom 26. Mai 1981 zum Schutz der Tiere gegen Quälerei – Landesgesetz für das Bundesland Tirol) Einfluß.

Ein gemeinsames Tierschutzgesetz für die Republik Österreich existiert bisher nicht.

Die der Jagdhoheit und den Naturschutzgesetzen unterstehenden Kleinsäuger dürfen wie in den umliegenden Ländern nur zur vorübergehenden Pflege in Obhut genommen werden.

In allen drei Ländern sind bei der Haltung von Heimtieren allfällige Mietvorschriften über das Halten von Haus- und Heimtieren sowie versicherungsrechtliche Aspekte zu berücksichtigen.

2 Meerschweinchen

2.1 Biologie der Wildform

Abstammung, Vorkommen, Verhalten, Ernährung, Fortpflanzung

Die Caviidae sind eine Familie aus der Ordnung der Rodentia. Es sind mehrere Wildgattungen bekannt. Als Stammformen unseres Hausmeerschweinchens, *Cavia aperea porcellus*, kommen in erster Linie *Cavia aperea* und *Cavia cutleri* in Frage.

Die Tiere leben in Südamerika, in den Ländern Uruguay, Brasilien, Argentinien und Chile in Höhenlagen bis zu 4200 Meter.

Meerschweinchen leben in kleinen Trupps von 5–20 Tieren vergesellschaftet, die vor allem in der Dämmerung und nachts aktiv sind mit einem kurzfristigen Wechsel zwischen Schlaf- und Wachperioden. Die Gruppen leben auf dem offenen Grasland, sind sehr reviertreu und legen ein Netz von Pfaden zwischen Futterplätzen und Ruhestellen an. Flache Erdbaue, die entweder selbst gegraben oder von anderen Tieren übernommen werden, dienen als Unterschlupfe.

Der permanente Graswuchs erlaubt es den Meerschweinchen, das ganze Jahr hindurch ihren Vitamin-C-Bedarf ohne Schwierigkeiten zu decken. Sie kennen auch keinen ausgesprochenen jahreszeitlichen Fortpflanzungsrhythmus. Gegenüber artfremden Tieren und dem Menschen zeigen Meerschweinchen eine Beißhemmung, welche sie zu sehr angenehmen Heimtieren macht.

Beutefeinden entziehen sie sich durch Flucht oder Schreckstarre. Rivalisierende adulte Männchen tragen in der Brunstzeit Rangkämpfe aus, die in Beschädigungskämpfe ausarten können. Geruchs- und Gehörsinn sind besonders ausgeprägt. Die Familiengruppen mit einem Männchen, mehreren Weibchen und deren Jungtieren bleiben durch ständige Stimmfühlungslaute untereinander in Verbindung.

Die Reviere werden von den Männchen durch Harnabsatz gekennzeichnet.

Die Fortpflanzung des Meerschweinchens ist durch Polyöstrie mit winterlicher Zyklusruhe gekennzeichnet. Die relativ lange Tragzeit von durchschnittlich 65 Tagen ermöglicht den Tieren eine optimale Anpassung an deckungsarme Habitate und die Geburt von 2–5, 40–100 g schweren, voll entwickelten, nestflüchtigen Jungen. Auch eine Woche zu früh geborene Jungtiere sind daher lebenstüchtig. Der Milchzahnwechsel kann bereits intrauterin erfolgen, und unter günstigen Bedingungen können die Jungen sogar sofort mit dem Futter adulter Meerschweinchen überleben.

Domestikation

Meerschweinchen wurden bereits von den Inkas als Fleischlieferanten gehalten (1200 v. Chr.). Dies zeigen Ausgrabungsfunde, bei denen bereits Schädelveränderungen und Farbvarianten gegenüber den Wildmeerschweinchen gefunden wurden. 1554 wurde das Meerschwein durch GESSNER zum erstenmal in Europa beschrieben. Die intensive züchterische Beeinflussung führte zu der Vielfalt der heutigen Haarformen und Farbschläge. Wir unterscheiden im Besonderen drei Formen:

Abessinische (kurzhaarig, Rosetten um Haarwirbel)

Englische (kurzhaarig, am weitesten verbreitet)

Peruanische (Langhaar- oder Angoraform)

Die physiomorphologischen Besonderheiten und das Verhalten blieben trotz der langen Domestikation erstaunlich konstant. Seit PASTEUR als Labortier verwendet, stellt es heute immer noch eines der wichtigsten biomedizinischen Modelle dar und erfreut sich als Heimtier mit einem Anteil von 60% der Kleinsäuger großer Beliebtheit.

2.2 Anatomie

Skelett

Das Skelett des Meerschweinchens ist ganz auf seine Lebensweise ausgerichtet. Nach der Stellung der Gliedmaßen und der Gangart bildet es eine Art Übergangsform vom Sohlen- zum Zehengänger. Es kann sich darum in kauernder oder erhobener Stellung sehr schnell und wendig vorwärtsbewegen. Die Gliedmaßen zeigen eine Spezialisierung zur Laufextremität. Vorne ist

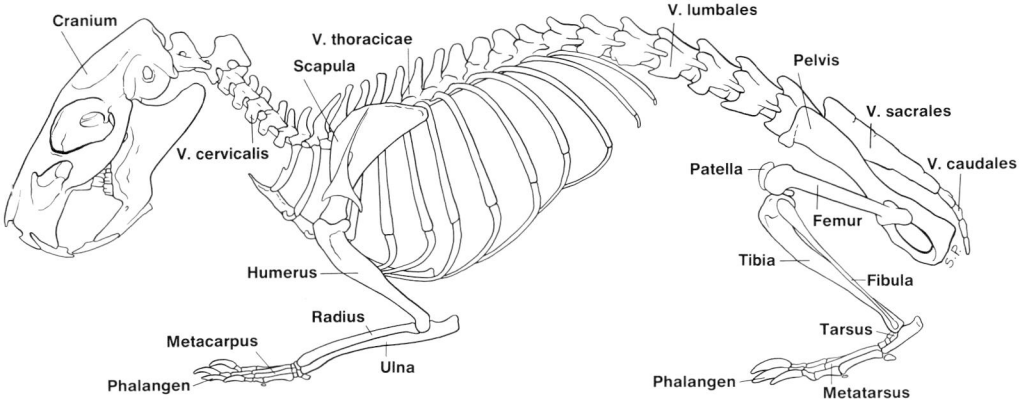

Abb. 1. Skelett eines Meerschweinchens.

der Metacarpus I weitgehend, hinten die erste und fünfte Zehe meist ganz zurückgebildet. Sowohl Radius und Ulna, als auch Tibia und Fibula sind gegeneinander nicht mehr verschieblich.

Die vier letzten Rippen sind sehr gut beweglich, was die ausgesprochene Brustatmung des Meerschweinchens ermöglicht.

Beim Weibchen ist zeitlebens eine bandartige Symphyse des Beckens ausgebildet. Sie stellt eine Anpassung an die lange Tragzeit und an die Größe der geburtsreifen Föten dar.

Bei den männlichen Tieren ist ein langer, dünner Penisknochen ausgebildet.

Kopf

Die Funktion des Nagergebisses hat das Kopfskelett spezifisch verändert. Die kräftige Ausformung des Unterkiefers ist durch die fest verankerten Backenzähne und die breit angelegten Ansatzstellen der kräftigen Kaumuskulatur bestimmt. Die ständig wachsenden Inzisivi finden ihre gut entwickelte Unterlage im sogenannten Zwischenkiefer und Unterkiefer. Die Backenzähne mit ihren feilenartigen, genau auf die Oberkiefer passenden Reibeflächen sind ideal für ihre mahlende Funktion gebaut. Auch sie wachsen lebenslänglich.

Die Milchzähne können bereits intrauterin gewechselt werden, eine weitere Anpassung der als Nestflüchter geborenen Jungtiere.

Die Kaubewegungen in vorwiegend sagitaler Richtung sind durch das Kieferschlittengelenk

Zahnformel: $\dfrac{1\ 0\ 1\ 3}{1\ 0\ 1\ 3}$

und die bei Nagetieren spezifische Stellung der Backenzähne bedingt. Die Zähne im Oberkiefer stehen nach unten außen, diejenigen im Unterkiefer nach oben innen.

Brustorgane

Die Brusthöhle bildet einen Kegel, dessen schräg kaudoventral gestellte Basis das stark gewölbte Zwerchfell bildet.

Die Pleuraauskleidung bildet für jeden der beiden Lungenflügel eine separate Pleurahöhle, deren mediane Trennwand Speiseröhre und die Hohlvene umschließt und in den Herzbeutel übergeht. Die Lungen nehmen neben Herz, Blutgefäßen und Speiseröhre den ganzen Brustraum ein. Deutliche Incisuren teilen die Lungenhälfte in je vier Lappen.

Der *Oesophagus* erreicht im *Mediastinum* eingebettet zwischen den *Lobi intermedii* das Zwerchfell. Die *Facies mediastinalis* des *Lobus*

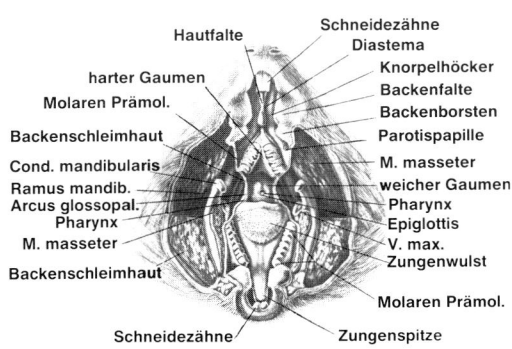

Abb. 2. Maulhöhle eines Meerschweinchens.

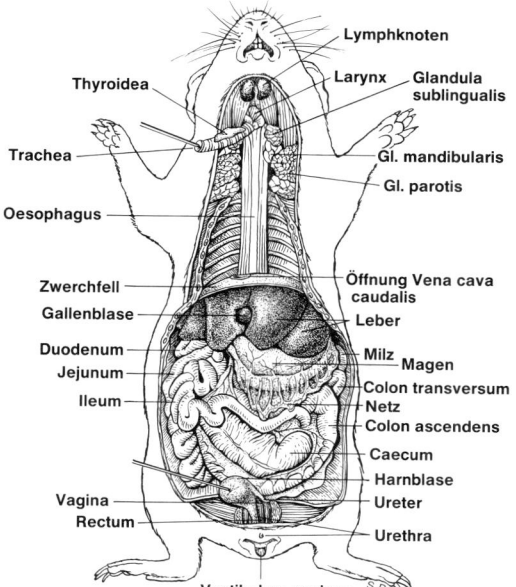

Abb. 3. Brust- und Bauchorgane eines weiblichen Meerschweinchens.

Die rechte Niere liegt fast ganz innerhalb des Brustkorbes und berührt kranial das Zwerchfell. Die linke Niere ist einige mm nach kaudal verlagert und hat eine dreieckige Form.

Die Urethra mündet beim Weibchen getrennt und etwas mehr ventral der Vagina. Die paarig angelegte Milchdrüse liegt inguinal. Die zwei Zitzen sind auch beim männlichen Tier rudimentär vorhanden. Die Papillaregion ist meist dunkel pigmentiert und unbehaart.

Die Hoden des Männchens liegen in den Skrotaltaschen oder im Leistenkanal, können aber auch ganz in die Bauchhöhle zurückgezogen werden.

Geschlechtsbestimmung: Um männliche und weibliche Tiere bereits früh unterscheiden zu können, bedient man sich einer einfachen Methode, die beim Männchen den Penis erkennen läßt. Durch Druck mit dem Daumen zwischen

(COOPER 1976)

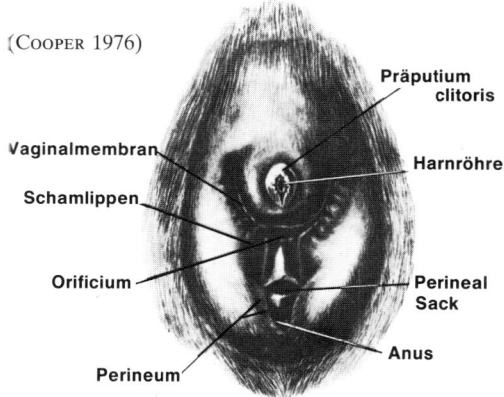

cardiacus umschließt den größten Teil des Herzens. Die *Trachea* teilt sich an der Bifurkationsstelle in spitzem Winkel in zwei gleichstarke Äste. Die Stützung der Bronchien durch Knorpelspangen verliert sich kurz nach dem Eintritt in das Lungengewebe. Die Lungenarterie liegt *dorsal*, die Lungenvenen liegen *ventral* der Stammbronchien.

Das Herz liegt in der Mitte des *ventralen* Brustraumes im *Pericard*, die Herzspitze ist leicht nach links verschoben und stößt an das Zwerchfell. Es ist von kegelförmiger Form mit abgestumpfter Spitze. Es ist nur über den Herzbeutel mit dem *Lig. sternopericardiacum* und durch die Blutgefäße befestigt. Die Vorkammern sind dünnwandig, wobei die linke Vorkammer deutlich kleiner ist. Die rechte Kammer ist dünnwandig. Die *Valvula bicuspidalis* und *V. tricuspidalis* folgen dem Säugerprinzip.

Bauchorgane

Das Meerschweinchen besitzt einen einhöhligen Magen. Der Dünndarm hat eine Länge von ca. 1,3 m. Es schließen sich die für die Verdauung beim Meerschweinchen besonders gut ausgebildeten Darmteile Zäkum und Colon an. Der gesamte Magen-Darm-Trakt hat eine Länge von ungefähr 2,2 m.

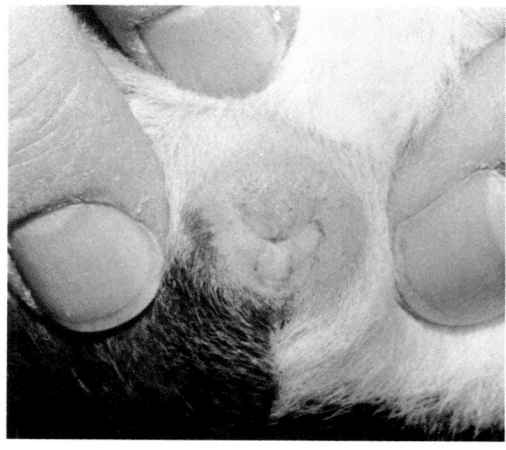

Abb. 4. Meerschweinchen Perineum weiblich.

Nabel und Präputium wird beim Männchen der Penis vorgelagert.

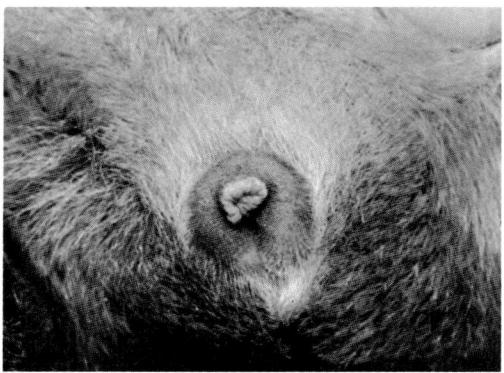

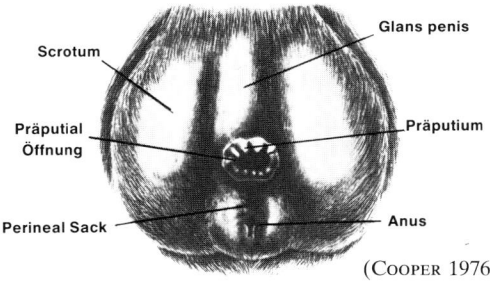

Scrotum

Glans penis

Präputial Öffnung

Präputium

Perineal Sack

Anus

(COOPER 1976)

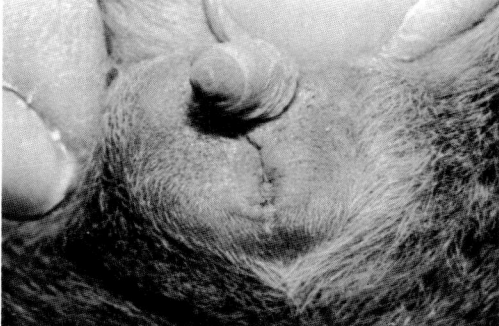

Abb. 5. Meerschweinchen Perineum männlich.

2.3 Physiologie

Da das Meerschweinchen seit PASTEUR und BEHRING als biomedizinisches Modell in der Forschung verwendet wird, sind seine physiologischen Besonderheiten sehr gut erforscht. Hier werden nur die für eine erfolgreiche Diagnosestellung und Therapie wichtigen Daten angegeben.

Allgemeines

Körpertemperatur: 38,3° C (37,4–40,0° C)
Korrekte Messungen sind nur mit länger liegenden Thermosonden oder sehr schnell reagierenden Fühlern möglich, da geringste Aufregungen, wie Herausnehmen aus dem Behälter die Temperatur schnell steigen lassen.
Lebenserwartung: 6–8 Jahre
Höchstalter: 15 Jahre
Physiologische Leberverfettung des Neugeborenen: Kurz vor der Geburt steigt der Fettgehalt in der Leber stark an. Postnatal wird bis zum 14. Tag eine Verfettung der Leber beobachtet.

Blut, Kreislauf, Atmung

Das Blutvolumen beträgt beim adulten Tier ca. 5,8% des Körpergewichtes. Meerschweinchen haben als Pflanzenfresser wie die Wiederkäuer ein ausgesprochen lymphozytäres Blutbild.

Hämatologische Daten

Hämatokrit	40	– 48	%
Hämoglobin	13,2–	16,1	g/dl
Erythrozyten	4,8–	6,0	10^6/µl
MCH	26	– 28	pg
MCHC	27	– 35	d/dl
MCV	78	– 86	fl
Retikulozyten	bis 1		
Thrombozyten	270	–540	$\cdot 10^3$/µl
Leukozyten	4	– 10	$\cdot 10^3$/µl
Neutrophile Granulozyten	1,1–	4	$\cdot 10^3$/µl
Eosinophile Granulozyten	0	– 0,4	$\cdot 10^3$/µl
Basophile Granulozyten	0	– 0,3	$\cdot 10^3$/µl
Monozyten	0	– 0,5	$\cdot 10^3$/µl
Lymphozyten	2,1–	7	$\cdot 10^3$/µl

Klinisch-chemische Daten

Serumprotein Konz.	46	– 62	g/l
Harnstoff	4,3–	12,5	mmol/l
Natrium	162	–152	µol/l
Kalium	6,8–	8,9	mmol/l
Chlorid	98	–115	mmol/l
Herzschlagfrequenz:	211	–314	/min
Atemfrequenz:	100	–150	Züge/min

Die Lunge ist das eigentliche Schockorgan des Meerschweinchens. Dies ist der Grund, warum bei Anaphylaxie besonders häufig Bronchospasmen auftreten.

Verdauung

Unter natürlichen Bedingungen kennen die Meerschweinchen einen biphasischen Äsungsrhythmus. Die Nahrungsaufnahme erfolgt in erster Linie frühmorgens und am späteren Nachmittag. Das Futter wird sofort bei der Nahrungsaufnahme durch die intensiv mahlenden Bakkenzähne zerkleinert.

Als reiner Pflanzenfresser besitzt das Meerschweinchen einen großen Verdauungstrakt, der ungefähr 25% der Körpermasse ausmacht. Die Bereitstellung von Energie erfolgt wie beim Wiederkäuer hauptsächlich durch eine cellulosespaltende mikrobielle Darmflora.

Hauptenergiequellen sind ebenfalls Essig-, Propion- und Buttersäure. Im Unterschied zum Wiederkäuer findet diese Verdauung aber vor allem im Zäkum und im Colonabschnitt statt.

Im Jejunum und Ileum wird ständig bicarbonathaltige Flüssigkeit zur Aufrechterhaltung des pH sezerniert. Die relativ empfindliche mikrobielle Flora erfordert eine ausgeglichene und in der Zusammensetzung möglichst konstante Ernährung. Besonders wichtig ist dabei ein Rohfasergehalt von mindestens 15%. Dies erklärt auch die Empfindlichkeit des Meerschweinchens gegenüber Verdauungsstörungen nichtinfektiöser Natur.

Harnstoff wird in größeren Mengen in den Magen-Darm-Trakt sezerniert. Die Konzentration des Harnstoffes ist hier höher als im Urin.

Stoffwechselbedingte Ketosen werden kurz vor oder nach der Geburt häufig beobachtet.

Ihren Vitamin-B-Bedarf decken die Meerschweinchen durch Koprophagie von Blinddarmkot, der in größeren Mengen während der Nacht ausgeschieden wird und eine weichere Konsistenz besitzt.

Der Synthesemechanismus für Vitamin C ist bei der Wildform, die das Vitamin ganzjährig über das Gras aufnehmen kann, im Verlaufe der Evolution verlorengegangen. Kann kein frisches Gras gefüttert werden, muß darum eine Substitution von Ascorbinsäure erfolgen.

Fortpflanzung
Geschlechtsreife:
weiblich 30–35 Tage
männlich 60 Tage
Zuchtreife:
weiblich 3–5 Monate
männlich 3–5 Monate
Brunstzyklus: 14–18 Tage
Die Vagina bleibt während des Di-, Prä- und Metöstrus verschlossen.
Dauer der Brunst: 24 Stunden
Ovulation: 10 Stunden
Tragzeit: 65 Tage
Anzahl Junge: 2–5 Junge
Geburtsgewicht: 40–100 g
Nestflüchter: Die Jungen werden als Nestflüchter geboren und sind voll behaart.

Die Augen sind schon 14 Tage vor dem Geburtstermin im Mutterleib offen.

Frühgeburten können auch überleben, wenn sie eine Woche vor dem Termin zur Welt kommen.
Säugezeit: 21–28 Tage
Anzahl der Würfe/Jahr: 4–5
Zitzenzahl: 2
Milchzusammensetzung (Fowler 1978)

Trockensubstanz	17,9%
Wasser	82,1%
Asche	5,3%
Kohlenhydrate	16,4%
Protein	47,8%
Fett	30,6%

Harnuntersuchung
Harnabsatz erfolgt häufig bei leichtem Druck auf die Blase. Böcke lassen sich gut mittels Katerkatheter katheterisieren. Die Harnreaktion ist alkalisch. Farbveränderungen und amorphes Calciumcarbonat sowie Tripelphosphate sind physiologisch. Die normale Harnfarbe ist hellgelb und klar.

2.4 Haltung und Fütterung

2.4.1 Haltung

Meerschweinchen sind gesellige Tiere. Sie sollten, wenn immer möglich, paarweise gehalten werden. Zu einem Bock können bis zu zehn Weibchen gesellt werden, adulte Männchen sind untereinander sehr aggressiv und können sich ernsthafte Bißverletzungen zufügen.

Für die Privathaltung eignen sich besonders gut leicht zu reinigende Käfige, mit Plastikschubladen oder Wannen mit einer Einstreu von staubfreiem Holzgranulat, Holzspänen oder Heu-Stroh-Häcksel. Diese Materialien können das große Harnvolumen der Tiere aufnehmen. Torfmull ist wegen der Gefahr von Pilzinfektionen nicht geeignet. Torfmull aus der Einstreu kann auch eingeatmet werden und verursacht Fremdkörpergranulome in der Lunge.

Freilauf ist für gut eingewöhnte Tiere möglich. Sommergehege mit versetzbaren Weidegittern sind mit einem Schattendach zu versehen (Überhitzung) und gegen Marder, Hunde und Katzen zu sichern.

Als Fluchttiere müssen sie sich im Innen- und Außengehege jederzeit in eine Schlupfkiste zurückziehen können.

Die minimale Käfiggröße pro Tier beträgt 80×60×50 cm.

Besonders wichtig für die Gesundheit: – gut gelüftete Räume – kein Durchzug – Sauberkeit.

Meerschweinchen sollen es trocken und eher kühl haben. Temperaturen über 25°C können zu schweren Krankheitserscheinungen führen. *Temperatur:* 15–20°C, *Luftfeuchtigkeit:* 40–65%

2.4.2 Fütterung

Wichtigster Grundsatz: Keine plötzlichen Änderungen in der Futterzusammensetzung.

Die mikrobielle Flora kann sich wie beim Wiederkäuer nur sehr langsam den neuen Bedingungen anpassen. Frisches Wasser muß für die Tiere bei Heu- und Grünfütterung jederzeit erreichbar sein, auch wenn sie bei Grünfütterung selten trinken.

Ein Rohfasergehalt des Futters von mindestens 15% ermöglicht eine gute Verdauung. Zur normalen Zahnabnutzung müssen Äste, Kalksteine oder Sepiaschalen angeboten werden. Die Folgen einer genetisch bedingten Malokklusion können dadurch nicht vermieden werden.

Frischfutter ist nicht unbedingt nötig, es können auch entsprechend zusammengesetzte Pellets ad libitum gefüttert werden.
Tagesbedarf:
Alleinfutter (Pellets) 20–30 g/Tag
Saftfuttermenge 40–70 g/Tag
Kraftfuttermenge 10–20 g/Tag
Heu ad libitum
Saftfutter setzt sich aus Gemüseabfällen, Früchten, Karotten, sowie anderem Wurzelgemüse und Grünfutter zusammen. Gemüse, Früchte und Salat sind peinlichst genau zu waschen, um eine Einschleppung von *Yersinia pseudotuberculosis* oder Salmonellen zu verhindern (Kontamination mit Vogel- oder Schadnagerkot). Sie sollten von unbedenklichen Standorten stammen (Blei) und frei von weiteren chemischen Schadstoffen sein.

Kraftfutter gibt man in Form einer handelsüblichen Körnermischung für Meerschweinchen. Auch Haferflocken und andere Getreideprodukte können trocken oder leicht angefeuchtet gegeben werden. Durch Futterrationierung ist auf das Gewicht zu achten.

Grünfutter für mehrere Tiere wird am besten in einer Raufe, Trinkwasser in einer Saugflasche mit Saugstutzen gegeben.

Meerschweinchen können kein Vitamin C synthetisieren. Die Ascorbinsäure wird direkt den Pellets beigemischt oder kann im Trinkwasser in einer Dosis von 500 mg/l Wasser gegeben werden. Die Zugabe von etwas Citronensäure verhindert die Oxidation von Vitamin C.

2.5 Untersuchungsmethoden

Leitsatz
Trotz der Heimtierhaltung sind viele Meerschweinchen in ungewohnter Umgebung schreckhaft, immer fluchtbereit und neigen zu Schock. Während der Anamneseerhebung läßt man dem Tier im geöffneten Behälter Zeit, sich an die neue Umgebung zu gewöhnen und beobachtet sein Verhalten. Ruhig, zielgerichtet und entschlossen nimmt man die Tiere heraus und wendet so wenig Zwangsmaßnahmen an wie nur möglich.

Anamnese
Haltungsart – einzelne, mehrere, Zuchtbestand
Haltung beim Besitzer – Neukauf, Handlung, Zucht
Alter
Geschlecht
Fütterung
Allfällige Vorkrankheiten
Symptome, bereits erfolgte Therapien
Qualität und Quantität von Harn und Kot
Besonderheiten – Auslaufhaltung, Sonne, Ortswechsel, Futterumstellungen, Neuzukäufe

Handhabung
Das Tier mit einer Hand am Halsansatz umfassen. Unterstützung des Hinterteils mit der andern Hand. Der Thorax soll wegen der Gefahr von Lungenschädigungen nicht umfaßt werden.

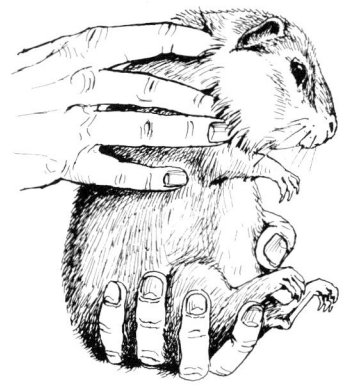

Abb. 6. Handhabung (COOPER 1976).

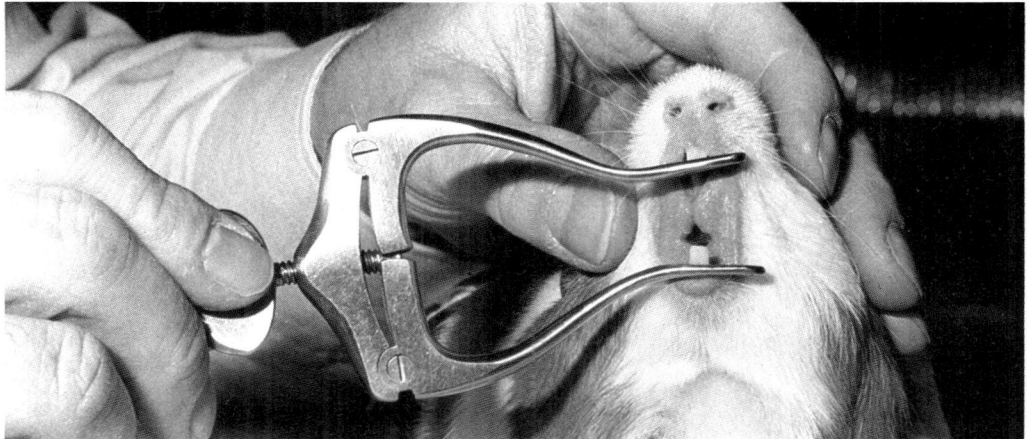

Abb. 7. Inspektion der Maulhöhle eines Meerschweinchens mit einem Maulspreizer.

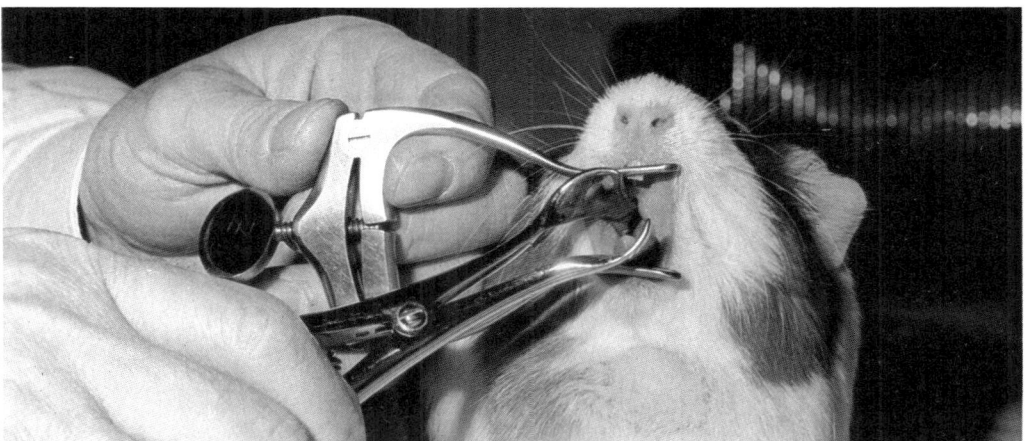

Abb. 8. Untersuchung und Vorbereitung zu Eingriffen mittels Maulspreizer und kleinem Scheidenspekulum.

Klinische Untersuchung

Gesamteindruck: Beobachtung des Tieres auf dem Untersuchungstisch.

Kopf: Gesträubtes Nackenhaar, Sekretspuren in den Augenwinkeln, Maulwinkelkrusten, tiefliegende Augen sind typische Zeichen eines erkrankten Meerschweinchens.

Auge, Augenlid: Rötung, Schwellung, Sekrete, Tränenfluß, Korneaveränderungen.

Nase: Ausfluß, Krusten

Ohr: Bluterguß, Borken, Verletzungen, Ausfluß. Haarloser Fleck hinter dem Ohr ist physiologisch!

Ohrumgebung ist bevorzugter Sitz von Haarlingen.

Schneidezähne: Stellung, Länge, Abrieb. Verschiebemöglichkeit der Mandibeln durch das Kieferschlittengelenk beachten.

Maulhöhle: Untersuchung der Maulhöhle und der Zähne am fixierten Tier mit einem Scheidenspekulum und der Lampe. Wunden, Farbe und Beläge von Maul- und Zungenschleimhaut. Spitzen, Stellung und Sitz der Prämolaren und Molaren. Lymphknoten.

Lippen: Krusten und Läsionen in Maulwinkel und dorsaler Lippenspalte (Skorbut).

Haut, Fell: Haarausfall, Schuppen, Parasiten, Juckreiz, Knoten, Talgdrüsen.

Bilaterale Haarlosigkeit in der Flanke.

Respirationstrakt: Atmungstyp und Frequenz, Husten und Niesen sowie auskultatorische Geräusche.

Kreislauf: Prüfung der Schleimhäute, Herzauskultation.

Digestionstrakt: Maulhöhle und Zähne s. oben. Palpation Abdomen: Zäkum, Colon (Tympanie), Lymphknoten, Leber. Analregion, Kottasche, Durchfallspuren.

Urogenitalorgane: Palpation von Niere, Blase, Eierstockszysten, Gesäuge und Hoden auf Form, Größe und Schmerzhaftigkeit. Ausfluß aus Scheide, Präputium, Gesäuge. Nekrosen und Phimosen des Penis. Verlegung der Harnwege.

Gliedmaßen: Stellung, Fortbewegung, Gelenke, Krallen, Zwischenzehengebiet, Lahmheiten und Schmerzen in der Oberschenkelmuskulatur (Vit.-C-Mangel). Nach vorn unter den Bauch geschobene Hintergliedmaßen (sog. Viruslähme).

Röntgenologische Untersuchung

Meerschweinchen können meist ohne Sedation geröntgt werden. Für sehr unruhige Tiere ist eine Sedation mit Ketaminhydrochlorid (Vetalar) 50 mg/kg KG angezeigt. Fette, aufgeregte Tiere sind besonders schockempfindlich, hier ist jede Kompression im Halsbereich zu vermeiden.

Lagerungen können wie beim Hund und der Katze vorgenommen werden. Für Vertikalaufnahmen eignet sich beim Meerschweinchen die Rückenlage besser, das Tier läßt sich einfacher fixieren.

Kopfbeurteilung: Symmetrischer Vergleich der beiden Hälften. Hilfsmittel zur Beurteilung von Nase und Kopfhöhlen, Otitiden, Tumoren, Abszessen, Zahnveränderungen.

Thorax: Verlauf der Trachea, Beurteilung der Lungendichte, Gefäßzeichnung und des Herzens auf Form und Größenveränderung.

Abdomen: Beurteilung von Leber, Milz und Niere auf Lage, Form und Größe. Beurteilung von Magen-Darm-Trakt auf Futterfüllung und Gasbildung. Blasen- und Urethrasteine. Penisknochen vorhanden.

Tab. 1. Für die Aufnahmen eines 900 g schweren Meerschweinchens verwenden wir folgende Werte:

	Richtung	kV	mAs	Focus-Film-Dist.	Folie	Film
Abdomen	v/d	40	20	1,15 m	Trimax 2	XUD
Abdomen	l/l	40	20	1,15 m	Trimax 2	XUD
Thorax	v/d	35	16	1,15 m	Trimax 2	XUD
Thorax	l/l	35	16	1,15 m	Trimax 2	XUD
Vordergliedmaße	a/p, l/l	38	16	1,15 m	Trimax 2	XUD

Abb. 9. Meerschweinchen Übersicht l/l.

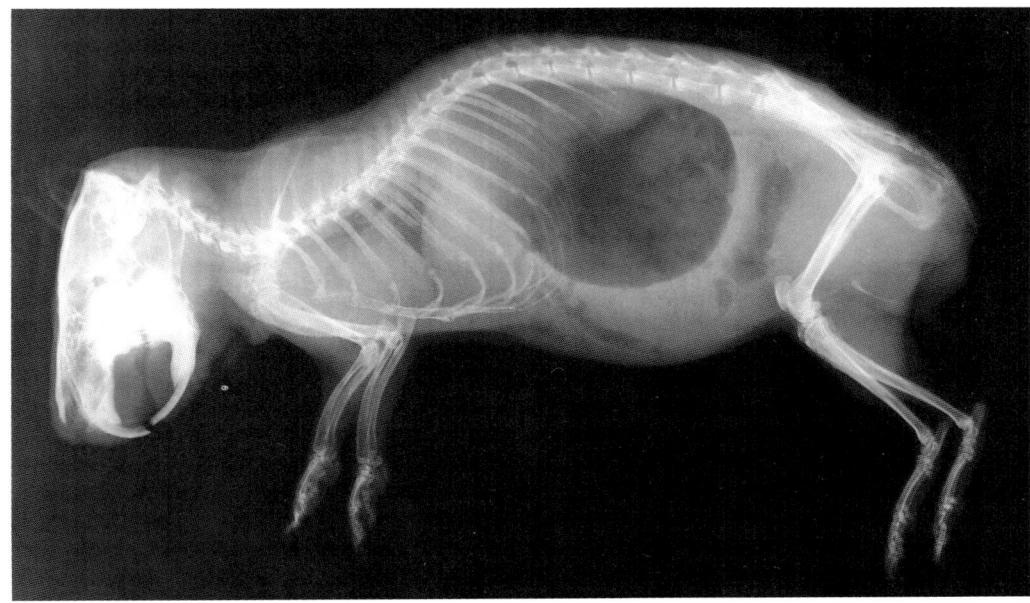

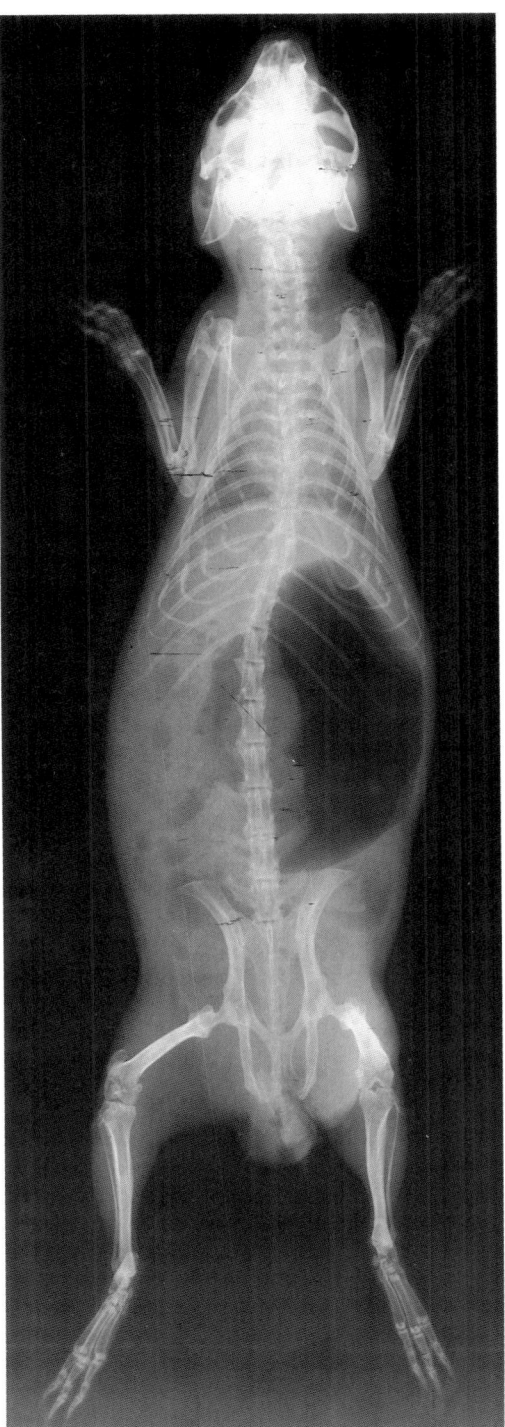

Abb. 10. Röntgenaufnahme eines Meerschweinchens, dorsoventraler Strahlengang.

Gliedmaßen: Frakturen, Luxationen, Muskelverschattungen der Hinterextremität
(Skorbut).

Blutentnahme

Die Blutentnahme bereitet beim Meerschweinchen wie die intravenöse Injektion oft Schwierigkeiten. Drei Möglichkeiten sind mehrmals
erprobt worden und werden je nach erforderli-
cher Blutmenge angewendet. Es sollte möglichst
wenig Blut entzogen werden, obwohl gesunde,
adulte Meerschweinchen einen Blutverlust von
5 ml ohne weiteres ertragen.
– Schnitt ins durchblutete Nagelbett
– Entnahme aus der Ohrrandvene
– Herzpunktion: Riskante Methode, die nur
  von geübten Praktikern ausgeführt werden
  sollte.
Weitere Möglichkeiten sind die Entnahme aus
der dorsalen Metatarsalvene oder die Punktion
des Orbitalsinus.

2.6 Anästhesie

Meerschweinchen sind sehr streßanfällig. Narkosen und Sedationen sollen nur mit allen mögli-
chen Vorsichtsmaßnahmen durchgeführt werden. Bei älteren Tieren oder Tieren mit Anzeichen einer Leberschädigung ist besondere Vorsicht geboten. Bedeutende individuelle Reak-
tionsunterschiede beobachten wir sowohl bei
der Injektions- als auch bei der Inhalationsnarkose. Die Tiere sollen nach Möglichkeit 12 Stunden vor der Narkose fasten. Bei Inhalationsnar-
kosen wird 0,1 mg/kg KG Atropinum sulfuric
s.c. oder i.m. eine halbe Stunde vor Narkosebe-
ginn zur Verhinderung einer starken Bronchosekretion gegeben.

Sedation

Eine gute Sedation kann mit Ketaminhydrochlorid (Vetalar) 50 mg/kg K erreicht werden.
Muskelspasmen können beim Erwachen hie und
da auftreten.

Injektionsnarkose

In der Regel die beste Methode für kurze Eingriffe beim Meerschweinchen.
  Die besten Erfahrungen machten wir mit der
Kombination von Ketaminhydrochlorid (Vetalar) 60 mg/kg KG und Xylazin (Rompun) 4 mg/
kg KG in der Mischspritze s.c. oder i.m. Nach
10–15 Minuten wird eine Narkosetiefe erreicht,

die operative Eingriffe bis zu 30 Minuten ohne Nachdosierung erlaubt. Der Nachschlaf dauert in der Regel 2–3 Stunden. Mit dieser Methode erhält man eine ausgezeichnete Analgesie und eine gute Muskelrelaxation.

Barbiturate (Nembutal) sollten nicht mehr verwendet werden. Man erreicht eine unbefriedigende Analgesie und oft gefährliche Atemdepressionen, vor allem bei älteren Tieren. Bei Tieren mit einem Vitamin C-Defizit können die Narkosetiefe und -dauer vergrößert sein. Eine orale Applikation von 100 mg Ascorbinsäure 48 und 24 Stunden vor der Operation pro Tier ist angezeigt.

Inhalationsnarkose

Für längere Narkosen ist immer eine Prämedikation mit Atropin vorzunehmen. Von den gebräuchlichen Narkotika ist Methoxyflurane allen andern beim Meerschweinchen vorzuziehen. Es bewirkt keine vermehrte Speichel- und Bronchosekretion. Halothan kann Lebernekrosen verursachen.

Die Applikation erfolgt mit der Maske oder mit einem geeigneten Narkoseapparat. Nach der Einleitung kann die Narkose mit einer Dosis von 2–4%igen Methoxyflurane unterhalten werden. Eine gute Überwachung ist Bedingung.

Epiduralanästhesie

Sie ist eine schnelle und sichere Technik zur Vornahme von Operationen und Manipulationen im hinteren Körperbereich und hat besonders in der Geburtshilfe große Vorteile gebracht.

Der Lumbosakralbereich wird rasiert und gut desinfiziert. Die Injektion erfolgt in den Lumbosakralspalt oder noch besser in einen Wirbelzwischenraum weiter vorne. Die Crista iliaca kann als Anhaltspunkt gut palpiert werden. Eine Nadel wird 40–50° in kaudoventraler Richtung eingestochen und erreicht den Wirbelkanal nach der Einführung von ca. 1 cm. Die schnelle Injektion von Lidocain 2% mit Adrenalinzusatz 0,2 ml/kg KG sollte ohne Widerstand erfolgen können.

Das Meerschweinchen soll daraufhin zwei Minuten hochgehalten werden. Man erreicht eine Analgesie und Muskelrelaxation für ca. 30 Minuten.

Euthanasie

Zur Euthanasie verabreicht man Natrium-Pentobarbital (Vetanarcol) 5 ml/kg KG intraperitoneal oder intrakardial. Als weniger schmerzhafte Methode ist die Verabreichung i.p. vorzuziehen. Aus Tierschutzgründen ist das Medikament körperwarm zu injizieren und die Tiere sind so wenig wie möglich zu fixieren. Am leichtesten gelingt der Eingriff, wenn das Meerschweinchen auf dem Tisch sitzen bleibt und in der Kopf-Nackenregion leicht gehalten wird. Der Einstich von der rechten Bauchseite in Richtung linker Ellbogenhöcker ruft in dieser Form kaum Abwehr hervor.

2.7 Virale Erkrankungen

Lymphozytäre Choriomeningitis (LCM)
(Zoonose)

Diese als Zoonose gut bekannte Infektionskrankheit äußert sich beim Meerschweinchen mit Symptomen des Atmungstraktes.

Ätiologie: Arena RNS-Virus

Pathogenese: Hauptreservoir der Infektion sind Mäuse, die latent infiziert sind, eine Übertragung erfolgt dort meist displazentar. Mensch und Meerschweinchen sind für diese Infektion empfänglich.

Klinisches Bild: Die Krankheit kann inapparent oder fieberhaft mit Abmagerung und Konjunktivitis verlaufen. Die Tiere zeigen oft eine Exsikkose und zittern. Im Vordergrund stehen aber Atembeschwerden. Abnorme Lungengeräusche können durch Auskulation festgestellt werden. Die Tiere leiden an einer Pneumonie und einer seriösen eitrigen Konjunktivitis. Die Pneumonie führt meist zum Tod.

Diagnose: Die KBR ist möglich, besser aber ist der Nachweis des Erregers in der Gewebekultur oder mittels Immunfluoreszenz.

Differentialdiagnose: Viruspneumonien.

Prognose: Infolge der Übertragungsgefahr auf den Menschen sind Tiere mit nachgewiesener LCM zu euthanasieren.

Viruspneumonien

Es handelt sich um viral bedingte Affektionen der Lunge. Ein Agens, das intranukleäre Einschlußkörperchen in den Alveolarzellen bedingt, konnte übertragen, jedoch nicht bestimmt werden.

Klinisches Bild: Klinisch läßt sich diese Infektion nicht von der LCM unterscheiden. Oft wird eine sekundäre Pneumokokkeninfektion gefunden.

Diagnose: Intranukleäre Einschlußkörperchen

in den Alveolarepithelien. Differenzierung von der LCM nur serologisch möglich.

Differentialdiagnose: Herpesvirus-Bronchitis mit Einschlußkörperchen in Bronchialepithelien.

Prognose: Ungünstig.

Meerschweinchenlähme und Meerschweinchenpest

Vermutlich viral bedingte Entzündung des Rückenmarkes und des Hirns, die Lähmungen, evtl. auch Krämpfe verursachen kann.

Ob die beiden Krankheiten identisch sind, konnte noch nicht nachgewiesen werden, es scheint sich jedoch in beiden Fällen um Viren zu handeln.

Pathogenese: Die natürliche Infektion erfolgt vermutlich über den Verdauungstrakt. Der Erreger soll im Rückenmark gefunden werden können und verursacht dort eine Hyperämie und Entzündung der Pia. Eventuell kommt der Mensch als Überträger der Infektion in Frage.

Klinisches Bild: Die Inkubationszeit dauert 9–22 Tage. Die Tiere haben eine leicht erhöhte Temperatur, nach wenigen Tagen beginnen die ersten nervösen Erscheinungen. Tonisch-klonische Krämpfe, Hypotonie und eine zunehmende Schwäche der Hinterhand führen in der Regel zu einer schlaffen Parese. Die Kottasche kann nicht mehr entleert werden. Abmagerung und Atem-

beschwerden treten als Begleiterscheinungen auf. Oft tritt der Tod erst nach Wochen ein.

Diagnose: Sie stützt sich ganz auf das klinische Bild und die Sektion.

Prognose: Ungünstig. Meistens stellen sich weitere Komplikationen ein, wie Dekubitschäden und Entzündungen der Kottasche ein. Die Tiere sind nicht mehr in der Lage, sich zu putzen.

Zeigen Tiere Erscheinungen der Krankheit, sollen sie sofort separiert werden. Die Umgebung ist sorgfältig zu desinfizieren (Natronlauge 3%) und eine vierwöchige Quarantäne einzuhalten.

Speicheldrüsenvirus des Meerschweinchens

Das Zytomegalovirus verursacht in der Regel inapparent verlaufende Veränderungen der Glandula mandibularis und der Tränendrüsen. Selten können auch Lungensymptome festgestellt werden. Das Virus ist artspezifisch und gehört zur Familie der Herpesviren.

Pathogenese: Es wird angenommen, daß die Infektion peroral erfolgt.

Klinisches Bild: Die Infektion verläuft meist inapparent. 7–70% der Meerschweinchen werden davon betroffen. Selten kann es zu vermehrter Sekretion durch die entzündete Tränendrüse und leichten respiratorischen Erscheinungen kommen. Einige Todesfälle nach fieberhafter Erkrankung wurden beschrieben. Eine durchge-

Abb. 11. Leukose beim Meerschweinchen.

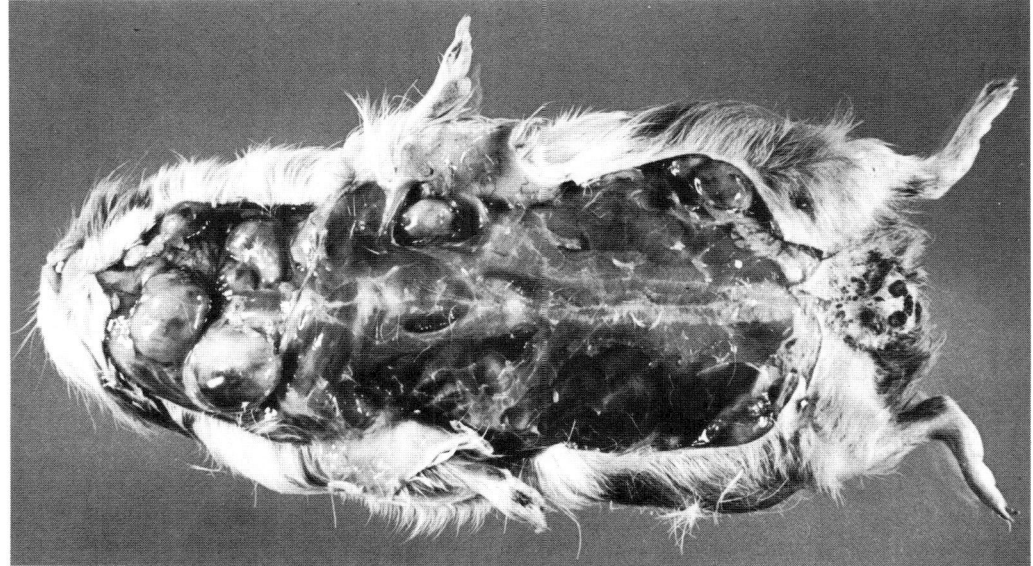

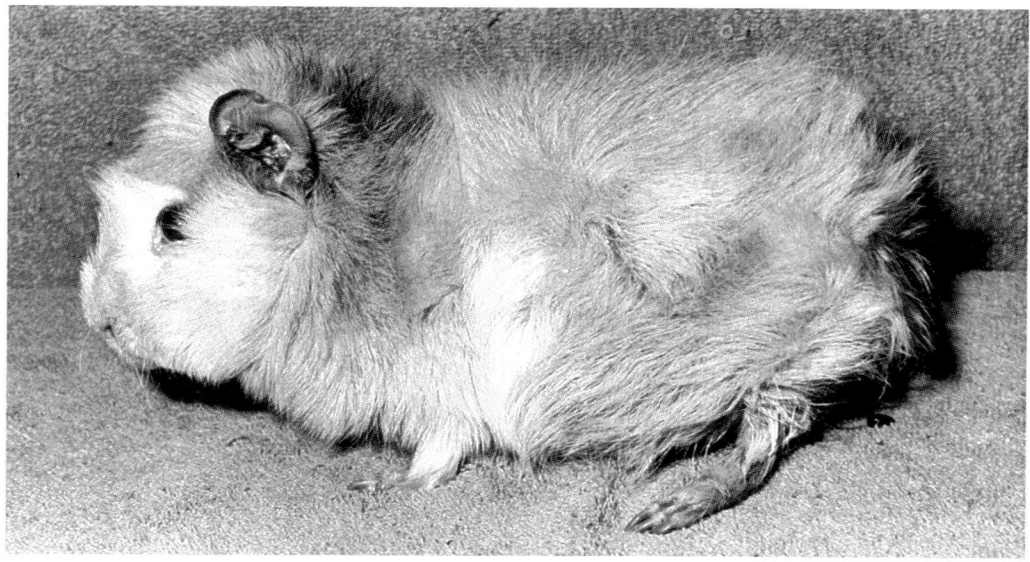

Abb. 12. Viruslähme des Meerschweinchens.

machte Infektion zieht eine gute Immunität nach sich.

Diagnose: Histologischer Nachweis der Einschlußkörperchen in den Mandibulardrüsen. Es kann auch der Hämagglutinationshemmungstest zum Nachweis von Antikörpern verwendet werden.

Prognose: Gut, in der Regel heilt die Krankheit von selbst aus.

Hepato-enteritis

Diese mit rascher Abmagerung, struppigem Haarkleid und profusem Durchfall tödlich verlaufende, vermutlich viral bedingte Infektion soll nur ganz selten vorkommen und wurde bei uns bisher nicht beobachtet.

Leukämie

Wie bei verschiedenen Tierarten konnte auch beim Meerschweinchen ein Leukosevirus elektronenoptisch gefunden werden. Die Infektion nimmt einen chronischen Verlauf und endet tödlich (Farbtafel Seite 97).

Klinisches Bild: Die Inkubationszeit ist nicht bekannt. Die Erkrankung beginnt schleichend, und oft ist den Tieren lange Zeit nichts anzusehen. Nicht selten sind die Tiere sehr gut genährt. Grund der Vorstellung ist meist eine Inappetenz. Sie sind apathisch. Bei der Palpation können eine vergrößerte Leber und vergrößerte Lymphknoten gefunden werden. Das Röntgen-bild zeigt auch vergrößerte Milz und Nieren. Die Leukozytenzahl kann bei einer Leukämie des Meerschweinchens von 25 000 auf 250 000/mm³ ansteigen.

Diagnose: Ungünstig, es ist keine Therapie bekannt.

Tollwut (Zoonose)

Auch Meerschweinchen sind für die Tollwut empfänglich. Eine Infektion ist aber nur bei Gartenhaltung im Auslauf oder bei Gemeinschaftshaltung mit anderen Tieren möglich.

2.8 Bakterielle Erkrankungen

Diplokokkenseuche (Zoonose)

Diese Anthropozoonose ist vorwiegend eine Infektion des Atemtraktes, in chronischen Fällen werden auch weitere Organsysteme befallen.

Ätiologie: *Streptococcus pneumoniae.*

Pathogenese: In größeren Beständen vorwiegend in den Wintermonaten auftretend. Bei Mensch und Tier relativ häufig. Einschleppung in den Bestand meist durch den Mensch als Träger. Die Infektion erfolgt meist aerogen, seltener auch peroral.

Klinisches Bild: In der Regel inapparenter Verlauf. Belastungs- oder Streßfaktoren können zu einem Ausbruch der Krankheit führen. Schnupfen, Nasenausfluß, Atembeschwerden und Gewichtsverlust sind die typischen klinischen Erscheinungen. Es kommt zur Pneumonie und Pleuritis, die auskultatorisch diagnostiziert werden können. Ein akuter und ein chronischer Verlauf sind bekannt. Eitrige Konjunktivitis, Sinusitis, Otitis, Perikarditis, Peritonitis, Meningitis, Arthritis sowie Leber- und Lungenabszesse sind möglich. Eine hämorrhagisch-eitrige Metritis und Kolpitis wurde beschrieben.

Typisch sind trockene Schleimkrusten an der Innenseite der Vorderbeine, die beim Reiben der Nase entstehen.

Diagnose: Klinisches Bild, Erregernachweis aus Sektionsmaterial.

Prognose: Zweifelhaft, in fortgeschrittenen Fällen ungünstig.

Therapie: Parenterale Verabreichung eines Breitspektrumantibiotikums, Trimethoprim-Sulfonamide Kombination (Duoprim, Sulfonamid, Tetracyklin). Unterstützung der Allgemeinkonstitution durch Polyvitamingaben p.o. sowie im Falle von Exsikkose durch eine subkutane Infusion einer isotonischen Lösung (Serofusin). Bei der Verwendung von Antibiotika ist auf die Unverträglichkeit des Meerschweinchens gegenüber Penicillin, Erythromycin, Streptomycin und Tylosin unbedingt zu achten (s. Seite 41 und Kap. 8 Seite 125 ff.).

Streptokokken-Infektionen
Diese Infektionen können akut septikämisch oder chronisch verlaufen. Häufig wird Abszeßbildung vor allem in den zervikalen Lymphknoten beobachtet.

Ätiologie: Streptokokken verschiedener Serotypen.

Pathogenese: Streptokokken als normale Schleimhautbesiedler oder Saprophyten des Intestinaltraktes können bei Streßsituationen zu Krankheitserscheinungen führen.

Klinisches Bild: Akut verläuft die Krankheit mit hohem Fieber, Apathie und Inappetenz. Beim chronischen Verlauf zeigen sich respiratorische Erscheinungen, Pleuritis, Perikarditis. Die Tiere haben einen starken Niesreiz und Husten. Sehr häufig sind Lymphadenitiden, die in erster Linie im Halsbereich auftreten und zu walnußgroßen Abszessen führen können. Hie und da kann auch eine Streptokokkenmastitis festgestellt werden.

Spätfolgen der Krankheit sind Myokarddegenerationen und chronische Nephritiden.

Diagnose: Kultureller Nachweis aus Sektionsmaterial.

Prognose: In allen generalisierten Fällen ungünstig.

Therapie: Spaltung und Drainage der Abszesse, parenterale Verabreichung eines Antibiotikums (Trimethoprim-Sulfonamid Kombination, Tetracyclin, Sulfonamid).

Pasteurellose
Akute, hämorrhagisch-septikämisch oder chronisch mit Respirationssymptomen verlaufende Infektionskrankheit.

Ätiologie: *Pasteurella multocida.*

Infektion: Die Infektion erfolgt aerogen oder peroral von kontaminierten Böden oder Futtermitteln her. Eine Übertragung vom Kaninchen auf das Meerschweinchen ist möglich und nicht selten.

Klinisches Bild: Bei akut erkrankten Tieren sind die Schleimhäute hämorrhagisch entzündet. Die Meerschweinchen sind inappetent, lethargisch, zeigen Konjunktivitis und manchmal Diarrhö. Beim chronischen Verlauf beobachtet man Abmagerung, struppiges Fell, Atembeschwerden (Bronchopneumonie), Nasenausfluß und evtl. eine Zyanose der Ohren. Die Krankheit hat eine hohe Mortalitätsrate.

Diagnose: Kultureller Erregernachweis aus Sektionsmaterial.

Differentialdiagnose: Diplokokkenseuche, Streptokokkeninfektion.

Prognose: Ungünstig.

Therapie: Einzeltiere mit Tetracyclinen, Trimethoprim-Sulfonamid Kombination, parenteral verabreicht, behandeln. Eine Unterstützung mit subkutanen Infusionen ist angezeigt. Die Tilgung der Pasteurellen in einem Bestand ist sehr schwierig, meist bleibt nur die Ausmerzung.

In jedem Fall sind strengste Hygienemaßnahmen angebracht. Kranke Tiere sind zu separieren. Vor dem Neueinstallen ist eine gute Desinfektion durchzuführen sowie eine Quarantänezeit von einigen Wochen einzuhalten.

Coli-Sepsis
Durch Verschiebung der Darmflora kommt es dabei zu einer Überwucherung mit *E. coli* (Dysbiose). Die Krankheit nimmt einen akuten Verlauf und hat eine hohe Mortalität.

Ätiologie: *Escherichia coli.*

Pathogenese: *E. coli* kommt im Dünndarm normalerweise nicht vor oder nur vereinzelt. Die Krankheit wird häufig ausgelöst durch die Applikation von Antibiotika, vor allem Penicillin, die auf grampositive Keime wirken. Dadurch können die peroral aufgenommenen Colibakterien überhandnehmen. Auch bei der Einsetzung von gnotobiotischen Tieren in eine normale Umgebung kommt es zur Auslösung der Krankheit. Jegliche Belastung der Tiere erhöht die Gefahr der Infektion.

Klinisches Bild: Meist akuter Verlauf. Apathie, Inappetenz und Diarrhö sind immer vorhanden. Hypothermie. Tod in 4–9 Tagen.

Diagnose: Klinisches Bild, Anamnese, Sicherung durch Erregernachweis.

Prognose: Ungünstig.

Therapie: Sie kommt meist zu spät. In Beständen Haltung und Fütterung überprüfen. Trockene und hygienische Haltung verhindern eine weitere Verbreitung. Eventuell Mutterschutzimpfung durchführen durch Herstellung einer stallspezifischen Vakzine.

Salmonellose (Zoonose)

Infektiöse, akut oder chronisch verlaufende Erkrankung des Darmtraktes, bedingt durch Enterobakteriazeen der Gattung *Salmonella*.

Ätiologie: *Salmonella typhimurium, Salmonella enteritidis,* S. sp.

Pathogenese: Infektion durch perorale Aufnahme von kontaminiertem Kot von Wildnagern, von kontaminiertem Futter oder durch unkontrollierten Tierzugang (Träger).

Klinisches Bild: Symptomloser Verlauf häufig. Junge und streßanfällige Tiere sind häufiger betroffen. *Akuter Verlauf:* Inaktivität, blutige Diarrhö und plötzliche Todesfälle in 3–4 Tagen. *Chronischer Verlauf:* Abmagerung, Kümmern, unspezifische Krankheitserscheinungen. Diese Tiere können eine Art akuten oder chronischen Schnupfen zeigen, der ansteckend ist.

Diagnose: Kultureller Erregernachweis im Kot.

Differenitaldiagnose: Pseudotuberkulose, Tuberkulose.

Therapie: Resistenztest ansetzen. Sind die Erreger auf Chloramphenicol oder Trimethoprim-Sulfonamid-Präparate empfindlich, soll dieses vorgezogen werden. Strenge Hygiene.

Pseudotuberkulose (Rodentiose)

Die Pseudotuberkulose tritt meist im Winter auf und verursacht eine chronische, nekrotisierende Entzündung der Lymphknoten, der Leber, der Milz und seltener weiterer Organe (Farbtafel Seite 98).

Ätiologie: *Yersinia pseudotuberculosis.*

Pathogenese: Der Erreger wird meist peroral aufgenommen. Die Infektion geht im Darm und in den mesenterialen Lymphknoten an und wird von dort weiter verbreitet.

Klinisches Bild: Die Krankheit zeichnet sich durch Symptomarmut aus. Plötzliche Todesfälle ohne vorhergehende klinische Erscheinungen sind sehr häufig. Manchmal zeigen Meerschweinchen Inappetenz und eine starke Abmagerung. Die mesenterialen Lymphknoten lassen sich palpieren.

Diagnose: Erregernachweis bei verunreinigtem Material nach Kälteanreicherung von drei Wochen bei 4°C zu empfehlen.

Prognose und Therapie: Ein Therapieversuch mit Tetracyclinen und Infusion kann im Frühstadium gemacht werden, die meisten Fälle verlaufen aber tödlich.

Tuberkulose (Zoonose)

Das Meerschweinchen ist für diese Anthropozoonose sehr empfänglich. Lungenerkrankungen stehen im Vordergrund.

Ätiologie: *Mycobacterium tuberculosis, Mycobacterium bovis, Mycobacterium avium.* Neuerdings findet man auch weitere Mykobakterien, die sich nicht typisieren lassen und nur wenig pathogen sind.

Pathogenese: Die Ansteckung erfolgt meist durch menschliche oder tierische Träger der Infektion über die Luftwege. Herde bilden sich primär in der Lunge, lassen sich aber auch in weiteren Organen finden.

Klinisches Bild: Die Tuberkulose nimmt einen sehr chronischen Verlauf. In den letzten Wochen vor dem Tod wird das Tier kachektisch, der Appetit läßt nach. Dyspnoe und Anämie nehmen langsam zu.

Diagnose: Intrakutane Tuberkulinprobe an enthaarten Hautstellen. Eventuell direkter Erregernachweis aus einem tuberkulösen Herd.

Prognose: Ungünstig, tuberkulöse Tiere bedeuten eine Gefahr für den Mensch und sind zu euthanasieren.

Staphylokokken-Infektionen

Schmierige Hautinfektionen und entzündliche Erkrankungen der Gelenke.

Ätiologie: *Staphylococcus aureus.*

Pathogenese: Diese ubiquitären, fakultativ pathogenen Keime können durch Haut- oder Schleimhautwunden in den Körper eindringen und eitrige Entzündungen verursachen.

Klinisches Bild: Eiternde Wunde, Pusteln und Abszesse der Haut, besonders im Bereich der Gliedmaßen, Ballenabszesse, Osteoarthritiden.

Diagnose: Klinisches Bild, kultureller Erregernachweis aus Tupferproben von Exsudaten.

Therapie: Wundreinigung und Desinfektion, lokale und evtl. parenterale Antibiotikagaben, abdeckender Verband. Strenge Hygienemaßnahmen für die Umgebung des Tieres sind angezeigt.

Listeriose, Monozytose

Seltene, infektiöse Erkrankung der Atemorgane und des Zentralnervensystems.

Ätiologie: *Listeria monocytogenes.*

Pathogenese: Der fakultativ pathogene Erreger kommt in der Umwelt, an Pflanzen und im Kot vieler Tierarten vor. Er besitzt eine sehr hohe Tenazität. Die Infektion erfolgt peroral, meist übertragen von latent infizierten Individuen. Es gilt als gesichert, daß auch eine pränatale Infektion möglich ist.

Klinisches Bild: Die Monozytose kann inapparent verlaufen. Klinisch stehen respiratorische Symptome im Vordergrund, Konjunktivitis und subkutane Abszesse kommen vor. Listerien verursachen manchmal auch eine Otitis media oder Meningoenzephalitis, die sich durch Lichtscheuheit, Inkoordination und Drehbewegungen erkennen läßt. Selten wurden auch Metritiden mit pränatalem Fruchttod gefunden.

Diagnose: Kälteanreicherung des Erregers und kultureller Nachweis des Erregers im Kot.

Prognose: Ungünstig.

Therapie: Bei gutem Allgemeinzustand kann ein Therapieversuch mit parenteraler Applikation von Tetracyclin unternommen werden. Die Infektion läßt sich in der Regel aber nicht beherrschen.

Bordetellen-Infektion

Weitverbreitete infektiöse Erkrankung des Respirationsapparates, wird oft zusammen mit Pasteurellen gefunden.

Ätiologie: *Bordetella bronchiseptica.*

Pathogenese: Der Erreger ist unter vielen Tieren und auch beim Mensch weit verbreitet. Er wird aerogen übertragen. Auslöser für die Krankheit kann eine Erkältung oder eine primäre Virusinfektion sein.

Klinisches Bild: Inapparenter Verlauf möglich, Hauptsymptome: Gesträubte Haare, angestrengte Atmung, Konjunktivitis, eitrige Rhinitis und Sinusitis. Komplikationen sind Otitiden, im chronischen Fall kann es zu Perikarditis, Pleuritis und zu Leberdegenerationen und Milzschwellung kommen.

Diagnose: Kultureller Erregernachweis im Sektionsmaterial.

Prognose: Günstig, wenn das Tier frühzeitig vorgestellt wird.

Therapie: Antibiotika nach Resistenzprobe, evtl. unterstützt mit Kortikosteroiden und Infusionen.

Pseudomonaden-Infektion

Meist latent verlaufende Schmutzinfektion der Schleimhäute.

Ätiologie: *Pseudomonas aeruginosa.*

Pathogenese: Der Erreger ist bei Tier, Mensch und in der Umwelt verbreitet. Bei schlechtem Hygienezustand kann es zu einer Infektion per os oder aerogen kommen, auch Haut und Schleimhäute können befallen werden (Konjunktiva, Harnwege). Als Infektionsquelle kommen auch Futter und Trinkwasser in Frage.

Klinisches Bild: Der Verlauf ist meist latent oder lokal. Häufig sind Konjunktivitis, eine Otitis, Hautinfektionen mit blau-grünem Eiter und Infektionen der Harnwege, seltener sind sekundäre Pneumonien.

Diagnose: Kultureller Erregernachweis.

Prognose: Zweifelhaft, da der Erreger schwer zu bekämpfen ist.

Therapie: Parenterale Applikation von Antibiotika nach Resistenzprüfung.

Klebsiellen-Infektion

Erkrankung von geschwächten Tieren vor allem im Bereich des Respirationstraktes.

Ätiologie: *Klebsiella pneumoniae.*

Pathogenese: Der Erreger findet sich häufig im Darmtrakt von gesunden Tieren. Die Infektion kann peroral oder aerogen erfolgen.

Klinisches Bild: Inapparenter, akut septikämischer oder chronischer Verlauf. Akute Pneumonien mit einer Sepsis führen in 1–2 Tagen unter hohem Fieber zum Tod des Tieres. Die chronische Erkrankung zeigt sich durch Krusten an den Nasenlöchern, eitriges Nasensekret, Keuchen, manchmal Husten, Abmagerung. Bronchopneumonie, Laryngitis, Pleuritis, Endokarditis, Peritonitis und Otitis media können gefunden werden, seltener auch Infektionen der Harnwege.

Diagnose: Kultureller Erregernachweis in Kotproben.

Prognose: Zweifelhaft.

Therapie: Wird das Tier frühzeitig vorgestellt, kann eine parenterale Antibiotikatherapie nach vorheriger Resistenzprobe Erfolg bringen.

Bartonellose
Die Bartonellose verläuft meist symptomlos. Sie wird durch blutsaugende Arthropoden übertragen. Die Bartonellen befallen die Erythrozyten im Blut.
Ätiologie: In der Regel zeigen die Tiere keine klinischen Erscheinungen. Bei Belastungen durch Virusinfektionen kann es zu Gewichtsverlust, Anämie, Ikterus und zu Hämoglobinurie kommen.
Diagnose: Mikroskopischer Nachweis der Erreger im Giemsa gefärbten Blutausstrich.
Prognose: Günstig, wenn die Begleiterkrankung mit Erfolg behandelt werden kann.
Therapie: Keine.
Es sind eine Reihe weiterer bakterieller und durch Mykoplasmen bedingte Erkrankungen beim Meerschweinchen bekannt, die jedoch selten sind und an unserer Klinik bisher nicht vorgestellt wurden.

2.9 Mykotische Erkrankungen

Hautmykosen sind bei Haltung von Einzeltieren in Privathand selten (Farbtafel Seite 98).
Erreger: *Trichophyton mentagrophytes, T. tonsurans, Microsporum sp.*
Infektion: Erfolgt durch direkten Tierkontakt oder kontaminierte Einstreu oder Futter.
Klinisches Bild: Bildung von haarlosen, borkigen Stellen mit entzündlichem Randsaum, Tiere mit Resistenzschwäche und in ungenügender Haltung erkranken leichter.
Diagnose: Klinisches Bild. Hautgeschabsel nach Behandlung mit 10% KOH mikroskopisch beurteilen. Histologie der Pilzhyphen oder Pilzkultur.
Prognose: Zweifelhaft, besonders bei generalisiertem Auftreten.
Therapie: Verbesserung der Hygiene, Haltungsbedingungen und Fütterung. Isolation der Tiere. Lokale Anwendung von Jodglycerin oder Antimykotika. Perorale Gabe von Griseofulvin.
   Pilzinfektionen sind leicht auf den Tierhalter übertragbar.

2.10 Parasitäre Erkrankungen

2.10.1 Endoparasiten

Sehr viele Endoparasiten sind beim Meerschweinchen beschrieben, hier sollen aber nur die klinisch bedeutsamen Parasiten behandelt werden. Viele Protozoen, namentlich Flagellaten, gelten als Symbionten oder Kommensalen. Ophryoscoleciden und Ciliaten sollen im Dickdarm des Meerschweinchens eine ähnliche Rolle spielen wie im Pansen des Rindes.

2.10.1.1 Protozoen-Infektionen

Amöbiasis
Die Amöbiasis ist eine kontagiöse, durch einen Rhizopoden hervorgerufene ulzerative Blinddarmentzündung. Gelegentlich kommt es zu Perforationen der Darmwand und zum Tod.
Ätiologie: *Entamoeba caviae.* Die Infektion erfolgt durch die orale Aufnahme von Zysten.
Diagnose: Der Nachweis der Zysten erfolgt im nativen Kotausstrich oder mit der Flotationsmethode. Nicht jede Kotprobe ist positiv.
Prognose: Zweifelhaft bei Zystennachweis und geringen klinischen Störungen. Ungünstig, wenn schwerere Symptome wie Schmerzen im Abdomen und Inappetenz vorliegen.
Therapie: Metronidazol (Flagyl) 50 mg/kg KG oder Dimetridazol (Emtryl) 50 mg/kg KG täglich während sieben Tagen. Tabletten können zerkleinert und mit etwas Wasser mittels einer Pipette eingegeben werden. Die Kotuntersuchung ist nach Abschluß der Therapie zu wiederholen, der sich eventuell eine zweite Therapiefolge anschließt.

Kokzidiose
Die Kokzidiose ist eine durch Sporozoen verursachte Krankheit, die meist ganze Bestände befällt. Sie verursacht eine starke Diarrhö und eine zum Teil hämorrhagische Kolitis.
Ätiologie: *Eimeria caviae,* evtl. weitere, noch nicht genau bekannte Arten.
Pathogenese: Die Erreger werden in der Oozystenform per os aufgenommen. Die Sporozoiten befallen die Epithelzellen der Colonschleimhaut. Nach acht Tagen werden in der Mukosa massenhaft Schizonten gefunden. Die Präpatenzzeit beträgt 11 Tage. Es entstehen Ödeme mit petechialen Blutungen in der Darmwand.
Klinik: In größeren Beständen kommt selten die akute Verlaufsform vor. Bei dieser Form wird eine 2–5 Tage anhaltende Diarrhö beobachtet, oft auch klumpiger, schleimiger Kot, teilweise mit Blut durchsetzt. Das Haar ist gesträubt, die Tiere zeigen eine gekrümmte Haltung, gesträubtes Fell, Inappetenz und Polyurie und ma-

gern sehr rasch ab. Die Mortalität kann bis 40% betragen.

Bei chronischem Befall kommt es zur rezidivierenden Diarrhö, die jeweils 1–2 Tage dauert. Nach 2–3 Wochen kommt es zu einer Prämunität der Tiere.

Diagnose: Kotanreicherung mit Flotation und mikroskopischer Nachweis der Oozysten.

Prognose: Im akuten Verlauf und bei schleimigem Kot ungünstig. Im chronischen Verlaufsfall günstig.

Therapie: In größeren Beständen Sulfamethazin (Maxulvet) 1 g/l Trinkwasser, 7 Tage; bei Einzelbehandlung orale oder parenterale Applikation von Sulfadimethoxin (Maxulvet) 60 mg/kg KG 3×4 Tage in 4–7 Tage Abständen.
Eine gute Vit.-C-Versorgung ist bei Prophylaxe und Therapie von Bedeutung (s. Kap. 8 Seite 125 ff.).

Trichomoniasis

Aus der Gruppe der Flagellaten sind für das Meerschweinchen nur Trichomonaden als pathogen bekannt. Sie verursachen eine Krankheit, die sich in Diarrhö, Kachexie und/oder Krämpfen äußert und in vermehrtem Maße Jungtiere befällt.

Ätiologie: *Tritrichomonas caviae, Tritrichomonas flagellipora.*

Pathogenese: Die Trichomonaden werden per os aufgenommen und verursachen eine Hyperämie der Schleimhäute des Verdauungstraktes, besonders des Colons. Streuung und Verbreitung des Erregers erfolgt durch den Kot.

Klinisches Bild: Diarrhö und Kachexie sind die ersten typischen Zeichen der Krankheit. Struppiges Fell, Pulsbeschleunigung und Krämpfe im Endstadium können besonders bei Jungtieren beobachtet werden, hier kommt es gelegentlich auch zu Todesfällen.

Diagnose: Im nativen Kotausstrich können die Erreger mikroskopisch nachgewiesen werden.

Prognose: Bei frühzeitiger Diagnose günstig.

Therapie: Metronidazol (Flagyl) 50 mg/kg KG oder Dimetridazol (Emtryl) p.o. täglich während sieben Tagen wie bei der Amöbiasis Dimetridazol kann auch in einer 0,1–0,3%igen Lösung (Wirkstoff) als Trinkwasser gegeben werden. Dies allerdings nur, wenn kein Grünfutter gefüttert wird, da die Tiere sonst keine Flüssigkeit zusätzlich aufnehmen.

Toxoplasmose (Zoonose)

Die Toxoplasmose ist eine kontagiöse, durch *Toxoplasma gondii* verursachte Zoonose mit hoher Morbidität für Meerschweinchen. Sie kann mit Fieber, ZNS-Symptomen und spastischen Paresen verlaufen. Eine Selbstheilung, aber auch der Tod der Tiere sind möglich.

Pathogenese: Die Infektion erfolgt sowohl durch die Aufnahme von Oozysten per os, wie vermutlich auch diaplazentar und laktogen.
Toxoplasma gondii ist weltweit verbreitet und befällt neben vielen Tierarten auch den Menschen. Als Ausscheider von Toxoplasmadauerstadien mit dem Kot hat die Katze ausschließlich Bedeutung als Infektionsquelle.
Der Parasit ist intrazellulär in Retikulumzellen und in Glia und Ganglienzellen des zentralen Nervensystems anzutreffen.

Das Meerschweinchen ist für die Infektion sehr empfänglich, doch kann sie völlig symptomlos verlaufen. 5–6 Tage p.i. können struppiges Fell, gekrümmte Haltung und Fieber festgestellt werden. Anderseits kann die Krankheit akut mit ZNS-Symptomen beginnen, die Tiere werden träge und zeigen spastische Paresen. Opisthotonus und Fluchtbewegungen treten auf. Nach Kot- und Harninkontinenz kommt es unter Temperaturabfall zum Exitus. In vielen Fällen wurde ein Aszites beobachtet.

Diagnose: Der sicherste Nachweis einer latenten Infektion ist durch den Tierversuch an toxoplasmenfreien Mäusen möglich. Hierbei kann der Erreger im nach Giemsa gefärbten Ausstrich von Peritonealexsudat, Abklatschpräparaten von Leber und Milz oder der Biopsieprobe eines Lymphknotens nachgewiesen werden.

Auch im Gehirnquetschpräparat sind Zysten nachweisbar.

Der Antikörpernachweis ist bei Heimmeerschweinchen nicht üblich, da sie als Infektionsquelle nicht in Frage kommen. Bei Hund, Katze und Mensch werden serologische Diagnostikmethoden angewendet.

Prognose und Therapie: Da nur die Katze als Ausscheider von Oozysten in Frage kommt, sind klinisch nicht erkrankte Meerschweinchen entgegen immer noch geäußerter Ansicht für den Heimtierhalter nicht gefährlich, da Meerschweinchenfleisch in Europa ja nicht zum Verzehr gelangt. Eine Behandlung erkrankter Tiere wird bei gesicherter Diagnose kaum verlangt werden, ist aber mit Sulfadiazine/Pyrethamine (Maderan) möglich.

Nosematose (Enzephalotozoonose)
Bei der Nosematose handelt es sich um eine seuchenhafte, fiebrige Erkrankung von Gehirn, Niere und Milz. Sie spielt in der Regel nur beim Kaninchen eine größere Rolle, kann aber auch Meerschweinchen erfassen. Klinisches Bild und Therapie entsprechen wie beim Kaninchen.

Weitere Protozoen
Verschiedene Protozoen, wie *Balantidium caviae* und *Nyctotherus multiporiferus* parasitieren im Zäkum und können eine, meist bakteriell bedingte Diarrhö erheblich erschweren.
Klinisches Bild: Bei Infektionen mit *Salmonellen* spp. und über wuchernden *Escherichia coli* können sich diese Protozoen stark vermehren, und es kommt zu ruhrartigen Erscheinungen, die durch wäßrigen Durchfall und Exsikkose charakterisiert sind.
Diagnose: Mikroskopischer Nachweis der frei beweglichen Balantidien und *Nyctotherus* im Kot-Nativpräparat.
Prognose: Diese richtet sich ganz nach der bakteriellen Infektion. Die Pathogenität der Ciliaten allein ist sehr gering.
Therapie: In erster Linie müssen die bakteriellen Erreger bekämpft werden. Balantidien lassen sich mit Metronidazol und Tetracyclinen behandeln.

2.10.1.2 Trematoden-Infektionen

Durch Trematoden verursachte Erkrankungen beim Meerschweinchen sind selten und äußern sich in Cholangitis und Hepatitis.

Fasziolose
Ätiologie: *Fasciola hepatica.*
Infektion: Die Aufnahme der infektionstüchtigen Metazerkarien von *F. hepatica* erfolgt über Heu oder Gras.
Klinisches Bild: Symptome sind nur bei massivem Befall vorhanden. Appetitlosigkeit, Abmagerung und gesträubtes Haar sind die Anzeichen einer Fasziolose. Im fortgeschrittenen Stadium kann Meteorismus auftreten, der zum Tode führen kann. Der Erreger verursacht eine durch die Cholangitis und Hepatitis bedingte Sklerosierung der Leber.
Diagnose: Eier können im Kot mit Sedimentationsverfahren gefunden werden.
Differentialdiagnose: Meerschweinchenlähme.
Prognose: Sehr zweifelhaft, im Falle von Muskeldistomatose ungünstig.

Therapie: Praziquantel (Droncit) 5 mg/kg KG p.o. (s. Tabelle Seite 149ff.).

2.10.1.3 Cestoden-Infektionen

Gelegentlich kommen beim Meerschweinchen auch Cestoden vor *(Hymenolepis fraterna)*. Finnen von *E. granulosus* und *Taenia hydatigena* wurden ebenfalls gefunden.

Hymenolepis-Befall
Ätiologie: *Hymenolepis nana.*
Pathogenese: Perorale direkte Infektion durch Aufnahme von Eiern oder indirekte Infektion durch Aufnahme eines infizierten Zwischenwertes (Käfer, Floh).
Klinisches Bild: Der Bandwurm kann Läsionen der Darmwand, vorwiegend im Ileum, verursachen.
Diagnose: Die Eier werden zum Teil schon im Darm aus den Proglottiden frei und können im Kot mit Flotationsmethode nachgewiesen werden.
Prognose: Vorsichtig.
Therapie: Praziquantel (Droncit) in der Dosis 5 mg/kg KG p.o. (s. Kap. 8 Seite 125ff.).

Echinokokkose
Ätiologie: Das Finnenstadium des bei Caniden parasitierenden Bandwurmes *Echinococcus granulosus* wurde vereinzelt bei Meerschweinchen gefunden.
Pathogenese: Die Infektion erfolgt durch die orale Eiaufnahme. Die Eier können bis zu einem Jahr infektiös bleiben. Die meist größeren, ein- oder mehrkammrigen, flüssigkeitsgefüllten Finnenzysten bilden sich in Leber und Lunge, seltener im Peritoneum des Meerschweinchens und rufen durch bindegewebige Kapselbildungen Störungen in den befallenen Organen hervor.
Klinisches Bild: Leberfunktionsstörungen, seltener Aszites.
Diagnose: In selteneren Fällen palpatorischer und röntgenologischer Nachweis, meist Sektionsbefunde.
Prognose: Ungünstig.
Therapie: Keine.

2.10.1.4 Nematoden-Infektionen

Paraspidodera-Infektion
Paraspidodera-Infektionen verursachen gelegentlich eine erhöhte Jungtiersterblichkeit, sowie eine Störung des Allgemeinbefindens.

Ätiologie: *Paraspidodera uncinata.*
Pathogenese: Infektionstüchtige Larven werden oral aufgenommen und parasitieren im Zäkum und im Colon. Sie können dort bei starker Invasion Läsionen der Darmwand verursachen.
Klinisches Bild: Meist symptomlos. Bei starkem Befall gesträubtes Haarkleid. Abmagerung. Jungtiersterblichkeit ist erhöht.
Diagnose: Nachweis der Eier im Kot mit dem Flotationsverfahren.
Prognose: Günstig.
Therapie: Fenbendazol (Panacur) 50 mg/kg KG p.o.

Capillaria-Infektion
Die Infektion mit Capillaria ist bei Meerschweinchen selten. Sie kann zu Allgemeinstörungen und Durchfall führen.
Ätiologie: *Capillaria hepatica.*
Pathogenese: Embryonierte Eier werden oral aufgenommen. Die Larven entwickeln sich im Dünndarm zu adulten Würmer, die über die Darmwand und Vena portae in die Leber einwandern. Die Eier können in Bindegewebskapseln in der Leber eingeschlossen Reaktionen hervorrufen.
Klinisches Bild: Symptomlos oder Allgemeinstörungen und Durchfall.

Diagnose: Nachweis im Kot mit Flotationsanreicherung.
Prognose: Ohne Leberveränderungen günstig.
Therapie: Fenbendazol (Panacur) 20 mg/kg KG p.o. 3 Tage verabreichen.

Weitere **Nematoden** kommen vor: *Syphacia obvelata, Ascaris caviae* und *Trichostrongylus spp.*

2.10.2 Ektoparasiten

Haarlinge
Der Befall mit Mallophagen verursacht starken Juckreiz und kann mit Anämie und Kachexie zum Tod der Tiere führen. Allerdings ist die Aufnahme von Blut eher zufällig.
Ätiologie: Verschiedene Mallophagen: *Gliricola porcelli, Gliricola gracilis, Trimenopon hispidum, Trimenopon jenningsi, Gyropus ovalis* und weitere seltenere Arten (siehe Farbtafel Seite 97).

Infektion und Pathogenese: Die Übertragung kann mit kontaminiertem Heu und Stroh oder durch direkten Kontakt erfolgen. Die Meerschweinchen werden durch das dauernde Herumkriechen der Haarlinge unruhig und schreck-

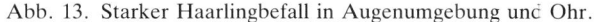

Abb. 13. Starker Haarlingbefall in Augenumgebung und Ohr.

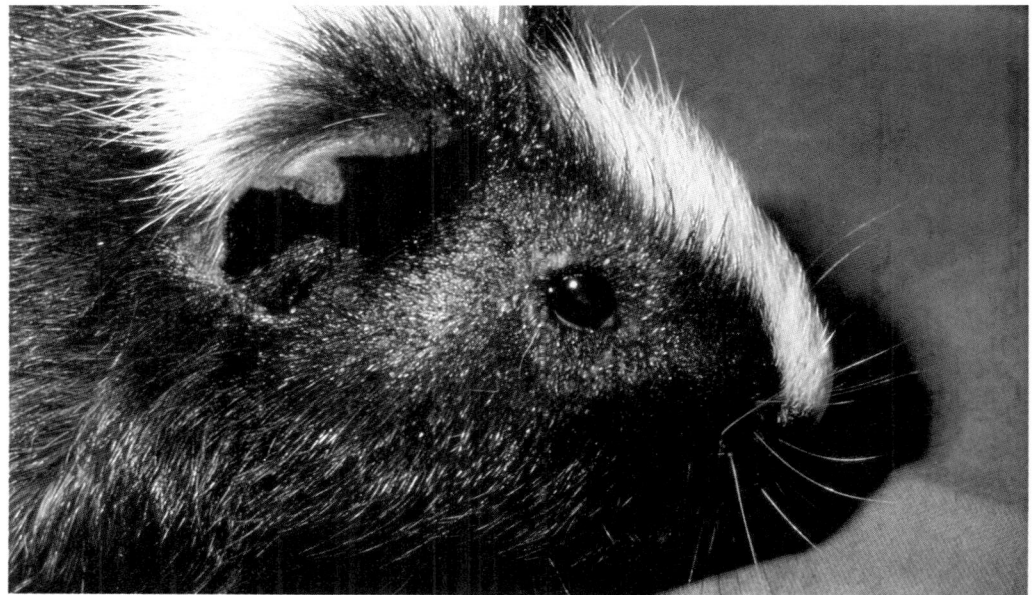

haft. Die Haarlinge leben von Hautschuppen und dem aus den Hautläsionen abgesonderten Sekret.

Klinisches Bild: Haarlinge können als Zufallsbefund festgestellt werden. Stark befallene Tiere werden mit chronischer Abmagerung und starkem Juckreiz vorgestellt. Oft sind Schädigungen der Haut vorhanden. Kratzwunden können sich bilden und sekundär infiziert werden. Ein starker Befall im Kopfbereich kann zu epileptiformen Anfällen der Tiere führen. Ebenso kann es zur Anämie und in seltenen Fällen zum Tode kommen. Ein Haarlingsbefall erschwert auch die Heilung anderer Krankheiten und erhöht deren Letalität (insbesondere bei Lungenaffektionen).

Diagnose: Makroskopisch durch Untersuchung der Haut. Die auf der Haut und den Haaren herumkriechenden Haarlinge oder einzeln an die Haare geklebte Nissen sind bei genauer Untersuchung gut erkennbar. Bevorzugt sitzen sie im Ohrbereich (Vorsicht: physiologisch haarlose Stelle hinter dem Ohr).

Prognose: Günstig, in Fällen mit Abmagerung und Alopezie zweifelhaft.

Therapie: Besprühen oder Bestäuben mit einem geeigneten Kontaktinsektizid, z. B. Pyrethrumspray oder 0,2%igem Puder. 2/10 eines Vapona-Strip können während drei aufeinanderfolgenden Tagen über den Käfig gehängt werden. Am besten bewährt haben sich Aluganbäder (Hoechst) 0,5–0,6%ig. Desinfektion von Stallungen und Einstreu ist unumgänglich (z. B. mit 2%iger Neguvonlösung).

Starker Haarlingsbefall am Kopf, besonders in Augenumgebung führt bei Kratzen der Tiere häufig zur Verletzung der Kornea, seltener der Lider. Es kommt zu einer zunächst oberflächlichen Keratitis mit oberflächlicher Vaskularisierung der Kornea.

Es sollte stets die Fluoresceinprobe und nach Möglichkeit die Untersuchung mit UV Lichtquelle durchgeführt werden, um kleine fein verästelte Ulzerationen abzugrenzen.

Bei Vorliegen von Schmerzen als Blepharospasmus ist die örtliche Anwendung von Atropinsalbe angezeigt. Sind die Verletzungen bakteriell infiziert, werden antibiotische Augensalben verwendet. Die Ulzeration kann bei fortgesetzter Reizung das Krankheitsbild komplizieren.

Länger dauernde Ketaminnarkosen induzieren einen Lagophthalmus, der zu Verletzungen prädisponiert. Es ist daher bei langen Ketaminnarkosen ein hornhautschützendes Präparat (Oculotect) anzuwenden.

Bei ulzerativen Keratitiden müssen zur Verhinderung von Sekundärinfektionen AB Augensalben 3–4 mal täglich angewendet werden. Nach Epithelisierung des Ulkus kann die Narbenbildung auf der Hornhaut mit örtlicher Cortikosteroidsalbe möglichst gering gehalten werden.

Milben

Milben verursachen einen starken Juckreiz und können in einem Bestand zu empfindlichen Verlusten durch Kachexie führen.

Ätiologie: *Chirodiscoides (Camphlochirus) caviae*, artspezifische Milbe des Meerschweinchens. Sie besitzt Haftscheiben und kann sich mit ihren kurzen Beinen dicht an die Haare anlegen. *Trixacarus caviae* mit Sitz in den Haarbälgen verursacht die häufigsten durch Kratzläsionen bedingten Schäden.

Pathogenese: Die Infektion erfolgt durch direkten oder indirekten Kontakt. Der Milbenbefall verursacht starken Juckreiz, beginnt an Lippen und Nase und wird durch häufiges Kratzen auf andere Körperteile, besonders Rückenhaut verbreitet. Jungtiere sind besonders anfällig.

Klinisches Bild: Die Erreger sitzen an den Haaren, auf der Haut oder graben sich in die Haut ein, wodurch eine entzündliche Reaktion entsteht, die sich beim Meerschweinchen durch vermehrte Schuppung, Verdickung und Fältelung der Haut äußert. Es breitet sich eine herdförmige asymmetrische Alopezie aus. Starker Juckreiz führt zur Ruhelosigkeit und zum Kratzen der Tiere mit ausgedehnten Hautläsionen. In schweren Fällen kann es zu Intoxikationen, zur Abmagerung, Entkräftung und zum Tod kommen.

Diagnose: Mikroskopisch. Durchsichtigen Klebestreifen gut auf die Haare aufdrücken, auf Objektträger kleben und auf Eier und Milben untersuchen. *Sarcoptes*-Arten sind nur im Hautgeschabsel nachweisbar. Auflösen in 10%iger Kalilauge und unter dem Mikroskop betrachten.

Prognose: Günstig im Anfangsstadium, Rezidive möglich.

Therapie: Die Milben sind oft sehr therapieresistent. Substanzen auf Pyrethrumbasis wirken kaum. Die Tiere werden geschoren und dreimal in wöchentlichen Abständen in Alugan (0,5–0,6%ig) (Hoechst) gebadet.

Die Desinfektion von Stallungen und Einstreu ist unerläßlich.

Weitere Ektoparasiten

Meerschweinchen haben keine artspezifischen Flöhe. Sowohl der Menschenfloh *(Pulex irritans)*, der Katzenfloh *(Ctenocephalides felis)*, als auch der Rattenfloh *(Nosopsyllus fasciatus)* kommen vor. Selten werden auch Zecken und Fliegenmaden als Krankheitserreger beim Meerschweinchen gefunden.

2.11 Nichtinfektiöse Erkrankungen

Zahnanomalien

Meerschweinchen besitzen je einen Schneidezahn, einen Prämolaren und drei Molaren pro Ober- und Unterkieferhälfte. Bei den Inzisivi sind in der Regel diejenigen des Unterkiefers etwas länger als die des Oberkiefers. In Ruhestellung und normaler Okklusion stehen die Backenzähne in antagonistischer Kontaktstellung. Die Inzisivi des Unterkiefers stehen jedoch mit denen des Oberkiefers nicht in Kontakt, sondern sind durch das Schlittenkiefergelenk in unterschiedlicher Stellung, meist sind die Unterkieferinzisiven leicht nach kaudal versetzt. Die Prämolaren und Molaren weisen alle eine bukolinguale Krümmung auf, wobei die Zähne des Unterkiefers konkav gegen die linguale Seite hin und diejenigen des Oberkiefers gegen die bukale Seite hin gerichtet sind. Diese Krümmung nimmt vom ersten bis zum vierten Backenzahn ab.

Klinisches Bild: Die meisten Meerschweinchen zeigen, unabhängig von Geschlecht und Alter, ein übermäßiges Wachstum der oberen und unteren Inzisivi, sowie eine häufig damit vergesellschaftete Verlängerung der Vorbacken- und Backenzähne, die sich in schweren Fällen von einer Unterkieferhälfte zur anderen zu einer Brücke zusammenschließen. Manchmal führt dies zu einem extremen Spitzenwachstum der unteren Prämolaren über die Mediale des Kiefers hinweg. Die Unterkieferbackenzähne bieten damit den Antagonisten im Oberkiefer keine normale glatte Abreibfläche an. Daher sind meistens auch die Oberkieferbackenzähne verlängert und verletzen, gemäß ihrer Krümmung in bukaler Richtung, die Wangenschleimhaut und die Lippenränder.

Die erwähnte Brückenbildung der Prämolaren verunmöglicht es den Meerschweinchen, normale Kaubewegungen auszuführen. Auch die Zunge ist in ihrer Beweglichkeit stark eingeschränkt und vermag den Bissen nicht mehr

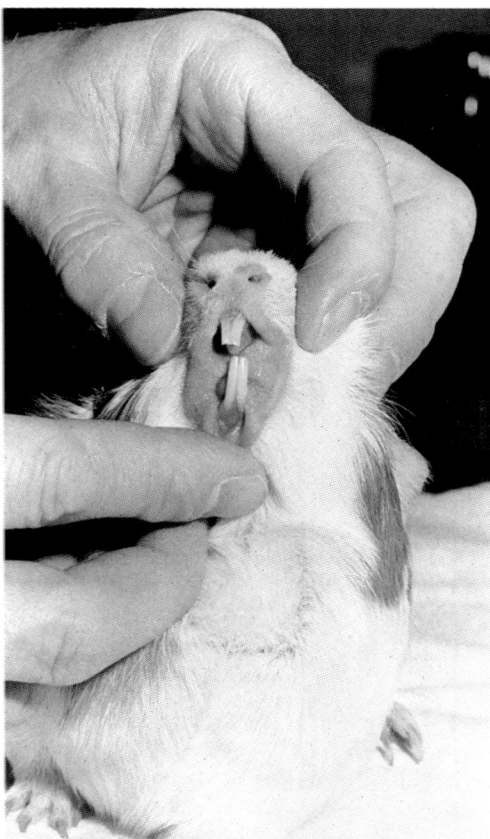

Abb. 14. Korrekte Zahnabnutzung und physiologische seitliche Beweglichkeit.

pharynxwärts zu transportieren. Manche Tiere zeigen ausgeprägten Speichelfluß oder zumindest Speichelspuren im Bereiche des Unterkiefers. In weniger ausgeprägten Fällen verletzen die scharfen Kanten der Kauflächen den Zungenrand und bereiten den Tieren Schmerzen, so daß sie nicht mehr fressen. Manchmal beschränken sich die Veränderungen auf einzelne Zähne, vor allem im Unterkiefer (Veränderungen an der Kaufläche in Form von scharfen Kanten, Vertiefungen der Zahnbuchten, etc.).

Neben dem Zahnüberwachstum sind oft auch Mißbildungen der Inzisivi im Ober- und Unterkiefer zu beobachten. Dabei handelt es sich meistens um eine massive Verdickung eines Schneidezahnes mit entsprechenden Veränderungen am Zahnfach, d. h. es kommt zu Ausbuchtungen und Verdickungen im Bereich der Alveolen.

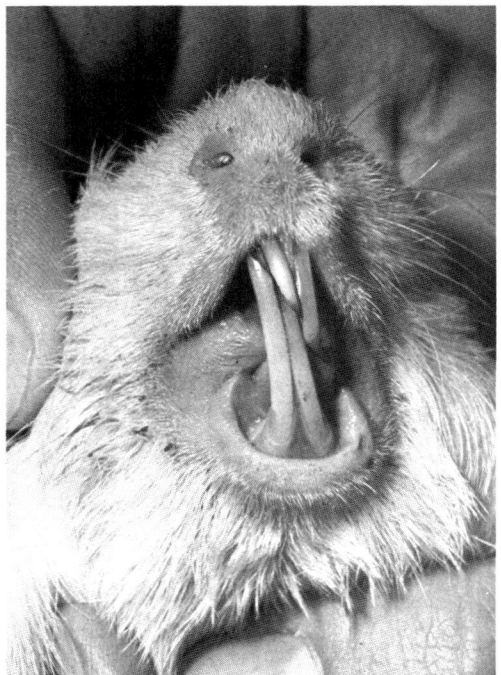

Abb. 15. Überwachstum der Inzisiven nach Fehlstellung.

Als Folge der Zahnveränderungen im Unterkiefer werden häufig große Auftreibungen der *Pars molaris mandibulae* am seitlichen Ventralrand, in verstärktem Maße unter den hinteren Molaren, festgestellt. Diese Ausbuchtungen entsprechen verlängerten Backenzahnalveolen,

Abb. 16. Brückenbildung der Prämolaren.

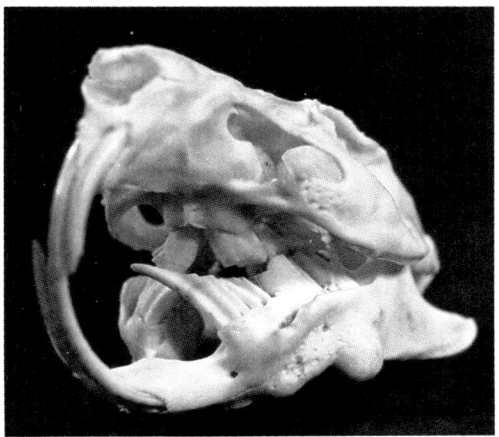

die mit Zahnsubstanz gefüllt bis an den untersten Rand der Knochenauftreibungen reichen. In vereinzelten Fällen sind poröse Auflösungen des Knochens zu beobachten, welche die Zähne in der äußeren Alveolarwand bis zur *Crista lateralis* des Unterkieferknochens freilegen können. Manchmal kann der Ventralrand der *Pars molaris* durchbrochen sein, so daß der unechte Wurzelteil des Backenzahns durchschimmert. Diese Veränderungen können beidseits auftreten. Die am Oberkieferskelett im Normalfall als niedrige Erhebungen sichtbaren Außenkonturen der Backenzahnalveolen zeigen teilweise Ausweitungen, welche die Abgrenzung zur *Pars orbitalis* des *Os frontale* überschreiten und sich als richtige Höcker in die *Orbita* ausdehnen. Auch hier liegen die Zahnwurzeln oft frei.

Im Zusammenhang mit diesen Veränderungen stehen sicher auch die immer wieder vorkommenden retrobulbären Abszesse, die zum Exophthalmus mit all seinen klinischen Sympto-

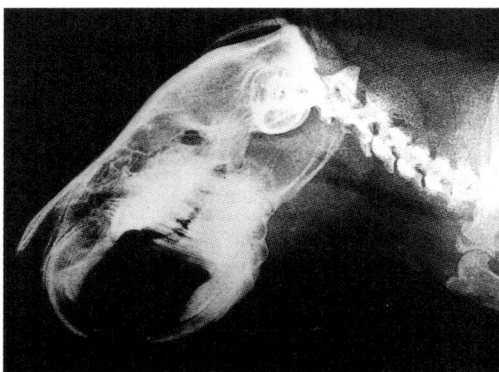

Abb. 17. Röntgenologische Darstellung des Zahnüberwachstums beim Meerschweinchen.

men führen, sowie auch die Abszesse am Unterkiefer, die oft eine erstaunliche Größe aufweisen.

Diagnose: Zur Untersuchung der Inzisivi muß zuerst die Zahnstellung bei geschlossenem Kiefer und hochgezogenen Lippen überprüft werden. Keinesfalls dürfen die Schneidezähne des Unterkiefers gekürzt werden, weil sie etwas länger sind als diejenigen des Oberkiefers. Leider wird dies häufig praktiziert, mit dem Resultat, daß die Tiere nun erst recht nicht mehr fressen können. Die Inzisivi dürfen nur bei echtem Zahnüberwachstum oder Mißbildung gekürzt werden.

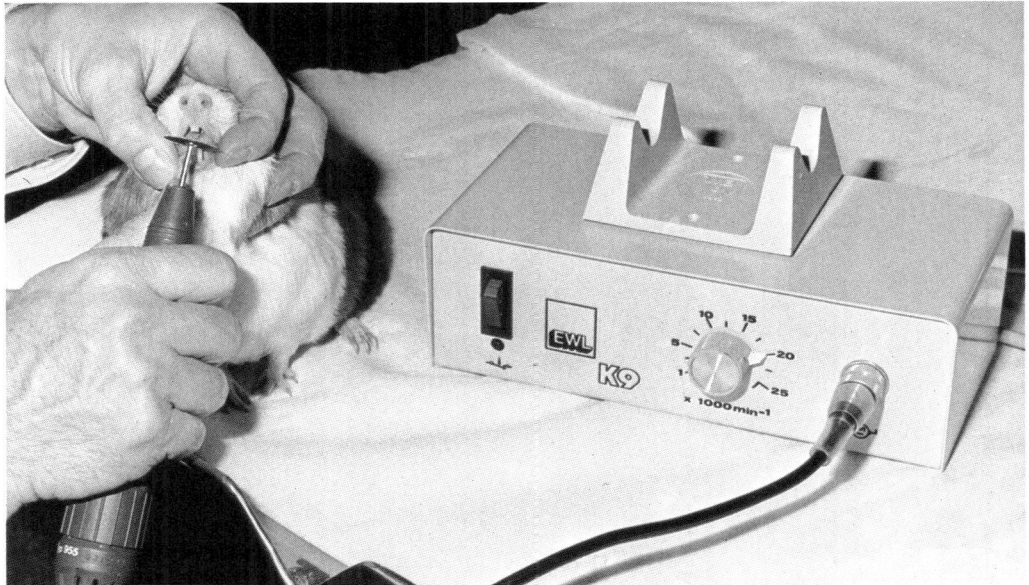

Abb. 18. Zahnkorrektur mit geeigneter Fixation des Meerschweinchens.

Für die Untersuchung der Backenzähne wird von vielen Praktikern ein Otoskop mit aufgesetztem Ohrtrichter verwendet. Zieht man die Abwehrbewegungen des Tieres und die Futterteile bzw. den Futterbrei in der Maulhöhle in Betracht, so können meiner Meinung nach Zahnveränderungen an den hintersten Molaren und Schleimhautverletzungen der Wangenfalten nur schlecht untersucht werden.

Gute Erfahrungen haben wir mit einem Kieferspreizer (Modell Eickemeyer, Tuttlingen) und einem kleinen Vaginalspekulum gemacht. Eine gute Lichtquelle, mit der die Maulhöhle ausgeleuchtet werden kann, ist ebenfalls eine wichtige Voraussetzung für eine sorgfältige Untersuchung. Mit dem Spekulum kann nun, nachdem mit dem Kieferspreizer die Maulhöhle soweit wie möglich geöffnet wurde, die Zunge weggedrückt werden, so daß der linguale Rand der Kaufläche im Unterkiefer inspiziert und nötigenfalls abgeschliffen werden kann. Andererseits kann auch die Wangenfalte etwas weggedrückt werden, so daß Verletzungen der Wangenschleimhaut und der bukale Rand der Zähne im Oberkiefer eingesehen werden kann.

Therapie: Ein gutes Instrumentarium bestehend aus Zahnbohrmaschine mit Handstück, diversen Zahnfräsen und Trennscheiben bzw. Schleifscheiben, Kieferspreizer für Meer-

schweinchen und Kaninchen (Modell Eickemeyer, Tuttlingen) und ein Vaginalspekulum mit kurzen Schenkeln, ist eine wichtige Voraussetzung für Zahnkorrekturen. Die Inzisivi sollten nicht mit einer Zange abgekluppt werden, da dies zu einer Zersplitterung des Zahnes führen kann. Mit der Schleifscheibe können die Schneidezähne sehr gut auf die notwendige Länge gekürzt werden. Es ist darauf zu achten, daß der Zahn bei dieser Aktion nicht zu heiß wird, weil bei den überlangen Schneidezähnen die Pulpa viel weiter nach apikal reicht. Vor allem beim Meerschweinchen dürfen die Inzisivi nicht allzu stark gekürzt werden, sonst können die Tiere überhaupt nicht mehr fressen.

Bei den Backenzähnen werden die scharfen Kanten oder Spitzen mit dem Zahnfräser abgeschliffen, bis eine einigermaßen normale Kaufläche entsteht. Mit einer Vogelsitzstange oder einem Bleistift hinter die geschlossenen Inzisiven eingeführt, können Zunge und Maulwinkelfalten gut vor der Zahntrennscheibe ferngehalten und Verletzungen vermieden werden. Für die Korrektur der Prämolaren und Molaren ist eine Narkose oft unumgänglich.

Bei Verletzungen der Schleimhaut ist eine Antibiotikatherapie über einige Tage angezeigt, wobei sich Spiramycin + Metronidazol (Stomorgyl) sehr bewährt hat.

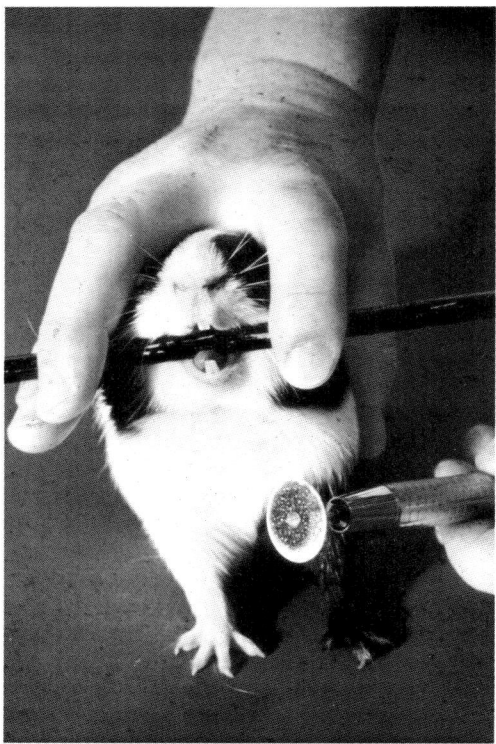

Abb. 19. Zahnkorrektur unter Zungenschonung mittels Trennscheibe.

Prognose: Für die Prognose von Bedeutung sind die Art der Veränderungen, die betroffenen Gebißabschnitte, das Alter der Tiere und eventuell zusätzliche Komplikationen wie Abszesse am Unterkiefer, in der Kaumuskulatur oder retrobulbäre Abszesse.

Bei relativ gutem Allgemeinbefinden und ohne die erwähnten Komplikationen sind die Prognosen in der Regel gut. Allerdings muß der Besitzer darauf aufmerksam gemacht werden, daß eine erneute Behandlung in mehr oder weniger langen Intervallen notwendig ist. Dies gilt sowohl für Veränderungen an den Inzisivi als auch an den Backenzähnen. Im Falle der erwähnten Komplikationen würden wir eine ungünstige Prognose stellen, da die Behandlung ziemlich aufwendig und die Rezidivgefahr groß ist.

Beim Meerschweinchen sind die Prognosen, falls nur Zahnüberwachstum der Inzisivi ohne Malokklusion der Backenzähne besteht, in der Regel gut. Sind die Backenzähne auch betroffen oder sind es nur die Backenzähne, die abge-

schliffen werden müssen, kann bei gutem Allgemeinbefinden eine vorsichtige bis günstige Prognose gestellt werden. Allerdings werden diese Tiere häufig in einem desolaten Zustande vorgestellt.

Bei längerer Inappetenz und starker Abmagerung ist die Prognose ungünstig, da die Tiere auch nach der Korrektur nicht sofort zu fressen beginnen. In diesen Fällen kann versucht werden, den Tieren Gemüsebrei einzugeben, bis sie wieder selbst zu fressen beginnen. Unseren Erfahrungen nach müssen diese Meerschweinchen aber doch meistens euthanasiert werden, da sie sich nicht mehr erholen.

Nach unseren Untersuchungen handelt es sich um eine genetische Disposition des Zuchtmeerschweinchens zur Malokklusion mit Zahnüberwachstum, die in den untersuchten Zuchten familiengehäuft auftreten. Es sind Tiere beiden Geschlechtes, hauptsächlich im zweiten Lebensjahr betroffen. Nach schriftlicher Mitteilung von HERRE sind diese Anomalien bei Wildmeerschweinchen nicht beobachtet worden. Die häufig angenommene Ursache der fehlenden Abnutzung bei weicher Fütterung spielt nach meinen Erfahrungen nur eine untergeordnete Rolle.

Blähungen

Blähungen treten beim Meerschweinchen gehäuft im Frühsommer auf, wenn sie zum ersten Mal mit frischem Grünfutter gefüttert werden. Die rapide Futterumstellung und die starke Gärung führen zu Magenblähungen und gasig aufgetriebenen Därmen.

Klinisches Bild: Starke Schmerzen bei der Palpation des hart aufgetriebenen Abdomens. Hochgradige Blähung des Magens. Frequente Atmung.

Diagnose: Klinisches Bild, Anamnese, evtl. röntgenologische Untersuchung.

Prognose: Zweifelhaft.

Therapie: Eingabe eines Antiblähmittels, wie es auch für Kühe verwendet wird. 0,5 ml einer 1:4 verdünnten Lösung (z. B. Globus spezial), zusammen mit einer Fermentmischung, wie Cryolactol, Spasmolytikum 0,2 ml Buscopan i.m.

Dickdarmobstipation

Die Ursache für Obstipationen ist nicht bekannt, sie kommen eher selten vor.

Klinisches Bild: Die Tiere sind z. T. inappetent, setzen keinen Kot mehr ab und zeigen Palpationsschmerz im Adomen.

Diagnose: Die Kotanschoppung kann im Abdomen sehr gut palpiert werden.

Prognose: Zweifelhaft, die Funktion des Darmes läßt sich nur in einfachen Fällen wieder in Gang bringen.

Therapie: 0,5 ml Paraffinöl per os. Nützt diese Applikation nichts, darf sie erst nach 2 Tagen wiederholt werden, da der Darm sonst zu sehr geschädigt wird. Spasmolytikum (Buscopan) 0,2 ml i.m. Und unterstützende Infusion s.c. (Serofusin).

Ileus, Invagination

Klinisches Bild: Die Tiere zeigen starke Schmerzen im Abdomen, die Futteraufnahme ist stark reduziert und es wird kein Kot mehr abgesetzt.

Diagnose: Bariumpassage. Dem Meerschweinchen werden 6 ml Barium/kg KG eingegeben. Die Bilder können analog dem Vorgehen bei Hund und Katze aufgenommen werden.

Prognose: Ungünstig, Schockgefahr und OP-Risiko groß.

Therapie: Diese Veränderungen können nur operativ behoben werden.

Dysbakterie

Bereits nach 1–2 Tagen Inappetenz stellen sich Verdauungsstörungen ein, weil sich die Zusammensetzung der Flora ändert. Dabei kommt es zusätzlich zu einer Hungerketose. Die Dysbakterie führt oft zur Verschlimmerung einer andern ursächlichen Krankheit, die eine Inappetenz bewirkt.

Klinisches Bild: Gesträubte Haare, Inappetenz, Durchfall. Bei der Palpation fühlt man oft gasig aufgetriebene Därme. Auskultatorisch sind metallische Magen-Darm-Geräusche zu hören. Im Urin findet man Ketonkörper.

Diagnose: Urinuntersuchung auf Ketonkörper. Der Harn läßt sich meist durch schonendes Auspressen der Blase gewinnen.

Prognose: Zweifelhaft. Günstiger, wenn das Tier frühzeitig wieder zu fressen beginnt. Normalerweise richtet sich die Prognose nach der ursächlichen beteiligten Krankheit.

Therapie: Glucoseinfusionen s.c., Polyvitaminpräparat p.o., Fermentmischung und Traubenzucker in Wasser gelöst p.o. Eingabe von Kotaufschwemmungen gesunder Meerschweinchen.

Antibiotikaintoxikation

Verschiedene Antibiotika sind für Meerschweinchen toxisch. Besonders nur auf grampositive Bakterien wirkende Substanzen können Dysbakterie und Endotoxämie hervorrufen und zum schnellen Tod der Tiere führen. Es werden zwei Wirkungsmechanismen angenommen:

– Hemmung der physiologischen, vorwiegend grampositiven Flora zugunsten der gramnegativen Keime. Endotoxine werden resorbiert und bewirken den sogenannten Endotoxinschock.

– Klinische Manifestationen latenter Virusinfektionen durch das Hervorrufen immunsuppressiver Zustände.

Nicht verwendet werden sollen Penicilline, Erythromycin, Streptomycin und Tylosin. Bei Chlortetracyclinen und Spiramycin ist Vorsicht geboten. Es eignen sich beim Meerschweinchen vor allem Trimethoprim-Sulfonamide, Sulfonamide, Chloramphenicol.

Organverkalkungen

Beobachtet wurden meist fokale Kalkinkrustationen in verschiedenen Organen, wie Niere, Leber, Trachea, Magenwand und Colon.

Pathogenese: Angenommen wird eine fütterungsbedingte Störung des Kalzium-Phosphor-Verhältnisses. Das Verhältnis von Ca : P sinkt bei dieser Erkrankung auf 1:1 ab. (normale Werte: Ca. 10–11 mg/100 ml Serum, p 5–6 mg/100 ml Serum).

Klinisches Bild: Generalisierte Alopezie und Abmagerung. Obstipationen bei Verkalkungen des Dickdarmes.

Diagnose: Sie kann nur sehr schwierig intravitam gestellt werden. Evtl. sind die Veränderungen röntgenologisch nachzuweisen. Man findet im Blut einen erhöhten Phosphorgehalt (7–8 statt 5–6 mg/100 ml) und erhöhtes Kreatinin im Serum (mehr als 0,9 statt 0,75 µmol/l).

Differentialdiagnose: Gleiche Veränderungen werden auch bei D-Hypervitaminosen beobachtet. In diesen Fällen sind jedoch die Calciumwerte im Blut unverändert oder leicht erhöht.

Prognose: Ungünstig.

Therapie: Nur im Frühstadium oder als Prophylaxe möglich. Das Ca-P-Verhältnis im Futter sollte 2:1 sein. Dies wird am besten durch Fütterung von gutem Heu erreicht. Eine ausreichende Vitaminversorgung ist wichtig.

Weitere Mangelerkrankungen

Bei der Meerschweinchenfütterung ist auf ausgeglichene Ernährung zu achten. Verschiedene Erkrankungen, verursacht durch Mangeldiäten, wurden beschrieben.

Tab. 2. Symptomatologie bei Mangendiäten (Zit. nach Kunstyr 1977)

Symptom	Mangelfaktor
Dermatitis, Haarverlust, rauhes und stumpfes Fell	Essentielle Fettsäuren, Pantothensäure
Retardiertes Wachstum, Gewichtsverlust, Muskelatrophie	Cholin, Folsäure, Pantothensäure, Pyridoxin Riboflavin
Inappetenz, Speicheln (= Kauen, ohne abzuschlucken)	Folsäure, Pyridoxin, Riboflavin
Diarrhöen	Folsäure, Pantothensäure
Anämie	Essentielle Fettsäuren, Cholin, Riboflavin
Tremor, Krämpfe	Folsäure, Pyridoxin, Riboflavin, Thiamin

Skorbut (Vitamin-C-Mangel)
(Farbtafel Seite 97)
Wie der Mensch, so ist auch das Meerschweinchen auf eine Zufuhr von Ascorbinsäure angewiesen. Das Vitamin C wird zur Bildung des mesenchymalen Gewebes und der interzellulären Substanzen benötigt.
Klinisches Bild: Wundheilung und Kallusbildung sind gehemmt, die Dentinbildung ist gestört (Frühsymptom). Die Tiere neigen zu Spontanfrakturen. Besonders stark betroffen sind die Jungtiere. Die Infektionsresistenz ist stark vermindert.
Es kommt zu haemorrhagischen Myositiden und Periarthritiden. Zum Beispiel in den Hintergliedmaßen, die Palpationsschmerz zeigen und entlastet werden. Subepitheliale Blutungen findet man auch in der Blase. Manchmal kommt es auch zur Gingivitis und zu entzündlichen Veränderungen der Maulecken, an denen sich Krusten bilden. Die Zähne lockern sich.
Diagnose: Klinisches Bild, Fütterungsanamnese.
Differentialdiagnose: Mechanisch bedingte Frakturen, Vergiftungen.
Prognose: Bei frühzeitigem Therapiebeginn günstig, sonst zweifelhaft.
Therapie: 50–100 mg Ascorbinsäure s.c., unterstützende Wirkung besitzt auch das Vitamin B_{12}. Die Therapie wird anschließend oral weitergeführt, wobei 200 mg Ascorbinsäure/l Wasser gegeben werden und zur Stabilisation des Vitamins 1000 mg Citronensäure/l der Lösung beigegeben werden.

Blasensteine, Gries, Harnröhrensteine
Die Ätiologie der Entstehung der Blasensteine beim Meerschweinchen ist noch nicht genau geklärt. Meist findet man Struvitsteine (Tripelphosphatsteine). Eine hohe Phosphatzufuhr und ein Mangel an Rohfaser scheint die Steinbildung zu begünstigen (Farbtafel Seite 98).
Klinisches Bild: Gesträubtes Haarkleid, feuchtes, mit Harn verschmiertes Fell zwischen Nabel und Urogenitalöffnungen. Meist wird ein penetranter Harngeruch festgestellt. Die Tiere setzen häufig Harn ab und krümmen das Becken hoch. In gebogener Haltung z. T. unter Schmerzäußerungen werden kleine Harnmengen abgegeben. Meist findet man eine Hämaturie und bei länger andauernder Krankheit werden die Tiere inappetent. Wir fanden die Blasensteine häufiger bei den Weibchen.
Die Blase läßt sich palpieren und erscheint verhärtet.
Diagnose: Klinisches Bild, Nachweis des Blutes im Harn. Zur Sicherung der Diagnose kann ein Röntgenbild angefertigt werden. Die Steine in Blase oder Harnröhre bilden sich gut ab.
Prognose: Ungünstig. Die Operation ist nur erfolgreich, wenn die meist stark mit der Schleimhaut verzahnten Steine ohne Schwierigkeiten entfernt werden können. Gries kann evtl. durch perorale Gaben von Vitamin C so beeinflußt werden, daß sich die Steinbildung nicht weiterentwickelt. Bei schlechtem Allgemeinbefinden oder schweren Blasenschleimhautveränderungen sollte das Tier euthanasiert werden, da der Prozeß sehr schmerzhaft ist und wenig Hoffnung für eine Heilung besteht.
Therapie: Operative Entfernung der Steine. Für eine Zystotomie empfiehlt sich der Zugang von der *Linea alba* her. Fette Tiere erschweren die Operation bedeutend. Die Therapie sollte immer durch Vit. C Gaben und durch ein nierengängiges Sulfonamid (Urofur) unterstützt werden.

Hitzschlag

Meerschweinchen, die bei intensiver Sonnenbestrahlung keinen Schatten aufsuchen können oder anderweitig zu großer Wärme ausgesetzt werden, erleiden einen Hitzschlag.

Klinisches Bild: Erhöhter, schwacher Puls, frequente Atmung und völlige Apathie sind die auffälligsten Symptome dieser Krankheit. Meist kann die Diagnose durch die Aufnahme einer gründlichen Anamnese erhärtet werden.

Diagnose: Klinisches Bild.

Prognose: Zweifelhaft.

Therapie: 10 mg Ultracorten/Tier s.c., 0,02 ml Dimazon/Tier i.m. Dunkle und kühle Haltung der Tiere. Nasses Tuch auf den Kopf legen. Vorübergehende Haltung unter einem angefeuchteten leichten Tuch und subkutane Infusionen sind angezeigt.

Hydroperikard

Die Ursachen dieser gelegentlich vorkommenden Krankheit sind nicht bekannt. Eine durchgemachte virale oder bakterielle Infektion könnte den Perikarderguß ausgelöst haben, ebenso auch eine Herzinsuffizienz.

Klinisches Bild: Angestrengte Atmung, schnarchendes Atemgeräusch, manchmal seröser, nicht eitriger Nasenausfluß. Bei der Auskultation sind Lungengeräusche hörbar. Röntgenologisch ist ein stark vergrößerter Herzschatten und oft auch ein Lungenödem zu diagnostizieren.

Diagnose: Klinisches Bild und Röntgenuntersuchung.

Differentialdiagnose: Infektionskrankheit (eitriger Nasenausfluß, gestörtes Allgemeinbefinden).

Prognose: Zweifelhaft, kann erst nach eingeleiteter Therapie endgültig gestellt werden.

Therapie: 0,02 ml Dimazon/kg KG i.m., subkutane Infusionen. Herzglykosidtherapie mit Digoxin. Die allgemein geltenden Vorsichtsmaßnahmen der Glykosidtherapie beachten.

Digoxin-Initialdosis 0,03–0,05 mg/kg, Erhaltungsdosis 0,005–0,01 p.o. in zwei Dosen täglich.

Ballenabszesse

Ballenabszesse treten meist bei sehr gut genährten Tieren auf. Wenig Bewegung, eine Verfettung der Leber und unsaubere Haltung fördern ihre Entstehung. Ein Mangel an essentiellen Fettsäuren scheint dabei eine entscheidende Rolle zu spielen.

Klinisches Bild: Im Anfangsstadium findet man eine dünne rötliche Haut, die leicht entzündet

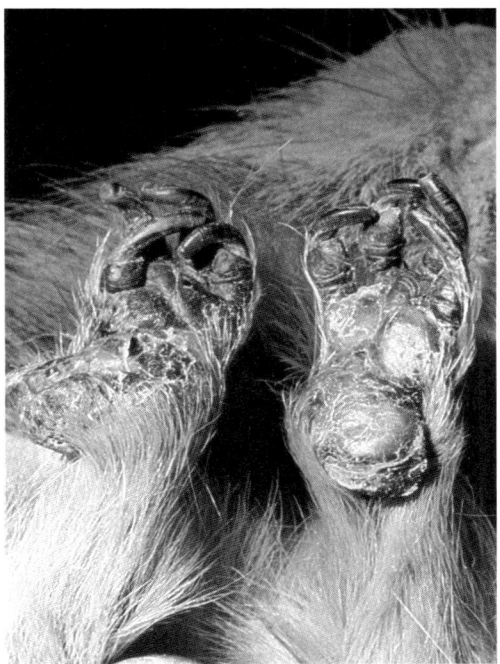

Abb. 20. Ballenabszesse beim Meerschweinchen.

ist. Leichte Verletzungen neigen stark zur Abszeßbildung. Im Eiter werden meist Staphylokokken nachgewiesen (Farbtafel Seite 97).

Diagnose: Klinisches Bild.

Prognose : Zweifelhaft. Im Ballenbereich besteht eine sehr schlechte Heiltendenz, eine endgültige Heilung kann nur mit langwieriger Therapie erreicht werden.

Therapie: Spaltung der Abszesse, Wundversorgung, täglicher Verbandswechsel. Haltung auf weicher Unterlage.

Rückenekzeme, angefressene Ohren

Bei hoher Besatzdichte oder anderen Streßfaktoren in einem Bestand können blutende Rückenekzeme oder verstümmelte Ohren durch gegenseitiges Benagen der Tiere entstehen.

Differentialdiagnose: Ektoparasiten, Allergien.

Prognose: Günstig.

Therapie: Auftrennung der Kolonie, geringere Besatzdichte. Futterzusammensetzung überprüfen. Die Meerschweinchen sollten sich in ein Versteck zurückziehen können.

Allergien

Meerschweinchen, insbesondere albinotische, sind häufig allergisch veranlagt. Heustaub, Sägemehl oder andere Einstreu, aber auch Seife oder Shampoo können stark allergische Reaktionen hervorrufen.

Klinisches Bild: Konjunktivitiden verschiedenen Schweregrades, schuppige Dermatitis mit starkem Juckreiz.

Diagnose: Klinisches Bild, notfalls Untersuchung einer Hautbiopsieprobe.

Differentialdiagnose: Eine Ektoparasitose muß ausgeschlossen werden.

Prognose: Günstig, wenn die Ursache für die Allergie gefunden werden kann.

Therapie: Mit Kortikosteroiden kann der entzündliche Prozeß unterdrückt werden. Eine Dauertherapie birgt aber die Gefahren der bekannten Cortisonnebenwirkungen.

Überwachsende Nägel

Mangels natürlicher Abnützung kommt es zu übermäßigem Wachstum der Nägel (Farbtafel Seite 98).

Klinisches Bild: Werden die Krallen nicht regelmäßig geschnitten, kann es zu korkenzieherartiger Nagelbildung oder zum Einwachsen der Nägel in die Ballen kommen. Lange Nägel bergen auch die Gefahr, irgendwo einzuhängen und zu Verletzungen zu führen.

Therapie: Frühzeitiges Schneiden der Nägel, operative Revision eingewachsener Nägel.

2.12 Chirurgie

Kastration

Die Kastration des weiblichen Meerschweinchens erfordert großen operativen Aufwand und soll daher nur bei pathologischen Veränderungen zur Anwendung kommen.

Die Kastration des männlichen Tieres ist technisch nicht schwierig, verlangt aber eine genaue Kenntnis der anatomischen Verhältnisse. Die Hoden des Meerschweinchens sind relativ groß, und der *Descensis testiculorum* erfolgt sehr früh durch den großen Leistenspalt. Das Meerschweinchen kann aber auch als adultes Tier die Hoden in die Bauchhöhle zurückziehen.

Weil der Leistenkanal sehr weit ist, kommt nur die Kastration mit bedecktem Samenstrang in Frage, um einen Darmvorfall zu verhindern.

Vorgehen: Das Gebiet der Hoden wird rasiert und mit Alkohol gereinigt. Der Hoden wird mit Daumen und Zeigefinger der nichtschneidenden Hand im Skrotum fixiert und ein Schnitt von ca. 1 cm Länge am hinteren Ende angebracht.

Haut und *Tunica vaginalis* werden durchtrennt. Durch leichten Druck werden der Hoden und der umfangreiche Fettkörper vorgelagert. Mit einem Pean wird nun der Samenstrang, *von der eröffneten Tunica vaginalis bedeckt* abgeklemmt und darunter mit 2/0 Katgutfaden abgebunden. Hoden und Fettkörper werden abgesetzt, der Pean gelöst und die Fäden nach der Kontrolle des Knotens abgeschnitten. Der Stumpf wird gegen den Leistenspalt hin zurückgeschoben.

Bei über 800 Kastrationen von Meerschweinchenböcken wurden ca. die Hälfte mit abschließender Hautnaht versorgt. Bei den zur Ziehung der Fäden und Nachkontrolle bestellten Tieren waren die Fäden nach ca. fünf Tagen regelmäßig vom Tier selbst herausgebissen worden, ohne daß Dehiszensen auftraten. Seit Jahren wende ich keine Hautnaht mehr an und lasse die Böcke 2–3 Tage auf Zellstoff oder Zeitungspapierunterlage sauber halten. Komplikationen sind nie aufgetreten. Bei sauberer Arbeitstechnik erübrigt sich auch eine antimikrobielle Nachbehandlung.

Postoperativ sollten die Meerschweinchen zwei Tage auf trockenen sauberen Tüchern gehalten werden. Die Wunde ist nach dieser Zeit zu kontrollieren.

Der Eingriff sollte bei männlichen Meerschweinchen nicht vor drei Monaten vorgenommen werden, um die Entwicklung der Tiere nicht zu sehr zu beeinflussen.

Tumoren

Tumoren beim Meerschweinchen sind nicht sehr häufig. Mammatumoren stehen in der Heimtierpraxis im Vordergrund. Sie sind in der Regel abgegrenzt und lassen sich operativ leicht entfernen.

Talgdrüsenadenome

Oft werden Meerschweinchen mit Talgdrüsenadenomen vorgestellt. Die Drüsenausgänge sind verlegt, und die Schwellung kann walnußgroß werden. Wird die Drüse nicht operiert, entleert sich ihr Inhalt spontan und hinterläßt eine große, sehr schlecht heilende, schmierige Wunde. Es empfiehlt sich, Talgdrüsen bereits in der Größe einer Kirsche zu operieren. Der Schnitt wird lorbeerblattähnlich in der gesunden Haut geführt und das Adenom mit der Kapsel sorgfältig, ohne diese zu eröffnen, herausgeschält. Die Talgdrüsen liegen immer auf der Muskelschicht, diese kann also geschont werden. Die Wundränder werden mit einer fortlau-

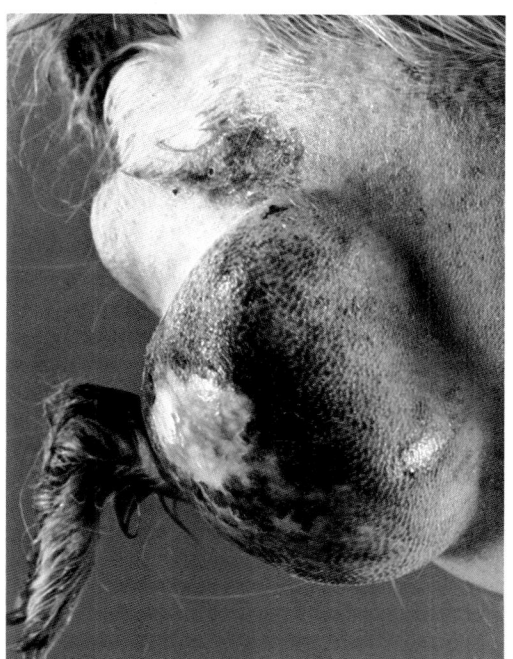

Abb. 21. Talgdrüsenadenom beim Meerschweinchen.

Abb. 22. Abszedierende Lymphadenitis.

fenden subkutanen Naht adaptiert und die Haut mit Einzelknopfnähten verschlossen.

Orthopädie

Gliedmaßenfrakturen sind selten, gesehen werden Spontanfrakturen bei Vitamin C Mangel. Bei geschlossenen, unkomplizierten Frakturen, meist des Femur, genügt die Ruhigstellung im kleinen Käfig mit nichtsperriger Unterlage. Vi-De 3 Zugabe und Osspulvit an feuchtem Saftfutter unterstützen die Heilung bei genügender Vitamin C Zufuhr. Kann eine Adaption der Knochen nicht erreicht werden, ist eine Osteosynthese in Betracht zu ziehen.

Abszedierende Lymphadenitis
(Farbtafel Seite 97)

Häufig treten im Hals-Unterkiefer-Bereich kirsch- bis pflaumengroße Abszesse auf, deren Genese nicht genau geklärt ist. Sie müssen nicht mit Zahnfachveränderungen in Zusammenhang stehen. Nicht selten wird durch den Abszeß auch ein Unterkieferast angegriffen. Obwohl chirurgisch gut angehbar, neigen diese durch *Streptococcus pyogenes* verursachen Abszesse zu Rezidiven und sind in der Prognose vorsichtig zu beurteilen. Trotz umfangreicher Anbildung des Abszesses sind das Allgemeinbefinden und die Futteraufnahme der Tiere oft wenig beeinträchtigt.

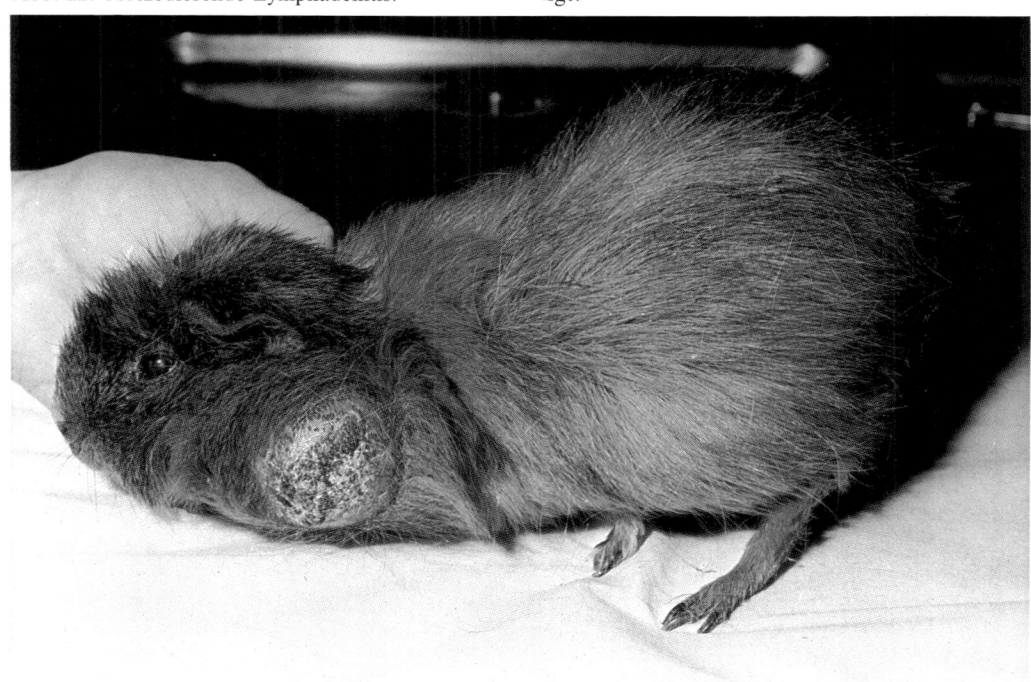

2.13 Fortpflanzungsstörungen

Trächtigkeitstoxikose, Ketose

Dieses Syndrom tritt in erster Linie bei hochträchtigen Meerschweinchen aber auch postpartal nach Mehrlingsgeburten auf. Prädisponiert sind fette Tiere. Streßfaktoren wie plötzlicher Entzug des Kraftfutters oder Transporte lösen die Krankheit aus.

Klinisches Bild: Die Trächtigkeitstoxikose tritt meist plötzlich auf. Inappetenz, Apathie oder Exitationsstadien, gefolgt von komatösen Zuständen werden beobachtet. Die Stoffwechselentgleisung mit Acidose, Proteinurie, Ketonurie und Hyperlipämie führt ohne Behandlung in 3–4 Tagen zum Tod der Tiere.

Diagnose: Klinisches Bild. Nachweis von Protein und Ketonkörper im Harn, der ein saures pH von 5–6 aufweist. Trächtigkeitsnachweis.

Differentialdiagnose: Bei Zahnanomalien kann es zu einer Hungerketose kommen, die sich ähnlich äußert. Bei einer verschleppten Geburt liegt das Tier evtl. auch in einem komaähnlichen Zustand.

Prognose: Zweifelhaft.

Therapie: Glucoseinfusionen subkutan, Calciumgluconat i.m. Zur Vorbeuge und zur Therapie kann den Meerschweinchen Kraftfutter gegeben werden. Haltungs- und Fütterungsfehler müssen eliminiert werden.

Komplikationen bei der Geburt

Die Geburt beim Meerschweinchen verläuft in der Regel ohne Komplikationen. Zu große Föten werden selten beobachtet und kommen meist bei Einlingsträchtigkeit vor.

Weitere Komplikationen können durch eine *Torsio uteri* oder eine intrauterine Blutung entstehen, wie sie bei Meerschweinchen vorkommt, die mit schlechtem Heu oder fast ausschließlich mit Pellets gefüttert werden. Querlagen können ebenfalls zu Geburtsschwierigkeiten führen.

Klinisches Bild: Eine übergangene Geburt zeigt sich durch hochgradige Apathie des Tieres. Es frißt nicht mehr, zeigt evtl. einen bräunlichen blutigen Ausfluß. Wehen können zunächst noch vorhanden sein, verschwinden aber wieder. Unbehandelte Tiere sterben nach 2–3 Tagen.

Diagnose: Palpation des Abdomens. Eine Röntgenaufnahme kann zudem über Lage und Anzahl der Föten Auskunft geben.

Prognose: Zweifelhaft. Da meist ein operativer Eingriff nötig ist und die Tiere sich in sehr

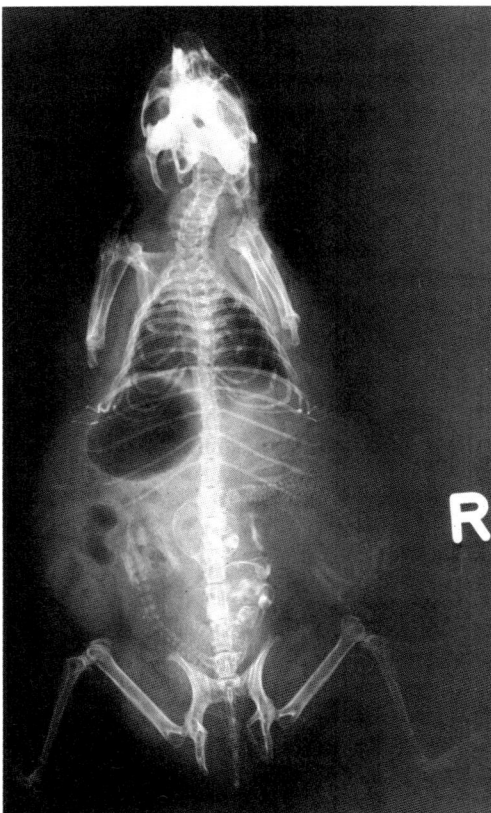

Abb. 23. Meerschweinchenfoeten am 61. Trächtigkeitstag. Symphysis pelvis vor Geburt eröffnet.

schlechter Allgemeinverfassung befinden, kann keine gute Prognose gestellt werden.

Therapie: Die Geburt über die normalen Geburtswege ist meist nicht mehr möglich. Der Kaiserschnitt kann von der *Linea alba* aus unter Allgemeinanästhesie vorgenommen werden. Der Erfolg ist vom Allgemeinbefinden des Tieres abhängig. Subkutane Infusionen und eine parenterale Antibiotikatherapie sind angezeigt.

Gelbsucht nach der Geburt

(Farbtafel Seite 97)

Befallene Tiere werden 3–7 Tage nach der Geburt mit einem hochgradigen Ikterus oder bereits tot aufgefunden. Der Magen verlagert sich nach der Geburt nicht mehr in seine ursprüngliche Lage. Dadurch wird der *Ductus choledochus* geknickt und verschlossen. Ein hochgradiger Stauungsikterus ist die Folge.

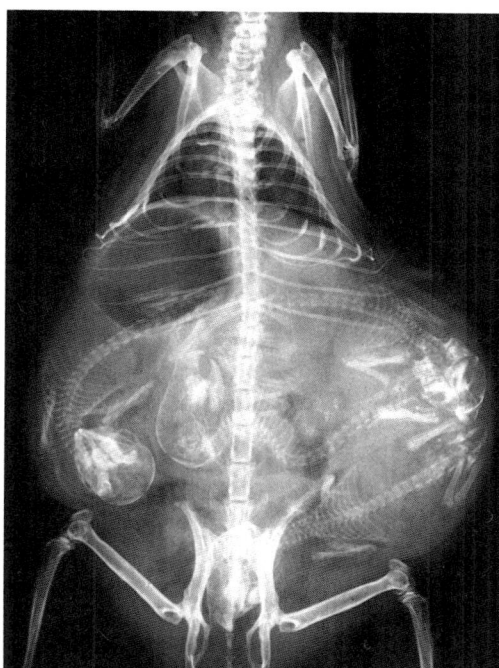

Abb. 24. Geburtskomplikation Meerschweinchen. Absolut zu große Frucht, eingetreten.

Ovarialzysten
(Farbtafel Seite 97)
Ovarialzysten kommen vor allem bei einzeln gehaltenen weiblichen Meerschweinchen vor und erreichen im Sektionsgut dieser Tiere eine Häufigkeit von über 90%. Die Ursache dieses gehäuften Auftretens ist nicht bekannt. Nur in wenigen Fällen scheinen sie hormonell aktiv zu sein.

Klinisches Bild: Palpatorisch können die Zysten meist beidseits gefunden werden. Ihre Größe ist unterschiedlich. Die gekammerten Blasen können einen Durchmesser von 10 cm erreichen. In der Regel erfolgt die Zystenbildung ohne klinische Symptome. Große Zysten können durch die Verdrängung der andern Organe zur Atemnot und anderen Störungen führen. Sind die Zysten hormonell aktiv, kommt es zum bilateralen symmetrischen Haarausfall, der in der Flanke beginnt und sich von dort her ausdehnt.

Diagnose: Palpatorische Untersuchung, symmetrischer Haarausfall.

Differentialdiagnose: Bei der Palpation können Zysten evtl. mit Tumoren verwechselt werden.

Prognose: Bezüglich der Zysten ungünstig, klinische Auswirkungen lassen sich aber beheben.

Therapie: 10–15 mg Depot-Promone/Tier bei Haarausfall. In wenigen Wochen wachsen die Haare nach. Eine Wiederholung ist 3–6 Monate ist nötig. Eine medikamentelle Rückbildung der Zysten ist nicht möglich. Nach der Punktion der Zysten füllen sich diese meist schnell wieder. Bei sehr großen Zysten, die klinische Symptome verursachen, kann eine Kastration vorgenommen werden. Man geht dazu beidseits einfingerbreit hinter der letzten Rippe ein, entleert die Zysten nach außen und setzt den Eierstock unter vorsichtigem Abbinden aller Gefäße ab.

3 Kaninchen

3.1 Biologie der Wildform

Abstammung, Vorkommen, Ernährung, Fortpflanzung

Stammform der über 100 Hauskaninchenrassen und Farbschläge ist das europäische Wildkaninchen *(Oryctolagus cuniculus)*.

Wildkaninchen und die aus ihnen domestizierten Zuchtkaninchen zählen nicht zu den Nagerartigen. Zwar haben die Hasenartigen in Anpassung an die Ernährung ständig wachsende Zähne (Nagezähne), doch weichen zum Beispiel Anatomie und Funktion der Vordergliedmaßen, Serumzusammensetzung und der Aufbau der Kaumuskulatur stark vom Bild der Nagetiere ab, so daß sie der selbständigen Ordnung Hasentier (Lagomorpha) zugeordnet werden.

Unterschiede zum Hasen *(Lepus europaeus)*

Neben den morphologischen Differenzen – geringere Körpergröße, kürzere Ohren und Gliedmaßen beim Kaninchen gegenüber dem Hasen – gibt es physiologische und die Lebensweise betreffende Unterschiede zwischen beiden Gattungen. Der Hase lebt als Einzelgänger oberirdisch in flachen Erdmulden als Ruheplatz (Sasse), während das Kaninchen gesellig in oft weitläufigen Erdbauten haust, die es selbst anlegt. Als typische Nestflüchter, mit offenen Augen, voll behaart und mit ausgebildetem Gebiß werden die meist zwei Jungen des Hasen nach 42 Tagen Tragzeit in Ackerfurchen und Erdmulden gesetzt, während das Wildkaninchen meist 7–10 nackte, hilflose Nesthocker nach 31 Tagen Tragzeit im Röhrenbau zur Welt bringt.

Die eigentlichen Hasen sind im Gegensatz zu den Kaninchen artenreich und weltweit verbreitet. Wildkaninchen kommen in der Schweiz nur an einigen wenigen Stellen vor.

Bei den in Tierhandlungen als Zwerghasen angebotenen Tieren handelt es sich ausschließlich um Kaninchen.

Kaninchen und Hasen sind trotz gegenteiliger Behauptungen nicht kreuzbar, das sogenannte Hasenkaninchen ist eine Zuchtkaninchenrasse.

Domestikation

Wildkaninchen wurden von den Phöniziern um 1100 v. Chr. bei ihren Landungen an der Küste Spaniens entdeckt.

Zu Plinius Zeiten (22–79 n. Chr.) wurden Kaninchen bereits in sogenannten Leporarien gezüchtet.

Die eigentliche Domestikation erfolgte durch französische Mönche des 6.–10. Jahrhunderts n. Chr. zur Fleischverwendung, insbesondere der Föten als erlaubte Fastenspeise.

Fortpflanzung

Wildkaninchen haben eine jahreszeitlich bedingte Periode der Anöstrie, in Mitteleuropa meist von September bis Februar, die bei Hauskaninchenrassen kürzer ist und bei Haltung in Innenräumen mit Licht- und Temperatursteuerung ist eine ganzjährige Zucht möglich. Auch hier sind die Monate September – November am schlechtesten zur Zucht geeignet. Kaninchen besitzen keinen ausgesprochenen Brunstzyklus, es sind stets sprungbereite Follikel im Ovar vorhanden, die nach 1–2 Wochen zurückgebildet und laufend ersetzt werden. Die Häsin ist jedoch nicht immer paarungsbereit, in Beziehung zu den Follikelreifungsphasen ist die Vulva bei Paarungsbereitschaft gerötet, geschwollen und feucht. Die Ovulation erfolgt 10–13 Stunden nach der Bedeckung und wird auf neurohormonalem Weg ausgelöst, kann allerdings auch manuel stimmuliert werden. In den ersten Laktationswochen ist keine Ovulation möglich.

Nach einer Tragzeit von 30–32 Tagen werden im Mittel bei kleinen Rassen 6–8 Junge geboren. Die Wurfgröße nimmt bis zum 3. Lebensjahr der Häsin zu. Es sind 4 Paar Milchdrüsen vorhanden und die Laktationszeit beträgt bis zu 10 Wochen.

Wildkaninchen sind territorial und markieren ihren Lebensraum durch Kot und Harn, sowie Sekret der zirkumanal gelegenen Duftdrüsen. Die Größe der Duftdrüsen ist abhängig von der Rangstellung der Rammler, diese markieren auch in der Paarung die Zibben durch Harnspritzen. Die Territorialmarkierung und das Aggressionsverhalten in Zusammenhang mit der Rangbildung und Revierverteidigung, sowie für Werbung, wird bei der Heimtierhaltung vor allem bei handaufgezogenen Tieren übersteigert ausgeführt und kann zu Problemen in der Haltung führen.

3.2 Anatomie

Es werden nur einige praxiswichtige anatomische Angaben gemacht.

Skelett
Kopf: Am Kopfskelett ist das Kiefergelenk als Schlittengelenk ausgebildet, welches die typische sagittale Kaubewegung der Kaninchen ermöglicht. Die Kaumuskulatur ist kräftig ausgebildet. Zusammen mit den großen Ohren, die stark und gut sichtbar vaskularisiert sind, bestimmt sie die typische Form und den Ausdruck des Kaninchenkopfes.

Die Augen liegen mehr lateral, als man dies von anderen Säugern gewohnt ist. Der Tränenkanal besitzt nur eine Öffnung, die nasal und ventral liegt und etwa einen Zentimeter tief im Nasenloch neben den Wurzeln der Inzisivi mündet. Zahnformel: $\frac{2\ 0\ 3\ 3}{1\ 0\ 2\ 3}$

Der zweite Inzisivus im Oberkiefer ist nur sehr klein und liegt hinter dem ersten.

Rumpf: Das Kaninchen besitzt 7 Hals-, 12 Brustwirbel und 7 Lendenwirbel. Selten einmal sind auch 13 Brustwirbel ausgebildet. Die ersten sieben Rippenpaare artikulieren mit dem Sternum. Das achte und das neunte Paar schließen nach vorne an die Rippen an. Die restlichen Rippen sind am ventralen Ende frei.

Wie viele Fleischfresser besitzt auch das Kaninchen ein *Os acetabuli* im Beckenboden.

Der Schultergürtel besteht aus *Skapula* und kleiner *Klavikula*. Einzige Verbindung zum Axialskelett ist das *Sternoklavikularband*.

Innere Organe
Der Kaninchenmagen ist einhöhlig, dünnwandig und groß. Ihm folgt ein sehr langes Duodenum. Das Zäkum ist sehr groß, dünnwandig, besitzt einen Wurmfortsatz, und das Colon ist ebenfalls voluminös ausgebildet. Die Milz ist flach und länglich.

3.3 Physiologie

Allgemeines

Körpertemperatur:	38,6– 40,1° C
Durchschnittsalter:	6 –8 Jahre
Höchstalter:	15 Jahre
Herzschlagfrequenz:	306 –333/min
Atemfrequenz:	32 – 60/min

Abb. 25. Das Skelett eines Kaninchens.

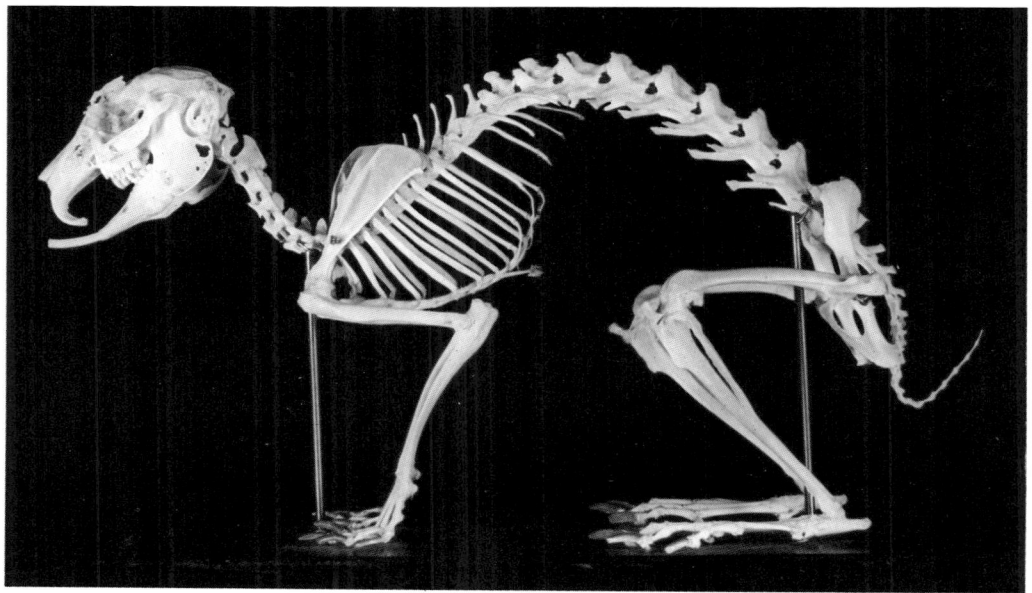

Hämatologische Daten

Hämatokrit	30 – 41	%
Hämoglobin	9,8– 13,6	g/dl
Erythrozyten	4,2– 6,5	10^6/µl
MCH	19,5– 24,7	pg
MCHC	31,1– 34,8	g/dl
MCV	59 – 75	fl
Retikulozyten	0,5– 4,5	%
Thrombozyten	115 –940	$\cdot10^3$/µl
Leukozyten	5,1– 18,4	$\cdot10^3$/µl
Neutrophile Granulozyten	0,6– 9,9	$\cdot10^3$/µl
Eosinophile Granulozyten	0 – 0,2	$\cdot10^3$/µl
Basophile Granulozyten	0 – 0,7	$\cdot10^3$/µl
Monozyten	0 – 0,9	$\cdot10^3$/µl
Lymphozyten	2,6– 11,2	$\cdot10^3$/µl

Klinisch-chemische Daten

Serumprotein	60 – 83	g/l
Harnstoff	2,18– 4,9	mmol/l
Kreatinin	44 –233	µmol/l
Natrium	138 –155	mmol/l
Kalium	3,7 – 6,8	mmol/l
Chlorid	92 –112	mmol/l
Calcium	1,4 – 2,99	mmol/l
Phosphor	0,74– 2,23	mmol/l

Verdauung

Das Kaninchen ist ein nichtwiederkäuender Pflanzenfresser. Es besitzt einen einhöhligen Magen mit sehr dünner Wand, der immer teilweise gefüllt bleibt. Der Mageninhalt wird durch die großen Futtermengen, die tags und auch nachts gefressen werden, laufend mechanisch weitertransportiert. Das Fassungsvermögen beträgt bei mittelgroßen Rassen etwa 40–50 ml. Die schwache Magenmuskulatur ist mit ein Grund für die Neigung der Kaninchen zur Tympanie oder zur Trommelsucht. Nach der Gabe von stark blähendem Futter oder bei Magenüberladung führt die Aufgasung mit nachfolgender Atonie schließlich zur Ruptur des Magens. Schwach ausgebildete Magenmuskulatur und ein relativ langes Gaumensegel machen ein Erbrechen unmöglich. Der sehr große Blinddarm, der bis zu einem Drittel des Bauchraumes ausfüllen kann und der vor allem dem mikrobiellen Rohfaseraufschluß dient, produziert die Coecotrophen. Diese gegenüber dem normalen Kot helleren und weicheren, mit einer Schleimschicht überzogenen Kotpellets werden in der Nacht von den Tieren in beträchtlicher Menge verzehrt. Sie sind für die Vit. B Versorgung wichtig. Beachtet werden muß dieses Phänomen bei Parasitenbefall (Selbstinfektionen) und bei Medikamenten, die über den Darm ausgeschieden werden (Überdosierung). Vitamin C und K können die Kaninchen selbst synthetisieren.

Harn

Der Harn ist trübe und kann je nach Fütterung manchmal auch rötlich gefärbt sein. Er ist normalerweise aber nie blutfarben. Nachweis von Blut im Harn mit einem Schnelltest (Ketostix).

Fortpflanzung

Geschlechtsreife: 4–5 Monate
(größere Rassen auch später)
Zuchtreife:
weiblich: 6–8 Monate
männlich: 10–12 Monate
Brunstzyklus: Zyklus ohne Ovulation, Follikel reifen kontinuierlich
Ovulation: 10–13 Stunden
nach der Kopulation
Trächtigkeitsdauer: 30–35 (32)Tage
Eine sterile Kopulation kann zu einer Pseudogravidität von ca. 16 Tagen führen.
Plazentation: Plazenta hämochorial (ähnlich wie beim Menschen)
Geburtsgewicht: 40–50 g
(bei größeren Rassen oder kleineren Würfen auch mehr)
Säugezeit: 4–8 Wochen
Wurfgröße: 6–8 (je nach Rasse 1–12)
Anzahl der Würfe/Jahr: 3–7 (für Zuchtkaninchen werden 2 Würfe jährlich angestrebt)

3.4 Haltung und Fütterung

3.4.1 Haltung

In der Heimtierhaltung werden in der Regel nur wenige Tiere gehalten. Ein einzeln gehaltenes Tier wird aber nur zahm, wenn durch häufige Anwesenheit eines Menschen eine ausreichende Beschäftigung gewährleistet ist.

Zwei weibliche Tiere vertragen sich in der Regel gut, wenn sie bereits als Jungtiere aneinander gewöhnt werden. Zwei Rammler können einander nach Erreichen der Geschlechtsreife erheblich bekämpfen.

In der Zuchttierhaltung rechnet man auf ein männliches zehn weibliche Tiere. Die weiblichen Tiere sollen zum Deckakt immer zum Rammler gebracht werden, nie umgekehrt.

Das Gehege der Kaninchen sollte ein Maß von 80×70×45 cm, bei größeren Rassen 100×80×50 cm nicht unterschreiten. Abschrankungen müssen eine Höhe von 80 cm aufweisen. Die Käfige sollen sich gut reinigen lassen und immer peinlich sauber gehalten werden. Ein

Schutz vor großer Hitze, Zugluft und Nässe ist unbedingt notwendig. Dagegen sind Kaninchen Kälte gegenüber weniger empfindlich.

Die optimale Umgebungstemperatur liegt bei 18° C. Durch Dilatation der peripheren Blutgefäße, vor allem in den Ohren, durch Hecheln und durch verstärkte Sekretion der Nasenschleimhaut versuchen die Tiere, überflüssige Wärme abzugeben. Schweißdrüsen sind nur rudimentär an den Lippen, in der Gegend der Glandula inguinalis und an den Ballen ausgebildet.

Bei hohen Außentemperaturen, bei Überbelegung oder in engen Transportbehältern brechen diese Temperaturregelmechanismen schnell zusammen. Hitzschläge sind auch bei Zwergkaninchen in der Sommerzeit relativ häufig, da die Tiere oft auf einem Balkon ohne Schattenplatz gehalten werden.

Freiluftgehege müssen vor Raubtieren (Mardern, Greifvögeln) geschützt werden.

Kaninchen können bei geschicktem Anlernen stubenrein werden. Die Kotkiste ist mit einem hohen Rand zu versehen und einzustreuen, da die Tiere beim Kotabsatz heftig scharren. Als Einstreu können die gleichen Materialien wie beim Meerschweinchen verwendet werden. Wegen der Verfilzung der Haare und der Staubreizung der Augen soll auf das Einstreuen von Katzenspreu verzichtet werden.

Das ‚Klopfen‘ der Kaninchen, das meist mit dem Hervortreten der Augen verbunden ist, ist ein Zeichen der Angst und des Erschreckens. Bei rohem Umgang mit dem Tier kann dieses zum Angstbeißer werden. Diese Verhaltensweise kann später selten wieder korrigiert werden.

3.4.2 Fütterung

Nicht genau so störungsanfällig, aber mit einem ähnlichen Verdauungsapparat wie das Meerschweinchen ausgerüstet, sind bei der Fütterung dieselben Vorsichtsmaßnahmen zu treffen.

Allen Tieren ist immer frisches Wasser (nie zu kalt) in sauberen Behältern, am besten in Saugflaschen anzubieten, auch wenn in der Regel die Flüssigkeitszufuhr durch den Flüssigkeitsgehalt des Frischfutters bereits gedeckt wäre.

Verschiedene Trockenfutter werden auf dem Markt angeboten und können, meist als Pellets bei landwirtschaftlichen Genossenschaften und Zoohandlungen bezogen werden.

Heu als Grundnahrungsmittel sollte *ad libitum* immer beigefüttert werden. Ein hoher Rohfasergehalt fördert die Verdauung. Gehaltreicheres Futter kann bei jungen und geschwächten Tieren verfüttert werden.

Körnerfutter (Hafenkörner, Maisschrot) und Brot nur in sehr kleinen Mengen beifüttern, es führt nicht selten bei Heimtieren zur Verfettung.

Frischfutter muß vor jeder Fütterung gründlich von Insektiziden und anderen Verschmutzungen gereinigt werden. Sehr viele Gemüse eignen sich: Kopfsalat, Chicorée, Rettich, Karotten mit Blättern, Kohlrabi mit Blättern, Blumenkohl, Rosenkohl, Grünkohl, Maiskolben, natürlich auch Äpfel und die verschiedenen Futterrüben.

Auch frischgemähte Mischwiese eignet sich ausgezeichnet.

Ein Salzleckstein wird für alle Heimkaninchen empfohlen, um Mineralstoffmangel vorzubeugen.

Aufzucht von mutterlosen Jungtieren
Die normale Milchzusammensetzung des Kaninchens ist 12,3% Protein, 13,1% Fett, 1,9% Lactose, 2,3% Asche. Jungtiere können mit einer Mischung von verdünnter Kondensmilch : Kaffeerahm (18% Fett) = 4:6 unter Zugabe eines Vitamin-Mineralstoff-Gemischs aufgezogen werden. Bei Durchfällen wird die Mischung mit Kamillentee etwas verdünnt. Für Zuchten wird von verschiedenen Autoren empfohlen, 0,1%iges Methionin und 0,05%iges Tryptophan zuzusetzen.

3.5 Untersuchungsmethoden

Leitsatz
Kaninchen sind trotz Heimtierhaltung und langer Domestikation häufig schreckhafte Tiere. Langsames und ruhiges Vorgehen bei der Untersuchung. Zwangsmaßnahmen nur in Notfällen. Vorsicht – Kreislaufversagen.

Anamnese
Nach dem Öffnen des Transportbehälters hat das Tier während der Anamneseerhebung Zeit, sich an Umgebung und Personen zu gewöhnen und gibt dem Untersucher Gelegenheit, Verhalten und auffällige Veränderungen des Patienten zu studieren, ohne ihn anzufassen.

Geschlecht – Alter – Haltungszeit beim Besitzer
Haltungsart
Fütterung

Vorkrankheiten und Behandlungen
Symptombeschreibung
Besonderheiten – Exposition, Sonne, Reisen,
Ausstellungen, Wohnungsfreilauf
Mehrere Tiere erkrankt
Je nach Haltung (Einzeltier, Zucht, Mastbe-
stand) stehen verschiedene Krankheitsbilder im
Vordergrund und es müssen seuchentechnische
Probleme berücksichtigt werden, bei Beständen
notfalls ein Tier zur Diagnosestellung zur Sek-
tion geben.

Handhabung

Herausnehmen des Tieres durch Fassen von Ohren und Nackenfalte und Unterstützung von
Hinterbeinen/Becken. Niemals an den Ohren
allein. Oder beidhändiges Um- und Unterfassen
von Thorax und Abdomen. Vorsicht vor Krallen.

Klinische Untersuchung

a) Plazieren auf dem Untersuchungstisch, Vor-
   sicht vor dem Hinunterspringen. Betrachtung des freisitzenden Tieres auf Veränderungen:
   – abnorme Gliedmaßenstellung und Kral-
     lenwachstum
   – Fellveränderungen (Trichophytien, Fell,
     Ohren, Zwischenzehen)
   – Ohren (Räude, Othämatome)
   – Gesäuge (Neubildungen, Mastitiden)
   – Augen und Hilfsorgane (Ausfluß, Schwel-
     lungen, Lider, Sekretsstraßen)
   – Maul (Speichelfluß, vorst. Nagezähne)
   – Nasenspiegel (Ausfluß – Schnupfen)
b) Inspektion der Mundhöhle bei fixiertem Tier
   mittels Lampe und kleinem Scheidenspekulum: Schneidezähne, Backenzähne auf Stel-
   lung und Spitzen sowie Läsionen, Beläge an
   der Zunge und an den Schleimhäuten.
c) Untersuchung von
   – Augen (evtl. Fluoresceinprobe, Lampe,
     Augenhintergrund)
   – Ohren (Otoskop, Räude, Sekrete, Bluter-
     güsse, Gefäßfüllung, Temperatur)
d) Palpation und Adspektion von Thorax und
   Abdomen zur Feststellung von Nährzu-
   stand, Futterzustand, Hautveränderungen
   (Ekzeme, Wunden, Abszesse) und allfällig
   palpierbare Organbefunde (Leber, Magen,
   Darm, Tympanie).
e) Adspektion der Analregion (Durchfallspuren, Scheidenausfluß, Harnfarbe, Blut)
   Harnfarbe kann beim Kaninchen sehr stark
   wechseln von hell bis rotbraun.

Röntgenologische Untersuchung

Eine Sedation erübrigt sich meistens. Lagerung
und Beurteilung der Bilder folgen dem beim
Meerschweinchen beschriebenen Vorgehen.

Blutentnahme

Der übliche Ort beim Kaninchen zur Blutentnahme und auch zur intravenösen Injektion sind
die Ohrrandvene oder -arterie. Beim Zwergkaninchen ist die Entnahme besonders schwierig.
Eine gute Fixation oder auch eine Sedation sind
unerläßlich. Das Ohr wird an der Außenseite
rasiert und die Venen gut gestaut. Die Blutung
wird nach der Entnahme durch Druck mit Watte
während ungefähr einer Minute gestillt.

Herzpunktionen sind schwierig und brauchen
viel Übung, sie dürfen nur unter einer Allgemeinanästhesie durchgeführt werden und eignen sich für die Praxis nicht.

3.6 Anästhesie

Die Narkose des Kaninchens ist schwierig, große individuelle Unterschiede in der Empfindlichkeit auf Anästhetika bestehen. Besondere
Vorsicht ist bei übergewichtigen Kaninchen geboten. Für längerdauernde Eingriffe ist die Inhalationsnarkose vorzuziehen. Vor der Narkose
sollten die Tiere 12 Stunden fasten.

Eine Prämedikation mit 0,1 mg/kg Atropin
s.c. ist angezeigt.

Sedation

Fentanyl + Fluanison (Hypnorm) 0,5 ml/kg KG
i.m.

Injektionsnarkosen

Fentanyl + Fluanison (Hypnorm) 0,5–0,7 ml/kg
KG i.m. + Diazepam (Valium) 5 mg/kg KG i.m.
nicht in Mischspritze, sondern direkt hinterein-
ander injizieren.

Gut für sehr schmerzhafte Operationen mit
unbestimmter Zeitdauer nach Atropinprämedi-
kation. Antidot gegen Fentanylkomponente:
Lorfan.
Narkosedauer: 60–120 Minuten.

Ketamin-HCl (Vetalar) 60 mg/kg KG + Xylazin (Rompun) 6 mg/kg KG zusammen in Mischspritze i.m. injizieren.

Geringe Atemdepression, Reflexe z. T. erhalten.

Narkosedauer: 30–60 Minuten, langer Nachschlaf (3–5 Std.) Nachspritzen der Ketamin-Komponente möglich.

Inhalationsnarkosen

Fentanyl + Fluanison (Hypnorm) 0,5 ml/kg KG i.m. zur Einleitung Methoxyflurane (Penthrane) für Inhalationsnarkose mit der Maske. Dosierung nach Wirkung bei einer Konzentration von ca. 2–4%. Sehr gute Narkose für längerdauernde Operationen. Der Patient braucht eine gute Überwachung. Kurzer Nachschlaf.

Epiduralanästhesie

Rasieren und desinfizieren der Lumbalgegend. Injiziert wird einen oder zwei Epiduralräume höher als die Crista iliaca. Die Nadel wird 30° nach hinten gerichtet und Lidocain 2% 0,1 ml/kg KG injiziert.

Die Epiduralanästhesie eignet sich besonders gut für Eingriffe am weiblichen Genitalapparat und Kaiserschnitte.

Euthanasie

Verwendet wird Natriumpentobarbital (Vetanarcol) i.p. oder i.v.

3.7 Virale Erkrankungen

Myxomatose

Die Myxomatose ist eine Virusinfektion, die meist seuchenhaft verläuft, hochgradig ansteckend und in der Schweiz anzeigepflichtig ist. Die Infektion stammt ursprünglich aus Südamerika. Der Erreger wurde in Australien als Versuch zur Ausrottung der Kaninchen eingesetzt und gelangte 1952 durch eine fahrlässige experimentelle Übertragung von zwei Wildkaninchen in Frankreich über große Teile Europas verbreitet. Sowohl Wild- wie Hauskaninchen sind im Gegensatz zum Hasen sehr empfindlich.

Ätiologie: Die Krankheit wird durch das *Myxoma-Fibroma*-Virus ausgelöst, dieses gehört zur Gruppe der Orthopoxviren.

Pathogenese: Die Ansteckung kann direkt oder indirekt erfolgen. Der direkte Weg geht über die Verbreitung des Virus im Nasen-, Rachen- oder Konjunktivalsekret. Häufiger sind aber Übertragungen durch den Stich blutsaugender Insekten. Die Mortalitätsrate kann 99,8% erreichen. Durch das Herausbilden resistenter Kaninchenstämme und möglicherweise auch durch eine Virulenzabschwächung des Erregers findet man aber heute selten noch eine solch hohe Mortalität.

Klinisches Bild: Die Inkubation dauert 3–8 Tage. Zuerst bilden sich seromuköse Konjunktivitis, Blepharitis und Rhinitis, dann ödematose Verdickungen dieser Organe, der Oberlippen und des Ohrgrundes. Dies führte zur Bezeichnung „Löwenkopfkrankheit". Ebenso kann sich die Haut der Anogenitalregion verändern. Später findet man myxomatöse Knoten in der Haut. Sie können aufbrechen und sich entleeren. 9–12 Tage nach der Infektion beginnen die Tiere kachektisch zu werden. Terminal werden Bewegungsstörungen und Dyspnoen beobachtet sowie Futteraufnahmestörungen.

Diagnose: Das klinische Bild ist für diese Erkrankung typisch. Histologisch findet man intraplasmatische Einschlußkörperchen und ein mukoides interstitielles Ödem der Lidbindehäute. Elektronenmikroskopischer Erregernachweis.

Prognose: Ungünstig

Therapie: Ausmerzen der Tiere. Gründliche Desinfektion von Ställen und Geräten mit 1–3% Formalinlösung.

In verseuchten Gebieten sollten die Tiere prophylaktisch insektensicher untergebracht werden.

Kaninchenpocken

Selten vorkommend, bis heute nur in Nordamerika bei Haus- und Laborkaninchen aufgetreten.

Ätiologie: Beim Kaninchenpockenvirus handelt es sich um ein *Orthopoxvirus* mit naher Verwandtschaft zum *Vacciniavirus*. Möglicherweise handelt es sich sogar um eine Variation von *Vaccinia*.

Klinisches Bild: Inkubation von 4–9 (14) Tagen. Mit Bevorzugung von Augenlidern, Nacken, Rumpf, Vulva, Skrotum und Schleimhäuten bilden sich Pocken von Papeln bis zu hämorrhagischen, ulzerierenden Geschwüren. Fieber, Apathie und Diarrhö treten als unspezifische Symptome auf.

Diagnose: Klinisches Bild, histologisch findet man intrazytoplasmatische Einschlußkörperchen:

Prognose: Ungünstig, Mortalität ca. 50%.

Kaninchenfibrom

Kaninchen, welche Fibromvirus beherbergen, sind gegen Myxomatose geschützt, da die durch Fibromvirus besetzten Zellen auf Grund enger Verwandschaft nicht mehr durch Myxomvirus zu infizieren sind.

Ätiologie: Das Kaninchenfibromvirus gehört ebenfalls zur Gruppe der Orthopoxviren.

Klinisches Bild: In der Unterhaut der Extremitäten bilden sich im Anschnitt weiße, harte Fibrome. Die Ansteckungsgefahr ist gering.

Diagnose: Serumneutralisationstest und Komplementbindungsreaktion.

Prognose: Günstig.

Therapie: Bei ausgedehnten Fibromen ist die Euthanasie vorzuziehen, kleinere Fibrome können operativ entfernt werden.

Hautpapillomatose

Die Hautpapillomatose ist eine rassengebundene Krankheit (USA).

Ätiologie: *Papillomavirus* aus der Familie der Papovaviridae.

Pathogenese: Die Ansteckung der Tiere erfolgt durch direkten Kontakt oder durch die Übertragung durch Arthropoden.

Klinisches Bild: Auf der Haut entstehen harte, dunkle, bis 1 cm große Neubildungen. Die Papillome sitzen oft an der Schenkelinnenfläche, am Bauch, an der Schulter und am Hals. Sie bilden dort sogenannte ‚Hauthörner‘.

Diagnose: Histologisches Bild der veränderten Stellen.

Prognose: Günstig.

Therapie: Operation oder nicht therapieren.

Orale Papillomatose

Ätiologie: Ein *Papillomavirus* aus der Familie der Papovaviridae.

Klinisches Bild: Gutartige Wucherung, die brüchig werden kann und dann ulzeriert. Sie tritt fast immer auf der Unterseite der Zunge, selten auch an anderen Stellen im Maul auf. Die Veränderungen verschwinden spätestens nach fünf Monaten wieder.

Diagnose: Typische Veränderungen der Papillomatose, die aber nur im Maul zu finden sind.

Immunität: Tiere, die die Krankheit durchgemacht haben, werden immun, sie bleiben aber weiterhin für die Hautpapillomatose empfänglich.

Prognose: Günstig.

Therapie: Keine, Austupfen mit Desinfektionsmittel (Kamillosan).

Ansteckende Rhinitis

Mit chronischer Pasteurellose im Bild des Kaninchenschnupfens vergesellschaftete primäre Virusinfektion.

Ätiologie: Vermutlich primäre Virusinfektion, die durch sekunäre Pasteurellen, Bordetellen und Mykoplasmen bakteriell überlagert wird. Die Virusinfektion wird durch direkten Tierkontakt, die bakterielle Infektion durch verseuchte Geschirre, Geräte übertragen.

Klinisches Bild: Rascher Verlauf. Katarrhalische, muköse bis eitrige Rhinitis. Niesen, Atembeschwerden, Komplikationen, Otitiden, Meningitiden möglich.

Diagnose: Klinisches Bild, Erregernachweis in der Kultur, Sektionsbild, eitrige Pneumonie; Pleuritis, Eitermassen in Nasenhöhlen, ev. eitrige Otitis media.

Prognose: Vorsichtig, keine Dauerheilung eines infizierten Bestandes.

Therapie: Penicillin, Streptomycin, Sulfonamid (s. Tabelle Seite 149ff.) und vorgängigem Resistenztest. Schwer erkrankte Tiere ausmerzen.

3.8 Bakterielle Erkrankungen

Pneumokokkeninfektion

Ätiologie: *Diplococcus pneumoniae*, grampositive Kokken paarweise gelagert und von einer Kapsel umgeben.

Vorkommen: In Kaninchenbeständen selten, kann aber seuchenhaft auftreten.

Klinisches Bild: Verlauf meist inapparent. Nasenausfluß, Rhinitiden, Sinusitiden und Atembeschwerden sind möglich. Es kann auch einmal zur Septikämie kommen.

Diagnose: Kultureller Erregernachweis aus Tupferproben oder Sektionsmaterial.

Prognose: Günstig.

Therapie: Mit verschiedenen Breitspektrumantibiotika erreicht man einen guten Erfolg (Tetracycline, Chloramphenicol). Erkrankte Tiere müssen isoliert werden. Eine Desinfektion mit Formalin-, Chlor- oder Kresolpräparaten ist gewissenhaft durchzuführen, um eine weitere Verbreitung zu vermeiden.

Pasteurellose

(Farbtafel Seite 115)

Weit verbreitete Krankheit, die in Kaninchenbeständen immer wieder enzootisch auftritt und zusammen mit *Bordetella bronchiseptica*, sowie verschiedenen weiteren Erregern (Mykoplasmen, Hämophilusarten und Viren) den ansteckenden Schnupfen des Kaninchens verursacht.

Erreger: *Pasteurella multocida*, gramnegative Kokken.

Infektion: Die Ansteckung erfolgt aerogen oder

peroral bei Resistenzschwächen der Tiere. Ungünstige Haltungs-, Fütterungs- und Klimabedingungen und ein hoher Parasitenbefall wirken begünstigend.

Klinisches Bild: Die Pasteurellose kann inapparent, akut oder chronisch verlaufen. Akut erkranken häufig Jungtiere an einer Septikämie. Bei der chronischen Form stehen respiratorische Erscheinungen im Vordergrund. Weiter findet man Inappetenz, Konjunktivitis, sowie Diarrhöen. Bei verschleppten Fällen findet man Atembeschwerden und ein struppiges Fell.

Diagnose: Kultureller Erregernachweis, Sektionsbild.

Prognose: Bei Jungtieren schlecht, bei älteren bezüglich des Weiterlebens günstig, oft können die Erreger aber nicht vollständig eliminiert werden.

Therapie: In jedem Fall sollte eine Resistenzprüfung des Erregers stattfinden. Je nach Resistenzlage wird dann das Antibiotikum gewählt (Erythromycin, Tetracycline, Chloramphenicol) und während mindestens 8–10 Tagen verabreicht. Eine gründlich erfolgende Desinfektion und Reinigung ist für einen Therapieerfolg aber unerläßlich. Eventuell kann eine stallspezifische Vakzine hergestellt werden. Prophylaktisch werden neu zugekaufte Tiere und Tiere von Ausstellungen jeweils für vier Wochen in Quarantäne gebracht. Der Quarantänestall muß streng vom gesunden Stall getrennt bleiben und als letzte Stallung versorgt werden.

In Großbeständen soll eine Ausmerzung des gesamten Bestandes in Betracht gezogen werden.

Bordetellose

Die Bordetellen spielen mit den Pasteurellen die Hauptrolle beim infektiösen Schnupfen des Kaninchens.

Ätiologie: *Bordetella bronchiseptica.*

Infektion: Die Infektion erfolgt aerogen. Oft wirkt auch der Mensch als Überträger der Krankheit.

Klinisches Bild: Inapparenter Verlauf oder Ausbildung einer Konjunktivitis, eitrigen Sinusitis und Rhinitis, oft Gleichgewichtsstörungen wegen einer Otitis interna.

Diagnose: Kultureller Erregernachweis.

Prognose: Zweifelhaft, für Bestände ungünstig, da der Erreger selten ohne Ausmerzung des Bestandes eliminiert werden kann. Mit wiederholten Therapien kann es allerdings zu einer Unterdrückung der Infektion kommen. Eine

Immunität bildet sich aus, die bereits nach einem Jahr aber durchbrochen werden kann.

Therapie: Wie bei der Pasteurellose.

Staphylokokken-Infektion

Diese ubiquitären fakultativ pathogenen Erreger können bei Hautschäden zu entzündlichen Veränderungen und Hautabszessen führen.

Sie werden durch *Staphylococcus aureus* verursacht.

Diagnose-Therapie: Wie beim Meerschweinchen.

Salmonellose (Zoonose)

Ätiologie: Verschiedene Typen der Gattung *Salmonella*.

Infektion: Peroral

Klinisches Bild: Es erkranken besonders Jungtiere. Inaktivität, Diarrhö und plötzliche Todesfälle treten auf. Bei chronischer Erkrankung zeigen die Tiere Inappetenz, Kümmern und nur gelegentlich Diarrhö.

Diagnose: Kultureller Erregernachweis.

Therapie: Strenge Hygienemaßnahmen und Isolierung der erkrankten Tiere. Kontrolle durch Kotproben mehrmals nach Abklingen der Symptome, um Träger aus dem Bestand auszumerzen.

Eine Antibiotikatherapie mit Chloramphenicol soll nur durchgeführt werden, wenn klinische Erscheinungen vorhanden sind, da die Gefahr einer Provozierung von Trägern vorliegt.

Rodentiose

Nicht so häufig wie beim Meerschweinchen findet man die durch *Yersinia pseudotuberculosis* ausgelöste, auch als Pseudotuberkulose oder Yersiniose bekannte Krankheit. Klinisches Bild und Therapie wie beim Meerschweinchen.

Prognose: Ungünstig

Therapie: Tetracyclin oder Streptomycin i.m./ s.c., keine Antibiotika peroral verabreichen.

Tularämie (Zoonose, meldepflichtig)

Ätiologie: *Francisella tularensis.*

Infektion: Perkutan durch Insekten. Zecken spielen eine große Rolle. Auch eine aerogene und perorale Übertragung ist möglich.

Klinisches Bild: Meist akuter Verlauf, Inappetenz, zentralnervöse Störungen, Ataxien, „Zähneknirschen", Polydipsie, Konjunktivitis, Änderungen im Verhalten. In der Regel sterben die Tiere.

Diagnose: Durch Tierversuch, sonst schwierig.

Ausschluß von Yersiniose und Tuberkulose muß vorgenommen werden. Pathologisch-anatomisch findet man häufig eine Milzschwellung, multiple nekrotische Herde in der Milz, der Leber, der Lunge und im Knochenmark.

Prognose: Infaust.

Therapie: Keine, Tötung der Tiere und Vernichtung der Kadaver.

Vorsicht: Zoonosegefahr.

Tuberkulose (Zoonose)

Ätiologie: Verschiedene Mykobakterien.

Infektion: Meist peroral. Die spontane Infektion ist selten, trotzdem muß damit gerechnet werden, wenn ein Tier zugekauft wird. Eine Ansteckung kann auch vom Menschen auf das Tier erfolgen.

Klinisches Bild: Unspezifische Symptome, Inappetenz, Kachexie, Diarrhö, Dyspnoe und eine Anämie können vorliegen.

Diagnose: Intrakutanprobe am lebenden Tier, Erregernachweis kulturell, sowie der pathologisch-anatomische Befund am toten Tier.

Prognose: Infaust. Tiere, bei denen die Krankheit diagnostiziert wurde, müssen getötet werden.

Listeriose, Monozytose

(Zoonose)

Ätiologie: *Listeria monocytogenes.*

Infektion: Die Ansteckung erfolgt meist peroral. Eine pränatale Infektion ist möglich.

Klinisches Bild: Meistens verläuft die Listeriose inapparent. Das Kaninchen zeigt zentralnervöse Störungen wie Inkoordination, Drehbewegungen, Lichtscheu. Der Tod tritt plötzlich ein. Metritiden und Aborte findet man gelegentlich bei weiblichen Tieren.

Diagnose: Kultureller Erregernachweis im Kot der Tiere. Histologisch findet man Mikroabszesse im Gehirn. Der Antikörpernachweis ist möglich.

Prognose: Zweifelhaft.

Therapie: Bei sicherer Diagnose kann eine Tetracyclintherapie versucht werden.

Nekrobazillose

Ätiologie: *Fusobacterium necrophorum.*

Infektion: Der Erreger lebt als Saprophyt im Verdauungstrakt. Er kann durch Haut- oder Schleimhautverletzungen oder durch die Darmschleimhaut bei Jungtieren in den Körper eindringen. In Beständen kann die Krankheit enzootisch auftreten.

Klinisches Bild: Schwellungen und Geschwüre der Haut und Schleimhaut. Häufig tritt die phlegmonöse Form an Unterlippe und Nase auf. Die eitrig-nekrotisierende Form, die zu Ulzerationen führt, findet man im Bereich der Mundschleimhaut, der Zunge und im Kehlgang.

Diagnose: Klinisches Bild und kultureller Nachweis des Erregers.

Therapie: Isolation der betroffenen Tiere, Desinfektion. Antibiotikatherapie möglich (Tetracycline, Chloramphenicol, Sulfonamide), aber in Anbetracht der Infektionsgefahr für den Menschen sollten die Tiere getötet werden.

Prophylaktisch bewähren sich kleine Tiergruppen und eine gute Bestandeshygiene. Dort kommt es auch weniger zu Verletzungen.

Kaninchensyphilis, Spirochätose

Spontane infektiöse Geschlechtskrankheit der Kaninchen, nicht identisch mit der menschlichen Syphilis.

Ätiologie: *Treponema cuniculi.*

Infektion: Kontaktinfektion, hauptsächlich beim Geschlechtsakt übertragen. Verletzungen der Genitalorgane erleichtern das Angehen der Infektion.

Klinisches Bild: Entzündung der äußeren Geschlechtsorgane ohne wesentlichen Einfluß auf Paarung und Fruchtbarkeit. Seltener findet man knotige und geschwürige Veränderungen an Nase, Lippe und Anus. Öfter werden auch Todesfälle beobachtet.

Diagnose: Klinisches Erscheinungsbild, Erregernachweis im Abstrich.

Prognose: Günstig

Therapie: *Treponema cuniculi* ist wie der menschliche Syphiliserreger empfindlich für Penicillin. Vorsicht ist bei dessen Anwendung geboten. Nur parenteral geben.

Eine Heilung erfolgt in etwa 14 Tagen. Zusätzliche örtliche Therapie mit einer penicillinhaltigen Salbe.

Kaninchendysenterie

Ätiologie: *Escherichia coli,* vermutet wird die Beteiligung von *Clostridium perfringens.*

Pathogenese: Auftreten bei Fütterungsfehlern, Umstellung auf rohfaserarmes Kraft- oder Pelletfutter, beim Absetzen von Jungtieren und Handwechsel.

Klinisches Bild: Wäßrig-schleimige Diarrhö, nicht selten gefolgt von völliger Verstopfung. Exsikkose. Schmerzäußerungen mit Streckkrämpfen und Zähneknirschen. Perakuter Verlauf vor allem bei Jungtieren möglich. Häufig auftretende Krankheitsbild bei Neuzukäufen aus Handlungen.

Diagnose: Klinisches Bild. Röntgenologisch stark gefüllter Magen und aufgegaste Dünndarmschlingen.

Therapie: Korrektur der Fütterung, ausschließlich Gabe von gutem Heu und Kamillentee, kein Kraftfutter, subkutane Mischinfusion. Keine orale Antibiotikaapplikation.

Mukoide Enteritis

Ätiologie: *Escherichi coli,* die Beteiligung von *Clostridium perfringens* wird angenommen.

Pathogenese: Vermehrtes Auftreten im Sommer, nach Futterumstellungen aus Pellets oder Erhöhung der Körnermenge. Erkrankung erwachsener Kaninchen.

Klinisches Bild: Apathie, starker Durst bei Inappetenz, schleimig-glasige Beimischungen im Kot, Tympanie, Palpationsschmerz im Abdomen.

Diagnose: Klinisches Bild, Kotbeschaffenheit. Im Sektionsbild mukoide glasige Massen im Colon, überfüllter Magen, aufgetriebene Dünndarmschlingen.

Therapie: Diät mit ausschließlich gutem Heu, Tee oder Wasser. Absetzen von Kraftfuttermitteln, auch Pellets. Ungespritzte Obstbaumzweige oder Weidenäste anbieten. Keine oralen Antibiotika-Gaben.

3.9 Mykotische Erkrankungen

Dermatomykosen

(Farbtafel Seite 115.)

Hautmykosen treten meist nur in Heimtierhaltungen auf, deren hygienische Haltungsbedingungen schlecht sind. Es werden meist nur Einzeltiere betroffen, Jungtiere häufiger als Adulte. Je nach der Erregerspezies kann die Infektion auch auf den Menschen übergehen.

Ätiologie: Die Dermatomykosen beim Kaninchen werden durch *Microsporum* sp. und *Trichophyton* sp. verursacht. *(T. mentagrophytes, T. shoenleini, M. canis, M. gypseum, M. audouini).*

Infektion: Die Ansteckung erfolgt direkt oder indirekt durch Kontaktinfektion. Sie wird begünstigt bei Resistenzschwächen und unsauberen Haltungsbedingungen.

Klinisches Bild: Es bilden sich haarlose, teils borkige Stellen mit entzündetem rötlichem

Randsaum. Schmierige Sekundärinfektionen können folgen. Die Pilze bevorzugen den Nasenrücken, die Ohrgegend und die Zwischenzehenspalten. Im Fell bilden sich zuerst rundliche, münzengroße Flecken, im chronischen Fall findet man diffusen Haarausfall, Abmagerung und ein schlechtes Allgemeinbefinden.

Diagnose: Klinisches Bild, Hautgeschabsel mit 10%iger KOH versetzen und mikroskopisch begutachten. Histologischer Nachweis der Pilzhyphen. Pilzkultur. (Fungassay Janssen Pharm.)

Prognose: Zweifelhaft, da die Therapie oft langwierig wird und oft Rezidive auftreten.

Therapie: Verbesserung der Haltungsbedingungen, der Hygiene und der Fütterung. Isolation der betroffenen Tiere von Mensch und Tier. Lokale Applikation eines Antimykotikums (Salbe) oder Jodglycerin. Perorale Therapie mit Griseofulvin.

3.10 Parasitäre Erkrankungen

3.10.1 Endoparasiten

3.10.1.1 Protozoen-Infektionen

Darmkokzidiose

Ätiologie:

Eimeria intestinalis (im Ileum),

E. piriformis (im Jejunum),

E. media (im Dünndarm und im Colon),

E. magna (im Jejunum und im Ileum),

E. neoleporis (im Dünndarm und im Zäkum),

E. irresidus (im Dünndarm),

E. perforans (im Dünndarm).

Infektion: Die Ansteckung erfolgt durch die Aufnahme sporulierter Oozysten. Die Präpatenz dauert 5–10 Tage.

Klinisches Bild: Die Infektion kann inapparent verlaufen oder mit allen Zwischenformen zu schwerem blutig-schleimigem Durchfall führen. Die Tiere sterben an der Dehydration oder einer Sekundärinfektion. Der Tod kann bereits auftreten, wenn noch keine Oozysten ausgeschieden werden.

Diagnose: Kotuntersuchung mit der Flotationsmethode.

Prognose: Sie richtet sich nach der Pathogenität des Erregers und nach der Reaktionslage des Tieres.

Leberkokzidiose

Ätiologie: *Eimeria stiedai.*

Klinisches Bild: Oft keine klinischen Symptome. In schweren Fällen beruhen die klinischen Erscheinungen auf Leberveränderungen. Es werden Abszesse und Verdickungen der Gallengänge und Gallenblase gefunden. Röntgenologisch kann die Lebervergrößerung diagnostiziert werden. Aufgetriebenes Abdomen (Trommelsucht), Ikterus, Durchfall oder Obstipation findet man im Terminalstadium. Die Mortalität ist gering, außer bei jungen Tieren mit massiver Infektion, es handelt sich um eine typische Jungtiererkrankung.

Diagnose: Klinisches Bild, Röntgenuntersuchung, Flotationsuntersuchung des Kotes.

Prognose: Für das Tier günstig, für die Elimination des Erregers aber schlecht. Nach einer gewissen Zeit der Therapie bildet sich eine Immunität und die Krankheit heilt aus, ohne daß der Erreger aus dem Bestand verschwindet.

Nosematose, Enzephalitozoonose

Ätiologie: *Encephalitozoon cuniculi,* auch *Nosema cuniculi* genannt.

Infektion: Orale Aufnahme von Sporen, die mit dem Urin und Kot ausgeschieden werden. Auch die diaplazentare Infektion ist möglich.

Klinisches Bild: Meist nur latente Infektionen. Die Infektion ist in Zuchten weit verbreitet. Gelegentlich können ZNS-Störungen, Zittern, Lähmungen, Fieber, chronische Nephritis und Aszites mit plötzlichen Todesfällen gefunden werden. Häufiger verläuft die Infektion symptomlos.

Diagnose: Die Krankheit ist sehr schwierig von der Toxoplasmose abzugrenzen. Histologisch gelingt der Nachweis des Erregers im Gehirn, Speicheldrüsen, Leber, Niere und Milz.

Therapie: Bis heute ist kein geeignetes Chemotherapeutikum bekannt. Viele Stämme sind verseucht. Der Versuch einer therapeutischen Elimination des Erregers aus dem Bestand scheint wegen der schwierigen Diagnose, des Aufwandes und der zweifelhaften Prognose nicht angebracht zu sein.

3.10.1.2 Trematoden-Infektionen

Wie beim Meerschweinchen findet man auch beim Kaninchen selten die Trematoden *Fasciola hepatica* und *Dicrocoelium dendriticum*.

3.10.1.3 Nematoden-Infektionen (s. Tab. 3)

3.10.1.4 Cestoden-Infektionen

Bandwürmer (Cittotaenia leuckarti) findet man bei Kaninchen selten, die Diagnose wird mit dem Flotations- oder dem Sedimentationsverfahren gestellt. Mit Niclosamid (Mansonil Pulver) von 100 mg/kg KG p.o. können sie gut bekämpft werden.

Zystizerkose

Ätiologie: *Cysticercus pisiformis.*
Finne des Hundebandwurms *(Taenia pisiformis).*

Infektion: Die Ansteckung erfolgt durch Embryophoren (Eier), die mit dem Kot von Hunden an Futterpflanzen abgesetzt werden. Die schlüpfende Onkosphäre durchbohrt die Darmwand, wandert über Lymphgefäße und

Tab. 3. Nematodeninfektionen

Erreger	Vorkommen	Diagnose	Therapie
Graphidium strigosum	Magenschleimhaut	Flotation	Thiabendazol
Capillaria hepatica	in der Leber	Flotation	Fenbendazol
Passalurus ambiguus	Zäkum, Colon Durchfall Abmagerung	Flotation	Fenbendazol, hyg. Maßnahmen
Protostrongylus spp.	Lunge, Lungenentzündung	Larvennachweis	keine, prophylaktisch Aufnahme der Larven verhindern
Strongyloides spp.	Dünndarm	Flotation	Thiabendazol, Tetramisol
Trichostrongylus retortaeformis	Darm	Flotation	Thiabendazol Fenbendazol Mebendazol
Trichuris leporis	Darm	Sektion	Tetramisol Dichlorphos

Pfortader in die Leber, um nach längerer Wanderung durch Leberkapsel und Leibeshöhle die Weiterentwicklung zu beginnen.

Klinisches Bild: Ein schwacher Befall ist symptomlos. Starker Finnenbefall im großen Netz können zu Verstopfungen, Verdauungsstörungen, Blutarmut und Abmagerung führen.

Diagnose: Feststellung des Finnbefalls in der Sektion. Zystizerken als glasklare Bläschen mit weißem Punkt im Gekröse.

Evtl. palpatorische Lebervergrößerung und röntgenologischer Nachweis.

Therapie: Keine. Vorbeugende Maßnahmen. Finnige Körperteile von Kaninchen dürfen nicht an Hunde verfüttert werden. Behandlung und Kontrolle von Hunden und Katzen auf Bandwurmbefall.

Echinokokkose

Ätiologie: *Echinococcus cysticus (hydatidosus)*, Finne des Hundebandwurmes *(Echinococcus granulosus)*.

Infektion: Erfolgt durch orale Eiaufnahme mit kotverunreinigtem Grünfutter.

Klinisches Bild: Es kommt zu Aszites und Organfunktionsstörungen je nach Größe und Lokalisation der Echinokokkenblasen, die bei Kaninchen meist in der Leber liegen.

Diagnose / Therapie siehe Zystizerkose.

Finnenbefall kommt bei Heimtierzwergkaninchen in Einzelhaltung und meist ohne Frischgrasfütterung sehr selten vor.

3.10.2 Ektoparasiten

Räude

Milben findet man beim Kaninchen häufig. Wir kennen verschiedene Arten und Lokalisationen.

Ätiologie:

Grabmilben: *Notoedres cati* (auf Nase, Ohren, Schwanz) (Farbtafel Seite 115).

Saugmilben: *Psoroptes cuniculi* (im Ohrgrund).

Nagemilben: *Chorioptes cuniculi* (meist mit *Psoroptes cuniculi* vergesellschaftet)

Infektion: Durch direkten oder indirekten Kontakt.

Klinisches Bild: Je nach der Lokalisation der Milben kann ausgeprägter Juckreiz bestehen. Die Haare fallen aus, es entstehen Kratzwunden, das Allgemeinbefinden ist gestört, die Tiere werden apathisch und anämisch. Sie können Krämpfe zeigen und eingehen.

Die Prädilektionsstellen des beim Zwergkaninchen häufig auftretenden Milbenbefalls mit

Psoroptes cuniculi sind Ohrgrund und Falten der Innenmohrmuschel. Bei länger bestehender Infektion zeigt die Haut eine akute eitrige Dermatitis mit seröser Exsudation, und die Ohrmuschel ist mit borkigen, blätterteigähnlichen Massen gefüllt. Bakterielle und mykotische Sekundärinfektionen komplizieren das Bild.

Durch Putzbewegungen und häufiges Kratzen werden die Milben auch auf die Kopf-, Hals- und Schulterpartie übertragen.

Die Tiere halten den Kopf schief, sind sehr berührungsempfindlich an den Ohren und schütteln den Kopf.

Die Entzündung kann auf das Mittel- und Innenohr übergehen und zu einer Meningitis führen.

Diagnose: Hautgeschabsel in KOH 10%ig lösen und mikroskopisch untersuchen.

Prognose: Bei schwerem Befall zweifelhaft.

Therapie: Zur Therapie werden Pyrethrumpräparate oder Ivermectin 0,1 mg/kg KG s.c. verwendet. Vorsichtige Reinigung der Gehörgänge mit öligen Akariziden.

Zur Verhinderung von Sekundärinfektionen ist die Anwendung von Antibiotika angezeigt. Bei der Behandlung ist der dreiwöchige Entwicklungszyklus der Milben zu berücksichtigen und mehrmals zu behandeln.

Befall mit Raubmilben *(Cheyletiella parasitivorax)*, Läusen *(Haemodipsus ventricosus)* und Flöhen *(Spilopsyllus cuniculi)* treten bei der Einzelhaltung von Heimkaninchen sehr selten auf.

Nachweis: Durch Adspektion oder mittels gegen Haut und Haare geklebten und mikroskopisch untersuchten Tesafilmstreifen.

Therapie: Pyrethrum (Vinx-Spray), Bromocyclen (Alugan-Puder).

3.11 Nichtinfektiöse Erkrankungen

Mangelerkrankungen

Bei ausgeglichener und vielseitiger Fütterung treten beim Kaninchen kaum Mangelerkrankungen auf. Mineralstoffmängel lassen sich nur schwer oder gar nicht diagnostizieren.

Bekannt ist Vitamin A-Mangel bei Ernährung ohne Grünfutter. Eine erhöhte Anfälligkeit der Schleimhäute auf Infektionskrankheiten wurde festgestellt.

Bei Jungtieren kann im Winter auch Vitamin D-Mangel auftreten. Die sich ausbildende Rachitis wird an den Auftreibungen der Rippen und an den krummen Gliedmaßen erkannt.

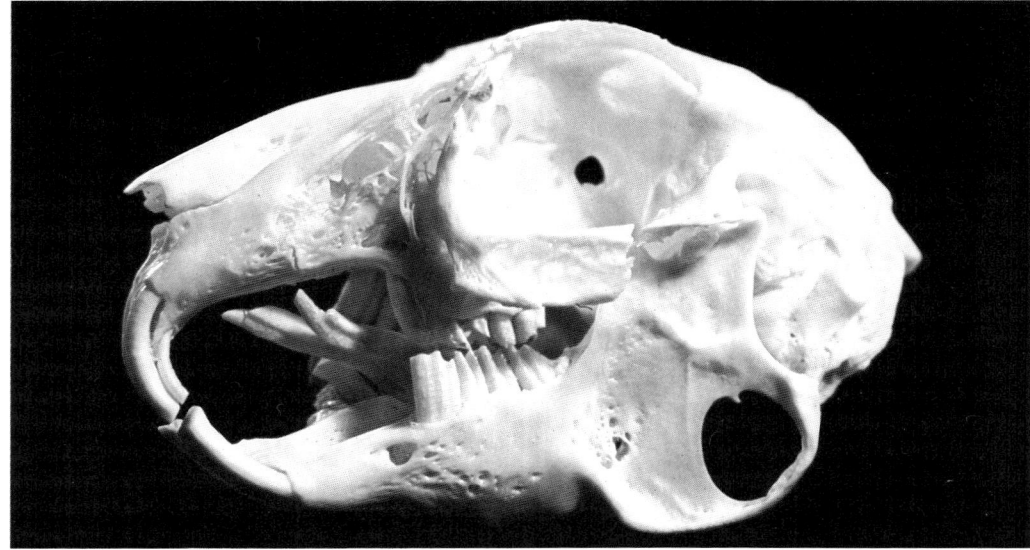

Abb. 26. Zahnanomalien beim Zwergkaninchen.

Verfettung

Bei sehr vielen Heimkaninchen findet man diese Krankheit. Durch rohfaserarme und kalorienreiche Ernährung (viel Körnerfutter, Brot) kommt es zu diesem Zustand.

Klinisches Bild: Atemnot, Apathie, riesige, recht feste Knoten im Abdomen, die palpatorisch festgestellt werden können, Verdauungsstörungen. Bei fortgeschrittener Verfettung kommt es zur Herzschwäche durch zunehmende Degeneration des Herzmuskels, zu Lungenödem und zum plötzlichen Tod durch Kreislaufversagen.

Diagnose: Palpation der Fettpolster, evtl. Röntgen des Thorax zur Erkennung des Lungenödems.

Prognose: Zweifelhaft.

Therapie: Rohfaserreiche Fütterung (grobes Heu, Stroh füttern), Futter dosieren. Vorsichtige Therapie eines evtl. Lungenödems mit Furosemid (Dimazon).

Zahnanomalien

Stellungsanomalien führen besonders bei kleinen Rassen und Zwergkaninchen zu übermäßigem Zahnwachstum und zu Spitzzähnen. Verletzungen im Maul führen zu Inappetenz, Speichelfluß und zur Abmagerung. Die Anomalien scheinen genetisch, die Zahnqualität ernährungsbedingt zu sein.

Klinisches Bild: Sowohl Inzisivi wie Prämolaren und Molaren können in fehlerhafte Richtung wachsen, wenn sie nicht durch die entgegengesetzt stehenden Zähne regelmäßig abgenützt werden. Dies kann zum Speichelfluß und der Unfähigkeit führen, Futter aufzunehmen. Ein feuchtes Kinn, durch den Speichelfluß bedingt, ist ein typisches Zeichen für Veränderungen im Maul.

Durch die Zahnveränderungen können massive Verletzungen der Zunge, der Backenschleimhaut oder des Gaumendaches entstehen. Infektionen können durch die Verletzungen das Zahnfach oder auch die Kieferknochen erfassen, diese durchsetzen und zu Backenabszessen führen. Nicht fest verankerte Zähne weichen dem Gegendruck des entgegengesetzten Zahnes aus, wachsen aber trotzdem weiter und werden dadurch in eine falsche Richtung abgedrängt (Farbtafel Seite 115).

Diagnose: Gute Fixation des Kaninchens durch eine Hilfsperson. Die Zahnreihe eines Kieferastes wird zwischen die Schenkel des Spreizspekulums genommen und der Kopf gut fixiert. Mit einer gerichteten Lampe können nun die einzelnen Zähne, die Zunge und die Backenschleimhaut vom Tierarzt genau untersucht werden.

Aufgeregte und sich stark wehrende Tiere sollten sediert werden, um Streßtodesfälle zu vermeiden. Die Untersuchung der Maulhöhle erfordert einige Übung:

Prognose: Je früher im Leben des Kaninchens

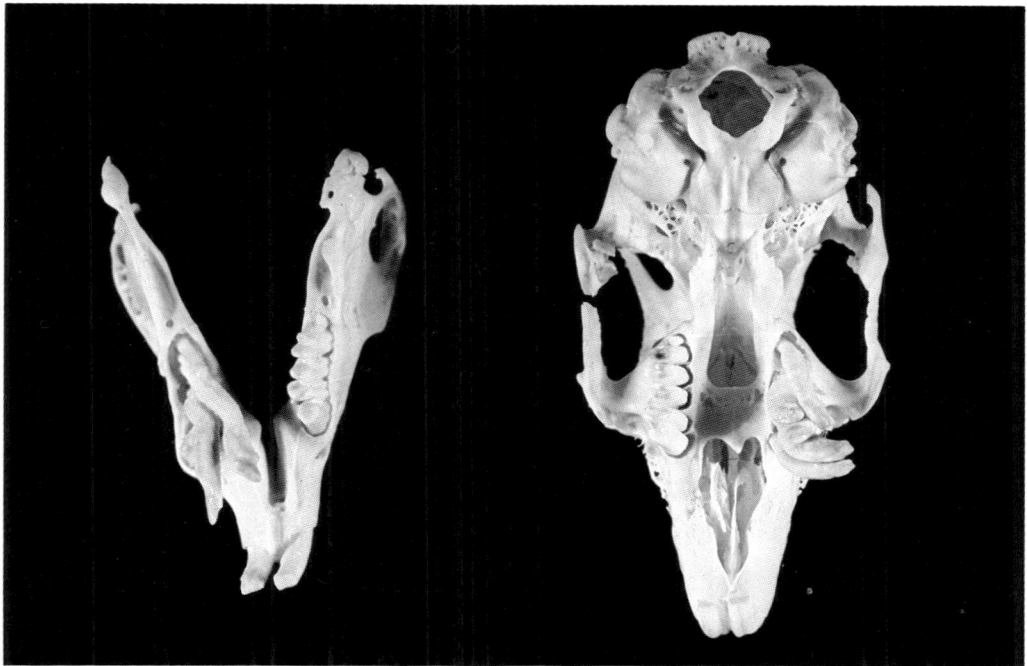

Abb. 27. Zahnüberwachstum und Stellungsanomalien beim Kaninchen.

die Zähne zum ersten Mal abgeschliffen werden müssen, desto schlechter wird die Prognose. Trotzdem können auch Kaninchen, deren Zähne bereits vor dem zweiten Lebensjahr zum ersten Mal behandelt werden mußten, noch Jahre leben. Die Voraussetzung dazu ist allerdings eine regelmäßige Kontrolle und Korrektur der Zähne.

Therapie: Die Zähne werden mit einem Zahnschleifapparat korrigiert und die Kanten abgerundet. Wackelnde Zähne müssen gezogen werden. Die abgeschliffenen Zähne wachsen in unterschiedlichen Zeitabständen wieder und sollten bei den geringsten Anzeichen von Inappetenz vom Tierarzt wieder kontrolliert werden.

Die Tiere müssen für den Eingriff meistens vollnarkotisiert werden. Für Manipulationen in der Mundhöhle eignet sich dazu nur die Injektionsnarkose. Es wird ein Kieferspreizer eingesetzt, die Zunge mit dem Spreizspekulum weggedrängt und die Zähne mit dem Zahnschleifapparat korrigiert.

Magenüberladung, Magentympanie
Auch bei dieser Krankheit findet man Trommelsucht, ein Symptom, das sonst bei der Kokzidiose gefunden wird. Zur Magenüberladung

kommt es, wenn zuviel weiches, kohlenhydratreiches Futter, das besonders gärfähig ist, verfüttert wird, besonders, wenn die Tiere es nicht gewohnt sind. Auch kaltes, nasses Futter kann ähnliche Symptome bewirken.

Klinisches Bild: Inappetenz, Atemnot, Trommelsucht, Kreislaufschwäche und Tod. Nur selten kommt es zur Magenruptur.

Diagnose: Ruhigstellen der Tiere, vorsichtige Massage der Bauchdecke, kalte Bauchumschläge.

Trichobezoare
Besonders Angorakaninchen neigen zum Haarfressen. Oft findet man Haarreste in den Kotballen. Manchmal kommt es aber auch im Magen zur Bildung von steinharten Haarballen (Trichobezoare).

Klinisches Bild: Meist verursachen diese Bezoare keine klinischen Störungen. Gelegentlich entstehen Reizungen der Magenschleimhaut, Abmagerung, Anämie, evtl. kann auch einmal ein Ileus entstehen.

Diagnose: Die Bezoare können im Magen palpiert werden.

Therapie: Bei Zwergkaninchen können kleine Bezoare durch mehrtägige Eingabe von 3–5 ml

Paraffinöl und Magenmassage manchmal entfernt werden. Bei Nichtabgehen Ventrikulotomie.

Obstipation

Nicht selten kommt es nach einer primären Magentympanie zur Anschoppung des Dickdarmes. Trockenes Futter, Angebot von wenig Wasser, wenig verdauliches Futter wirken prädisponierend für eine Obstipation.

Klinisches Bild: Mangelnder Kotabsatz, Tenesmus, schnelle Verschlechterung des Allgemeinbefindens. Tod nach kurzer Zeit.

Diagnose: Palpation der Kotanschoppung.

Prognose: Zweifelhaft bis ungünstig.

Therapie: Wie bei der Magenüberladung leichte Massagen des Abdomens. Subkutane Infusionen.

Blasenentzündung, Blasensteine

Immer wieder findet man Blasenentzündungen und Blasensteine bei Heim- und Zwergkaninchen mit nichtinfektiöser Ursache. Fütterungsbedingte Stoffwechselstörungen führen vermutlich zur Konkrementbildung in der Blase.

Klinisches Bild: Blutiger Harn, röntgenologischer Nachweis des Blasensteins.

Prognose: Zweifelhaft, bei Blasensteinen abhängig von der Prognose der Operation.

Therapie: Futterkorrektur, viel rohfaserreiches und frisches Futter anbieten. Operative Entfernung des Blasensteins.

Mastdarmvorfall

Er wird gelegentlich bei hochgradigen Enteritiden beobachtet. Nach einer chirurgischen Versorgung und Therapie des Leidens heilt die Veränderung meist gut ab.

Hitzschlag

Hauskaninchen werden oft bei warmer und schwüler Witterung an Orten gehalten, die ihnen keine Möglichkeiten bieten, einen schattigen oder kühlen Platz aufzusuchen. Vielfach fehlt zudem die Möglichkeit, genügend Wasser aufzunehmen.

Fette und dichtbehaarte Tiere sind für den Hitzschlag besonders empfindlich.

Klinisches Bild: Atemfrequenz stark erhöht, gestreckter Hals, Zittern und Ataxien.

Diagnose: Anamnestische und klinische Untersuchung.

Prognose: Zweifelhaft bis günstig.

Therapie: Absolute Ruhe, kühler Raum, Ab-

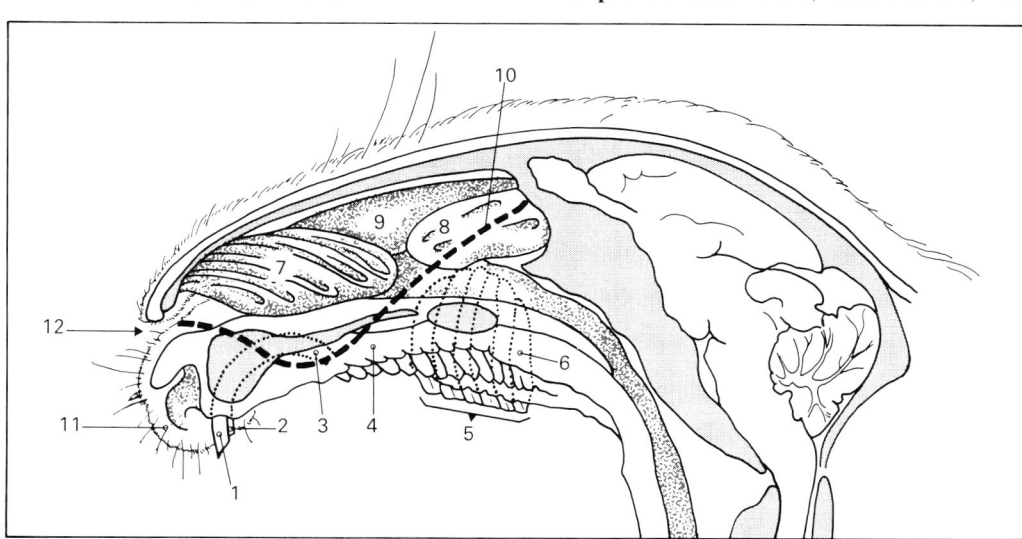

Abb. 28. Medianschnitt durch einen Kaninchenkopf. Darstellung des Tränenkanals nach Entfernung der Nasenscheidewand (Barandun 1982).

1 = Schneidezahn J_1;
2 = Schneidezahn J_2;
3 = Zahnwurzel des J_1;
4 = Harter Gaumen;
5 = 3 Prämolaren und 3 Molaren;
6 = Zahnwurzeln der Prämolaren und Molaren;
7 = ventrale;
8 = mittlere und;
9 = dorsale Nasenmuschel;
10 = Tränennasengang;
11 = Oberlippe;
12 = Nasenvorhof.

kühlen des Tieres durch Umwicklung von Kopf und Gliedmaßen mit nassen Tüchern.

Wunde Läufe

Traumatische, ulzerative Entzündungen an den Hinterläufen sind häufig. Käfiggröße und Einstreu spielen eine große Rolle zur Verhinderung des Auftretens dieser Drucknekrosen und Parakeratosen.

Klinisches Bild: Nässende Wunden, häufig vereitert, schmerzhaft an der Plantarseite des Tarsalgelenkes auftretend, häufig bei älteren Tieren, Abszedierung möglich. Oft mit *Fusobacterium necrophorum* infiziert.

Prognose: Eine vollständige Ausheilung erfolgt meist nicht mehr.

Therapie: Krusten entfernen. Salbenverband, täglich wechseln. Anschließend trocken halten. Bei Infektionen parenterale Antibiotikatherapie. Weiche, trockene und immer saubere Einstreu sind eine Voraussetzung für den Erfolg der Therapie.

Epiphora

Dieses Symptom wird häufig bei kleinen Kaninchen beobachtet. Meist ist es durch eine Hypersekretion der Tränendrüse bei dauernder Reizung des Auges oder durch Stenose des Tränennasenkanals bedingt.

Klinisches Bild: Die Tiere zeigen Sekretspuren vom nasalen Augenwinkel aus, entzündete Lider und manchmal eine eitrige Konjunktivitis. Die Veränderungen können ein- oder beidseitig auftreten.

Abb. 29. Anatomische Voraussetzungen zur Spülung des Tränennasenkanals bei Epiphora. (Barandun 1982)

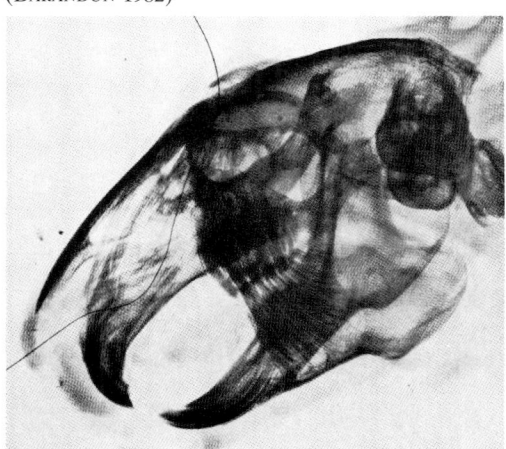

Diagnose: Prüfung der Durchgängigkeit des Tränenkanales mittels Fluoresceinspülung.

Prognose: Bei Durchgängigkeit des Tränenkanals günstig. Rezidive sind möglich.

Therapie: Hygienische Maßnahmen einleiten, keine stauberzeugenden Materialien einstreuen. Spülung des Tränenkanals mit einem dünnflüssigen trypsinhaltigen Antibiotikum (Leukase). Applikation einer Vitamin A enthaltenden Antibiotikaaugensalbe.

Evtl. parenterale Antibiotikagaben für eine kurze Zeit.

Vergiftungen

Vergiftungen kommen gelegentlich durch. Insektizide, Pestizide, Herbizide, verschimmeltes Futter und verschiedene Pflanzen vor. Speziell giftig sind für Kaninchen die Herbstzeitlose, Lupinen, Wicken, Kartoffelkeime, Hahnenfußarten. Kreuzkraut ist noch im Heu giftig.

Auch Holzschutzmittel (Teerdestillate, Phenole, Naphthaline) und Desinfektionsmittel (Ätzkalk, Phenole, Kresole, Formalin) sowie Überdosierungen von Arzneimitteln (Kokzidiostatika in Fertigfutter) können toxisch wirken.

Klinisches Bild: Die Symptome können sehr vielseitig sein. Blutiger Durchfall, Krämpfe, Erbrechen, Lähmungen, Aufregungszustände, Abmagerung sollen immer auch an Intoxikationen denken lassen, wenngleich der Heimtierhalter zu häufig eine Vergiftung vermutet.

Diagnose: Die peinlich genaue Anamnese ist hier besonders wichtig. Parasitologische Untersuchung als Ausschlußmöglichkeit. Bei Schimmelpilzintoxikationen beobachten wir starken Speichelfluß und Verstopfungen.

Bei Beständen ist ein Tier zur Sektion zu geben, wo die meist blutige Gastroenteritis, degenerative Schädigungen der großen Parenchyme, degenerative Leberverfettung Hinweise geben. Häufig sahen wir auch eine Blasenentzündung mit trüb-blutigem Harn.

Therapie: Meist nicht erfolgversprechend.

3.12 Chirurgie

Kastration

Wie beim Meerschweinchen werden beim Kaninchen in der Regel nur die männlichen Tiere kastriert. Beim Kaninchen erfolgt die Kastration mit unbedecktem Samenstrang in Vollnarkose.

Vorgehen: Die Haut wird gut desinfiziert. Nach einem kleinen Hautschnitt im kaudalen Bereich des Skrotums werden der Hoden und der Nebenhoden vorgelagert. Das Nebenhodenband wird stumpf durch Reißen oder durch einen Schnitt durchtrennt. Der Samenstrang wird mit Katgut abgebunden und der Hoden abgesetzt. Eine antimikrobielle Behandlung erübrigt sich bei Beachtung der sterilen Kautelen. Postoperativ werden die Tiere während zwei Tagen auf trockenen Tüchern oder Papier gehalten, bis die Wunden trocken sind.

Operationen im Hautbereich

Sie bereiten keine Schwierigkeiten und werden nach den üblichen chirurgischen Methoden ausgeführt.

Operationen im Abdominalbereich

Diese kommen bei Tumoren, Bezoaren, Blasensteinen, der weiblichen Kastration und in anderen Fällen zur Anwendung. Starke Verfettung kann die Operation erheblich erschweren. Für Magen- und Blasenoperationen verwenden wir den ventralen Zugang *paramedian* der *Linea alba*.

Kaninchen sind sehr schockempfindlich. Subkutane Infusionen können diese Gefahr in der Operation etwas vermindern.

Luxationen

Luxationen kommen wie bei anderen Tierarten vor. Häufig aber findet man beim Kaninchen Ellbogenluxationen, die hier besonders behandelt werden sollen.

Ursache dieser Luxation ist meist das Herunterspringen, das Herausnehmen oder Hinaustragen.

Klinisches Bild: Typisch ist die Haltung des Vorderbeines nach vorne innen (Subination). Das Kaninchen belastet das Bein nicht mehr.

Therapie: Die Luxation wird unter guter Allgemeinanästhesie reponiert. Dabei muß zum Einrenken das Bein leicht gebeugt werden. Ohne Fixation reluxiert das Gelenk sofort wieder. Das ganze Bein wird mit Zinkleim-Binde eingebunden und die Gelenke mit zwei flachen Stäbchen (Holzspatel), die mit Watte unterlegt werden, fixiert. Die so fixierte Gliedmaße wird mit Gaze eingebunden und der Verband während drei Wochen belassen. Zur Kontrolle kann eine Röntgenuntersuchung des Gelenkes gemacht werden.

Prognose: Günstig.

Frakturen

Frakturen werden immer wieder festgestellt. Treten sie an Stellen auf, die vom Tier selbst ruhig gehalten werden, heilen sie meist ohne

Abb. 30. Luxation des Ellbogengelenkes, Reposition und Fixationsverband.

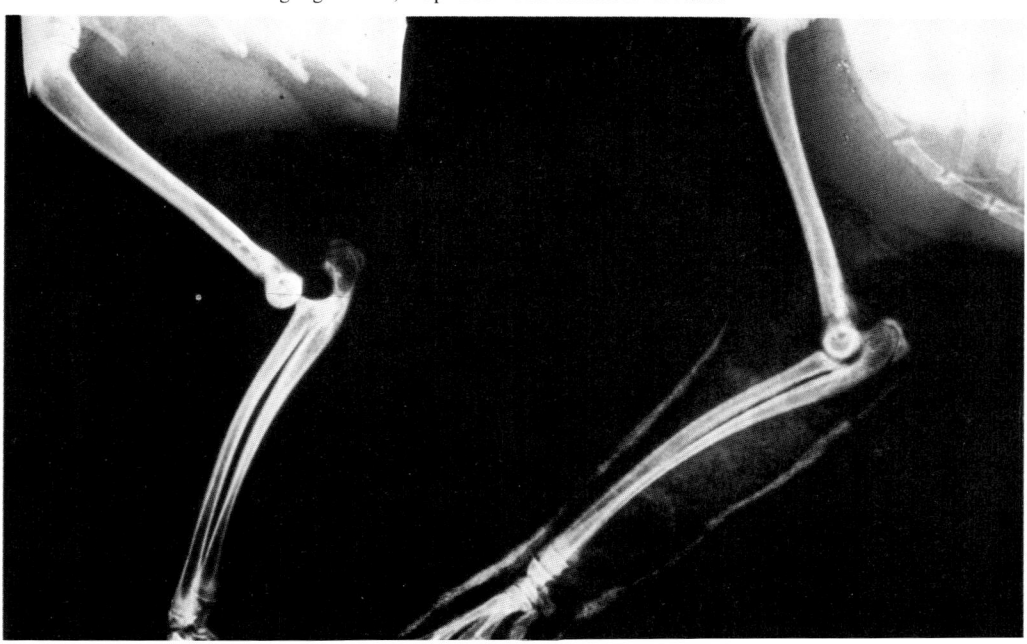

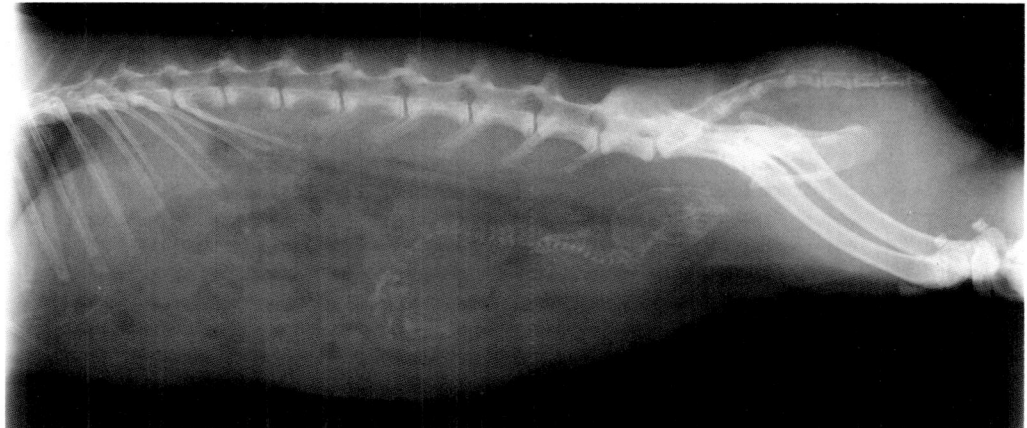

Abb. 31. Trächtigkeitstoxämie bei Einlingsträchtigkeit.

Therapie aus. Einfache Frakturen können fixiert oder osteosynthetisiert werden. Bei komplizierten und offenen Frakturen ist die Prognose zweifelhaft bis ungünstig.

3.13 Fortpflanzungsstörungen

Hypokalzämie
Die häufig letal endende Krankheit findet man bei hochtragenden oder säugenden, sehr gut genährten Zippen. Die Calciumaufnahme kann den erhöhten Bedarf für die Entwicklung der Jungen und die Milchbildung nicht decken. Oft ist wenig Vitamin D vorhanden, das die Aufnahme von Ca fördern würde.
Klinisches Bild: Am häufigsten werden Zippen mit großen Würfen in der ersten bis zweiten Woche der Laktation betroffen. Die Tiere werden apathisch, inappetent und haben oft starke Verdauungsstörungen. Die Krankheit führt ohne Therapie schnell zum Tod.
Diagnose: Apathie, tonisch-klonische Krämpfe, Exophthalmus, frequente Atmung und erhöhte Herzfrequenz müssen bei Zippen vor und nach der Geburt immer an Hypokalzämie denken lassen.
Prognose: Nur bei sofortiger Einleitung der Therapie günstig.
Therapie: Calciumgluconat 1 ml/kg KG langsam i.v. injizieren.
 Rohfaserreiche, gehaltreiche Fütterung und Vitamingaben vor der Geburt werden zur Vorbeugung eingesetzt.

Trächtigkeitstoxämie
Betrifft trächtige Zippen in den letzten Tagen der Trächtigkeit. Störungen im Zuckerhaushalt führen zur Bildung von Ketonkörpern und zum Tod von Föten und Mutter.
Klinisches Bild: Mattigkeit, Inappetenz, schnell eintretender Tod.
Diagnose: Nachweis der Ketonkörper im Harn.
Therapie: Nicht bekannt. Eine prophylaktische Gabe von Glucose 10% Lösung, 10 ml/kg KG s.c. und Ca-Gluconat 1 ml/kg i.m. oder p.o.

Scheinträchtigkeit
Eine Pseudogravidität kann beim Kaninchen nach einer Ovulation ohne erfolgte Befruchtung eintreten. Gegenseitiges Bespringen oder andere hormonelle Dispositionen lösen eine Ovulation aus. Als Folge tritt eine Pseudogravität auf, die 16–19 Tage dauern kann und bei Heimkaninchen nicht selten ist. Erst nach dieser Zeit sind die Tiere wieder befruchtungsfähig.

Endometritis
Neben einer Spirochäten- oder Listerieninfektion treten Endometritiden oft auch nach einer Geburt auf.
Ätiologie: Aufsteigende Eitererreger (Streptokokken) nach Geburt oder Spirochäteninfektion.
Klinisches Bild: Schleimig-eitriger Ausfluß, das Allgemeinbefinden ist nicht stark gestört, die Scheide leicht gerötet.
Diagnose: Klinisches Bild, Tupferprobe aus der Scheide.

Prognose: Zweifelhaft, in schweren Fällen ungünstig.

Therapie: Parenterale Applikation eines Breitbandantibiotikums. Evtl. vorsichtiges Spülen des Uterus mit Akridinfarbstoffen.

Mastitis

Hochlaktierende Zippen werden davon oft betroffen. Die Jungen werden nicht mehr gesäugt, weil das Säugen für die Mutter schmerzhaft ist.

Ätiologie: Als Erreger findet man meist Staphylokokken oder Streptokokken.

Klinisches Bild: Blauverfärbung, Schmerzhaftigkeit, Verhärtung und leichte Vergrößerung des Gesäuges. Leicht erhöhte Temperatur.

Prognose: Zweifelhaft.

Therapie: Vorsichtige Massage und Entleerung der Milchdrüsen. Lokal Applikation einer entzündungshemmenden Salbe, parenteral Antibiotika.

4 Hamster, Goldhamster, Chinesischer Streifenhamster

4.1 Biologie der Wildform

Die Unterfamilie der Hamsterartigen mit der Gattung Hamster ist mit den drei Untergattungen Großhamster (Bsp. Europ. Hamster), Mittelhamster (Bsp. Goldhamster) und Zwerghamster (Bsp. Chinesischer Zwerghamster) eine artenreiche Gattung, in der allein fünf innerasiatische Zwerghamsterarten unterschieden werden. Nur zwei Arten haben jedoch erfolgreichen Eingang in die Labortierzucht und Liebhaberhaltung gefunden, werden doch in der BDR heute weit über eine Million Goldhamster als Heimtiere gehalten.

Ordnung Rodentia – Nagetiere
  Familie Muridae – Mäuseartige
    Unterfamilie Cricetinae – Hamsterartige
      Gattung *Cricetus* – Hamster
        Untergattung *Mesocricetus*
          – Mittelhamster
          Cricetulus
          – Zwerghamster
        Art *Mesocricetus auratus*
          – Goldhamster
          Cricetulus griseus
          – Chin. Streifenhamster

Die rasche Generationenfolge und die große Anzahl Jungen pro Wurf ermöglichten eine rasche Selektion erwünschter Merkmale in der seit 1938 planmäßig betriebenen Goldhamsterzucht. So wurde die Aggressivität der ursprünglich solitär lebenden Hamster weitgehend herausselektioniert, so daß heute häufig ganze Goldhamsterfamilien einen nicht zu kleinen Käfig bewohnen können. Zuchtrassen und Inzuchtstämme haben Farbvarianten, Albinos und Änderungen der Haarstruktur, sowie Mopsköpfe als Abnormitäten hervorgebracht.

Obwohl bereits 1839 durch WATERHOUSE als Art beschrieben, gelang es erst 1930 wieder durch AHARONI in der Gegend von Aleppo in Syrien ein weibliches Tier mit mehreren Jungen zu fangen, die an die Universität von Jerusalem gelangten und dort vermehrt werden konnten. 1931 gingen die ersten Zuchtpaare an das Staatsinstitut für Medizinische Forschung nach London, 1938 an das Rockefeller Institut nach USA. Von diesen wenigen Zuchtzentren fand der Kleinnager in wenigen Jahren in der ganzen Welt in Laboratorien und Privathand Verbreitung.

Abb. 32. Goldhamster, Jungtier.

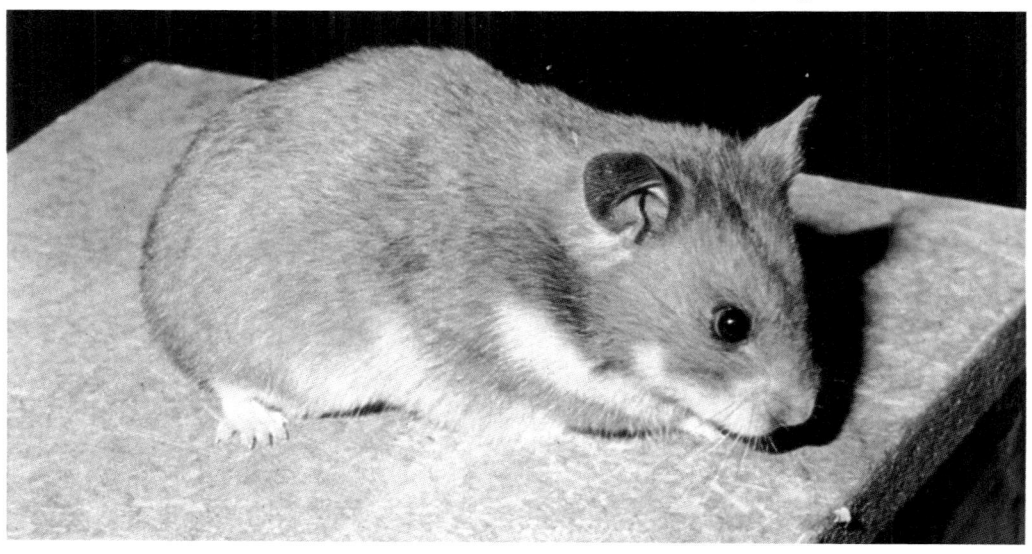

4.1.1 Goldhamster

Der Goldhamster ist ein Bewohner der syrischen Halbwüsten und Getreideanbaugebiete und hat sich in Anatomie und Lebensweise hervorragend angepaßt. Seine Fellfärbung tarnt ihn am Boden ausgezeichnet. Die heißen Tagesstunden und kalten Wüstennächte verbringt er in selbstgegrabenen bis zu zwei Meter tiefen Bauten mit Gangsystemen, Vorrats- und Aufzuchtkammern. Er lebt solitär, die Geschlechter sind nur kurzzeitig zur Paarung vergesellschaftet, mit Erreichen der Geschlechtsreife der Jungtiere löst sich der mütterliche Familienverband auf.

Wie der Europäische Hamster ist auch der Goldhamster territorial und markiert sein Wohngebiet, in dem der Bau das Heim erster Ordnung darstellt, durch Kot und Harn und das Sekret der bilateralen Flankendrüsen. Die kurzen Gliedmaßen sind zur schnellen Fortbewegung wie zum Graben gleich gut geeignet. Durch die sehr beweglichen Zehen kann er ausgezeichnet klettern. Unter den Sinnesorganen sind Gehör und Geruchssinn besser als der Gesichtssinn entwickelt. Die Tasthaare sind zur Orientierung wichtig.

Die Hauptaktivitätszeit ist die Dämmerung. Die natürliche Nahrung besteht aus Wildsämereien, Wurzeln, den seltenen Grünpflanzen, sowie mindestens 30% Kerbtiernahrung. Der Flüssigkeitsbedarf wird aus Saftfutter und Tau gestillt.

Bei Temperaturen unter 10°C verfällt der Goldhamster in Winterruhe und deckt seinen Nährstoffbedarf aus den Fettdepots des Körpers.

Über Verhalten und Fortpflanzung im natürlichen Habitat ist sehr wenig bekannt. In der 3–5 Jahre dauernden Lebenszeit kann das Weibchen 7 bis 8 Würfe pro Jahr produzieren mit einer Fortpflanzungspause in der kälteren Jahreszeit.

In der Labortierzucht unter standardisierten Bedingungen züchten Hamster das ganze Jahr hindurch, wenngleich in der Winterperiode die Würfe kleiner sind. Die 6–15 Jungen eines Wurfes werden mit 2 g Geburtsgewicht als typische Nesthockerjunge mit geschlossener Lidspalte, unbehaart, aber durchgebrochenen Inzisiven geboren. Noch nicht sehr vertraute Hamsterweibchen benötigen während der rund 3wöchigen Säugezeit zumindest am Anfang ausgesprochene Ruhe, um Kannibalismus zu vermeiden. Der Käfig ist vorsichtig zu reinigen.

Durch den Anogenitalabstand ist auch bei neugeborenen Hamstern das Geschlecht gut festzustellen.

Mit 12 Tagen wird die Lidspalte geöffnet und ab 14 Tagen beginnen die Jungen mit der Exploration der Bauumgebung. Junghamster sind ab 14 Tagen außerordentlich spielaktiv und werden vom Muttertier immer wieder in das Nest eingetragen. Untereinander und in der Begegnung mit adulten Hamstern zeigen die Jungtiere durch hochbeinig steifes Laufen in der Hinterhand und Zuwenden der Analregion die Demutsgebärde, die Beißhemmung bei Alttieren auslöst. Angstfiepen unterstützt die Demutshaltung. Bereits während der Säugephase besteht, teilweise im Ultraschallbereich, ständiger Stimmfühlungskontakt. Drohklappern der Inzisivi bei Aggressivität, Angst- und Abwehrkreischen bei Feindbedrohung und Grunzquieken bei Störung vervollständigen das akustische Repertoire. Ebenso wichtig ist die olfaktorische Verständigung, die der Territorialmarkierung und der Geschlechterfindung dient. Die in der Flanke hinter dem Rippenbogen gelegenen pigmentierten Talgdrüsen sind bei beiden Geschlechtern vorhanden, beim Männchen aber stärker ausgebildet. Diese pigmentierten Drüsenfelder führen immer wieder zur Verwechslung mit Hautaffektionen. Harnmarkierungen brünstiger Weibchen signalisieren paarungsbereite Weibchen. Während der Aufzuchtphase erhält das Nest starke olfaktorische Heimtönung und sollte nicht gereinigt oder ausgewechselt werden.

4.1.2 Chinesischer Streifenhamster

Der Chinesische Streifenhamster gehört zur artenreichen Gruppe der paläarktischen Zwerghamster, deren Vorfahren seit dem Eozän durch Besetzung verschiedener ökologischer Nischen eine große Vielfalt in Bau und Biologie entwickelten, die sich in der Arealaufteilung, der Fortpflanzungs- und Ernährungsphysiologie, sowie Populationsdynamik auszeichnet. Der Chinesenhamster gehört zum faunistischen Formenkreis der Halbwüste und Steppe. Fortschreitende landwirtschaftliche Nutzung der eurasiatischen Steppengebiete führten zu einer Massierung in Getreideanbaugebieten.

Dieser Hamster weist eine beträchtliche ökologische Plastizität auf und siedelt als synanthropes Tier in der Mongolei sogar in den Filzzelten der Nomaden.

Wie alle Hamsterarten besitzt auch der Chinesenhamster ausgedehnte Backentaschen, in denen Futter eingetragen wird. Durch Analysen des Backentascheninhaltes ist man über die Ernährung gut unterrichtet. In der Hauptsache werden Samen ein- und mehrjähriger Gräser sowie Spinnen, Insekten und Schnecken verzehrt. Je nach Jahreszeit, Verbreitungsgebiet und Angebot kann der Anteil tierischen Eiweißes in der Nahrung bis zu 60% betragen. Es handelt sich um anpassungsfähige, polyphage Nager, die je nach Wachstum und Samenertrag einzelner Jahre Futterpflanzen austauschen können und sich weitgehend auf Kulturpflanzensamen umgestellt haben.

Der Chinesenhamster ist nachtaktiv, schaltet in der Nachtmitte aber eine Phase verminderter Aktivität ein. Zwerghamster halten keinen Winterschlaf, sind gegen Kälte relativ unempfindlich und wurden noch bei −40° C in Schlagfallen gefangen.

Die Fortpflanzungsperiode schwankt je nach klimatischen Bedingungen von April bis September. Die Trächtigkeitsdauer beträgt 20–22 Tage, die Jungen sind mit 27 Tagen geschlechtsreif. Nach 29 Tagen haben sie ihr Gewichtsplateau erreicht. Nach dem ersten Überwintern werfen die jungen Weibchen 2 bis 4 mal. Die Weibchen der ersten Würfe bringen noch im gleichen Jahr zwei Würfe, die Weibchen des zweiten Wurfes noch einen Wurf Junge, die der restlichen Würfe kommen im gleichen Jahr nicht mehr zur Fortpflanzung. Die durchschnittliche Wurfgröße beträgt sieben Jungtiere. Zwerghamster vermehren sich nicht wie Mäuse in einzelnen Jahren periodisch unterschiedlich stark, sondern haben ein entwicklungsgeschichtlich erworbenes ökologisches Merkmal der Stabilität der Population ausgebildet.

Chinesenhamster besitzen sehr einfache Baue, bei denen der Sommerbau nur aus einer einfachen zum Kessel führenden Röhre und einem blind endenden Gang besteht. Der Winterbau besitzt ein Gangsystem, Kessel, Vorratsraum und Defäkationskammer. Die eingetragenen Futtervorräte übersteigen selten 500 g.

4.2 Anatomie

4.2.1 Goldhamster

Die Rumpflänge des erwachsenen Goldhamsters beträgt 17–18 cm, der Schwanz ist 1,2 cm lang. Das dichte plüschartige Deckhaar ist an der Oberseite braungelb, mit einem dunkelbraunen Anflug der Haarspitzen der Rückenpartie. Körperunterseite weißgelb, Füße und Schwanz weiß. Die Vordergliedmaße trägt vier Zehen mit einem rudimentären Daumen, an der Hintergliedmaße sind fünf Zehen gut entwickelt. Zahnformel: $\frac{1\ 0\ 0\ 3}{1\ 0\ 0\ 3}$

Bilateral in der Flanke hinter dem letzten Rippenbogen liegen die Seitendrüsen, pigmentierte Talgdrüsen, die von einem dunklen Haarkranz umgeben sind.

Das weibliche Tier besitzt 7 bis 11 Paar Zitzen. Die Inzisivi wachsen lebenslang nach und tragen den Schmelz nur an der labialen Fläche. Durch die schnellere Abnutzung der weicheren Innenseite bleiben sie stets meißelartig scharf. Veränderungen der Backenzähne durch Überwachstum werden nicht beobachtet.

Bauch- und Beckenorgane

Der Magen ist zweihöhlig zusammengesetzt. Die helle kutane Schleimhaut des Vormagens ist durch einen deutlichen *Margo plicatus* von der rötlichen Drüsenschleimhaut des Drüsenmagens getrennt. An die Einmündung des *Ösophagus* schließt ein handschuhfingerartiger Vormagen an. Die Gesamtlänge des Darmes beträgt beim ausgewachsenen Goldhamster die fünffache Körperlänge, ca. 70 cm. Unmittelbar am Magen anliegend liegt in dem Duodenumwinkel das *Pankreas*. Die 4–5 Jejunumschlingen sind an einem kurzen Gekröse befestigt. Sie liegen dorsal und kaudal der Colonschleife. Das anschließende Ileum mündet direkt an der Zäkumgrenze in das Colon ascendens. Der Blinddarm liegt häufig schneckenartig aufgerollt in der ventralen Bauchhälfte.

Die Leber liegt in der gesamten Ausdehnung dem Zwerchfell an und ähnelt in der Lappung der des Schweines.

Die zungenförmige, im Querschnitt dreieckige Milz liegt kaudal seitlich des Vormagens. Die gut in Fett eingebetteten Nieren mit den Nierenlymphknoten liegen parallel und paramedian, die rechte Niere weiter kranial als die linke. Die ebenfalls im Fett liegenden eiförmigen Nebennieren sind ziemlich groß ausgebildet.

Der Uterus ist als Uterus duplex ausgebildet und erstreckt sich mit seinen wenig gewundenen Hörnern dorsal der Leibeswand bis zum kaudalen Nierenpol. Die Hodengröße des Goldhamsters wechselt je nach Brunstzeit stark. Die Ho-

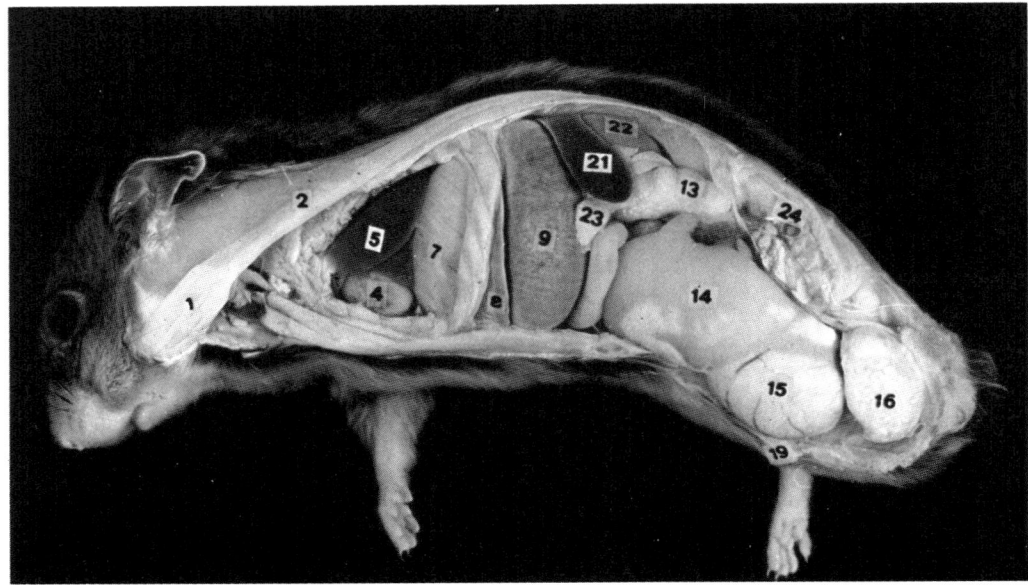

Abb. 33. Situs eines männlichen Goldhamsters.

1 = Backentasche,	5 = linke Lunge;	13 = linke Samen-	16 = Nebenhoden-	22 = linke Niere;
Bursa buccalis;	7 =Zwerchfell;	blasendrüse;	schwanz;	23 = Pankreas,
2 = M. retractor,	8 = Leber;	14 = Fettkörper um	19 = Präputial-	Pars sinistra;
bursae buccalis;	9 =Vormagen;	Nebenhodenkopf;	öffnung;	24 = Acetabulum.
4 = Herz;		15 = linker Hoden;	21 = Milz;	

den sind stets in starke Fettpolster eingebettet. Der *Musculus cremaster externus* ist stark entwickelt. Gut ausgebildet sind auch die akzessorischen Geschlechtsdrüsen. Die Harnblase ist in mäßig gefülltem Zustand erbsengroß.

Brusthöhle
Das Herz liegt auf der linken Seite mit der Spitze kaudo-lateral gerichtet und verdrängt die linke Lunge.

Die linke Lunge zeigt keine Lappung, während die rechte in je einen Spitzen-, Herz-, Zwerchfells- und Anhangslappen gegliedert ist.

4.2.2 Chinesischer Streifenhamster

Der Chinesische Streifenhamster unterscheidet sich im Skelett vor allem durch den längeren Schwanz mit 12–14 Schwanzwirbeln. Der Endabschnitt des *Colon ascendens* bildet ein einfa-

Abb. 34. Skelettmodell eines Chinesischen Streifenhamsters *(Cricetulus griseus).*

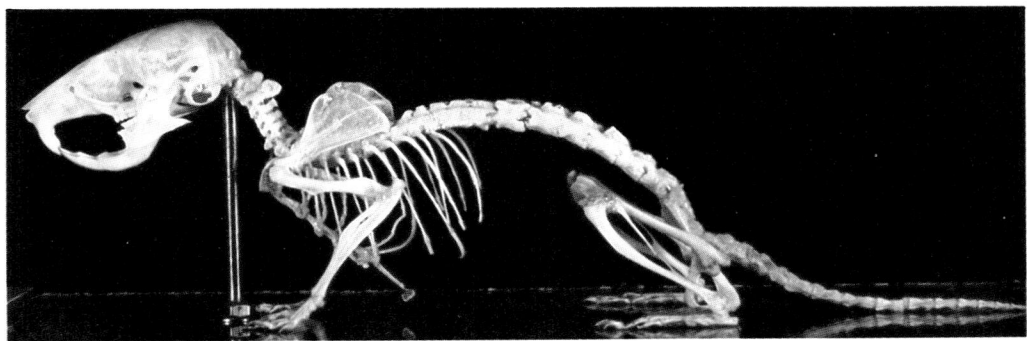

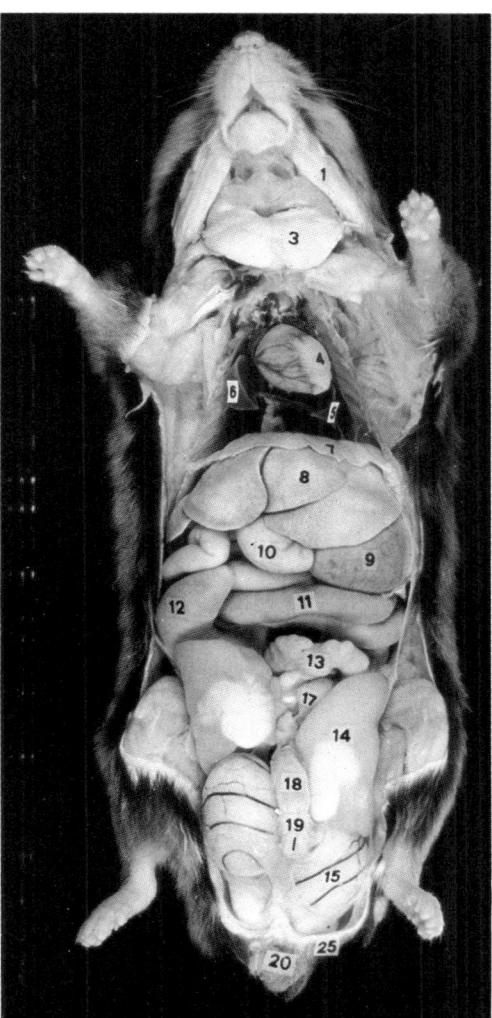

Abb. 35. Brust-Bauchsitus eines männlichen
Goldhamsters.

1 = Backentasche,	13 = linke
Bursa buccalis;	Samenblasendrüse;
3 = Fettkörper;	14 = Fettkörper um
4 = Herz;	Nebenhodenkopf;
5 = linke Lunge;	15 = linker Hoden;
6 = rechte Lunge;	17 = Harnblase;
7 = Zwerchfell;	18 = Penis;
8 = Leber;	19 = Präputial-
9 = Vormagen;	öffnung;
10 = Drüsenmagen;	20 = Anus;
11 = Jejunum;	25 = Scrotum.
12 = Caecum;	

ches U im Gegensatz zur Doppel-S-Schleife des
Goldhamsters. Der Chinesenhamster besitzt im
Gegensatz zum Goldhamster keine Gallenblase.
Die Hoden sind beim Zwerghamster sehr groß
ausgebildet und verlagern den After weiter kaudal, so daß unterschiedliche Rektumlängen zwischen männlichen und weiblichen Zwergham-
stern festgestellt wurden. Die Nieren sind wie
beim Goldhamster glatt und einwarzig. *Urethra*
und Scheide münden bei Gold- und Chinesenhamster vollständig getrennt. Die Gebärmutter
ist als *Uterus bicornis subseptus* ausgebildet.
Beim männlichen Chinesenhamster ist der Abstand zwischen *Anus* und Präputialöffnung ca.
viermal so groß wie der vom *Anus* zum *Orifi-
cium urethrae externum* beim weiblichen Tier.
Dadurch ist bereits bei neugeborenen Tieren
eine Geschlechtsbestimmung gut möglich.

4.3 Physiologie

Der Goldhamster wird seit 1948 in Deutschland
als vielseitiges Modell für die medizinisch-phar-
makologische Forschung, in weit größerer Zahl
aber als Heimtier gezüchtet und verwendet.
Seither wurde in über 4000 Publikationen über
dieses Tier berichtet und zahlreiche physiologische Angaben erarbeitet.
1919 wurden Chinesenhamster bereits in Chi-
na als Labortiere verwendet. Das Interesse er-
wachte aber erst mit der Erzüchtung eines Dia-
betikerstammes und seit dem Zürcher Symposium (1970) über diesen Hamster sind rund 800
Arbeiten veröffentlicht worden. Als Heimtier
werden diese possierlichen und sauberen Nager
nur zögernd gepflegt (s. Tab. 4 Seite 72).

Verdauung

Beide Arten sind Gemischtköstler mit hohem
Bedarf an Eiweiß, Fett und Vit. A/E.
Charakteristisch sind die Backentaschen als
dünnwandige Ausstülpungen der Backenschleimhaut, die sich vom Mundwinkel bis zur
Schulter erstrecken.
Die Tasche ist mit kutaner, verhornter
Schleimhaut ausgekleidet und dient als Nah-
rungsspeicher, verdauungsphysiologisch wahrscheinlich ohne Funktion. Das Herausfallen der
Nahrung wird durch eine mundhöhlenwärtige
Verdickung der Schleimhaut und mundhöhlen-
wärts gerichtete borstenähnliche Haare verhindert. Die Taschen werden durch Massage mit
den Vordergliedmaßen entleert.

Tab. 4. Physiologische Daten

	Goldhamster	Chin. Streifenhamster
Allgemeines		
Körpertemperatur	36,8 – 37,8 °C	37,0 – 37,9 °C
Herzschlagfrequenz	280 – 420/min	⌀ 510 – 560/min
Atemfrequenz	75 Züge/min	90 – 120 Züge/min
Lebenserwartung	3 – 4 Jahre	3 Jahre
Höchstalter	4 Jahre	4 Jahre
Chromosomen	(2 n) = 44	(2 n) = 22
Futterverbrauch	⌀ 15 g/Tag	⌀ 5 g/Tag
Minimalanforderung an die	3,5 – 4 g Eiweiß/Tag	2 g Eiweiß/Tag
Futterzusammensetzung		Laborhaltung bei Trockenfutter
Wasserverbrauch	5 – 8 ml/100 g KG	ca. 2 ml
Gewicht erwachsen	♂ 120 – 170 g	♂ 35 – 40 g
	♀ 150 – 180 g	♀ 30 – 38 g
Fortpflanzung		
Geschlechtsreife	6 – 8 Wochen	bis 14 Wochen
Brunstzyklus	4 Tage	4 Tage
Tragzeit	15 – 18 Tage	21 Tage
Zitzenzahl	14 – 22	8
Jungenzahl	4 – 7	2 – 12 ⌀ 7
Geburtsgewicht	2 g	1,6 – 1,8 g
Absetzalter	21 Tage	15 Tage
Zuchtnutzung	2 Jahre	$2^{1}/_{2}$ Jahre
Hämatologische Daten *(für adulte Tiere)*		
Hämatokrit	42 – 50 %	39 – 51 %
Hämoglobin	14,1 – 17,6 g/dl	12,6 – 17 g/dl
Erythrozyten	6,5 – 8,2 10^{6}/µl	8 – 10,2 10^{6}/µl
MCH	20,7 – 22,5 pg	15,2 – 16,8 pg
MCHC	32,7 – 35,8 g/dl	32 – 33,3 g/dl
MCV	60 – 67 fl	46 – 51 fl
Retikulozyten	1,6 – 9,6 %	1,4 – 10,1 %
Thrombozyten	250 – 572 · 10^{3}/µl	380 – 1100 · 10^{3}/µl
Leukozyten	4,5 – 8,4 · 10^{3}/µl	1,1 – 9,5 · 10^{3}/µl
Differenzierung:		
Neutrophile Granulozyten	0,4 – 3,2 · 10^{3}/µl	0,2 – 1,7 · 10^{3}/µl
Eosinphile Granulozyten	0 – 0,4 · 10^{3}/µl	0 – 0,2 · 10^{3}/µl
Basophile Granulozyten	0	0
Monozyten	0 – 1 · 10^{3}/µl	0 – 0,2 · 10^{3}/µl
Lymphozyten	3 – 5,9 · 10^{3}/µl	0,7 – 8,6 · 10^{3}/µl
Klinisch-chemische Daten		
Serumproteinkonzentration	58 – 70 g/l	
Harnstoff	4,7 – 10,3 mmol/l	
Kreatinin	35 – 89 mmol/l	
Calcium	2,5 – 3,4 mmol/l	
Phosphor	0,3 – 1,04 mmol/l	

4.4 Haltung und Fütterung

4.4.1 Haltung

Entsprechend ihrer sozialen Struktur werden Hamster am besten einzeln gehalten. Männchen wie Weibchen sind hierfür gleich gut geeignet und werden bei Anschaffung als Jungtiere und sachkundiger Betreuung gleich zahm. Zur Zucht müssen mehrere Käfige zur Verfügung stehen, da Männchen und Weibchen unverträglich sind und es mit wenigen Ausnahmen zu Beschädigungskämpfen und Kannibalismus kommt. Lediglich weibliche Wurfgeschwister des Chinesenhamsters können vergesellschaftet gehalten werden, dürfen aber auch kurzfristig nicht getrennt werden, da die Veränderung des Individualgeruches eine erneute Vergesellschaftung meist ausschließt. 3–4 Wochen alte Junghamster eignen sich am besten zur Gewöhnung an den Pfleger, sind aber in diesem Alter sehr bewegungsaktiv und schreckhaft. Tiere ab der 7. Woche sind weniger anfällig und auch als Zooanthroponosenträger unbedenklicher.

Ein einzelner Hamster benötigt einen Käfig mit einer Mindestgrundfläche von 30×40 cm bei 30 cm Höhe. Zur Aufnahme der Einstreu ist eine Plastikwanne als Boden geeignet, der Käfigteil sollte quer vergittert sein, um ein gutes Klettern zu ermöglichen. Auch Terrarien sind geeignet, doch muß mindestens eine Schmalseite zur besseren Luftzirkulation vergittert werden. Alle Behälter müssen durch einen gut schließenden Deckel gesichert sein.

Als Einstreu eignen sich Hobelspäne oder gut entstaubtes Sägemehl. Handelsübliches Sägemehl belastet durch die Staubentwicklung bei der Grabtätigkeit den Atmungtrakt sehr stark. Torf enthält häufig Pilzsporen und sollte daher nicht verwendet werden. Hamster legen in ihrem Käfig eine Harnstelle an, die leicht gereinigt werden kann. Hamster sind sehr bewegungsaktiv. Sie nehmen daher das Laufrad schnell und gerne an, und eine benagbare Inneneinrichtung aus Ästen schafft weitere Explorationsmöglichkeiten.

Eine mit durch Erhitzen sterilisierter Erde gefüllte Grabkiste sowie ein Schlafkistchen aus Holz mit zwei Öffnungen und aufklappbarem Dach vervollständigen die Inneneinrichtung. Als Nistmaterial sollten Papiertaschentücher, Heu, Zellstoff oder Papier angeboten werden. Die im Handel befindliche synthetische Watte führt durch Ligaturen um die Gliedmaßen immer wieder zu Nekrosen.

Futtergefäße müssen stabil sein und den hygienischen Anforderungen entsprechen. Trinkwasser wird am besten durch die Selbsttränkeflasche angeboten. Wie die meisten grabenden Nager benötigen Hamster eine Luftfeuchtigkeit von 40–50%. Die Haltungstemperatur für Goldhamster liegt zwischen 20 und 23° C, für Chinesenhamster nicht über 20° C. Bei Temperaturen unter 8° C können Goldhamster in eine Winterruhe verfallen. Hamsterkäfige sollen hell, zugfrei und nicht direkt an der Sonne stehen.

4.4.2 Fütterung

Bei der Fütterung muß in der Menge dem Hamsterverhalten – Eintragen und Deponieren der Nahrung und späterer Verzehr – Rechnung getragen werden. Der erwachsene Goldhamster benötigt pro Tag ca. 15 g pelletiertes Fertigfutter, der Chinesenhamster ca. 5 g. Der Eiweißgehalt eines Hamster-Alleinfutters darf nicht unter 18% liegen. Der Bedarf an Fett von mind. 2½% des Futters wurde bereits erwähnt. Der Kohlenhydratgehalt des Alleinfutters wird mit 58%, der Rohfasergehalt mit 8% angegeben. Der Calciumbedarf liegt zwischen 0,3 und 0,5% des Alleinfertigfutters. Ebenfalls wurde auf den hohen Bedarf von Karotin und Vitamin E hingewiesen. Die pelletierte Grundnahrung kann durch Sämereien, Hundebiskuits, Hirserispen sowie Insekten (Mehlwürmer, Grillen, Heuschrecken) ergänzt werden.

Als Saftfutter sind Möhren, Äpfel, Sellerie, chemisch unbehandelte Salatsorten sowie an unbedenklichen Standorten gewonnene Grünfutterarten wie Löwenzahn, Hirtentäschel und Gras geeignet. Auch Kartoffeln dürfen verfüttert werden, doch sind die Keime wegen des Solaningehaltes giftig. Frischreifer Milchmais wird besonders geschätzt. Gutes Heu dient als Rauhfutter und zur Nestpolsterung. Knospen und Äste von unbehandelten Obstbäumen, Weichhölzern wie Weide, Haselnuß sowie Kalbsknochen dienen dem Nagebedürfnis und führen wertvolle Stoffe zu.

Nach guter Zähmung kann dem Hamster kontrollierter Auslauf im Raum gestattet werden.

4.5 Untersuchungsmethoden

Leitsatz

Hamster in fremder Umgebung, nicht eingewöhnte, kranke Tiere und solche, die im Schlaf-

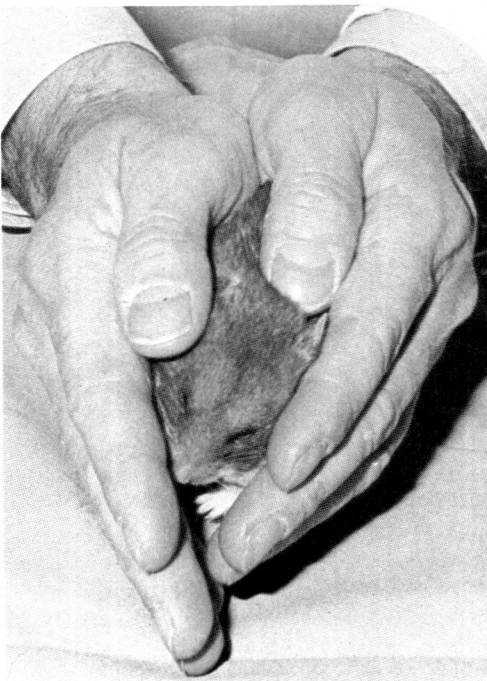

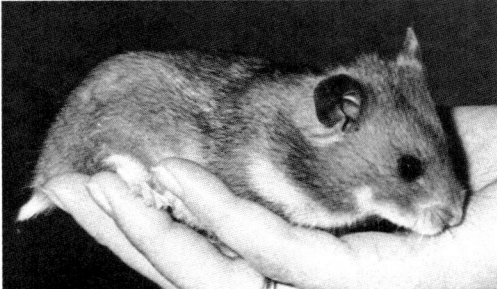

Abb. 37. Vertraute Tiere bleiben ohne Fixation auf der Hand. Bei allen Kleintieren zunächst möglichst ohne Zwang arbeiten.

Abb. 36. Höhlen- und Halbhöhlenbewohner fühlen sich durch die umschließenden Hände geborgen, sind so zu fangen und beruhigen sich zur Untersuchung.

nest gestört werden, können empfindlich beißen. Auch trächtige und säugende Weibchen sind sehr aggressiv.

Man lasse den Tieren vor der Untersuchung genügend Zeit, um aufzuwachen und mit der Umgebung vertraut zu werden.

Wie beim Gerbil hat sich zur äußeren Adspektion ein Plexiglasbeobachtungskäfig bewährt.

Handhabung
Vertraute Tiere können durch Umfassen von oben aufgenommen werden. Viele Tiere klettern auf die in einer Käfigecke untergeschobene Hand und werden zur Beruhigung mit der anderen hohlen Hand dachförmig abgedeckt.

Wehrhafte Hamster werfen sich bei unsachgemäßen Fangversuchen oft auf den Rücken und sind schwer zu fassen. Häufig kann man sie in einem etwas größeren Behälter laufen lassen und mit zielgerichtetem Griff die Nackenhaut fassen. Dabei muß die Hautfalte sofort gerafft werden, um Kopfdrehen und Beißen zu vermeiden, da Hamster eine sehr lockere Nackenhaut besitzen. Der so fixierte Hamster liegt dann mit

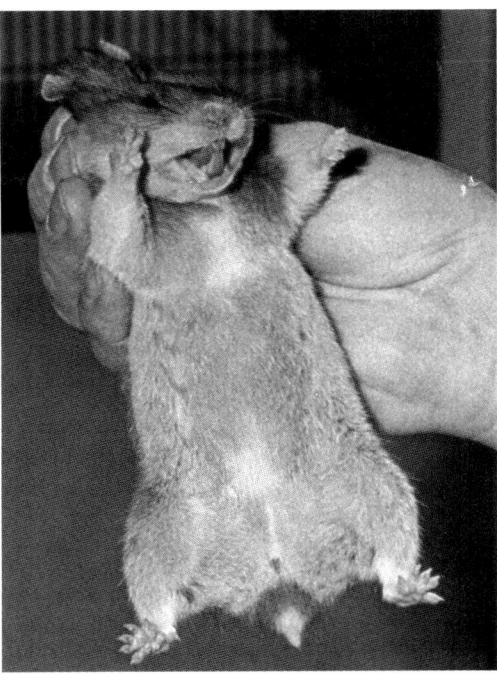

Abb. 38. Zwangsfixation zur Palpation, Maulhöhleninspektion und Applikation von Medikamenten.

dem Rücken in der stützenden Hand und die Ventralseite ist der Untersuchung zugänglich.

Entlaufene oder ungreifbare Hamster läßt man in einen röhrenartigen Behälter laufen und kann so eine Inhalationsnarkose einleiten.

Anamnese und klinische Untersuchung werden wie bei dem Gerbil beschrieben vorgenommen.

Röntgenologische Untersuchung
Für laterolaterale Übersichtsaufnahmen ist der Plexiglasröntgenkasten sehr geeignet. Die Auf-

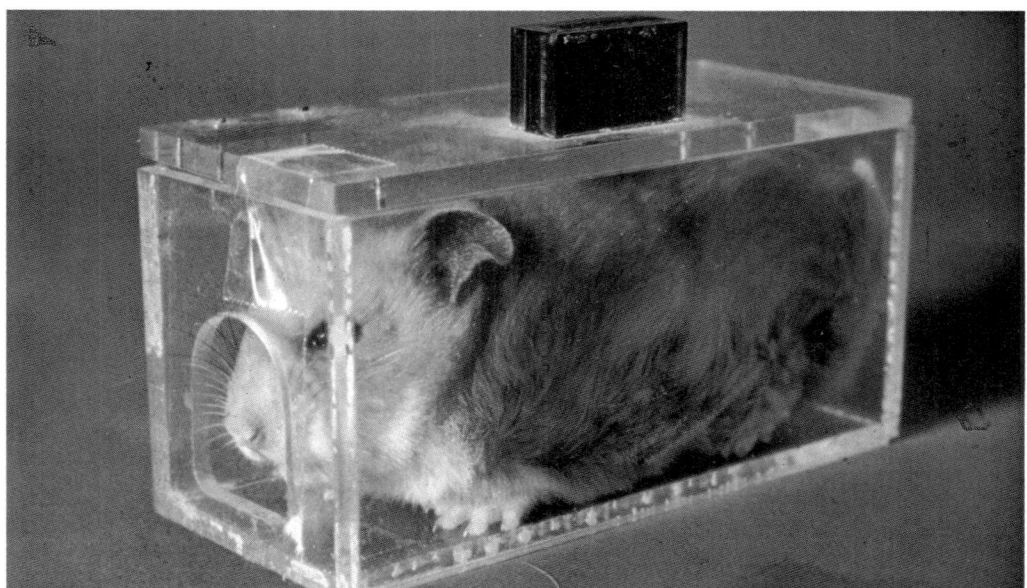

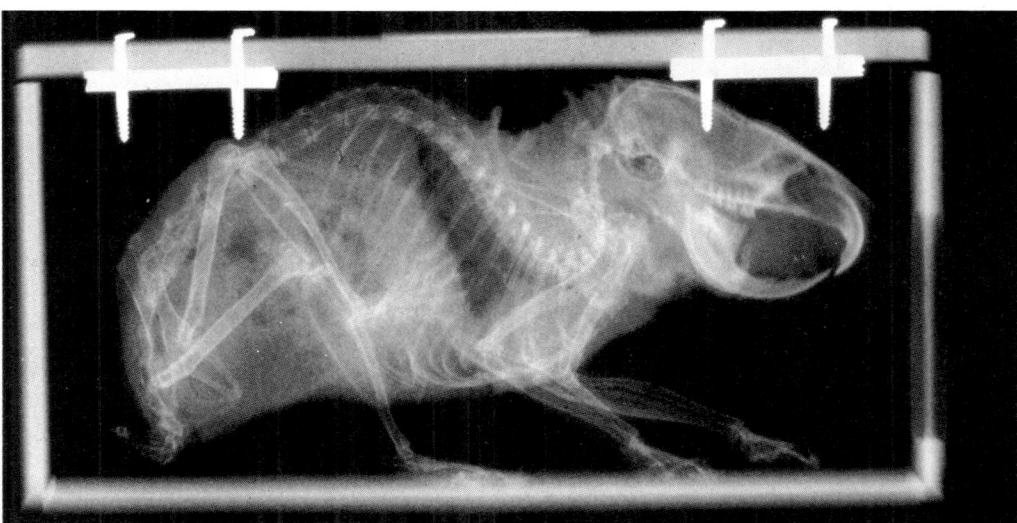

Abb. 39 und 40. Röntgenübersichtsdarstellung ohne Strahlenexposition des Menschen mittels Plastikkasten.

nahme zeigt den Hamster meist in physiologischer Stellung ohne die fixationsbedingten Artefakte. Außerdem sind Hamster mit Bleihandschuhen fast nicht zu fixieren.

Eine Methoxyflurane-Narkose mittels Maske oder im Narkosekasten ist für röntgenologische Untersuchungen meist ausreichend.

Erwachsene Hamster wurden für die Abdomenaufnahme l/l wie folgt exponiert (Tab. 5). Die Beurteilung der Aufnahmen folgt dem Vorgehen beim Gerbil.

Tab. 5. Abdomenaufnahme eines Hamsters

kV	mAs	Focus Film	Folie	Film
40	32	1,15 m	Trimax	XUD

Blutentnahme

Hamster besitzen einen retrobulären Venenplexus, beim Chinesenhamster ist eine retrobulbäre Venentasche ausgebildet, aus dieser kann mittels heparinisierter Glaskapillare vom medialen

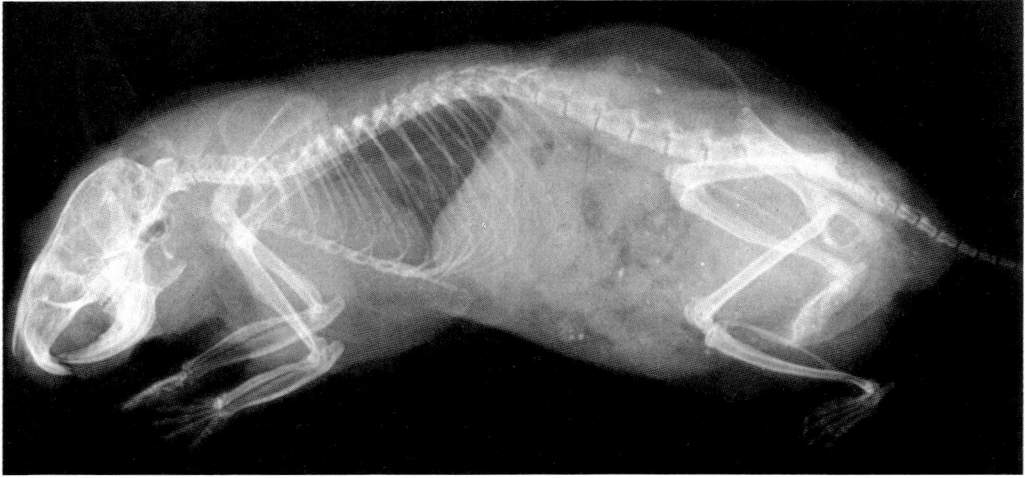

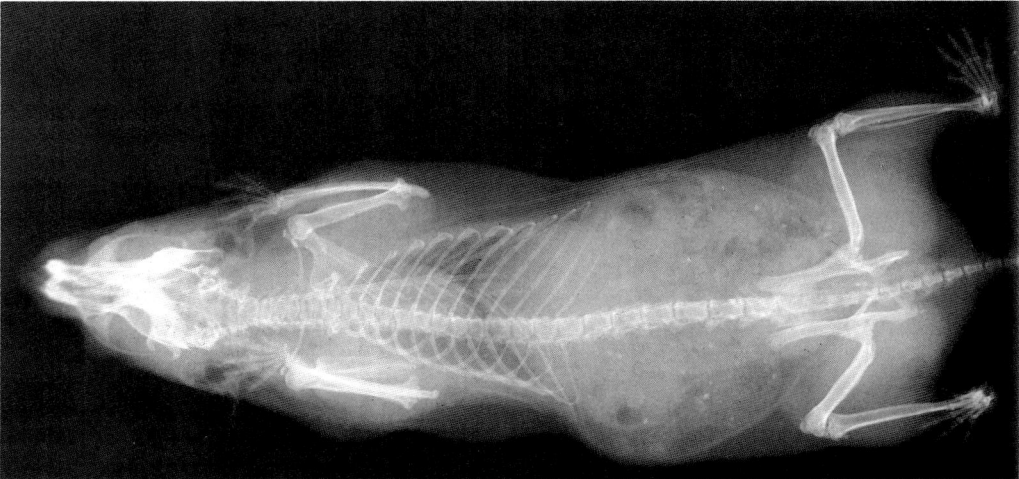

Abb. 41 und 42. Röntgenübersicht Goldhamster.

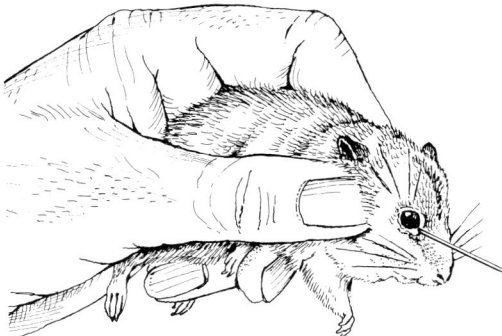

Abb. 43. Blutentnahme aus der retrobulbären Venentasche bei einem Chinesischen Hamster.

Augenwinkel aus Blut entnommen werden. Der Einstich erfolgt ruckartig mit leicht drehender Bewegung in kaudomedialer Richtung. Die Tasche liegt in der Tiefe der Orbita.

Durch Umfassen des Hamsters vom Rücken her werden zugleich die Halsvenen gestaut.

4.6 Anästhesie

Sedation
Eine kurzzeitige Sedation zu Untersuchungszwecken und Röntgenaufnahmen kann mit Ketamin HCL (Vetalar) 10 mg/100 g KG erzielt werden, die Applikation erfolgt in die langen Sitzbeinmuskeln.

Methoxyflurane führt häufig zu Exzitationen und Atemstillstand.

Narkose
Eine operationstiefe reflexfreie Narkose wird mit Ketamin HCL (Vetalar) 20 mg/100 g KG intraperitoneal erreicht, die Narkose dauert 15–30 Minuten.

Auch die Kombination von Ketamin HCL (Vetalar) 10 mg/100 g KG und anschließender Methoxyfluranegabe führt zu einer 20–30 Minuten dauernden Narkose.

Höhere Dosen von Ketanest bewirken Apnoe und Bradykardie. Die Prämedikation von 0,1 mg/kg KG Atropin sulfuric, subkutan wird empfohlen.

Äther ist nicht geeignet.

Nembutal 6%ig kann in der Dosierung von 6 mg/100 g KG ebenfalls verwendet werden.

Eine Auskühlung muß während der Narkose und Aufwachphase durch Lagerung auf einem Heizkissen verhindert werden.

Euthanasie
Die Euthanasie wird mit Natriumpentobarbital (Vetarnarcol) 1 ml i. p. angewärmt. durchgeführt.

Krankheiten

Epizootien sind bei Gold- und Zwerghamster nicht bekannt. Daurische Zwerghamster wurden in Nordchina als Träger pestinfizierter Flöhe ermittelt.

Seit der intensiven Zucht dieser Hamster sind aber eine Reihe Erkrankungen bekannt geworden, die neben den experimentellen Infektionen Gesundheit und Zuchtleistung beeinträchtigen.

4.7 Virale Erkrankungen

Lymphozytäre Choriomeningitis (LCM)
(Zoonose) (Farbtafel Seite 115)
Ätiologie: Ein weltweit verbreitetes RNS Virus, das sein Hauptreservoir in sehr ungleichmäßig befallenen Wildmäusen (3,3–34,7%) hat.
Pathogenese: Mäuse können intrauterin oder postnatal aerogen, peroral oder konjunktival infiziert werden. Nach Ausbildung der immunologischen Toleranz infizieren Mäuse als lebenslange Dauerausscheider u. a. auch Hamster. Infizierte Goldhamster beherbergen infektiöse Viren meist nur bis zum Alter von drei Monaten.
Klinisches Bild: Bei natürlicher Infektion treten in der Regel keine Krankheitssymptome auf, selten wird Kümmern oder Spontantod beobachtet.

Experimentelle Infektionen verursachen Konjunktivitis, Fellschäden, Bewegungsarmut, aufgekrümmten Rücken, Streckkrämpfe oder Lähmungen.

Die Inkubationszeit beträgt fünf Tage, die Hamster erkranken meist nach dem Absetzen in der 4.–6. Lebenswoche.

Das LCM Virus wird durch Kot, Harn und Speichel auch auf den Menschen übertragen und kann nach 6–13tägiger Inkubationszeit grippeähnliche Symptome, Meningitiden und Meningoenzephalitiden mit langen Rekonvaleszenzen hervorrufen. Fetopathien in der zweiten Schwangerschaftshälfte werden nach LCM Infektionen ebenfalls beobachtet.
Diagnose: Der Nachweis ist virologisch-serologisch möglich. LCM virushaltige Rückenmarksflüssigkeit und Blut von Goldhamstern erzeugt nach intrazerebraler Applikation bei Mäusen nach 2–3 Wochen Antikörper, die mittels KBR nachgewiesen werden können. Blut und Organsuspensionen von latent infizierten Goldhamstern erzeugen bei Mäusen nach Injektion innerhalb von fünf Tagen schwere Allgemeinsymptome und Tod.
Prophylaxe: Das Virus wird in der Umwelt rasch inaktiviert. Hygiene und gute Desinfektion mit heißem Wasser und Haushaltsreinigungsmitteln verhindern die Infektion.

Infizierte Goldhamster beherbergen infektiöses Virus nur bis zum 2.–4. Lebensmonat.

Durch Neuzukauf von älteren Tieren wird die Infektionsmöglichkeit vermieden.

Speichelkrankheit
Ätiologie: Zytomegalie Viren (DNS Viren) mit starker tierartlicher Spezifität.
Pathogenese: Nach serologischen Untersuchungen sind 65% der Wildmäuse Virusträger. Zytomegalie Viren kommen neben dem Hamster bei Hausmaus, Ratte, Meerschweinchen, Affen, Mensch vor. Der Infektionsweg ist noch nicht genau bekannt, es wird ein peroraler Infektionsweg angenommen.
Klinisches Bild: Beim Hamster verläuft die Infektion meist inapparent. Es können aber wie beim Meerschweinchen Entzündungen der Speicheldrüsen mit mumpsähnlichen Symptomen sowie von kaudal nach kranial fortschreitende Lähmungen auftreten. Konjunktivitiden sind nicht selten.
Diagnose: Histologischer Nachweis der Zyto-

megalie der Speicheldrüsenepithelzellen, Tierversuch an Jungmäusen oder Nachweis von neutralisierenden oder komplementbindenden Antikörpern.
Therapie: Eine Spontanheilung mit lebenslanger Immunität ist möglich.

Infantile Enteritis
Ätiologie: Bisher unklassierte DNS Viren.
Pathogenese: Die Infektion wurde bisher nur beim Hamster beobachtet. Der Infektionsweg ist nicht geklärt.
Klinisches Bild: Bis zum Absetzalter erkrankten die Hamster an einer letalen Enteritis mit häufig starkem Durchfall. Die Krankheit konnte nicht auf Mäuse übertragen werden und adulte Hamster sind resistent.
Diagnose: Pathologischer Nachweis der typischen Enteritis und Nachweis der Zytopathogenität des Virus in einer Zellkultur von Fibroblasten embryonaler Hamster.
Therapie: Keine.

4.8 Bakterielle Erkrankungen

Bartonellose
Hamster sind Träger von apathogenen *Grahamella cricetuli*, die durch blutsaugende Arthropoden übertragen werden. Der Erreger persistiert im Hamster und führt nur bei schweren Streßsituationen, wie Virusinfektionen, zu Ikterus, Anämie, Abmagerung und Blutharnen.
   Der Erreger ist mikroskopisch nachweisbar im akridin = orange-gefärbten Blutausstrich bei Dunkelfeldfluoreszenz.

Leptospirose
Obwohl Hamster für Leptospireninfektionen sehr empfänglich sind und daher im diagnostischen Tierversuch zum Nachweis von Leptospiren Verwendung finden, spielen Gold- und Chinesenhamster in der Heimtierhaltung als Infektionsquelle keine Rolle.

Listeriose
Ätiologie: *Listeria monocytogenes.*
Pathogenese: Der fakultativ pathogene Erreger kommt in der Umwelt, auf Pflanzen und im Kot vieler Tierarten vor. Spontane Erkrankungen sind beim Hamster beschrieben. Die Infektion erfolgt peroral.
Infektionsweg: Peroral.
Klinisches Bild: Meist inapparenter Verlauf.

Septikämien, subkutane Abszesse und respiratorische Komplikationen sind möglich.
Diagnose: Kultureller Nachweis bei Trägern aus Kotproben oder Erregernachweis in Sektionsmaterial.

Salmonellose siehe Gerbil.

Staphylokokkeninfektion siehe Gerbil.

Tyzzer Disease siehe Gerbil.

Naßschwanzkrankheit siehe Gerbil.
(Farbtafel Seite 116)

Streptokokkeninfektion siehe Gerbil.

4.9 Mykotische Erkrankungen

4.9.1 Dermatomykosen siehe Gerbil

Trichophytie siehe Gerbil
(Farbtafel Seite 116).

4.10 Parasitäre Erkrankungen

4.10.1 Endoparasiten
Als parasitäre, teils kommensale Protozoen kommen Entamöben und Giardien vor. Ferner Trichomonaden, jedoch ohne klinische Befunde.

Abb. 44. Dermatomykose bei Hamster und Kind.

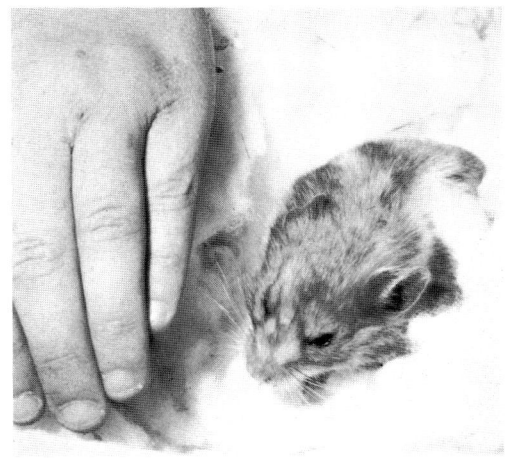

Unter den Bandwürmern wurden *Hymenolepis nana, Catenotaenia cricetorum* und *Strobilocercus fasciolaris,* Finne des Katzenbandwurms *Taenia hydatigena* und von den Rundwürmern *Syphacia obvelata* gefunden.

4.10.2 Ektoparasiten

Stärker haben Hamster unter Ektoparasiten zu leiden, auch im Freileben sind sie Träger von Milben und Flöhen.

Von Ratten übertragene Rattenläuse *(Polyplax spinulosa)* können bei Hamstern Todesfälle durch ständige Irritation, Blutverlust und bakterielle Dermatitiden hervorrufen.

Demodex criceti- und *Demodex aurati*-Befall ist bei Hamstern weit verbreitet, der häufig erst bei alten oder kranken Tieren manifest wird.

Bei diesem Milbenbefall können neben Papeln und Krusten auch Haarlosigkeit auftreten.

Gefürchtete Ektoparasiten des Hamsters sind verschiedene Milben *(Sarcoptes anacanthos, Notoedres notoedres, Ornithonyssus = Bdellonyssus bacoti).* Die Räude des Goldhamsters wird häufig nicht erkannt, da kein Haarausfall auftritt. Drei Wochen nach Befall ist die Haut des ganzen Tieres unter einem weitgehend intakten Fell verkrustet und die Tiere sterben innerhalb einer Woche.

Eine Therapie ist in Zuchten nicht angezeigt, sorgfältige Desinfektions- und Hygienemaßnahmen sind jeweils vor neuem Zuchtbeginn zu treffen.

Die Behandlung einzelner Hamster wird wie bei dem Gerbil vorgenommen. Zur Vermeidung von Unterkühlung und Angehen von Mykoplasmeninfektionen sind die Tiere nach dem Alugan-Bad sorgfältig zu trocknen und zu wärmen.

4.11 Nichtinfektiöse Erkrankungen

Zahnanomalien

Genetisch bedingte Malokklusion und Zahnüberwachstum wurden bisher bei uns nicht beobachtet. Schneidezahnüberwachstum kann jedoch bei ungeeignetem Futter mit fehlender Abnützung auftreten. Zur Vermeidung von Fissuren der Zähne bis in das Zahnfach sind Korrekturen mit der Zahnschleifscheibe und nicht durch Abkluppen vorzunehmen (Farbtafel Seite 115).

Abb. 45. *Infektion mit Trichophyton gypseum.*

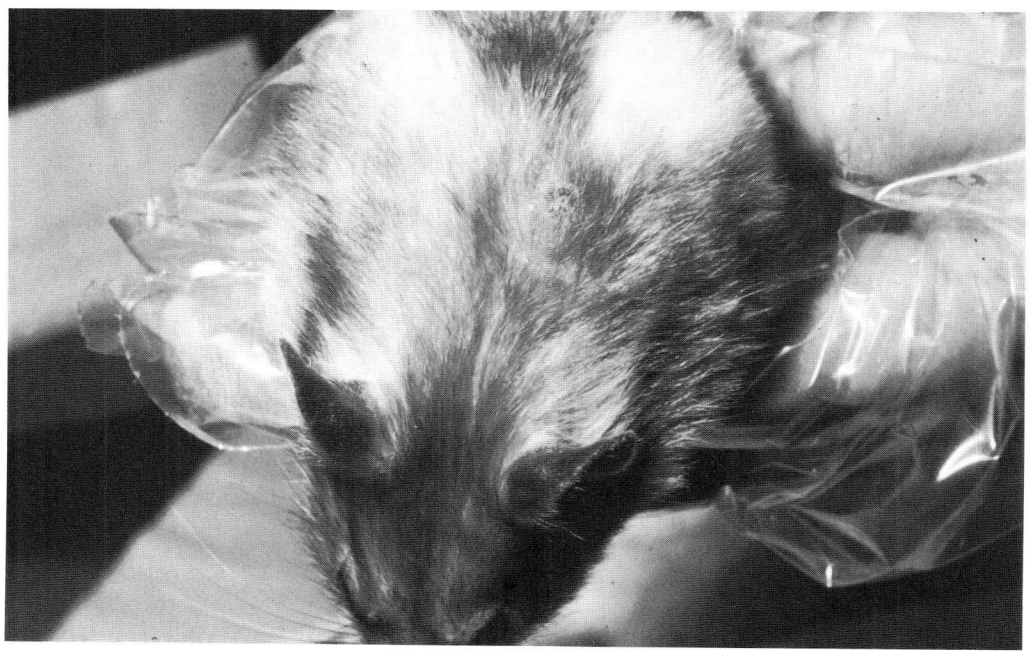

Lähmungen der Nachhand

Goldhamster zeigen nach Stürzen häufig Schocksymptome, auch treten danach nicht selten Lähmungen der Nachhand auf, ohne daß röntgenologisch an der Wirbelsäule Veränderungen sichtbar sind. Eine subkutane Infusion einer Standard Elektrolytlösung (Serofusin) von 2–4 ml/Tier s. c. und Ruhe mit Wärme hat häufig Erfolg.

Verschiedene Krankheitsbilder

Nicht selten fanden wir Endometriumhyperplasien und Pyometra. Der alle 5–7 Tage auftretende postovulatorische Scheidenausfluß ist aber ein Normalbefund.

Diätfehler und Enteritiden führen manchmal zu **Rektumprolaps,** der nach Reposition mit einer Tabaksbeutelnaht behoben werden kann (Farbtafel Seite 116).

Ungenügender Eiweißanteil im Futter, Crowding oder Beunruhigung kann zu **Kannibalismus** und **Jungenfressen** führen.

Ungeeignetes sperriges, sowie schimmelndes feuchtes Futter führt zu einer **Anschoppung der Backentaschen** und einer Schleimhautentzündung. Massage und Ausräumen der Backentaschen sowie Spülung mit 2%igem H_2O_2 läßt bei frühzeitigem Eingriff die Entzündung rasch abklingen. Wir verwenden mit sehr gutem Erfolg bei Entzündungen der Maulschleimhaut bei Kleinsäugern Spiramycin/Metronidazol (Stomorgyl).

Bei Junghamstern tritt im Alter von 10–15 Tagen leicht eine **Obstipation** von Magen und Darm auf, die sichtbar und palpierbar ist. Die Junghamster nehmen noch Muttermilch auf, beginnen aber schon mit der Aufnahme von Trockenfutter ohne Wasser zu trinken. Zugabe von Saftfuttermitteln, Applikation von Einläufen (Microclyss) oder subkutane Infusion können helfen.

Mangelerkrankungen

Mangelerscheinungen treten beim Hamster vor allem bei Unterangebot von tierischem Eiweiß, Vitamin A und E-Defizit auf (siehe Fütterung Hamster). Mangelerscheinungen nach Vitamindefiziten äußern sich beim Hamster zuerst in Fellschäden mit borkigen Hautveränderungen.

Goldhamster sind in hohem Prozentsatz (nach meinen Ermittlungen 82%) symptomlose Träger von Milben, die bei Hautveränderungen infolge Vitaminmangelschäden der Haut sehr plötzlich akute Demodikosen entstehen lassen.

Neubildungen

Tumoren von Haut, Gesäuge und Leber wurden bei uns am häufigsten gefunden. Auffallend oft sahen wir Hämangiome der Ohrmuschel.

Selbst bei operablen Tumoren ist eine Behandlung nicht angezeigt, da die Tumoren meist am Ende der Lebenserwartung auftreten.

Es sei nochmals auf das beidseitige dunkel pigmentierte Drüsenfeld der Flanke hingewiesen, welches oft als Hauttumor angesprochen wird.

4.12 Chirurgie

Orthopädie

Gliedmaßenfrakturen, vor allem im Os femoris sind nicht selten nach Stürzen auf den Boden bei unsachgemäßer Handhabung.

Eine Außenfixation wird von Hamstern bis zur Automutilation benagt. Geschlossene Frakturen heilen oft erstaunlich gut spontan. Dazu sind die Tiere auf ganz dünner Einstreu ohne Gegenstände im Käfig mit Schlafkasten ruhig zu stellen.

Die im Handel befindliche synthetische Watte als Schlafnestpolsterung dreht sich oft zu unzerreißbaren Schnüren zusammen und ligiert die Pfoten mit nachfolgender Stauung und Nekrose. Diese Veränderungen werden vom Besitzer meist erst spät entdeckt und können oft nur mittels Amputation behandelt werden.

Besonderheiten

Für den Goldhamster sind verschiedene Antibiotika wegen Endotoxinschock durch Ausschalten der grampositiven Darmflora toxisch. Penicillin, besonders Procain penicillin. Lokalanästhetika mit Procainzusätzen Streptomycin und Penicillin-Streptomycin-Gemische.

Weiter werden DDT- und Organophosphorverbindungen nicht vertragen.

5 Gerbil

5.1 Biologie der Wildform

Die Unterfamilie Rennmäuse (Gerbillinae) umfaßt mehr als zehn Gattungen mit über hundert Arten. Die bekanntesten Vertreter sind die Gattungen *Gerbillus* (eigentliche Rennmäuse) und *Meriones* (Sand- oder Wüstenrennmäuse).

Von den vielen Arten ist nur *Meriones unguiculatus* – mongolische Rennmaus – als Labortier und Heimtier verbreitet.

Ordnung Rodentia
  Unterordnung Myomorpha
    Überfamilie Muroidea
      Familie Muridae
        Subfamilie Gerbillinae
          Gattungen *Meriones*
                    Gerbillus

Die Rennmäuse sind in den Trockensteppen und Halbwüsten Osteuropas, Asiens und Afrikas verbreitet. Unsere *Nominat*form entstammt der Ostmongolei und Nordostchina. Der Gerbil ist ein kleiner, spring- und bewegungsfreudiger Wüstennager, der erwachsen knapp halbbratten-

Abb. 46. Adulter Gerbilbock.

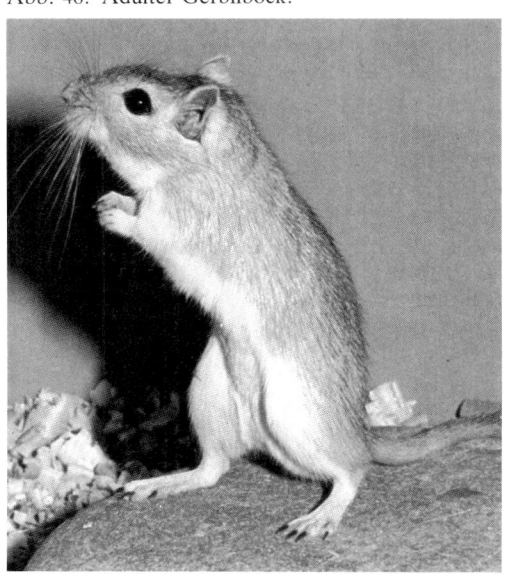

groß wird. 1954 wurden die ersten 11 Paare aus der Mongolei importiert, aus denen die zahlreichen Labor- und Heimtierzuchten entstammen. Im natürlichen Verbreitungsgebiet leben die Tiere in monogamen Paaren mit ihren Nachkommen, teilweise in lockerer Kolonieverbindungen zu benachbarten Tieren in selbstgegrabenen Höhlen und Unterschlupfen, in denen sie vor allem den heißen Tag verbringen. Sie sind Tag und Nacht hindurch in Perioden aktiv.

Ihre Nahrung sind Wildsämereien und Wurzeln, ihr Wasserbedürfnis ist gering und kann bei safthaltiger Nahrung aus ihr gestillt werden. Gerbils sind territorial. Beide Geschlechter markieren ihr Wohngebiet mit dem Sekret einer in Nabelnähe gelegenen Duftdrüse durch intensives Bauchreiben an markanten Geländemarken und imprägnieren diese mit dem leicht nach Moschus riechenden Sekret. Die Männchen sind hierbei aktiver, Kot und Harn dienen ebenfalls zur Markierung.

Außerordentlich leistungsfähige Sinnesorgane, vor allem Gehör- und Gesichtssinn und ihre Bauten schützen die Gerbils gut vor Feinden. Eine auch in Menschenobhut gezeigte Schreckstarre, die in der Einleitungsphase von krampfartigen Zuckungen begleitet ist, wird ebenfalls als Schutzreflex gedeutet.

Erwachsene Tiere rivalisieren heftig bis zu Beschädigungskämpfen, was bei der Paarzusammenstellung Schwierigkeiten bereiten kann. Die Familienmitglieder sind bis zum Eintritt der Geschlechtsreife der jungen Männchen mit 12 Wochen sehr verträglich, das Männchen bleibt bei der Familie.

In ihrer Heimat vermehren sich Gerbils das ganze Jahr hindurch. Die Weibchen werden im Alter von 9 bis 10 Wochen geschlechtsreif. In der Regel gehen einige unfruchtbare Paarungen der ersten fertilen Paarung voraus. Die Zahl der Jungen beträgt durchschnittlich fünf, die ersten beiden Würfe haben in der Regel etwas schlechtere Aufzuchtergebnisse. Die Jungen werden drei Wochen gesäugt und das Weibchen kann alle 30–40 Tage einen Wurf zur Welt bringen.

Der Östrus-Zyklus beträgt 4–6 Tage, die Paarungen erfolgen am Abend. Die Tragzeit ist 24–

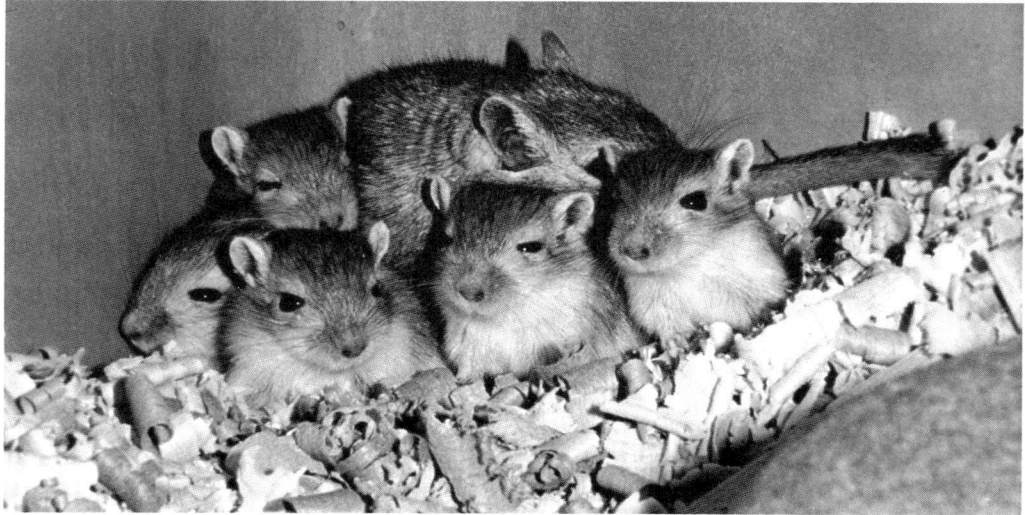

Abb. 47. Gerbilweibchen mit Jungen, 3 Wochen alt.

26 Tage. Der Vaginalpfropf ist tief in der Vagina gelegen und nicht so einfach zu entdecken wie bei der Ratte. Die Weibchen zeigen einen postpartalen Östrus und werden in den ersten drei Tagen nach der Geburt wieder gedeckt. Während der Säugeperiode finden keine Deckversuche statt.

Die Jungtiere öffnen ab dem 16. Tag die Lidspalte, der Zahndurchbruch beginnt mit dem M 1 um den 20. Tag.

Abb. 48. Junge Gerbils, 16 Tage alt.

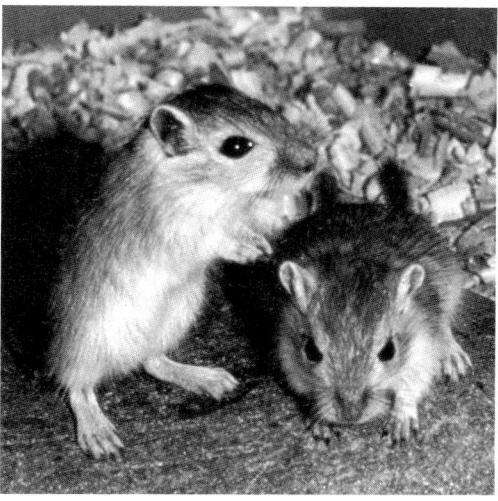

Zur Geschlechtsbestimmung der Jungtiere eignet sich neben den Mammakomplexen sehr gut das Nabeldrüsenfeld der männlichen Tiere, dessen Behaarung ca. zehn Tage nach der Körperbehaarung auftritt.

Ab 5. Tag sind die Jungen sehr bewegungsaktiv, Tiefschlaf erfolgt nur noch nach dem Säugen. Fremdgerüche und Geräusche lösen Fluchtreflexe aus, ab dem 8. Tag tritt der zwitschernde Stimmfühlungslaut auf.

Bei Gemeinschaftskoloniehaltung kommt es ab dem 26. Tag zur Bildung gemischtgeschlechtlicher Spielgruppen, aus denen sich vor Erreichen der Geschlechtsreife Paarbildungen abzeichnen.

Werden die Jungen im Zuchtkäfig belassen, wenn vor dem 10. Tag ein neuer Wurf erfolgt, ist dieser Wurf meist kleiner, und nicht selten fressen die Eltern die Neugeborenen auf.

5.2 Anatomie

Das Deckhaar des Gerbils ist braungrau mit schwarzen Haarspitzen. Unterhaar, Bauch, Unterbrust und Halsunterseite sind weiß. Der Schwanz ist außerordentlich lang, behaart und besitzt eine schwarzgraue Schwanzquaste. Der Kopf ist kurz und breit, und die großen schwarzen Augen treten auffällig hervor. Tasthaare sind gut ausgebildet.

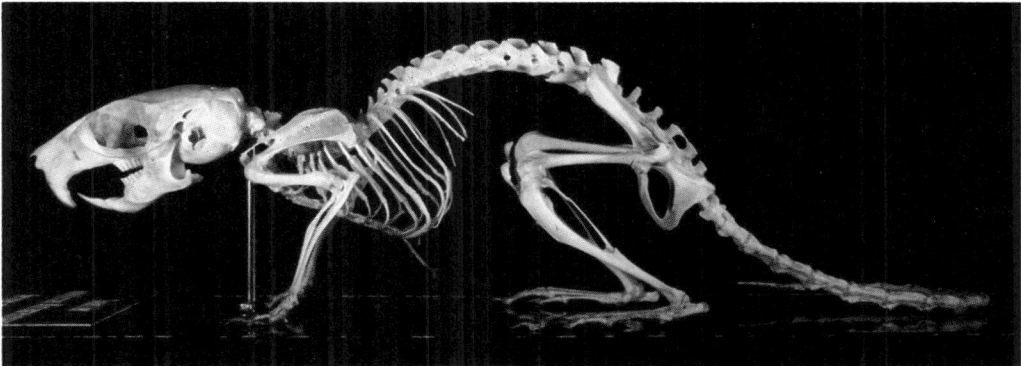

Abb. 49. Skelett eines ausgewachsenen männlichen Gerbils.

Skelett

Die Hintergliedmaßen sind lang und gut ausgebildet und kennzeichnen anatomisch die extreme Lauf- und Sprungbeweglichkeit. Sie ermöglichen die gerbiltypische aufgerichtete Sitzstellung.

Die Wirbelsäule von *Meriones unguiculatus* besitzt 7 Hals-, 12 Brust-, 7 Lenden-, 4 Kreuz- und 21–24 Schwanzwirbel.

In der Halswirbelsäule sind Atlas und Epistropheus sehr stark ausgebildet, während die übrigen fünf Wirbel mit ihren sehr kurzen glatten Wirbelkörpern schwächer sind. Der Atlas besitzt starke kaudal gerichtete Fortsätze und trägt ventral ein deutliches spitzes *Tuberculum ventrale*. Am *Epistropheus* ist der *Processus spinalis* sehr ausgeprägt, die Querfortsätze der Halswirbel nehmen kaudal an Länge zu.

Der Hals erscheint sehr kurz. Der Brustkorb ist geräumig und nach kaudal weit geöffnet. Er wird durch 12 Brustwirbel dorsal und 7 echte sowie 5 asternale Rippen begrenzt. Die beiden letzten asternalen Rippen sind als Fleischrippen ausgebildet. Das Brustbein trägt am Prästernum kranial nur einen dünnen Knorpelsaum. Es bildet zwei weit ausladende V-förmige Knochenplatten zur Artikulation mit den Schlüsselbeinen und dem ersten Rippenpaar. Bei den Gerbils ist ein Schlüsselbein als vollständig entwickeltes ca. 10 mm langes Knöchelchen ausgebildet, und das Schulterblatt besitzt eine besonders prominente Schulterblattleiste, die im *Akromion* endet.

Am Beckengürtel fällt das relativ weite Foramen obturatum auf. Die schlanke *Fibula* liegt kaudal und leicht lateral der *Tibia* und verschmilzt in der unteren Hälfte mit dieser. Bei den Tarsalknochen ist der *Kalkaneus* gut ausgebildet.

Kopf: Die Schädellänge des erwachsenen Tieres beträgt 34 mm.

$$\text{Zahnformel: } \frac{1\ 0\ 0\ 3}{1\ 0\ 0\ 3}$$

Die Schneidezähne sind ähnlich denen der meisten Nager ständig wachsend ausgebildet. Schmelz ist nur an ihrer labialen Oberfläche ausgebildet. Die Kauflächen der Backenzähne sind flach und schmelzlos. Am Unterkiefer sind die Ansatzstellen der Kaumuskulatur gut ausgebildet.

Bauchorgane

Gerbils besitzen einen einhöhlig zusammengesetzten Magen mit einer Vormagen- und einer Drüsenmagenabteilung. Diese Unterteilung ist nur im leeren Zustand gut sichtbar. Bei mittlerer Füllung hat der Magen die Form eines stark gekrümmten Sackes mit einer konvexen großen und einer konkaven kleinen Kurvatur.

Bei männlichen Tieren ist er durch die weit kranial reichenden Hodenfettpolster ganz in den intrathorakalen Bereich der Bauchhöhle verlagert. Beim Dünndarm fällt die kurze Ausbildung des Ileum auf. Der Blinddarm ist auffallend groß, und seine Spitze zeigt poschenartige Einziehungen. Auch der Blinddarm wird durch die Hodenfettpolster stark kranial verschoben. Das Colon weist gegenüber dem der anderen kleinen Nager keine Besonderheiten auf. Das Rektum der Männchen ist fast doppelt so lang wie das der Weibchen.

Die Leber zeigt eine deutliche Läppchenzeichnung, rotbraune Farbe und liegt dem

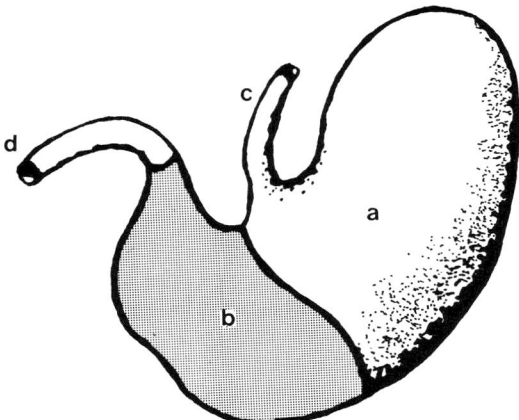

Abb. 50. Magen, *Facies parietalis*, Vergr. etwa
3,5:1. a = Pars proventricularis; b = Pars intestinalis; c = Oesophagus; d = Duodenum
(SCHENDEL 1972).

Zwerchfell an. Sie befindet sich überwiegend in
der rechten Bauchhöhlenhälfte. Im dorsalen
mittleren Bereich ist der Leberrand abgerundet,
im seitlichen und ventralen Bereich ist der Rand
scharf. Die erbsengroße Gallenblase läßt sich
nur bei frischtoten Tieren zwischen dem Lobus
dexter medialis und Lobus sinister medialis
nachweisen. Der Gallengang verläuft ca. 15 mm
lang im Ligamentum hepatoduodenale und
mündet 15 mm kaudal des Pylorus in die Pars
cranialis des Duodenums.

Die hellrosafarbene Bauchspeicheldrüse liegt
im Gekröse der Pars descendens duodeni und
reicht linksseitig bis zur Milz. Eine deutliche
Dreiteilung des Organs ist sichtbar. Die Milz
liegt fast vollständig in der Regio hypochondria-
ca sinistra und ist dorsoventral gerichtet.

Die Nieren sind bohnenförmig, glatt und einwarzig und liegen retroperitoneal. Die rechte
Niere liegt rechts und ventral vom 1.–3. Lenden-
wirbelkörper, die linke Niere links und ventral
des 2.–4. Lendenwirbelkörpers. Das breite Ligamentum hepato-renale verbindet rechte Niere
und den Processus caudatus der Leber.

Die gefüllte Harnblase ist kugelförmig und
mißt 7–8 mm im Durchmesser. Auch schwach
gefüllt ragt sie in die Bauchhöhle vor. Ein großes
Fettpolster unterlagert sie V-förmig.

Bei den männlichen Geschlechtsorganen fallen die großen Hoden und der mächtige Fettkörper am Nebenhodenkopf sowie die stark entwik-
kelten akzessorischen Geschlechtsdrüsen auf.

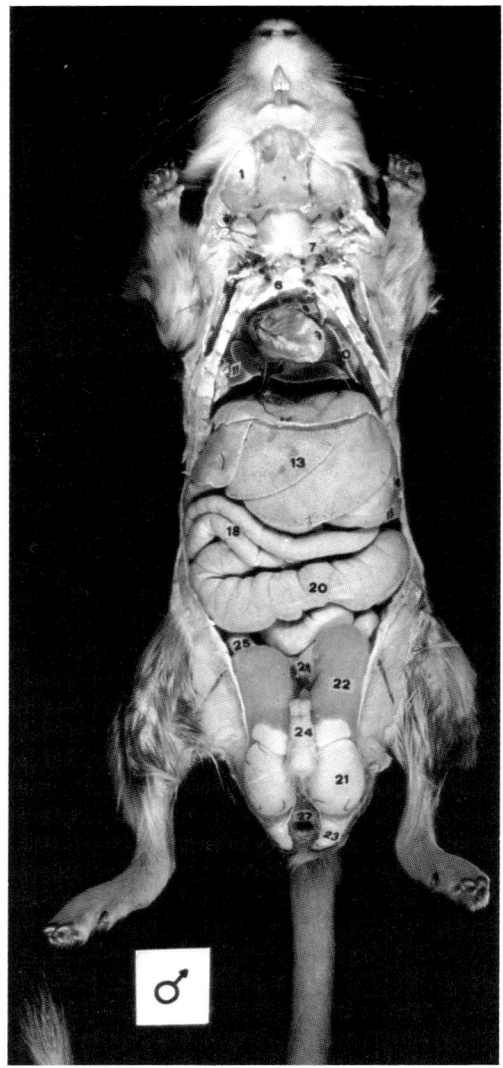

Abb. 51. Situs eines männlichen Gerbils.

1 = M. masseter;	22 = Fettkörper um
7 = Clavicula;	Nebenhodenkopf;
10 = linke Lunge;	23 = Nebenhodenschwanz;
11 = rechte Lunge;	24 = Penis;
13 = Leber;	25 = Glandula vesicularis;
18 = Jejunum;	27 = Anus;
20 = Caecum;	28 = linke Niere.
21 = Hoden;	

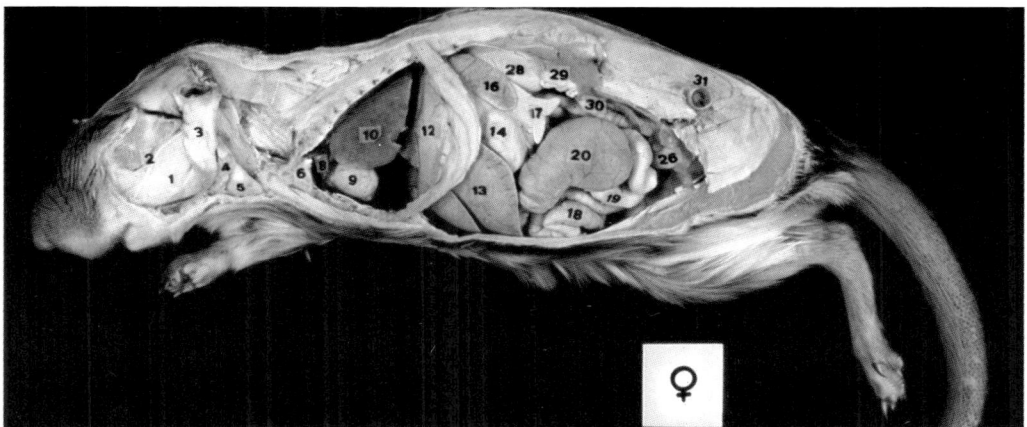

Abb. 52. Situs eines weiblichen Gerbils.

1 = M. masseter;	8 = linkes Herzohr;	14 = Magen;	20 = Caecum;
2 = N. facialis;	9 = linke Herz-	16 = Milz;	26 = Harnblase;
3 = Glandula parotis;	kammer;	17 = Pankreas,	29 = Ovar mit Mesovarium;
4 = Lnn. mandibularis;	10 = linke Lunge;	Lob. sinister;	30 = linkes Uterushorn;
5 = Glandula mandibularis;	12 = Zwerchfell;	18 = Jejunum;	31 = Acetabulum.
6 = Thymus;	13 = Leber;	19 = Ileum;	

Beim adulten Tier liegen die Hoden vollständig im Processus vaginalis. Der Penis weist vor den Pecten ossis pubis eine scharfe Knickung auf. Distal dieser Knickung ist ein Knochen eingelagert.

Die Ovarien liegen direkt am kaudalen Nierenpol. Die Uterushörner vereinigen sich kraniodorsal der Blase. Der Uterus bicornis unicollis entspricht dem des Meerschweinchens.

Der Abstand Anus-Vulva beträgt bei weiblichen erwachsenen Tieren 5 mm, bei Männchen 10 mm zwischen Penis und Anus. Im Unterhautbindegewebe, als Organumhüllungen und zum Teil auch zwischen der Muskulatur fallen bei Gerbils die starken Fettpolster auf, die sowohl aus univakuolärem weißem als auch plurivakuolärem braunem Fettgewebe gebildet werden. Diese Fettpolster sind bei adulten Männchen stärker ausgebildet als bei Weibchen.

5.3 Physiologie

Der Gerbil wird seit nunmehr rund 20 Jahren als biomedizinisches Modell vor allem in der parasitologischen Forschung benutzt. Die physiologischen Daten sind jedoch immer noch unvollständig.

Allgemeines

Körpertemperatur: 38,2° C (38,1–38,4° C)
Herzschlagfrequenz: 360–430/min
Atemfrequenz: 90 Züge/min
Lebenserwartung: 2 Jahre
Höchstalter: 5–6 Jahre
Chromosomen: (2 n) = 44, (FN) = 78
Futterverbrauch: 5–8 g/100 g KG u. Tag
Essentielle Nahrungsbestandteile:
    17% Protein des Futters
    7,0 mg/kg Futter Riboflavin
    11,0 mg/kg Futter Thiamine
Wasserverbrauch: 4–7 ml/100 g KG u. Tag
Gewicht erwachsen: 90–150 g
(Weibchen schwerer)

Fortpflanzung

Zucht – Geschlechtsreife: 10–12 Wochen
Zuchtfähigkeit: ♀ 2 Jahre 6–10 Würfe
                  ♂ über 2 Jahre
Brunstzyklus: 4–6 Tage
Tragzeit: 24–26 Tage
Zitzenzahl: 4 Paare
Wurfgrößen: 1–12 (Durchschnitt 5)
Geburtsgewicht: 2,5–3,5 g
Absetzalter: 22–28 Tage (33–60 g)

Blut

Das Blutvolumen beträgt 7,76 ml/100 g Körpergewicht, das Plasmavolumen 5,27 ml/100 g Körpergewicht.

Hämatologische Daten (für adulte Tiere)

Hämatokrit	43 – 51%
Hämoglobin	10,7– 16,5 g/dl
Erythrozyten	7,0– 10,0 10^6/μl
MCH	k. A. pg
MCHC	k. A. g/dl
MCV	k. A. fl
Leukozyten	3,2– 12,2 · 10^3/μl
Differenzierung:	
Neutrophile Granulozyten	3 – 4,1 · 10^3/μl
Eosinophile Granulozyten	0 – 4 · 10^3/μl
Basophile Granulozyten	0 – 2 · 10^3/μl
Monozyten	0 – 9 · 10^3/μl
Lymphozyten	32 – 97 · 10^3/μl

Klinisch-chemische Daten

Serumproteinkonzentration	52 – 83 g/l
Harnstoff	3 – 4 mmol/l
Natrium	143 –165 mmol/l
Kalium	6,6– 9,3 mmol/l
Calcium	2 – 2,5 mmol/l

Verdauung

Im Gegensatz zu Ratte, Maus und Hamster besitzt der Gerbil einen einhöhlig-zusammengesetzten Magen mit einem großen Blindsack. Der Magen ähnelt dem des Pferdes. Das Colon ascendens ist für Nager sehr einfach ausgebildet, Kotballenbildung erfolgt schon in der ersten U-Schleife des Colon ascendens. Die übrigen Verdauungsorgane gleichen denjenigen anderer Kleinnager.

Gerbils haben ein weites Futterspektrum, es sind über 52 Pflanzenarten nachgewiesen, von denen entweder Grünbestandteile, Samen oder Wurzeln im Winter aufgenommen werden. Kerbtiernahrung wurde im Freiland nicht beobachtet, angebotene Mehlwürmer und Grillen werden jedoch zielgerichtet angenommen, so daß auch für das Freiland ein gewisser Kerbtieranteil der Nahrung angenommen werden kann. Wasser wird im Freileben nur aus der Nahrung und mit Tau aufgenommen.

5.4 Haltung und Fütterung

5.4.1 Haltung

Gerbils sind gesellige Tiere, bei denen je ein monogam lebenslang verpaartes Paar mit den jeweiligen Jungtieren bis zum Eintreten der Geschlechtsreife die Grundeinheit bildet. Die Familien sind territorial, die Wohnbezirke können

sich jedoch überlappen, dicht besiedelte Gebiete sind von den unterirdischen Bauten förmlich unterminiert.

Mehrere Weibchen ohne Bock können zusammen gehalten werden, erwachsene Böcke können nicht vergesellschaftet werden, auch zusammen aufwachsende Böcke rivalisieren bei Eintritt der Reife. Es ist nicht immer einfach, ein Zuchtpaar zusammenzustellen, den besten Erfolg verspricht das Ausnutzen der spontanen Paarbildung innerhalb einer Zuchtgruppe von Nachwuchstieren vor der Geschlechtsreife. Damit wird die Paarbildung unter Freilandbedingungen nachvollzogen, bei denen sich innerhalb der Jugendspielgruppen benachbarter Familien vor der Geschlechtsreife Paare herausbilden.

Die Haltung von Gerbils bietet keine großen Schwierigkeiten. Ihr angeborenes Explorationsverhalten und ihre gesellige Lebensweise sind gute Voraussetzungen zur Kontaktaufnahme mit Gerbils. Bei ruhigem Umgang und etwas Beschäftigung werden sie außerordentlich zahm und beißen fast nie. Ihr großes Bewegungsbedürfnis und Sprungvermögen von 30 cm Höhe und 40 cm Weite kann nur durch einen ausreichend großen Käfig befriedigt werden. In der Labortierhaltung ist für ein Zuchtpaar ein Käfig mit mindestens 900 cm² Bodenfläche vorzusehen. Es finden dort die Makrolon-Käfige mit Chromstahldeckel Verwendung. Für die Heimtierhaltung haben sich Kunststoffkäfige oder Aquarien bewährt, die vor allen Dingen bei Zuchtabsichten die Mindestmaße 80×35×40 cm nicht unterschreiten sollten. Eine mindestens 20 cm tiefe Einstreu aus Sägespänen mit Heu oder Strohhäcksel durchmischt bietet die Möglichkeit zur Anlage von Grabgängen und Schlafbauen. Grobfaseriges Einstreumaterial wie auch Papier oder Wellkarton wird innerhalb kurzer Zeit fein zerschlissen und zum Auspolstern des Nestes verwendet. Bei lockerem Einstreumaterial ist eine Holzschlafkiste mit Klappdeckel in den Maßen 15×20×15 mit einem 6 cm seitlichen Schlupfloch angebracht. Eine Sandbadeschale, am besten mit feinem Seesand gefüllt, wird gern angenommen. Für einen größeren Behälter kann auch eine 30–40 cm hohe Bodenschicht aus Tonerde, die aber chemisch nicht behandelt sein darf, natürlichen Untergrund vortäuschen und ermöglicht den Tieren die Anlage von Bauen. Sie sind allerdings bei Verhärtung des Materials schwieriger fang- und kontrollierbar.

Die Behälter für Gerbils erhalten einen hellen Standort, und gelegentliche direkte Sonnenbestrahlung wird von den Tieren sehr geschätzt. Dabei müssen die Tiere die Möglichkeit haben, sich in den Schatten zurückzuziehen, trotz ihrer Hitzeresistenz sind sie durch Hitzestau gefährdet. Die optimale Haltungstemperatur liegt zwischen 20 und 24° C bei 40% relativer Luftfeuchtigkeit.

Bei ungenügender Nestpolsterung, kleinen Würfen und Raumtemperaturen unter 18° C tritt bei Junggerbils nicht selten Durchfall auf. Unbehandelte Wurzelstöcke sowie Äste von Weichhölzern wie Pappel, Weide, Haselnuß oder ungespritzten Obstbäumen werden gern zum Benagen angenommen, außerdem wirken sich der Tanningehalt der Rinde und das aufgenommene Rohfasermaterial diätetisch aus.

5.4.2 Fütterung

Die Fütterung des Gerbils ist entsprechend seiner natürlichen Nahrung sehr einfach. Es können gemischte Sämereien, Haferflocken und Heu gegeben werden. Zugabe von Saftfuttermitteln wie Möhre und Apfel ist zu empfehlen, nicht aufgenommenes Saftfutter muß aber täglich entfernt werden. Sehr gerne werden Sonnenblumenkerne angenommen. Aufgrund des hohen Fettgehaltes dürfen Nüsse und Sonnenblumenkerne aber nur dosiert als Zugabe gegeben werden. Gut bewährt hat sich das handelsübliche pelletierte Hamsterfutter, welches eiweißärmer, dafür aber spurenelement- und vitaminreicher hergestellt wird. Kerbtiere wie Heuschrecken, Mehlwürmer, Grillen oder Heimchen werden von einigen Tieren gern angenommen. Bei Saftfütterung ist Wasser entbehrlich, bei Trockenfütterung wird dieses am besten mit der Saugflasche angeboten. Wie beim Kaninchen wird der Vitamin B-haltige Blinddarmkot direkt vom After abgefressen.

Nach einer kurzen Angewöhnungszeit ist Gerbils durchaus in der Wohnung kontrollierter Freilauf zu gestatten, ihr Nageverhalten ist jedoch genau so ausgeprägt wie beim Hamster.

5.5 Untersuchungsmethoden

Leitsatz

Ein Gerbil ist auch nach Transport und in fremder Umgebung neugierig und versucht das Umfeld zu erkunden. Während der Anamneseerhebung beobachtet man das Tier, ohne es heraus zu nehmen oder anzufassen. Werden Tiere in

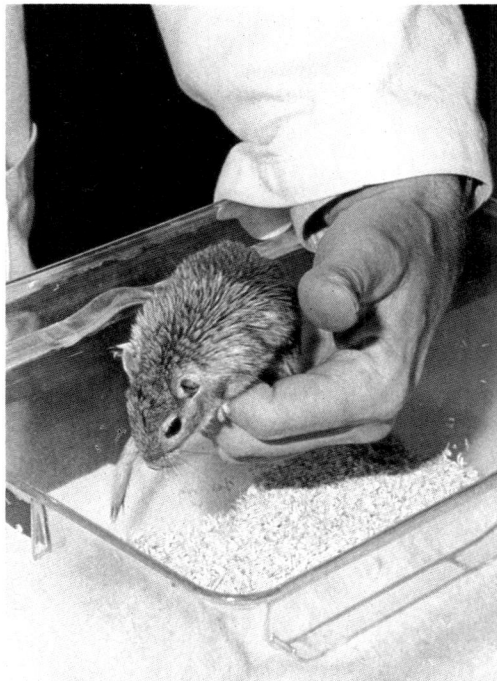

Abb. 53. Zahme Tiere klettern spontan zur Adspektion auf die Hand.

einer Schachtel gebracht, aus der sie herausspringen können, werden sie ohne anzufassen in einen Plexiglasbeobachtungskäfig umgesetzt.

Anamnese

Haltungsart – einzeln, mehrere, Zuchtbestand
Haltung beim Besitzer, Neukauf, Handlung, Zucht
Alter
Geschlecht
Trächtigkeit, in der Aufzucht
Fütterung und Futterwechsel
Vorkrankheiten und evtl. Vorbehandlungen
Qualität und Quantität von Harn – Kotabsatz
Besonderheiten – Auslauf, Aufnahmemöglichkeit von Schadstoffen, direkte Besonnung, Ortswechsel, Futteränderungen, Vergesellschaftung, Zukauf

Handhabung

Zur näheren Untersuchung klettert das Tier meist aktiv auf die Hand, dabei kann es an der Schwanzwurzel sanft fixiert werden. Niemals an der Schwanzspitze fixieren, da sich die Haut ablöst. Die Tiere können auch mit einem geziel-

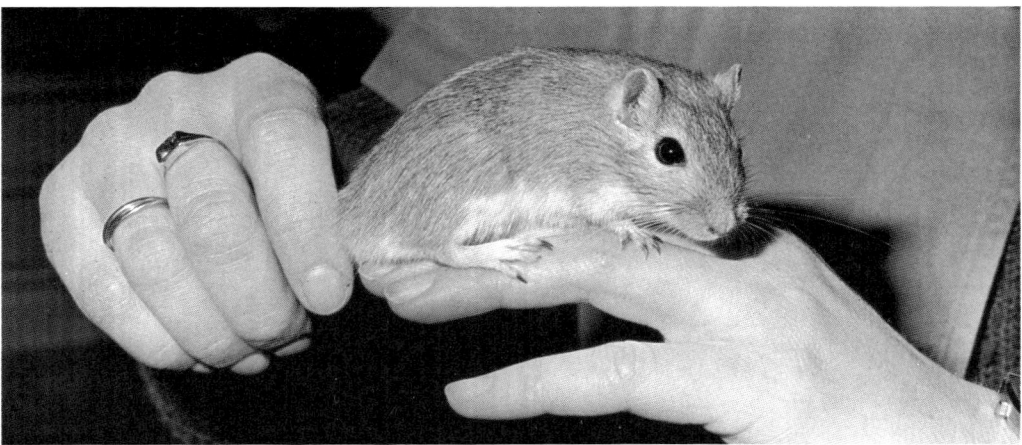

Abb. 54. Fixation eines zahmen Gerbils.

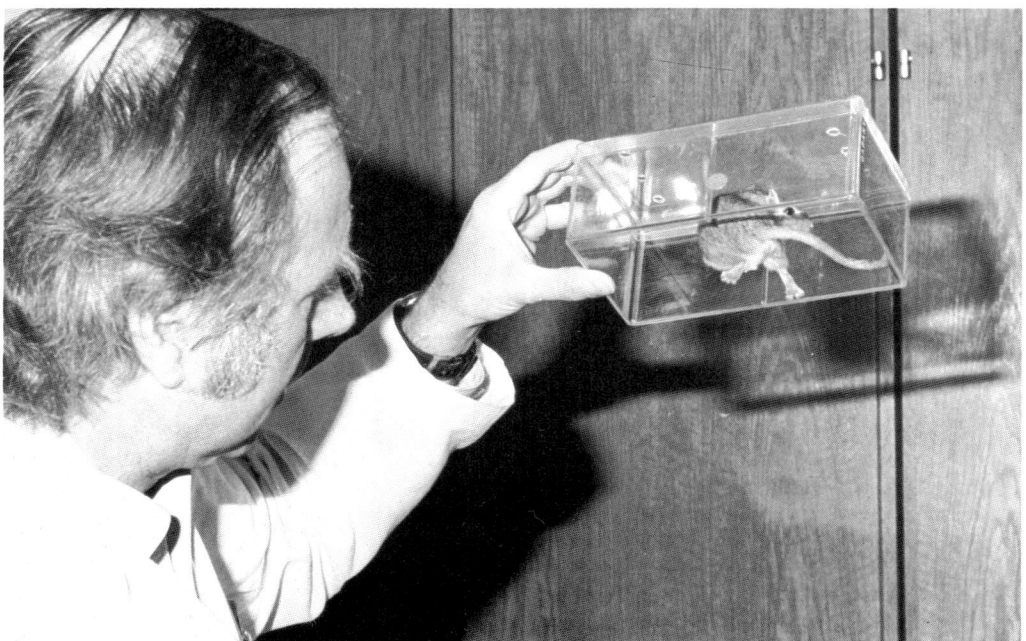

Abb. 55. Adspektion ohne Zwangsmaßnahmen im Betrachtungskäfig.

ten Griff an der Schwanzbasis gefaßt und an der gerafften Nackenfalte emporgehoben werden. Meist liegen sie ruhig in der umschließenden Hand, und die Bauchseite und Extremitäten können inspiziert werden.

Entlaufene Tiere lasse man zur Ruhe kommen und umschließe sie bei Kontaktsuche ruhig mit beiden Händen dachförmig.

Je weniger Zwangsmaßnahmen angewendet werden, desto weniger setzen sich die Tiere zur Wehr.

Plötzlich auftretende Geräusche und Erschütterungen können bei Gerbils nach kurzen Krämpfen einen kataleptischen oder hypnoseähnlichen Zustand hervorrufen, der nach wenigen Minuten reaktionslos vorübergeht. Die Ur-

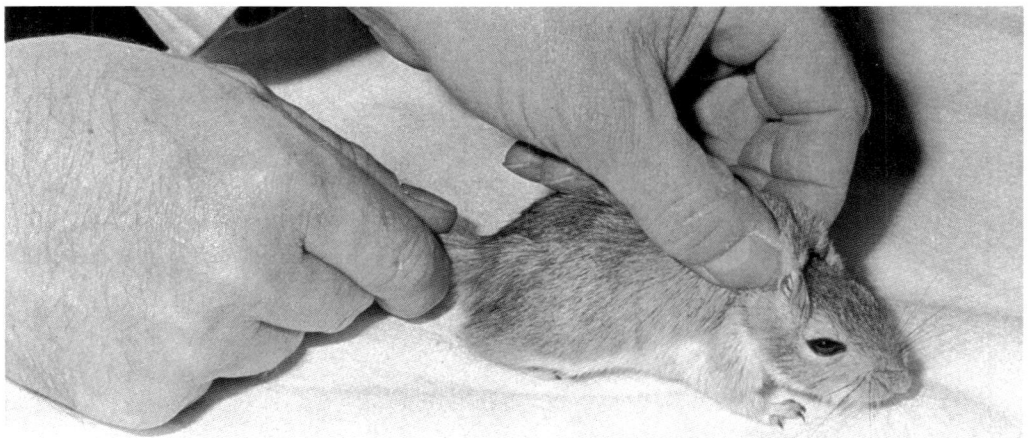

Abb. 56. Aufnehmen vom Tisch mit Fixation Schwanz und Nackenfalte.

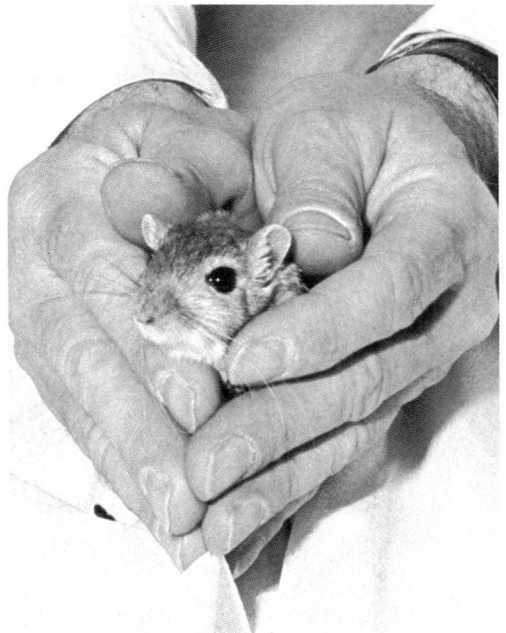

Abb. 57. Beruhigung und Fixation durch Höhlenimitation.

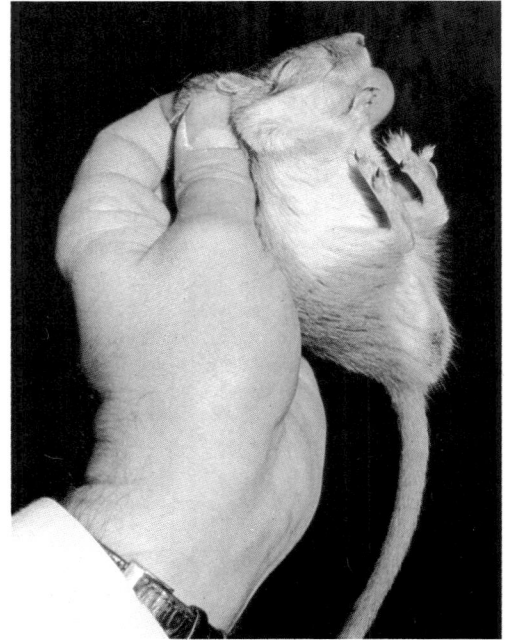

Abb. 58. Fixation eines Kleinnagers an der Nackenfalte.

sache wird in einem Feindvermeideverhalten vermutet, ist jedoch noch nicht geklärt.

Klinische Untersuchung

Gesamteindruck: Beobachtung des Tieres in Transportbehälter oder Plexiglaskäfig. Explorationsverhalten, Putzen, Sitzen auf Hinterbeinen, Bewegung.

Kopf: Gesträubtes Haar, Kahlstellen, borkige Auflagen an Nasenrücken, Sekretspuren in Augenwinkel, tiefliegende Augen, vorstehende Zähne.

Auge, Augenlid: Rötung, Sekrete, Tränenfluß, Korneaveränderungen, Nickhautvorfall, Exophthalmus.

Nase: Ausfluß, Krusten

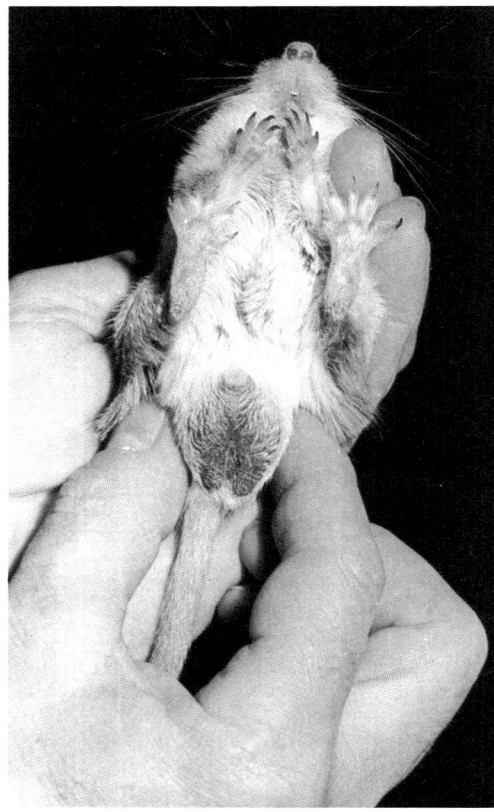

Abb. 59. Fixation zur Geschlechtsbestimmung bei einem Gerbilmännchen.

Ohr: Neubildungen, Verletzungen, Borken, Ausfluß, Hämatome, Parasiten (selten).
Schneidezähne: Stellung, Länge, Abrieb. Bei Gerbil oft gelbbraune Verfärbung.
Maulhöhle: Spekulum und Lampe zur Untersuchung, Otoskop ebenfalls möglich. Wunden, Farbe, Beläge der Schleimhaut der Backen und Zunge. Zungenspitzennekrose. Stellung und Sitz der Prämolaren und Molaren. Lymphknoten.
Lippen: Krusten und Läsionen
Haut, Fell: Haarausfall, Schuppen, Borken, Parasiten, Kratzen, Neubildungen, Drüsenfelder ♂ Bauch, Zitzenkomplexe.
Atmungsorgane: Atmungstyp und Frequenz, Husten, Niesen.
Kreislauf: Schleimhautprüfung
Verdauungstrakt: Maulhöhle, Zähne, Abdomenpalpation, Analkontrolle, Durchfallspuren.
Urogenitalorgane: Schwellungen, Ausfluß, Hodenschwellungen

Gliedmaßen: Stellung, Bewegung, Sitzen auf Hintergliedmaßen und Aufrichten, Zwischenzehenspalt, Ballen, Palpation auf Schmerz und Schwellung der Hinterschenkelmuskulatur (Vit. C)

Röntgenologische Untersuchung
Dorso-ventrale Übersichtsaufnahmen sind meist ohne Sedation mit Schwanzbasisfixation möglich.

Latero-laterale Aufnahmen in schmalem Röntgenplexiglaskäfig wie beim Hamster. Kurze Fluothane Narkose mit Maske möglich, darf aber wegen der Lebertoxizität nicht zu lange andauern.

Tab. 6. Für die Abdomenaufnahme eines adulten Gerbils wurde folgende Exposition ermittelt:

Richtung 1/1	kV	mAs	Focus Film Dist.	Folie	Film
v/d	40	32	1.15 m	Trimax	XUD

Kopfbeurteilung: Auf Symmetrie der beiden Kopfhälften achten. Hilfsmittel zur Beurteilung von Nase und Kopfhöhlen, Otitiden, Tumoren, Abszessen, Zahnveränderungen.
Thorax: Verlauf der Trachea, Beurteilung der Lunge und des Herzens.
Abdomen: Beurteilung von Leber, Niere, Magen-Darm-Trakt, Lymphknoten, Eierstöcke, Uterus, Blase (Steine) und Urethra.
Penisknochen beim Bock vorhanden!
Gliedmaßen: Frakturen, Luxationen, Muskelverschattungen der Hinterextremität (Skorbut).

Blutentnahme
Durch Anheben der Körpertemperatur ist die Punktion der lateralen Schwanzvene zur Gewinnung kleiner Blutmengen möglich. Dabei darf der Schwanz nicht komprimiert werden.

Ferner ist der Schnitt in das durchblutete Nagelbett zur Gewinnung eines Tropfens Blut möglich.

Die Punktion der Femoralvene und des Orbitalsinus sind schwierig durchzuführen, von der Herzpunktion muß wegen der Tamponadegefahr abgeraten werden.

5.6 Anästhesie

Gerbils sind streßanfällig und empfindlich gegen lebertoxische Präparate. Sechs Stunden Fasten

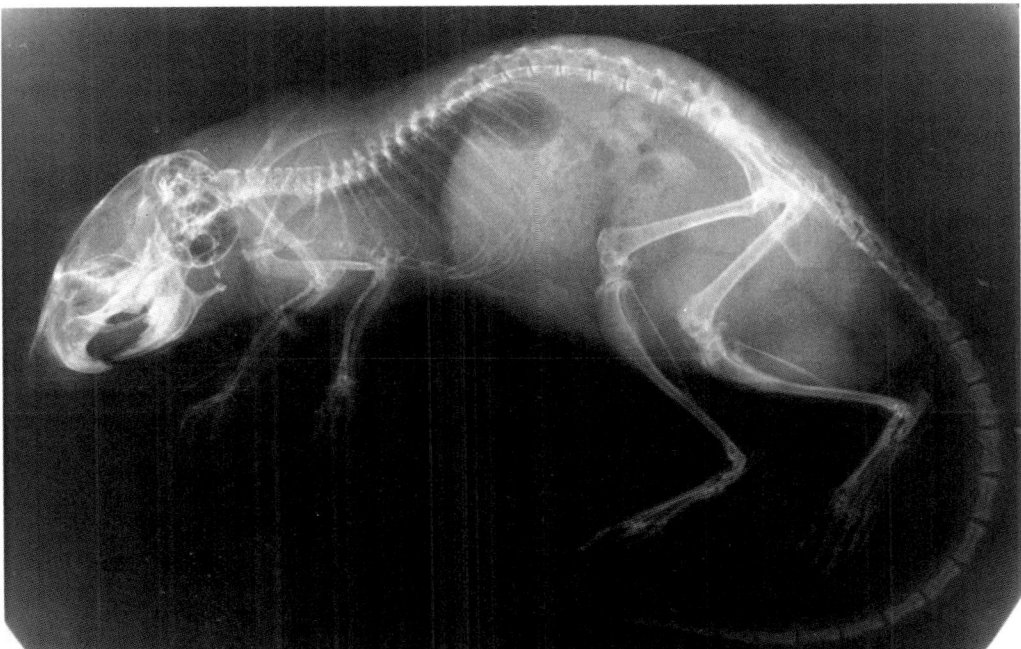

Abb. 60. Gerbil adult. Röntgenübersicht.

vor einer Narkose vermindert das Risiko (Futtervorräte im Käfig berücksichtigen).

Die genaue Dosisermittlung durch exaktes Wiegen der Tiere ist unerläßlich, da die Dosierungsbreite sehr gering ist.

Sedation
Für genauere Untersuchung oder Röntgenaufnahmen kann eine befriedigende Sedation mit 4,4 mg Ketamin Hydrochlorid/100 g KG (Vetalar Parke Davis) erreicht werden.

Methoxyflurane kann in geringen Dosen und sehr kurzzeitig wegen der Leberschädigung mit der Maske verabreicht werden.

Injektionsnarkose
Die besten Erfahrungen wurden mit der intramuskulären Gabe von Ketamin HCL (Vetalar) 4–5 mg/100 g KG erreicht. Die Narkosedauer ist individuell sehr unterschiedlich, durchschnittlich bei 150 g Körpergewicht 15 Minuten mit 10 Minuten Erholungszeit.

Nembutal kann subkutan und intraperitoneal in einer Dosis von 0,1 ml einer 60 mg/ml Lösung auf 100 g Körpergewicht gegeben werden. Die Totaldosis darf 0,1 ml nicht übersteigen. Narkosedauer bis zu zwei Stunden.

Äther ist gefährlich, da postoperative Komplikationen von Seiten des Atmungstraktes auftreten können.

Länger dauernde Eingriffe müssen wegen der Gefahr der Auskühlung auf einem Heizkissen ausgeführt werden.

Euthanasie
Zur Euthanasie wird angewärmtes Natriumpentobarbital (Vetanarcol) 1 ml intraperitoneal gegeben.

Krankheiten

Wildstämme von Gerbils sind weitgehend frei von endemischen Erkrankungen und Parasitosen. In der Zucht als Labortier treten nun die ersten Kolonieinfektionen wie die Tyzzer-Erkrankung auf. Trotzdem sind Gerbils von allen Kleinnagern als Heimtiere besonders zu empfehlen, da sie außer gelegentlichen Trichophytie-Infektionen als Zoonosenträger unbedenklich sind und sehr schnell zahm werden. Als Bewohner arider Gebiete setzen Gerbils nur geringe Mengen Harn ab, was die Haltung sehr vereinfacht.

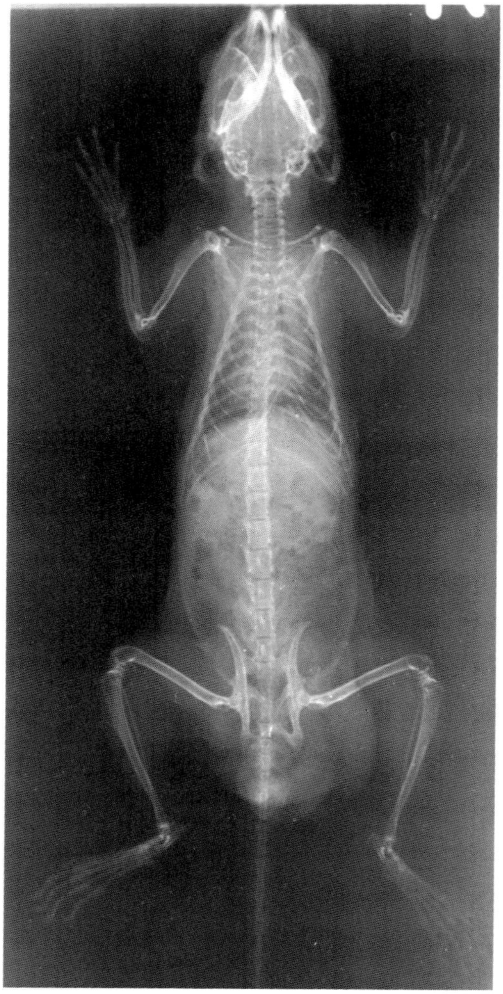

Abb. 61. Dorsoventraler Strahlengang bei einem erwachsenen männlichen Gerbil.

5.7 Virale Erkrankungen

Lymphozytäre Choriomeningitis (Zoonose) LCM
Ätiologie: RNS-Virus
Pathogenese: Bisher spontan bei Gerbil nicht nachgewiesen, aber experimentell übertragbar.

Weltweit verbreitete Infektion mit Wildmäusen als Hauptreservoir, diese sind zu 10% infiziert. Wichtige Übertragungsart ist die diaplazentare Infektion, die zur Immuntoleranz führt. Die Virusübertragung kann auch aerogen, peroral und konjunktival erfolgen. Hamster, Ratte, Meerschweinchen, Kaninchen sowie Hund und

Mensch sind für die Infektion empfänglich. Jungtiere sind besonders gefährdet.
Klinisches Bild: Bei pränataler Infektion ist der Verlauf meist inapparent mit Viruspersistenz. Bei Jungtieren treten Wachstumsverzögerungen auf. Die Mortalität bei der Erstinfektion ist hoch. Konjunktivitis, Zuckungen und Paralysen treten auf.
Diagnose: Der Erreger kann durch Gewebekulturen oder fluoreszensmarkierte Antikörper nachgewiesen werden. Auch KBR als serologischer Nachweis ist möglich.
Prognose: Aus Zoonosegründen kommt eine Behandlung nicht in Frage.

5.8 Bakterielle Erkrankungen

Tyzzer Disease
Die bisher einzige schwerwiegende Erkrankung des Gerbils, die aber nur in Kolonienhaltung ein größeres Problem darstellt als in der Heimtierhaltung.
Ätiologie: *Bacillus piliformis.*
Pathogenese: Mäuse, Ratten, Kaninchen und Hamster können Träger sein. Häufigste Ansteckung über Einstreumaterial, welches von Mäusen kontaminiert wurde.

Der Keim wird von vielen Autoren für einen enteralen Saprophyten gehalten, der nur unter Streß oder Extrembedingungen Krankheit hervorruft. Der Rückgang der Tyzzerschen Krankheit mit Verbesserung der Haltungsbedingungen (SPF) in Gerbil Kolonien scheint dafür zu sprechen. Die Infektion erfolgt peroral, die Inkubationszeit beträgt 10 Tage.

Jungtiere und Weibchen nach der Geburt sind besonders anfällig.
Klinisches Bild: Appetitlosigkeit, Trägheit, struppiges Fell und Durchfall tritt vor allen Dingen bei älteren Tieren auf. Bei Jungtieren ist der Verlauf häufig akut, plötzliche Todesfälle ohne klinische Vorzeichen sind die Regel. Die Mortalität im Krankheitsfall ist fast 100%.
Diagnose: Hämorrhagische Enteritiden. Diagnosesicherung in dem Sektionsbild mit herdförmigen Lebernekrosen.
Therapie: Tetracyclin 0,3 g/100 ml Trinkwasser, 6 Tage, hat bei adulten Tieren im Anfangsstadium Erfolg.

Naßschwanzkrankheiten
Ätiologie: *Escherichia coli.*
Pathogenese: Der Erreger wird meist oral auf-

genommen. Fütterungs- oder streßbedingte Änderung der Darmflora führen zu einem Überwuchern der *Escherichia coli* (Dysbiose).

Tritt bevorzugt bei nestjungen Gerbils vom zehnten Tag bis zum Absetzen auf. Die Infektion erfolgt ausschließlich peroral.

Klinisches Bild: In der Regel akuter Verlauf. Apathie, Durchfall, Inappetenz, Hypothermie. Die Morbidität und Mortalität liegen bei 70%.

Diagnose: Es handelt sich um ein sehr typisches Bild mit charakteristischer Einrollstellung der Jungen und naß-verklebtem Schwanz und Analregion. Enteritis mit gasig aufgetriebenen Därmen, Toxämie mit Milzschwellung und Organblutungen sind typisch.

Sicherung durch Erregernachweis und Typisierung.

Prognose: Ungünstig.

Therapie: Es kann eine orale Neomycingabe versucht werden. Es ist auf größte Käfighygiene und Ausmerzung der erkrankten Tiere zu achten.

Salmonellose

Der Gerbil ist kaum Träger oder Dauerausscheider von Salmonellen, kann aber in Einzelfällen durch kontaminiertes Futter oder durch Mäusekot verunreinigte Einstreu infiziert werden. Dauerausscheider unter den Tierhaltern als Infektionsquelle möglich.

Wegen der Gefahr für den Menschen muß daher bei Diarrhöen der bakteriologische Ausschluß geführt werden.

Ätiologie: *Salmonella typhimurium, Salmonella enteritidis, S. spp.*

Pathogenese: Infektion durch perorale Aufnahme von kontaminiertem Futter/Streu/Kot von Wildnagern oder Tierkontakt. Dauerausscheider unter den Tierhaltern als Infektionsquelle möglich.

Klinisches Bild: Bei adulten Gerbils verläuft die Infektion häufig symptomlos. Jungtiere und Absetzer zeigen Wachstumsstörungen, Durchfall. Bei plötzlichen Todesfällen nach 3–4tägiger Inappetenz muß an Salmonellose gedacht werden.

Diagnose: Kultureller Erregernachweis aus Kotproben.

Therapie: Bei Gerbilzuchten Salmonellenausscheider ausmerzen. Latente Träger sind nur ausnahmsweise zu behandeln. Bei systemischen Infektionen und blutigen Durchfällen können Tetracyclin oder Chloramphenicol angewendet werden.

Strenge Hygienemaßnahmen sind wegen der Zoonosegefahr zu treffen.

Staphylokokkendermatitis

Ätiologie: *Staphylococcus aureus,* der ubiquitär vorkommt.

Pathogenese: Der Keim besiedelt ubiquitär Haut und Schleimhaut von Mensch und Tier als potentiell pathogener Erreger.

Häufig werden Heimtiere vom Mensch infiziert. Die Infektion erfolgt durch direkten Kontakt oder über Geräte, seltener aerogen.

Klinisches Bild: Die Veränderungen wie Haarausfall, Rötung, Hautulzera und borkige bis exsudative Dermatitis beginnen meist am Nasenrücken, werden dann durch Putzen auf die Vorderpfoten übertragen. Eine generalisierte Dermatitis sowie Konjunktivitis, eitrige Mastitiden und Affektionen der Atemwege sind möglich.

Septikämische Todesfälle sind beschrieben. Bei der Haltung in Makrolon-Käfigen mit Metallgitterdeckel ziehen sich die Tiere bei der Futteraufnahme aus der Raufe Hautläsionen auf dem Nasenrücken zu, die als Eintrittspforte der Staphylokokkeninfektion dienen.

Diagnose: Kultureller Erregernachweis aus den eitrigen Läsionen. Die Phagentypisierung kann epidemiologisch wichtig sein.

Therapie: Die Trinkwassermedikation von Tetracyclin 0,40 g/100 ml Trinkwasser über 14 Tage sowie die lokale Behandlung mit Betadinelösung ist für Einzeltiere erforderlich. Desinfektion und Hygiene der Käfige mit Tego 51, 1,5% ist angezeigt.

Streptokokken-Infektion

Ätiologie: Beta-hämolytische Streptokokken.

Pathogenese: Ubiquitäre Saprophyten, Streptokokken der Schleimhäute, vor allem des Intestinaltraktes, können bei Streß, wie Um- und Absetzen, zur Erkrankung führen. Englische Autoren (COOPER 1976) nehmen eine Crossinfektion von Kindern als häufige Möglichkeit an. Perorale und aerogene Infektionsmöglichkeit.

Klinisches Bild: Niesen und respiratorische Erscheinungen, nicht selten chronischer Art und Inappetenz sind die häufigsten Bilder.

Diagnose: Kultureller Nachweis aus Tupferproben.

Eine bakteriologische Kotuntersuchung auf hämolytische Streptokokken bei selektiver Anreicherung ist möglich.

Therapie: Tetracycline über das Trinkwasser in angegebener Dosis.

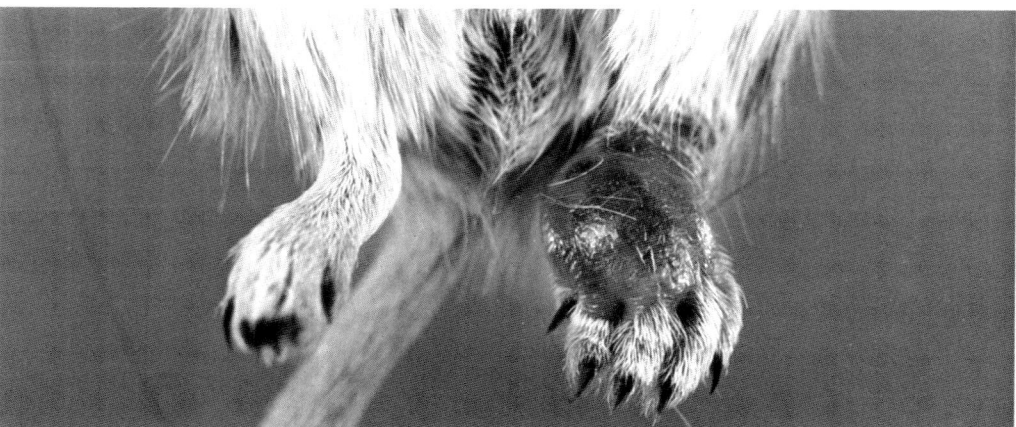

Abb. 62. Staphylokokkenabszeß Metatarsus Gerbil.

5.9 Mykotische Erkrankungen

5.9.1 Dermatomykosen

Trichophytie (Zoonose)
Gelegentlich bei Gerbils auftretende Hautpilz-
infektion, der aber bei dem engen Kontakt der
Tiere mit Kindern in der Heimtierhaltung Bedeutung zukommt.
Ätiologie: *Trichophyton* Arten. *T. mentagrophytes, T. gypseum.* (Farbtafel Seite 116)
Pathogenese: Viele Nagerarten sind Träger von
Pilzsporen, ohne selbst zu erkranken. Mit Einstreu, vor allem Torfmull, aber auch Futter Ein-
schleppen möglich. Die Infektion erfolgt durch
direkten Tier-(oder Menschen-)Kontakt, oder
via Streu, Futter.

Crowding in der Zucht, unhygienische Tierhaltung, vor allem feuchte Einstreu, hohe Temperaturen, Hauterosionen und Resistenzminderung, Avitaminosen) erhöhen die Disposition
zur Pilzerkrankung.
Klinisches Bild: Inkubationszeit bis zu einem
Monat. Bildung kreisrunder-ovaler Herde mit
Haarausfall und leicht wulstigem Rand und zen-
traler Schuppen- oder Borkenbildung. Häufig
sekundäre Besiedelung mit Eitererregern.

Ektotoxine der Pilze bewirken ein entzündli-
ches Ödem der Haut. Nasenrücken, Ohr- und
Augenumgebung sind am häufigsten befallen.
Diagnose: Durch Hautgeschabsel am Rande der
Veränderung entnommen. Direkter mikroskopischer Nachweis der Pilzhyphen nach Einlegen
in 10%ige Kalilauge oder Anzüchtung auf Nähr-
medien (Fungassay Test, Janssen).

Prognose: Zweifelhaft.
Therapie: Zoonosegefahr abwägen, strenge Isolierung und Hygiene. Lokale Applikation von
Jodglycerin oder Antimykotika (Ectimar). Griseofulvin per os in hartnäckigen Fällen. Tierkontakt einschränken, vor allem mit Kindern.

Favus
Seltener bei Gerbils, bei Gemeinschaftshaltung
mit Mäusen und Ratten beobachtet.

Erscheinungen, Infektionsweg, Nachweis und
Therapie wie Trichophytie.

5.10 Parasitäre Erkrankungen

5.10.1 Endoparasiten

Gerbils sind weitgehend frei von Parasiten.

Bei der Heimtierhaltung wurden bisher nur
Infektionen mit *Hymenolepis nana fraterna* gefunden.
Pathogenese: Verbreiteter Parasit bei Maus,
Ratte, Hamster und Meerschweinchen. Perorale Direktinfektion durch Eiaufnahme oder indirekte Infektion durch Aufnehmen von infizierten Zwischenwirten. Autoinfektion möglich.
Klinisches Bild: Störungen des Allgemeinbefindens, Nachlassen der Fruchtbarkeit, Darm-
schleimhautentzündung.
Diagnose: Flotationsverfahren, Nachweis der
bereits im Darm aus den Proglottiden freigewor-
denen Eier.
Therapie: Niclosamid (Mansonil) 10 mg/100 g
KG.

5.10.2 Ektoparasiten

Demodikose

Ätiologie: *Demodex merioni*. Die Milbe wird durch direkten Tierkontakt übertragen und verursacht Haarausfall, vor allem an Kopf und Schwanz. Hautläsionen durch ständiges Kratzen und erhöhte motorische Unruhe sind zu beobachten. Der Befall tritt vor allem bei älteren und trächtigen Tieren auf. Eine sekundäre bakterielle Infektion der Haut ist möglich.

Therapie: Die Behandlung ist schwierig, da Demodexmilben auf die üblichen Kontaktinsektizide kaum ansprechen. Auch Pyrethrumpräparate wirken schlecht.

Begasung mit Vapona-Strips sind nur vorsichtig unter Sichtkontrolle vorzunehmen.

Die Gerbils sind dreimal in zweitägigen Abständen je fünf Minuten in geschlossenem Plexiglasbehälter zu begasen. Die Tiere sind sorgfältig zu beobachten, da individuelle Unverträglichkeit auftreten und die Gerbils sofort in Frischluft verbracht werden müssen.

5.11 Nichtinfektiöse Erkrankungen

Zahnanomalien

Bisher kommen genetisch bedingte Zahnstellungsfehler und Malokklusion mit den bei Meerschweinchen und Kaninchen beobachteten Folgeerscheinungen nicht vor.

Überwachstum der Inzisiven werden nur nach mechanischen Läsionen im Kiefer-Zahnfach-Bereich oder bei ungeeigneter, zu weicher Nahrung beobachtet.

Die Korrektur erfolgt in der beim Meerschweinchen geschilderten Form.

Blähungen

Im Handel angebotene Gerbils stammen häufig aus Labortierzuchten, in denen die Tiere ausschließlich mit Pelletfutter gefüttert und Trinkflaschen getränkt werden.

Plötzliche Umstellung auf handelsübliche Nagetierfutter mit hohem Sonnblumenkernenanteil und Zugaben von Grün- oder Saftfuttermitteln (Möhre, Apfel, Kartoffel etc.) führen nicht selten zu gasigen Darmauftreibungen und Blähungen des Magens.

Die hochfrequente Atmung, ein schmerzhafter Palpationsbefund und die massiven Aufgasungen, die auf Röntgenaufnahmen des Abdomens sichtbar sind, führen zur Diagnose. Die Prognose ist zweifelhaft, da die geschädigten Darmepithelien für bakterielle, sonst saprophytische Keime empfänglich werden. Eine Behandlung kann mit der intramuskulären Gabe eines Spasmolytikums (0,05 ml Buscopan/Tier) versucht werden. Die Tiere sind auf Diät zu setzen (Heu, Pelletfutter, Zwieback), und im Trinkwasser wird Tetracyclin, 0,4 g/100 ml Wasser, verabreicht.

Mangelerkrankungen

Diese werden bei Gerbils wenig beobachtet und treten nur bei ausgesprochenen Fütterungsfehlern und Übernutzung von Zuchtweibchen bei gleichzeitigem Defizit von Vitaminen und Mineralstoffen während Gravidität und Laktation auf.

Am häufigsten werden Knochenstoffwechselstörungen und daraus resultierende Spontanfrakturen gesehen.

Das Ca-P-Verhältnis sollte bei diesen Tieren 1:1 bis 2:1 betragen.

Der Vitaminbedarf gleicht dem des Hamsters (siehe dort). Gerbils scheinen auch einen erhöhten Bedarf an Vitamin A (Carotin 370 µg/Tag) und Vitamin E (0,4 mg/Tag) zu besitzen.

Gerbils können mit der von SCHMIDT (1973) empfohlenen Preßfutter-Diät ausreichend ernährt werden. Siehe Tab. 7, S. 96.

Hitzestauung, Hitzschlag

Gerbils müssen bei Außenhaltung, vor allem, wenn der Käfig nur vorübergehend in das Freie gestellt wird, den Schatten aufsuchen können. Schwacher, erhöhter Puls fühlbar an der A. femoralis, hechelnde Atmung und Flachliegen mit ausgestreckten Extremitäten führen mit genauer Befragung des Besitzers zur Diagnose.

Eine Therapie kann neben dunkler, ruhiger und kühler Haltung mit der Applikation von 2 mg/Tier eines wasserlöslichen Kortikosteroids, z. B. Ultracorten, subkutan versucht werden.

Nagelwachstum

Die Nägel, vor allen Dingen der Vordergliedmaßen, sind auf rege Grabtätigkeit eingestellt und neigen in weicher Einstreu zum Überwachstum. Sie sollten regelmäßig kontrolliert werden, mit der ersten Korrektur warte man aber so lange wie möglich, da anschließend häufig ein verstärktes Wachstum eintritt.

Gerbil erklettern für ihr Explorationsverhalten gern leicht erhöhte Geländepunkte. Dieses Verhalten kann man bei der Nagelpflege ausnut-

Tab. 7. Preßfutter für Wüstenmäuse (SCHMIDT 1973)

Protein	(ca. 3280 cal/kg)	15,5 %	Ca-D-Pantothenat kg	12 mg
Fett		4,3 %	Nicotinsäureamid/kg	45 mg
Calcium		0,43 %	Vitamin B$_{12}$/kg	7,5 µg
Phosphor		0,58 %	Cholin/kg	1100 mg
Vitamin A kg		2,7 mg	L-Lysin	0,85 %
Carotin / kg		0,05 mg	Methionin und Cystin	0,6 %
Vitamin D kg		0,05 mg	Tryptophan	0,2 %
Vitamin B / kg		2,7 mg		

zen. Ein flacher Stein im Käfig wird häufig bestiegen und die Nägel so auf natürliche Weise abgenutzt.

5.12 Chirurgie

Kastration

In der Regio inguinalis führen wir einen ca. 1 cm großen Schnitt parallel zur Medianebene und verschieben das subkutane Fett stumpf seitwärts. Der M. cremaster wird mit dem Proc. vaginalis dorsal und kaudal von der Fascia spermatica abpräpariert und vorgelagert. Nach ventraler Eröffnung des Proc. vaginalis können Hoden, Nebenhoden und ein Teil des Samenstranges mit Fettkörper vorgelagert werden. Der Samenleiter und Fettkörper mit Gefäßen wird so weit möglich kranial ligiert und abgesetzt. Anschließend wird der Proc. vaginalis über den Organstümpfen abgebunden und der periphere Teil abgesetzt. Eine Hautnaht erübrigt sich. Einige Tage ist die Haltung auf Zellstoff günstig.

Tumoren

Bei älteren Gerbils werden nicht selten Tumoren, vor allem der Fortpflanzungsorgane gefunden.

Zystische Ovarentartungen kommen vor, führen aber nicht zu solch ausgeprägten bilateralen Alopezien, wie bei Meerschweinchen.

Der Haarausfall kann mit Medroxyprogesteronacetat (Depo-Provera) 1 mg/100 g KG behandelt werden.

Orthopädie

Spontanfrakturen kommen vor allem bei halberwachsenen Tieren vor. Da externe Verbandsfixation häufig zu Automutilation führt, verläßt man sich bei einigermassen stabilisierten Frakturenden auf die Spontanheilung.

Bei offenen Frakturen oder Frakturen mit starken Dislokationen der Frakturenden haben wir mit Nagelungen sehr schlechte Erfahrungen gemacht, die fast immer zur Automutilation führten. Wir raten deshalb in solchen Fällen zur Euthanasie.

Oben links: Abszedierende Lymphadenitis beim Meerschweinchen.
Oben rechts: Talgdrüsenadenom beim Meerschweinchen.
Mitte oben links: Trichophytie beim Meerschweinchen.
Mitte oben rechts: Leiomyom beim Meerschweinchen.
Mitte unten links: Harnröhrenstein, Meerschweinchen.
Mitte unten rechts: Fettleberdegeneration und Gallestau bei einem Meerschweinchen.
Unten links: Bilateraler symmetrischer Haarausfall bei Ovarzysten, Meerschweinchen.
Unten rechts: Ovarialzysten beim Meerschweinchen.

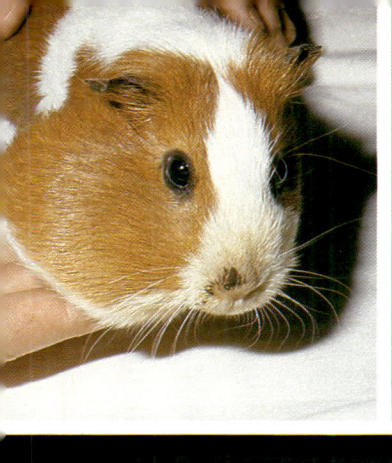
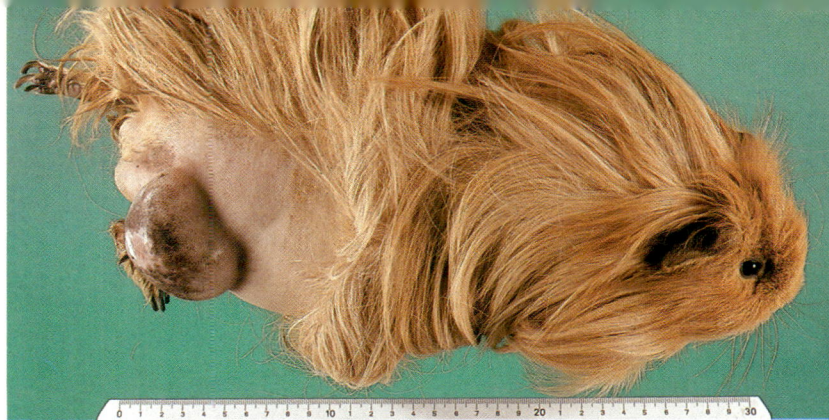
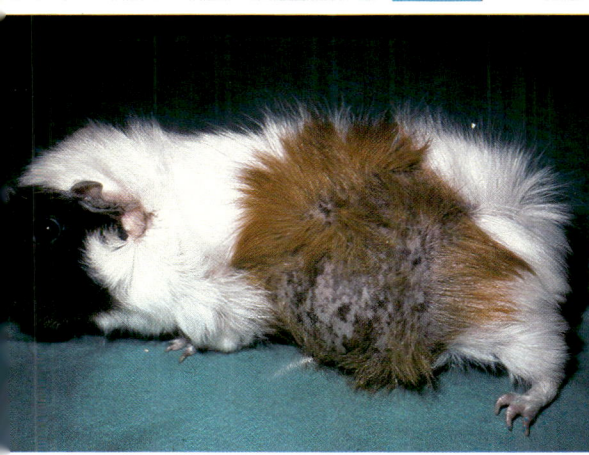
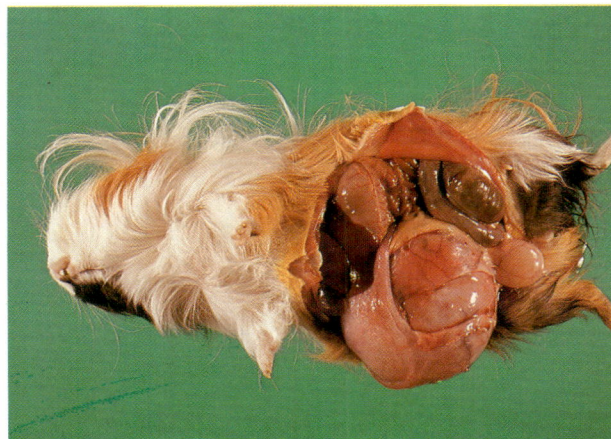
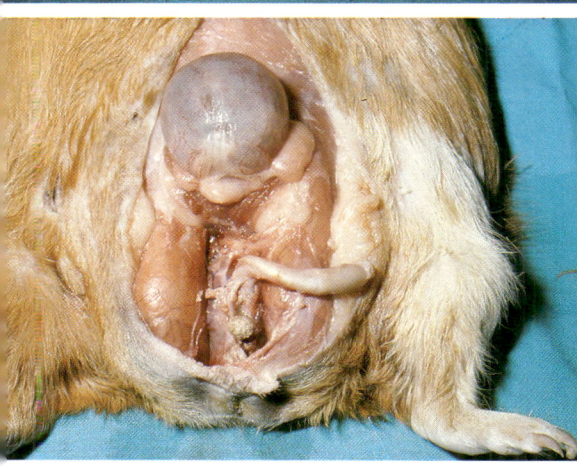
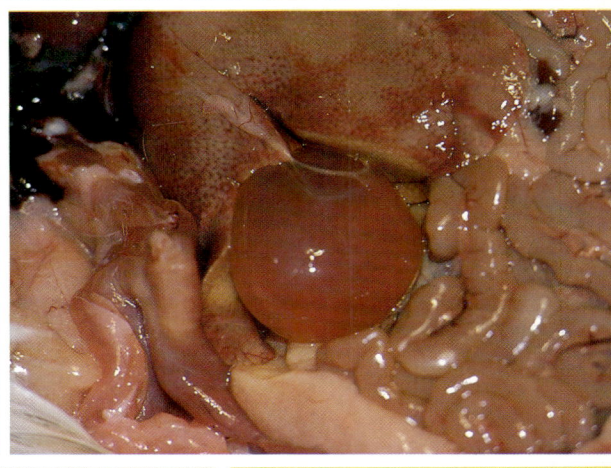
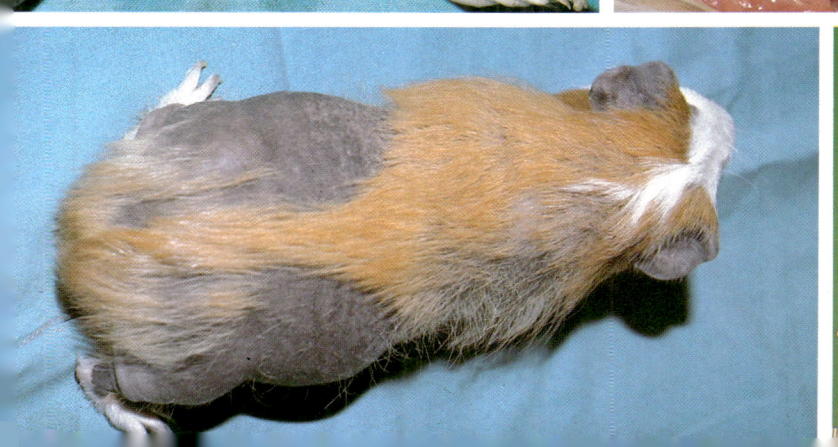
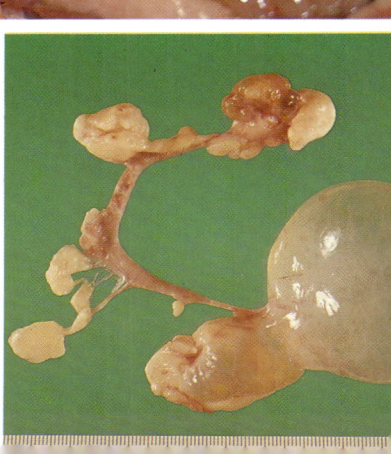

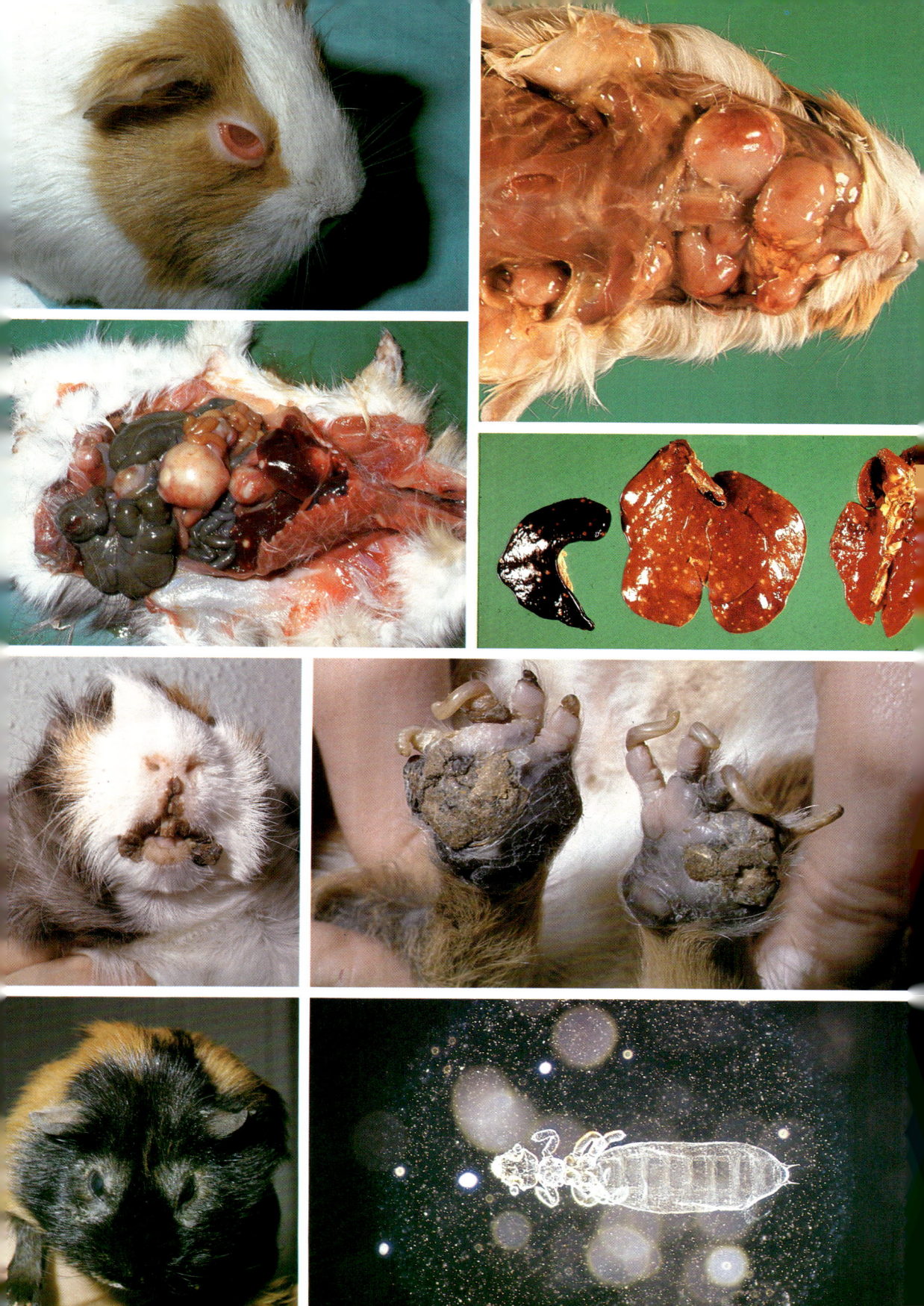

6 Chinchilla

6.1 Biologie der Wildform

Abstammung, Vorkommen, Verhalten, Ernährung, Fortpflanzung

Der Name Chinchilla kommt vom schwedischen „chin-chili", d. h. Fell von Chile. In der Nagetierverwandtschaft stellen die Chinchillaartigen (Chinchilloidea) die zweite Überfamilie mit nur einer Familie, nämlich die der Chinchillas (Chinchillidae) dar. Die Gattung *Chinchilla* im engeren Sinn wird in zwei Arten unterteilt:

1. Kurzschwanzchinchilla *(Chinchilla chinchilla)*
   Unterart: Große Kurzschwanzchinchilla *(Chinchilla chinchilla chinchilla)*
   Unterart: Kleine Kurzschwanzchinchilla *(Chinchilla chinchilla boliviana)*
   Diese Unterart wird in der Pelztierzucht als *Chinchilla brevicaudata* bezeichnet.
2. Langschwanzchinchilla *(Chinchilla velligera)*
   Diese Art wird in der Pelztierzucht als *Chinchilla lanigera* bezeichnet.

Die Tiere sind in Peru, Bolivien und Chile an den felsigen Hängen der Anden bis 4000 m ü. M. beheimatet. Als Schlupfwinkel dienen ihnen Spalten und Höhlen in den Felsen. Chinchillas sind dämmerungs- und nachtaktiv, aber man kann die geschickten Kletterer auch tagsüber beobachten. Greifvögel dürften als natürliche Feinde die größte Rolle spielen. Chinchillas leben in großen Kolonien zusammen, ein älterer Bock mit seinen Weibchen und den Jungtieren. Geschlechtsreife männliche Nachkommen werden vom Bock aus der Gruppe vertrieben. Der Wildbestand ist bedroht.

Der dichte, feine und weiche Pelz der Chinchillas dient als Sonnen- und Verdunstungsschutz. Er wurde ihnen zum Verhängnis, und sie wurden beinahe ausgerottet. Erst 1923 wurde von CHAPMAN mit der Domestikation begonnen. Seitdem wird in den USA, Kanada und einigen europäischen Ländern gezüchtet. Die heutigen Chinchillas stammen fast alle von *Chinchilla veligera*-Zuchten ab.

Als Nahrung dienen den Chinchillas in den Anden Steppengras und Tolaheide, die in Büschen auf dem kargen Felsenboden wachsen.

Die Chinchillas sind in der Freiheit monogam und polyöstrisch. Pro Jahr werden in 2–3 Würfen je 1–6 Junge geworfen. Der Zyklus dauert ca. 28 Tage. Die Brunst läuft in 3–4 Tagen ab und der Deckakt erfolgt in der Regel nachts, wobei das Männchen einen eigenartigen Schrei ausstößt, der sich von den übrigen Lautäußerungen unterscheidet.

6.2 Anatomie

Skelett

Chinchillas besitzen im Verhältnis zu ihrem langgestreckten Körper kurze Vordergliedmaßen mit 4 Zehen. Die Hintergliedmaßen sind langgestreckt und muskulös, die Hinterpfoten haben 3 bis 4 Zehen. Vorder- und Hintersohlen sind nackt.

Die Chinchillas besitzen keine Schweiß- und Talgdrüsen, ihr Fell ist nicht wasserabstoßend und sehr pflegebedürftig.

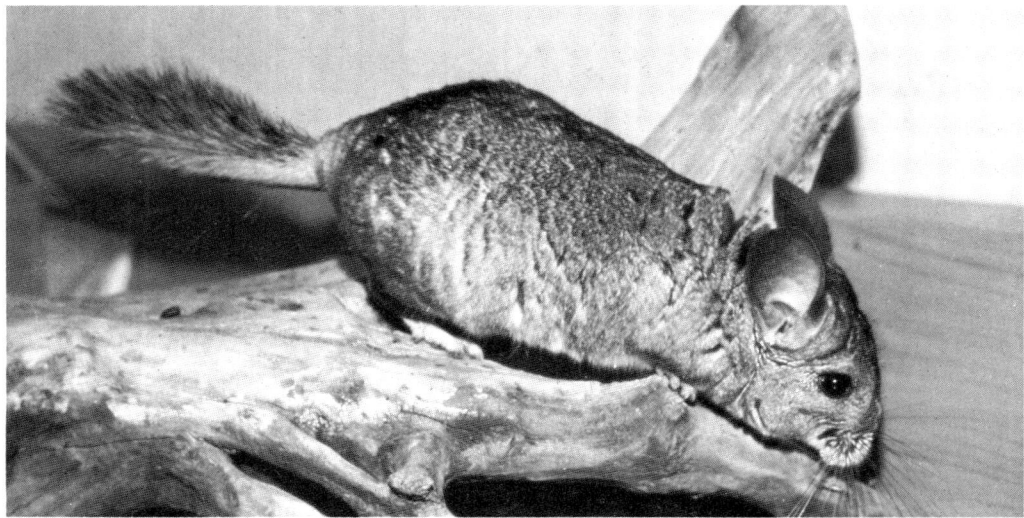

Abb. 63. *Chinchilla velligera (Ch. lanigera)*.

Kurzschwanzchinchilla:
  Kopf-Rumpf-Länge 30–32 cm
  Schwanzlänge 14–16 cm
Langschwanzchinchilla:
  Kopf-Rumpf-Länge 25–26 cm
  Schwanzlänge 17–18 cm
Die Größe der adulten Tiere kann stark variieren, im allgemeinen sind die Weibchen größer als die Böcke.

Verdauungsapparat

Mundhöhle: Ober- und die Unterlippe bilden beidseitig kissenartige Falten, die lingual der Schneidezähne in die Mundhöhle hineinragen. Auf diese Weise umgeben die Lippen die Schneidezähne vollständig. Die Falten sind mit äußerer Haut bedeckt und tragen an den Oberlippen kurze, weiche borstenartige Haare, die nach medial und aboral gerichtet sind und bis zur Zungenoberfläche reichen.

Zwischen den Hautfalten und den ersten Prämolaren liegt im Oberkiefer ein ungefähr fünfeckiges Areal. In dessen Mitte liegt die Papilla incisiva. In ihr endet der Ductus naso-palatinus, der die Mundhöhle mit der Nasenhöhle und dem Jacobson'schen Organ verbindet.

Links und rechts des Frenulum linguae ist je ein weiteres Bändchen ausgebildet, das zu den Hautfalten hinter den Schneidezähnen zieht.

$$\text{Zahnformel: } \frac{1\ 0\ 1\ 3}{1\ 0\ 1\ 3}$$

Chinchillas wechseln das Milchzahngebiß praenatal. Bei der Geburt sind die Schneidezähne schon völlig durchgebrochen. Oben sind sie 1,8 mm, unten 2,0 mm lang. Die Nagezähne sind schmal. Die Zähne wachsen lebenslänglich und besitzen einen offenen Wurzelkanal.

Magen-Darm-Trakt: Er ist im Aufbau vergleichbar mit demjenigen des Pferdes. Um mit dem rohfaserreichen Futter leben zu können, haben sie einen sehr langen Magen-Darm-Kanal ausgebildet. Der Magen ist groß und einhöhlig. Er liegt bei mäßiger Füllung vollständig intrathorakal.

Das Zäkum hat ein großes Fassungsvermögen und ist mit Tänien und Poschen ausgestattet. Sein Inhalt ist stets dünnflüssig. Es liegt links in der Bauchhöhle, verläuft von kaudal nach kranial. Der erste, weite Teil des Colons ist ebenfalls voluminös, trägt Tänien und Poschen. Der zweite, enge Teil formt die charakteristischen Kotballen.

Fortpflanzungsorgane

Die Weibchen besitzen einen Uterus duplex. Cervix und Vagina sind doppelt angelegt und befinden sich im dorsalen Bereich der Scheide, an die sich ein enges Vestibulum vaginae anschließt. Außerhalb der Brunst ist die Vagina verschlossen. In der Scheide werden Brunst- und Deckpropfen gebildet, deren Auftreten aber inkonstant zu sein scheint.

Brunstpfropfen: Er wird zu Beginn der Brunst aus der Vagina ausgestoßen, ist 2,5–3 cm lang und wachsartig. Am dickeren Ende ist eine Öffnung zu finden.

Deckpfropfen: Männliche Drüsensekrete koagulieren rasch mit den weiblichen und bilden einen Vaginalpfropfen. Einige Stunden nach dem Deckakt wird er ausgeschieden. Er ist gallertig.

In der Brunstzeit schwellen die äußeren Geschlechtsorgane an und weisen eventuell Blutspuren auf.

Das Gesäuge besteht aus je drei Komplexen beidseits der Linea alba. Nur die beiden ersten Paare sind funktionstüchtig, oft sogar nur das erste Paar.

Beim Bock fühlt man die Hoden am sitzenden Tier, indem man mit zwei Fingern die Bauchdecke zwischen den Hinterbeinen abtastet. Der Chinchilla-Bock hat keinen Hodensack. Die Hoden und die Nebenhoden liegen in einer Ausbuchtung der Bauchmuskulatur, können aber auch intraabdominal gelegen sein. Die Hoden sind knapp 2 cm lang, und vergrößern sich in der Brunstzeit. Der Penis hat einen dünnen Knochen. Mit dem Sekret aus dem Analbeutel markieren die Männchen.

Geschlechtsbestimmung: Die Geschlechtsbestimmung verläuft analog derjenigen beim Meerschweinchen. Siehe dort.

6.3 Physiologie

Allgemeines
Körpertemperatur:
adult 37,5–38,5° C
juvenil 38,5–39,5° C
Herzschlagfrequenz:
adult 120–160/min
juvenil 200–240/min
Atemfrequenz: 4–120/min
Körpergewicht:
adult 400–600 g
neugeboren 30–50 g

Hämatologische Daten (für adulte Tiere)

Hämatokrit	25	–54%
Hämoglobin	8	–15,4 g/dl
Erythrozyten	5,2–10,3	10^6/µl
MCH	k. A.	pg
MCHC	k. A.	g/dl
MCV	k. A.	fl
Retikulozyten	k. A.	%

Thrombozyten	k. A.	
Leukozyten	7,6– 8	· 10^3/µl
Differenzierung:		
Neutrophile Granulozyten	0,7– 6	· 10^3/µl
Esoinophile Granulozyten	0 – 0,7	· 10^3/µl
Basophile Granulozyten	0 –	· 10^3/µl
Monozyten	0 – 0,4	· 10^3/µl
Lymphozyten	1,6– 6,8	· 10^3/µl

Harnstatus:
Menge: 9–12 ml
Farbe: dunkelgelb
pH: 8,5

Fortpflanzung beim Bock
Geschlechtsreife: 6 Monate
Zuchtreife: 7 Monate
Ejakulatmenge: 1 Tropfen
Künstliche Besamung: Die Elektroejakulation ist die Methode der Wahl zur Samengewinnung. Die 1–2 Tropfen werden mit Pufferlösung bei Körpertemperatur verdünnt (Puffer: 3–3,2%ige Natriumcitrat-Lösung und gleiche Menge Eidotter).

Pro ml verdünnten Spermas wird ein Zusatz von 1000 IE Penicillin und 1000 µg Streptomycin zugegeben. Das so verdünnte Sperma bleibt bei Kühlschranktemperatur (+5° C) zirka 2–3 Tage lang befruchtungsfähig.

Vor der Insemination muß die Ovulation provoziert werden. Man öffnet mit einem Spekulum die Scheide und berührt die Zervix mit einem Glasstab. Darauf wird mit einer Pipette der Samen in jede Zervix gesondert deponiert und eine leichte Bauchmassage vorgenommen.

Fortpflanzung beim Weibchen
Brunsteintritt: 5–6 Monate
Zuchtreife: 7–9 Monate
Brunstdauer: 3–4 Tage
(äußerlich sichtbar an der klaffenden Scheide)
Zyklusdauer: 28–35 Tage
Brunsthäufigkeit: ganzjährig
Erste Brunst post partum: 48 Stunden
Trächtigkeitsdauer:
Chinchilla velligera 108–111 Tage
Chinchilla boliviana 125–128 Tage
Anzahl Würfe/Jahr 2–3
Wurfgröße: 1–4 Junge
Minimale Säugezeit: 3 Wochen
Normale Säugezeit: 6–8 Wochen
Absetzalter: 40–56 Tage
Erste Futteraufnahme: 1.–5. Lebenstag
Maximales Alter: 18–22 Jahre
Die Fortpflanzungsfähigkeit bleibt bis ins hohe Alter erhalten.

Junge Chinchillas sind typische Nestflüchter und kommen völlig entwickelt, behaart und mit offenen Augen zur Welt.

Zusammensetzung der Milch

64–80 g/kg Protein
108–156 g/kg Fett
Bemerkenswert ist der hohe Fettgehalt in der Chinchilla-Milch.
17 g/kg Lactose
10 g/kg Asche

6.4 Haltung und Fütterung

6.4.1 Haltung

Vermutlich wurden schon vor der Zeitwende in Chile und Peru Chinchillas gehalten. In Anpassung an ihr Habitat brauchen Chinchillas kühle Temperaturen (5°–26° C) und geringe Luftfeuchtigkeit (30%). Im Käfig sollten Steine oder

Hartholz als Unterlage vorhanden sein. Als Einstreu eignen sich Hobelspäne, Stroh und Heu. Weil die Tiere gerne springen, sollte der Käfig in verschiedene Etagen unterteilt sein. Werden mehrere Tiere zusammen gehalten, eignen sich Tonröhren gut als Versteckmöglichkeit. Zur speziellen Hygiene der Chinchillas gehört das tägliche Sandbad. Es ist dazu ein Spezialsand zu verwenden. Das Sandbad dient der Massage, Reinigung und Pflege des Felles.

Zur Haltung und Zucht bietet die Käfigindustrie eine Reihe von Käfigtypen an.

6.4.2 Fütterung

Chinchillas sind als Nagetiere Pflanzenfresser. Es muß also beachtet werden, daß die Nahrungsaufnahme längere Zeit beansprucht, das Futter voluminös sein muß und daß die Darmflora eine wichtige Rolle spielt, deshalb keine plötzliche Futterumstellung.

Freilebende Chinchillas bewohnen Dürregebiete, sind also genügsam. Große Mengen hoch-

Abb. 64. Etagenkombinationskäfig für Chinchillas mit verschließbarem Schlupfkasten.

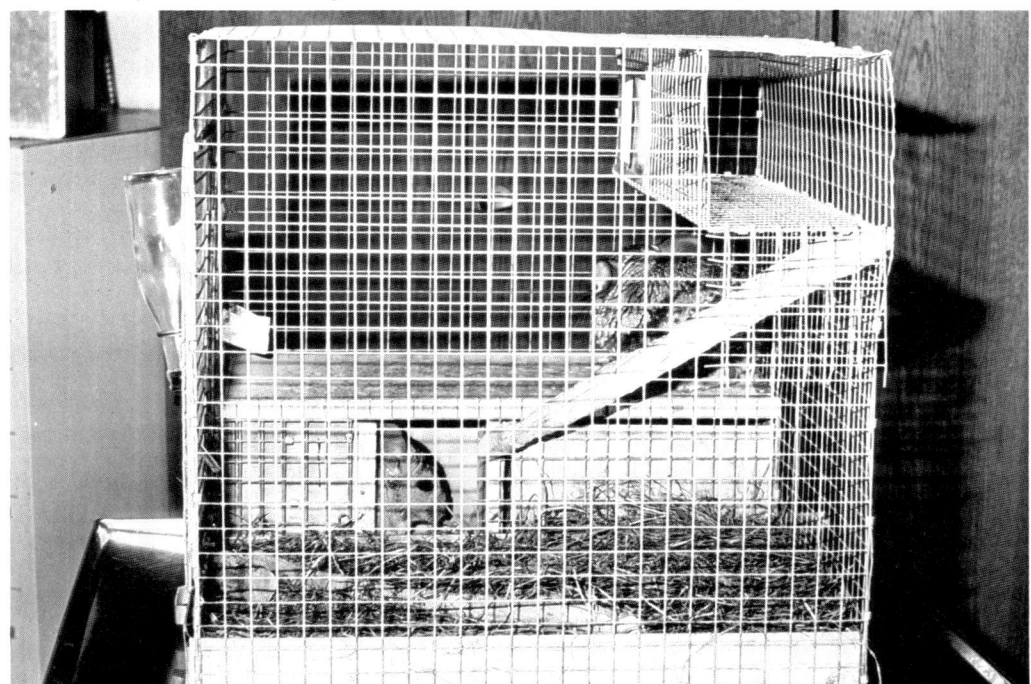

wertigen Futters vertragen sie schlecht. Die tägliche Ration für ein Chinchilla besteht aus einer Handvoll gutem Heu, einem gehäuften Kaffeelöffel Körnergemisch und wenig Grünfutter. Es können auch Pellets und Heu verabreicht werden.

Ein Körnergemisch enthält: Weizen, Mais, Hafer, Gerste

Als Grünfutter eignen sich: Ungespritztes, nicht kürzlich gedüngtes Gras, Salat, Karotten, Topinambur, Sellerie samt Kraut, Äpfel und Birnen.

Leckerbissen sind: Kürbiskerne, trockene Feigen und Rosinen.

Die Zähne brauchen Hartfutter: Poröse Steine oder junge Zweige von Ulmen, Weinstock oder Johannisbeere oder Rindenstücke von Esche, Weide und Apfelbaum.

Tödlich sind: Schimmliges Heu, Hahnenfuß, Mohn, Herbstzeitlose, Fingerhut, Mutterkorn, Schachtelhalm, Schierling, Meerzwiebel, Rinde von Lorbeer, Kirschbaum, Eiche, Holunder, Eibe, Rhododendron und Akazie.

Trinkwasserversorgung

Der absolute tägliche Wasserbedarf ist abhängig von
– Körpermaß und Alter des Tieres
– Wassergehalt des Futters
– Umgebungstemperatur, Luftfeuchtigkeit
– Bewegungsintensität des Tieres

Als Richtwert gilt: 40–60 ml pro Tier und Tag. Wichtig ist die Qualität vor der Quantität. Bevorzugt werden Regen- und Quellwasser.

Bei ausreichender Grünzeugfütterung ist eventuell gar keine zusätzliche Wasseraufnahme nötig.

6.5 Untersuchungsmethoden

Handhabung

Chinchillas beißen von Natur aus nicht und sitzen still, wenn sie in der Hand gehalten werden. Durch falsches Behandeln können sie aber bissig werden. Will man ein Tier aus seinem Käfig heben, faßt man es mit der einen Hand bei der Schwanzwurzel und schiebt die andere Hand unter das Tier oder packt es am Nacken. Vor allem trächtige Weibchen ertragen es schlecht, wenn sie nur an der Schwanzwurzel gepackt und hängend gehalten werden.

Injektionsstellen

Da bei den Chinchillas das Fell geschont werden soll, ist die richtige Wahl der Injektionsstelle wichtig. Es bieten sich verschiedene Möglichkeiten an: Schenkelinnenseite, Genickfalte, Kniefalte und Brustmuskulatur.

Blutentnahmestellen

– Inzision der Ohrvene
– Inzision der Schwanzhaut
– Abschneiden der Krallenspitzen
– Herzpunktion

Trächtigkeitsdiagnose

Für die Trächtigkeitsdiagnose bestehen verschiedene Methoden:

1. Bei der Inspektion sind ab 60. Tag die Mammakomplexe vergrößert, die Zitzen deutlich sichtbar, ab 90. Tag die Bauchumfangsvermehrung deutlich zu sehen.

2. Palpation der Ampullen, sehr vorsichtig, daß kein Abort ausgelöst wird.

3. Gewichtszunahme 20 g am 60. Tag, 30 g am 90. Tag und 40 g am 100. Tag sind beweisend für Trächtigkeit.

4. Röntgen: ab 40. Tag.

6.6 Anästhesie

Sedation

Ketamin-HCl führt in Dosierungen von 10–40 mg/kg KG intramuskulär verabreicht nach 1½–4 min zu einem kataleptischen Schlaf, der 15–17 min anhält. Er erlaubt Untersuchungen und schmerzlose Eingriffe, reicht aber für Operationen nicht aus.

Höhere Dosierungen (50–90 mg/kg KG) verlängern die Katalepsie auf 34–91 min. Die Erholungsphase dauert 2–4 Stunden. Es kann eine vorübergehende Rigidität von Gliedmaßen und Schwanz auftreten. Das Absinken der Körpertemperatur ist zu beachten.

Injektionsnarkose

Ein operationstaugliches Stadium wird erreicht durch eine Kombination von Ketamin-HCl und Xylazin (Rompun). Es werden intramuskulär 2 mg Rompun und 40 mg Ketamin-HCl/kg KG verabreicht. Die Wirkung tritt nach 1–2½ min ein und hält in Abhängigkeit von der Dosis 40–124 min an. Die Erholung dauert 3–5 Stunden. Falls notwendig, kann die Schmerzfreiheit durch Lokalanästhesie verbessert werden. Das Absinken der Körpertemperatur muß unbedingt vermieden werden.

Zur Kurzzeitnarkose eignet sich ein Thiobarbiturat, zum Beispiel 5%iges Thiogenal in einer Dosierung von 80 mg/kg KG. Es wird intraperitoneal verabreicht.

Inhalationsnarkose

Methoxyflurane wird von Chinchillas gut vertragen. Fluothane wird mit einer kleinen Maske oder dem Hinzschen Narkosekasten verabreicht. Mit 0,5–1 ml Halothan dauert das Toleranzstadium 2–53 min.

Die Gefahr der Unterkühlung ist bei dieser Art der Anästhesie geringer.

Eine Äthernarkose ist nicht zu empfehlen. Es tritt eine starke Salivation auf, die zwar durch Atropingaben unterdrückt werden kann. Postnarkotische respiratorische Komplikationen führen jedoch nicht selten zum Tod des Patienten.

Während der Aufwachphase sind Chinchillas besonders gut zu überwachen. Bei den ersten Aufwachanzeichen muß das Tier „aus dem Schlaf geschüttelt" werden.

Krankheiten

Es wird eine jahreszeitliche Häufung der Erkrankungen beobachtet. Im Frühjahr und im Herbst erkranken deutlich mehr Tiere. Die Gründe dürften beim Wechsel des Wetters und des Futters liegen.

Allgemein ist zu bemerken, daß keine Krankheiten bekannt sind, die nur beim Chinchilla vorkommen.

Am häufigsten treten Erkrankungen des Verdauungsapparates auf, insbesondere Zahnprobleme, Magen-Darm-Entzündungen, Verstopfung, Durchfall, Blähung.

Die häufigsten Infektionskrankheiten werden durch Pseudomonaden, *Escherichia coli* und *Yersinia pseudotuberculosis* verursacht.

Chinchillas sind sehr schockanfällig, kreislauflabil und besitzen ein sehr empfindliches Fell.

6.7 Virale Erkrankungen

Leukose
Ätiologie: Leukose-Virus.

Klinisches Bild: Obstipation, Inappetenz, Abmagerung. Deutliche Vergrößerung von Lymphknoten, Leber und Milz. Anämie.
Sektion: Der Herzbeutel ist fibrinös und mit dem Herz verklebt. Auch die Lunge enthält Tumorzellen. Die Lymphknoten, Leber und Milz sind vergrößert. Die Darmschleimhaut enthält grauweiße, flache Herde. Nekrosen treten auf. Netz und Darmwand können stellenweise verwachsen sein. Die Nieren enthalten tumorartige Knoten.
Prognose: Ungünstig. Keine Therapie.

Es ist zu beachten, daß wegen der Abwehrschwäche bei der Leukose häufig Sekundär-Infekte auftreten. Im übrigen vergleiche auch Meerschweinchen.

Herpesvirus-Infektion
Ätiologie: Dem *Herpesvirus cuniculi* ähnelndes Virus der Herpes-Gruppe. Die Übertragung erfolgt durch direkten Tierkontakt, Futter und Einstreu.
Klinisches Bild: Enteritis, Fellverfärbung in der Analgegend. Durchfall und Obstipation im Wechsel. Inappetenz, Bewegungsarmut. Oft plötzlicher Tod ohne vorhergehende Symptome.
Prognose: Ungünstig.
Therapie: Bisher ohne Erfolg.
Sektion: Nekrosen in Leber, Nebennieren, Milz. Intranukleäre Einschlußkörper im ZNS. Zytoplasmatische Vakuolen in der vergrößerten, brüchigen Leber.

Virus-Pneumonie
Ätiologie: Der Erreger konnte bisher noch nicht identifiziert werden.
Pathogenese: Kälte, Zugluft (Erkältungskrankheit) und hohe Luftfeuchtigkeit begünstigen die Krankheit. Sie tritt deshalb meistens in den Wintermonaten und in Großzuchten auf.
Klinisches Bild: Jungtiere sterben nach kurzer Erkrankung. Adulte Tiere erkranken plötzlich mit Fieber bis 40° C, zeigen beschleunigte Atmung, Atemnot und Backenblasen. Sie sitzen bewegungslos in einer Ecke, fressen nichts mehr, haben eventuell serösen Nasenausfluß. Bei der Auskultation sind Reibegeräusche über dem Lungenfeld zu hören. Die Mortalität ist hoch.

Häufig gesellen sich sekundäre bakterielle Infektionen dazu, zum Beispiel Pasteurellen, Streptokokken, Staphylokokken, Bordetellen,

Proteus. Selbst Aspergillen wurden schon gefunden.

Differentialdiagnose: Verschluckpneumonie nach Verabreichen von Medikamenten oder bei der künstlichen Aufzucht.

Prognose: Zweifelhaft, da durch Antibiotika die Tiere nur gegen die bakteriellen Sekundärinfektionen abgeschirmt werden können.

Lungenadenomatose

Es handelt sich um eine übertragbare, chronisch verlaufende Krankheit.

Ätiologie: Man vermutet ein Virus, wahrscheinlich ein *Herpesvirus*. Sekundär kann die veränderte Lunge bakteriell besiedelt werden.

Klinisches Bild: Hochgradige Dyspnoe, Abmagerung, Tod.

Sektion: Mehrere punktförmige, weiße Herde anfänglich vor allem im Zwerchfellappen beider Lungenhälften. Mit dem Fortschreiten der Krankheit vergrößern sich die Herde und konfluieren. Histologisch findet man zu Beginn eine interstitielle Pneumonie. Später sind die Alveolen mit kubischen bis zylindrischen Epithelzellen ausgelegt. Es handelt sich um ein Adenokarzinom. In der Umgebung tritt manchmal eine exsudative Pneumonie auf. Die zugehörigen Lymphknoten weisen nur selten Metastasen auf.

Prognose: Vorsichtig.

Therapie: Abschirmen gegen bakterielle Sekundärerreger mit Tylan 10 mg/kg KG.

6.8 Bakterielle Erkrankungen

Leptospirose

Ätiologie: *Leptospira icterohaemorrhagiae* (Zoonose).

Pathogenese: Leptospiren sind an der Außenwelt wenig widerstandsfähig. Die Inkubationszeit beträgt 2–7 Tage.

Infektion: Erfolgt mit durch Nagerharn kontaminiertem Futter oder Einstreu.

Klinisches Bild: – *Akut:* Mattigkeit, Schwäche, Anorexie, vorübergehendes Fieber, eventuell blutiger Durchfall, Oligurie, Anurie, Untertemperatur kurz vor dem Tod. Tod infolge Nierenversagens.

Überlebende bilden eine chronische Glomerulonephritis aus, die sich im rauhen Fell und stellenweisem Haarausfall äußert. Ist die Infektion überstanden, bleiben die Tiere oft lange Zeit Ausscheider.

Sektion: Petechien und Ecchymosen im Darm. Hämorrhagische Gastroenteritis. Leber vergrößert, gestaut, gefleckt, zum Teil mit Hämorrhagien. Nieren mit Petechien, geschwollen, blaß. Nebennieren mit Petechien. Echymosen und Hämorrhagien in der Lunge Ikterus mit unterschiedlicher Intensität, gut sichtbar im subkutanen Gewebe, im Peritoneum und Leber.

Histologie: Akute diffuse Glomerulonephritis mit den folgenden Entwicklungsstadien: Stauung, Petechien, Ischämie, neutrophile Infiltration, fibrinoide Nekrose.

Leber mit trüber Schwellung, Verfettung, Auflösung der Zellverbände.

Diagnose: *Mikroskopisch:* – Harnprobe unter dem Dunkelfeld-Mikroskop (Konservieren der Leptospiren im Harn nötig durch Zugabe von 0,5%igem Formalin). Nach der Sektion histologische Schnitte mit Silberimprägnation oder Immunfluoreszenz.

Serologisch: Agglutination und Komplementbindung.

Kulturell: Blut, solange Fieber eine bestehende Sepsis anzeigt. Harn in den späteren Phasen der Krankheit.

Prognose: Vorsichtig.

Therapie: Tetracyclin.

Pseudomonaden-Infektion

1. Darmform

Sie tritt sporadisch bis enzootisch auf, häufig im Herbst. Betroffen sind vor allem Jungtiere und laktierende Weibchen. Der Erreger wird häufig in Mischinfektionen mit Escherichia coli und Proteus vulgaris gefunden. Ein gesundes Chinchilla hat eine ausschließlich grampositive Darmflora. Die Erreger scheinen fakultativ pathogen zu sein. Als Auslöser werden Stoffwechselstörungen, bedingt durch Haltung und Fütterung vermutet. Meist findet eine Generalisation mit metastatischen Veränderungen in anderen Organen statt.

Ätiologie: *Pseudomonas aeruginosa.* Pseudomonaden leben als Saprophyten auf Schleimhäuten. Sie kommen in Sekreten und im Kot vor.

Klinisches Bild: Infektion durch verunreinigtes Trinkwasser. Inkubation 1–3 Tage. Meist akuter Verlauf. Morbidität und Mortalität hoch. Apathie, anfänglich Verstopfung, häufige Kolikanfälle (Rollen am Boden, Strecken der Vorderbeine, Anziehen der Hinterbeine, Schleppen des Abdomens am Boden), Gehen statt Hüpfen, Temperatur bis 39,5° C, eventuell Rektumprolaps, Tympanie, Schwanken, eventuell Durchfall und Tod.

Sektion: Katarrhalische Enteritis, hämorrhagische Enteritis, herdförmig nekrotisierende-ulzerierende Enteritis, häufig Typhlo-Kolitis (evtl. Darminvagination). Herdnekrosen in Leber, Milz, Nieren, Lymphknoten, geschlechtsreifem Uterus. Miliare Nekrosen in Herz, Nebennieren, Hoden.

2. Nierenform

Überlebt ein Tier die Darmform, so kann sich nachfolgend die Nierenform auf hämatogenem Weg ausbilden.

Ätiologie: Wie bei Darmform.

Klinisches Bild: Plötzlicher Tod von Jung- und Alttieren durch Urämie.

Sektion: Darmform meist noch vorhanden. Eitrige Herdnephritis.

3. Uterusform

Die Infektion kann hämatogen oder aszendierend erfolgen. Mischinfektionen sind vor allem bei aszendierenden Formen zu erwarten. Diese Form führt zum Absterben allfällig vorhandener Feten.

Ätiologie: *Pseudomonas aeruginosa, Proteus vulgaria, Staphylokokken, Streptokokken.*

Klinisches Bild: Apathie, Inappetenz, Vulva halb geöffnet, unregelmäßige Atmung, Konvulsionen, Tod.

Sektion: *akut:* Metritis, *chronisch:* Pyometra Vaginitis. Feten am Absterben, mazeriert oder mumifiziert. Sind mehrere Feten vorhanden, sterben sie nicht gleichzeitig ab.

Als weitere Erscheinungsformen einer Pseudomonasinfektion sind Konjunktivitis, Rhinitis, Otitis und Pneumonie bekannt. Äußerliche Verletzungen können mit Pseudomonaden infiziert werden, weisen einen grünlichen Eiter auf und führen häufig zum Tod.

Therapie: Sie kommt oft zu spät, wenn die Krankheit akut verläuft. Problematisch ist sie auch wegen der Antibiotika-Resistenzen der genannten Erreger. Meist ist der Erfolg der Therapie unbefriedigend.

Chloramphenicol 0,2–0,3 ml/450 g alle 12 Stunden

Colistin bis 50 000 Einheiten pro Tier und Tag

Gentamycin 0,08–0,2 ml/450 g alle 12 Stunden

Zusätzlich sollten Hygiene- und Desinfektionsmaßnahmen in Betracht gezogen werden. Quaternäre Ammoniumbasen 15%ig, Formol 10%ig.

Prognose: Zweifelhaft bis ungünstig.

Bordetellose

Die Bordetellose verläuft meist als Erkrankung der Respirationsorgane.

Ätiologie: *Bordetella bronchiseptica.*

Inkubationszeit: 24 h bis 10 Tage.

Sektion: Bronchopneumonie mit konsolidierten Lungenbezirken. Stauung von Leber, Milz, Nieren, Darm. Hämorrhagische Diathese.

Diagnose, Therapie und **Prognose** siehe Bordetellose Meerschweinchen.

Coli-Infektion

Escherichia coli gehören zur Erregergruppe, die Darmkrankheiten verursacht.

Ätiologie: *Escherichia coli.* Sie kommen ubiquitär vor. Die pathogenen Stämme sind hämolytisch, toxinproduzierend.

1. Darmform

Klinisches Bild: Wäßrige, grauschwarze Fäzes. Tod nach 2 bis 3 Tagen.

Sektion: Ileitis, Typhlitis, Kolitis.

Eine Infektion kann auch als leichter Darmkatarrh verlaufen. Häufig sind neben *Escherichia coli* auch *Proteus vulgaris* zu finden. Das Krankheitsbild gleicht einer Dysbakterie.

2. Nierenform

Vergleiche mit der Pseudomonadeninfektion.

3. Uterusform

Klinisches Bild: Vagina dauernd offen, jedoch keine Deckbereitschaft. Vulva mit gelben, kristallinen Krusten verklebt.

4. Ödemform

Diese Krankheitsform ist analog zur Ödemkrankheit der Ferkel und als allergische Reaktion anzusehen.

Klinisches Bild: Es kommt zur Quaddelbildung und Haarausfall.

Sektion: Ödem unter der Haut und in der Darmwand. Transsudat in Brust- und Bauchhöhle.

Therapie: Da die Krankheit sehr schnell verlaufen kann, reicht die Zeit für eine Bestimmung der Antibiotika-Resistenz oft nicht. Vergleiche im übrigen mit der Pseudomonaden-Therapie.

Salmonellose (Zoonose)

An Salmonellose erkranken vor allem Jungtiere.

Ätiologie: Es kommen mehrere Salmonellen-Typen beim Chinchilla vor. Wichtig sind vor allem *Salmonella typhimurium*, die zu großen Verlusten führt.

Pathogenese: Die Infektion erfolgt meist auf oralem Wege, aber auch aerogen, konjunktival und intrauterin. Die Salmonellen vermehren sich in der Umwelt bei hohen Außentemperaturen und eiweißhaltigen Medien. Tiere können jahrelang Ausscheider sein.

Klinisches Bild: *Perakut:* Verluste, ohne vorherige Symptome, vor allem bei Jungtieren. *Akut:* intermittierender Durchfall, Abzehrung, Tod.

Chronisch: Kümmern.

Sektion: Perakut und akut: Dünndarmentzündung.

Diagnose: Sektion mit bakterieller Untersuchung oder bakterielle Untersuchung von Kotproben.

Therapie: Resistenzbestimmung, bis zum Vorliegen des Ergebnisses Chloramphenicol verabreichen.

Desinfektion: Sie sollte unbedingt durchgeführt werden und kann mit Formalinlösung (5%ig) oder Chloramin (5%ig) erfolgen.

Siehe Salmonellose Meerschweinchen.

Proteus-Infektion
Ätiologie: *Proteus vulgaris* und *Proteus mirabilis*.

Pathogenese: Als Kommensale lebt *Proteus* spp. auf Haut und Schleimhaut bei Tier und Mensch. Er kann auch in verunreinigtem Trinkwasser gefunden werden.

Klinisches Bild: Der Erreger ist an Magen-Darm-Erkrankungen beteiligt, tritt dabei nur selten alleine auf.

Unter Mitbeteiligung von *Escherichia coli* bewirkt er eine Dysbakterie. Seltener ist er aus eitrigen Herdnephritiden zu isolieren.

Bei Mitbeteiligungen an Infektionen des weiblichen Genitalapparates kann Unfruchtbarkeit auftreten.

Im übrigen vergleiche mit der Pseudomonaden-Infektion.

Prognose: Im allgemeinen gut bei adulten Tieren.

Therapie: Chloramphenicol 20 mg/kg p.o. über fünf Tage.

Yersinia enterocolitica-Infektion (Zoonose)
Unter Chinchillas kann sie Epidemien auslösen, wobei sie bevorzugt junge Tiere erfaßt.

Ätiologie: *Yersinia enterocolitica.*

Klinisches Bild: Bei akutem Verlauf völlige Inappetenz, Krämpfe und Tod nach meist 3 Tagen. Bei chronischer Form verminderte Futteraufnahme, Anschoppung und Tympanie. Die kranken Tiere gähnen häufig.

Sektion: – *Gastrointestinale Form:* akute, ulzerative Ileitis. – *Generalisierte Form:* gestaute Leber, gestaute Milz. – *Abortive Form:* keine Erkrankung.

Diagnose: Bakterielle Untersuchung von Kotproben oder von Organproben verendeter Tiere.

Rodentiose, Pseudotuberkulose
Die Krankheit verläuft inapparent oder kann zu seuchenhaften, gelegentlich akuten, meist chronischen Jungtierkrankheiten führen. Resistenzminderung bei Chinchillas begünstigt die Krankheit, so zum Beispiel Endoparasitenbefall oder schlechte Wetterverhältnisse, was zu vermehrten Ausbrüchen vom Herbst bis zum Frühjahr führt. Häufig bestehen Mehrfachinfektionen mit *Escherichia coli, Pseudomonas aeruginosa* und *Proteus* spp.

Ätiologie: *Yersinia pseudotuberculosis.*

Pathogenese: Als Erregerreservoir sind Ratten und Mäuse zu betrachten. Sie können Heu und Futter verunreinigen. Die Infektion erfolgt meist peroral, ist aber auch durch Hautverletzungen möglich. Angesteckte Tiere können den Erreger über Milch- und Speicheldrüse ausscheiden.

Klinisches Bild: Apathie, Anorexie, Fellschäden. Verminderte Kotmenge und milder Durchfall sind fakultativ.

Das chronische Stadium dauert wochen- bis monatelang, führt zu Abmagerung und vor dem Tod häufig zu Lähmungserscheinungen.

Sektion: Granulome mit nekrotischen Zentren in Darm, Leber, Milz und Lymphknoten. Leber und Milz gestaut.

Diagnose: Erregernachweis auf speziellem Desoxycholat-Citrat-Agar-Nährboden.

Prognose: Ungünstig.

Therapie: Die Diagnose ist meist erst so spät zu stellen, daß Tetracycline, für die der Erreger empfänglich ist, den Tod nicht mehr verhindern können.

Desinfektion: 5%ige Sodalösung, Formalin oder Kresol.

Pasteurellen-Sepsis
Streß in irgendeiner Form ist der auslösende Faktor für diese Krankheit.

Ätiologie: *Pasteurella multocida.*

Klinisches Bild: Respiratorische Symptome und Diarrhö. Das Tier stellt sich zur Atemerleichterung mit den Vorderbeinen höher. Tod nach 24 Stunden. Konjunktivitis, subkutane Abszesse. Bei besonders virulenten Erregern: Plötzlicher Tod ohne vorausgehende Krankheitssymptome.

Sektion: Lunge gestaut, Petechien in Lunge und Herz, Blutige Flüssigkeit im Perikard, Transsudat in Brust- und Bauchhöhle, Lebervergrößerung, Petechien in Darm und Gekröse.
Prognose: Ungünstig.
Therapie: Keine.

Staphylokokken-Infektion
Staphylokokken bewirken Unfruchtbarkeit durch Metritiden, Vaginitiden und Absterben der Föten. Siehe Uterusform der Pseudomonadeninfektion.

Streptokokken-Infektion
Ätiologie: Verschiedene Streptokokkenarten, teils saprophytisch, unter Belastung zu Erkrankung führend. Hämolytische und nicht hämolytische Stämme.
Klinisches Bild: Die Infektion erfolgt peroral oder aerogen. Neben akut septikämischem Verlauf mit Apathie und Inappetenz treten bei chronischem Verlauf respiratorische Erscheinungen auf. Metritiden und Enteritiden sind möglich.
Sektion: Muskulatur wäßrig. Hämolyse und Petechien in allen Organen.
Prognose: Zweifelhaft.
Therapie: Bactrim nach Tabelle.

Enterotoxämie
Ätiologie: *Clostridium perfringens.*
Klinisches Bild: Plötzlicher Tod ohne vorausgehende Symptome. Betroffen sind die größeren, kräftigeren Tiere.
Prognose: Schlecht.
Therapie: Für größere Bestände: Toxoid-Vakzine. Wirkungseintritt noch vor Ablauf von sieben Tagen.

Listeriose (Zoonose)
Sie tritt seuchenhaft auf, kann aus einer Herde aber auch nur Einzeltiere erfassen.
Ätiologie: *Listeria monozytogenes.*
Pathogenese: Listerien sind ubiquitäre Saprophyten und besitzen eine hohe Tenazität. Die Infektion erfolgt meist peroral, oder in utero. Die Keime haben eine hohe Tenazität. Die Inkubationszeit beträgt 7–10 Tage.
1. Form: *Septische Verlaufsform*
Es sind in erster Linie Neugeborene und Jungtiere betroffen.
Klinisches Bild: Tod nach unklaren Symptomen.
2. Form: *Chronische Organlisteriose*
Klinisches Bild: Ausgeprägte Apathie, ständig

abnehmender Futterverzehr bis zur totalen Anorexie (zunehmende Abmagerung, Trinklust erhalten). Sie stellen die Vorderbeine erhöht, strecken und rollen sich. Kurz vor dem Tod sind Zähneknirschen und Schmerzlaute zu vernehmen. Dauer der Krankheit: mehrere Wochen.
3. Form: *Enzephalitische Form*
Klinisches Bild: Hyperästhesie, Blindheit, Taubheit, Ataxie, Tortikollis, Muskelkrämpfe und/oder Lähmungen, Hyperthermie, Nasen- und Augenausfluß, Speicheln, Koma, Tod. Dauer der Krankheit: Stunden bis Tage.
4. Form: *Trächtigkeitslisteriose*
Klinisches Bild: Abort in der zweiten Hälfte der Trächtigkeit, Geburt von toten und lebensschwachen Früchten, die innerhalb von fünf Tagen eingehen. Meteoritis beim Muttertier mit nachfolgender Sepsis und Tod.
Sektion: Leber am häufigsten verändert: Petechien bis miliare Herdnekrosen, je nach Dauer der Krankheit. Ebensolche Läsionen in Milz, Darm und Harnblase, zahlenmäßig aber weniger.
Diagnose: Kultureller und mikroskopischer Erregernachweis.
Differentialdiagnose zur chronischen Organerkrankung: Rodentiose, Darmerkrankung durch Pseudomonaden – *Coli* – *Proteus.* Haltungs- und Fütterungsfehler.
Therapie: Wenig erfolgreich, kann aber versucht werden. Wenn möglich erst eine Resistenzbestimmung durchführen.
Penicillin
Tetracyclin: (parenterale Applikation, wird peroral sehr schlecht vertragen), Unterstützung mit Vitaminen A, B und C.
Desinfektion: Mit 1–2%iger, heißer Natronlauge.

Tuberkulose (Zoonose)
Die Tuberkulose ist eine chronische Erkrankung, die vor allem junge und geschwächte Tiere befällt. Der enge Kontakt mit dem Tier gefährdet den Menschen.
Ätiologie: *Mycobacterium bovis, Mycobacterium tuberculosis.*
Pathogenese: Die Tenazität des Erregers ist sehr hoch. Die Infektion erfolgt peroral oder aerogen. Ausgeschieden wird der Erreger je nach Sitz der Infektion über Kot, Harn, Milch, Lunge oder Sperma. Die Inkubationszeit beträgt Wochen bis Monate.
　Die Krankheit dauert 1–2 Monate, im akuten Fall 3–6 Tage.

Klinisches Bild: Zunehmende Abmagerung trotz anfänglich erhaltener Freßlust. Gesteigerter Wasserkonsum. Fell struppig und glanzlos. Eventuell eitrigabszedierende Entzündung der Kopf- und Halslymphknoten. Tod infolge Kachexie.

Diagnose: Sektion und Histologie, intrapalpebraler Tuberkulintest möglich.

Differentialdiagnose: Listeriose, Rodentiose, Toxoplasmose, Endoparasiten.

Therapie: Man sollte sie wegen der Gefährdung des Menschen gar nicht versuchen, sondern die Tiere einschläfern.

Desinfektion: Phenol und Phenolderivate (Lysovet PA) 2%.

6.9 Mykotische Erkrankungen

6.9.1 Dermatomykosen

Trichophytie
Trichophyton mentagrophytes ist die beim Chinchilla häufigste Pilzart. Als Zooanthroponose hat sie in der Heimtierhaltung Bedeutung und nimmt in letzter Zeit zu.

Ätiologie: Chinchillas sind häufig symptomlose Pilzträger. Bei Handwechsel der Tiere, Krankheitsbelastungen, unhygienischer feuchter Haltung und Crowding in Zuchten keimen die Pilzsporen vor allem auf verletzter feuchter Haut aus und das Pilzgeflecht dringt in die Haut, Haarbälge und Haar ein. Eine Eintrittspforte ist das vom Trinken häufig feuchte Unterkinn. Fütterungsfehler, Absetz- oder Laktationsstreß können das Angehen fördern. Die Übertragung erfolgt durch Tierkontakt oder Staub sowie durch Futter und Streu verschleppte Sporen, die durch Putzverhalten schnell verteilt werden.

Klinisches Bild: Es kommt zu Haarbruch oder Haarausfall, hauptsächlich im Kopf-Rücken-Gebiet. Die dunkle Unterwolle wird sichtbar und nach Fortschreiten kommt es zu lokalisiertem Haarausfall und borkig-schuppiger Hautveränderung.

Die Inkubationszeit kann einige Wochen betragen. Juckreiz ist nicht obligatorisch. Durch Putzen der Tiere ist eine Verbreitung auf Hals, Ohrhintergrund, Rumpf gegeben.

Diagnose: Die klinischen Veränderungen sind sehr typisch und erlauben die Diagnose Dermatophytie.

Mikroskopisch: Hautgeschabsel vom Rand der Veränderungen in 10–20%ige Kalilauge einlegen. Es kann statt dessen auch eine Giemsa- oder PAS-Färbung gemacht werden.

Kulturell: Hautgeschabsel vom Rand der Veränderungen oder ausgezupfte Haare kultivieren (Fungassay, Janssen).

Prognose: Gut. Die Tiere sind im Allgemeinbefinden kaum gestört. Für Fellqualität und Übertragungsgefahr, besonders auf Kinder, ist eine Behandlung unbedingt notwendig.

Therapie: Absondern des erkrankten Tieres.

Innerlich: Griseofulvin-Tabletten. 10–20 mg/kg und Tag, mindestens drei Wochen lang. Die Tabletten können zerdrückt und in Propylenglykol suspendiert in die Backentaschen eingegeben werden.

Äußerlich: Jodglycerin, mehrmals am Tag auf die betroffenen Stellen auftupfen.

1–2%ige Salicylspiritus.

Vitamine des B-Komplexes als Hautschutz.

Desinfektion: Sie ist unbedingt anzuraten. Brauchbar sind zum Beispiel Formalin, Tego 51, Incidin. Händedesinfektion, eventuell Verwendung von Handschuhen bei der Behandlung.

6.10 Parasitäre Erkrankungen

6.10.1 Endoparasiten

In der Literatur sind zahlreiche Endoparasiten bei Chinchillas beschrieben, zumal Chinchillas auch als Labortiere Verwendung finden. Hier werden nur die praxisrelevanten und bei uns beobachteten Parasiten angeführt.

6.10.1.1 Protozoen-Infektion

Giardose, Giardiasis
Ätiologie: *Giardia duodenalis* wird bei parasitologischen Untersuchungen häufig gefunden. Obwohl morphologisch nicht von Giardien anderer Tiere abgrenzbar, scheint Wirtsspezifität vorzuliegen. Möglicherweise kann das Chinchilla als Infektionsquelle des Menschen in Frage kommen.

Klinisches Bild: Klinische Symptome sind selten; bei hartnäckigem wechselndem Durchfall muß aber an eine Giardose gedacht werden.

Es werden Zysten, die bis drei Wochen infektiös bleiben und bei Durchfall auch Trophozoiten im Kot als Übertragungsmöglichkeit ausgeschieden.

Diagnose: Zystennachweis im Kot nach Zinksulfatanreicherung.

Prognose: Je nach klinischem Befund.
Therapie: Nur bei klinischem Befund therapieren. Ständige Reinfektion. Metronidazol (Flagyl) 50 mg/kg 7 Tage.

Kokzidiose
Ätiologie: *Eimeria chinchillae*. Die Infektion erfolgt durch orale Aufnahme vollsporulierter Oozysten. Die Sporulationszeit ist temperaturabhängig. Die Hauptinfektionsquelle ist das infizierte Zuchtweibchen. Es handelt sich um eine Jungtiererkrankung.
Klinisches Bild, Diagnose, Prognose, Therapie: Siehe Meerschweinchen.

Toxoplasmose
Latente *Toxoplasma*-Infektionen kommen bei Chinchillas vor, klinische Symptome sind jedoch selten. Die Infektion erfolgt intrauterin oder durch Aufnahme von *Toxoplasma*oozysten aus dem Katzenkot. In der gemeinsamen Heimtierhaltung beider Tierarten kann eine Infektion erfolgen.
Klinisches Bild: Es wurden seropurulenter Nasen- und Augenausfluß, erhöhte Temperatur und Atemfrequenz, Lethargie und Tod innerhalb einer Woche beschrieben.

6.10.1.2 Nematoden-Infektionen

In unserer Klinik wurden bisher in seltenen Fällen Capillarien beobachtet (siehe *Capillaria hepatica* Meerschweinchen).

In einem Zuchtbestand wurde *Trichostrongylus colubriformis* mit Durchfallspuren und Kümmern festgestellt. Bei direkter Entwicklung im Freien über zwei Larvenstadien wird die infektiöse 3. Larve mit Grünfutter aufgenommen, die im vorderen Dünndarm nach zwei Häutungen nach 9–10 Tagen Geschlechtsreife erlangt.

Die Diagnose ist mit Einachweis im Kot und die Therapie mit Fenbendazol (Panacur) 20 mg/kg Kg oder Mebendazol (Ovitelmin-Suspension) 50 mg/kg KG möglich.

6.10.1.3 Cestoden-Infektionen
Hymenolepis nana (siehe Meerschweinchen).
Taenia serialis: Fuchs und Hund sind der Endwirt dieses Bandwurmes; Kaninchen, Hase und Nager, ebenfalls Chinchilla sind Zwischenwirte für die Finne *Coenurus serialis*, die vorzugsweise am Vorderkörper subkutan und zwischen Muskeln der Schulterblattgegend sitzt. Klinische Symptome treten nicht auf, der Nachweis der Finnen ist in seltenen Fällen palpatorisch möglich.
Taenia pisiformis: Bei Chinchilla wurde die Finne *Cysticercus pisiformis* des im Hund als Endwirt parasitierenden Bandwurmes *Taenia pisiformis* gefunden. Die Finne entwickelt sich im Netz, Gekröse und Leber, die das drei- bis fünffache ihrer Größe erreichen kann. Die Diagnose ist durch Palpation oder Röntgennachweis möglich, eine Therapie der Cestoden ist mit Praziquantel (Droncit) 5 mg/kg KG möglich.

6.10.2. Ektoparasiten
Chinchillas sind weitgehend frei von Ektoparasiten. Bei unhygienischer Haltung und Crowdingstreß wurden Milben und Haarlinge beobachtet.
Milben: *Atricholaelaps chinchillae, Crotiscus hayesi.*
Haarlinge *Trimenopon*-Arten.
Klinisch wird eine Irritation der Tiere, Unruhe, Juckreiz, Abmagerung, Kratzläsionen und Hautveränderungen (Milben) beobachtet. Diagnose und Therapie siehe Meerschweinchen.

6.11 Nichtinfektiöse Erkrankungen

Zahnanomalien
Zahnprobleme sind bei Chinchillas recht häufig. Die Veranlagung scheint vererbt zu sein. Bei der normalen Zahnstellung sind die unteren Inzisivi länger als die oberen. Die Backenzähne schauen nur wenig aus dem Zahnfleisch heraus.
Pathogenese: Das Leiden beginnt bei den Backenzähnen, die schräg auseinanderstehen statt senkrecht. Die oberen Zähne wachsen nach unten außen, die unteren nach oben innen. Die Kaufläche wird dadurch erheblich verändert, richtiges Kauen manchmal unmöglich. Die Backenzähne werden länger. Als Folge davon werden auch die Inzisivi länger. Die Wurzeln der schief stehenden Zähne drücken auf die Umgebung: Bei den oberen Molaren auf Orbita, Tränenkanal, Kiefer- und Nasenhöhle. Die Wurzeln können gar in Kiefer- und Nasenhöhle eindringen und Sekundärinfektionen entstehen lassen.
Klinisches Bild: Das Futter wird stehen gelassen, vor allem das Heu. Übertriebene Kaubewegungen, Abmagerung, Speicheln mit nachfolgendem Haarausfall an den nassen Stellen und Dermatitis, Tränen, chronischer Nasenausfluß, Tod durch Verhungern.

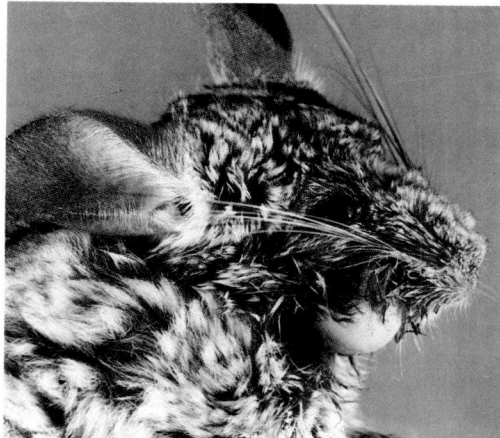

Abb. 65. Kieferabszeß bei einem Chinchilla.

Maulinspektion mit Spekulum: Ausbildung von Spitzzähnen, Verletzungen von Backenschleimhaut und Zunge. Zwischen den Zähnen des Unterkiefers kann die Zunge so eingeschlossen sein, daß ein normales Abschlucken stark gestört wird. Der harte Gaumen wird enger, V-förmig. Die Kieferknochen können Auftreibungen zeigen als Folge des Druckes der falsch stehenden Wurzeln.

Differentialdiagnose: Speicheln nach kampfbedingten Maulverletzungen oder bei Fremdkörpern.

Prognose: Schlecht. Die Therapie wirkt nur kosmetisch, da die Schiefstellung der Zähne nicht korrigiert werden kann und das gleiche Problem immer wieder auftritt. Mit einem solchen Tier soll nicht gezüchtet werden.

Therapie: Abschleifen der Zahnspitzen und Kürzen der Nagezähne.

Bis die Schleimhautverletzungen abgeheilt sind und das Tier wieder frißt, gibt man ihm mehrmals täglich 2 ml Boviserin.

Schlundverstopfung

Sie tritt vor allem bei gierigem Fressen auf, vor allem im Kampf um Leckerbissen. Gefunden wurden in solchen Fällen schon Rosinen, Apfelstücke, Nüsse, abgenagte Holzstücke sogar Plazentateile.

Klinisches Bild: Plötzlicher Beginn der Symptome, Speicheln, Streckbewegungen, Futterverweigerung, Dyspnoe, eventuell Asphyxie.

Diagnose: Maulhöhleninspektion mit kleinem Scheidenspekulum und guter Lichtquelle, eventuell Röntgen.

Prognose: Gut.
Therapie: Ausräumung, in seltenen Fällen Operation.

Magentympanie

Ätiologie: Plötzliche Futterumstellung, zu viel ungewohntes Grünfutter (vor allem Klee und Kohlgewächse), zu frisches Heu. Auch eine Infektion des Magen-Darm-Traktes kann sich so äußern.

Klinisches Bild: Plötzlicher Beginn. Stumpfes und bewegungsloses Herumsitzen oder Seitenlage mit weggestreckten Beinen, flache, unregelmäßige Atmung. Gefahr eines Kreislaufkollapses.

Diagnose: Klinisches Bild, Palpation Abdomen, Röntgen.

Prognose: Je nach Ursache zweifelhaft.

Therapie: Spasmoanalgetika, Antiblähmittel, Diät nach hungern lassen.

Durchfall

Ätiologie: Meist fütterungsbedingt. Feuchtes Grünfutter, zuviel Kraftfutter, schimmelndes Heu.

Klinisches Bild: Diese fütterungsbedingten Durchfälle bereiten oft eine klinisch manifeste Parasitose oder ein Überhandnehmen bakterieller Keime vor.

Prognose: Ohne Komplikationen gut.

Therapie: Diät, bestes Heu, fasten lassen. Als Trinkwasser Oralpädon Tee.

Verstopfung

Sie ist ernster zu nehmen als der Durchfall, da sich das Leiden ohne Therapie nur verschlimmert. Ursache sind wie beim nichtinfektiösen Durchfall Diätfehler, vor allem zu eiweißreiches trockenes Futter. Von der Verstopfung betroffen sind vor allem Zäkum und Colon. Als Komplikation können Meteorismus und Rektumvorfälle auftreten.

Therapie: Erhöhung der Grünfuttergabe, Erhöhung des Rohfaseranteils im Futter. Paraffinöl per os 0,3 ml. Krampflösend: Buscopan 0,1 ml/kg KGW i.m.

Rektumprolaps

Der Rektumprolaps ist eine Komplikation bei Enteritis oder Verstopfung. Dabei fallen 3–4 cm ödematisierter Darm vor. Es handelt sich um den Vorfall einer Invagination, denn Teile des Colon sind mitprolabiert.

Prognose: Zweifelhaft. Bei Verletzung des Darmes oder Obstipation keinen Therapieversuch machen!

Therapie: Das Tier am Schwanz hochhalten, den Darm reinigen und desinfizieren, nach Verletzungen suchen. Das Abdomen auf Anzeichen von Verstopfung untersuchen. Den Darm gleitend machen mit Penicillinsalbe. Manuelle Reposition des Darmes. Die Invagination ausstülpen durch Druckeinlauf von 10 cm³ Parachlorogel mit Spritze und Zitzenkanüle. After zuhalten und Abdomen von kaudal nach kranial massieren.

Kein operativer Anus-Verschluß. Erster Kotabsatz erfolgt nach 2 bis 3 Tagen. Enteritis behandeln (siehe Therapie Pseudomonadeninfektion). Künstliche Ernährung falls nötig: Mehrmals täglich 2 ml Boviserin.

Analbeutelentzündung

Die Mündung des Analbeutels wird im unteren Winkel des Afters als linsengroßer, gelber Knoten sichtbar, wenn ein Chinchilla aus seinem Käfig herausgefangen wird. Es öffnet und schließt dann rhythmisch seinen After. Dies ist wahrscheinlich als Schreck- oder Warnreaktion zu interpretieren.

Der Analbeutel kann wie bei anderen Tierarten entzündet sein.

Therapie: Spülen des Beutels mit Antibiotika oder Betadine.

Urolithiasis

Diese Erkrankung wird häufiger beobachtet und mit einer Indigestion verwechselt.

Ätiologie: Fütterungsfehler. Verschiebungen in der Mineralstoffkonzentration: Zu viel Calcium oder Phosphor, zu wenig Magnesium. Vitamin-A-Mangel.

Diagnose: Klinische Symptome wie Bauchpressen, Aufkrümmen des Beckens, Schwanzzucken, Schmerzlaute bei Versuch Harn abzusetzen.

Prophylaxe: Diurese-Förderung durch Kochsalzgaben.

Beim männlichen Chinchilla kann ein Stein vor dem Os penis steckenbleiben. Die Folgen der Harnröhrenobturation sind eine Dilatation der Harnblase und eine Hydronephrose.

Siehe Blasenstein beim Meerschweinchen.

Fellprobleme

(Farbtafel Seite 116)
Ätiologie: Unbekannt. Es werden verschiedene Ursachen vermutet, wie Fütterungsfehler, Stoffwechselstörungen, Verhaltensstörungen durch übersteigerte Fellpflege. Gestörter Haarwechsel.

Klinisches Bild: Grannen und manchmal auch Wollhaare partiell (Fellöcher) oder über ganzen Körperpartien abgebrochen. Liegt die Haut frei, wird manchmal auch diese benagt und es kommt zur Dermatitis.

Prognose: Zweifelhaft für das Leiden, günstig quo ad vitam.

Therapie: Bisher erfolglos.

Fellbeißen

Ätiologie: Selbstrupfen bei Trennung verpaarter Tiere sowie bei Weibchen vor und nach Geburt.

Klinisches Bild: Es wird eine hormonale Genese angenommen. Fellbeißen und Fellbrechen sind häufig nicht voneinander zu unterscheiden.

Prognose und Therapie: Siehe oben.

Mangelkrankheiten

Calciummangel

Klinisches Bild: Krämpfe, Hinterläufe gestreckt.

Differentialdiagnose: Krämpfe treten auch bei Gehirnblutungen, Gehirntumoren, Erkrankungen des ZNS, Kreislaufstörungen und Mangelzuständen des Organismus (Vit. B-Komplex) auf.

Therapie: Calcium-Gluconat, Calcium-Laktat, 0,5 mg/kg 10% i.m., Vitamin D über Futter. Vi-Dé 3 Tropfen werden gut aufgenommen.

Die Tiere sollten von der Zucht ausgeschlossen werden, da die Veranlagung vererbt wird.

Thiamin-Mangel

Beim Thiamin-Mangel wird das Nervensystem in Mitleidenschaft gezogen.

Klinisches Bild: Krämpfe (vor der Fütterung auftretend), Zittern, Anlehnen an Wände, Nachschleppen der Hinterläufe. Bei längerer Krankheitsdauer Appetitverlust, Schwäche, Lähmung der Nachhand.

Therapie: Vitamin B-Komplexe via Futter oder Wasser während 2 bis 3 Monaten (die sichtbaren Schäden verschwinden schon nach einigen Tagen Behandlung). Bei Bedarf künstliche Ernährung: Glucose-Lösung s.c. 2,0 ml, Boviserin p.o. 4×1,0 ml/d.

Prognose: Günstig.

Differentialdiagnose: Symptome im Gegensatz zu Ca-Mangel an der Nachhand.

Vitamin-E-Mangel

Synonyme sind Yellow Fat Disease und Gelbohrkrankheit.

Ätiologie: Zu wenig Vitamin E im Futter bei langer Lagerung und im Sommer oder erhöhter Bedarf bei großem Anteil an ungesättigten Fettsäuren oder Streß.

Klinisches Bild: Gelbfärbung der Ohren, der Haut um After und Geschlechtsorgane. Bauchhautfärbung sichtbar, wenn man ins Fell bläst. Bauch mit teigiger, schmerzhafter Schwellung (Steatitis).

Jungtiere: Apathie, Bewegungsunlust, Appetitverlust, eventuell Lähmung, krampfartige Erstickungsanfälle, Tod.

Adulte Tiere: Verminderte Fruchtbarkeit.

Sektion: Wachsartige Muskeldegeneration, Blutungen im subkutanen Gewebe, Fett graubraun verfärbt (normal gelb-weiß).

Therapie: Vitamin E parenteral und p.o. während drei Wochen.

Differentialdiagnose: Ikterus – keine Schleimhautverfärbung.

Thiamin- und Vitaminmangelerkrankungen können bei überaltertem, falsch gelagertem oder bei Pelletierung zu heiß gepreßtem Futter auftreten.

6.12 Chirurgische Eingriffe

Kaiserschnitt

Für die Anästhesie ist Ketamin-HCl geeignet in einer Dosierung von 60 mg/kg i.m. Ist das Tier in schlechter Verfassung, muß die Operation in Lokalanästhesie durchgeführt werden. Die Schnittlinie liegt in der Linea alba.

Zur Entwicklung der Früchte bei Mehrlingsträchtigkeit wird nur ein Uterus eröffnet.

Kastration

Wenn möglich sollten die Böcke kastriert werden, da bei ihnen der Eingriff einfacher ist als bei den Weibchen. Technik s. Meerschweinchen.

6.13 Krankheiten im Zusammenhang mit der Fortpflanzung

6.13.1 Störungen beim männlichen Geschlecht

Deckunfähigkeit

Nebst extragenitalen Ursachen, wie zum Beispiel Beinbruch, können Haarringe um den Penis in Frage kommen. Sie befinden sich an der Umschlagstelle des Präputiums, das geschwollen erscheint.

Therapie: Entfernen des Haarrings.

Penisvorfall

Ätiologie: Nervöse Störungen: Überreiztheit bei Abtrennung von den Weibchen. Überanstrengung bei Böcken, die mit mehreren Weibchen zusammengehalten werden.

Therapie: Sie sollte möglichst bald erfolgen, da Verletzungs- und Nekrosegefahr für den Penis besteht.

Abschwellende (Euceta) und krampflösende Mittel geben, Penis gegen das Austrocknen einfetten und unter Lokalanästhesie zurückschieben. Bock von den Weibchen abtrennen.

Prognose: Je nach Dauer des Vorfalls und allfälligen nekrotischen Veränderungen günstig.

6.13.2 Störungen beim weiblichen Geschlecht und Aufzuchtprobleme

Unfruchtbarkeit

Scheinbare Unfruchtbarkeit ergibt sich beim Versuch, ein älteres aggressives Weibchen mit einem jüngeren, ängstlichen Bock zu paaren.

Junge Weibchen, die nie gedeckt werden, zeigen 2 bis 3 normale Zyklen und fallen dann in Stillbrünstigkeit oder Anöstrus.

Unterentwicklung der Ovarien, wahrscheinlich bei Chinchilla genetisch bedingt. Eierstockzysten.

Ernährungsprobleme

Mineralstoff- oder Vitaminmangel, vor allem Vitamin A und E. Dies äußert sich als Herdenproblem.

Zahnanomalien führen wegen Unterernährung zu Fruchtbarkeitsstörungen.

Mastkondition.

Uterusinfektion mit *Pseudomas* spp., *Escherichia coli* und *Staphylococcus aureus*. Die Infektion kann vom Bock von einem Weibchen auf das andere übertragen werden. Der Bock ist also unbedingt mitzubehandeln! Siehe Pseudomonadeninfektion.

Therapie: Wird eine hormonale Störung vermutet und können Trächtigkeit und Endometritis sowie Vitamin-Mangelstörungen sicher ausgeschlossen werden, ist eine Behandlung mit 200 IE FSH angezeigt. Der Östrus tritt nach 5 bis 6 Tagen ein. Eine Befruchtung ist erst bei der zweiten Brunst nach der FSH-Applikation zu erwarten.

Geburtsschwierigkeiten

Normalerweise findet die Geburt am frühen Morgen statt. Sie dauert eine halbe bis zwei Stunden, je nach Anzahl der Jungen. Die häufigsten Ursachen von Geburtsschwierigkeiten sind eine absolut zu große Frucht, Wehenschwäche und zu enge Geburtswege.

Therapie: Bei Wehenschwäche und 2 bis 3 Stunden nach Abgang des Fruchtwassers ohne Fortschreiten des Geburtsvorganges sind folgende Maßnahmen möglich: 0,2–0,6 I.E. Oxytocin. Chinchillas zeigen häufig Schwergeburten.

Nach manueller Geburtshilfe sind prophylaktische Antibiotikagaben anzuraten.

Kaiserschnitt (Uterus duplex, Früchte in einem Horn).

Uterusprolaps

Die Ursache für einen Prolaps scheinen besonders heftige Deckversuche zu sein. Dabei können sogar virginelle Weibchen einen Prolaps bekommen.

Therapie: Eröffnen der Bauchhöhle in der Medianen, Gleitendmachend des Prolapses, zum Beispiel durch Antibiotika in öliger Form und Zurückziehen des Prolapses von der Bauchhöhlenseite her.

Prognose: Gut, auch bezüglich Fruchtbarkeit.

Kannibalismus, Jungenfressen

Die Gründe sind unklar. Vermutet wird übersteigerte Schutzreaktion ängstlicher Weibchen oder die Auslösung durch tote oder bei der Geburt verletzte Jungtiere. Bei mehrmaligem Auftreten sollte das betreffende Weibchen aus der Zucht ausgeschlossen werden.

Aufzuchtstörungen

Ein Chinchilla-Weibchen hat drei Paar Zitzen, von denen aber nur 1 bis 2 Paare laktieren. Milchmangel ist nicht selten. Innerhalb von 24 Stunden nach der Geburt sollten die Jungen unbedingt zum Trinken kommen.

Ursachen: Mißverhältnis zwischen laktierender Zitzenzahl und Jungenzahl.

Zwei oder selten drei Jungtiere (hängt möglicherweise mit der ersten Brunst post partum zusammen.).

Zitzenentzündung infolge Milchstau oder Verletzungen durch die Jungen.

Gesäugeentzündungen nach Zitzenverletzung.

Am häufigsten kommt die Gesäugeentzündung innerhalb von drei Wochen nach der Geburt vor.

Klinisches Bild: Die Jungen haben fühlbar leere Bäuche, streiten miteinander und beißen sich bei Verschlimmerung des Hungers.

Therapie: Im Gegensatz zu Milchmangel sind bei Milchaufziehen die Gesäugekomplexe gut gefüllt, meist leicht gerötet und warm.

Oxytocin Nasenspray ad us. human bewirkt momentanen Milcheinschuß.

Amme

Als Amme kommt vor allem ein Chinchilla-Weibchen in Frage, dessen Junge ungefähr gleichaltrig sind, weil dann die Milchzusammensetzung am besten angepaßt ist. Um eine Annahme der Jungen zu ermöglichen, wird beim Zusammensetzen sowohl der Amme als auch dem Jungen ein ätherisches Öl (z.B. Pfefferminz- oder Nelkenöl) um die Schnauze gestrichen.

Als Ammen eignen sich auch Meerschweinchen, die ein Chinchilla-Jungtier recht problemlos neben eigenen 1 bis 2 Jungen aufziehen.

Oben links: Zahnüberwachstum der Inzisiven beim Kaninchen.
Oben rechts: Spitzzähne im Prämolarenbereich, Kaninchen.
Mitte links: Trichophytie beim Kaninchen.
Mitte rechts: Kaninchenschnupfen.
Unten links: Ohrräude (Psoroptes cuniculi) beim Kaninchen.
Unten mitte: Lymphozytäre Choriomeningitis beim Goldhamster.
Unten rechts: Zahnüberwachstum mit Perforation der Oberlippe beim Kaninchen.

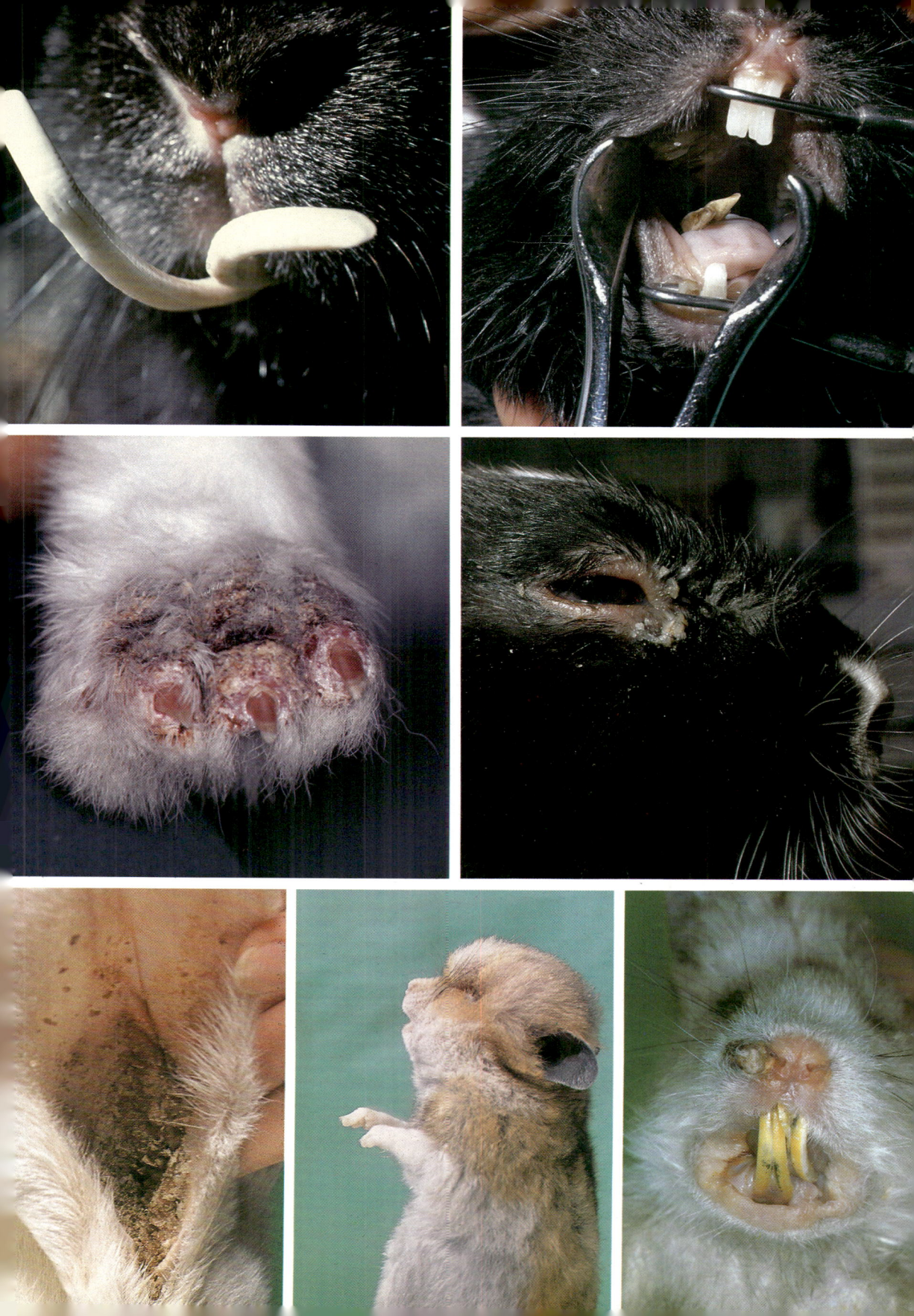

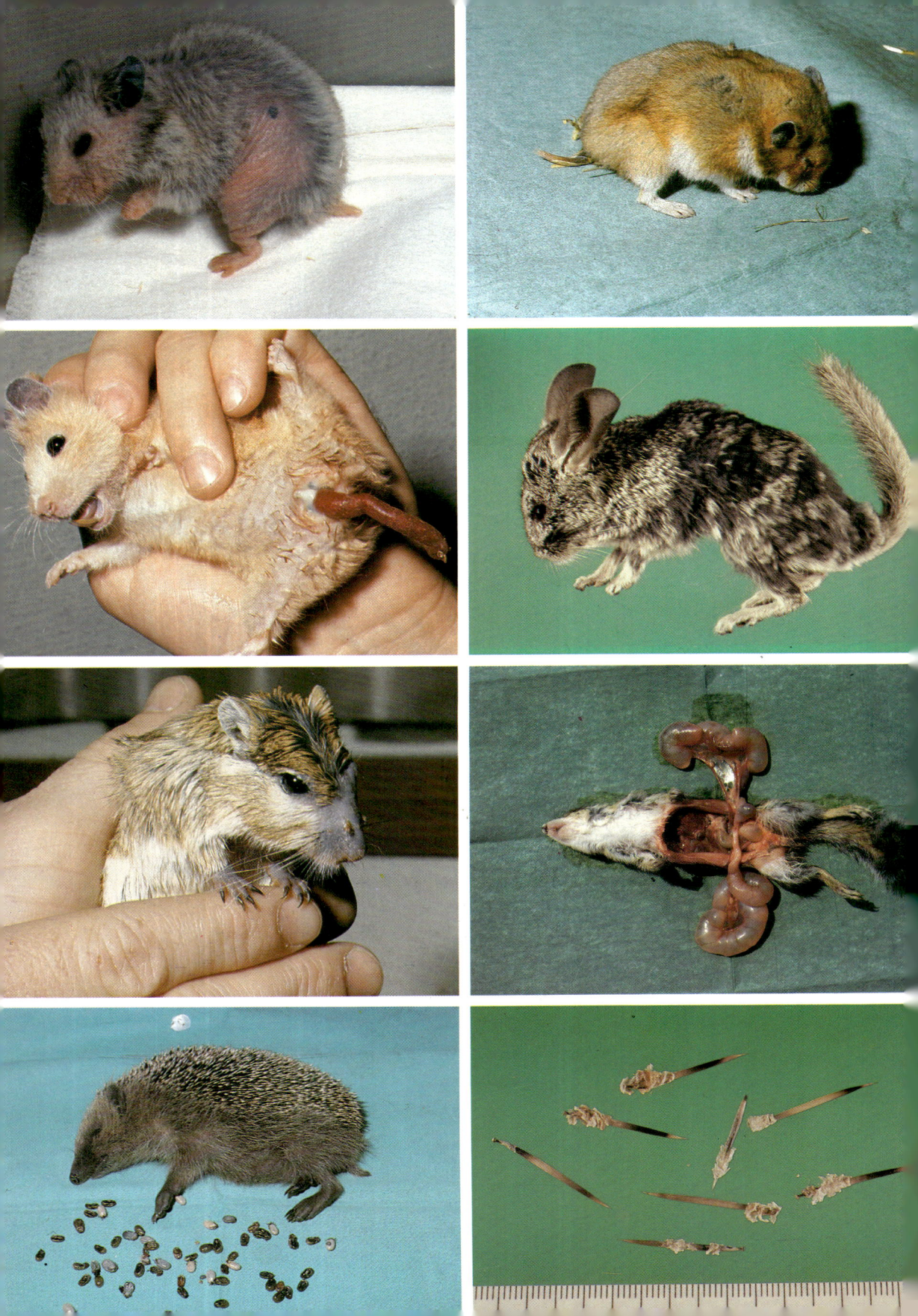

Ersatzmilch

Zusammensetzung:

anfänglich 1 Teil Kondensmilch 12% Fett, 2 Teile Kamillentee

später 1 Teil Kondensmilch, 1 Teil Kamillentee *oder* 1 Teil Kondensmilch, 1 Teil abgekochtes Wasser, 1 Teil Ziegenmilch.

Verabreichung: Die Milch soll stets handwarm sein. Anfänglich gibt man alle drei Stunden 3 ml, später in größeren Zeitabständen und größeren Mengen.

Zum Eingeben eignen sich die Ipevet Spezialaufzuchtflaschen oder eine Plastikspritze ohne Aufsatz.

Die Milch ist langsam ins Mäulchen einzutropfen und Verschlucken zu vermeiden. Milch auf den Nasenlöchern kann zum Ersticken führen. Sehr gut als Kunstaufzucht bewährt hat sich Esbilac ad. us. vet. (Fa. Borden Inc. USA/CH Graeub/D Wirtschaftsgenossenschaft Deutscher Tierärzte).

Verklebte Augen

Normalerweise haben Chinchilla bei der Geburt die Augen schon geöffnet. Sind sie nach 2–3 Tagen immer noch verklebt, hilft man mit kamillengetränkter Gaze nach. Danach werden Zinkaugentropfen eingeträufelt.

6.14 Schutzimpfungen

Es besteht die Möglichkeit, Chincillas mit einer Kombinationsvakzine gegen die häufigsten Erreger von Infektionen wie *Pseudomonas aeruginosa, Escherichia coli, Proteus vulgaris, Listeria monocytogenes, Yersinia pseudotuberculosis* schutzzuimpfen.

Die Impfung ist in Zuchtbeständen und bei Problemhaltungen angezeigt und wird auch von Jungtieren und trächtigen Weibchen gut vertragen. Cinquaccin (Hoechst) – Grundimmunisierung: zwei Impfungen mit drei Wochen Abstand – Boosterung: jährlich – bei Infektionsgefahr vierteljährlich.

Oben links: Trichophytie beim Goldhamster.
Oben rechts: Naßschwanzkrankheit beim Goldhamster.
Mitte oben links: Rektumprolaps beim Goldhamster.
Mitte oben rechts: Fellbrechen beim Chinchilla.
Mitte unten links: Trichophytie mit Staphylokokkenbesiedlung am Nasenrücken und an den Pfoten eines Gerbils.
Mitte unten rechts: Mukometra beim Streifenhörnchen.
Unten links: Ixodes hexagonus-Befall beim Igel.
Unten rechts: Microsporon-Befall an den Stacheln eines Igels.

7 Streifenhörnchen

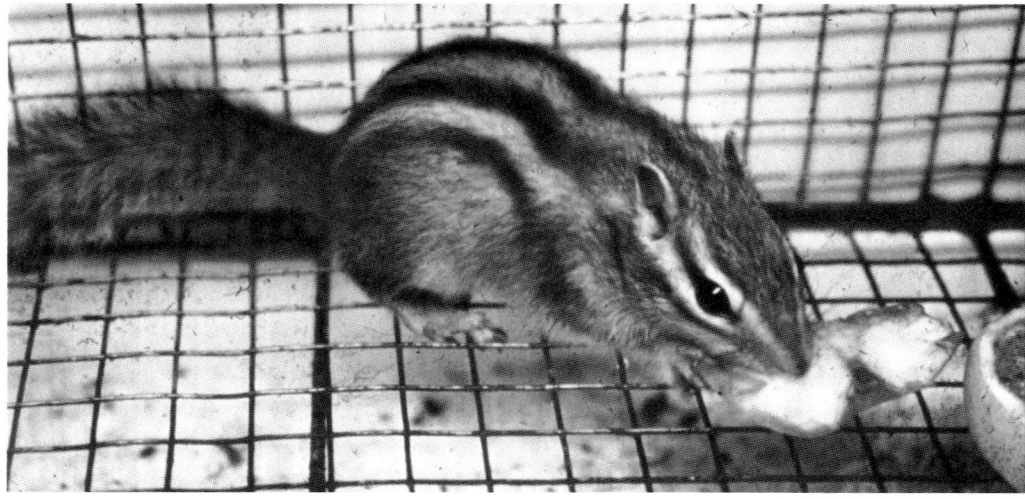

Abb. 66. Asiatisches Streifenhörnchen.

7.1 Biologie der Wildform

Neben den Mäusen und Wühlmäusen bilden die Hörnchenartigen die artenreichste Unterordnung der Säugetiere.

Familie Sciuridae – Hörnchen
    Unterfamilie Sciurinae – Taghörnchen
        Gattung *Tamiua* – Backenhörnchen
            Art *Tamias* – Backenhörnchen
                Unterart – Streifenhörnchen

Die am meisten gehaltenen Vertreter sind die asiatischen Streifenhörnchen *(Tamias sibiricus)* und die über den ganzen Westen Nordamerikas verbreiteten Chipmunks *(Tamias alpinus/baller/ striatus)*. Ihr Lebensraum sind Misch- und Nadelwälder mit viel Unterholz und genügend Wasser. Als natürliche Feinde gelten Marder, Hermelin, Fuchs, Katzen und der Mäusebussard.

Tiere aus dem nördlichen Teil ihres Verbreitungsgebietes halten vom Oktober bis in den April paarweise während 5–6 Monaten einen Winterschlaf unter Baumstümpfen und Wurzeln. Zur Nahrungsaufnahme wird der Winterschlaf jeweils für kurze Zeit unterbrochen.

Als Nahrung dienen den Streifenhörnchen Sämereien, Beeren, Insekten, zuweilen auch Amphibien, Reptilien und Jungvögel. Sie plündern auch Hirse- und Maisfelder, verzehren Obst, Gemüse, Sonnenblumenkerne, Hanf, Leinsamen, Mohn und Zirbelnüsse. Die Streifenhörnchen können ihren Wintervorrat kilometerweit transportieren und stapeln ihn nach Arten sortiert in Kammern und Gängen des Erdbaues. Als Vorrat werden hauptsächlich Samen, Knospen, trockene Pilze, Eicheln und Blätter zusammengetragen. Im Frühjahr können die Streifenhörnchen durch Abfressen der keimenden Saaten große Schäden anrichten.

7.2 Anatomie

Skelett

Die Streifenhörnchen *(Tamias sibiricus)* haben eine Kopf-Rumpf-Länge von 8–16 cm, eine Schwanzlänge von 6–14 cm und ein Gewicht von 25–125 g. Der Schwanz ist buschig, und über Rücken und Kopf ziehen sich fünf dunkle, breite Längsstreifen, welche dem Tier den Namen gegeben haben. Die Flanken sind gelbgrau. Das

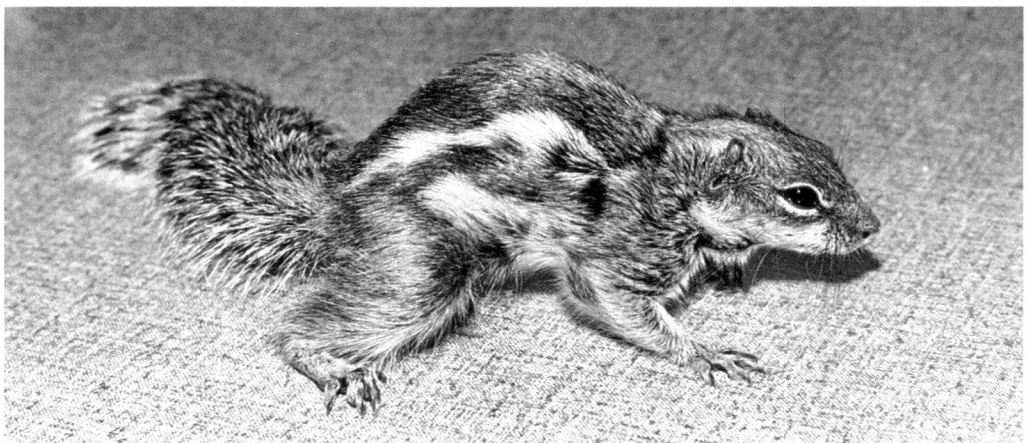

Abb. 67. *Tamias sibiricus*, Weibchen adult.

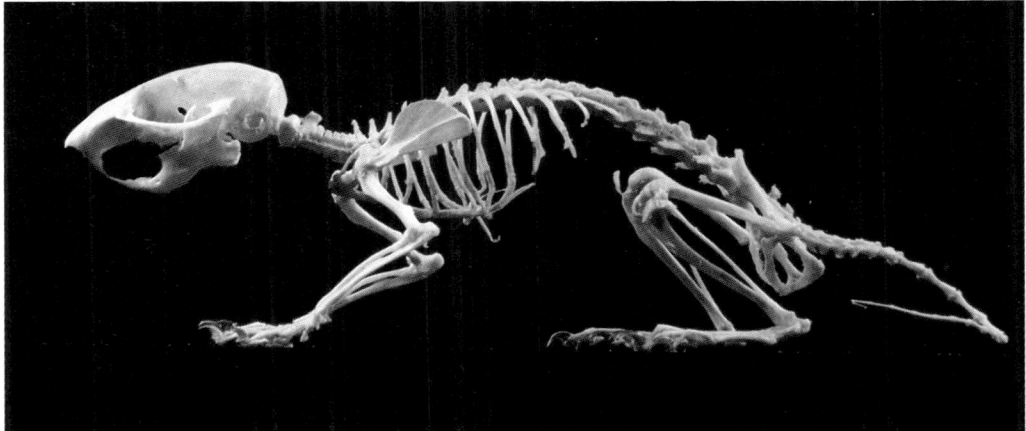

Abb. 68. Skelett des asiatischen Streifenhörnchens.

Fell ist kurzhaarig, rauh und liegt dicht an. Bauchseits sind die Tiere weiß, blaßbraun oder sogar rötlich. Man kann zwischen einem Sommer- und einem Winterfell unterscheiden. Geographische Farbspielarten sind bekannt.

Am Kopf sind die gespaltene Oberlippe und die durch eine Furche getrennten Nasenlöcher sowie die langen Tasthaare auffallend, die auch an den Zehen ausgebildet sind. Hand- und Fußsohlen besitzen Sohlenballen und es sind scharfe, gekrümmte Nägel vorhanden.

Das Schulterblatt ist kurz und breit, Schienbein und Wadenbein nicht miteinander verwachsen. Die vierte Zehe und der vierte Finger sind am längsten.

Der Schädel ist breitstirnig, mit breitem knöchernem Gaumen und hohem Unterkiefer.

$$\text{Zahnformel: } \frac{1\ 0\ 2\ 3}{1\ 0\ 1\ 3}$$

Die Nagezähne sind eng zusammenstehend und meißelförmig. Die Zunge besitzt große Papillen und der Gaumen scharf begrenzte Falten.

Brusthöhle: Die rechte Lunge besteht aus 4 Lappen, während die linke, kleinere Lunge einlappig ist und das Herz nur zu einem Teil bedeckt. Das stumpfkegelförmige Herz liegt fast waagrecht im Mediastinalspalt und wird beidseitig nur teilweise von den Lungenflügeln bedeckt. Es weist eine durchschnittliche Länge von

21 mm auf. Die Herzohren sind auffallend groß ausgebildet. Die Luftröhre besteht aus 15–19 dorsal offenen Knorpelspangen. Die Speicheldrüsen sind, ähnlich wie bei Hamstern, gut ausgebildet.

Bauch- und Beckenhöhle: Wie bei Kaninchen, Hamster und Meerschweinchen nimmt die Bauch- gegenüber der Brusthöhle einen relativ großen Raum ein. Der Magen ist einhöhlig und das vordere Ende des Dickdarmes nicht mit dem Blinddarm verbunden. Die Gesamtlänge des Darmes beträgt das ca. 3½fache der Körperlänge.

Die Leber ähnelt der des Hamsters in der Lobusbildung, eine Gallenblase ist ausgebildet. Die Milz ist zungenförmig, im Querschnitt dreieckig. Die bohnenförmigen Nieren sind einwarzig, glatt.

Die Harnblase ist im gefüllten Zustand kleinkirschengroß. Es ist ein Uterus duplex ausgebildet und ein Penisknochen vorhanden. Die Hoden liegen im Hodensack außerhalb der Bauchhöhle.

Fortpflanzung

Die Streifenhörnchen paaren sich im April und nach einer Tragzeit von 30–32 Tagen kommen 3–7 (selten bis 10) Junge zur Welt. Die Jungen sind Nesthocker, das heißt die Behaarung kommt erst allmählich und die Augen öffnen sich erst nach 20–28 Tagen. Das Weibchen säugt die Jungen während 30 Tagen. Etwa nach zwei Monaten sind die Jungtiere ausgewachsen, und mit 11 Monaten sind sie geschlechtsreif. In der Freiheit haben die Streifenhörnchen eine Lebensdauer von 6–8 Jahren. Pro Jahr gibt es 1–2 Würfe.

Streifenhörnchen leben als Einzeltiere, die ihre Territorien sehr aggressiv verteidigen. Die Größe der Territorien schwankt je nach Nahrungsreichtum des Gebietes zwischen 800–15 000 m² bei Nestabständen von 70 m. Zwar überwiegen bei der Geburt die männlichen Jungen 3:1. Dieses Verhältnis korrigiert sich aber durch eine erhöhte Jungensterblichkeit der Männchen.

Die Paarung dauert zwischen 40 bis 90 Minuten und ist durch hohe Bewegungsaktivität, Flucht und Angriff gezeichnet. Bei Käfighaltung ist ein Ausweichen der Tiere nicht möglich und es kommt schon in der Paarungsphase zu Verlusten. Am besten ist es, den Tieren für die Paarung Freilauf im Zimmer zu gestatten, was aber nur bei zahmen Tieren möglich ist.

Tragende Weibchen sind in einem Zuchtkäfig (120×50×50 cm) zu separieren, der mit einem Schlafkasten mit oben angebrachter Einschlupföffnung ausgestattet wird. Vor allen Dingen primipare Weibchen sind nach dem Werfen störanfällig und neigen zu Kannibalismus, daher sind Nestkontrollen möglichst in den ersten 14 Tagen zu unterlassen.

Abb. 69 und 70. Junge asiatische Streifenhörnchen, 12 Tage alt.

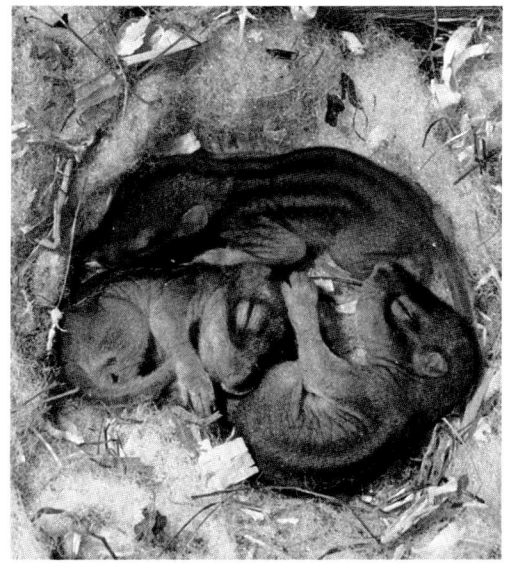
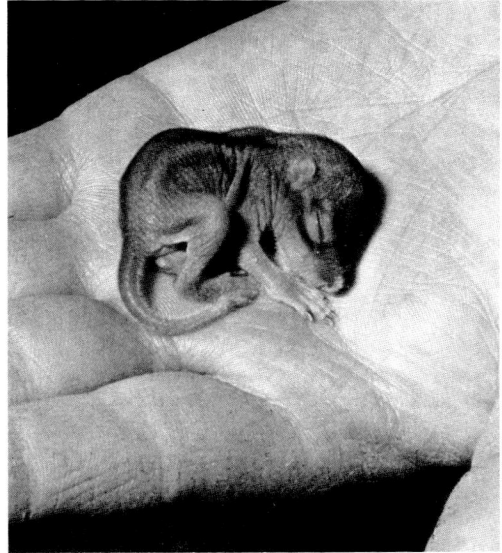

7.3 Physiologie

Lebensdauer: 6–8 Jahre
(in Gefangenschaft bis über 10 Jahre)
Körpertemperatur: 34–39,5° C
Geschlechtsreife: 11 Monate
Tragzeit: 35–40 Tage
Säugezeit: 28–30 Tage
Anzahl der Würfe/Jahr: 1–2
Anzahl Junge: 3–7 (selten bis 10)
In der 4. Woche post partum öffnen die Jungen ihre Augen. Ab dem 6. Tag ist die Streifenzeichnung sichtbar und mit etwa 12 Tagen bekommen die nackten Tiere den ersten Flaum.

In nur 2 Wochen verzehnfachen die Jungen das Geburtsgewicht.

Hämatologische Daten

Hämatokrit	31 – 56%	
Hämoglobin	8,3– 17,7 g/dl	
Erythrozyten	4 – 10 · 10^6/µl	
MCH	12,6– 29,7 pg	
MCHC	17 – 36,8 g/dl	
MCV	40 –104,3 fl	
Leukozyten	1,5– 6,7 · 10^3/µl	
Neutrophile Granulozyten seg.	20 – 82 · 10^3/µl	
stab.	0 – 16 · 10^3/µl	
Eosinophile Granulozyten	0 – 4 · 10^3/µl	
Basophile Granulozyten	0 – 3 · 10^3/µl	
Monozyten	0 – 6 · 10^3/µl	
Lymphozyten	4 – 79 · 10^3/µl	

7.4 Haltung und Fütterung

7.4.1 Haltung

Als Heimtiere werden in Europa vor allem asiatische Streifenhörnchen gehalten (Gattung *Tamias*). Die asiatischen Streifenhörnchen sind tagaktiv mit Hauptbewegungsaktivität am frühen Morgen. Die Jungtiere zeigen eine ausgeprägte Spielphase. Im Schreckzustand pfeifen die Jungtiere, ältere Tiere äußern Zirplaute.

Streifenhörnchen sind sehr bewegungsfreudige Tiere und benötigen pro Paar im Minimum einen Käfig mit den Maßen 120×50×50 cm. Das Drahtgeflecht soll zur Haltung erwachsener Tiere eine Maschenweite von 10 mm, bei Zuchtkäfigen nur 6 mm Weite haben. Der Käfig sollte durch eine Türe gut verschlossen sein und ein kleineres Fenster aufweisen, durch welches das Futter gegeben werden kann. In Heimtierhaltung geborene Jungtiere werden recht zahm, auf Wildfänge sollte aus Naturschutzgründen verzichtet werden. Diesen Tieren kann man täglichen Freilauf gönnen, denn sie kehren von selber wieder in ihren Käfig zurück. Unversehens aus dem Käfig entwichene Streifenhörnchen lassen sich mit viel Ruhe, Zeit und Geduld wieder einfangen, am besten dient dazu ein Vogelkäscher. Beim Einfangen sollten Lederhandschuhe auch bei als zahm geltenden Tieren verwendet werden. Der Käfig selber soll mit Klettergerüsten, Ästen, Schaukeln, Schlupfröhren und verschiedenen mit Wolltuch ausgekleideten Wohnnestern ausgestattet sein. Auch braucht es Freiraum für größere Sprünge. Als Einstreu eignen sich Sägemehl und Hobelspäne. Bei Verwendung von Katzenstreu haben wir einige Male allergische Bronchitiden beobachtet. Ein Sandbad kann man den Tieren in flachen Schalen ermöglichen.

Streifenhörnchen sollten einzeln gehalten werden. Bei Paarhaltung wird das Männchen häufig vom Weibchen verbissen oder steht aufgrund der engen Käfigverhältnisse unter starkem Streß und kümmert. Nur zu Paarungszeiten dürfen die Paare unter Kontrolle zusammengelassen werden.

7.4.2 Fütterung

Bei der Fütterung ist darauf zu achten, daß man nicht zu viel gibt und die Futterreste entfernt. Das frischgegebene Futter wird normalerweise schnell und gründlich verzehrt. Die Streifenhörnchen halten das Futter während sie fressen zwischen den Vorderpfoten eingeklemmt. Als Futter kann fertiges Meerschweinchen- oder Hamsterfutter gegeben werden, dazu Hirse, Sonnenblumenkerne, Maiskörner, Pinienkerne, Hanfsamen, Vogelsämereien, Nüsse und Eicheln, Bananen, Äpfel, Birnen, Rosinen, Feigen, wenige Mehlwürmer, Knospen und Salatblätter mit Strünken. Als Flüssigkeitsgabe dient Trinkwasser oder ungesüßter Tee. Sobald Junge da sind, füttere man dem Weibchen zusätzlich zur sonst ausschließlichen Trocken-Nahrung noch Baby-Nahrung.

In Freiluftgehegen halten die Tiere zwangsläufig einen Winterschlaf. In der Wohnung dagegen bleiben sie das ganze Jahr hindurch aktiv.

Futter- und Trinkgefäße müssen bei den lebhaften Tieren gut am Käfig befestigt sein, bei genügend Wechselgeschirr sind diese vorteilhaft außen am Käfig angebracht, um nicht bei jeder Fütterung ein Entweichen der Tiere zu riskieren.

Die Fütterung soll abwechslungsreich und in der Vitamin-Mineralstoff-Versorgung ausgewogen sein. Die pflanzlichen Futtermittel wie Nüsse, Flocken und Früchte sind mit mindestens 10% tierischem Eiweiß in Form handelsüblicher Insektentrockenfutter zu ergänzen.

7.5 Untersuchungsmethoden

Leitsatz:
Während der Erhebung der Anamnese beobachtet man das Tier in seinem Behälter. Danach wird es ruhig und gezielt mit Handschuh oder Tuch herausgenommen und untersucht.

Es können gitterzahme, futterzahme oder handzahme Streifenhörnchen in die Praxis gebracht werden. In jedem Falle sollte der Untersucher Handschuhe anziehen, denn auch ganz handzahme Tiere können in fremder Umgebung und bei ungewohnten Manipulationen plötzlich zubeißen.

Röntgenologische Untersuchung
Für die Röntgenaufnahmen sollten die Tiere mit 3 mg/100 g KG Ketamin-Hydrochlorid sediert werden.

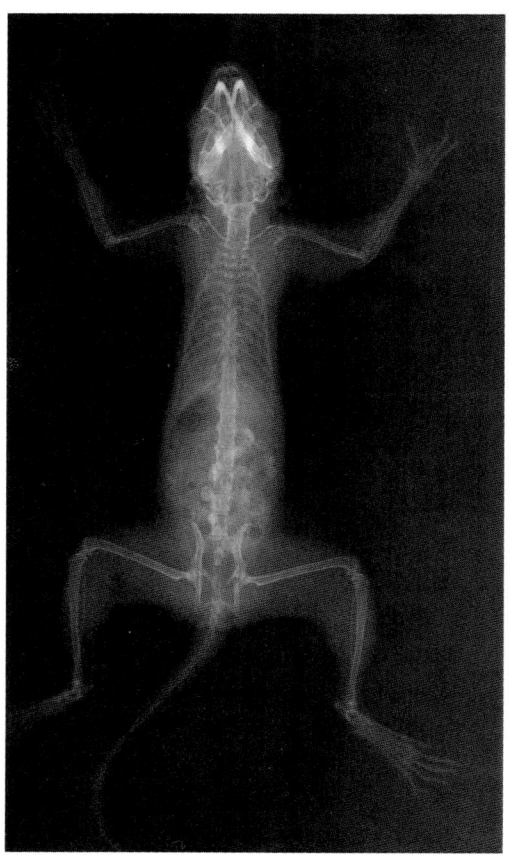

Abb. 72. Erwachsener Gerbil, ventro-dorsale Übersicht.

Abb. 71. Röntgenaufnahme Gerbil ad. ♂ im Röntgenplastikkäfig.

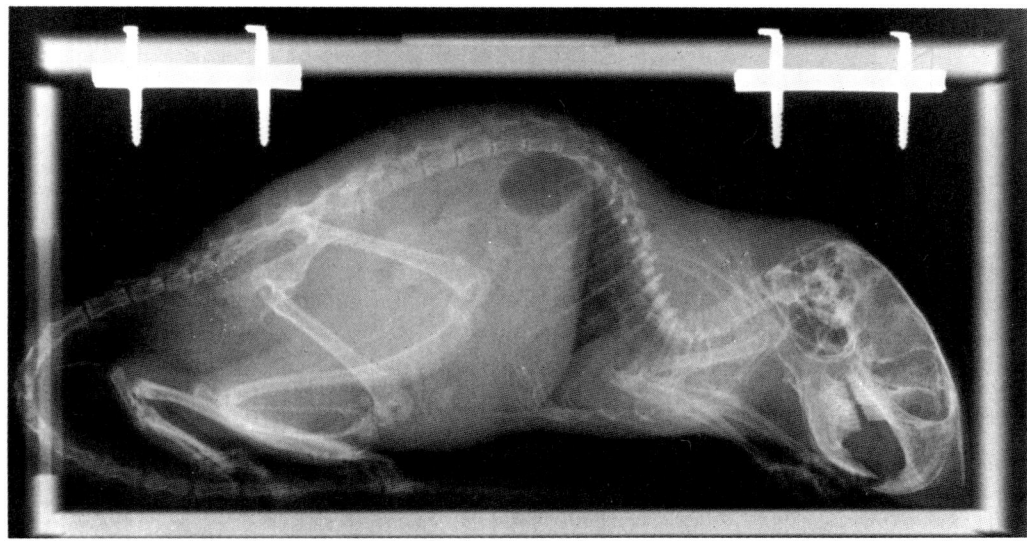

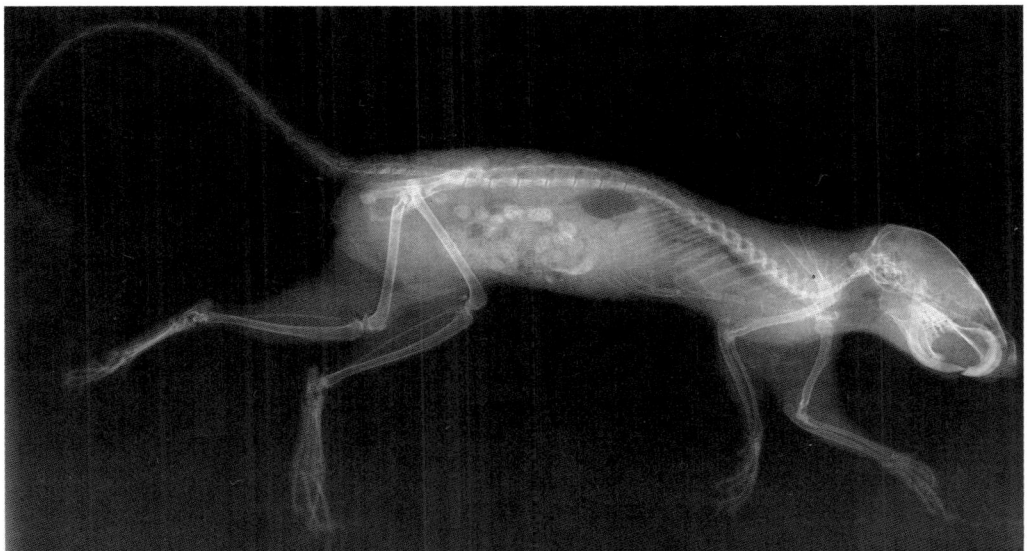

Abb. 73. Erwachsener Gerbil, latero-laterale Übersicht.

Blutentnahme
Blut kann durch Anschneiden des Nagelbettes oder von geübter Person durch Herzpunktion gewonnen werden.

Die genaue **klinische Untersuchung** wird beim Meerschweinchen ausführlich beschrieben.

7.6 Anästhesie

Sedation
Die Sedation mit 3 mg/100 g KG Ketamin-Hydrochlorid (Vetalar) genügt für Röntgenaufnahmen, aber nicht für operationstiefe Eingriffe.

Injektionsnarkose
Vetalar 35 mg/100 g KG genügen für Operationen wie z. B. Kaiserschnitt. Die Narkose dauert 30 Minuten mit einstündigem Nachschlaf.

Inhalationsnarkose
Methoxyflurane ist individuell sehr verschieden verträglich und die Anästhesie hält nur wenige Minuten an.

Methoxyflurane kann wegen der starken Exzitation der Tiere nicht verwendet werden.

Euthanasie
Sie erfolgt mit Natrium-Pentobarbital (Vetanarcol) 2–3 ml i.p. körperwarm.

7.7 Virale Erkrankungen

Myxomatoseähnliche Erkrankung
Vor allem bei Rothörnchen beschrieben.
Ätiologie: Orthopoxähnliches Virus.
Klinisches Bild: Beginnt mit petechialen Hämorrhagien entlang den Lidrändern, gefolgt von Konjunktivitis, Augenausfluß, Nasenausfluß, schließlich werden die Tiere blind. Die Lippen schwellen an und auf der Innenseite entstehen ulzerative Veränderungen. Im Kopfbereich und an den Ohren werden Hautwunden beobachtet. Zusätzlich treten in den Ohren Läsionen auf. Durch die starken ulzerativen Veränderungen ist Futter/Wasseraufnahme unmöglich und die Tiere verhungern.
Diagnose: Wird aufgrund des klinischen Bildes und der Sektion gestellt.
Sektion: Rote und graue Hepatisation in der Lunge, gelegentlich hämorrhagische Bezirke in den Nieren. Bei einigen Tieren sind auch hämorrhagische Meningen zu finden. Aus Lungensuspensionen konnte man das Virus isolieren.
Prognose: Ungünstig.

Pneumonien
Viruspneumonien treten auch bei Streifenhörnchen auf und können als Folge eine Sekundärinfektion mit Bakterien zeigen.
Klinisches Bild: Auffällig ist eine sakkadierte Atmung mit deutlichem Backenblasen. Die Tie-

re dehydrieren schnell und zeigen struppiges aufgestelltes Haar am Körper, während die Schwanzhaare angelegt werden.

Therapie: Es hat sich Erythromycin in der Dosierung 1 mg/100 g KG i.m. oder p.o. bewährt. Unterstützung durch Elektrolytlösungen wie Serofusin, 5–8 ml s.c.

Prognose: Bei noch bewegungsaktiven Tieren günstig.

7.8 Bakterielle Erkrankungen

Wie bei den meisten Nagern beobachtet man bei den Streifenhörnchen in der Heimtierhaltung Infektionen mit:

Streptococcus pyogenes: Wundinfektionen, Katarrhe, Entzündungen innerer Organe. (Farbtafel Seite 116)

Streptococcus pneumoniae: Schnupfen, Brustfell- und Lungenentzündung.

Escherichia coli: Durchfall, Harnweginfekte, Abszesse.

Aerobacter Pneumoniae: Katarrhe der Atmungsorgane, Lungenentzündung, Verstopfung.

Salmonella typhimurium, Salmonella enteritidis: Wäßrig-schleimige Durchfälle, Exsikkose.

Yersinia pseudotuberculosis: Enteritis, Lymphadenitis.

Yersinia enterocolitica: Obstipation Abmagerung.

Pasteurella multocida: Hämorrhagische Septikämie.

7.9 Mykotische Erkrankungen

Als einzige pathogene Pilze fanden wir bei Hörnchen *Trichophyton mentagrophytes* (Zoonose-Erreger).

Jede Lokalbehandlung mit Salben oder Tinkturen veranlaßt Hörnchen zu übersteigertem Putzverhalten und Verhaltensstörungen und ist daher ungeeignet. Daher ziehen wir perorale Gabe von Griseofulvin, 4 mg/100 g KG, über 3 Wochen vor.

7.10 Parasitäre Erkrankungen

Bei den von uns untersuchten Streifenhörnchen in Privathaltung erwiesen sich die meisten Tiere als parasitenfrei. Gefunden wurde:

Eimeria tamiasciuri. Die Tiere zeigten ein aufgetriebenes Abdomen, Durchfall. Der Palpationsbefund des Abdomens war immer schmerzhaft. Einige Exemplare mit hochgradigem *Eimeria*-Befall waren bei vermehrtem Abdomenumfang stark abgemagert.

Als Therapie hat sich Sulfathiazol + Formaldehyd (Formocibazol-Pulver) in der Dosierung 10 mg/100 g KG vier Tage lang mit zweimaliger Wiederholung nach zwei Wochen Pause bewährt.

In seltenen Fällen fanden wir, jedoch meist als symptomlosen Nebenbefund:

Hymenolepis nana, der sich durch seine Autoinfektionsmöglichkeit auszeichnet. Die übliche Nagerdosis von Praziquantel (Droncit) wird nur in fraktionierten Dosen vertragen. Bei einmaliger Applikation zeigten sich mehrfach Krämpfe und Taumeln.

Häufiger sind **Ektoparasiten**, vor allen Dingen Flohbefall und Infektionen mit *Notoedres*-Arten. Flöhe können mit Pyrethrumspray (Vinx) gut behandelt werden, dabei sind Käfig und Schlafkasten in die mehrmalige Behandlung einzubeziehen. Die in der Literatur empfohlene Räudebehandlung mit Penochron erwies sich durch Ablecken als toxisch für die Tiere, so daß wir das Alugan-Bad und eine sorgfältige Trocknung der Tiere nach dem Bad vorziehen.

7.11 Nichtinfektiöse Erkrankungen

Unter den nichtinfektiösen Erkrankungen spielen in der Praxis Zahnfrakturen und Zahnfachvereiterungen eine Rolle. Zahnüberwachstum wird nur bei Inzisiven beobachtet und nach dem beim Meerschweinchen beschriebenen Vorgehen korrigiert. Zahnfachvereiterungen erwiesen sich trotz sorgfältigem chirurgischen Vorgehen und Antibiotikaschutz häufig als rezidivierend und führten in nicht wenigen Fällen zur Euthanasie. Spontanfrakturen treten bei Nachzuchthörnchen meist zum Zeitpunkt des Nestverlassens auf. Es handelt sich um einen sekundären nutritiven Hyperparathyrioidismus infolge Kalziummangel und Phosphorüberschuß. Ein ausgewogenes Ca-P-Verhältnis im Futter der Zuchtweibchen und Jungtiere kann durch die Zugabe von Calciumpräparaten (Osspulvit) erzielt werden.

8 Arzneimittel für Nagetiere

Antibiotika und Chemotherapeutika

Da einseitig auf die grampositive Flora wirkende Antibiotika, insbesondere Penicillin, zu Intoxikationen führen können, sollte diese Gruppe bei Meerschweinchen, Hamster Gerbil und Chinchilla nicht zur Anwendung kommen.

Arzneimittel	Dosis in mg/kg KG	Applikation	Indikation	Besonderheiten
Penicillin G	40 000 I. E./kg KG	i. m.	grampositive Kokken	nicht bei Meerschweinchen, Hamstern, Chinchilla und Gerbil anwenden
Amoxicillin (Clamoxyl) Beechham	10 2 × tägl.	(p. o.) i. m.	Breitspektrum	Wie oben
Ampicillin (Penbritin) Beechham	10	i. m.	grampositive Keime Enterobacteriaceae	nur parenteral applizieren. nicht bei empfindlichen Nagern anwenden
Carbenicillin (Anabactyl) Beechham	15	i. m. p. o.	gramnegative Keime bes. Pseudomonaden	für Pseudomonaden oft einzige Möglichkeit
Erythromycin (Gallimycin) (Erythrocin) Abbott	10	p. o. i. m./p. o.	Penicillinresistente grampositive Kokken, Mykoplasmen Pasteurellen Bordetellen	Vorsicht bei empfindlichen Nagern, bei Kaninchenschnupfen oft einzig wirksame Substanz
Tylosin (Tylan) Elanco	10	p. o.	Mykoplasmen grampositive Kokken Clostridien	bei i. m.-Applikation Nekroseherde an der Injektionsstelle. nicht bei empfindlichen Nagern anwenden
Spiramycin + Metronidazol (Stomorgyl) Specia	15 während 6–10 Tagen	p. o.	Infektionen der Maulhöhle	Vorsicht bei empfindlichen Nagern
Oxytetracyclin (Terramycin) Pfizer	10–20	i. m. (p. o.)	Breitspektrum Mykoplasmen	keine Langzeittherapien

Präparat	Dosis	Applikation	Indikation	Bemerkungen
Chloramphenicol (Chloromycetinsuccinat) (Chloromycetinpalmitat) Parke Davis	20–40	i. m. s. c. (p. o.)	Breitspektrum akute Salmonellose	liquorgängig
Trimethoprim + Sulfamethoxazol (Baktrim) Roche	5 Trimeth. + 25 Sulfa	i. m. (p. o.)	Breitspektrum Infektion der Atemwege bes. gram-negative Bakterien	nur für Kurzzeittherapie verwenden
Sulfadimethoxin (Maxulvet) Veterinaria	Kaninchen 75 – 100 Meerschweinchen 60 p. o.	i. m. s. c. p. o.	Breitspektrum Kokzidien Nosematose	Behandlung bei Kaninchen 2 × 3 - 5 Tage im Abstand von 2 - 3 Tagen oder 1 × 6 - 7 Tage
Sulfaperin (Retardon) Chassot	15	p. o.		Behandlung Meerschweinchen 3 × 4 Tage im Abstand von 4 - 7 Tagen oder 1 × 7 Tage
Sulfadimidin (Sulfamethazin)	1 g/Liter H$_2$O p. o.	p. o.		
Nitrofurantoin (Urofui) Chassot	1 Tr/kg KG	p. o.	Blasenentzündung	
Antimykotika Griseofulvin (Griseofulvin) Veterinaria	40	p. o.	Mykosen	während mehreren Wochen applizieren
Etisazol (Ectimar) Bayer	äußerlich		Hautmykosen	nur Langzeittherapie
Jodglycerin				
Antiparasitäre Mittel Fenbendazol (Panacur) Hoechst	20	p. o.	Nematoden	sehr gut verträglich Capillarienbefall 3 Tage anwenden

Arzneimittel	Dosis in mg/kg KG	Applikation	Indikation	Besonderheiten
Thiabendazol (Thibenzole) MSD	50 0,3 % im Wasser	p. o.	Askariden Capillarien	während drei Tagen applizieren und nach einem Monat wiederholen
Praziquantel (Droncit) Bayer	5	p. o.	Cestoden	
Niclosamid (Mansonil) Bayer	100	p. o.	Cestoden	
Mebendazol (Telmin KH Tbl.)	20 mg/kg KG		*Trichostrongylus* *Paraspidodera* *Graphidium*	*Paraspidodera* Kaninchen 50 mg/kg KG
Febantel (Rintal) Bayer	6	p. o.	Nematoden	
Dimetridazol (Emtryl) Specia	während 7 Tagen 0,1–0,3 %ige Wirkstoffkonzentration im Trinkwasser	p. o.	Trichomonaden *Histomonas* Amöben	
Metronidazol (Flagyl) Specia	50 während 7 Tagen	p. o.		
Dichlorvos (Tabard Strip) Shell	Strip im Raum aufhängen, nur 20 Min./Tag während 10 Tg.	äußerlich	Haarlinge Milben	Vorsicht: bei zu konzentrierter Anwendung toxisch Abstand Strip–Käfig mind. 1 m
Pyrethrum-Extrakt (Vinx) Ziegler	4 × im Abstand von 5 Tagen wiederholen.	sprayen	Zecken Haarlinge Milben	Vorsichtig anwenden. Auch zur Stalldesinfektion
Bromocyclen (Alugan) Hoechst	0,5–0,6 %iges Bad	äußerlich	Ektoparasiten	bei pyrethrumresistenten Fällen, meist gut wirksam

Vitamine und Mineralstoffe	Dosierung	Applikation	Indikation	Bemerkungen
Vit. A (Arovit) Roche	400 I.E./kg KG während 10 Tagen	i. m. p. o.	Hautschäden	
Vit. B-Gruppe (Becozym) Roche	1 ml/kg KG	i. m.	ZNS-Symptome Lähmungen unbekannter Genese	
Vit. C (Redoxon) Roche	50–100 (–200) bei Mangelerscheinungen	p. o. s. c.	Vit. C-Mangel unspez. Infektionsabwehr	zur Unterstützung der Heilung bei allen Infektionen indiziert Zugabe von 1000 mg Citronensäure/l Wasser bei peroraler Applikation (Stabilisierung von Vit. C)
Multivitamine: (Vitacombex) Parke Davis	0,5 ml/kg KG	p. o.	subkl. Mangelzustände Rekonvaleszenz unspez. Infektionsabwehr	
(Vionate) Squibb	1 kl. Messerspitze tägl. im Futter			
(Protovit) Roche	1–2 Tropfen/kg tägl.			
Calciumglukonat 10% (Calcium Sandoz) Sandoz	0,5 ml/kg KG	i. m. i. v.	Frakturen Trächtigkeitstoxikose	
Infusionslösungen (Serofusin) Vifor	20 ml/kg KG	i. v. s. c.	Durchfälle nach Operation	bei geschwächten Tieren Mischinfusionen mit 5%igem Glucosezusatz
Verdauungsfördernde Präparate (Cryolactol) Duphar	messerspitzenweise bei kleinen Nagern, sonst 2 × $\frac{1}{2}$ Teel./kg KG tägl.			
(Vetalac) Veterinaria	1000	p. o.	bei allen Verdauungsstörungen und Dysbakterien	erleichtert die Wiederherstellung der normalen Darmflora bei Antibiotika-Therapien
(Diarovet)	2 × $\frac{1}{2}$ Teel./kg KG tägl.			

Arzneimittel	Dosis in mg/kg KG	Applikation	Indikation	Besonderheiten
Hormone Progesteronacetat (Depo-Provera 150) Upjohn	20	i. m. s. c.	Haarausfall bei hormon-produzierenden Eier-stockzysten	Erfolg für Zeiträume bis zu sechs Monaten „Haarausfall" verschwindet, Zysten bleiben
Prednisolon (Ultracorten H) Ciba-Geigy	– 2,5	s. c. i. v.	Allergien Schock	Schocktherapie bis 10 mg/kg KG nur i. v.
Dexamethason (Dexadreson) Intervet	0,1 – 1,5	i. m. s. c. i. v.	entzündliche Veränderun-gen, Allergien Schock	Schocktherapie bis 5 mg/kg KG nur i. v.
Sedativa und Narkotika Diazepam (Valium) Roche	2,5 – 5	i. m. p. o.	Sedation	Dosierung nach Wirkung
Ketaminhydrochlorid (Vetalar) Parke Davis	tierärztlich unterschiedlich	i. m. i. v. s. c.	Narkose	Hamster 20 mg/100 g KG Gerbil 5 mg/100 g KG Chinchilla 60 mg/kg KG Meerschweinchen, Kaninchen in Kombination mit Rompun
Xylazin (Rompun) Bayer	tierärztlich unterschiedlich	i. m. i. v. s. c.	Narkose	Meerschweinchen/kg KG 60 mg Vetalar/4 mg Rompun Kaninchen/kg KG 60 mg Vetalar/6 mg Rompun
Methoxyflurane (Penthrane) Abbott	Initial 3%ig Fortführung 0,5–1%ig	per inhalationem	Narkose	Inhalationsnarkotikum
Pentobarbital (Vetanarcol) Veterinaria	nach Tierart	i. p.	Euthanasie	
Lidocain (+ Adreanlin)	1–2	s. c. i. m.	Lokalanästhesie	Vorsicht: nicht in die Blutbahn injizie-ren!

Diverses Spasmoanalgetikum: (Buscopan) Buscopan Bochringer Veterinaria	0,2-0,3 ml/kg KG	i. m.	Koliken, Krämpfe	
Furosemid (Dimazon) Hoechst	4-5	i. m.	zur Entwässerung auch zur Gewinnung von Spontanharn	
Digoxin (Digoxin) Sandoz	Initial: 0,03-0,05 Erhalt: 0,005-0,01 in 2 Dosen tägl.	p. o.	Herzinsuffizienzen	ein- und ausschleichen allgemeine Vorsichtsmaßnahmen bei der Herztherapie beachten
Antiblähmittel (Globus spezial) Stricker	1 : 10 in Wasser ca. 1 ml Menge	p. o.	Blähungen	gleiches Medikament wir für die Rinderpraxis
(Oralpädon) Fresenius	1 ml/kg KG der Lösung	p. o.	Durchfall Dyspepsie Gastroenteritis	1 Tablette in 100 ml Wasser auflösen

9 Frettchen

9.1 Biologie der Wildform

Die Domestikation des spanisch-afrikanischen Iltis als wilde Stammform wird vor 2000 Jahren angenommen, im vierten Jahrhundert wird das Frettchen von Aristoteles bereits als Jagdgehilfe bei der Kaninchenjagd beschrieben.

Das Frettchen stammt von der nordafrikanisch-spanischen Form des Europäischen Iltis *(Mustela putorius)* ab und wurde früher hauptsächlich in der albinotischen Form gezüchtet.

Rückkreuzungen mit dem Iltis sind leicht möglich. Die Mischlinge sind mehr iltisfarben mit dunklen Augen. Sie sind aggressiver und lebhafter als das domestizierte Frettchen und zur Jagd, weil schneidiger, sehr begehrt.

Im ersten Jahrhundert n. Chr. beschreibt STRABO die Kaninchenplage auf den Balearen und die Zucht des lybischen Frettchens. In den letzten Jahren wird das Frettchen zunehmend als biomedizinisches Modell – insbesondere der Zahnmedizin und für Infektionskrankheiten benutzt und in zoologischen Handlungen vermehrt als Heimtier angeboten.

Wie alle handaufgezogenen Musteliden werden Frettchen und Iltisfrettchen sehr zahm, trotzdem können Tiere bei überraschender Störung, tragende und säugende Weibchen, sowie in Gruppenhaltung, empfindlich beißen.

Ordnung *Carnivora* – Raubtiere
    Überfamilie *Arctoidea* – Bären-Marderartige
        Familie *Mustelidae* – Marderartige
            Gattung *Putorius* – Iltisse
                Mustela putorius – Europ. Iltis
                Mustela putorius furo – Frettchen

9.2 Anatomie

Frettchen besitzen an Vorder- und Hintergliedmaßen fünf Phalangen mit nicht zurückziehbaren Krallen. Schädel und Gebiß mit dem stark vergrößerten Reißzahn sind kürzer und gedrungener als der Marderschädel, mit einer typischen Einschnürung hinter den Augenhöhlen. Iltis und Frettchen besitzen gut ausgebildete Analdrüsen, die zur Reviermarkierung dienen, aber auch bei Schreckreaktionen, seltener bei Angriffen entleert werden. Ein Penisknochen ist vorhanden. Der Darmtrakt gleicht dem der Landraubtiere. Wie bei allen Musteliden fehlen ein Schlüsselbein und ein Blinddarm.

$$\text{Zahnformel:} \quad \frac{3\ 1\ 3\ 1}{3\ 1\ 3\ 2}$$

9.3 Physiologie

Gewicht erwachsen: 500–3000 g
Geburtsgewicht: 5–15 g
Tragzeit: 42 Tage
Wurfgröße: 3–9 Junge
Absetzalter: 8 Wochen (300–450 g)
Zuchtbenutzung: bis 3 Jahre
Herzschlagfrequenz: 280–350/min
Atemfrequenz: 30–45 Züge/min
Temperatur rekt.: 37,8–40,0° C

Das Gewicht der Geschlechter ist sehr unterschiedlich, Weibchen können doppelt so schwer werden, wie Männchen. Außerdem bestehen große jahreszeitliche Schwankungen (Weibchen Januar 2800 g / Juli 1700 g), Weibchen verlieren stark an Gewicht bei Östruseintritt. Die Gewichtsschwankungen beruhen, neben evtl. Trächtigkeit, vor allem auf Einlagerung und Abbau einer subkutanen Fettschicht.

Hämatologische Daten

Hämatokrit	36	–51%
Hämoglobin	12	–17 g/dl
Erythrozyten	6	– 8 10^6/µl
Leukozyten	2,5	–15,4 · 10^3/µl
Neutrophile Granulozyten	0,7	– 8,7 · 10^3/µl
Eosinophile Granulozyten	0,05	– 0,8 · 10^3/µl
Basophile Granulozyten	0	– 0,3 · 10^3/µl
Monozyten	0,1	– 0,9 · 10^3/µl
Lymphozyten	1,5	– 7,8 · 10^3/µl

Klinisch-chemische Daten

Serumproteinkonzentration	53	–72 g/l
Harnstoff	5	–12 mmol/l
Kreatinin	17	–52 µmol/l

9.4 Haltung und Fütterung

9.4.1 Haltung

Obwohl in seinem Jagdverhalten sehr aggressiv, können vor allem handaufgezogene und nicht jagdlich eingesetzte Frettchen sehr zahm werden. Das Schweizerische Tierschutzgesetz schreibt für die Haltung von zwei Frettchen eine Gehegegröße von 6 m³ vor.

Die optimale Haltungstemperatur liegt bei 15–20° C, Außenhaltung ist bei geeigneten Holzschlupfkästen und Heizbarkeit der Schlafkästen bei Temperaturen unter −5° C möglich.

Holzkäfige sind aufgrund ihrer guten Wärmeisolation besonders geeignet, jedoch schwieriger zu reinigen. Metallkäfige sollten wenigstens einen Holzschlafkasten besitzen und der Boden sollte nicht aus einem Drahtrost bestehen, da Frettchen sehr empfindliche Sohlen besitzen und bei kleinsten Läsionen Abszeßbildungen auftreten können. Der Schlafkasten soll zwei Schlupflöcher besitzen. Frettchen benötigen dichte Käfige, da sie sehr erkundungsfreudig sind und durch kleinste Löcher entweichen können.

9.4.2 Fütterung

Als Futter sind mageres Pferdefleisch und Milch am besten geeignet. Frischtote Kleinnager, wie Mäuse, auch Küken sowie Weißbrot, Obst, Eier und Fertigfutter für Hunde und Katzen, sowie Fisch werden ebenfalls aufgenommen. Kalbsknochen sind sehr geeignet und bei Fertigweichfutter notwendig, um die Zahnsteinbildung und Zahnfleischerkrankungen zu vermeiden, für die Frettchen sehr anfällig sind.

Bei reiner Fleischfütterung ist durch Zufütterung eines Calciumpräparates (Calcipoth, Carnicon) ein Calcium-Phosphor-Verhältnis von 2:1 anzustreben. Es ist auch ein pelletiertes Trockenfutter für Frettchen im Handel, welches aber meist nur eingeweicht angenommen wird. Eintagsküken sind nur aus kontrollierten, salmonellenfreien Zuchten zu verwenden, und Jagdabfälle sind wegen der bakteriellen Infektionsmöglichkeit nicht zu verfüttern.

Wasser muß stets zur freien Aufnahme zur Verfügung stehen. Der Kot wird lokalisiert, auch als Reviermarkierung, in einer Ecke des Käfigs abgesetzt, seine Konsistenz ist stark von der Art der Fütterung abhängig.

Abb. 74. Festhalten eines Frettchens.

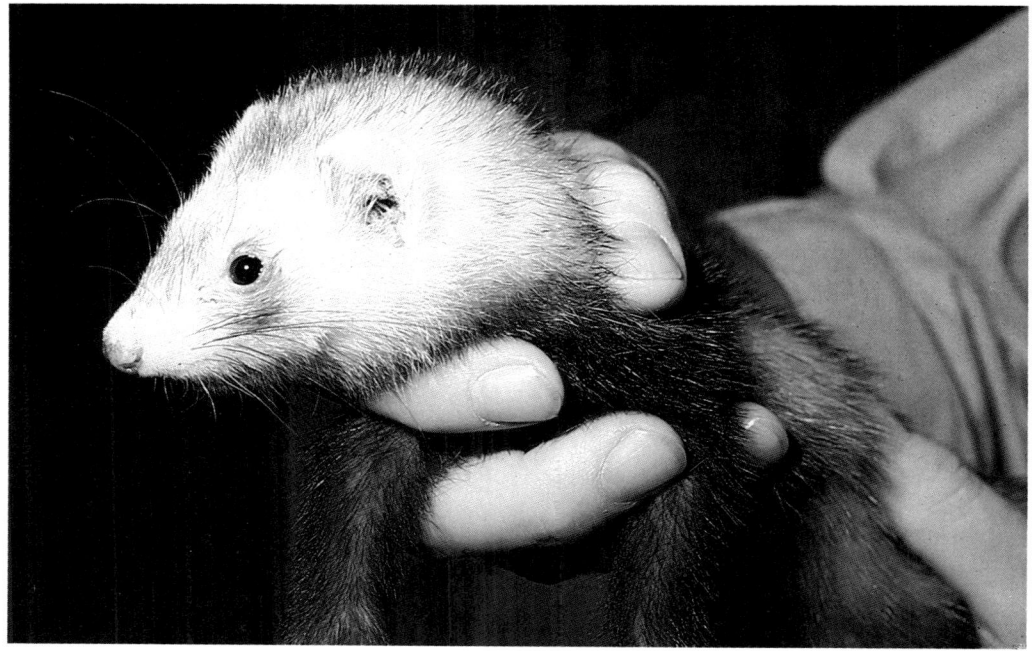

Das mit Kot zur Markierung abgesetzte Anal-
drüsensekret und der Eigengeruch der Tiere
machen eine gute Ventilationsmöglichkeit des
Käfigs erforderlich. Besonders nach gern ge-
nommener Fischfütterung können die Tiere
stark riechen. Die Fischfütterung ist auch wegen
möglicher Störung des Vitamin B Haushaltes
durch das Ferment Thiaminase, welches manche
Weißfische enthalten, nur als Abwechslung zu
geben. Die Exstirpation der perianal gelegenen
Analdrüsen zur Verhinderung geruchlicher Be-
lästigung ist aus tierschützerischen Gründen abzulehnen, da Heimtiere nicht erst durch operative Eingriffe größerer Art zur Haltung geeignet
gemacht werden sollten.

9.4.3 Zucht

Frettchen haben trotz der langen Domestika-
tionszeit eine definierte Fortpflanzungszeit von
März bis September. Der Östrus der Fähe ist an
der Vulvaschwellung und am Verhalten gut erkennbar. Die Paarung erfolgt nach lautstarker
fast stündiger Treibphase, in der das Männchen
die Fähe häufig mit einem Nackenbiß herum-
trägt. Die nach 42 Tagen geborenen 3–9 Jungen
sollten möglichst einen Monat nicht gestört werden. Störungen der säugenden Fähe und Milchmangel sind die beiden Hauptursachen für die
recht hohe Jungsterblichkeit. Die kritische Zeit
liegt in den ersten drei Tagen, in denen bei
Störung die Jungen oft getötet werden.

Nach rund acht Wochen sind die Jungtiere
absetzbar, und innerhalb von 2 Wochen nach
Laktationsende wird die Fähe wieder brünstig.
In der Regel werden zwei Würfe pro Jahr gebracht.

In der Labortierzucht hat sich eine zwei- bis
dreijährige Zuchtnutzung bewährt.

9.5 Untersuchungsmethoden

Heimtierfrettchen sind meist zahm, durch die
fremde Umgebung der tierärztlichen Praxis aber
oft irritiert und olfaktorisch gestört. Bei Angst,
unsachgemäßen, zögernden Fangversuchen, sowie bei Verteidigung von Jungen oder auch bei
Schmerzen können sie sehr zielgerichtet und
empfindlich beißen.

Ein Handschuh ist beim Fang meist hinder-
lich. Die Tiere sind mit schnellem, weichem
Zugriff hinter dem Nacken zu fassen und der
Hals mit Daumen und Zeigefinger gut zu um-

schließen. Der Mittelfinger unterfaßt das rechte
Schulterblatt, die andere Hand stützt den
Rumpf. Frettchen können unerwartete Kräfte
entwickeln, die man diesen Tieren oft nicht zu-
traut.

Bei der Untersuchung entkommene Tiere lasse man sich beruhigen und schiebe einen
Schlupfkasten vor das Tier, welcher meist sofort
angenommen wird.

Der Untersuchungsgang folgt dem bei den
kleinen Nagern beschriebenen Vorgehen.

Geschlechtsbestimmung ist beim Männchen
nach dem Hodenabstieg im 6. Monat oder durch
den unterschiedlichen Anogenitalabstand möglich. Dieser ist beim Männchen doppelt so groß
wie bei weiblichen Tieren.

Medikamente können subkutan unter das ge-
raffte Nackenfell oder hinter dem Schulterblatt-
gebiet, intramuskulär in die lange Sitzbeinmus-
kulatur verabreicht werden.

Auch die intraperitoneale Applikation kör-
perwarmer Medikamente wird gut vertragen.
Tabletten werden mit einer Pinzette eingegeben, da sie aus Fleisch sofort heraussortiert werden. Das Eingeben einer Schlundsonde bereitet
am sedierten Tier keine Schwierigkeiten.

9.6 Anästhesie

Für kurzfristige Untersuchungen kann mit gutem Erfolg Methoxyflurane (3%ig) in einem
Narkosekasten oder mit einer Maske angewendet werden. Diese kann aus einem Joghurtbe-
cher auch leicht improvisiert werden.

Die Intubation kann mit Tracheotuben für
Katzen durchgeführt werden und ist für längerdauernde Eingriffe geeignet, ebenso die Verwendung eines halboffenen Systems.

Pentobarbital sodium (Nembutal) 3 ml/kg KG
intraperitoneal ist ebenfalls geeignet.

Als Mittel der Wahl verwenden wir fast ausschließlich Ketaminhydrochlorid (Vetalar) in
der Dosis 30 mg/kg KG. Die Narkose ist opera-
tionstief und dauert ca. 30 Minuten, kann durch
Nachdosieren problemlos verlängert werden.

Der Nachschlaf dauert ungefähr eine Stunde.
Die Gefahr der Unterkühlung ist zu beachten.

9.7 Virale Erkrankungen

Tollwut: Zoonose
Ätiologie: Rhabdovirus, weltweit verbreitet mit

Hauptvirusreservoir im Rotfuchs, Wildmusteliden sind sehr empfänglich. Da es bei unsachgemäßer Handhabung vor allem neuerworbener Heimtierfrettchen immer wieder zu Bissen kommt, die vom Besitzer als tollwutverdächtig angesehen werden, ist der Anamnese und Abklärung große Aufmerksamkeit zu schenken.

Die Übertragung des Virus erfolgt mittels Speichel infizierter Tiere über Biß oder Wunden der Haut.

Klinisches Bild: Von der Bißstelle zentripetale Ausbreitung über periphere Nerven und Rückenmark zum Gehirn. Inkubationszeit 2 Wochen bis 3 Monate. Die Krankheit dauert nach Ausbruch 2–7 Tage und verläuft in einem Prodromalstadium (unnormales Verhalten) Exzitationsstadium (Unruhe, Beißen), paralytisches Stadium (Lähmungen).

Diagnose: Hornhauttest. Am toten Tier Nachweis der Negrischen Körper im Ammonshorn des Gehirns. Immunfluoreszenzmethode.

Prognose: Ungünstig.

Therapie: Keine, hohe Gefährdung des Menschen, anzeigepflichtig. Schutzimpfung von Frettchen ist möglich, Totimpfstoff wird empfohlen.

Staupe

Ätiologie: Paramyxovirus, häufig durch bakterielle Sekundärinfektion kompliziert. Ansteckung durch Tröpfcheninfektion, Geräte, Tierkontakt mit erkrankten Frettchen oder Hunden.

Klinisches Bild: Frettchen sind sehr anfällig für Staupeinfektionen. Inkubationszeit 3–7 Tage. Virämiestadium-Inappetenz, Fieber, seröser Nasen-Augenausfluß, Tonsillitis, Pharyngitis, Konjunktivitis, Vomitus, seltener Enteritis. Stadium der Sekundärinfektion 1–7tägiges fieberfreies Intervall, anschließend serös-eitrige Konjunktivitis, Pustelbildung Haut und Sohlenfläche, ZNS-Symptome, Ataxie, Festliegen, Zittern.

Prognose: Sehr zweifelhaft, bei ZNS-Störungen ungünstig.

Therapie: Symptomatisch. Im Virämiestadium kann versuchsweise polyvalentes Staupeantiserum (Stagloban) angewendet werden. Zur Bekämpfung der bakteriellen Sekundärinfektionen sind Antibiotika angezeigt. Unterstützend wirken Vitamin-B-Komplex-Gaben.

Prophylaxe: Schutzimpfung, Impfdurchbrüche bei Lebendimpfstoff beobachtet.

Totvakzine oder Masernimpfstoff ist zu bevorzugen.

Influenza

Frettchen sind empfänglich für menschliche Influenza-Viren.

Klinisches Bild: Affektionen der oberen Luftwege, seröser Nasenausfluß, Niesen, Inappetenz und Konjunktivitis.

Diagnose: Klinische Symptome und serologischer Antikörpernachweis.

Prognose: Günstig ohne sekundäre bakterielle Komplikation.

Therapie: Ascorbinsäure (Redoxon) 200 mg/kg KG, Trimethoprim/Sulfamethoxazol (Bactrim) 10 mg/kg KG, Erythromycin 10 mg/kg KG per os, Chloramphenicol 100 mg/kg KG per os (Chloromycetin Palmitat).

Aleutenkrankheit

Ätiologie: Aleuten Virus. Irrtümlich angenommener Zusammenhang mit dem homozygoten Aleutengen bei bestimmten Farbtypen des Nerzes führten zum Namen.

Klinisches Bild: Abmagerung bei guter Futteraufnahme. Teerartiger Kot, Blutungen im Bereich der Maulhöhle. ZNS-Symptome. Jungtiere besonders gefährdet. Subklinisch-chronischer Verlauf möglich.

Diagnose: Sektionsbild mit herdförmigen Veränderungen in Leber und Milz. Nachweis der Hypergammaglobulinämie mit Hels Jodpräzipitationstest (HENSON 1962).

Therapie: Nicht bekannt. Die Aleutenkrankheit wird für Frettchen in der Literatur beschrieben, wurde bisher an unserer Klinik aber nicht festgestellt.

9.8 Bakterielle Erkrankungen

Tuberkulose (Zoonose)

Ätiologie: *Mycobacterium tuberculosis, M. bovis, M. avium.* Ansteckung durch erregerhaltige Milch, Kot, Schleim, Nachgeburten, Organe von Futtertieren. Infektionen durch tuberkulöses Geflügelfleisch wurden bekannt.

Klinisches Bild: Tonsillitis, Schwellung und Abszedierung der Halslymphknoten, Abmagerung, Durchfall. Chronischer Verlauf.

Diagnose: Intrakutane TB-Probe am oberen Augenlid nicht aussagekräftig. Diagnose aus Sputum und mikroskopisch Erregernachweis bei Sektionen.

Prognose: Schlecht.

Therapie: Nicht angezeigt, Ausmerzung. Hohe Ansteckungsgefahr für den Halter.

Salmonellose (Zoonose)
Ätiologie: Verschiedene *Salmonella*-Typen, *S. typhimurium* nicht selten. Alimentäre Infektion durch Futter, Einstreu, Geräte.
Klinisches Bild: Oft akuter Verlauf. Gastroenteritis, schleimig, blutiger Durchfall, Austrocknung, Inappetenz, Erbrechen.
  Trächtige Weibchen, Jungtiere und Tiere nach Virusinfektionen, Handwechsel besonders gefährdet.
Diagnose: Bakteriologischer Erregernachweis im Kot.
Therapie: Chloramphenicol (Chloromycetin Succinat) 40 mg/kg KG i.m., s.c.

Pasteurellose
Ätiologie: *Pasteurella multocida.* Übertragung durch Futter, insbesondere bei Gabe von Küken oder Nagetieren.
Klinisches Bild: Rascher Verlauf. Auslösung durch schlechte Haltung, Nässe, Streß begünstigt. Jungtiere und säugende Weibchen besonders gefährdet. Serös purulenter Nasenausfluß, Fieber, Stenosengeräusche der Atemwege, Inappetenz.
Prognose: Zweifelhaft.
Diagnose: Erregernachweis.
Therapieversuch: Erythromycin. 10 mg/kg KG i.m. oder p.o.

Leptospirose (Zoonose)
Ätiologie: *Leptospira icterohaemorrhagiae.* Übertragung mit Nagerharn und durch Nager infiziertes Futter.
Klinisches Bild: Inkubation 3 Tage bis 2 Monate. Konjunktivitis, Nachhandparese, Proteinurie, Apathie, Inappetenz. Erbrechen, Ikterus.
Prognose: Vorsichtig.
Diagnose: Titerverlaufbestimmung. Klinisches Bild.
Therapie: Nicht erfolgreich. Prophylaxe mit Leptospirenvakzine.

9.9 Schutzimpfungen

Frettchen sind anfällig für Viruserkrankungen und können vorbeugend geimpft werden. Auf Grund der Gefahr von Impfdurchbrüchen bei Staupelebendvakzinen kann eine Vakzine mit lebendem attenuiertem, gewebekuladaptiertem Masernvirus verwendet werden. Kombinationsvakzinen gegen Staupe, Hepatitis und Leptospirose sind geeignet. (Candur MHL Behring). Eine Staupe Aerosolvakzine mit lebendem Staupevirus, welches in Mustelidengewebskulturen modifiziert wurde, (Candur S Behring) fand ebenfalls Anwendung.
  Die Impfungen sollten als Grundimmunisierung im Alter von 8 und 12 Wochen erfolgen, im Alter von einem Jahr und anschließend alle zwei Jahre wiederholt werden. Eine Tollwutschutzimpfung ist nur bei Jagdfrettchen angezeigt und folgt dem bei Hunden üblichen Verfahren mit der Impfung im Alter von 6 Monaten und zweijähriger Wiederholung, sofern der Gesetzgeber für Auslandsreisen keine anderen Vorschriften macht.

9.10 Nichtinfektiöse Krankheiten

Frettchen bieten gegenüber Hund und Katze bei den nichtinfektiösen und chirurgischen Leiden keine Besonderheiten. Sie neigen, vor allem bei Fütterung mit Büchsenfutter zu starker Zahnsteinbildung und deren Folgeschäden.

9.11 Mykotische Erkrankungen

9.11.1 Dermatomykosen

Trichophytoninfektion ruft bei Frettchen eine starke Borkenbildung der Haut hervor. Die Tiere verlieren Unterwolle und Grannen. Eine Behandlung ist nur im Frühstadium mittels Griseofulvinpräparaten erfolgreich (40 mg/kg KG 3–4 Wochen lang).

9.12 Parasitäre Erkrankungen

9.12.1 Endoparasiten

Als Heimtiere gehaltene Frettchen sind selten Träger von Parasiten. Bei gemeinsamer Haltung mit Hunden und Katzen wurde ein Befall mit *Dipylidium caninum, Toxascaris leonina, Ctenocephalides canis* und Räudemilben beobachtet. Bei Jagdfrettchen ist die Gefahr der Parasitenaufnahme größer.

9.12.1.1 Protozoen-Infektionen
Kokzidien
Ätiologie: *Isospora vulpis, Eimeria furonis, Eimeria putoris.* Die Infektion erfolgt durch die Aufnahme sporulierter Oozysten. Die Präpa-

tenzzeit liegt bei *Isospora vulpis* zwischen 4 und 11 Tagen. Die endogene Entwicklung der Sporozoiten erfolgt im Dünndarm, Zäkum und Colon. Der ungeschlechtlichen Vermehrung über Schizogonie, Endopolygenie und Endodyogenie folgt die Gamogonie, die zur Oozystenbildung führt. Neben direkter Entwicklung können möglicherweise Nager als fakultative Zwischenwirte eingeschaltet werden, wie dies für *Isospora*-Arten bei Hund und Katze gefunden wurde.

Klinisches Bild: Jungfrettchen zeigen stark wäßrigen Durchfall. Eine hämorrhagische Enteritis kann bei zusätzlichem Milchmangel der Fähe zu Todesfällen bei Jungtieren führen.

Diagnose: Oozystennachweis im Kot mit Flotationsmethoden.

Prognose: Gut.

Therapie: Amprolium (Amprolvet) 60 mg/kg KG über 5 Tage. Sulfadimethoxin (Maxulvet) 60 mg/kg KG über 7 Tage.

9.12.1.2 Trematoden-Infektionen

Ätiologie: *Troglotrema acutum.*
3 mm langer Trematode, der in Schädelhöhlen von Musteliden schmarotzt. Parasiten leben oft paarweise in Zysten der Schleimhaut der Schädelhöhle. Die Entwicklung soll über Wasserschnecken als erste und Frösche als zweite Zwischenwirte erfolgen.

Klinisches Bild: Entzündungen der Schleimhaut, Knochenhaut und Knochenperforationen durch Abszeßbildung sowie ZNS-Störungen sind möglich.

Diagnose: Häufig erst in der Sektion gestellt, Einachweis.

Therapie: Praziquantel (Droncit) 20 mg/kg KG 3 Tage lang.

9.12.1.3 Cestoden-Infektionen

Ätiologie: *Dipylidium caninum.*
Verbreitete Bandwurmart bei Fleischfressern. Die abgehenden graviden Proglottiden geben Eipakete frei, die durch Flohlarven von Hund und Katze aufgenommen werden. Das sich entwickelnde Zystizerkoid wird nach 3–4 Wochen infektiös. Mit Aufnahme von Flöhen gelangen die Zystizerkoiden in den Endwirt.

Klinisches Bild: Selten klinische Erscheinungen bei adulten Tieren. Obstipationen bis Darmverschluß bei Massenbefall bei Jungtieren möglich.

Diagnose: Nachweis von reiskornähnlichen Bandwurmgliedern in Schlafkästen, Käfigen und eingetrocknet in Afterumgebung.

Therapie: Praziquantel (Droncit) 5 mg/kg KG, Niclosamid (Mansonil) 150 mg/kg KG. Jagdfrettchen wurden als Finnenträger *(Coenurus serialis)* des Fuchsbandwurmes *Taenia serialis* ermittelt.

9.12.1.4 Nematoden-Infektionen

Ätiologie: *Uncinaria criniformis.*
Parasitiert bei Iltis, Frettchen und Dachs. Aus den ausgeschiedenen Eiern schlüpfende Larven sind in feucht-warmem Milieu nach zwei Häutungen in 6–10 Tagen als 3. Larve infektionstüchtig. Die Infektion kann oral, vermutlich aber auch galaktogen erfolgen.

Klinisches Bild: Blutiger Durchfall, Abmagerung und eine Anämie bei frischgesetzten Jungfrettchen wurden beobachtet.

Diagnose: Einachweis.

Therapie: Mebendazol (Telmin KH) 30 mg/kg KG 5 Tage, Fenbendazol (Panacur) 50 mg/kg KG 3 Tage. Wichtig ist die gründliche Käfigreinigung und Desinfektion mit heißer Sodalösung oder Natronlauge 2% bei Hakenwurmbefall.

Ätiologie: *Toxascaris leonina.*
In den in großer Zahl abgesetzten Eiern entwickeln sich temperaturabhängig infektionsfähige 2. Larven mit einer Häutung innerhalb der Eihülle. Nach Eiaufnahme dringen die Larven in die Darmwand des Wirtes ein, häuten sich zweimal, kehren in das Darmlumen zurück. Dort findet die vierte und letzte Häutung statt.

Klinisches Bild: Bei Jungtieren werden Inappetenz, geblähtes und druckempfindliches Abdomen, Erbrechen und Kümmern festgestellt.

Diagnose: Einachweis mit Flotationsmethoden.

Therapie: Mebendazol (Telmin KH) und Fenbendazol (Panacur) in der bei Hakenwürmern angegebenen Dosierung. Bei Verabreichung von Piperazinpräparaten haben wir bei Frettchen gastrointestinale Störungen und Krampfanfälle gesehen. Zur Desinfektion hat sich bei den sehr widerstandsfähigen Spulwurmeiern nur Incidin anticoc bewährt.

9.12.2 Arthropoden-Befall

Flöhe

Ätiologie: *Ctenocephalides canis, Paraceras melis.*
Die Eiablage erfolgt im Haarkleid des Wirtes oder in Käfigen und Schlafkästen. Nach

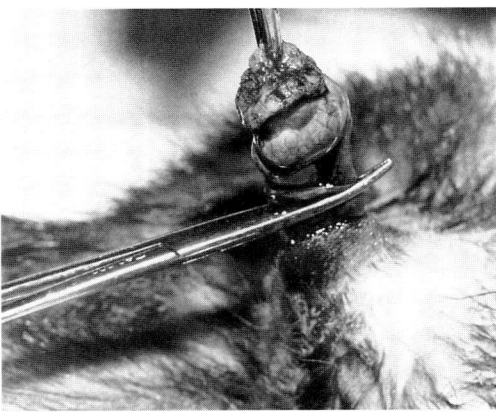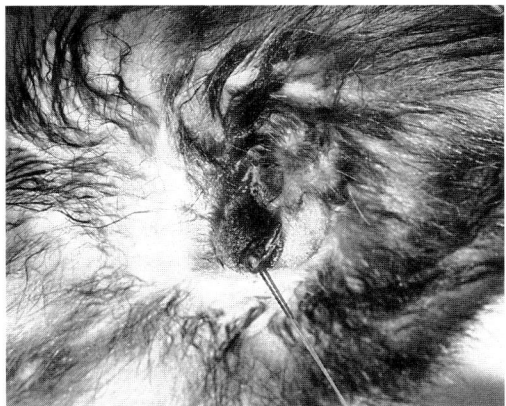

Abb. 75 und 76. Kastration eines Frettchenrüden. Spannen der Skrotalhaut und Eröffnung von Haut und Tunica dartos.

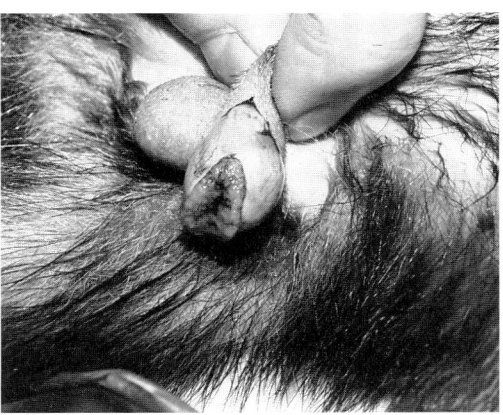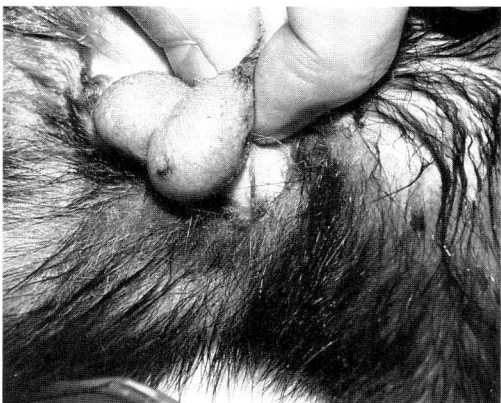

Abb. 77 und 78. Anlegen der Klemme und Ligatur zum Verschluß des Proc. vaginalis mit Ductus deferens, Gefäßen und M. cremaster.

4–12 Tagen schlüpfen die Larven, die in drei Stadien heranwachsen. Die 3. Larve häutet sich in einem Kokon zur Puppe, die je nach der Umgebungstemperatur 4–14 Tage ruht.

Klinisches Bild: Massenbefall führt zu starker Irritation, Sekundärinfektionen, Kratzekzemen, Anämie. Übertragung von *D. caninum*.

Diagnose: Nachweis von Flöhen oder Flohkot durch Auskämmen.

Therapie: Pyrethrumverbindungen (Vinx Spray), Bromocyclenverbindungen (Alugen als Spray oder Bad 2%), Dichlorvoshalsbänder erzeugen bei Frettchen Allergien.

Milben
Ätiologie: *Sarcoptes canis.*
    Entwicklung über ein Larven- und zwei Nymphenstadien. Die Weibchen legen ihre Eier in oberflächliche Bohrgänge der Haut. Die Übertragung erfolgt meist direkt durch Tierkontakt.

Klinisches Bild: Prädilektionsstellen sind Ohrränder, Nasenrücken und Schenkelinnenseiten. Das klinische Bild mit krustiger Hautveränderung, Faltenbildung der Haut und Juckreiz gleicht dem des Hundes.

Diagnose: Milbennachweis. Hautgeschabsel müssen genügend tief entnommen und in Kalilauge 10% gelöst untersucht werden.

Therapie: Waschungen mit Bromocyclen (Alugan-Bad 2%). Die Tiere müssen nach dem Bad sorgfältig getrocknet werden. Es wurde auch Ivermectin (Ivomec) 0,1–0,2 mg/kg KG s.c. angewendet. Bei Jagdfrettchen wurde auch ein Befall mit *Otodectes cynotis* nachgewiesen.

Zecken
Ätiologie: *Ixodes ricinus*

Nur bei Jagdfrettchen beobachtet. Entwicklung über Ei, Larve, Nymphe zur Imago im Laufe von 2–3 Jahren. Entfernung durch Betupfen mit Öl oder einen mit Äther getränkten Wattebausch. Drehende Bewegung zur Entfernung des Capitulum. Ein Einsprayen der Frettchen mit Pyrethrumspray (Vinx) vor Jagdeinsatz hat sich bewährt.

9.13 Chirurgische Eingriffe

Kastration
Bei Haltung eines Frettchenrüdens wird häufig die Kastration zur sexuellen Ruhigstellung verlangt. Besonders zur Ranzzeit sind Rüden oft äußerst aktiv, bissig und markieren ihr Territorium.

Die Kastration wird am narkotisierten Frettchenrüden wie beim Kater vorgenommen. Die Skrotalbehaarung wird durch Schur oder Zupfen entfernt. Daumen und Zeigefinger der linken Hand umfassen das desinfizierte fest gespannte Skrotum. Zwei Parallelschnitte zur Raphe durchtrennen die Haut. Die von der Tunica dartos bedeckten Testes werden frei und sorgfältig vom anhaftenden Leistenfett gelöst zur Verhinderung von Seromen durch Einstülpung der Skrotaltaschen. Die Samenstränge werden mit Katgut ligiert und die Testes abgesetzt. Eine Hautnaht erübrigt sich. Die Tiere werden einige Tage auf sauberem Untergrund, wie Zellstoff oder Papier, gehalten.

Die Exstirpation der Analdrüsen wird viel verlangt, um die Geruchsemission, die vor allem der Territoriumsmarkierung dient, zu verringern.

Nach meiner Auffassung ist diese Operation nur bei Entzündungen und Fistelbildung gerechtfertigt, die allerdings bedeutend seltener auftreten als beim Hund. Als kosmetischer Eingriff zur besseren Haltung als Heimtier ist der Eingriff abzulehnen.

Das Vorgehen der Exstirpation folgt dem Verfahren beim Hund.

10 Igel

Neben den geeigneten und in Menschenobhut gut züchtbaren Heimtieren gelangen immer wieder meist Jungtiere einheimischer, oft geschützter Wildtierarten in den Besitz von Tierfreunden und häufig auch in die Sprechstunde des Tierarztes.

Hierbei spielt der Igel, vor allem bei den Überwinterungsbemühungen um untergewichtige Jungtiere der Herbstwürfe, eine besondere Rolle.

Leider werden in unsachlicher Tierliebe solche Jungtiere oft regelrecht gesucht, weit über die notwendige Pflegezeit behalten und durch falsche Fütterung und Unterbringung für das vorgeschriebene Wiederaussetzen ungeeignet gemacht.

10.1 Biologie der Wildform

Ordnung Insectivora – Insektenfresser
Familie Erinaceidae – Igelartige
Unterfamilie Erinaceinae – Stacheligel, echte Igel
Verschiedene Arten und Unterarten, je nach zoologischer Einteilung. Hauptsächlich in Menschenhand gelangende Arten:

Erinaceus europaeus, Braunbrustigel
Als eine der ältesten Säugetierfamilien ist der Igel in osteologisch fast unveränderter Form seit dem Tertiär nachgewiesen. In verschiedenen Arten ist er über Europa, Afrika und Asien verbreitet, von denen in Mittelwesteuropa und England der Braunbrustigel *(Erinaceus europaeus)* und in Südeuropa der Weißbrustigel *(Erinaceus europaeus roumanicus)* vorkommt. Der Igel bevorzugt, solitär lebend und nur in der Fortpflanzungszeit vergesellschaftet – Busch- und Strauchlandschaften mit genügend Unterwuchs, Gärten aber auch Wald und Kulturland vom Flachland bis auf 3000 m Höhe.

Unbeeinflußt ist er standorttreu mit einem ausgepolsterten Versteck in natürlichen Dickichten, auch Höhlen, Stallböden oder selbst gegrabenen Erdbauten. Als dämmerungs- und nachtaktive Tiere suchen sie meist am frühen Abend, um Mitternacht und gegen 6 Uhr jeweils ca. zwei Stunden ihr Futter und verbringen rund ca. 18 Stunden des Tages ruhend. Ihre bevorzugte Nahrung sind Insekten aller Art, Regenwürmer, Asseln und Schnecken, aber auch Frösche, Kleinechsen, Schlangen, Mäusenestjunge und tierisches Aas. Ebenso werden ölhaltige Früchte, Süßbeeren und Fallobst aufgenommen.

10.2 Anatomie

Das adulte Tier zeigt bei 24–30 cm Körperlänge ein Gewicht von 1100–1400 Gramm und erreicht ein in der Gefangenschaft belegtes Alter von zehn, im Freileben ein vermutetes Alter von acht Jahren. Nach Eintritt der Geschlechtsreife verpaaren sich die Igel zwischen April und Ende Juli. Nach der von kaudal erfolgten Begattung, bei der das Weibchen bei angehobenem Becken und ausgestreckten Hintergliedmaßen das Männchen nach einer heftigen Treibephase duldet, leben die Tiere häufig während der 5–6 Wochen dauernden Tragzeit vergesellschaftet, bis die Igelin das Männchen vor der Geburt vertreibt. Zumeist in Kopflage werden die in der Regel 4–7, möglicherweise aber auch 2–10 Jungen im Gewicht von 12–20 g und mit 6–8 cm Länge mit geschlossenen Augen und Ohren geboren. Die stark gequollene Kutis umhüllt die bereits vorhandenen weißen Jugendstacheln, die so die Geburtswege des Muttertieres nicht verletzen können. Die nach der Geburt eintretende Turgoränderung der Haut läßt die Stacheln hervortreten. Nach Öffnung der Augen und Ohren in der dritten Lebenswoche verlassen die Jungen bereits vorübergehend das Nest. Der Milchzahndurchbruch erfolgt mit ca. 23 Tagen, der Zahnwechsel findet zwischen der 7.–9. Lebenswoche statt.

Die Geschlechter sind sofort nach der Geburt durch die beim Weibchen unmittelbar kranial vor dem Anus gelegene schlitzförmige Vulva, beim Männchen durch das in Bauchmitte gelegene Präputium gut zu unterscheiden. Die Hoden des männlichen Igels liegen auch beim adulten Tier intraabdominal. Nach Wechseln der

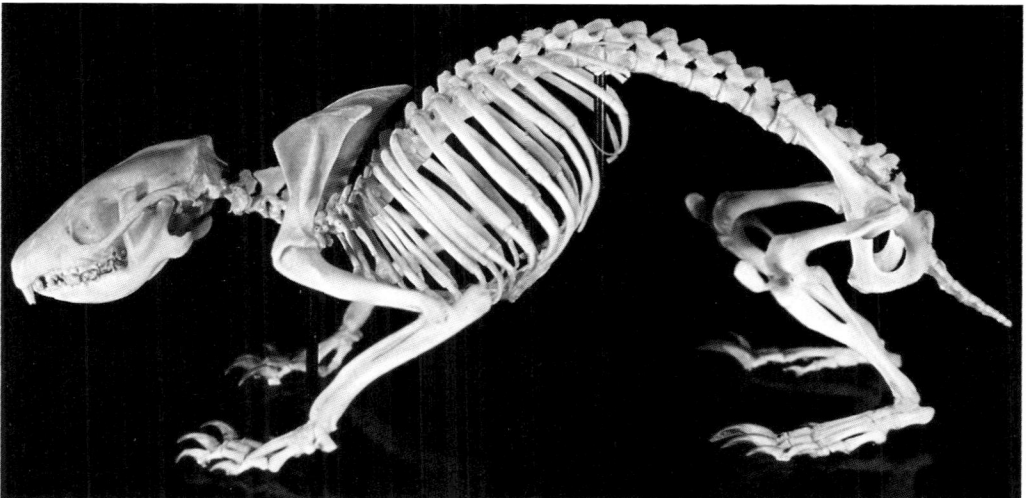

Abb. 79. Skelett eines europäischen Igels.

Jugendstacheln zwischen der 5. und 6. Woche trennen sich in der Regel auch die Jungtiere von der Mutter. In günstigen Jahren kann es zu zwei Würfen kommen, wobei ein spät erfolgter Zweitwurf nach Wetterverschlechterung sehr oft die Tiere liefert, die als abgemagerte Jungigel die Objekte pflegerischer und tierärztlicher Bemühung werden.

Unter den Sinnesorganen spielen Gehör und Geruch die Hauptrolle. Der Gehörbereich liegt zwischen 2000 und 11 000 Herz. Wie schon die anatomischen Verhältnisse des Igelgehirns vermuten lassen, ist der Geruchssinn vorzüglich ausgebildet, der Igel kann als eigentliches Nasentier bezeichnet werden.

Zur Intensivierung von Geruchseindrücken bedient sich der Igel einer lange fehlgedeuteten Verhaltensweise. Zu prüfende Geruchsträger werden unter starker Speichelbildung durchgekaut und der Speichel mit dem Stensonschen Gang des Jacobsonschen Organs in Kontakt gebracht. Nach Kontakt der Rezeptoren mit Geruchs- oder Geschmackspartikeln wird die Maulhöhle durch Abstreifen des Speichels auf den Seiten an Brust und Flanken gereinigt. Dieser Vorgang war seit altersher bekannt, oft mißgedeutet und hat in neuerer Zeit oft Anlaß zu Fehldiagnosen gegeben (Tollwut).

Die Jungigel halten Stimmfühlungslaut, erschreckte oder drohende Altigel blasen und fauchen. Die nächtliche Nahrungssuche ist häufig von einem in der Stille deutlich vernehmbaren Schnaufen begleitet, bei starken Schmerzen

oder überraschendem Zugriff von Beutefeinden können Igel gellend schreien.

Die besondere Anordnung der Musculi orbicularis und caudodorsalis gestatten das bekannte Einigeln, welches nicht nur bei Abwehr, sondern auch in der Winterschlafstellung erfolgt.

Im Normalschlaf ruht der Igel in Seitenlage mit sichtbaren Extremitäten, Sonnenbäder werden in flacher Bauchlage eingenommen. Die Fortbewegung erfolgt mit leicht eingeknickten Extremitäten gemächlich, kann aber bei Streckung der Gliedmaßen außerordentlich beschleunigt werden. Ebenfalls ist das Klettervermögen oft überraschend. Trotz Wasserscheue kann der Igel gut schwimmen.

10.3 Physiologie

Die Winterschlafbereitschaft des Igels, die bei Gattungen in warmen Ländern häufig von einer Trockenzeitruhe ersetzt wird, hängt nicht nur von der sinkenden Außentemperatur und dem Nahrungsmangel ab, sondern es scheinen auch endogene hypophysäre und auch hormonale (Insulin) Steuerungen ausschlaggebend zu sein. Nach Anlage starker Fettreserven (das graue multilokuläre Fett, welches bei vielen winterruhenden Tieren, wie Hamster, gefunden wird, wurde früher als eigentliches Winterschlaforgan bezeichnet) bezieht der Igel bei Absinken der Außentemperatur unter 8°C das vorbereitete Winternest, verlangsamt seine Stoffwechselvor-

Herzschlagfrequenz (ca. 20 bei 5–8 Atemzü-
gen), erhöht die Heparinbildung zur Verhinderung der Bildung von Stagnationsthromben und
kann im Gefolge der Außentemperatur die Körpertemperatur bis auf 2–6° sinken lassen. Beim
weiteren Absinken der Temperatur erfolgt eine
Stoffwechselsteigerung, die eine Wiedererwär-
mung bis auf 6° C zur Folge hat und die bei
mehrfacher Wiederholung ein völliges Aufwa-
chen des Igels bewirkt, wie dies auch bei milden
Wintern und starken Sonneneinstrahlung beobachtet werden kann. Unter Adrenalineinwir-
kung wird der Winterschlaf beendet, wenn die
Nesttemperatur eine gewisse Periode über der
kritischen Einschlaftemperatur gehalten werden
kann. Da es sich beim Winterschlaf wahrscheinlich um einen nahrungsbedingten Schutzregula-
tionsmechanismus handelt, kann dieser durch
geeignete Haltung verhindert werden.

Körpertemperatur: 35–37° C ∅ 36° C
Herzschlagfrequenz: 180–220/min
Atemfrequenz: 40–50/min
Lebenserwartung: 8–10 Jahre
Gewicht erwachsen: 1100–1400 g

$$\text{Zahnformel:} \quad \frac{3\ 1\ 3\ 3}{2\ 1\ 2\ 3}$$

Hämatologische Daten

Hämatokrit	36,0	– 38,5%	
Hämoglobin	12,0	– 13,2	g/dl
Erythrozyten	7,03	– 7,64 · 10^6/µl	
MCH	16,8	– 18,2	pg
MCHC	33,3	– 35,2	g/dl
MCV	49,1	– 53,2	fl
Retikulozyten	8	– 14%	
Thrombozyten	230	–430 · 10^3/µl	
Leukozyten	6,3	– 9,6 · 10^3/µl	
Neutrophile Granulozyten	1,6	– 2,8 · 10^3/µl	
Eosinophile Granulozyten	0,36	– 2,4 · 10^3/µl	
Basophile Granulozyten	0,096–	0,45 · 10^3/µl	
Monozyten	0	– 0,084 · 10^3/µl	
Lymphozyten	3,72	– 6,14 · 10^3/µl	
Serumproteinkonzentration	51	– 72	g/l
Harnstoff	13,3	– 15,0	mmol/l
Natrium	132	–138	mmol/l
Kalium	3,6	– 5,1	mmol/l
Calcium	2,0	– 2,3	mmol/l
Phosphor, anorganisch	2	– 3,8	mmol/l

Fortpflanzung

Geschlechtsreife: 9–10 Monate
Tragzeit: 5–6 Wochen
Jungenzahl: 2–10
Geburtsgewicht: 12–20 g

Zusammensetzung der Milch:
Wasser 79%

Fett 10%
Protein 7%
Kohlenhydrate 2%
Asche 2%

10.4 Haltung und Pflege

Igel sind in der Bundesrepublik Deutschland
nach der Naturschutz-Verordnung vom 18. 3.
1936 (RGBI. I. S. 181 § 14. Abs. 1) gesetzlich
geschützt.

Zwischen dem 1. Oktober und 28. Februar
dürfen einzelne Igel (unter 700 g) gehalten werden, um den in Winterschlafzeit besonders gefährdeten Tieren, vor allem Jungigeln, über den
Winter helfen zu können.

Auch in der Schweiz darf laut Bundesgesetz
über Jagd und Vogelschutz der Igel als geschütz-
tes Tier nur zur vorübergehenden Pflege gehalten werden. **Igel sind keine Heimtiere.** Trotzdem werden, vor allen Dingen im Herbst, Jungigel in der tierärztlichen Praxis vorgestellt, die
wegen Untergewicht bei Wetterverschlechterung nicht durchkommen. Inwieweit durch Aufzucht solcher Tiere der Art geholfen und nicht
vielmehr einem Tierpflegetrieb entsprochen
wird, ist umstritten. Unsachgemäße Aufzucht
und Überwinterung führt jedoch nachgewiese-
nermaßen oft zu physisch und psychisch gestör-
ten Tieren, die nach Aussetzen im Frühjahr
durch Fehlverhalten, Menschengewöhnung und
mangelhafter Knochenkonstitution nicht Über-
lebensfähig sind.

Der Tierarzt soll neben diesen biologisch-kri-
tischen Instruktionen auch sachgemäße Informationen zur Aufzucht geben können.

Jungigel bis zu einem Gewicht von 130 g müssen alle drei Stunden, nachts mindestens zweimal mit einer mageren bis halbfetten Säuglings-
milch (Guigoz grün) Esbilac (Borden Dairy Co.
USA) oder einer Mischung ⅔ Milch ⅓ Fencheltee ernährt werden. Neben der Pipette ist hierzu
die Ipevet-Flasche gut geeignet. Die Aufzucht-
milch wird mit einem guten Polyvitaminpräparat
angereichert.

Ab 100 g kann versuchsweise ein Kinder-Voll-
kornbrei (Galactina) angeboten werden. Mit zu-
nehmendem Alter wird der Milch breiflüssige
Hühnerleber oder passierte Hundefutter-Voll-
konserve beigemischt. Ab 130–150 g muß der
Igel unbedingt auf Selbstfressen umgestellt werden, dies wird erfahrungsgemäß häufig zu lange
hinausgezögert.

Milch, Kindernährbrei, Griesbrei, Eigelb erleichtern die Umstellung. Bei Selbständigkeit im Fressen wird feingeschnittenes Rohfleisch, Leber, Herz mit einer Zugabe von Hundeflocken, später zusätzlich von Rosinen, Pinienkernen und Hunde- oder Katzenfertigfutter verabreicht.

Mehlkäferlarven sind ein gutes Ergänzungsaufzuchtfutter und bereiten auf den Kerbtierfang vor. Jungigeln ist kontrollierter Auslauf zur Selbstfuttersuche und Entwicklung der Sinnesorgane zu geben.

Durch Polyvitamin- und Mineralstoff-Spurenelement-Gaben (Vionate Squibb) sowie Kalkpräparate (Osspulvit) wird Mangelschäden in der Entwicklung vorgebeugt.

Bei Jungigeln ist nach der Fütterung der Bauch zur Kotabgabe zu massieren. Der Kot des Säuglings ist grünlich in kleinen, aneinanderhängenden Bällchen und wird mit Umstellung auf Festfutter schwärzlich, fest-wurstförmig.

Sommerjungigel können mit 500–600 g, Herbstigel mit 700 g an geeigneten Biotopen in dichtbewachsenen straßenfernen Stellen ausgesetzt werden.

Am besten bewährt hat sich die Eingewöhnung der Jungigel in ein natürliches Nest, in einem Eingewöhnungsgehege von dem aus sie bei temporärer Weiterfütterung allmählich verwildern können. Die Fütterung des erwachsenen Igels beschränkt sich auf eine Mahlzeit, die am Abend verabreicht wird.

Zur Haltung über den Winter benötigt der Igel ein mindestens 4 m² großes Gehege, welches zur Krallenabnutzung mit Steinen und Holz eingerichtet wird. Als Nest wird eine Schlupfkiste mit Laub und Heupolster bereitgestellt. Durch Deponieren von Kotresten an einer immer gleichen Stelle des Geheges kann der Igel zur Anlage eines Kotplatzes veranlaßt werden.

In geeigneten Kellerräumen von 5–8°C kann ein gut aufgefütterter Igel häufig zum Winterschlaf gebracht werden.

10.5 Untersuchungsmethoden

Sofern es sich nicht um einen aufgezogenen zahmen Igel handelt, besteht bereits eine erhebliche Schwierigkeit darin, das Tier der Untersuchung zugänglich zu machen. Beim Herausnehmen des Igels aus dem Transportbehälter überprüft man diesen auf abgesetzten Kot, der in der Normalbeschaffenheit würstchenartig geformt, beim adulten Tier von schwarzbrauner Farbe, beim Jungtier von grünlicher Farbe und weiche-

Abb. 80. Die Exposition eines Igels an einer Kante veranlaßt ihn zum Aufrollen und erlaubt die Kopfinspektion.

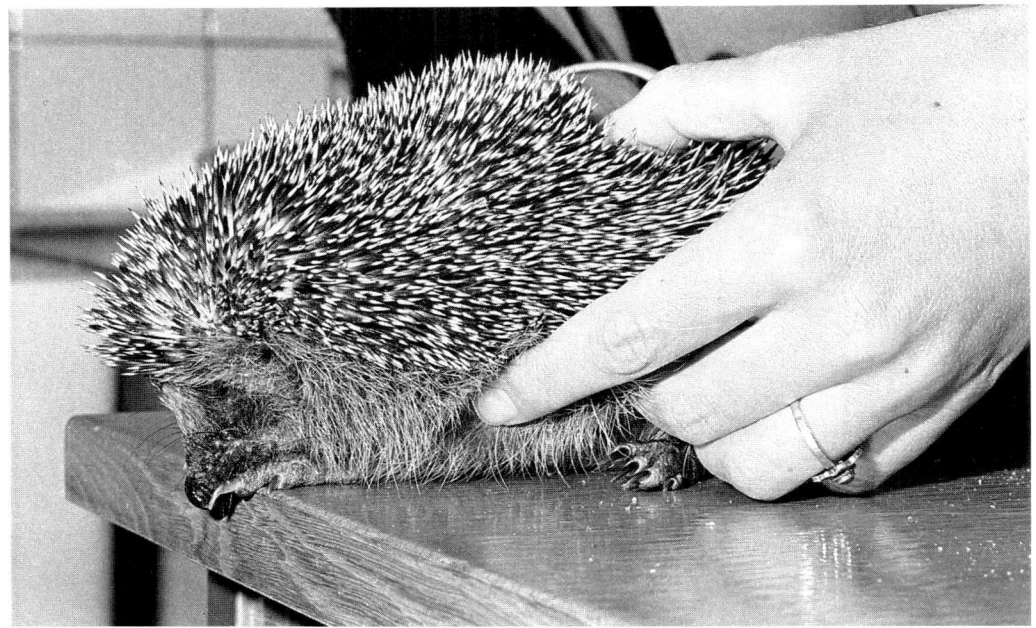

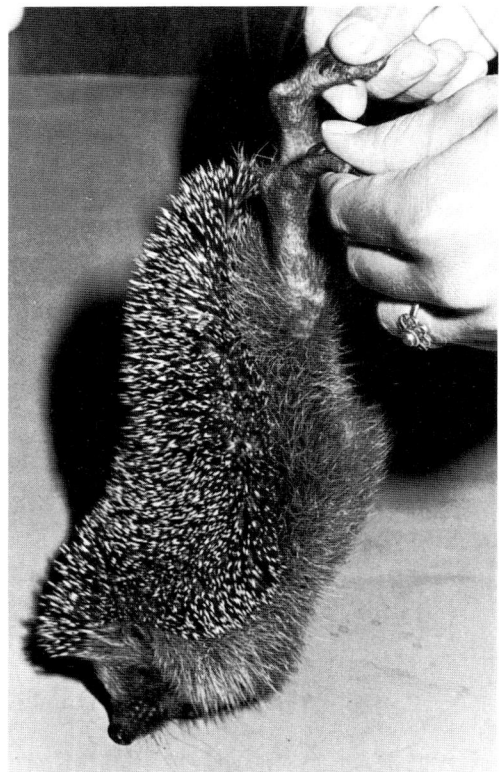

Abb. 81. Vorsichtiges Heben an den Hintergliedmaßen bei Belastung der Vorderextremitäten erlaubt
die Inspektion der Bauchseite.

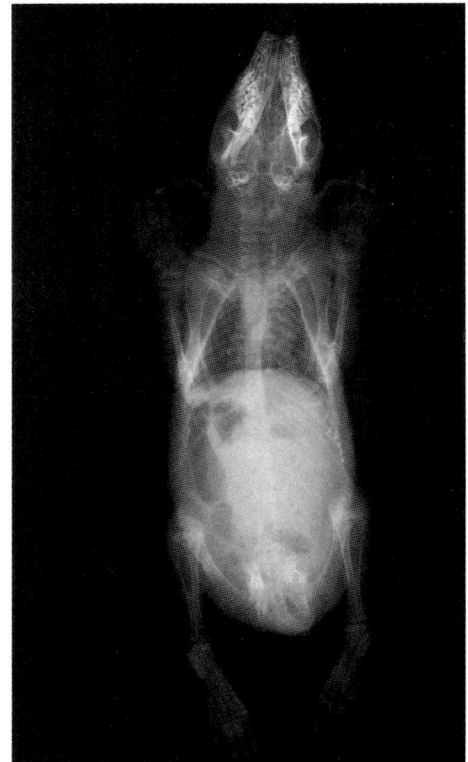

Abb. 82. Ventro-dorsale Röntgenübersicht
beim Igel.

rer Konsistenz sein sollte. Bei der Anamneseerhebung hat das Tier Zeit, sich mit der neuen
Unterlage und Umgebung vertraut zu machen,
wobei das angeborene Erkundungsverhalten
den Igel meist nach kurzer Zeit zur Exploration
des Untersuchungstisches anregt. Dabei sind alle hellen, insbesondere metallische Geräusche
zu vermeiden, die zum Wiedereinrollen des
Igels führen. Am Anfang vorsichtige, dann stärker werdende kraniokaudale Streichelbewegun-
gen im hinteren Körperbereich veranlassen den
Igel nicht selten sich aufzurollen und nach vorne
wegzulaufen. Anschließend können die beiden
Hintergliedmaßen gefaßt und der Igel zu einer
Art Schubkarrenstellung veranlaßt werden, was
eine Adspektion der Analgegend sowie die Geschlechtsbestimmung ermöglicht. Die männlichen Tiere sind durch das sichtbare Präputium in
Bauchmitte deutlich erkennbar. Die Normal-
temperatur des adulten Igels beträgt 36°C mit
einer mittleren Schwankungsbreite von 35–

37°C. Das empfohlene Zwangsaufrollen mit
Handschuh bewehrter Hand oder das Fassen der
Nackenfalte und Hochheben des Igels führt be-
sonders bei Wildfängen und adulten kräftigen
Exemplaren meist nicht zu dem gewünschten
Erfolg. Ist eine genauere Inspektion, wie bei
Verletzungen der Hintergliedmaßen oder In-
spektion der Maulhöhle und Ohrgänge notwen-
dig, ist eine Sedation oder Narkose unumgäng-
lich.

Bei den starken Abwehrbewegungen der Tiere sind insbesondere Verletzungen in der Kehl-,
Bauch- und Inguinalgegend, sowie die Prüfung
der Extremitäten auf Frakturen ohne Narkose
häufig sehr schwer. Eine Untersuchung des
Kopfes ohne Fixierung des Igels läßt sich manchmal bewerkstelligen, wenn man den Igel an der
Tischkante plaziert, wobei er sehr häufig hinun-
tersieht, sich durch die exponierte Lage aber
nicht zusammenrollen vermag. Wegen der häufigen ektoparasitären Besiedlung, vor allen Din-

gen auch mit Fliegenmaden an versteckten Stellen und Körperöffnungen, ist eine genaue Inspektion wichtig, bei der wir uns einer guten Leuchtlupe bedienen. Nicht wenige, vor allen Dingen ältere Wildfangigel und die meisten in Gefangenschaft aufgezogenen Igel zeigen außerordentlich starken Zahnsteinbefall und nicht selten hochgradige Parodontose verbunden mit Gingivitis. Bei Gefangenschaftsigeln ist auch der richtigen Länge der Fußnägel Beachtung zu schenken. Kot für die bakteriologische und parasitologische Untersuchung kann in der Regel dem Transportbehälter entnommen werden oder wird während der Untersuchung auf den Tisch abgesetzt.

Zur Anfertigung guter Röntgenbilder ohne durch das Einrollen bedingte Überlagerungen und zur Blutentnahme an der Vena jugularis ist eine Kurzzeitinhalationsnarkose angezeigt.

Die Verhaltenseigentümlichkeit des Einspeichelns als Reaktion auf besondere Geruchsreize sowie Speicheln durch häufigen Zahnsteinbefall, besonders an der Backenseite der Prämolaren und Molaren, veranlaßt den Besitzer nicht selten zu einem Tollwutverdacht, zumal nicht wenige Igel, sogar handaufgezogene, neben einem echten Abwehrbiß eine Art Kontaktbiß, der wohl aus dem Bereich des Sexualverhaltens stammt, zeigen.

10.6 Anästhesie

Sedation
Zu Untersuchungszwecken und für Röntgenaufnahmen hat sich die Inhalationsnarkose mit Methoxyflurane (Penthrane) bewährt.

Narkose
Eine operationstiefe Narkose kann erzielt werden mit Ketaminhydrochlorid (Vetalar) 20 mg/kg KG oder Fluanisol + Fentanyl (Hypnorm) 0,1 ml/100 g KG
Die Narkose dauert 20 Minuten bei ⅔stündigem Nachschlaf.

Euthanasie
Zur Euthanasie ist Natriumpentobarbital intraperitoneal oder intrakardial geeignet.

Krankheiten

Der Igel ist im Freileben stark mit Ekto- und Endoparasiten belastet, die zum Teil wirtsspezifisch sind, aber nur in Belastungssituationen, wie ungenügende Biotop- und Futterverhältnisse oder Erkrankungen, das labile Gleichgewicht zwischen Wirt und Parasiten verschieben und Parasitosen manifest werden lassen.

Abb. 83. Latero-laterale Röntgenaufnahme eines erwachsenen weiblichen Igels.

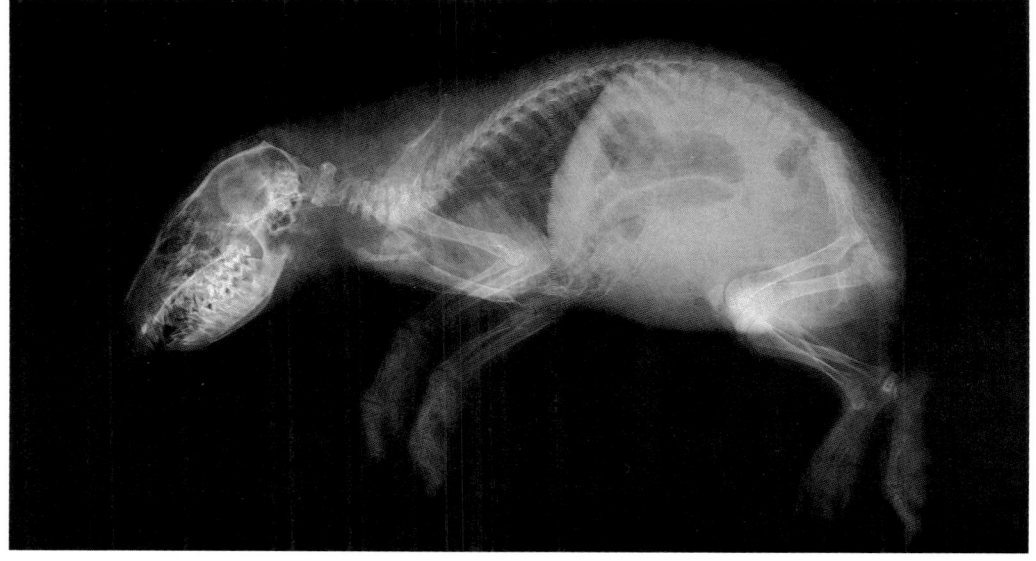

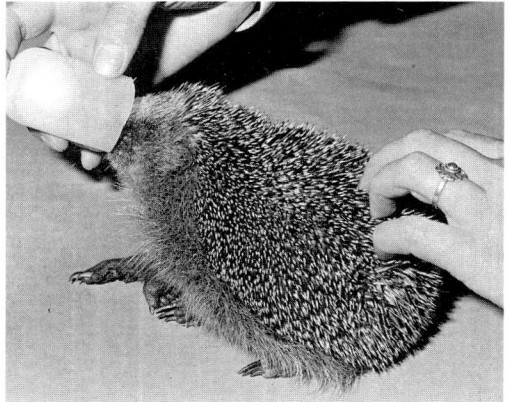

Abb. 84. Inhalationsnarkose mit Fluothane.

10.7 Virale Erkrankungen

Maul- und Klauenseuche
Maul- und Klauenseuche ist beim Igel in subklinischem und klinischem Verlauf beschrieben. Es treten Vesikel, Rötung und Schwellung am unbehaarten Unterfuß, an Schnauze, Lippen und Perineum auf. Die Tiere zeigen Anorexie, Kachexie, Niesen und Speicheln, seuchen aber in der Regel durch.

Die von SKINNER (1974) angenommene Reservoirmöglichkeit für MKS-Virus als Infektionsquelle für Vieh scheint keine Bedeutung zu haben.

Tollwut
Trotz häufiger Verdachtsdiagnosen konnten unter dem Sektionsmaterial in Süddeutschland keine Tollwutfälle nachgewiesen werden (TIMME 1980), während in 15 Jahren in Niedersachsen drei Fälle berichtet wurden.

10.8 Bakterielle Erkrankungen

Leptospirose Zoonose
Der Igel ist ein natürliches Reservoir verschiedener Serotypen von Leptospiren, der mittlere Durchseuchungsgrad wird für Europa mit 22% angegeben. In Zentraleuropa wird der Igel als Hauptwirt von *Leptospira bratislava* angesehen und Übertragungen von *Leptospira icterohaemorrhagiae* vom Igel auf den Hund werden angenommen.

Igel mit blutig-schleimigem Durchfall zeigten positive Leptospirentiter, allerdings lagen in un-

seren Fällen stets gleichzeitige Kokzidieninfektionen vor. Die Therapie mit Sulfonamiden (Madribon, Bactrim) führte in diesen Fällen zur Heilung.

Salmonellose (Zoonose)
Ätiologie: Verschiedene *Salmonella*-Serotypen, besonders häufig und für die Haltung bedenklich, *Salmonella typhimurium* und *S. enteritidis* sowie seltener *S. dublin*.
Klinisches Bild: Schleimiger Durchfall, Austrocknung, Apathie, Inappetenz. Bei Kotuntersuchungen wurde eine hohe Zahl (28%) klinisch unverdächtige Salmonellenträger ermittelt.
Diagnose: Klinisches Bild und Erregernachweis im Kot.
Therapie: Chloramphenicol (Chloromycetin Palmitat) 50 mg/kg KG p.o. Aufgrund der Ansteckungsgefahr für die Menschen auf jeden Fall therapieren.

Pasteurella multocida- und Bordetella bronchiseptica-Infektionen
Bei 40% aller auf ihre Todesursache untersuchten Igel wurde eine katarrhalisch-eitrige Bronchopneumonie mit Fibrosierung, Abszeßbildung und Atelektase gefunden. Diese Lungenveränderungen sind auf Sekundärinfektionen mit obengenannten Erregern der meist parasitengeschädigten Lungen zurückzuführen.

Yersiniose
Yersinia pseudotuberculosis führt zu chronischer Abmagerung und häufiger Nachhandschwäche.

Der Nachweis kann wie bei Meerschweinchen beschrieben erfolgen, häufig wird die Diagnose aber erst durch das Sektionsbild der käsig-nekrotischen Organherde (Leber, Milz) und Lymphknotenveränderungen gestellt. Als Therapie hat sich Erythromycin, 10 mg/kg KG p.o. bewährt, das vom Igel gut aufgenommen wird.

10.9 Mykotische Erkrankungen

Trichophyton mentagrophytes und *Microsporon cookei* sind nachgewiesen. Stark mit Milben befallene Tiere fügen sich Kratzläsionen vor allem am Nasenrücken zu, die dann von Pilzsporen und *Staphylococcus aureus* besiedelt werden und zu schorfigen Auflagerungen führen.

Aber auch generalisierte Trichophytie mit Hauptlokalisation am Stachelbett wurde gefunden (Farbtafel Seite 116).

Als Therapie wird lokale Jodglycerin-/Betadin-Pinselung und in ausgedehnten Fällen Griseofulvin 50 mg/kg KG über drei Wochen, angewandt.

10.10 Parasitäre Erkrankungen

10.10.1 Endoparasiten
Kokzidiose
Erreger: Bei 10% der untersuchten Igel konnten Kokzidienoozysten nachgewiesen werden. Neben *Isospora erinacei* haben auch SCHÜTZE (1980) *Isospora rastégaiev* und *Eimeria* spp. Bedeutung.

Abb. 85. Entwicklungskreis des schachtelhalmförmigen Igel-Lungenwurmes *Crenosoma striatum*. (A) Die geschlechtsreifen Würmer leben in den Bronchien der Igel. (B) Mit dem Kot ausgeschiedene erste Larven (B₁) dringen in den Fuß von Landschnecken ein. (C) Im Fuß der Landschnecken wird nach Umwandlung in die zweite Larve (C₁) in etwa 3 Wochen das dritte und invasionsfähige Larvenstadium (C₂) erreicht. (D) Die mit invasionsfähigen Larven behafteten Schnecken werden vom Igel gefressen. Nach 21 Tagen sind die Lungenwürmer geschlechtsreif, und die befallenen Igel scheiden mit dem Kot wiederum Larven aus (SAUPE, Vet. Med. Nachr. 1, 91–96, 1976).

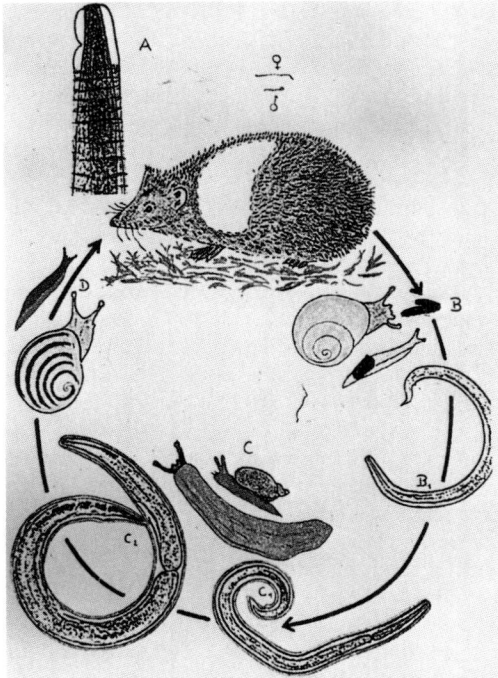

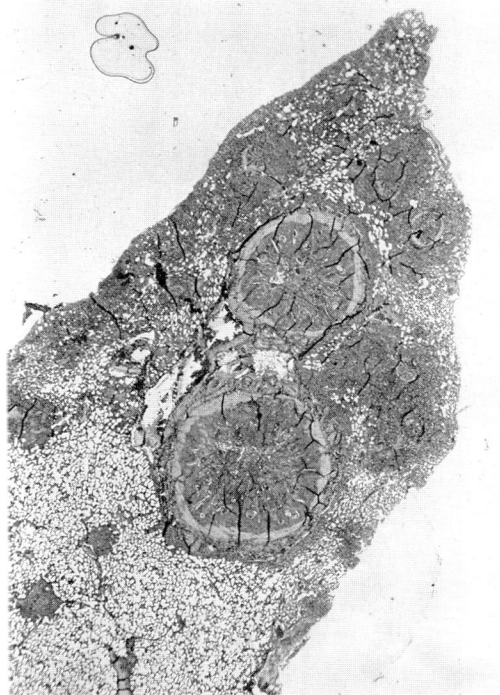

Abb. 86. Lungengewebe mit Anschnitten von *Crenosoma striatum*.

Ätiologie: Die mit dem Kot abgehenden Oozysten versporen in der Außenwelt innerhalb von 24–48 Stunden. Die Oozystenausscheidung hält 5 Tage an. Die endogene Entwicklung der sporulierten Oozysten erfolgt in der Darmschleimhaut über die Schizogonie und Gamogonie.
Klinisches Bild: Häufig symptomloser Verlauf, seltener blutige Durchfälle.
Therapie: Die Durchfälle verschwinden nach Behandlung sehr schnell.
Sulfadimethoxin (Madribon) 5 Tage 2×2 Tropfen/Tag, 5 Tage keine Behandlung, 5 Tage 2×2 Tropfen/Tag.

Lungenwurm
Der zweifellos wichtigste Parasit des Igels ist der schachtelhalmförmige Lungenwurm *Crenosoma striatum*, der bei fast allen untersuchten Igeln gefunden wird.
Ätiologie: Indirekte Entwicklung. Die adulten Lungenwürmer parasitieren in den Bronchien und geben drei Wochen nach Infektion 1. Larven ab, die in den Pharynx gelangen, abgeschluckt und mit dem Kot ausgeschieden werden. Diese 1. Larve dringt in den Fuß von

Nackt- und Gehäuseschnecken ein und entwickelt sich in 3 Wochen über die 2. Larve zur infektiösen 3. Larve, die längere Zeit im Schneckenfußgewebe verweilt. Mit Aufnahme der Schnecke infiziert sich der Igel.
Klinisches Bild: Kümmern von Jungtieren, rasselnde Atemgeräusche, Husten.
Diagnose: Trichteranreicherungsverfahren. Larvenausscheidung schubweise, daher Sammelkot mehrerer Tage untersuchen.
Therapie: Levamisol parenteral 20 mg/kg KG 2× im Abstand von 2 Tagen, Jungigel unter 250 g/KG halbe Dosis. Medikation gemäß Tabelle.

Haarwürmer
Der Kapillarienbefall nimmt beim Igel zu.
Ätiologie: *Capillaria erinacei* (Sitz Verdauungstrakt) *Capillaria aerophila* (Sitz Lunge).

Die Ansteckung erfolgt durch die Aufnahme infektionsfähiger Eier, die in der Außenwelt direkt embryonieren oder durch Aufnahme von Regenwürmern, die als Transport- oder Sammelwirte entwickelte Larven im Ei beherbergen.
Klinisches Bild: Je nach Art schwere Enteritiden, schleimiger Kot, Husten, röchelnde Atmung, Abmagerung.
Diagnose: Flotationsverfahren. Mehrmalige Untersuchung, da schubweise Eiausscheidung.
Therapie: Mebendazol gemäß Tabelle S. 152.

Darmsaugwurm
Ätiologie: In letzter Zeit vor allem in der Schweiz vermehrt nachgewiesener Saugwurm mit offenbar sehr lokaler Verbreitung. Ausscheidung von gedeckelten Eiern. Entwicklung über Zwischenwirte Landschnecken, in diesen erfolgt die Bildung von Metacercarien, die mit den Schnecken vom Igel aufgenommen werden.
Klinisches Bild: Inappetenz, motorische Unruhe, Durchfall mit Blutbeimischungen, Anämie.
Prognose: Schlecht.
Therapie: Praziquantel (Droncit) 15 mg pro Igel.

Igelbandwurm
Ätiologie: *Hymenolepis erinacei*. Die Entwicklung ist indirekt. Nach Aufnahme infizierter Insekten entwickeln sich die Bandwürmer im Dünndarm.
Klinisches Bild: Selten klinische Störungen.
Diagnose: Nachweis der Proglottiden auf dem Kot. Einachweis durch Flotationsmethoden.
Therapie: Praziquantel (Droncit) 15 mg/Tier.

10.10.2 Ektoparasiten

Sehr häufig hochgradiger Befall mit Flöhen (*Archaeopsylla erinacei* und andere Tierflöhe) und Zecken (*Ixodes ricinus* und *I. hexagonus*). *Demodex erinacei* und *Chorioptes*-Milben können Stachelausfall und borkige Dermatitiden verursachen (Farbtafel Seite 116).

Wunden und Gehörgangsinfektionen sind oft von Fliegenmaden befallen, die mechanisch beseitigt und die Stellen mit 3%igem H_2O_2 behandelt werden sollten.

Ektoparasitenbehandlung erfolgt mit Pyrethrum Spray (Vinx) oder Bromocyclen (Alugan) nach Tabelle Seite 149 ff.

10.11 Nichtinfektiöse Erkrankungen

Durchfall
Der Mißerfolg bei der Aufzucht ist meist auf fütterungsbedingte Durchfälle zurückzuführen, die vor allem bei reiner Milchgabe auftreten.

Neben der Verwendung einer geeigneten Kunstmilch (Guigoz grün, Esbilac, Welpi) ist die Zugabe von Fencheltee oder Kamillentee bis zu ¼ der Tränkmenge angezeigt. Jungigel sind sehr schnell exsikkotisch, verfallen innerhalb von Stunden und können nur durch Flüssigkeitsersatz mit genügendem Kalium und Natriumgehalt erhalten werden (Serofusin sc). Erwachsene Tiere mit Diarrhöen sind ballaststoffreich zu ernähren, wobei Garnelenschrot, Grillen und mageres gehacktes Muskelfleisch geeignet sind.

Lähmungen
Als häufigen Symptomenkomplex fanden wir neben den parasitären Erkrankungen Igel mit Lähmungserscheinungen.

Neben Jungigeln mit Bewegungsstörungen ohne röntgenologisch nachweisbaren Skelettveränderungen werden in letzter Zeit immer mehr adulte Tiere mit Einknicken und Nachschleppen der Nachhand bis zum völligen Festliegen gefunden.

Um die immer wieder diskutierte mögliche Schädigung durch Aufnahme von metaldehydhaltigen Schneckengiften oder sonstigen kumulierenden Giften in der Nahrungskette zu überprüfen, wurden zahlreiche Tiere mit dieser Symptomatologie untersucht.

Bei allen Tieren zeigten sich umschriebene Entzündungen in der Extremitätenmuskulatur (M. glutaeus, M. semitendinosus, M. semimem-

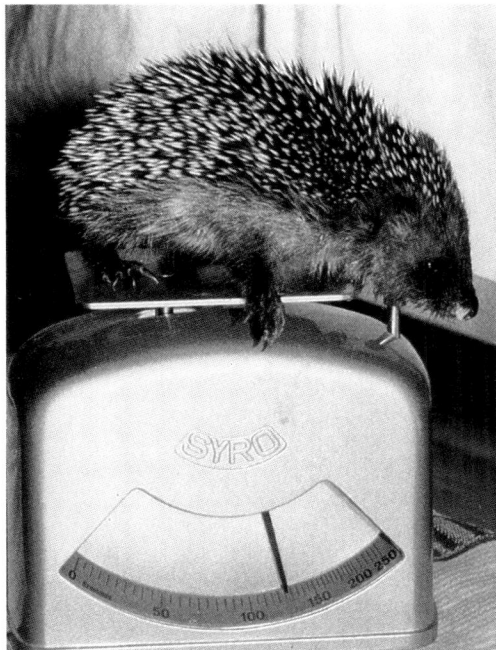

Abb. 87. Zu einer genauen Arzneimitteldosierung ist genaues Wiegen kleiner Heimtiere unerläßlich.

branosus und M. biceps femoralis), Faserdegeneration, Verlust der Querstreifung und Degeneration der Nervenendplatten. Auffallend war auch die Vakatwucherung von Fettgewebe in der atrophischen Extremitätenmuskulatur. Die peripheren Nerven zeigten keine Entzündung, aber Degeneration mit Entmarkung. Das Bild spricht für eine toxische Schädigung.

Enzymhistochemische Untersuchungen zeigten stark reduzierte Enzymaktivität (Acetylcholinesterase) der motorischen Endplatten. Die Genese dieser neuronalen Schädigung ist bis heute nicht klar, nur in ca. 15% der Fälle konnten die Tiere mit Vitamin-B-Komplex Behandlung, sowie Roborantien zur koordinierten Fortbewegung gebracht werden. Vermutet wird, daß Metaldehyd in Schneckenbekämpfungsmitteln eine Ursache einer akuten Vergiftung mit gastrointestinalen Störungen und Lähmungserscheinungen sein kann. Metaldehyd wird sehr rasch abgebaut und ist daher im Organismus schwer nachweisbar.

In eigenen Untersuchungen mieden Igel im Futterwahlversuch sowohl Schneckenkörner verschiedener Hersteller in Substanz wie auch nach Schneckenkornaufnahme frischverendete Schnecken.

Aufzucht- und Überwinterungsigel zeigen nicht selten Auftreibungen der Tarsal- und Handwurzelgelenke, sowie Verkrümmungen von Radius, Ulna und Femur, die den Skelettmangelschäden anderer Kleintiere gleichen und durch korrekte Haltung und Fütterung vermieden werden können.

10.12 Chirurgie

Bei den häufig eingelieferten Unfalligeln mache man die therapeutischen Maßnahmen davon abhängig, ob das Tier nach medizinischer Behandlung für das Freileben nach Wiederaussetzen noch tauglich ist.

Wunden zeigen sehr gute Heiltendenz. Der häufigen Besiedelung mit Fliegenmaden muß Beachtung geschenkt werden. Verletzte Igel sind unbedingt zur gründlichen Inspektion zu sedieren, nur so können taschenartige Wunden, Frakturen und Extremitätennekrosen durch Abschnürungen beurteilt werden.

Hautnähte müssen mehrschichtig gesetzt werden unter Berücksichtigung der Hautmuskelkalotte, da nach Erwachen aus der Narkose beim Einrollen des Igels die Nähte leicht ausreißen.

Zur Frakturbehandlung ist nur die Kirschner Drahtung geeignet, die besondere Stellung und Winkelung der Extremitätenknochen und die starken Muskelkräfte beim Einrollen machen die Fixation und Stabilisation der Frakturstelle oft sehr schwierig.

Außenfixation oder Verbände bewähren sich auch im distalen Gliedmaßenbereich nicht.

10.13 Medikamentenliste und Dosierungsangaben für Igel

Erfahrungswerte, die sich in unserer Klinik bewährt haben oder von anderen Autoren veröffentlicht worden sind (siehe die folgende tabellarische Aufstellung).

Arzneimittel für Igel	Dosis in mg/kg KG	Applikation	Indikation	Besonderheiten
Antibiotika und Chemotherapeutika Penicillin G	40 000 I. E./kg KG	i. m.	grampositive Kokken	
Amoxicillin (Clamoxyl) Beechham	15 2 × tägl.	i. m.	Breitspektrum	
Ampicillin (Penbritin) Beechham	10	i. m.	grampositive Keime *Enterobacteriaceae*	
Erythromycin (Gallimycin) (Erythrocin)	10	p. o. i. m.	penicillinresistente grampositive Kokken Mykoplasmen Pasteurellen Bordetellen	wird peroral vom Igel gut aufgenommen
Tylosin (Tylan) Elanco	10	p. o.	Mykoplasmen Clostridien	nicht i. m. applizieren, Nekrose
Spiramycin (Stomorgyl) Specia	15	p. o.	Maulschleimhaut-Infektionen nach Zahnsteinentfernung	nicht über 8 Tage anwenden
Oxytetracyclin (Terramycin) Pfizer	15	i. m.		
Chloramphenicol (Chloromycetinpalmitat)	30 50	i. m. p. o.	Breitspektrum akute Salmonellose	schlecht wasserlöslich liquorgängig

Arzneimittel für Igel	Dosis in mg/kg KG	Applikation	Indikation	Besonderheiten
Trimethoprim + Sulfamethoxazol (Baktrim) Roche	5 + 25	i. m. p. o.	Atemweginfektion gramnegative Bakterien	Kurzzeittherapie
Sulfadimethoxin (Maxulvet) Veterinaria	100	i. m. i. c. p. o.	Kokzidiose Breitspektrum	leicht nierentoxisch
Sulfadimethoxin (Madribon) Roche	2 × 2 Tropfen/Tag Erwachsene	p. o.	Kokzidien	Behandlung 2 × 5 Tage dazwischen 5 Tage Pause
Antimykotika Griseofulvin	50	p. o.	Dermato- und Organmykosen	Langzeittherapie
Etisazol (Ectimar) Bayer		äußerlich	Hautmykosen	nicht abschlucken lassen, toxisch, nur partielle Körperbehandlung
Jodglycerin		äußerlich	Hautmykosen	
Verdauungsfördernde Präparate (Cryolactol) Duphar	½ Teel./kg KG tägl.			
(Vetalac) Veterinaria	1000	p. o.	bei allen Verdauungsstörungen und Dysbakterien	erleichtert die Regeneration der Darmflora nach Antibiotikatherapie
(Diarovet) (Arobon)	½ Teel./kg KG tägl.			
Infusionslösungen (Serofusin Vifor)	20 ml/kg KG	i. v. s. c.	Durchfälle nach Operation	bei geschwächten Tieren Mischinfusionen mit 5%igem Glucosezusatz

Präparat / Hersteller	Dosierung	Applikation	Indikation	Bemerkung
Vitamine und Mineralstoffe				
Vit. A (Arovit) Roche	400 I.E./kg KG während 10 Tagen	i. m. p. o.	Hautschäden	Epithelschutz, Stachelneubildung
Vit. B-Gruppe (Becozym) Roche	1 ml/kg KG	i. m.	ZNS-Symptome Lähmungen unbekannter Genese	
Vit. C (Redoxon) Roche	50–100 (–200) bei Mangelerscheinungen	p. o. s. c.	Vit. C-Mangel unspez. Infektionsabwehr Zahnfleischerkrankungen	zur Unterstützung der Heilung bei allen Infektionen indiziert Zugabe von 1000 mg Citronensäure/1 Wasser
Multivitamine				
(Vitacombex) Parke Davis	0,5 ml/kg KG		subkl. Mangelzustände Rekonvaleszenz unspez. Infektionsabwehr.	zur Jungigelaufzucht unerlässlich
(Vionate) Squibb	1 kl. Messerspitze täglich	p. o.		
(Protovit) Roche	1–2 Tropfen/kg KG tägl.			
Calciumgluconat 10%ig (Calcium Sandoz) Sandoz	0,5 ml/kg KG	i. m. i. v.	Frakturen	
Narkotika				
Ketaminhydrochlorid (Vetalar) Parke Davis	20	i. m.	Sedation und Narkose	intraglutäal injizieren, nicht im Nackengebiet braunes Fettgewebe
Fluanisol-Fentanyl (Hypnorm) Philips Duphar	0,1–0,2 ml pro 100 g KG	s. c.		Hautfalte mit Pinzette abheben

Arzneimittel für Igel	Dosis in mg/kg KG	Applikation	Indikation	Besonderheiten
Methoxyflurane (Penthrane) Abbott	nach Wirkung	Maske	Sedation und Narkose	für Igel lebertoxisch nur Kurzzeitanwendung
Antiparasitika Levamisol (Citarin) Bayer	Tiere über 300 g 2 mg/100 g KG Tiere unter 300 g 1 mg/100 g KG	s. c. 2–3 × im Abstand von 48 Std.	Lungenwürmer *Crenosoma striatum* *Capillaria aerophila* Darmnematoden	2 × im Abstand von 2 Tagen 10%iges Citarin 1 : 10 mit Aqua dest. verdünnen
Mebendazol (Telmin) Janssen	Igel bis 500 g KG 50 mg Igel über 500 g KG 100 mg	2 × tägl. 25 mg (¼ Tablette) 2 × tägl. 50 mg (½ Tablette)	Capillarien Nematoden (Magen, Darm)	Anwendung 5 Tage lang Anwendung 5 Tage lang
Praziquantel (Droncit) Bayer	10–25 mg/kg KG	p. o.	Trematoden Cestoden	einmalige Behandlung
Fenbendazol (Panacur) Hoechst	20–30 mg/kg KG	p. o.	Nematoden (Magen Darm) Acantocephalen Capillarien	2 Tage Behandlung
Sulfadimethoxin (Madribon) Roche	Adulte Igel 2 × 2 Tropfen/Tag	p. o.	Kokzidien	5 Tage Behandlung 5 Tage Pause 5 Tage Behandlung
Bromocyclen (Alugan) Hoechst	0,5–06%iges Bad	äußerlich	Ektoparasiten	nicht abschlucken lassen
Diverses Spasmoanalgetikum (Buscopan) Boehringer	0,2–0,3 ml/kg KG	i. m.	Koliken Krämpfe	

Präparat	Dosis (mg/kg)	Applikation	Indikation	Bemerkungen
Prednisolon (Ultracorten H) Ciba-Geigy	–2,5	s. c. i. v.	Allergien Schock	Schocktherapie bis 10 mg/kg KG nur i. v. Anwendung wirksam
Dexamethason (Dexadreson) Intervet	0,1–1,5	i. m. i. v.	entzündliche Veränderungen, Allergien Schock	Schocktherapie bis 5 mg/kg KG nur i. v. Anwendung wirksam
Esbilac Borden Dairy			Aufzucht	Trockenmilch, falls $^2/_3$ Kuhmilch $^1/_3$ Tee nicht vertragen werden
Guigoz grün Welpilac				

Literatur Kleinsäuger

Meerschweinchen

BARANDUN, G.: Diagnose und Behandlung von Zahnerkrankungen beim Meerschweinchen und Kaninchen. Verh. Bericht Kleintiere Luzern, 1983.

BECKER, W., MENK, W.: Zoonosenfibel. 2. Aufl. Verlag Hildegard Hofmann, Berlin, 1984.

BERGMANN, E. N., SELLERS, A. F., SPURRELL, F. A.: Metabolism of C^{14}-labeled acetone and palmitate in fasted pregnant and nonpregnant guinea-pigs. Amer. J. Physiol. 198, 1087–1093, 1960.

BJORNBERG, A., GIP, L.: The Guinea Pig as a domestic animal – a source of infection in dermatomycoses. Rev. med. vet. Mycol. 6, 75, 1967.

BOCH, J., SUPPERER, R.: Veterinärmedizinische Parasitologie. 3. Aufl. Paul Parey Verlag, Berlin und Hamburg 1983.

BOEKE, R.: Untersuchungen zum Harnstoffwechsel bei kleinen Laboratoriumstieren. Diss. Tierärztl. Hochschule Hannover, 1963.

BOSSE, K.: Die Hauterkrankungen des Meerschweinchens unter Berücksichtigung der Anthropozoonosen. Z. Versuchstierk. 10, 62–74, 1968.

BRANDT, H.-P.: Goldhamster, Meerschweinchen und andere Liebhabertiere in der Allgemeinpraxis. Prakt. Tierarzt 53, 539–542, 1972.

BRETER, M.: Behandlung von Verdauungsstörungen bei Meerschweinchen. Kleintierpraxis 20, 221–225, 1975.

CANNEL, H.: Pentobarbitone Sodium Anaesthesia for Oral and Immunological Anaesthetic for the Guinea Pig. Lab. Animals 6, 55–60, 1972.

CLIFFORD, D. R.: What the practising veterinary surgeon should know about Guinea Pigs. Vet. Med. / SAC 68, 678–685, 1973.

COOK, J. E.: Salivary gland virus disease of guinea pig. J. Nat. Cancer Inst. 20, 905–909, 1958.

COOPER, G., SCHILLER, A. L.: Anatomy of the Guinea-pig. Harvard Univ. Press, London–Cambridge, 1976.

COWIE, A. F.: A manual of the care and treatment of children's and exotic pets. Brit. small Animal Vet. Ass., 1976/1979.

EDWARDS, M. J.: Hyperthermia and congenital malformations in guinea pigs. Austr. Vet. J. 45, 189–193, 1969.

ELVIDGE, H.: Hair loss in guinea-pigs. J. Inst. Anim. Techn. 24, 73–75, 1973.

FAIN, A., HOVELL, G. J. R., HYATT, H. H.: A new sarcoptic mite producing mange in albino guinea pigs. Acta Zool. Pathol. Antverp 56, 73–82, 1972.

FARRAR, W. E., KENT, T. H.: Enteritis and coliform bacteriemia in guinea pigs given penicillin. Amer. J. Pathol. 47, 629–642, 1965.

FOX, J. P., et al.: Laboratory animal medicine. Academic press., Orlando 1984.

FESTING, M. F. W.: Some biological data on guinea-pigs. Guinea-pig News Letter 8, 5–15, 1974.

Fraser, T., Ascoll, R. E.: The castration of guinea pigs. J. Inst. Anim. Techns. 21, 21–24, 1970.

Ganaway, J. R., Allen, A. M.: Obesity predispose to pregnancy toxemia (ketosis) of guinea pigs. Lab. Anim. Sci. 21, 40–44, 1971.

Gentles, J. C.: Experimental ringworm in guinea pigs. Oral treatment with griseofulvin. Nature 182, 476–477, 1958.

Gilroy, B. A., Varga, J. S.: Use of Ketamin-Diazepam and Ketamin-Xylazine Combinations in Guinea Pigs. VM/SAC 75, 508–512, 1980.

Gleiser, C. A. u. Mitarb.: A guide to infections diseases of guinea pigs, gerbils, hamsters, and rabbits. Committee on laboratory animal diseases, National Academy of Science, Wash. DC, 1974.

Green, R. H.: The association of viral activation with penicillin toxicity in guinea-pigs and hamsters. Yale J. Biol. Med. 3, 166–181, 1974.

Grice, A. C.: Methods for obtaining blood and for intravenous injections in laboratory animals. Lab. Anim. Care 14, 483–493, 1964.

Gupta, N. N.: Mastitis in guinea pigs. Amer. J. Vet. 31, 1703–1707, 1970.

Guettner, J.: Einführung in die Versuchstierkunde. Band 3, Versuchstierkrankheiten, VEB Jena, 1979.

Hafez, E. S. E.: Reproduction and breeding techniques for laboratory animals. Lea and Febiger, Philadelphia, 1970.

Hagen, P., Robinson, K. W.: The production and adsorption fatty acis in the intestine of the guinea-pig. Austr. J. exp. Biol. med. Sci. 31, 29–104, 1953.

Hamre, D. M. et al.: The toxicity of penicillin as prepared for clinical use. Amer. J. med. Sci. 206, 642–652, 1943.

Haughton, L. J., Minkin, P.: Some aspects of pseudotuberculosis among a small colony of guinea pigs. J. Inst. Anim. Techns. 17, 37–40, 1966.

Heimann, W., Kunstyr, I.: Krankheitsspektrum beim Meerschweinchen aus pathologisch-anatomischer Sicht. In: Arch. Tierärztl. Fort. Heft 4, Schlütersche Verlagsanstalt, Hannover, 1976.

Hill, A.: The isolation of two further species of mycoplasma from guinea pigs. Vet. Rec. 89, 225, 1971.

Hill, A., Blackmore, D. K., Francis, R. A.: The isolation of mycoplasmas from guinea pigs. Vet. Rec. 85, 291–292, 1969.

Hoar, R. M.: The use of methofane (Methoxyflurane) anaesthetic in guinea pigs. Allied. Vet. 36, 131–134, 1964.

Hoar, R. M.: Anaesthesia in the Guinea Pig. Fed. Proceed. 28, 1517–1521, 1969.

Isenbuegel, E.: Versuche mit Bay Va 1470 als Kurznarkotikum bei Versuchstieren. Zschr. Versuchstierkd. 2, 370, 1969.

Isenbuegel, E.: Probleme der Heimtierhaltung. Sonderdruck Schweiz. Ges. f. Tierschutz, 1975.

Isenbuegel, E.: Probleme bei der Haltung kleiner Heimtiere. Verh. Ber. Int. Society for protection of animals, ISPA, 1976.

Isenbuegel, E.: Kleintiere im Hause. Helvetia 5, 7, 1976.

Isenbuegel, E.: Kleinsäuger-Haltung, Krankheiten, Therapie. Verhandlgs. Ber. 16. Schweiz. Tierärztetage, 1977.

Isenbuegel, E.: Heimtiere sind kein Spielzeug. Archiv für Tierschutz 3, 83, 1977.

Isenbuegel, E.: Heimtiere, Schweizer Tierschutz 2, 4, 1977.

Isenbuegel, E.: Diagnose und Therapie von Kleinsäugererkrankungen. Verh. Ber. Schweiz. Vereinig. f. Kleint. Medizin, 91, 1983.

Juhr, N. C., Hiller, H. H.: Infektionen und Infektionskrankheiten bei Laboratoriumstieren. Parey Schriftenreihe Versuchstierkunde 2, 1973.

Jungblut, C. W., Opler, S. R.: In-vitro adsorption of cavian leukemia virus on blood cells. Am. J. Pathol. 51, 1161–1166, 1967.

Jungblut, C. W., Opler, S. R.: On the pathogenesis of cavian leukemia. Am. J. Pathol. 51, 1153–1160, 1967.

Kazda, J. J. et al.: Inclusion conjunctivitis in the guinea pig. Am. J. Ophthal. 64, 116–124, 1967.

Kitchen, D. N., Carlton, W. W., Bickford, A. A.: A report of fourteen spontaneous tumors of the guinea pig. Lab. Anim. Sci. 25, 92–102, 1975.

Kuenkel, P., Kuenkel, I.: Beiträge zur Ethologie des Hausmeerschweinchens. Z. Tierpsychol. 21, 602–641, 1964.

Kunstyr, I., Matthiesen, T.: Two forms of streptococcal infection (serological group C) in guinea pigs. Z. Versuchstierk. 15, 348–357, 1973.

Kunstyr, I., Heimann W.: Necropsy and microbiological findings in experimental guinea-pigs over a five year period. Guinea-pig Letter 10, 19–23, 1976.

Kunstyr, I., Matthiesen, T.: Trichophytie beim Meerschweinchen. Tierärztl. Prax. 4, 107–114, 1976.

Kunstyr, I., Heimann, W., Gaertner, K.: Meerschweinchen als Liebhabertiere und Patienten. Tierärztl. Prax. 5, 99–113, 1977.

Kunstyr, I., Friedhoff, K. T.: Parasitic and mycotic infections in laboratory animals. In: Spiegel, A. et al. Animal quality and models in biomedical research. 7th ICLAS Symp. Utrecht 1979, Gustav Fischer Verlag, Stuttgart, 1980.

Kunz, L. L., Hutton, G. M.: Diseases of the laboratory guinea pig. Veterinary scope 16, 12–20, 1971.

Loechelt, F.: Die wichtigsten Erkrankungen des Meerschweinchens. Tierärztl. Umsch. 9, 460–464, 1977.

Maess, J., Kunstyr, I.: Diagnose und Bekämpfung häufiger Parasiten bei kleinen Versuchstieren. Tierärztl. Prax. 9, 259–264, 1981.

Matthiesen, T. u. Mitarb.: Histologische und biochemische Untersuchungen zur postnatalen Entwicklung der Leber beim Meerschweinchen. Exp. Path. 12, 194–202, 1976.

Meyer, G.: Zahnanomalien bei Meerschweinchen. Kleintierpraxis 23, 81–82, 1978.

NEEDHAM, J. R.: Overgrowth of guinea-pil teeth. Guinea-pig News Letter 9, 33–34, 1975.

NELSON, W. L., KAYE, A., MOORE, M., WILLIAMS, H. H., HERRINGTON, B. L.: Milking techniques and compostition of guinea pig milk. J. Nutr. 44, 585–594, 1951.

OPLER, S. R.: Pathology of cavian leukemia. Am. J. Path. 51, 1153, 1967.

OPLER, S. R.: Further studies on viral leukemia. Am. J. Path. 52, 37–38, 1968.

OPLER, S. R.: Observations on cavian viral leukemia. Proc. Am. Cancer Res. 9, 56, 1968.

PATERSON, J. S.: The guinea pig or cavy. In the UFAW Handbook on the care and management of laboratory animals. 3re editions Edingburgh and London, E. & S. Livingstone Ltd., 241–287, 1967.

RECHKEMMER, G., ENGELHARDT, W. VON: Eine kombinierte Injektions- und Inhaltationsanästhesiemethode für Meerschweinchen. DTW 88, 394–396, 1981.

REINHARDT, V.: Soziale Verhaltensweisen und soziale Rolle des Hausmeerschweinchens. Diss. Tierärztl. Hochschule München, 1970.

RIBBECK, R., SCHUMANN, H., BERGMANN, V.: Calliphoridenlarven als Erreger einer Myiasis bei Meerschweinchen. Mh. vet. med. 30, 584–587, 1975.

RICHTARIK, A., WOOLSEY, T. A., VALVIDIA, E.: Method for recording ECG's in unanaesthetized guinea pigs. J. Appl. Physiol. 20, 1091–1093, 1965.

RIGBY, C.: Natural infections of guinea-pigs. Lab. Anim. 10, 119–141, 1976.

ROMMEL, M.: Parasitoses of rabbits and guinea pigs. Prakt. Tierarzt 62, 68–72, 1981.

RUBRIGHT, W. C., THAYER, C. B.: The use of innovarvet as a surgical anaesthetic for guinea pig. Lab. Anim. Care 20, 989–991, 1970.

SAUER, F.: Fasting ketosis in the pregnant guinea pig. Ann. N. Y. Acad. Sci. 104, 787–798, 1963.

SCHMIDT, G.: Kleinsäuger. Ulmer Verlag, 1973.

SEBESTENY, A.: Diseases of guinea-pigs. Vet. Rec. 98, 418–423, 1976.

SHAW, H. M., HEATH, T. J.: Regulation of bile formation in rabbits and guinea-pigs. Quart. J. exp. Physiol. 59, 92–102, 1974.

SIRE, M.: Les Elévages des Petits Animaux. Vol. II. Edition Paul Lechevelier, Paris, 1968.

SPARROW, S.: Diseases of pet rodents. J. small. Anim. Pract. 21, 1–16, 1980.

SPARSCHU, G. L., CHRISTIE, R. J.: Metastatic calcification in a guinea-pig colony: a pathological survey. Lab. Anim. Care 18, 520–521, 1968.

SPUHLER, V.: Das Skelett des Cavia porcellus (L.). Diss. vet med. Zürich, 1937.

STUPPY, D. E., DOUGLASS, P. R., DOUGLASS, P. I.: Urolithiasis and Cystotomy in guinea pig (Cavia pocellanus). VM/SAC 74, 565–567, 1979.

THOMASSON, B. H., RUUSKANEN, O., MERIKANTO, J.: Spinal anaesthesia in the guinea-pig. Lab. Anim. 8, 241–244, 1974.

TOBER-MEYER, B.: Vorschläge zur Narkose bei Kaninchen, Meerschweinchen und kleinen Nagern. Kleintierpraxis 22, 335–346, 1977.

TOWNSEND, G. H.: Guinea Pig – general husbandry and nutrition. Vet. Rec. 96, 451–454, 1975.

VALIEJA-FREIRE, A.: A simple technique for repeated collection of blood samples from guinea pig. Science 114, 524–525, 1951.

VOGEL, G., PASSMANN, H., MEGERING, E.: Besonderheiten der Sorption im Intestinaltrakt des Meerschweinchens. Plügers Arch. 321, 259–273, 1970.

WAGNER, J.: Symposium on diseases of the guinea pig. American College of Laboratory animal medicine; 109th Annual meeting AVMA New Orleans, La., July 17, 1972.

WAGNER, J. E., MANNING, P. J.: The Biology of the Guinea Pig. Acad. Press, New York–London, 1976.

WEIR, B. J.: The management and breeding of some more hystricomorph rodents. Lab. anim. 4, 83–97, 1970.

WEIR, B. J.: Notes on the origin of the domestic guinea pig. In: ROWLANDS, I. W., WEIR, B. J. The Biology of Hystricomorph Rodents. Acad. Press, London, 1974.

WOERLE, R., WOLF, G.: Cavia aperea porcellus. Das Hausmeerschweinchen. Eine Präparationsanleitung. Gustav Fischer Verlag, Stuttgart, 1977.

ZACKHEIM, H. S., LANGS, L.: Alopecia in guinea pigs. J. Am. vet. med. Ass. 155, 1252, 1969.

ZWART, P., VAN DER HAGE, M. H., MULLINK, J. W. M. A., COOPER, J. E.: Cutaneous tumors in the guinea pig. Lab. Anim. 15, 375–377, 1981.

Kaninchen

COHRS, P. u. Mitarb.: Pathologie der Laboratoriumstiere. Springer Verlag, 1958.

GILROY, B. A.: Endotracheal Intubation of Rabbits and Rodents. JAVMA, 179, 1295, 1981.

HIPPE, W.: Zur ätiologischen Bedeutung von Pasteurellen und Bordetellen für den ansteckenden Schnupfen des Kaninchens. Tierärztl. Umschau 37, 284–290, 1982.

ISENBUEGEL, E.: Zwergkaninchen als Haustiere. Brevier Tierhaltung Zürcher Tierschutz 5, 1976.

JOHANNSEN, U., KIUPEL, H.: Wirtschaftlich wichtige Magen-Darm-Erkrankungen der Kaninchen. Mh. Vet. Med. 37, 145–153, 1981.

KAPLAN, H. M., TIMMONS, E. H.: The Rabbit. Acad. Press. New York, 1979.

KERO, P., THOMASSON, B., SOPPI, A.-M.: Spinal anaesthesia in the rabbit. Lab. Anim. 15, 347–348, 1981.

KOETSCHE, W., GOTTSCHALK, C.: Krankheiten der Kaninchen und Hasen. 3. Aufl. VEB G. Fischer Verlag, Jena 1983.

REHG, J. E., LU, Y.-S.: Clostridium difficile Colitis in a Rabbit Following Antibiotic Therapy for Pasteurellosis. JAVMA 179, 1296–1297, 1981.

SPREHN, C.: Kaninchenkrankheiten. Verlagshaus Reutlingen Oertel & Spörer, 1956.

WEISBROTH, S. H., FLATT, R. E., KRAUS, A. L.: The Biology of the Laboratory Rabbit. Acad. Press, London, 1974.

WIEDMER, K.: Kaninchenzucht. 2. Aufl. Verlag Schweizerischer Kaninchenzuchtverband, 1982.

Hamster

BILDA, A.: Die lymphozytäre Choriomeningitis. Eine Zooanthroponoose, verursacht durch den syrischen Goldhamster. Kleintierpraxis 5, 139–142, 1972.

BRANDT, H. P.: Der prakt. Tierarzt, 13, 539–542, 1972.

BRUNNER, K. T.: Notes on Leptospira Canicola Infection in Hamsters (Mesocricetus auratus): Pathogeneses, Treatment and Immunity. The Calif. Veterinarian 1 (6), 1948.

COOPERMAN, G. M. u. Mitarb.: Nutrition of the golden Hamster. Proc. exp. Biology N.Y. 52, 250–254, 1943.

FLINT, W. E.: Die Zwerghamster der paläarktischen Fauna. Franckh'sche Verlagsbuchhandlung, Stuttgart, 1966.

FRITZSCHE, H.: Hamster. Gräfe und Unzer Verlag, München, 1980.

GEYER, H.: Anatomische Untersuchungen am Harn- und Geschlechtsapparat des Chinesischen Zwerghamsters (Cricetulus griseus). Z. Versuchstierk. 14, 107–123, 1972.

GEYER, H. u. Mitarb.: Die Topographie der Bauchorgane des Chinesischen Zwerghamsters (Cricetulus griseus Milne Edwards 1867). Z. Versuchstierk. 14, 50–64, 1972.

HABERMEHL, K. H.: Die postnatale Entwicklung von Cricetulus griseus. Schweiz. Arch. Tierheilk. 112, 240–247, 1970.

HINDLE, E.: The golden Hamster. In the UFAW Handbook on the Care and Management of Laboratory animal London, 1957.

HOFFMANN, G.: Beitrag zur Anatomie und Topographie sektionstechnisch wichtiger Organe vom Syrischen Goldhamster. Monatshefte für Vet. Med., 1952.

HORBER, P. J., GEYER, H., HABERNEHL, K. H.: Topographische anatomische und histologische Untersuchungen am Kopf des chinesischen Zwerghamsters mit besonderer Berücksichtigung der Blutentnahme und der Hypophysektomie. Z. Versuchstierk. 16, 214–238, 1974.

ISENBUEGEL, E.: Systematik und Oekologie des Chinesischen Zwerghamsters. Z. Versuchstierk. 12, 84–114, 1970.

JUHR, N. C., HILLER, H.: Infektionen und Infektionskrankheiten bei Laboratoriumstieren. Paul Parey Verlag, Berlin 1973.

LOECHELT, F.: Die wichtigsten Erkrankungen des Goldhamsters. Tierärztl. Umschau 11, 581–584, 1977.

NUTTING, W. B.: Demodex aurati sp. nov. and D. criceti, ectoparasites of the Golden Hamster (Mesocricetus auratus). Parasit. 51, 515–522, 1961.

SCHMIDT, G.: Kleinsäuger. Ulmer Verlag, 1973.

SCHWARZE, G., MICHEL, G.: Anatomie der Eingeweide des Syrischen Goldhamsters. Wiss. Zschr. der Karl Marx Universität Leipzig, 9, 95–126, 1959.

SCHEFFIELD, F. W., BEVERIDGE, E.: Prohylaxis of „Wet-Tail" in Hamsters. Nature No. 4851, 1962.

SOAVE, O. A.: Common diseases of hamsters. J. Am. Vet. Med. Ass. 142 (3), 285–287, 1963.

STRITTMATTER, J.: Anaesthesie beim Goldhamster mit Ketamine und Methoxyflurane. Z. Versuchstierk. 14, 129–133, 1972.

THOMLINSON, J. R.: „Wet-tail" in the Syrian hamster: a form of colibacillosis. Short communication. Vet. Rec. 96 (2), 42, 1975.

WEIHE, W. H.: Das Blutbild des Chinesischen Hamsters. Z. Verwuchstierk. 12, 113–114, 1970.

WEIHE, W. H., ISENBUEGEL, E.: Bibliographie über den Chinesischen Hamster. Z. Versuchstierk. 12, 115–129, 1970.

Gerbil

ALLANSON, M.: in HAFEZ, E. Reproduction and Breeding Techniques – Gerbils – Lea und Febiger, Philadelphia, 1970.

BOETTGER, J. u. Mitarb.: Untersuchungen zur Anatomie, Topographie, Größe und Gewicht der weiblichen Geschlechtsorgane von Meriones unguiculatus. Z. Versuchstierk. 18, 263–284, 1976.

COWIE, A. F.: Manual of the Care and Treatment of Children's and Exotic Pets. British Small An. Vet. Ass., London, 1976.

EHRAT, H., WISSDORF, H., ISENBUEGEL, E.: Postnatale Entwicklung und Verhalten von Meriones unguiculatus vom Zeitpunkt der Geburt bis zum Absetzen der Jungtiere. Z. f. Säugetierkunde 39, 41–50, 1974.

FREYENMUTH, P.: Topographisch-anatomische Untersuchungen am Hals und Thorax der mongolischen Rennmaus. Vet. Diss. Zürich, 1974.

GATTERMANN, R.: Hämatologische und klinisch-chemische Normalbereiche der Mongolischen Wüstenrennmaus. Z. Versuchstierk. 21, 273–275, 1979.

Nafag Merkblatt Nr. 11.4 GV-Solas Publication 9, 1980.

PECKHAM, J. C. u. Mitarb.: Staphylococcal Dermatitis in Mongolian Gerbils. Lab. Anim. Science 24, 1, 43–46, 1974.

ROBINSON, D. G.: The Gerbil Digest 2, 2, 1975.

ROBINSON, D. G.: The Gerbil in Parasitological Studies. The Gerbil Digest 2, 3, 1975.

ROBINSON, D. G.: Susceptibilities of the Gerbil: Bacterial. Rickettsial and Viral. The Gerbil Digest 3, 1, 1976.

ROBINSON, D. G.: The Gerbil Digest 3, 2, 1976.

ROBINSON, D. G.: THE GERBIL DIGEST 6, 2, 1976.

RIEDLINGER, H.: Anatomische und histologische Untersuchungen der Harnorgane und männlichen Geschlechtsorgane der mongolischen Wüstenrenn-maus. Vet. Diss. Zürich, 1974.

SCHENDEL, J.: Anatomische Darstellung der Bauchor-gane und deren arterielle Versorgung bei Meriones unguiculatus. Vet. Diss. Hannover, 1972.

SCHWENTKER, V.: Gerbil – a new Laboratory animal. Illinois Veterinarian 6, 5–9, 1963.

SCHWENTKER, V.: The Gerbil. Illinois Veterinarian 6, (4), 5–9, 1963.

TOBER-MEYER, B.: Vorschläge zur Narkose bei Kanin-chen, Meerschweinchen und kleinen Nagern. Kleintierpraxis 22, 335–346, 1977.

WILLIAMS, W. M.: The Anatomy of the Mongolian Gerbil. Tumblebrook Farm Publ. Inc., 1974.

Chinchilla

BESTETTI, G., FANKHAUSER, R.: Doppelinfektion des Gehirns mit Frenkelia und Toxoplasma bei einem Chinchilla. Licht- und Elektronenmikroskopische Untersuchung. Schweiz. Arch. für Tierheilkunde 120, (11), 591–601, 1978.

BICKEL, E.: Südamerikanische Chinchillas. Albrecht Philler Verlag Minden, 1977.

BOEHM, K. H., LOELIGER, C.: Die Verbreitung von Dermatophyten bei Pelztieren (Nerz und Chinchil-la). Zentralblatt für Veterinärmedizin 16 B, 775–783, 1969.

BREM, M.: Untersuchungen über Erkrankungen des Magen-Darm-Kanales beim Chinchilla. Orientie-rende Voruntersuchungen. Inaugural Dissertation, München, 1982.

BROWN, D. H. W.: Uterine Prolapse in the Chinchilla. Vet. Rec. 76, 461, 1964.

BURTSCHER, H., OTTE, E.: Histoplasmose beim Chin-chilla. Deutsche tierärztliche Wochenschrift 69, 303–307, 1962.

BURTSCHER, H.: Pathologische Anatomie der Chin-chillakrankheiten. Deutsche tierärztliche Wochen-schrift 72, 376–380, 1965.

COUSENS, P. J.: The Chinchilla in Veterinary Practice. Journal of small animal Practice 4, 199–205, 1963.

CULLUM, L. E.: Thiabendazole as an effective agent aginst Giardia spp. in chinchillas. Canadian Veteri-nary Journal 8, 158–159, 1967.

DALL, J.: Diseases of the chinchilla. Journal of small animal Practice 4, 207–212, 1963.

DALL, J. A.: Diaphragmatic hernia in a chinchilla. Vet. Rec. 81, 599, 1967.

DALME, E., WEISS, E.: Grundriß der speziellen patho-logischen Anatomie der Haustiere. Encke Verlag, Stuttgart, 92, 1978.

GOUDAS, P., GILROY, J. S.: Spontaneos herpes-like viral infection in a Chinchilla. Journal of Wildlife Diseases 6, 175–179, 1970.

GOUDAS, P., LUSIS, P.: Oxalate nephrosis in chinchil-la. Canadian Veterinary Journal 11, 256–257, 1970.

GRZIMEK, B.: Grzimeks Tierleben, Enzyklopädie des Tierreichs. DTV München, 1979.

HAENICHEN, T., BIBRACK, T., SCHELS, H.: Eitrige Herdnephritis beim Chinchilla. Berliner und Mün-chener tierärztliche Wochenschrift 79, 356–358, 1966.

HAYES, F. A.: Treatment of Ringworm in Chinchillas. Journal of American Veterinary Medical Associa-tion 128, 193–195, 1956.

HEBEL, R.: Zur Anatomie der Verdauungsorgane Darmanhangsdrüsen und Milz der Langschwanz-chinchilla. Säugetierkundliche Mitteilungen, Mün-chen 17, 1–30, 1969.

JEHLE, F.: Klinische Untersuchungen über Sedierung und Narkose bei Nerz, Chinchilla und Kaninchen. Inaugural Dissertation Hannover, 1979.

JONES, M. D.: Enterotoxemia in chinchillas. Journal of American Veterinary Medical Association 152 (11), 1632, 1968.

JORDAN, W. J.: Unfruchtbarkeit beim Chinchilla lani-gera. Kleintierpraxis 10, 243–244, 1965.

KAST, A.: Leukose beim Chinchilla. Berliner und Münchner tierärztliche Wochenschrift 75, 414–415, 1962.

KRAFT, H.: Kranke Chinchillas. Roland Verlag Mün-chen, 1962.

KRAFT, H.: Die Unfruchtbarkeitsbekämpfung bei Chinchilla. Tierärztliche Umschau 20, 77–78, 1965.

KRAFT, H.: Grundriß der Chinchilla-Krankheiten. Die blauen Hefte für den Tierarzt 11, 7–12, 1966.

LARRIVEE, G. P., ELVEHJEM, C. A.: Disease Problems in Chinchilla. Journal of American Veterinary Me-dical Association 124, 447–455, 1954.

LOELIGER, H. C., BECKER, W.: Enterale Infektionen beim Chinchilla. Berliner und Münchner tierärztli-che Wochenschrift 79, 356–358, 1964.

MEINGASSNER, J. G., BURTSCHER, H.: Doppelinfek-tion des Gehirns mit Frenkelia spezies und Toxo-plasma gondii bei Chinchilla lanigera. Veterinary Pathology 14 (2), 146–153, 1977.

MENCHACA, E. S., MARTIN, A. M., MORAS, E. V.: Enfermedades infecciosas de la chinchilla. I. Der-matofitos, Trichophyton mentagrophytes y Micro-sporum canis. Gaceta Veterinaria 39 (320), 251–254, 1977.

MENCHACA, E. S., MARTIN, A. M., MORAS, E. V., CANEVARO, L.: Enfermedades infecciosas de la chin-chilla III. Proteus mirabilis y Proteus vulgaris. Ga-ceta Veterinaria 40, 224–234, 1978.

MENCHACA, E. S., MORAS, E. V., MARTIN, A. M., CANEVARO, L.: Infectious diseases of the Chinchilla II Embryonic death. Gaceta Veterinaria 41 (345), 687–692, 1979.

MURTI, G. S., COLES, E. H., TWIEHAUS, M. J.: Patho-logy of Leptospira pomona infection in the chinchil-la. American Journal of Veterinary Research 27, 1437–1445, 1966.

PRIDHAM, T. J., BUDD, J., KARSTAD, L. H. A.: Com-mon diseases of fur bearing. II. Diseases of chinchil-las, nutria and rabbits. Canadian Vet. J. 7, 84–87, 1966.

RAEVUORI, M., HARVEY, S. M., PICKETT, M. J.: Yersinia enterocolitica. Experimental pathogenicity for chinchilla. Acta veterinaria Scandinavica 20 (1), 82–91, 1979.

STAMPA, S., HOBSON, N. K.: Control of some internal Parasites of Chinchillas. Journal of American Veterinary Medical Association 149 (7), 929–932, 1966.

STOEBE, W.: Zur Behandlung des Darmvorfalles bei der Chinchilla. Tierärztliche Umschau 20 (2), 79, 1965.

UNSHELM, J., ZRENNER, K.: Die Chinchilla in der tierärztlichen Praxis. Tierärztliche Umschau 15, 155–158, 1960.

VOLCANI, R., ZISLING, R., SKALN, D., NITZAN, Z.: The composition of Chinchilla milk. British Journal of Nutrition 29 (1), 121–125, 1973.

WATSON, W. A., WATSON, F. I.: An outbreak of Salmonella dublin infection in chinchillas. Vet. Rec. 78, 15–17, 1966.

WEIR, B. J.: The Chinchilla. In the UFAW Handbook on the care and management of laboratory animals. Churchill Livingstone, Edinburgh & London, 269–277, 1972.

WENZEL, U. D.: Pelztiergesundheitsdienst. Gustav Fischer Verlag Jena, 1982.

Streifenhörnchen

BARRY, W. J.: Methoxyflurane an anaesthetic for field and laboratory use on squirrels. J. of Wildlife Management 36 (3), 993–993, 1972.

BAUER, H.: Streifenhörnchen. Lehrmeisterbücherei Nr. 25 A. Philler, Verlag Minden, 21–26, 1965.

CAPUCCI, D. T., EMMONS, R. W., SAMPSON, W. W.: Rabies in an eastern fox squirrel. J. of Wildlife Diseases 8 (4), 340–342, 1972.

DAVIDSON, W. R., CAPLIN, J. P.: Hepatozoon griseisciuri infection of the Southeastern United States. J. of Wildlife Diseases 12 (1), 72–76, 1976.

DIESCH, S. L., CRAWFORD, R. P., McCULLOCH, W. F., TOP, F. H.: Human leptospirosis acquired from squirrels. New England Journal Med. 276, 838–842, 1967.

DIOSI, P., PLAVOSIN, L., ARCAN, P., DAVID, C.: Recovery of a new herpesvirus from the ground squirrel (Citellus citelli). Pathologia et Microbiologia 42 (1), 42–48, 1975.

DUNCAN, S.: Eimeria ontarioensis Lee and Dorney 1971 from the gray squirrel Scurius carolinensis in Massachusetts. J. of Parasitology 59 (2), 330, 1973.

EDWARDS, F. B.: Red squirrel disease. Vet. Rec. 74, 739–742, 1962.

EMMONS, R. W., MAYNARD, R. P., TAYLOR, D. O. N.: Total alopecia in a gray squirrel (sciurus carolensis). J. of Wildlife Diseases 10 (1), 42–43, 1974.

FRITZ, T. E., SMITH, D. E., FLYNN, R. J.: A central nervous system disorder in ground squirrels (Citellus tridecum lineatus) associated with visceral larva migrans. JAVMA 153, 841–844, 1968.

HIRTH, R. S., WYAND, D. S., OSBORNE, A. D., BURKE,

C. N.: Epidermal changes caused by squirrel poxviruses. JAVMA 155, 1120–1125, 1969.

HOFF, G. L., LASSING, E. B., CHAN, M. S., BIGLER, W. J., DOYLE, T. J.: Hematologic values for free ranging urban gray squirrels (Sciurus c. carolinensis). American J. of Veterinary Research. 37 (1), 99–101, 1976.

HOERTER, R.: Enteric Candida albicans infection in a squirrel. Dtsch. tierärztliche Wochenschrift 70, 245–246, 1963.

JANOVIC, Z., STANJOVIC, D.: The lungs of the ground squirell. Acta Veterinaria Belgrade 21 (2), 65–67, 1971.

JOSEPH, T.: Eimeria lancasterensis Joseph, 1969 and Eimeria confusa Joseph, 1969 form the gray squirrel Sciurus carolinensis. J. of Protozoology 19 (1), 143–150, 1972.

JOSEPH, T.: Hymenolepis diminuta in a gray squirrel from Indiana. J. of Wildlife Diseases 10 (2), 164–165, 1974.

KATOCH, R. C., CHANDIRAINI, N. K.: Isolation of Mycoplasma species from squirrel (Ratufa indica). Indian Vet. J. 52 (11), 850–852, 1975.

LAVOIPIERRE, N. M. J.: Mange mites of the genus Notoedres (Acari sarcoptidae) with descriptions of two new species and remarks on notoedric mange in the squirrel and the vole. J. of Entomology 1, 5–17, 1964.

LEWIS, E., HOFF, G. L., BIGLER, W. J., JEFFERIESES, M. B.: Public Health and the urban gray squirrel: mycology. J. of Wildlife Diseases 11 (4), 502–504, 1975.

MAHRT, J. L., CHAI, S. J.: Prevalence of coccidia in red squirrels (Tamiasciurius hudsonias), in Alberta. Canad. J. of Zoology 48, 606, 1970.

McMILLAN, B. u. Mitarb.: Squirrel bite fever. Trans. Roy. Trop. Med. Hyg. 62, 567, 1968.

MUUL, J.: Mating behaviour, gestation period and developement of glaucomys sabrinus. Journal Mammal. 50, 121, 1969.

RINGS, R. W., DOYLE, R. E., HOOPER, B. E., KRAMER, K. L.: Osteomalacia in the golden-mantled ground squirrel (Citellus lateralis). JAVMA 155, 1224–1227, 1969.

SMIT, P.: Streifenhörnchen als Heimtiere. Das Vivarium, Franckh'sche Verlagsbuchhandlung Stuttgart, 1977.

VARJU, L.: Leptospirosis in ground squirrel (Citellus citellus). Acta Vet. Acad. Hung. 18, 111–113, 1968.

VIZOSO, A. D.: A red squirrel disease. Symp. zool. Soc. London (24), 28–29, 1969.

VIZOSO, A. D.: Squirrel viruses. Proc. R. Soc. Med. 63, 341–344, 1970.

WHITE, F. H., HOFF, G. L., BIGLER, W. J., BUFF, E.: A Microbiologic study of the urban gray squirrel. JAVMA 167 (7), 603–604, 1975.

ZUKOVIC, M., WIKERHAUSER, T., DZAKULA, N., YELEWERE, G.: On the developement of Echinococcus granulosus in the ground squirrel (citellus citellus). Acta Parasitologica Jugoslavia 6 (2), 67–71, 1975.

Frettchen

BELL, R.: An epizootic outbreak of influenza in a ferret colony. J. of comp. Pathology 58, 167–171, 1948.

COLEMAN, N. C.: A technique for descenting ferrets. VM/SAC 77, 403–408, 1982.

COOPER, J. E.: Ferrets. Manual of the Care and treatment of Children's exotic pets. British Vet. Ass. London, 1976.

CREED, J. E., KAINER, R. A.: Surgical extirpation and related anatomy of anal sacs of the Ferret, 1981.

DUNKIN, G. W.: Studies in dog distemper in ferret. J. of Comp. Pathology 39, 201–121, 1926.

ENSLEY, P. K., VANWINKLE, T.: Treatment of congestive heart failure in a ferret (Mustela putorius furo). J. Zoo An. Med. 13, 23–25, 1982.

FELLER, D. L., BENSON, G. J.: Maual restraint of the Ferret. VM/SAC 75, 690–693, 1980.

FOWLER, M. E.: Zoo and wild animal medicine. W. B. Sanders Comp. Philadelphia, 1978.

FOX, J. G., MURPHY, J. L., ACKERMANN, J. I., PROSTAH, K. S., CALLANGER, C. A.: Proliferative colitis in ferrets. Amer. Journ. Vet. Ass. 43, 858–864, 1982.

GASS, H.: Marder. In: KLOES, H. G., LANG, E. M. Zootierkrankheiten, Paul Parey, Hamburg, 1976.

GEISEL, O. C.: Toxoplasmose bei wildlebenden Musteliden. Clin. Vet. 102, 394, 1965.

HARPER, R. C., WESTON-SUPER-MARE, U. K.: Anaesthetising ferrets. Vet. Rec. 102, 224, 1978.

JEHLE, F.: Klinische Untersuchungen über Sedierung und Narkose bei Nerz, Chinchilla und Kaninchen. Inaugural Diss. Hannover, 1979.

KONRAD, F. M.: Wildkrankheiten. VEB Fischer Jena, 1975.

LEE, E. J., MOORE, W. E., FRYER, H. C., MINOCHA, H. C.: Haematological and serum chemistry profiles of ferrets (Mustela putorius fero). Lab. Anim. 16, 133–137, 1982.

MILLER, W. R., MERTON, D. A.: Dirofiliariasis in a ferret. JAVMA 180, 1103–1104, 1982.

PALMER, D., OSSENT, P., WALDVOGEL, A., WEILENMANN, R.: Staupe-Encephalitis beim Steinmarder in der Schweiz. Schweiz. Arch. Tierheilk. 125, 529–536, 1983.

ROWLANDS, J. W.: The ferret. In UFAW Handbook on Care and management of Lab. animals UFAW London, 1957.

RYLAND, L. M., CORHAM, B. R.: The Ferret and its diseases. JAVMA 173, 1154–1158, 1978.

ULBRICH, F.: Tollwut bei Mustelidae. Monatsh. f. Vet. Med. 24, 780–782, 1969.

WALLCH, J. D., BOEVER, W.: Diseases of exotic animals Mustelidae 495–534, W. B. Saunders Comp. Philadelphia, 1983.

WENZEL, U.: Edelpelztiere. VEB Deutscher Landwirtschaftsverlag Berlin, 1974.

WILLIS, L. S.: The ferret as a laboratory animal. Lab. animal Sci. 21, 712–716, 1971.

Igel

BERTHOUD, G.: Les causes de mortalité chez le herison (Erinaceus europaeus L.) en Suisse. ECONAT, Yverdon 1–31, 1981.

GUENTHER, M.: Hämatologische Untersuchungen an winterschlafenden und nicht winterschlafenden Igeln (Erinaceus europaeus und Aethechinus algirus). Med. Diss. Köln 1981.

HERTER, K.: Zur Fortpflanzungsbiologie des Igels. Z. f. Säugetierkunde 7, 251–253, 1932.

HERTER, K.: Gefangenschaftsbeobachtungen an europäischen Igeln. Zoolog. Jahrbuch Symp. 65, 65–98, 1933.

HERTER, K.: Die Biologie der europäischen Igel. Monographien der Wildsäugetiere 5, 1938.

ISENBUEGEL, E.: Untersuchung, Haltung und Fütterung des Igels. Der prakt. Tierarzt Collegium Verterinarium 57, 21–26, 1975.

ISENBUEGEL, E.: Beiträge zur Biologie und Klinik des Igels. Frankfurter Referierabende, Tierärztl. Umschau 32, 12, 1976.

ISENBUEGEL, E.: Igelkrankheiten und deren Behandlung. Verh. Ber. Schweiz. Vereinig. f. Kleintier Medizin, 123, 1983.

KRAMM, H.: Zur Injektionstechnik am Igel. Der prakt. Tierarzt 60 (4), 320–326, 1979.

KIELIGER, F.: Igelkrankheiten und deren Behandlung. Tierärztl. Umschau 27, 197, 1972.

LAEMMLER, G., SAUBE, E.: Infektionsversuche mit dem Lungenwurm des Igels Crenosoma stiratum. Z. f. Parasitenkunde 31, 87–100, 1968.

PODUSCHKA, W., KIELIGER, F.: Zur medizinischen Betreuung des Igels. Kleintierpraxis 17, 192, 1972.

SAUPE, E.: Lungenwürmer der Gattung Crenosoma Molin 1861 unter besonderer Berücksichtigung der Biologie von Crenosoma Striatum. Vet. Diss. Gießen, 1967.

SAUPE, E.: Der schachtelförmige Igel-Lungenwurm Crenosoma striatum und seine Bekämpfung mit Tetramisol. Vet. Med. Nachrichten 1, 91–96, 1976.

SCHUETZE, H. R.: Nachweis, Vorkommen, Entwicklung und Behandlung wichtiger Parasiten des Igels. Collegium Veterinarium 60, 142–146, 1979.

SKINNER, H. H.: Foot and Mouth disease in the hedgehog. Vet. Rec. 37, 498, 1947.

SMITH, J. U. B.: Diseases of the hedgehogs. Vet. Bull. 38, 425, 1968.

TIMME, A.: Krankheits- und Todesursachen beim Igel, Sektionsfälle 1975–1979. Der prakt. Tierarzt 61 (9), 744–746, 1980.

VERLUYS, S. D.: Wel en wee van de egel. Diergeneeskundig Memorandum 22, 2–3, 1957.

WOLFF, J.: Die Empfänglichkeit des Igels für Maul- und Klauenseuche. Berliner und Münchner tierärztl. Wochenschrift 52, 4–6, 1939.

ZUHRT, R.: Zahnfleischerkrankungen beim Igel als Todesursache. Zoolog. Garten 24, 74–80, 1958.

Amphibien und Reptilien

WERNER FRANK

Herrn Prof. Dr. Wilbert Neugebauer, dem engagierten Biologen und guten Freund, zum 60. Geburtstag am 25. 9. 1984 gewidmet.

Viele Kolleginnen und Kollegen der Veterinärmedizin, die uns Patienten überwiesen haben, aber auch die Mundpropaganda der Liebhaber, waren Anlaß, daß wir nicht nur ein großes Krankengut bzw. Kadaver zur Sektion erhielten – inzwischen ungefähr 10 000 Tiere – sondern als Folge davon uns auch mit bakteriologischen, mykologischen und pathologischen Problemen befaßt haben. Der daraus resultierende Erfahrungsschatz, zusammenfassend dargestellt, soll dazu beitragen, diesen urtümlichen Geschöpfen unserer Erde, die uns in vielen Arten bis auf den heutigen Tag erhalten geblieben sind, die bestmögliche medizinische Betreuung angedeihen lassen zu können.

Die aufwendigen Sektionen und vielerlei sonstigen Untersuchungen wären nicht ohne tatkräftige Unterstützung meiner früheren und jetzigen Mitarbeiter denkbar gewesen. Nicht zu vergessen aber auch Kolleginnen und Kollegen aus der Human- und Veterinärmedizin, mit deren Hilfe erst eine differenzierte Diagnose gestellt werden konnte. Ihnen allen sei an dieser Stelle gedankt. Im einzelnen seien, alphabetisch aufgelistet, besonders erwähnt: Frau K. Berg, Frau Dr. rer. nat. I. Bosch, Herr Dipl. Biol. H. Bosch, Herr Dr. rer. nat. R. Braun, Frau Dr. med. vet. H. Brehm, Frl. C. Geppert, Frl. C. Hinrichs, Frau Prof. Dr. B. Loos-Frank, Herr Tierarzt M. Ibrahim, Herr Dr. med. vet. H. Mayer, Herr Dr. med. vet. K. Reichel, Frau Dr. med. U. Roester, Herr Dipl. Biol. T. Romig, Herr Dr. med. vet. A. Schepky, Frau G. Berndt, Herr Dr. rer. nat. R. Will, Herr Drs. P. Zwart.

Danken möchte ich aber auch all denen, die uns Material zur Verfügung gestellt haben, insbesondere aber den Zoologischen Gärten Köln und Stuttgart, dem Aquarium Düsseldorf, dem Vivarium Darmstadt, den Zoologischen Gärten Basel und Zürich, dem Reptilienzoo Klagenfurt, dem Pflanzenschauhaus Mannheim und vielen anderen, die uns durch Einzeleinsendungen oft wertvolles Material zukommen ließen.

Dem wissenschaftlichen Graphiker, Herrn H. Poeschel, gilt mein Dank für die Anfertigung der Zeichnungen, Herrn Dipl. Biol. T. Romig für die Überarbeitung des Manuskripts und Herrn Dipl. Biol. H. Bosch für die Durchsicht der Fahnen- und Umbruchkorrektur. Nicht zuletzt gebührt aber meiner Sekretärin, Frau M. Baartz, besondere Anerkennung für die mühevolle Fertigstellung des Manuskripts.

Werner Frank

Einleitung

Um den in der Systematik weniger Bewanderten einen groben Überblick über die Vielfalt der Ordnungen, Familien und Gattungen zu geben, wird der Besprechung der Krankheiten eine grobe systematische Übersicht vorangestellt.

WEBB u. Mitarb. (1981) gruppieren die mehr als 3000 rezenten Arten der Amphibia in ca. 25 Familien mit mehr als 300 Gattungen ein. Die Zahl der Reptilien ist noch größer. Nach WEBB u. Mitarb. (1978) dürften nahezu 6400 verschiedene Arten auf der Welt verbreitet sein, die man in ca. 50 Familien mit rund 800 Gattungen einordnet.

– Die in den Tab. 8 und 9 aufgeführten Taxa sind im Register nicht erfaßt –

Tab. 8. Amphibia. Zusammenstellung der wichtigsten Gattungen der Amphibia*, in Anlehnung an WEBB u. Mitarb. (1981). (Die ungefähre Zahl von Gattungen (G) und Arten (A) ist jeweils hinter der Familie vermerkt, z. B. bedeuten 3 G = 15 A, daß in dieser Familie 3 Gattungen mit zusammen 15 Arten eingruppiert sind). Die angeführten Gattungsnamen stellen Beispiele dar.

Klasse Amphibia (Lurche)

Ordnung/[Unterordnung]	Überfamilie	Familie/Gattungen
Urodela[1] (syn. Caudata) (Schwanzlurche) [–]	Cryptobranchoidea	Cryptobranchidae (Riesensalamander) (2 G = 3 A) *Cryptobranchus, Andrias*
		Hynobiidae (Winkelzahnmolche) (5 G = 30 A) *Hynobius. Batrachuperus, Onychodactylus, Ranodon*
	Salamandroidea	Salamandridae (Molche und Salamander) (15 G = 42 A) *Salamandra, Molge, Triturus, Tylototriton*
		Amphiumidae (Aalmolche) (1 G = 3 A) *Amphiuma*
		Proteidae (Olme) (2 G = 5 A) *Proteus, Necturus*
		Ambystomatidae (Querzahnmolche) (4 G = 32 A) *Ambystoma, Dicamptodon, Rhyacosiredon, Rhyacotriton*
		Plethodontidae (Lungenlose Salamander) (23 G = 194 A) *Plethodon, Desmognathus, Eurycea, Hydromantes, Typhlomolge*

* Die Auflistung der Gattungen – die jeweils nur eine Auswahl darstellt – erfolgt alphabetisch, mit Ausnahme der stets an erster Stelle genannten, für die Familie bzw. Unterfamilie namengebenden Gattung.

[1] Eine Untergliederung in Unterordnungen wird meist nicht vorgenommen, dafür eine Zusammenfassung mehrerer Familien zu Überfamilien.
[2] Eine Untergliederung in Unterordnungen und Überfamilien erfolgt meistens nicht.
[3] Viele der aufgeführten Unterfamilien, z. T. der Gattungen, werden von anderen Autoren in den Rang eigenständiger Familien erhoben; bisher scheint sich noch keine einheitliche Auffassung der Klassifizierung durchgesetzt zu haben.
[4] Neuerdings meistens den Ranidae zugeordnet, doch auch als eigene Familie aufgefaßt.
[5] Aufgrund unterschiedlicher Auffassungen der verschiedenen Autoren sind die Zahlen nicht als absolut anzusehen, da z. B. eine hier als Unterfamilie oder nur als Gattung aufgefaßte Gruppe auch als Familie angesehen werden kann und umgekehrt.

Ordnung/[Unterordnung]	Überfamilie	Familie/Gattungen
	Sirenoidea	Sirenidae (Armmolche) (2 G = 3 A) *Siren, Pseudobranchus*
Apoda[2] (syn. Gymnophiona) (Blindwühlen) [–]	[–]	Typhlonectidae (Schwimmwühlen) (4 G = 12 A) *Typhlonectes, Chthonerpeton, Nectocaecilia,* *Potomotyphlus* Caeciliidae (Wurmwühlen) (19 G = 106 A) *Caecilia, Amphiumophis, Bdellophis, Boulengerula,* *Ceyptopsophis, Cryptopsophis, Dermophis, Gegeneo-* *phis, Geotrypetes, Gymnophis, Herpele, Hypogeophis,* *Oscaecilia, Prastinia, Siphonops, Uraeotyphlus* Ichthyophiidae (Fischwühlen) (4 G = 43 A) *Ichthyophis, Caudacaecilia, Epicrinops, Rhinotrema* Scolecomorphidae (1 G = 6 A) *Scolecomorphus*
Anura (syn. Salientia) (Frösche, Kröten) [Archaeobatrachia] (Urfrösche)	[–]	Leiopelmatidae (Neuseeländische Urfrösche) (2 G = 4 A) *Leiopelma, Ascaphus* Discoglossidae (Scheibenzüngler) (4 G = 12 A) *Discoglossus, Alytes, Barbourula, Bombina*
[Aglossa]	[–]	Pipidae (Zungenlose, „Wabenkröten") (3 (4) G = 20 A) *Pipa, Hemipipa, Hymenochirus, Xenopus*
[Rhinophrynoidei]	[–]	Rhinophrynidae (Nasenkröten) (1 G = 1 A) *Rhinophryne*
[Pelobatoidei]	[–]	Pelobatidae (Krötenfrösche) (8 G = 54 A) *Pelobates, Leptobrachium, Megophrys, Pelodytes,* *Scaphiopus*
[Neobatrachia][3] (Neufrösche)	Bufonoidea	Bufonidae (Echte Kröten) (18 G = 300 A) *Bufo, Atelopus, Brachycephalus, Dendrophryniscus,* *Melanophryniscus, Nectophryne, Nectophrynoides,* *Oreophrynella, Pseudobufo, Woltersdorffina* Leptodactylidae (Süd- oder Pfeiffrösche) (45–50 G = 650 A) *Leptodactylus, Brachycephalus, Caudiverbera, Cera-* *tophrys, Cyclorana, Cyclorhamptus, Dendrobates[4],* *Eleutherodactylus, Euparkerella, Eupsophus,* *Heleophryne, Hylodes, Limnodynastes, Myobatra-* *chus, Phyllobates[4], Pleuroderna, Pseudophryne,* *Rheobatrachus, Rhinoderma, Sminthillus,* *Telmatobius* Hylidae (Laubfrösche) (36 G = 600 A) *Hyla, Acris, Agalychnis, Allophryne, Anotheca,* *Centrolene, Centrolenella, Cochranella, Gastrotheca,* *Hemiphractus, Litoria, Pachymedusa, Phyllomedusa,* *Phrynohyas, Pseudacris, Pseudis, Triprion*
	Ranoidea	Ranidae (Frösche) (36 G = viele hundert Arten) *Rana, Amolops, Anhydrophryne, Arthroleptella,* *Arthroleptis, Astylosternus, Cacosternum, Cardio-* *glossa, Ceratobatrachus, Colstethus, Hemisus, Hil-* *denbrandtia, Leptodactylon, Mantella, Natalobatra-* *chus, Petropedetes, Phrynobatrachus, Platymantis,* *Ptychadena, Pyxicephalus, Scotobleps, Trichobatra-* *chus*

Ordnung/[Unterordnung]	Überfamilie	Familie/Gattungen
	Microhyloidea	Sooglossidae (Seychellenfrösche) (2 G = 3 A) *Sooglossus, Nesomantis* Rhacophoridae (Ruderfrösche) (14 G = 89 A) *Rhacophorus, Afrixalis, Chiromantis, Hylambates,* *Hyperolius, Kassina, Leptopelis, Megalixalus* Microhylidae (Engmaulfrösche) (56 G = viele hundert Arten) *Microhyla, Breviceps, Dyscophus, Gastrophryne,* *Hoplophryne, Kalophrynus, Kaloula, Phrynomerus,* *Sphenophryne*

Anzahl der Familien, Gattungen und Arten[5]

Urodela	8 Familien	–	54 Gattungen	–	ca. 312 Arten
Apoda	4 Familien	–	28 Gattungen	–	ca. 167 Arten
Anura	12 Familien	–	225 Gattungen	–	über 2500 Arten

Fußnotenverweise zu Tab. 8 siehe Seite 162.

Tab. 9. Reptilia. Zusammenstellung der wichtigsten Gattungen der Reptilia*, in Anlehnung an WEBB u. Mitarb. (1978). (Die ungefähre Zahl von Gattungen (G) und Arten (A) ist jeweils hinter der Familie vermerkt, z. B. bedeuten 3 G = 15 A, daß in dieser Familie 3 Gattungen mit zusammen 15 Arten eingruppiert sind). Die angeführten Gattungsnamen stellen Beispiele dar.

Klasse Reptilia (Kriechtiere)

Ordnung	Unterordnung	Familien/Gattungen [Unterfamilien]
Chelonia (syn. Testudinata) (Schildkröten)	Pleurodira (Halswender)	Pelomedusidae (Pelomedusen-Schildkröten) (3 G = 15 A) *Pelomedusa, Pelusios, Podocnemis* Chelidae (Schlangenhalsschildkröten) (10 G = 30 A) *Chelus, Batrachemys, Chelodina, Elseya, Emydura,* *Hydromedusa, Mesoclemmys, Phrynops, Platemys*
	Cryptodira (Halsberger)	Testudinidae (Landschildkröten) (8 G = 40 A) *Testudo, Geochelone, Goniochersus, Gopherus,* *Homopus, Kinixys, Malacochersus, Pyxis* Emydidae (Sumpfschildkröten) (33 G = 100 A) *Emys, Batagur, Callagur, Chinemys, Chrysemys,* *Clemmys, Cuora, Cyclemys, Damonia, Deirochelis,* *Emydoidea, Geoclemys, Geoemyda, Graptemys, Har-* *della, Hieremys, Kachuga, Malaclemys, Malayemys,* *Morenia, Notochelys, Orlitia, Pseudemys, Sieben-* *rockiella, Terrapene* Platysternidae (Großkopfschildkröten) (1 G = 1 A) *Platysternon* Chelydridae (Schnappschildkröten) (2 G = 2 A) *Chelydra, Macroclemys* Kinosternidae (Schlammschildkröten) (4 G = 18 A) *Kinosternon, Staurotypus, Sternotherus, Claudius* Dermatemydidae (Tabasco-Schildkröten) (1 G = 1 A) *Dermatemys* Dermochelydidae (Lederschildkröten) (1 G = 1 A) *Dermochelys* Cheloniidae (Meeresschildkröten) (4 G = 4 A) *Chelonia, Caretta, Eretmochelys, Lepidochelys*

Ordnung	Unterordnung	Familien/Gattungen [Unterfamilien]
		Carettochelydidae (Neuguinea-Weichschildkröten) (1 G = 1 A) *Carettochelys*
		Trionychidae (Weichschildkröten) (7 G = 30 A) *Trionyx, Chitra, Cyclanorbis, Cycloderma, Dogania, Lissemys, Pelochelys*
Crocodylia (Krokodile)		Crocodylidae (Krokodile, Alligatoren, Kaimane) (8 G = 21 A) *Crocodylus, Osteolaemus, Tomistoma* [Crocodylinae] (Echte Krokodile) *Alligator, Caiman, Melanosuchus, Paleosuchus* [Alligatorinae] (Alligatoren und Kaimane) *Gavialis* [Gavialinae] (Gaviale)
Rhynchocephalia (Schnabelköpfe)		Sphenodontidae (Brückenechsen) (1 G = 1 A) *Sphenodon punctatus* (Tuatara oder Brückenechse)
Squamata (Schuppenkriechtiere)	Sauria (syn. Lacertilia) (Echsen)	Gekkonidae (Geckos) (80 G = 600 A) *Gekko, Coleonyx, Cosymbotus, Cyrtodactylus, Diplodactylus, Eublepharis, Gehyra, Gymodactylus, Hemidactylus, Hemiphyllodactylus, Lepidodactylus, Nephrurus, Oedura, Pachydactylus, Palmatogecko, Peropus, Phelsuma, Phyllurus, Ptenopus, Ptychozoon, Sphaerodactylus, Tarentola, Thecadactylus, Uroplatus*
		Xantusiidae (Nachtechsen) (4 G = 6 A) *Xantusia, Cricosaura, Gaigeia, Lepidophyma*
		Pygopodidae (Flossenfüße) (7 G = 10 A) *Pygopus, Aprasia, Lialis, Ophidiocephalus, Ophioseps*
		Iguanidae (Leguane, Basilisken, Anolis) (60 G = 700 A) *Iguana, Amblyrhynchus, Anolis, Basiliscus, Brachylophus, Callisaurus, Chalarodon, Chamaeleolis, Chamaelinorops, Conolophus, Corytophanes, Crotaphytus, Ctenosaura, Cyclura, Deiropteryx, Dipsosaurus, Holbrookia, Hoplocercus, Hoplurus, Laemanctus, Leiocephalus, Liolaemus, Phenacosaurus, Phrynosoma, Polychrus, Sauromalus, Sceloporus, Stenocercus, Uma, Uracentron, Uta, Xiphicercus*
		Agamidae (Agamen) (34 G = 300 A) *Agama, Amphibolurus, Aporoscelus, Calotes, Ceratophora, Chlamydosaurus, Cophotus, Draco, Gon(y)ocephalus, Harpesaura, Hydrosaurus, Japalura, Leiolepis, Lophura, Lyriocephalus, Moloch, Phrynocephalus, Physignathus, Sitana, Uromastix*
		Chamaeleonidae (Chamäleons) (2 G = 50 A) *Chamaeleo, Brookesia*
		Scincidae (Skinke oder Glattechsen) (50 G = 600 A) *Scincus, Ablepharus, Acontias, Barkudia, Brachymeles, Chalcides, Corucia, Egernia, Eumeces, Leiolopisma, Lygosoma, Mabuya, Macroscincus, Neoseps, Nessia, Ophiomorus, Ophioscincus, Pygomeles, Riopa, Ristella, Trachydosaurus, Tiliqua, Tribolonotus, Tropidophorus, Typhlosaurus*

Ordnung	Unterordnung	Familien/Gattungen [Unterfamilien]
		Dibamidae (Altweltliche Grabechsen) (1 G = 3 A) *Dibamus*
		Anelytropsidae (Mexikanische Grabechsen) (1 G = 1 A) *Anelytropsis*
		Feyliniidae (Schlangenechsen) (1 G = 1 A) *Feylinia*
		Cordylidae (Gürtelechsen oder Wirtelschweife) (6 G = 23 A) *Cordylus, Chamaesaura, Platysaurus, Pseudocordylus*
		Gerrhosauridae (Schildechsen) (4 G = 25 A) *Gerrhosaurus, Cordylosaurus, Tetradactylus, Tracheloptychus, Zonosaurus*
		Teiidae (Tejus) (40 G = 200 A) *Teius, Ameiva, Bachia, Calliscincopus, Callopistes, Cnemidophohorus, Crocodilurus, Dicrodon, Dracaena, Echinosaura, Gymnophthalmus, Kentropyx, Neusticurus, Ophiognomon, Scolecosaurus, Tejovaranus, Tupinambis*
		Lacertidae (Eidechsen) (20 G = 60 A) *Lacerta, Acanthodactylus, Algyroides, Cabrita, Eremias, Holaspis, Latastia, Nucras, Ophisops, Podarcis, Psammodromus, Takydromus, Tropidosaura*
		Anguidae (Schleichen) (8 G = 60 A) *Anguis, Celestus, Diploglossus, Gerrhonotus, Ophiodes, Ophisaurus*
		Anniellidae (Ringelechsen) (1 G = 2 A) *Anniella*
		Xenosauridae (Höckerechsen) (2 G = 4 A) *Xenosaurus, Shinisaurus*
		Varanidae (Warane) (1 G = 30 A) *Varanus*
		Helodermatidae[1] (Krustenechsen) (1 G = 2 A) *Heloderma*
		Lanthanotidae (Taubwarane) (1 G = 1 A) *Lanthanotus*
	Amphisbaenia (Doppelschleichen)	Amphisbaenidae (Doppelschleichen) (24 G = 100 A) *Amphisbaena, Bipes, Blanus, Diplometopon, Monopeltis, Rhineura, Trogonophis*
	Serpentes[2] (Ophidia) (Schlangen)	Typhlopidae (Blindschlangen) (5 G = 200 A) *Typhlops, Anomalepis, Helminthophis, Liotyphlops, Typhlophis*
		Leptotyphlopidae (Schlankblindschlangen) (2 G = 50 A) *Leptotyphlops*
		Aniliidae (syn. Ilysiidae) (Rollschlangen) (3 G = 130 A) *Anilius, Anomalochilus, Cylindrophis*
		Uropeltidae (Schildschwanzschlangen) (8 G = 40 A) *Uropeltus, Melanophidium, Rhinophis*
		Xenopeltidae (Wühlschlangen) (1 G (2 G) = 1 A (2 A)) *Xenopeltis*

Ordnung	Unterordnung	Familien/Gattungen [Unterfamilien]
		Boidae (Riesen- oder Würgeschlangen) (22 G = 90 A) *Boa, Candoia, Charina, Corallus, Epicrates, Eryx, Eunectes, Lichanura, Sanzinia* [Boinae] (Boaschlangen)
		Python, Aspidites, Calabaria, Chondropython, Liasis, Loxocnemus, Morelia, Nardoana [Pythoninae] (Pythonschlangen)
		Acrochordidae (Warzenschlangen) (2 G = 2 A) *Acrochordus, Chersydrus*
		Colubridae (Nattern) (250 G = 2500 A) *Coluber, Atractus, Boaedon, Calamaria, Carcophis, Chlorophis, Clelia, Coronella, Cyclagras, Dendrelaphis, Diadophis, Dinodon, Dromicus, Drymarchon, Drymobius, Elaphe, Franzia, Goniosoma, Haldea, Heterodon, Lampropeltis, Leptophis, Lycodon, Lycophidion, Lystrophis, Lytorhynchus, Mehelya, Natrix, Opheodrys, Phyllorhynchus, Pituophis, Pseudaspis, Ptyas, Rhinocheilus, Sibon, Spilotes, Stegonotus, Storeria, Thamnophis, Thrasops, Tropidodipsas, Uromacer, Zaocys* [Colubrinae] (Echte Nattern)
		Boiga, Ahaetulla, Chrysopelea, Conophis, Dispholidus[++], Geodipsas, Leptodeira, Macroproton, Malpolon, Oxybelis, Prosymna, Psammodynastes, Psammophis, Rhamphiophis, Scaphiophis, Tantilla, Telescopus, Thelotornis[++] [Boiginae[+]] (Trugnattern)
		Xenoderma, Achalinus, Nothopsis, Stoliczkaia, Xenopholis [Xenoderminae]
		Dasypeltis, Elachistodon [Dasypeltinae] (Eierschlangen)
		Dipsas, Aplopeltura, Imantodes, Pareas [Dipsadinae] (Schnecken- oder Dickkopfnattern)
		Homalopsis, Cerberus, Enhydris, Fordonia, Erpeton [Homalopsinae] (Wassertrugnattern)
		Elapidae[++] (Giftnattern) (41 G = 180 A) *Elaps, Bungarus, Calliophis, Demansia, Dendroaspis, Denisonia, Dicmenia, Glyphodon, Hemachatus, Leptomicrurus, Maticora, Microruroides, Micrurus, Naja, Notechis, Ophiophagus, Oxyuranus, Pseudechis*
		Hydrophiidae[++] (Seeschlangen) (16 G = 50 A) *Hydrophis, Laticauda, Pelamis*
		Viperidae[++] (Vipern, Ottern, Grubenottern) (15 G = 150 A) *Vipera, Atheris, Atractaspis, Bitis, Causus, Cerastes, Eristicophis* [Viperinae[++]] (Vipern, Ottern)
		Crotalus, Agkistrodon, Bothrops, Lachesis, Sistrurus, Trimeresurus [Crotalinae[++]] (Grubenottern)
		Azemiops [Azemiopsinae[++]]

Fußnotenverweise zu Tab. 9 siehe Seite 168.

Anzahl der Familien, Gattungen und Arten[3]

Chelonia	12 Familien	–	75 Gattungen	–	über	200 Arten
Crocodylia	1 Familie	–	8 Gattungen	–	ca.	21 Arten
Rhynchocephalia	1 Familie	–	1 Gattung	–		1 Art
Squamata						
Sauria (Lacertilia)	20 Familien	–	323 Gattungen	–	ca.	2700 Arten
Amphisbaenia	1 Familie	–	24 Gattungen	–	ca.	100 Arten
Serpentes (Ophidia)	11 Familien	–	365 Gattungen	–	ca.	3400 Arten

* Die Auflistung der Gattungen – die jeweils nur eine Auswahl darstellt – erfolgt alphabetisch, mit Ausnahme der stets an erster Stelle genannten, für die Familie bzw. Unterfamilie namengebenden Gattung, in Anlehnung an WEBB u. Mitarb. (1978).

[1] Die einzige Echsengattung, in der Giftdrüsen ausgebildet sind und deren Gift für den Menschen tödlich wirken kann, ist *Heloderma* (Krustenechsen) mit den zwei Arten *H. horridum* (Skorpion-Krustenechse) und *H. suspectum* (Gila-Krustenechse). Die zu Giftdrüsen umgewandelten Speicheldrüsen liegen bei *Heloderma* nicht wie bei den Giftschlangen und Trugnattern im Oberkiefer, sondern in den Unterkiefern.

[2] In der systematischen Übersicht sind Trugnattern (Boiginae) und Wassertrugnattern mit [+], Giftnattern (Elapidae), Vipern, Ottern, Grubenottern (Viperidae), Seeschlangen (Hydrophiidae) und solche Trugnattern, die für den Menschen lebensgefährliche Bißverletzungen verursachen können, mit [++] gekennzeichnet. Die beiden für den Menschen gefährlichsten Trugnattern sind *Dispholidus typus* „Boomslang" und *Thelotornis kirtlandii* „Afrikanische Graue Baumnatter".

[3] Aufgrund unterschiedlicher Auffassungen der verschiedenen Autoren sind die Zahlen nicht als absolut anzusehen, da z. B. eine hier als Unterfamilie aufgefaßte Gruppe auch als Familie angesehen werden kann und umgekehrt.

Literatur

WEBB, J. E., WALLWORK, J. A., ELGOOD, J. H.: Guide to living reptiles. London and Basingstoke, Mac Millan Press, Ltd. 1978.

WEBB, J. E., WALLWORK, J. A., ELGOOD, J. H.: Guide to living amphibians. London and Basingstoke, Mac Millan Press, Ltd. 1981.

Tab. 10. Häufige Erkrankungen der Amphibien und Reptilien

Tiergruppe	Erkrankungsart bzw. -bezeichnung	Symptome	Ursachen	Seitenzahl
Schwanzlurche (Urodela)	„Molchpest"	Hautgeschwüre u. -nekrosen, Absterben von Extremitäten, petersilienartiger Geruch	unbekannt	196, 197, **357**
Froschlurche (Anura)	„Red leg disease"	Hämorrhagien an Bauch und Schenkelunterseiten	wahrscheinlich sind Bakterien nur Sekundärbesiedler, Virusgenese (?)	**196**
	generalisierte Bakteriosen	meist keine äußerlich sichtbaren Symptome; Apathie, Bewegungsanomalien	verschiedene Erregerarten	195 ff.
	Beulen	weiche subkutane Beulen auf der dorsalen Seite bei großen Froscharten aus bestimmten geographischen Regionen (*Hyla caerulea*)	Plerocercoide pseudophyllider Cestoden	238, 239, 358
	Darmprolaps	Vorfall des Kloakenbereichs bzw. des Rektums	Irritationen durch starken Befall mit Darmnematoden. Begleiterscheinung generalisierter Bakteriosen	**358**
	verminöse Pneumonie	Abmagern bei normaler Nahrungsaufnahme	Befall mit Lungennematoden	**240, 242**
Schildkröten (Chelonia)	Rachitis	Panzer weich; bei Jungtieren Deformation des Carapax (Höckerbildung) während des Wachstums, die auch bei ausgeheilter Rachitis nicht rückgängig zu machen ist	Vitamin-D_3-Mangel. Unterversorgung mit Mineralien, anderen Vitaminen und essentiellen Aminosäuren	333 ff., 341
	ödematöse Augenlider „Erblindung"	v. a. bei Wasserschildkröten: halb- oder völlig geschlossene Augen, keine Nahrungsaufnahme	vorwiegend durch Vitamin-A-Mangel bedingt. Entzündung der Harderschen Drüse. Falsche Ernährung (einseitige Fütterung vorwiegend mit Muskelfleisch wie Herz)	**331**, 360
	Pneumonie	Mundhöhle verschleimt, Schaumbläschen beim Atmen vor den Nasenlöchern, Atmung geräuschvoll	meistens bakterielle Infektion, in seltenen Fällen auch mykotisch bedingt	**204**, 220 ff.
	Nierenerkrankungen	Ödembildungen an den Extremitäten bzw. der Halshaut, so daß bei eingezogenem Kopf ein wulstartiger Kragen entsteht	bakteriell bedingt, evtl. viszerale Gicht, Hexamitiasis (?)	197 ff., **247, 338**

Tiergruppe	Erkrankungsart bzw. -bezeichnung	Symptome	Ursachen	
	Hexamitiasis	wenig spezielle Symptome (Apathie, Nahrungsverweigerung, schleimig-gallertiger Harn); am lebenden Tier kaum nachweisbar. Hexamiten sind i. d. R. auch bei gesunden Tieren vorhanden	Besiedlung der Nierenkanälchen mit *Hexamita parva*	247
	nässende Hautaffektionen	nässende, weiche, schmierige Haut	bakterielle Hautinfektionen, evtl. vermischt mit mykotischen Prozessen; teilweise eine Folge überzähliger Häutungen bei Vitamin-A-Hypervitaminose	359
	Kotstau	oft Nachziehen der (nicht gelähmten) Hinterbeine	Aufnahme von zu viel Sand und/oder Torf bei falscher Unterbringung; evtl. zu trockene Haltung bzw. zu wasserarme Kost	359
	Nematoden im Kot	Apathie, Nahrungsverweigerung	Massenbefall mit Darmnematoden insbesondere Oxyuren; in seltenen Fällen kommt es zum Ileus	290 ff.
	Legenot	über Tage sich hinziehende Grabbewegungen mit den Hinterbeinen; auffällige Schwanzbewegungen	Unfähigkeit ablagereife Eier auszutreiben. Herabgesetzte Gleitfähigkeit der Eileiter/Uteri und/oder allgemeine Schwäche	354
	Leberdegenerationen („Fettleber")	sehr häufig, v. a. Landschildkröten; keine spezifischen Symptome	multifaktorielles Geschehen, evtl. Pestizidvergiftung (?)	342
	Abszesse	vorwiegend im Kopfbereich, Mittelohrabszesse	bakterielle Erreger unterschiedlicher Arten	206
Krokodile	Steatitis	vorwiegend bei Jungtieren – bräunliches Fettgewebe von wachs-, talg- oder seifenartiger Konsistenz; beim lebenden Tier keine spez. Symptome	Vitamin-E-Mangel	336
„Echsen"	Rachitis	v. a. bei jungen Leguanen; weicher Schädel, „Mopskopf", Spontanfrakturen des Unterkiefers, aufgetriebene Extremitätenknochen (Osteoporose) – betroffen sind meistens die Oberschenkel	Vitamin-D₃-Mangel, evtl. UV-Mangel. Unterversorgung mit anderen Vitaminen, Mineralstoffen und essentiellen Aminosäuren. Fehlernährung durch ausschließliche pflanzliche Kost (Gerade Jungtiere stellen hohe Ansprüche). Bei Therapie Vorsicht vor Überdosierung von Vitamin D (Hypervitaminose)	333, 341, 363

Schlangen	Vitamin-B-Mangel	Nachziehen der Hinterbeine, Zittern der freihängenden Extremitäten	Fehlernährung, evtl. im Zusammenhang mit einer Mineralstoffunterbilanz, insbesondere von Calcium	332
	Legenot	zuerst Unruhe, später Apathie, bes. bei kleinen Arten (Anolis, Basilisken, Chamäleons). Eier meistens gut palpierbar	herabgesetzte Gleitfähigkeit der Eileiter/Uteri (Vitaminmangel ?), allgemeine Schwäche	354
	Gastro-Enteritiden	Nahrungsverweigerung, schmieriger Kot, unverdaute Futterbestandteile im Kot	bakterielle Infektion; geschwächte Tiere (nach langen Transporten etc.) besonders gefährdet	201 ff.
	Nematoden im Kot	v. a. bei Pflanzenfressern sind insbesondere Oxyuren sehr häufig	Nematoden mit direkter Entwicklung wie Oxyuren führen in Gefangenschaft leicht zu laufenden Superinfektionen	278, **290 ff.**
	Amöbiasis	kaum spezifische Symptome, im Endstadium Apathie und Nahrungsverweigerung; vermehrtes Trinkbedürfnis	Nichtbeachtung von Quarantänemaßnahmen, Umsetzen von Tieren etc., Weiterverfütterung nicht gefressener Futtertiere	249 ff.
	Calcium-Mangel	v. a. bei Jungtieren (frisch geschlüpft) sind ein Zittern der Extremitäten und spastische Zwangsbewegungen typisch	Mineralstoffmangel, insbesondere von Calcium bei gleichzeitiger Vitamin-B-Unterbilanz – evtl. schon beim Muttertier	330 ff., **336**
	Abszesse	Extremitäten (Phalangen) sowie der Kopfbereich zeigen beulenartige Vorwölbungen, die sich meistens mehr oder weniger fest anfühlen und häufig verschiebbar sind, aber auch weich sein können	bakterielle Infektionen – selten mykotisch bedingt –, die sich wahrscheinlich aufgrund kleinster Verletzungen durch Dornen von Pflanzen, Stacheln von Futterinsekten (Heuschrecken), Bißverletzungen etc. entweder lokal begrenzt (harte käsige Abszesse) oder generalisiert (weiche jauchige Abszesse) entwickeln	205 ff.
	Milbenbefall	Anämie (wenig oder gar nicht durchblutete, weißliche Mundschleimhaut); bei starkem Befall weiße Stippchen (Milbenexkrete) auf den oft abgespreizten Schuppen, unter denen Milben bzw. deren Eier zu finden sind	Befall mit der sog. Roten Blutmilbe *Ophionyssus natricis*	316 ff.
	Pneumonie	röchelndes z. T. pfeifendes Atemgeräusch; Schleim in der Mundhöhle, in Ruhestellung geöffnetes Maul	bakterielle Infektionen durch verschiedene Erreger-Arten, die sich bei entsprechender Prädisposition und äußeren Einflüssen (Zugluft) ausbilden können	**205**, 295

Tiergruppe	Erkrankungsart bzw. -bezeichnung	Symptome	Ursachen	
	Gastro-Enteritiden	Auswürgen gefressener Beutetiere nach 1–2 Tagen; häufiges Trinken; Schleim in der Maulhöhle; grauer schmieriger stinkender Kot; im Endstadium chronischer Infektionen treten Koordinations- und Gleichgewichtsstörungen auf	bakterielle Infektionen durch *Pseudomonas*-, *Aeromonas*- u. a. Arten	201
	„Maulfäule" (Stomatitis ulcerosa)	Mundschleimhaut anfangs stark gerötet, später blaß mit nekrotischen Auflagerungen, meist verbunden mit Lungen- und Darmentzündungen; tiefe kraterförmige Abszeßhöhlen, gefüllt mit käsigem Eiter, im Unter- und Oberkiefer	bakterielle Infektion durch die gleichen Erreger-Arten wie bei Gastro-Enteritiden. Häufig bei geschwächten, frisch importierten Tieren. Ob ein Vitamin-Mangel ursächlich beteiligt ist, ist unklar, doch hat, neben der gezielten Therapie, die Zufuhr von Vitamin A + C einen günstigen Einfluß auf die Heilung	199
	Hautinfektionen	rot unterlaufende Schuppen, v. a. ventral, „angefressen" wirkende Bauchschuppenränder, oberste Hornschicht mit Pinzette leicht abziehbar	oft mykotisch bedingte Infektionen. Eine Unterscheidung ob nur Bakterien oder nur Pilze beteiligt sind, ist nur mikroskopisch möglich (KOH-Präparat)	205, 210, 218
	Häutungsschwierigkeiten	alte Haut oft in mehreren Lagen, häufig durch bakterielle Prozesse miteinander verbacken; das Tier fühlt sich rauh und klebrig an	meist durch zu trockene Haltung bedingt; evtl. auch hormonale Störung (Thyreoidea)	359
	Augeninfektionen	rauhe, trockene und abstehende Schuppen, übersät mit weißlichen Stippchen	starker Milbenbefall; die weißlichen Stippchen sind die Milbenexkrete	316
		Augen bleiben auch nach vollzogener Häutung milchig-trüb, manchmal durch Exsudatbildung blasig aufgetrieben, vgl. Häutungsschwierigkeiten. Vorsicht vor Verwechslung mit der physiologischen Trübung der „Brille" während der Häutungsvorbereitung	nicht mitgehäutete „Brille" führt zu bakteriellen Infektionen zwischen neuer und alter Augenschuppe. Die Eiterbildung kann zur Zerstörung des Auges führen. Eine einmal nicht mitgehäutete „Brille" kann auch bei nachfolgenden Häutungen nicht mehr mitgehäutet werden	359, 360
	Darmprolaps	Kloakenwandung bzw. Rektum nach außen umgestülpt, häufig geschwollen und entzündet; führt leicht zu nekrotischem Prozeß	möglicherweise eine Schwäche der Schließmuskeln, aber auch eine Folge von Enteritiden in den hintersten Darmabschnitten bzw. von verhärteten Kotballen und verstärkten Preßbewegungen	277, 360

Kotstau	kranial der Kloake palpierbare Verhärtungen meist gut verschiebbar	angeschoppte verhärtete Kotballen bei Tieren, die lange Zeit in zu trockener Umgebung und ohne Trinkwasser gehalten wurden (Importe). Bei weiblichen Tieren muß aber auch an nicht ausgetriebene Eier (Legenot) gedacht werden	359
Amöbiasis	palpierbare Darmverdickung und -verhärtung in einigem Abstand kranial der Kloake – nicht verschiebbar; vermehrtes Trinkbedürfnis. Die typische Ruhestellung wird nicht mehr eingenommen, die Tiere liegen meist gestreckt. Aufreißen des Mauls, z. T. konvulsifische Krämpfe. Zu Beginn der Infektion Blutbeimengungen auf den Kotballen, z. T. breiiger Kot. Nahrungsverweigerung	Infektion mit *Entamoeba invadens*	249 ff.
Lungenwurmbefall	„verminöse" Pneumonie, vgl. oben; embryonierte Eier und Larven im Mundschleim (auch im Kot). Bei einigen Arten wie *Thamnophis* spp. können die Nematoden in die Gingiven einwandern und entzündliche Prozesse verursachen	Besiedlung der Lunge mit Nematoden der Gattung *Rhabdias*; in seltenen Fällen Überwandern der Nematoden in die Maulhöhle. Arten, die im feuchten Biotop leben, besonders gefährdet. Direkte Entwicklung der Nematoden	289
Nematodenbefall des Darms	Enteritiden mit ausgedehnten Ulzera in der Magenschleimhaut z. T. im Ösophagus; die jeweils charakteristischen Eier im Kot nachweisbar	insbesondere Ascariden führen zu derartig schweren pathologischen Veränderungen	287–301
Milbenbefall	vgl. oben Häutungsschwierigkeiten und bei „Echsen" Milbenbefall	Befall mit *Ophinoyssus natricis*	316 ff.
Abszesse	vgl. den entsprechenden Absatz bei „Echsen"	bakterielle Infektion	205 ff.
„Paget'sche" Krankheit (?)	Versteifungen des mittleren Körperbereichs durch Verwachsungen der Wirbel miteinander bzw. mit den Rippen. Gelegentlich Spontanfraktur in diesem Bereich mit Querschnittslähmung z. T. offene Wunde. Betroffen scheint insbesondere die Art *Boa constrictor* zu sein.	unbekannt – Hyperkalzämie ?, genetisch bedingt ?	362

1 Untersuchungsmethoden

Allgemeine Bemerkungen: Bei allen Einsendungen, seien es Kotproben, Abstriche oder Tiere zur Behandlung oder zur Sektion, muß der Name des Tieres, möglichst die wissenschaftliche Bezeichnung, angegeben werden.

Weitere wichtige Hinweise sind: Importtier oder Nachzucht, Dauer der Gefangenschaft, Art der Haltung (Einzeltier oder Gruppe), Futter, Therapieversuche etc.

1.1 Manipulation der Tiere

1.1.1 Amphibien

Die häufig stark schleimige Haut erschwert bei vielen Froschlurchen, insbesondere aber bei den aquatisch lebenden Schwanzlurchen wie Axolotl oder Riesensalamander, das Hantieren erheblich. Derbes Filterpapier oder sog. Einmalhandtücher zwischen Tier und Hand gelegt, können hierbei eine große Hilfe sein. Zellstoff eignet sich dagegen nicht.

Bei den südamerikanischen Giftfröschen ist besondere Vorsicht geboten; hierbei sollten Einmalhandschuhe getragen werden.

Bei allen Amphibien ist Vorsicht angebracht; die schleimigen Hautsekrete führen beim Menschen zu starken Augenreizungen.

1.1.2 Reptilien

Schildkröten

Trotz der Einordnung aller Schildkröten, von den zentnerschweren Riesenschildkröten (*Testudo* spp.*) bis zu kleinen oft nur handtellergrossen Arten, in eine Ordnung, gestaltet sich die Manipulation nicht nur in Abhängigkeit von der Größe, sondern auch durch die verschiedensten morphologischen und anatomischen Besonderheiten uneinheitlich.

Bei einer Schildkröte geht es in erster Linie um die äußerliche Inaugenscheinnahme des dorsa-

len (Carapax) bzw. des ventralen Panzers (Plastron), um Verletzungen, bakterielle oder mykotische Prozesse beurteilen zu können. Diese Untersuchung ist bei allen Arten problemlos durchzuführen, doch muß man darauf achten, daß Wasserschildkröten z. T. nicht nur recht beißfreudig, sondern auch schnell und wendig sind. Hinzu kommt bei langhalsigen Halswendern (Pleurodira) eine enorme Reichweite des Kopfes. Vorsicht ist bei der Handhabung von Weichschildkröten (*Trionyx* spp.) geboten, da diese Tiere wegen ihrer schlüpfrigen Haut und den messerscharfen Krallen kaum fixiert werden können. Große Exemplare der Geierschildkröte *(Macroclemys temminckii)*, die mehr als 100 kg wiegen können oder der Schnappschildkröte *Chelydra serpentina*, aber auch Meeresschildkröten und Arten wie *Platysternon megacephalum* (Großkopfschildkröte) und die Großkopfschlammschildkröte *(Claudius angustatus)*, bei der die Kieferränder mit spitzen, scharfen, zahnartigen Bildungen versehen sind, können gefährlich sein. Die Hornüberzüge der Kiefer sind bei vielen Arten messerscharf.

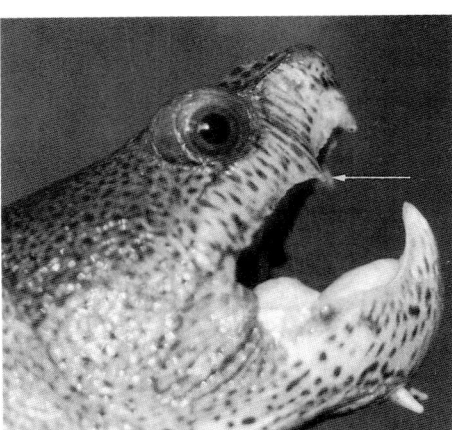

Abb. 88. Kopf einer Großkopfschlammschildkröte *(Claudius angustatus)* mit von messerscharfen Hornscheiden – mit „Hornzähnen" – überzogenen Kieferrändern. Das Tier mit einer Carapax-Länge (Stockmaß) von 14 cm lebt seit ca. 20 Jahren im Institut und war lange Zeit Ausscheider von *Entamoeba invadens*.

---

* Um dem Praktiker gerecht zu werden, wurde darauf verzichtet, die bei vielen Arten geänderten Gattungsnamen zu verwenden.

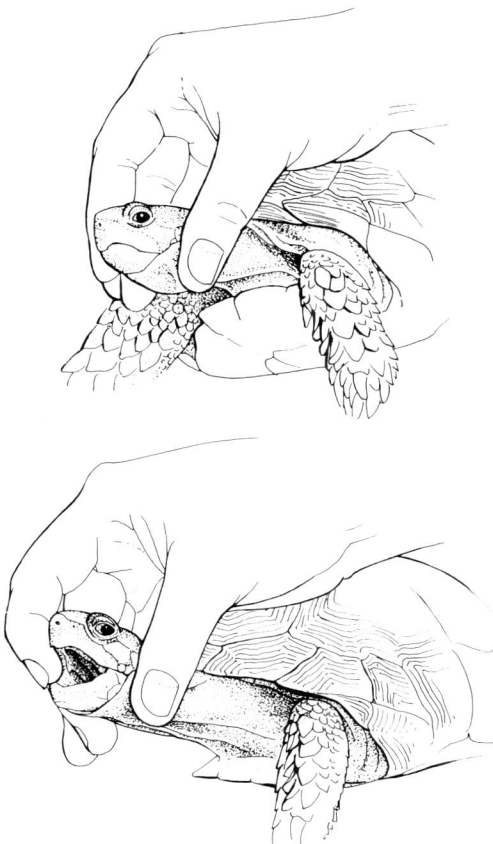

Abb. 89. Handhabung einer Landschildkröte bei der Zwangsfütterung, z. B. Medikamenteneingabe (nach ADRIAN 1980). a = Griff hinter den Kopf; b = öffnen, bzw. Offenhalten des Maules.

Um das Beißen von Schildkröten zu verhindern, legt man ein Tuch so über den vorderen Körperabschnitt, daß der Kopf bedeckt wird. Durch leichtes Auflegen der Hand bleibt der Kopf zurückgezogen (Halsberger-Schildkröten), bzw. wird seitlich umgelegt (Halswender-Schildkröten).

Schwieriger gestaltet sich häufig die Untersuchung der Extremitäten, des Schwanzbereiches, des Kopfes und des Halses. Bieten bei allen Landschildkröten (außer *Kinixys*) die Extremitäten keine, Kopf und Hals nur geringe Probleme, (Abb. 89), so stellt sich die Untersuchung bei Arten mit einem Quergelenk im Plastron und der Fähigkeit, alle aus dem Panzer hervorragenden Körperteile vollständig einzuziehen, die beiden Plastronhälften anzuklappen und fest an den ventro-lateralen Rand des Cara-

pax anzupressen, schwierig dar. Hierzu gehören u. a. die Arten der Gattung *Cuora* und die Sumpfschildkröten der Gattung *Terrapene*. Ähnlich verhält es sich bei *Kinixys*-Arten, da diese Gelenkschildkröten die hintere Hälfte des Carapax fest nach unten zu klappen vermögen.

Einige Möglichkeiten bestehen, um zum Ziel zu gelangen. Bei Landschildkröten hilft es, die Tiere kurz unter Wasser zu tauchen, um den Kopf fassen zu können. Lassen sich die Vorderextremitäten nicht greifen, so sollte man die Hinterextremitäten vorsichtig nach innen drücken, wodurch die Tiere meistens veranlaßt werden, die Vorderextremitäten hervorzustrecken.

Echsen und Panzerechsen

Die Untersuchung der Echsen ist mit Ausnahme großer Warane wie *Varanus salvator* (Binden-Waran) oder *V. komodoensis* (Komodo-Waran) und größerer Krokodile problemlos. Bei großen Exemplaren ist zu empfehlen, dicke Lederhandschuhe – möglichst mit Stulpen – zu tragen, um Verletzungen durch die Krallen zu vermeiden. Neben den Extremitäten muß bei allen langschwänzigen Arten der Schwanz ruhig gestellt werden, da Schwanzschläge z. B. eines großen Leguans oder eines Warans wie Peitschenhiebe wirken können. Bei Echsen, bei denen der Schwanz autotomiert werden kann, wie *Lacerta* spp., verschiedene Geckos u. a., ist äußerste Vorsicht notwendig, um Verstümmelungen auszuschließen. Der Schwanz darf keinem Zug und keinem Druck ausgesetzt werden; er darf sich aber auch nicht frei bewegen können, da das Anschlagen an Gegenstände gleichfalls zur Autotomie führt.

Selbst harmlos wirkende Pfleglinge akzeptieren Manipulationen meist nicht. Da die Echsen unterschiedlich starke Zahnbildungen aufweisen, die von feinsten, nur noch mit der Lupe erkennbaren Zähnchen wie bei kleinen *Lacerta*-Arten u. a. über flache messerähnliche Zahnbildungen bei Waranen, zu mehrhöckerigen Kegelstumpfzähnen bei Leguanen und Tejus führen, ist darauf zu achten, daß es zu keinen Bißverletzungen kommt. Die Kiefermuskulatur ist bei den meisten Arten gut ausgebildet, so daß eine enorme Kraftentwicklung zustandekommt. Da bei Bißwunden Keime tief eingebracht werden, ist mit Infektionen zu rechnen. Gewarnt sei vor großen Geckos wie dem Tokee, da sie durch sägende Kieferbewegungen tiefe Wunden verursachen. Selbst kleine Echsen wie die Smaragdeidechse vermögen blutende Wunden zu setzen!

Bei größeren Echsen empfiehlt es sich, das Maul mit einem weichen Lederriemen zuzubinden oder eventuell mit Leukoplast zuzukleben.

Ein Tier darf keine Gelegenheit haben zu beißen, da sich z. B. kleine Arten selbst irreparable Schäden zufügen können. Bei *Anolis-*, *Phelsuma-* oder *Chamaeleo*-Arten kommt es zu Kieferbrüchen. Besonders gefährdet sind rachitische Exemplare.

Ungiftige Schlangen

Die Manipulation von ungiftigen Schlangen ist problemlos, sie kann allerdings nur in seltenen Fällen von einer Person vorgenommen werden. Selbst eine nur 1 m große Natter nimmt so verschiedene Positionen ein, daß sich eine Untersuchung schwierig gestaltet. Eine Hilfe kann sein, das Tier in einen Sack zu stecken, aus dem nur der Teil herausragt, an dem z. B. eine Abszeß-Spaltung vorgenommen werden soll.

Bei mehrere Meter großen Riesenschlangen ist pro Meter Schlange je eine Person für die Fixierung notwendig.

Besonders wichtig ist, die Schlange zu Beginn einer Untersuchung als erstes hinter dem Kopf so festzuhalten, daß ein Zubeißen ausgeschlossen ist. Allen Aussagen eines Pflegers zum Trotz sollte man diese Vorsichtsmaßregel treffen; auch die friedfertigste Schlange beißt spätestens bei einer zweiten oder weiteren Behandlung zu!

Unangenehm kann sich ein solches Zubeißen bei Riesenschlangen auswirken, wenn es sich nicht um einen Abwehrbiß gehandelt hat, sondern um einen Beutebiß, bei dem als Reflexhandlung zugleich ein Umschlingen des Armes etc. erfolgt. Da dieser krampfartige Zustand über längere Zeit anhalten kann, sollte die Schlange sofort zum Loslassen bewegt werden. Die einfachste Methode ist, Hand und Schlange unter fließendes kaltes Wasser zu halten. Besser wirkt das Vorhalten eines mit Äther oder Ammoniak (Salmiakgeist) getränkten Wattebausches vor die Maul- bzw. Nasenöffnung.

Giftschlangen (einschließlich Trugnattern)

Das Hantieren mit Giftschlangen bzw. Trugnattern sollte nur dann erfolgen, wenn der Tierarzt Erfahrung besitzt, ein Antiserum verfügbar ist und sich der Besitzer bereit erklärt, bei der Fixierung mitzuwirken. Voraussetzung muß sein, daß die Behandlung Aussicht auf Erfolg hat. Im Falle von Giftschlangen sollte man besser die Tötung ins Auge fassen, als seine ersten Versuche bei der Behandlung von Schlangen an

einem solchen Tier sammeln zu wollen. Auch sollte man bedenken, daß nicht der Giftzahn alleine gefährlich ist, sondern das Gift, das in großen Drüsen, die an beiden Seiten den Oberkieferknochen außen aufliegen, gebildet wird, und daß ausfließendes Gift – durch die Manipulation wird es ausgepreßt –, das in eine Wunde gelangt, die gleichen Wirkungen besitzt, wie wenn es mit Hilfe eines Zahns in einen Körper eingespritzt wird.

Bei kleineren Tieren ist die Fixierung des Kopfes auf einem Tisch zwischen zwei entsprechend dicken Schaumstoffstücken möglich. Bei größeren Exemplaren sollte der Kopf oder der Vorderkörper in einem mit einer Glasplatte o. ä. abgedeckten Plastikbecken so mit Schaumstoff fixiert werden, daß keine Verletzungen auftreten können, der Kopf zu beobachten ist und man ungestört an dem aus dem Becken hängenden Teil der Schlange arbeiten kann, vgl. aber auch 2.2 (Sedation).

1.2 Physikalische Untersuchungstechniken

1.2.1 Röntgenuntersuchung

Die röntgenologische Untersuchung ist bei allen Reptilien und bei Amphibien durchführbar. Selbst Schildkröten sind für die Röntgendiagnostik geeignete Patienten.

Knochenveränderungen wie Osteodystrophia deformans, Osteodystrophia fibrosa, Osteoporose u. a. lassen sich gut darstellen. Bei mangelhafter Mineralisation ergeben sich nur dann gute Resultate, wenn die Demineralisation bereits 40% oder mehr beträgt. Frakturen lassen sich ebenso deutlich erkennen wie zystische Kalkeinlagerungen oder Fremdkörper der verschiedensten Art. Ansammlung von Kies und Sand im Magen-Darm-Kanal stellen sich gleichfalls gut dar. Bei Krokodilen muß berücksichtigt werden, daß einzelne Kieselsteine im Magen physiologisch sind („Magensteine"). Pneumonien sind i.d.R. erst in einem späteren Stadium erkennbar. Steckengebliebene Eier („Legenot") sind fast immer durch ihre mehr oder weniger stark verkalkten Schalen als scharf abgegrenzte Strukturen sichtbar. Bei viszeraler Gicht lassen sich die größeren Uratkonkremente in der Niere nachweisen.

Zur besseren Darstellung des Magen-Darm-Traktes kann ein Bariumsulfat-Brei eingegeben

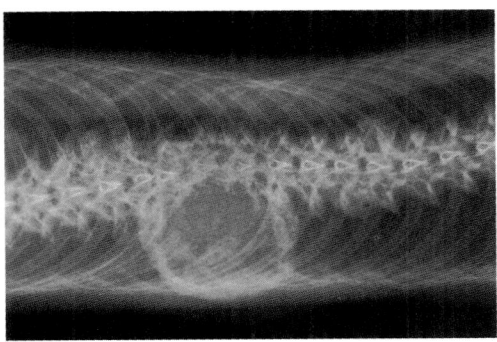

Abb. 90. Undeterminierter Tumor in der Wirbelsäule einer Abgottschlange *(Boa constrictor)* mit partieller Zerstörung der Wirbelkörper.

1.2.2 Sonographie

Bei großen Schildkröten lassen sich beschalte Eier sonographisch nachweisen. Das Tier wird in Rückenlage fixiert und der Schallkopf möglichst tief zwischen Plastron-Rand und Hinterextremität eingeführt. Es ist nötig, die vom Panzer begrenzte Höhlung mit Kontaktflüssigkeit zu füllen. Das Verfahren ist nur bei Tieren ab ca. 40 cm Carapaxlänge geeignet.

1.2.3 Computertomographie

Mit Hilfe von Computertomogrammen lassen sich Veränderungen etc. auch bei Reptilien ohne weiteres erkennen. In der tierärztlichen Praxis dürfte diese Methode noch für längere Zeit nicht zur Routine gehören.

werden. Bei Schildkröten kann sich die Ausscheidung allerdings über mehrere Tage hinziehen.

Das Röntgen erfordert z. T. Erfindungsgabe. Kleine Echsen und Schlangen können z. B. mit Leukoplaststreifen direkt auf der Kassette fixiert werden. Bei Giftschlangen empfiehlt es sich, die Tiere in einem Leinensack zu untersuchen, auf die Gefahr hin, daß mehrere Aufnahmen notwendig sind. Trotzdem ist auch dabei Vorsicht geboten, da einzelne Tiere durch den Sack hindurchbeißen! Man kann auch eine Plastikdose verwenden, deren Deckel kurz vor der Aufnahme entfernt wird.

Größere Tiere müssen durch eine oder mehrere Personen fixiert werden.

Um Strukturen mit ähnlicher Dichte wie Panzer oder Schuppen abbilden zu können, sind hohe Milliampere-Werte eine Hilfe. So läßt sich z. B. Sand im Enddarm einer Schildkröte mit folgenden Werten gut darstellen:

65 KV bei 200 mA und 0,1 sec

Für die allgemeine Untersuchung haben sich folgende Einstellungen und Folien bewährt:
kleine Tiere: SE 1-Folien, ohne Raster
50 KV bei 500 mAs (= 10 mA und 0,02 sec)
größere Tiere: Rubin-Folien, mit Bucky-Raster
60 KV bei 400 mAs (= 40 mA und 0,1 sec)
große Tiere: Rubin-Folie, mit Bucky-Raster
65 (–70) KV bei 360 (– 335) mAs (= 45 [– 50] mA und 0,125 [– 0,15] sec)
(Vgl. die Abbildungen in den entsprechenden Abschnitten)

1.3 Hämatologische und serologische Untersuchungen

Allgemeine Bemerkungen: Hämatologische und serologische Routineverfahren sind bei Amphibien und Reptilien in gleicher Weise brauchbar, doch beschränkt sich ihre Anwendung auf wissenschaftliche Fragestellungen, da zu wenig Daten gesunder Tiere vorliegen und die hämatologischen Parameter Schwankungen innerhalb weiter Grenzen unterliegen. Auch die Blutabnahme ist mit erheblichen Schwierigkeiten verbunden. Die Gefäße sind fast nie von außen zu erkennen und ein bloßes Ritzen der Haut führt aufgrund der schlechten peripheren Blutversorgung selten zu ausreichenden Blutmengen. Das Kappen der Schwanzspitze oder eines Zehengliedes, sowie bei Tieren mit Schwimmhäuten das Einschneiden in die Füße, sind keine Methoden, die bei Patienten, die in der Regel Schautiere sind, angewendet werden können. Auch das Eintauchen von Extremitäten oder des Schwanzendes in handwarmes Wasser oder die Verwendung durchblutungsfördernder Präparate führt zwar in Einzelfällen zu einer Verbesserung der Blutabnahme, doch sind diese Methoden insgesamt wenig erfolgreich.

Die Herzpunktion ist gleichfalls nicht als Technik der Wahl anzusehen, die Risiken sind groß. Diese Erkenntnis wird von erfahrenen Zootierärzten geteilt. Zur Feststellung des Geschlechts, durch Bestimmung des Serumhormonspiegels, wurde deshalb eine andere Methode entwickelt, die aber gleichfalls mit einer erheblichen Gefährdung der Tiere verbunden ist, vgl. 1.3.2 (Bestimmung der Geschlechtshormone).

Die von uns erprobte Anritzung großer Venen der Maulhöhle im Ober- und/oder Unterkiefer mit einem scharfen Lanzettmesserchen liefert nur geringe Blutmengen, die zwar für Ausstriche* reichen, aber für sonstige Untersuchungen ungeeignet sind. Die Entnahme aus solchen Venen mit der Kanüle ist nur bei großen Tieren möglich. Das Verfahren eignet sich nur bei Schlangen.

Eine andere Methode, Blut mit Hilfe blutsaugender Arthropoden zu gewinnen, eignet sich nur für wissenschaftliche Fragestellungen. Als Arthropoden kommen die großen südamerikanischen Raubwanzen (Reduviidae), vorwiegend der Gattung *Rhodnius*, sowie Lederzecken, wie *Ornithodoros talaje* in Betracht, vgl. Filarioidea (3.5.2.2.4.B.e.ζ – Nematodes, S. 301) und Argasidae (3.5.2.3.2.A.a.β – Ixodoidea, S. 314).

1.3.1 Hämatologische Untersuchungen

Hämatologische Untersuchungen ließen Aussagen von diagnostischem Wert zu, doch fehlen Vergleichsdaten. Die wenigen Ergebnisse beschränken sich auf Einzelbefunde oder auf einzelne Tiergruppen und bestätigen die erhebliche Schwankungsbreite der Werte innerhalb einer Art.

1.3.2 Serologische Untersuchungen

Da Vergleichsdaten von gesunden Tieren fehlen, haben auch serologische Verfahren bei Amphibien und Reptilien noch keine praktische Bedeutung. Elektrophoretische Untersuchungen z. B. zeigen aber, daß sich pathologische Veränderungen in Organen im Seropherogramm deutlich darstellen lassen. Auch andere Werte wie die Harnsäure sind im Serum zu erfassen und ermöglichen eine Aussage, ob eine beginnende Gicht vorliegt, vgl. 4.2.2.2.1 Gicht. Die Bestimmung des Bilirubinspiegels gäbe z. B. einen Hinweis auf einen Ikterus, dessen Ursache bei Reptilien häufig in einer Leberverfettung zu suchen ist, vgl. 4.2.2.2.7 „Fettleber".

Auch immunbiologische Fragen lassen sich bei Amphibien und Reptilien angehen. So ist der Nachweis von Antikörpern in der Immunfluoreszenz z. B. gegen *Entamoeba invadens* gelungen.

Bestimmung der Geschlechtshormone: Bei vielen Reptilien ergibt sich die Notwendigkeit, über das Geschlecht eines Einzeltieres Bescheid zu wissen, um eine Zusammenstellung von Zuchtpaaren oder Gruppen zu ermöglichen. Als Beispiel sei der Transport eines erwachsenen Gangesgavial-Männchens *(Gavialis gangeticus)* aus dem Zoo Frankfurt/M. in das ursprüngliche Verbreitungsgebiet dieser Art nach Indien erwähnt, weil unter den dort nur noch ca. 200 freilebenden Tieren kein geschlechtsreifes Männchen mehr vorhanden war. Durch diesen

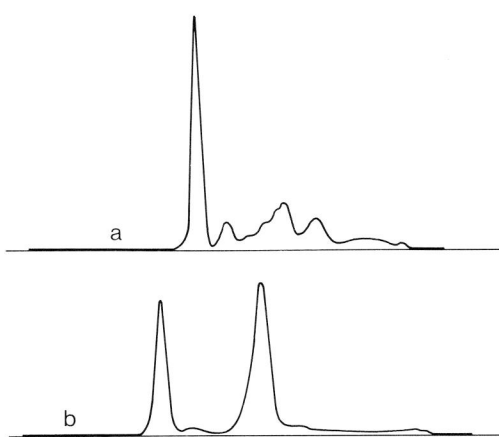

Abb. 91. Elektropherogramme des Blutserums von Abgottschlangen *(Boa constrictor)*. a = gesundes Tier; b = mit Amöbiasis (nach WILL 1977).

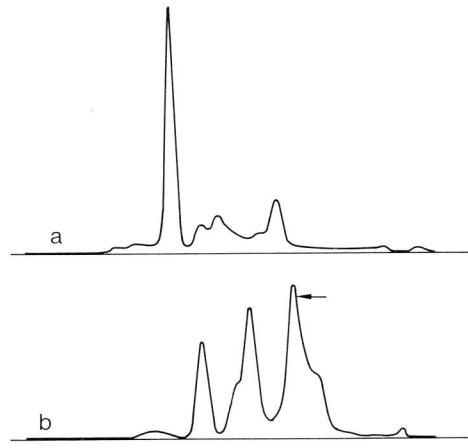

Abb. 92. Elektropherogramme des Blutserums von Mauereidechsen *(Lacerta muralis)*. a = gesundes Tier; b = mit Hautmykose (nach WILL 1977).

* siehe Anhang

Austausch konnte schon im ersten Jahr ein Nachzuchterfolg von 24 Junggavialen aus einem Gelege von 25 Eiern erzielt werden.

Bei Reptilien sind in vielen Fällen keine äußeren Geschlechtsmerkmale vorhanden. Man bestimmt deshalb die Sexualhormone im Serum, was allerdings nicht in jedem Fall zu befriedigenden Resultaten führt. Bei dieser Nachweismethode stellte sich wiederum die Frage nach der Blutabnahme. Die dazu entwickelte Technik basiert auf dem Verlauf der Kaudalvene median unterhalb der Wirbelsäule, die deshalb von ventral zugänglich ist. Auf diese Weise läßt sich sowohl bei größeren Schlangen als auch bei Echsen Blut abnehmen, wenn mit einer Kanüle von ventral median eingestochen und darauf geachtet wird, daß die Entfernung von der Kloake groß genug ist, um eine Verletzung der Hemipenes auszuschließen. Es besteht die Gefahr, daß Nerven, eventuell sogar das Rückenmark getroffen werden, was in einzelnen Fällen zu Lähmungen der Schwanzpartie geführt hat.

Schlußbemerkungen: Die diagnostischen und letztlich therapeutischen Möglichkeiten ließen sich für viele Erkrankungen beim Einsatz hämatologisch-serologischer Verfahren wesentlich verbessern, doch bleiben derartige Möglichkeiten vorläufig auf wissenschaftliche Fragestellungen beschränkt.

1.4 Versand und Untersuchung von Probenmaterial

1.4.1 Parasiten

1.4.1.1 Kotproben

Obwohl die Differenzierung der im Kot vorkommenden Parasitenstadien aufgrund fehlender oder schlecht zugänglicher Literatur nur eine Aussage über die Gruppenzugehörigkeit zuläßt, empfiehlt es sich, bei Frischimporten und Tieren, die in einen Bestand eingesetzt werden sollen, während der Quarantäne eine Untersuchung auf Parasitenbefall durchzuführen, um die Wiedereinschleppung solcher Erreger in einen sanierten Bestand zu verhindern. Viele Parasiten sind zwar wirtsspezifisch, doch ist es auch möglich, daß nahe verwandte Wirtstiere von ein und derselben Art befallen werden, wie dies z. B. für eine Reihe von Ascariden der Riesenschlangen zutrifft, während andere Parasiten wie *Entamoeba invadens* überhaupt keine Spezifität aufweisen und bei allen Reptilien zur Infektion führen, wenngleich einige Wirtstiergruppen (Schlangen, Warane), bevorzugt erkranken. Eine besondere Gefahr stellen Parasiten mit direkter Entwicklung dar, wie die weitgehend wirtsspezifischen *Eimeria*-Arten, Oxyuren u. a.

Da die verfügbaren Medikamente ein breites Wirkungsspektrum besitzen und z. B. Trematoden und Cestoden zusammen erfassen, andere Präparate gegen die wichtigsten Nematoden-Arten wirken, aber auch Amöben- und Flagellaten-Infektionen mit den gleichen Substanzen behandelt werden können, reicht das Erkennen der Zugehörigkeit der Stadien zu den größeren Gruppen aus.

Es empfiehlt sich also, nicht nur Neuankömmlinge, sondern in größeren Abständen auch die Tiere eines Bestandes koprologisch auf Parasiten zu untersuchen. Der Versand von Kot kann in den gebräuchlichen Versandröhren erfolgen. Besonders wichtig ist es, den Kot frisch aufzusammeln, da der meist mehr oder weniger feuchte Bodengrund des Beckens ein ideales Substrat für die verschiedensten Nematoden darstellt. Die oft in großer Zahl vorkommenden Bodennematoden können schon nach 1–2 Minuten in eine frisch abgesetzte Kotportion einwandern und bei der späteren Untersuchung zu Fehldiagnosen führen.

Direktuntersuchung*

Bei frischem Kot empfiehlt es sich, eine kleine Probe mit physiologischer Kochsalzlösung zu verdünnen und unter dem Mikroskop zu durchmustern. Flagellaten, Opalinen, Amöben und Ciliaten lassen sich auf diese Weise am besten erkennen. Liegt ein hochgradiger Befall vor, so finden sich auch bewegliche Nematodenlarven und Wurmeier.

Bei anderen Techniken werden die beweglichen Stadien abgetötet, so daß ein Ansprechen unmöglich ist. Nur mit Hilfe der Kultur überleben bzw. vermehren sich eine Reihe von Protozoen. Da nur ein Massenauftreten von Flagellaten, nicht aber von Opalinen und Ciliaten, eine schädliche Wirkung erwarten läßt, ist die Nativuntersuchung allein aussagekräftig. Anders verhält es sich dagegen bei Amöben. Die Nativpräparate erlauben selten eine zuverlässige Aussage, da häufig Zysten auftreten, die schlecht von anderen Strukturen unterschieden werden können, bewegliche Trophozoiten aber nur gelegentlich im frischen Kot zu finden sind, in einge-

---

* siehe Anhang

sandten Proben dagegen nie vorkommen. Da Amöben in den Arten *Entamoeba ranarum* (Amphibien) und *E. invadens* (Reptilien) zu den gefährlichsten parasitären Erregern zählen und speziell bei Reptilien zu hohen Verlusten führen, bleibt für eine sichere Diagnose nur die Kultur.* u.**. Auch klinisch gesunde Ausscheider, bzw. gerade sie, stellen eine Gefährdung des gesamten Reptilienbestandes dar. Bei der Beurteilung der Kulturformen muß aber berücksichtigt werden, daß ihr Aussehen nicht identisch zu sein braucht mit Stadien aus dem Tier.

Untersuchung mittels Anreicherung**
Die Untersuchung von Kotproben auf Protozoen-Zysten und Wurmeier kann mit den üblichen Anreicherungsverfahren wie gesättigte Kochsalzlösung, 33%ige Zinksulfat- oder Zinkchloridlösung erfolgen. Geht es darum, eine möglichst vollständige Erfassung aller Parasiten zu erreichen, so empfiehlt es sich, eine Methode der Sedimentation wie das Telemann-Verfahren zusätzlich einzusetzen.

Auswanderverfahren**:
Das Vorhandensein lebender Nematodenlarven kann mit dem Auswanderverfahren überprüft werden. Wichtig ist zu wissen, ob eine Kontamination der Probe durch Liegen auf dem Bodengrund erfolgt sein kann. Darüberhinaus ist das Alter einer Kotprobe und ihre Aufbewahrung (Temperatur) für die Beurteilung wichtig, da Larven mancher Arten nach einiger Zeit aus den Eiern ausschlüpfen.

Pseudoparasiten
Sowohl bei Anreicherungsverfahren wie bei der Larvenauswanderungstechnik muß immer mit Stadien sog. „Pseudoparasiten" gerechnet werden, d. h. mit Formen, die entweder als Kontaminanten in die Kotprobe eingewandert sind, Parasitenstadien der gefressenen Beutetiere darstellen oder bei gemischter Kost u. U. Verunreinigungen der Nahrung sind.

---

* Die verschiedenen *Entamoeba*-Arten, die aus Amphibien und Reptilien beschrieben sind und von denen die meisten mit *Entamoeba ranarum* (Amphibien), bzw. *E. invadens* (Reptilien) synonym sein dürften – sofern es sich um Arten handelt, die mit pathologischen Prozessen in Verbindung gebracht werden können – sind bei FRANK (1984) zusammengestellt.
** siehe Anhang

Um dies beurteilen zu können, müssen folgende Überlegungen angestellt werden:
– welche Nahrung nimmt das Tier in der Natur auf? (Frischimporte)
– welche Nahrung erhält das Tier in Gefangenschaft? (Routineuntersuchung, oder während Quarantäne)
– welche Parasiten sind bei Beutetieren zu erwarten?
– kann es sich bei gefundenen Milben um Ekto-/Endoparasiten der Amphibien/Reptilien handeln, oder um solche von Beutetieren (Ratten, Mäuse etc.) oder sogar um Futtermilben, die bei Gemischtfressern über die Nahrung aufgenommen wurden?

Da diese Fragen oft nur schlecht zu beantworten sind, empfiehlt es sich, die Untersuchung bei unklaren Befunden nach kürzerer Zeit zu wiederholen. Einige Beispiele und Abbildungen, Abb. 93, sollen die Beurteilung erleichtern.

Kulturtechnik
Wie bereits im Abschnitt „Direktuntersuchung" erwähnt, ist es speziell zum Nachweis von Entamöben notwendig, Kulturen anzulegen. Eigene Erfahrungen geben der Zweiphasen-Medium-Technik* gegenüber der Einphasenkultur den Vorzug.

1.4.1.2 Blutausstrich, „Dicker Tropfen", Gewebetupfpräparat bzw. Abstrich

Nur selten dürften gute Blutpräparate vom Liebhaber eingesandt werden, diese Techniken

---

Abb. 93A. „Pseudoparasitenstadien" die im Kot von Amphibien und Reptilien auftreten und aus Beutetieren und sonstigem Futter stammen.
A = Helmintheneier und Protozoencysten; a = Ei des Kleinen Leberegels (*Dicrocoelium dendriticum*); b = Ei des Großen Leberegels (*Fasciola hepatica*); c = Ei eines Mäusebandwurms (*Hymenolepis fraterna*); d = Ei von *Taenia* sp.; e = Ei eines Acanthocephalen (*Moniliformis moniliformis*) mit voll entwickelter Acanthorlarve aus einer Ratte; f = Ei des Katzenspulwurms (*Toxocara cati*) (Verwechslung mit Ascarideneiern aus Reptilien möglich); g = Ei eines Vogelascariden (*Ascaridia* sp.); h = Oozyste mit vielen Sporozysten (*Klosiella* sp.) von verfütterten Schnecken aus dem Kot eines Blauzungenskinks (*Tiliqua scincoides*); i = unsporulierte Coccidien-Oozyste (*Eimeria stiedai*) aus einem Kaninchen; j = sog. Sekundärzysten von *Monocystis agilis* aus einem Regenwurm.

Tab. 11. Mögliche „Pseudoparasiten", die bei Amphibien und Reptilien auftreten.

Bei Verfütterung von:	Eier von:	sonstige Stadien
Leber (Schaf/Rind)	*Dicrocoelium dendruicum* *Fasciola hepatica*	–
Mäuse/Ratten	*Heterakis* sp. *Aspiculuris* sp. *Syphacia* sp. *Hymenolepis* sp. Eier von Milben etc.	*Eimeria*-Oozysten *Demodex*-Milben *Sarcoptes*-Milben
Kaninchen	*Passalurus* sp.	*Eimeria*-Oozysten
Geflügel	*Ascaridia* sp. Eier von Milben, Eier von Mallophagen etc.	*Eimeria*-Oozysten Mallophagen Milben versch. Herkunft
Regenwürmer	–	Primär- und Sekundärzysten von Gregarinen *(Monocystis)*
Fische/Frösche	Acanthocephalen, Nematoden, Cestocen	Myxosporidien-Sporen
Weichfutter der verschiedensten Art	Eier von Milben etc.	alle Stadien von Futtermilben *(Glyciphagus*-Arten u. a.)

Abb. 93A.

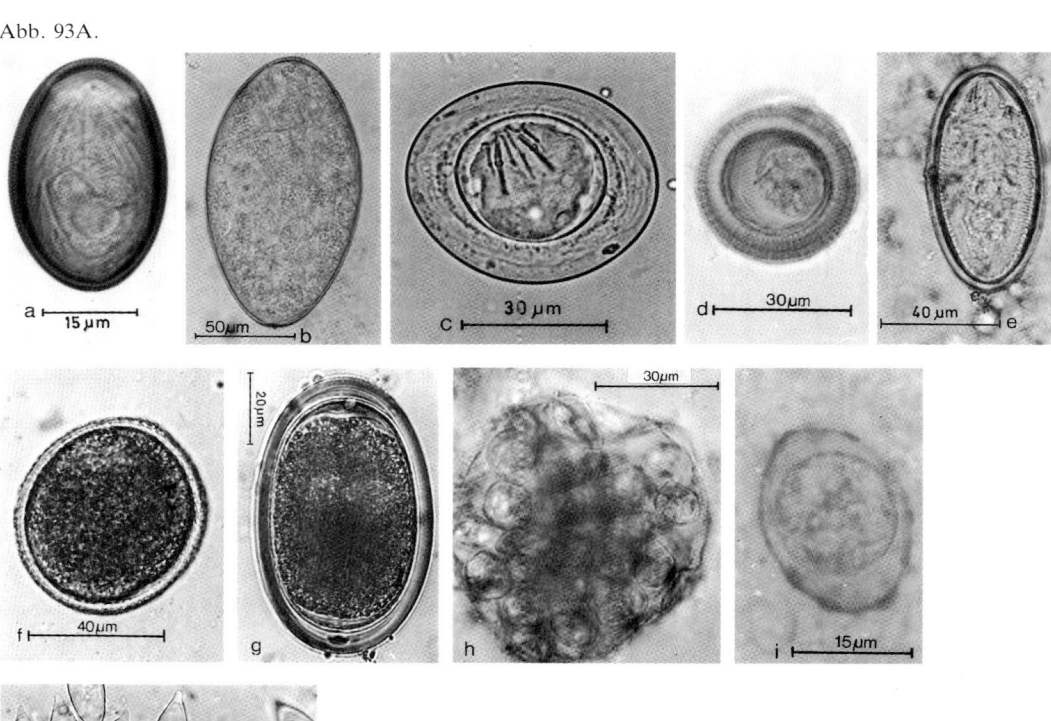

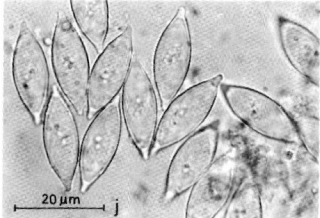

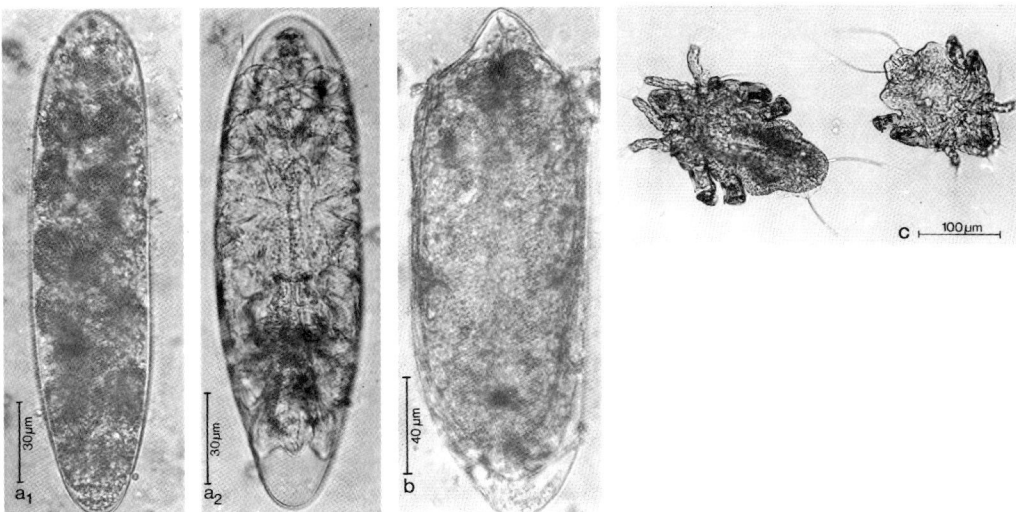

Abb. 93B. Ekto-/endoparasitische Milben; a = Eier von Milben; (a$_1$ = Haarbalgmilbenei (*Demodex* sp.) mit Blastomeren; a$_2$ = wie a$_1$, aber mit voll entwickelter Larve); b = unbestimmtes Ei; c = Mäusemilben *(Myocoptes musculinus)*.

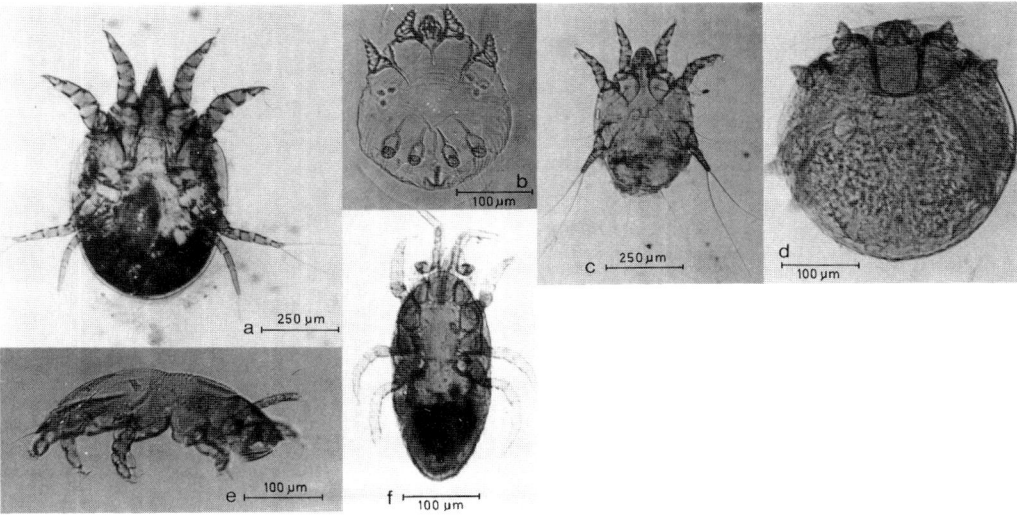

Abb. 93C. Ekto-/endoparasitische Milben; a = Ohrräudemilbe *(Psoroptes cuniculi)* des Kaninchens; b = *Sarcoptes* sp. vom Goldhamster; c = *Otodectes cynotis*, Ohrräudemilbe der Carnivoren; d = Schnabel-schwamm-Milbe *(Knemidocoptes pilae)* von einem Vogel; e = Haarmilbe der Maus (Listrophoridae gen. sp.) in Seitenansicht; f = unbestimmte ektoparasitische Milbe der Maus.

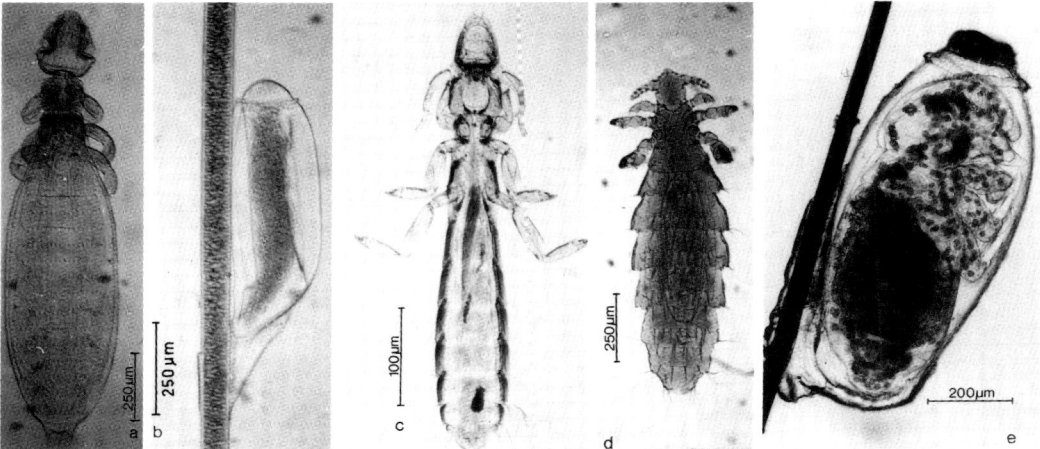

Abb. 93D. Ektoparasitische Insekten; a = Haarling *(Gliricola gracilis)* des Meerschweinchens; b = Ei von *Gliricola gracilis;* c = Federling *(Columbicola columbae)* der Taube; d = Laus *(Polyplax spinulosa)* der Ratte; e = unbestimmtes Mallophagen-Ei an einem Haar festgekittet.

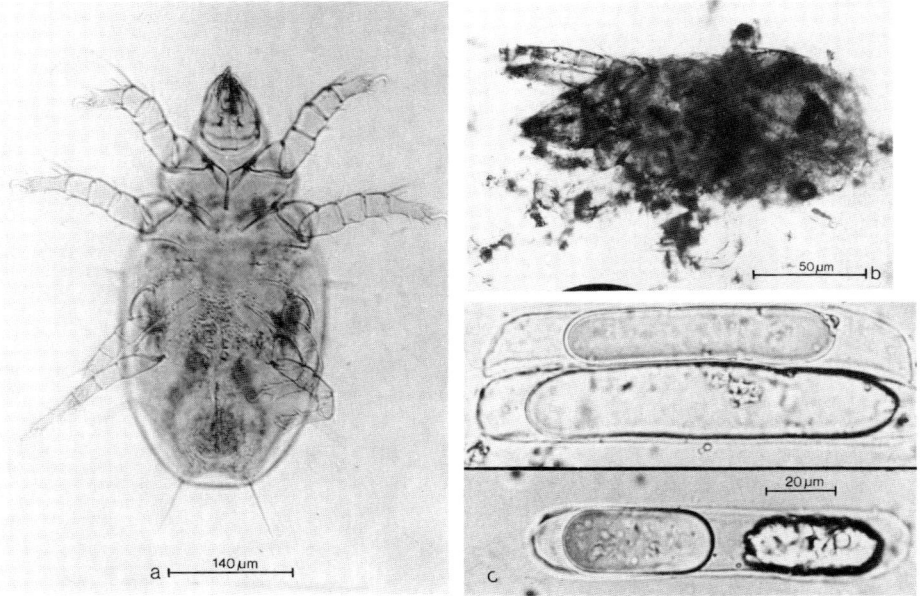

Abb. 93E. Vorratsschädlinge, Pflanzenzellen; a = Futtermilbe; b = weitgehend zersetzte Futtermilbe; c = Pflanzenzellen mit Fettvakuolen aus der Kotprobe einer Echse.

sind also nur dann einzusetzen, wenn Patienten zur Vorstellung kommen. Infolge der häufigen Parasitierung des Blutes mit bestimmten Protozoen und Mikrofilarien haben diese Methoden aber eine große Bedeutung.

Neben dem Blutausstrich* bietet oftmals die Nativbetrachtung des Blutes erste Anhaltspunkte. Besonders bewegliche Stadien, wie Trypanosomen, Mikrofilarien aber auch aus den Erythrozyten freikommende Gametozyten von Adeleiden und solche in den Erythrozyten, lassen sich gut erkennen.

In vielen Fällen ist es notwendig, nach weiteren Parasiten zu suchen bzw. die bereits in Nativpräparaten gefundenen genauer zu betrachten. Den meisten Blutparasiten kommt bei den niederen Vertebraten keine Bedeutung zu. Eine wirksame Therapie ist nicht bekannt.

Die recht häufigen Hämogregarinen (Adeleidae) wie *Haemogregarina, Karyolysus,* und *Hepatozoon* lassen sich am besten in Blutausstrichen, die nach Giemsa* gefärbt sind, erkennen.

Der „Dicke Tropfen"* eignet sich besonders für den Nachweis von Mikrofilarien, da eine Konzentrierung auf eine relativ kleine Fläche erfolgt und Einzelheiten besser als im Ausstrich zur Darstellung kommen.

Gewebetupf- bzw. Ausstrichpräparate können nach Giemsa* oder bei Verdacht auf säurefeste Stäbchen in Abszeßmaterial o. a. nach Ziehl-Neelsen* gefärbt werden. Mit Methoden wie Grocott*, die sich besonders für histologische Schnitte eignen, lassen sich auch Pilzelemente erkennen.

1.4.2 Bakterien, Pilze

Versand von Untersuchungsmaterial
Die Bedeutung der meisten bei Amphibien und Reptilien vorkommenden Bakterien-Arten ist noch unbekannt. Trotzdem sollte der Kot bei unnatürlicher Konsistenz, Farbe und Geruch bakteriologisch untersucht werden. Der Hinweis, daß es sich um Kaltblütermaterial handelt, darf nicht fehlen, da eine Reihe von Keimen bei 37°C schlecht oder gar nicht wachsen.

Bei unnatürlich aussehendem Kot handelt es sich meistens um Prozesse, die sich im Mitteldarm abspielen und durch Arten aus der *Aeromonas/Pseudomonas*-Gruppe hervorgerufen werden. Sie führen zu nekrotischem Zerfall der

Darmschleimhaut und letztlich zum Tod betroffener Tiere.

Nicht selten treten auch Salmonellen der verschiedensten Serotypen auf. In Abhängigkeit von den hygienischen Verhältnissen sind zwischen 30 und 40% klinisch gesunder Reptilien Salmonellenausscheider**. Wenngleich allen Salmonellen eine potentielle Bedeutung für den Menschen beizumessen ist, so dürfte ihre Eliminierung aus einem Reptilienbestand auf Dauer nicht möglich sein. Verschiedene Autoren halten diese Erreger sogar für Symbionten der Reptilien.

Bei Untersuchungen auf Salmonellen führt ein Kloakalabstrich zu besseren Resultaten als die Aufarbeitung abgesetzten Kotes!

Obwohl zu einer gezielten Behandlung ein Resistenztest wichtig wäre, dürfte bei einer Kotbeschaffenheit, wie erwähnt, Eile geboten sein, so daß eine Sensibilitätsbestimmung vor Behandlungsbeginn meistens nicht möglich ist.

Wichtiger ist dagegen eine Resistenzbestimmung in solchen Fällen, bei denen Gewebe bei der Abszeßspaltung oder an anderer Stelle entnommen worden ist. Das Material darf nicht eintrocknen; noch besser ist es, einen Wattetupfer o. ä. in eine der verfügbaren Transportflüssigkeiten zu überführen, um nicht evtl. den eigentlichen Verursacher auf dem Transport zu verlieren und unwesentliche Sekundärkeime zu kultivieren. Bei Verwendung spezieller Testracks und Einbringung der fraglichen Probe besteht die Möglichkeit der direkten Ablesung des Antibiogramms.

Bei niederen Vertebraten treten neben den häufigen Aerobiern eine Reihe Anaerobier auf, die gleichfalls für pathologische Prozesse verantwortlich sein können.

Neben Bakterien kommen nicht selten Pilze vor, deren Bedeutung zunehmend größer wird. Die Kultur einerseits, andererseits aber auch die Unterscheidung der Arten ist nur Spezialisten möglich. Häufig versagt die Kultur, selbst in Fällen, in denen Hyphen im Nativ- oder KOH-Präparat nachgewiesen werden konnten.

Bakterielle Prozesse sind oft pilzlich superinfiziert oder umgekehrt, so daß gleichzeitig Pilz- und Bakterienkulturen angelegt werden müssen.

1.4.3 Viren

Trotz des definitiven Nachweises einer ganzen Reihe von Viren bei Kaltblütern, vgl. AHNE

* siehe Anhang
** vgl. S. 198

1977, dürfte ein Virusnachweis für diagnostische Zwecke bei Amphibien und Reptilien noch nicht möglich sein.

1.5 Sektionsmaterial

Die Therapie versagt aufgrund ungenügender Kenntnisse über das Krankheitsgeschehen häufig und der Patient verendet. Gerade bei solchen Tieren, aber auch bei spontanen Todesfällen, sollten die Kadaver entsprechenden Untersuchungsstellen* zur Sektion zur Verfügung gestellt werden.

Das frischtote Tier liefert bei einer Untersuchung die besten Ergebnisse. Kulturen können angelegt werden, das Blutbild entspricht dem des lebenden Objekts, Gewebeproben können nicht nur für die lichtmikroskopische Histologie verwendet werden, sondern es lassen sich – vom getöteten Tier – auch Präparate für die Elektronenmikroskopie herstellen. Es ist deshalb anzuraten, moribunde Amphibien und Reptilien noch lebend einzusenden. Dies werden aber Einzelfälle bleiben, so daß der Versand von Kadavern im Vordergrund des Interesses steht.

1.5.1 Versand von konserviertem Material

Nur als Ausnahme sollte ein totes Tier vor dem Versand konserviert werden. Als Konservierungsmittel eignet sich Formalin, das in 5–10%iger Lösung in einen Kadaver injiziert wird. Ein mit Formalin getränkter Wattebausch muß zusätzlich in die Maulhöhle eingeführt, das Objekt in gestrecktem Zustand einige Tage aufbewahrt und zum Versand trocken in Plastik verpackt werden. Während kleinere Echsen und Schildkröten wenig Probleme aufwerfen, müssen Schlangen meistens *nach* der Fixierung in ca. 30 cm lange Stücke (die zu kennzeichnen sind!) zersägt werden.

Eine Reihe von Untersuchungen können an solchen Tieren nicht mehr durchgeführt werden, doch stellen sie noch immer bessere Objekte dar, als aus irgendeinem Grund nicht rechtzeitig versandte, stark zersetzte Kadaver.

1.5.2 Versand von tiefgefrorenen Objekten

Die Tieffrierung darf gleichfalls nur als Ausnahme in Betracht kommen. Viele Untersuchungen

* siehe Anhang

sind nach dem Auftauen nicht mehr möglich. So sind alle Protozoen abgetötet, Erythrozyten hämolysiert und Gewebe in einem Zustand, der eine histologische Untersuchung nicht mehr zuläßt. Kulturen des Darminhaltes sind z. T. ausgeschlossen, da von Bakterien und Pilzen u. U. gerade die Keime, die zu einem pathologischen Geschehen geführt hatten, nicht mehr vermehrungsfähig sind. Sollte trotzdem ein verendetes Tier eingefroren werden, so ist dafür zu sorgen, daß der Kadaver in noch gefrorenem Zustand beim Untersuchungslabor eintrifft. Dies kann z. B. erreicht werden, wenn der Kadaver mit Trockeneis in Styropor verpackt wird. Vom Einsender muß vermerkt werden, daß das Objekt eingefroren war.

1.5.3 Versand von frischtoten Amphibien

Der Versand von Amphibien ist nicht befriedigend gelöst.

Kadaver dürfen niemals in Plastiktüten verpackt werden, sondern müssen zwischen feuchtem Moos oder feuchtem weichen Papier, zusammen mit tiefgefrorenen Kühlelementen, locker in einer Schachtel (Isoliermaterial z. B. Styropor) verpackt werden. In Plastikbeuteln beigepackte Eiswürfel ersetzen die Kühlelemente. Eine lockere Packung ist wichtig, da dadurch die anaerobe Fäulnis eingeschränkt wird, während eine Verpackung in einem Plastikbeutel diese fördert.

Amphibien müssen als Eilsendung verschickt werden.

Versand moribunder Tiere: Bei moribunden Tieren empfiehlt sich deren Versand in lebendem Zustand wie in der Terraristik üblich, zwischen feuchtem Moos o. ä.

1.5.4 Versand von frischtoten Reptilien

Für Reptilien gelten die gleichen Kriterien wie für Amphibien, mit der Einschränkung, daß die Zersetzung langsamer vonstatten geht und Vorkehrungen gegen ein Austrocknen nicht notwendig sind. Das Einpacken zwischen Zeitungspapier in eine Schachtel, die bedeutend größer sein muß als der Kadaver, ist eine Grundvoraussetzung. Zur Versendung dürfen niemals Plastiktaschen etc. verwendet werden, um die anaerobe Zersetzung so weit als möglich zu unterbinden. Das Beipacken von gefrorenen Kühlelementen oder Eiswürfeln in Plastikbeuteln ist speziell in den warmen Monaten des Jahres wichtig. Der Versand in einer Isolierschachtel (Styropor) ist günstig, da auch bei einem 2tägigen Transport der Kadaver bei Kühlschranktemperatur gehalten werden kann.

Versand moribunder Tiere: Moribunde Reptilien sollten in lebendem Zustand verschickt werden. Verpackung wie üblich in Leinenbeuteln. Bei Giftschlangen und Giftechsen muß dies vermerkt werden.

Nicht nur Hilfspersonal, sondern auch der Fachmann kann nicht ohne weiteres erkennen, um welche Tierart es sich handelt.

2 Lokalanästhesie, Sedation, Narkose, Euthanasie

Allgemeine Bemerkungen: Der Frage, inwieweit Schmerzausschaltung bei Amphibien und Reptilien notwendig ist, soll hier nicht nachgegangen werden. Tatsache bleibt, daß sedierende bzw. anästhetisierende Maßnahmen notwendig sind, um Abwehrreaktionen auszuschalten.

Bei Reptilien sind die gleichen Techniken wie Lokalanästhesie, Sedation, Inhalationsnarkose, Injektionsnarkose, orale bzw. kloakale Applikation sowie physikalische Narkoseverfahren sowie z. T. auch die gleichen Pharmaka einsetzbar, wie sie für den Warmblüter Verwendung finden. Nicht in allen Fällen lassen sich aber befriedigende Resultate erzielen. So führt z. B. eine Äthernarkose bei Landschildkröten nur zu einer schwachen Sedierung, da sie das Atmen lange unterdrücken, so daß es nur zu geringer Inhalation kommt; auch bei Schlangen wird man keine guten Ergebnisse erzielen.

Neuentwickelte Präparate mit großer Dosisbreite, die als Injektionsnarkotika verabreicht werden und z. T. mit bekannten Substanzen kombiniert werden können, reichen aus, um auch chirurgische Eingriffe vornehmen zu können.

Anders verhält es sich dagegen mit Amphibien. Hier müssen davon abweichende Wege beschritten werden, um eine reversible Bewegungslosigkeit zu erreichen. Spezielle Pharmaka, die z. T. auch bei Fischen einsetzbar sind, ermöglichen an diesen Tieren operative Maßnahmen. Die Substanzen werden über die Haut zugeführt, was durch Einsetzen der Patienten in Wasser, das eine bestimmte Konzentration solcher Präparate enthält, erfolgen kann.

Die wichtigsten Pharmaka sind in der Tab. 12 zusammengestellt.

2.1 Lokalanästhesie

2.1.1 Amphibien

Bei kleineren Eingriffen an Amphibien handelt es sich fast ausschließlich um die Amputation eines Extremitätengliedes oder aber um die Eröffnung weicher Hautbeulen, die meistens durch Larvenstadien von pseudophylliden Bandwürmern verursacht sind. Seltener kommen papillomatöse Wucherungen vor, die am besten durch Abschnüren entfernt werden, vgl. 4.3.6 Therapie Neoplasmen, S. 349. Abszesse sind im Gegensatz zu Reptilien selten.

In solchen Fällen kann man ohne Lokalanästhesie auskommen, da die Tiere keine anderen Abwehrreaktionen zeigen, als sie dies durch das Festhalten ohnehin äußern. Eine Vollnarkose steht dagegen in keinem Verhältnis zu dem tatsächlichen Geschehen.

2.1.2 Reptilien

Bei Reptilien gibt es eine Reihe pathologischer Prozesse, bei deren Behandlung eine Lokalanästhesie angebracht ist. Aus der Fülle der Krankheitsbilder seien einige aufgeführt.

An erster Stelle stehen Abszesse, die an jeder beliebigen Körperpartie auftreten, z. B. Ohrabszesse bei Landschildkröten, Abszesse an den Kiefern, den Extremitätengelenken oder Phalangen, dem Schwanz etc., Maulfäule mit tiefgreifenden Eiterprozessen der Zahntaschen, Vereiterung von Giftdrüsen bei Giftschlangen, subkutane Beulen durch Larvenstadien pseudophyllider Bandwürmer (Plerocercoide) usw.

Sofern nicht nur ein wenige Millimeter großer Einschnitt zu setzen ist, der ohne lokale Betäubung erfolgen kann, hat es sich als günstig erwiesen, den Abszeß etc. mit einem Lokalanästhetikum wie Hostacain zu umspritzen. Die Zeit, bis das Präparat wirkt, ist mit 1–2 Minuten kurz, so daß sofort nach der Injektion mit dem Eingriff begonnen werden kann. Ist eine Injektion des Anästhetikums aufgrund der Großflächigkeit und des nekrotischen Zerfalls eines Prozesses nicht angebracht, wird das Präparat mehrmals aufgeträufelt, z. B. bei Maulfäule (Stomatitis ulcersosa), vgl. 3.1.2.1 „Maulfäule".

Die Lokalanästhesie ist mit weniger Gefahren verbunden als eine Vollnarkose; man sollte versuchen, sie auch bei größeren Maßnahmen einzusetzen. Selbst die Amputation eines Unterschenkels oder des Schwanzendes, aber auch Penisamputationen sind auf diese Weise durchzuführen. Darmprolaps konnten so gleichfalls ohne Komplikationen erfolgreich chirurgisch behandelt werden.

2.2 Sedation

2.2.1 Amphibien

Maßnahmen zur Sedierung sind bei Amphibien bisher nur unzureichend untersucht worden, sie tritt aber in einem schwach dosierten oder nur für kürzere Zeit angewandten Narkosebad ein.

2.2.2 Reptilien

Eine Sedierung, die sich am Erlöschen des Umkehrreflexes anzeigt, läßt sich auf verschiedene Weise erreichen. Eine Inhalationsnarkose mit Halothan eignet sich dazu ebenso wie eine schwache Dosierung mit einem Injektionsnarkotikum, z. B. Vetalar (Ketanest). Sedierende Maßnahmen eignen sich, um bei Giftschlangen Eingriffe vorzunehmen, weil eine bessere Kontrolle der Tiere ermöglicht wird, ohne eine Vollnarkose – die noch immer zu unvorhersehbaren Ausfällen führen kann – einleiten zu müssen.

Sedativa wie Rompun (Muskelrelaxans) können in Kombination mit anderen Narkotika zu einer Verringerung der Gesamtdosis des Narkotikums beitragen, verlängern aber i.d.R. die Aufwachphase.

2.3 Narkose

2.3.1 Amphibien

Die Pharmaka sind in der Tabelle 12 zusammengestellt; nur solche Präparate wurden aufgeführt, die leicht beschaffbar sind und bei deren Anwendung Erfahrungswerte vorliegen. Aufgrund des Baues der Haut sind Narkosemaßnahmen bei Amphibien eher mit denen bei Fischen als mit solchen bei Reptilien vergleichbar. Die sichersten Techniken stellen Narkosebäder dar, mit denen man zunächst eine Sedierung, letztlich aber auch tiefe Narkosen erreicht. Werte, die bei einer Art ermittelt wurden, lassen sich nicht ohne weiteres auf andere Spezies übertragen.

Injektionsnarkotika (Vetalar bzw. Ketanest) sind gleichfalls gut wirksam.

2.3.2 Reptilien

Allgemeine Bemerkungen: Präparate, bei denen ein größerer Erfahrungsschatz vorliegt, sind in der Tab. 12 zusammengestellt. Wurde ein Pharmakon nur als Versuchspräparat entwickelt, bzw. ist in der Bundesrepublik Deutschland nicht, oder nur unter Schwierigkeiten beschaffbar, mußte auf die Nennung verzichtet werden. So fehlt z. B. Etorphin (M 99) der American Cyanamid Corp., obwohl damit z. T. in äußerst geringen Konzentrationen gute Ergebnisse erzielt wurden.

Wegen der einfachen Handhabung dürfte sich mehr und mehr die Injektionsnarkose mit Präparaten durchsetzen, die intramuskulär oder intraperitoneal appliziert werden können.

Durch die physiologischen Gegebenheiten des poikilothermen Organismus, bei denen die Umgebungstemperatur eine wesentliche Rolle spielt, gestaltet sich eine Narkose anders als beim Warmblüter. In allen Phasen, speziell in der Aufwachphase muß mit wesentlich längeren Zeiten gerechnet werden, wobei sich die Atemfrequenz stark erniedrigen kann. Künstliche Beatmung kann notwendig sein, bzw. es kann dadurch die Aufwachzeit abgekürzt werden.

Abgesehen von tiefen chirurgischen Eingriffen, bei denen eine Vollnarkose nicht zu umgehen ist, sollte man anderen Verfahren den Vorzug geben. So sind vielfach Lokalanästhetika ausreichend, 2.1.2 oder es kann auf physikalische Maßnahmen – siehe unten – im Einzelfall zurückgegriffen werden. Da die Reptilien unterschiedlich reagieren, Erfahrungen über Dosierungen aber erst in kleinerem Umfang publiziert wurden, kann auf diese Weise mancher letale Ausgang einer Operation vermieden werden.

Die Prüfung der Narkosetiefe muß in anderer Weise als beim Säuger erfolgen. Einige Reflexe können dafür herangezogen werden, sie lassen sich bei Echsen und Schlangen, eventuell bei Krokodilen anwenden.

Zungenrepositionsreflex: bei Schlangen darf die aus ihrer Scheide herausgezogene Zunge nicht wieder aktiv zurückgezogen werden.

Umkehrreflex: auf den Rücken gelegte Tiere dürfen sich nicht von selbst umdrehen.

Bauchstreichelreflex: Bewegung der Bauchdecke nach dem Streichen in Längsrichtung des auf dem Rücken liegenden Tieres.

Schlängelreflex: Spontanreaktion auf Berührungs- oder Schmerzreiz.

Kopfanhebereflex: Anheben des Kopfes bei am

Schwanz hochgehobenen Tieren; Vorsicht, manche Arten autotomieren.

Hypothermie (Kälteanästhesie)
Die Unterkühlung von Reptilien stellt die älteste Methode dar, um eine Ruhigstellung zu erreichen. Die Tiere werden dazu bei +4 bis +5°C, entsprechend ihrer Größe, für 10–20 Minuten bis zu Stunden im Kühlschrank aufbewahrt und der Eingriff auf einem Eisbett vorgenommen. Die Bewegungsfähigkeit und die Reizleitung sind zwar stark eingeschränkt, doch kommt es nicht zur völligen Schmerzausschaltung.

Obwohl Nachwirkungen nicht bekannt wurden, sind derartige Verfahren heute kaum mehr gerechtfertigt.

Elektroanästhesie
Beim Grünen Leguan *(Iguana iguana)* wurde die Elektroanästhesie in USA mit Erfolg eingesetzt. Weitere Erfahrungen liegen nicht vor.

2.4 Euthanasie

Die schmerzlose Tötung eines Patienten ist oft nicht zu umgehen, sei es, daß sich eine inoperable Situation bereits bei der Inspektion oder intra operationem herausstellt, oder andere Gründe wie z. B. eine Osteodystrophia deformans dafür sprechen.

Grundsätzlich sind alle Narkotika in höherer Dosierung geeignet, zum Exitus zu führen. Verwendung findet z. B. das Pentobarbital-Natrium (Narcoren), das in einer Dosierung von ca. 2–5 ml/kg KG intraperitoneal oder um ⅓ bis ½ reduziert auch intrapulmonal injiziert werden kann. Aus wirtschaftlichen Gründen sollte aber auf spezielle Pharmaka zurückgegriffen werden.

Bei Reptilien ist das für die Tötung entwickelte Präparat T 61 zu empfehlen. Die intrapulmonale Injektion ist die Methode der Wahl. Der Tod tritt nach wenigen Minuten ein, wobei schon nach Sekunden durch Lähmung der Atemmuskulatur die Atmung zum Stillstand kommt. Eine Dosis von 1–2 ml/kg KG reicht bei intrapulmonaler Anwendung aus.

2.5 Zusammenstellung einiger gebräuchlicher Anästhetika

In der Tab. 12 sind die wichtigsten Präparate – in Anlehnung an BONATH (1977) – aufgeführt.

2.6 Injektionen

Injektionen müssen bei Amphibien und Reptilien an Stellen vorgenommen werden, von denen aus das Präparat rasch transportiert werden kann und keine vorzeitige Ausscheidung erfolgt.

Intramuskuläre (i.m.) Injektionen stehen neben subkutanen (s.c.) im Vordergrund, doch kann auch intraperitoneal (i.p.) appliziert werden. Die intravenöse (i.v.) Injektion dagegen findet kaum Anwendung.

Bei anuren Amphibien sind Injektionen in den Rückenlymphsack möglich. Bei Urodelen und bei Reptilien ist die intramuskuläre oder subkutane Injektion die am häufigsten eingesetzte Methode; gelegentlich beobachtete kleine Nekrosen an der Injektionsstelle heilen rasch. Die Applizierung der Präparate erfolgt vorzugsweise in den Oberarm (Echsen und Schildkröten) oder die Rückenmuskulatur (Schlangen).

Die Nachteile einer Injektion in die meist besser bemuskelten Oberschenkel sind durch den Pfortaderkreislauf der Niere bedingt; Präparate, die in der Nähe der Nieren injiziert werden, kommen rasch wieder zur Ausscheidung.

Bei Echsen ist die Injektion in die Oberarme besser geeignet als in die Rückenmuskulatur, die nur bei größeren Exemplaren so stark ist, daß problemlos injiziert werden kann. Bei Schlangen dagegen ziehen links und rechts entlang dem Kamm der dorsalen Wirbelfortsätze mächtige Muskelstränge, in die ohne Schwierigkeiten auch größere Mengen appliziert werden können. Bei Schildkröten kommt nur die Injektion in die Basis der Oberarme in Betracht, dabei ist darauf zu achten, daß die Kanüle nicht zu tief eingeführt wird, da sonst Gefahr besteht, in die Lunge zu injizieren.

Es ist besser, kleinere Mengen an mehreren Stellen zu verabreichen als zuviel an einem Ort. Die mögliche Dosis variiert mit der Größe der Tiere; sind 2 ml an einer Stelle bei einer 6 m großen Riesenschlange relativ wenig, so können 0,2 ml bei einer kleinen Eidechse bei weitem zu viel sein!

Tab. 12. Einige gebräuchliche Anästhetika (nach BONATH 1977, z. T. ergänzt)[1+2]

Substanz	Amphibien	Applikationsart/Dosis	Reptilien	Applikationsart/Dosis	Narkosedauer, sonstige Bemerkungen
Chlorpromazin (Megaphen/Bayer)	–	–	Schildkröten	Einleitung mit Pentobarbital (s. dort), anschließend (ca. nach 10 Minuten) 20 mg/kg KG	3–4 Stunden
Chloralhydrat	Ambystoma, Frösche verschiedener Arten	Narkosebad mit 4 g/l Wasser	–	–	Die Größe der Tiere spielt eine wesentliche Rolle für die Dauer der Narkose.
Gallamin-triethiodid (Flaxedil/Abbott, Flaxedil/Boehringer)	–	–	Krokodile	0,6–4 mg/kg KG i. m.	Muskelrelaxation schon nach 8–30 Minuten. Antidot-Gabe verkürzt die Aufwachphase. Als Antidot dient Prostigmin (Hoffmann-La Roche) in einer Dosierung von 0,03–0,25 mg/kg KG.
Halothan (Halothan/Hoechst)	Frösche, Kröten, Molche	in Narkosezelle ca. 5 vol% – Absetzen bei Beginn des Toleranzstadiums	(Schildkröten) Krokodile, Echsen, Schlangen	in Narkosezelle; zur Einleitung 3–4 vol%, nach Eintritt des Toleranzstadiums auf 1–2 vol% reduzieren	Bei Amphibien führen 1–2 vol% zur Sedierung. Kurze Narkosedauer (ca. 20–30 min), kurze Aufwachzeiten (10–50 min) Für Schildkröten ungeeignet, da die Inhalationsnarkose durch große Atempausen nur zur Sedierung führt. Bei anderen Reptilien relativ kurze Einleitungsphase (~30 min), kurze Narkosedauer (wenige Minuten bis 1 Std.), aber kurze Aufwachphase (10–50 min). Bei Schlangen z. T. Beatmung mit O_2 notwendig.
Ketamin (-hydrochlorid)	s. unter Vetalar	–	s. unter Vetalar	–	
Ketanest	s. unter Vetalar	–	s. unter Vetalar	–	
Metomidat (Hypnodil vet./Janssen)	–	–	Schlangen	max. 10 mg/kg KG i. p.	Nur bei *Thamnophis sirtalis* geprüft. Einleitungsphase 4–5 min, Toleranzzeit 40 min, Aufwachphase 20–30 min.
MS-222	s. unter Tricaine	–	–	–	
Narcoren	siehe unter Pentobarbital	–	siehe unter Pentobarbital	–	

Präparat	Tierart	Besondere Hinweise	Dosierung	Bemerkungen
Pentobarbital (Nembutal/Abbott, Nembutal/Boehringer) (Als Pentobarbital-Natrium unter dem Namen Narcoren/IFFA-Merieux im Handel)	Ambystoma, Frösche	Bei Fröschen Injektion in den dorsalen Lymphsack (ca. 50 mg/kg KG) oder i. p. in gleicher Dosierung. Auch als Narkosebad geeignet (4 g/l Wasser)		Bei Amphibien lange Einleitungsphase (20–30 min). Extrem lange Narkosedauer (4–10 Std.) und lange Aufwachzeiten (–15 Std.)
	Schildkröten		15–40 mg/kg KG i. p.	Lange Einleitungsphase (1–2 Std.) und Toleranzzeit (2–4 Stunden) und Aufwachphase (–4 Std.).
	Krokodile		25–30 mg/kg KG i. p. oder 20 mg/kg KG i. m.	Unterschiedliche Ergebnisse; im allgemeinen tiefe Narkose bei kurzer Aufwachzeit (viele Std. bis zu 1 (mehrere) Tag(e). Komplikationen (Atemdepression) durch Cardiazol zu behandeln (über mehrere Stunden, bei halbstündiger i. p. Applikation).
	Echsen		20 mg/kg KG i. m. und anschließend Inhalationsnarkose mit verschiedenen Pharmaka	Es liegen zu wenig Erfahrungen vor, um eine allgem. Empfehlung auszusprechen. Tiefe, stundenlange Toleranzdauer und ebensolange Aufwachphase.
Phencyclidin (Sernylan/Parke-Davis)	Schlangen	–	10–20 mg/kg KG i. p.	Relativ lange Einleitungsphase (30–60 min). Toleranzstadium 20–60 min, Aufwachphase mehrere Stunden bis zu 2 Tagen
	Echsen		2 mg/kg KG i. m.	Nur bei einem ca. 30 kg schweren *Varanus salvator* geprüft. Mit dieser Dosis dauert die Einleitungsphase 1 Std., Toleranzzeit 1 Std. (allerdings ohne vollständige Immobilisation). Für die Aufwachphase wurde 1 Tag benötigt.
Rompun (Xylazin/Bayer)	Krokodile	–	2,5–5 mg/kg KG i. m.	Die Einleitungsphase dauert ca. 50–60 min, die Aufwachphase 6–7 Std.
	Schlangen		$\frac{1}{4}$–$\frac{1}{3}$ der benötigten Vetalar-Dosis kann durch Rompun ersetzt werden (s. Angaben bei Vetalar)	Sedativum, das in Verbindung mit Narkotika – geprüft wurde Ketaminhydrochlorid – zu einer Dosiserniedrigung des Narkotikums führt und tiefe, chirurgische Eingriffe zuläßt. Wahrscheinlich ist die Methode auch bei anderen Reptilien einzusetzen. Verlängert die Narkosezeit!

Substanz	Amphibien	Applikationsart/Dosis	Reptilien	Applikationsart/Dosis	Narkosedauer, sonstige Bemerkungen
Suxamethonium-Salz (Succinyl-Asta/Asta-Werke)	–	–	Krokodile	0,5–5 mg/kg KG i. m.	Muskelrelaxans mit großer narkotischer Breite. Muskelrelaxation tritt nach wenigen min ein und hält 20–30 min an. Die Aufwachphase beträgt mehrere Stunden. Vorteil: Bei jungen und erwachsenen Tieren einsetzbar; bei großen Exemplaren (über 100 kg KG) muß meist nachdosiert werden, so daß die Gesamtdosis bis zu 10 mg/kg KG betragen kann.
Tricaine (MS-222/Sandoz auch unter der chem. Substanzbezeichnung – s. Medikamentenliste – zu beziehen)	alle Amphibien (s. Bemerkungen)	Als Narkosebad in einer Dosierung von 0,5–3 g/l Wasser	–	–	Die Badtemperatur ist für die Dauer der einzelnen Phasen besonders wichtig (je höher die Temperatur, desto kürzer die einzelnen Phasen). Man sollte – der Spezies entsprechend – zwischen 20 und 25°C Badtemperatur narkotisieren. Die Einleitungsphase dauert 5–25 min (Larven reagieren rascher!), Toleranzdauer 30–60 min, Aufwachphase 15 min bis mehrere Stunden. Manche Arten reagieren schlecht auf dieses Präparat, z. B. Salamandra salamandra. Gute Erfahrungen liegen z. B. für den Jap. Feuerbauchmolch (Cynops pyrrhogaster) vor. Bei 0,1%iger Dosierung dauert die Einleitungsphase ca. 10 min, die Toleranzzeit ca. 15 min, doch kann sie bei Lagerung der Tiere auf badgetränktem Mull bis zu 1 Std. verlängert werden.
Vetalar (Ketaminhydrochlorid/Parke-Davis)	Frösche Kröten	15–20 mg/kg KG 50 mg/kg KG	Krokodile	40–100 mg/kg KG i. m.	Nicht in allen Fällen wird Sedierung und Muskelrelaxation erreicht, doch tritt sie, wenn überhaupt, schon nach ca. 10 min ein. Die Aufwachphase beträgt bis zu 10 Std. Bei anderen Reptilien ungeeignet. Nach Angaben der Herstellerfirma.

Schildkröten	15–130 mg je nach Art i. m. (120–150 mg – Angaben des Herstellers)	Das gebräuchlichste Narkotikum bei Reptilien, das aber für die einzelnen Arten jeweils unterschiedlich dosiert werden muß. Man sollte mit 20 mg/kg KG beginnen und evtl. nachdosieren. Gut geeignet zur Kombination mit Rompun/Bayer (s. dort). Einleitungsphase dauert besonders bei Schildkröten oft lange (~60 min). Z. T. langes Toleranzstadium (~Stunden). Z. T. lange Aufwachzeiten u. U. bis zu Tagen. Atemdepression (z. B. Echsen) kann durch künstliche Beatmung behoben werden.
Krokodile	ca. 50 mg i. m.	
Krokodile	(50–75 mg – Angaben des Herstellers)	Bei Krokodilen liegen nur wenige Erfahrungen vor – z. T. mit tödlichem Ausgang – Vorsicht!
Echsen	12–225 mg i. m. (50–100 mg – Angaben des Herstellers)	
Schlangen	20–220 mg i. m. (20–50 mg kleine Tiere, 60–100 mg für große Schlangen – Angaben des Herstellers) ($^{1}/_{4}$–$^{1}/_{3}$ der Dosis kann durch Rompun ersetzt werden, s. dort)	

[1] Die Angaben zur Dosis und den Zeiten, die nach der Applikation der verschiedenen Präparate zur Einleitung der Narkose und zum Toleranzstadium benötigt werden, können nur grobe Mittelwerte darstellen, da der Allgemeinzustand eines Tieres, sein Alter, die Umgebungstemperatur etc. mit berücksichtigt werden müssen. Die Angaben in der Literatur sind darüberhinaus oftmals nicht exakt und außerdem wurde mit den verschiedensten Tierspezies gearbeitet. Auch die Tatsache, daß in einem Fall Jungtiere mit geringerem Körpergewicht, in einem anderen aber adulte Exemplare mit nicht selten vielen kg Gewicht als Versuchsobjekte bzw. als Patienten mit den angegebenen Präparaten narkotisiert wurden, spielt bei der Beurteilung eine wesentliche Rolle. Die Dosierungsangaben differieren deshalb innerhalb einer Ordnung oft erheblich.

Aufgrund eigener Erfahrungen sollte man besser mit der geringsten angegebenen Dosis beginnen und erst dann, wenn nach Verstreichen der Zeit für die Einleitungsphase – wie sie in der Tabelle vermerkt ist – keine Toleranz erreicht wird, entsprechend nachdosieren. Ein derartiges Vorgehen ist bei den Injektionsnarkotika ebenso möglich wie bei der Inhalationsnarkose. Die Aufwachzeiten sind gleichfalls großen Schwankungen unterworfen und stehen nicht nur in Abhängigkeit zu den oben genannten Kriterien, sondern darüberhinaus auch zur Tiefe der Narkose, die letztlich wieder mit der insgesamt applizierten Gesamtdosis des Pharmakons in Beziehung zu bringen ist.

[2] In den Fällen, in denen Angaben für eine Vertebratenklasse fehlen, liegen entweder keine Angaben vor oder das Pharmakon ist für diese Tiere nicht geeignet. Das gleiche gilt, wenn bei Reptilien nur einzelne Ordnungen genannt sind.

Zur Berechnung der Dosis wird von verschiedenen Autoren empfohlen, bei Landschildkröten vom tatsächlichen Gewicht ca. ⅓ abzuziehen (schwerer Knochenpanzer), bei vielen Wasserschildkröten mit schwächer ausgebildetem Panzer aber höchstens ¼. Da die Patienten häufig rachitisch sind, der Panzer also ohnehin nur noch ein geringeres Gewicht hat und viele Präparate eine große Toleranzbreite besitzen, kann aber darauf verzichtet werden.

Die subkutane Injektion (s.c.) kann auch bei niederen Vertebraten notwendig sein. Sie findet speziell zur Verabreichung größerer Flüssigkeitsmengen, z. B. Elektrolytlösung, Anwendung.

Infolge der langsameren Blutzirkulation, die in Abhängigkeit von der Umgebungstemperatur steht, kann der Erfolg einer Injektion nicht so rasch wie beim Warmblüter erwartet werden. Die Anwendung von Depotpräparaten führt bei Kaltblütern zu einem lange vorhaltenden Blutspiegel, so daß die Injektionen nicht so oft wiederholt werden müssen.

Präparate in öliger Formulierung kommen nur schlecht oder gar nicht zur Wirkung. Sie verbleiben an der Stelle, an der sie injiziert wurden und können abgekapselt werden. Man sollte also Medikamente in wäßriger Form wählen. Besser ein Ersatzpräparat als einen geeigneten Wirkstoff in unwirksamer Darreichungsform!

Bei Reptilien kann als Faustregel gelten: 3 bis 5fache Warmblüterdosis.

Literatur

AHNE, W. (1977): Siehe bei REICHENBACH-KLINKE 1977.

BONATH, K.: Narkose der Reptilien, Amphibien und Fische. Schriftenreihe Versuchstierkunde 4, Berlin, Hamburg, P. Parey, 1977.

BONATH, K.: Narkose, Überwachung und klinische Reaktionen – vergleichende Betrachtungen über Poikilotherme (Reptilien, Amphibien, Fische) und Haustiere. Kleintierpraxis 24, 185–198, 1979.

HOFF, G. L. et al. (eds.), S. 366.

SEIDEL, B.: Zu Klinik und Therapie einiger häufiger Erkrankungen von Amphibien und Reptilien sowie Methoden zur Schmerzausschaltung. Mh. Vet.-Med. 34, 102–108, 1979.

WILL, R.: Hämatologische und serologische Untersuchungen bei Lacertiden (Reptilia, Squamata) Diss. Univ. Hohenheim, 1977.

3 Infektions- bzw. Invasionskrankheiten

Allgemeine Bemerkungen: Infektionskrankheiten i. w. S. sind in Gefangenschaft bei Kaltblütern weit verbreitet und dürften bei vielen Tieren die hauptsächlichste Todesursache sein.

Neben bakteriellen Erkrankungen spielen Mykosen und Virosen eine bedeutende Rolle, doch sind die Kenntnisse über die Erreger der beiden letzten Gruppen unvollständig.

Parasiten bzw. Parasitosen stehen im Vordergrund. Die Parasitierung der Tiere ist z. T. hoch, Todesfälle durch Parasiten sind nicht selten. In vielen Fällen ist eine Behandlung möglich, so daß der Therapie besonderes Augenmerk geschenkt werden sollte. Bei bakteriellen Prozessen, z. T. auch bei mykotischen Erkrankungen (Ektomykosen) bestehen gleichfalls Therapiemöglichkeiten. Die Vielzahl der Präparate, deren unterschiedliches Wirkungsspektrum und die variable Empfindlichkeit der Erregerstämme einer Art machen es notwendig, wenn möglich ein Antibiogramm zu erstellen oder mit Testracks, z. B. ATB Antibiogramm, die Sensibilität zu prüfen.

Erfahrungen und Erfolge bei der Behandlung bakterieller Prozesse liegen in größerem Umfang für Reptilien als für Amphibien vor. Bei Mykosen verschieben sich die Möglichkeiten noch mehr zugunsten der Reptilien. Auch bei einem Parasitenbefall sollte man wissen, um welche Parasiten*gruppe* es sich handelt, um die geeignete Therapie einzuleiten.

3.1 Bakterielle Infektionen

3.1.1 Amphibien

Allgemeine Bemerkungen: Die Isolierung eines Erregers ist bei Amphibien bei äußerlichen Prozessen besonders schwierig, da eine Kontamination mit ubiquitären, harmlosen Keimen bei Tieren, bei denen Hautveränderungen vorhanden sind, leicht möglich ist. Häufig werden sich also nur Sekundärkeime oder Opportunisten isolieren lassen, der eigentliche Verursacher eines pathologischen Geschehens dagegen kann u. U. nicht nur nicht isoliert werden, sondern ist möglicherweise nicht mehr vorhanden. Die physio-

logisch gesunde Amphibienhaut bietet bakteriellen Erregern keine Möglichkeit, sich auf der Oberfläche festzusetzen, da der von den Hautdrüsen ausgeschiedene Schleim (muköse Drüsen) bzw. das Sekret (seröse Drüsen) einen Schutzüberzug der Epidermis bildet, der antibakterielle (und antimykotische) Eigenschaften besitzt, (siehe Farbtafel 4, S. 296).

Trotz dieser Eigenschaften treten bei Gefangenschaftstieren Infektionen auf, die zu erheblichen Verlusten führen. Ursachen sind häufig eine schlechte Unterbringung, aber auch die nicht auszuschließenden kleinen Verletzungen, die als Eingangspforten für Erreger dienen. Ein Terrarium hat im Vergleich zum natürlichen Biotop einen hohen Keimgehalt. Einige wesentliche Infektionen werden nachfolgend angesprochen.

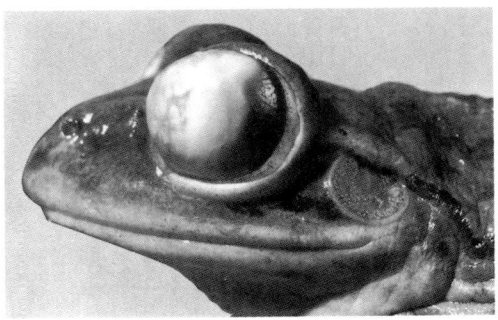

Abb. 94. Unklare pathologische Veränderungen (purulent?) beider Augen eines Kubalaubfrosches (*Hyla septentrionalis*); die im Auge sichtbaren Strukturen waren weder Metacercarien noch Plerocercoide; vgl. dazu BROOKS und Mitarb. 1984, Seite 366.

Die geringen Kenntnisse der Erkrankungen und ihrer Therapie belassen die Aussage der National Academy of Sciences, Washington D.C. 1974 weiterhin gültig: „Considering the wealth of information dealing with the physiology, biochemistry, genetics, developmental biology, and even behavior of amphibians, it is incredible that almost nothing of a practical nature is known about amphibian medicine."

Einige Erkrankungen wie das Nieren-Adeno-karzinom der Frösche *(Rana pipiens)*, vgl. 4.3.5 und 6, wurden intensiv untersucht. Die Motivation lag dabei aber in der Tatsache begründet, daß es sich hierbei um ein malignes Geschehen handelt, das mit Tumoren des Menschen verglichen werden kann.

Trotz gleichem Milieu, in dem sowohl Frösche und Kröten (Anura) als auch Molche und Salamander (Urodela) leben, treten Krankheiten auf, die für die beiden Gruppen mehr oder weniger spezifisch sind. So ist die „Molchpest" für Molche eine charakteristische Erkrankung, während z. B. die „red leg disease" fast nur von Fröschen beschrieben wird.

3.1.1.1 „Red leg"-Krankheit*

Eine Infektion vorwiegend von Fröschen, bei der im typischen Fall die hellgefärbten ventralen Partien des Körpers und die Schenkelinnenseiten eine blutrote Verfärbung zeigen; dorsal sind diese Stellen nicht so auffällig. In fortgeschrittenem Stadium kommt es zum Abfaulen von Phalangen und zu Hautaufbrüchen. Infizierte Tiere wirken z. T. wie aufgebläht, da die subkutanen Lymphräume infiziert sein können; die Lymphe ist trüb-rot. In der Abdominalhöhle sammelt sich Exsudat, vermischt mit hämolysiertem Blut.

Die z. T. äußerlich sichtbaren Symptome sind Ausdruck einer septikämischen Infektion durch hämolytische Bakterien *(Aeromonas hydrophila)*. Daneben konnte auch *Alcaligenes* isoliert werden. Die Infektion ist sowohl in Gefangenschaft als auch in der Natur von Tier zu Tier übertragbar. Neben Fröschen können alle Amphibien-Arten befallen werden. Die bei Liebhabern gefürchtete „red leg" kann bei Gefangenschaftspopulationen einen epidemischen Verlauf nehmen und zu einem quantitativen Verlust führen. Auch im Freiland konnten im Frühjahr und Herbst in Europa und Nordamerika infizierte Tiere gefunden werden. Die Krankheit ist wahrscheinlich weltweit verbreitet. Behandlungsversuche sind, wenn überhaupt, nur zu Beginn erfolgversprechend, siehe Tab. 40, S. 368.

---

* Neueste Untersuchungen lassen vermuten, daß diesem Krankheitsbild eine Virusgenese zugrunde liegt und die bakteriellen Keime lediglich als Sekundärbesiedler anzusehen sind. Bei ⅔ der Tiere konnten nicht näher determinierte Viren nachgewiesen werden.

3.1.1.2 Sonstige Infektionen

Die wenigen Isolierungen, z. T. von uns durchgeführt, deuten darauf hin, daß die Vielfalt der Keime weitgehend mit denen der Reptilien identisch ist. Die Salmonellose spielt bei Amphibien nur eine untergeordnete Rolle, vgl. Tab. 13. Isolierte Keime stehen nicht immer im Zusammenhang mit einem pathologischen Geschehen. Oftmals werden opportunistische Arten gefunden, die am primären Geschehen nicht beteiligt waren. Inwieweit Amphibien bei der Verschleppung bestimmter Bakterien eine Bedeutung zukommt, ist unbekannt. Wiederholt wurden *Listeria monocytogenes* aus Fröschen, z. B. *Rana pipiens, R. catesbeiana* u. a., *Pasteurella pseudotuberculosis* und *Yersinia enterocolitica* nachgewiesen.

Daneben muß bei Amphibien auch mit Tuberkulose-Erregern gerechnet werden.

Mykobakterien

Säurefeste Stäbchen treten in pathologischen Prozessen von Amphibien nicht selten auf. Zum Teil stellen solche Veränderungen typische Tuberkel, meist von Hirsekorngröße dar, gelegentlich bilden sich auch Knoten, die wesentlich größer sind. Das am häufigsten befallene Organ ist die Leber, doch finden sich Knötchen in der Lunge, der Niere und der Milz. In einzelnen Fällen können auch Hautulzerationen beobachtet werden.

Neben Miliar-Tuberkulosen kommt es bei Amphibien auch zu isolierten Prozessen, die sich als riesige Tumoren von mehreren Zentimetern Größe darstellen und aus den verschiedensten Organen hervorgehen. Dabei handelt es sich sowohl um Bildungen aus dem Intestinaltrakt als auch der Niere, der Milz oder der Lunge. Die Übertragung der Tuberkulose auf andere Individuen ist, wie bei *Xenopus laevis* nachgewiesen werden konnte, limitiert. Trifft dies schon für aquatil lebende Arten zu, so ist die Gefahr bei terrestrischen oder amphibisch lebenden Arten noch geringer. Die Toxin-Produktion scheint bei den Kaltblüter-Mykobakterien entweder geringer zu sein, oder die Toleranzbreite der Wirte ist viel größer, da der Tod oft erst dann eintritt, wenn große Teile befallener Organe zerstört sind.

Die Mykobakterien-Arten, die aus pathologisch veränderten Organen isoliert wurden, sind wahrscheinlich für alle Kaltblüter pathogen. Beim Menschen konnten verschiedentlich identische Stämme im Sputum nachgewiesen werden, pathologische Veränderungen sind aber nicht beobachtet worden. Ausnahme: Granulomatöse Hautveränderungen sollen nach Verletzungen durch verschiedene Mykobakterien-Arten verursacht worden sein. Nach „Bergey's Manual of Determinative Bacteriology", 8th ed. (1974) können folgende Arten bei Amphibien (und Reptilien) als valid angesehen werden: *Mycobacterium xenopi* (aus dem Krallenfrosch, *Xenopus laevis*, isoliert), *M. thamnopheos* (aus der Strumpfbandnatter, *Thamnophis sirtalis*, isoliert), *M. fortuitum* (aus einem Frosch der Gattung *Gia* isoliert), *M. chelonei* (aus einer Schildkröte isoliert), *M. marinum* (aus einem Fisch isoliert). Alle sonstigen Namen, *M. ranae, M. ranicola, M. giae, M. piscium*, sind nicht valid.

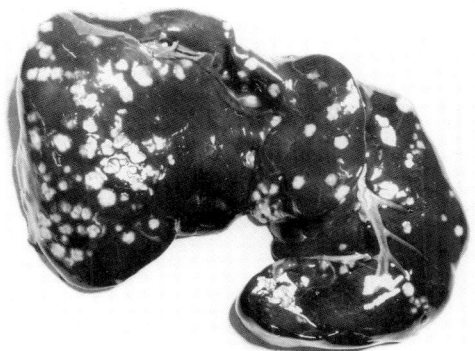

Abb. 95. Tuberkulose der Leber bei einer Argentinischen Landschildkröte *(Testudo chilensis)*.

Warmblüter-Mykobakterien bei Amphibien: Bei einem Frosch, *Hyla* (syn. *Litoria*) *caerulea*, konnte *Mycobacterium avium* isoliert werden.* Die gleiche, potentiell humanpathogene Art wurde, wie eine weitere (*M. intracellulare*), neuerdings auch aus Reptilien beschrieben, BROWNSTEIN (1984).
Bedeutung: Abgesehen vom Einzelfall, bei dem der letale Ausgang abzusehen ist, spielt die Tuberkulose der Amphibien eine unbedeutende Rolle. Die Infektion – mit Ausnahme der dermalen Verlaufsform – wird wahrscheinlich oral übertragen.

---

* Frau Chefärztin Dr. med. Ursula Roester sei auch an dieser Stelle für vielfältige Hilfe bei der Isolierung und Kultivierung von Bakterien und Pilzen aus unserem Material gedankt.

Da beim Menschen einige Fälle bekannt sind, bei denen von Fischen ausgehend, tuberkulöse Hautprozesse hervorgerufen wurden, kann nicht ausgeschlossen werden, daß Mykobakterien, die bei Amphibien vorkommen, auch beim Menschen oberflächliche Prozesse verursachen. Erkennbar erkrankte Tiere (Hautläsionen) sollten getötet werden.
Therapie: Die verfügbaren Präparate sprechen bei den Kaltblüter-Tuberkulosen nicht an.

Isolierung von Yersinia enterocolitica
In einem Tümpel, in dem sich im März 1982 ca. 50 Paare von *Rana esculenta* zum Ablaichen eingefunden hatten, verendeten innerhalb weniger Tage alle Tiere. Auffällig war das extrem „aufgedunsene" Aussehen der Tiere, das sich aber bei der Sektion als durch fest-gallertiges Material, bzw. durch bereits gequollene Eier verursacht, herausstellte und nicht auf vermehrten Aszites zurückzuführen war. Als Erreger konnte nur *Yersinia enterocolitica* isoliert werden. Die Frage aber, ob diese Bakterien mit der Ausmerzung einer ganzen Population adulter Tiere in Zusammenhang zu bringen sind, bleibt unbeantwortet, da eine Virusgenese nicht überprüft wurde.

„Molchpest"
Eine fast immer fatal verlaufende Erkrankung von Molchen, bei der sich die unterschiedlichsten Keime aus den Hautläsionen isolieren lassen, einschließlich Pilzen, konnte bis heute keinem der Erreger zugeordnet werden. Eine Besprechung erfolgt unter 4.6.1.1, S. 357.

Sonstige Angaben
Neben den in der Tab. 13 aufgeführten Keimen ist auch bei Amphibien mit Anaerobiern zu rechnen, die bei normaler Untersuchungstechnik nicht erfaßt werden. Die Bedeutung, die diesen Erregern im Krankheitsgeschehen der Amphibien – und der Reptilien – zukommt, ist noch nicht überschaubar, vgl. die Angaben bei Reptilien Seite 211.

Literatur Vgl. 3.1.2, S. 212.

3.1.2 Reptilien

Allgemeine Bemerkungen: Bei Infektionskrankheiten ergeben sich, wie bei anderen Erkrankungen, Unterschiede zwischen Frischfängen, privat gehaltenen Reptilien und solchen,

Tab. 13. Zusammenstellung der hauptsächlich nachgewiesenen Erreger-Arten (nach MAYER u. FRANK, 1974)

Tiergruppen	Anzahl der Tiere	Escherichia	Enterobacter	Citrobacter	Salmonella (Subgenus) I	II	III	IV	Ballerup-Bethesda	Hafnia	Serratia	Proteus	Pseudomonas	Aeromonas	Mima Herellea	Flavobakterien	Enterokokken	β-haemolytische Streptokokken	Pepto-Streptokokken	Corynebakterien	aerobe Sporenbildner	Clostridien	Hefen (Candida)
1. Chelonia	19	5	5	3	2	1	–	–	–	6	1	9	4	6	1	–	4	–	–	–	1	3	1
1.1. Landschildkröten	9	1	3	–	–	1	–	–	–	2	1	6	1	3	1	–	2	–	–	–	1	–	–
1.2. Süßwasserschildkröten	9	3	2	2	2	–	–	1	–	4	–	2	3	3	–	–	2	–	–	–	–	3	1
1.3. Seewasserschildkröten	1	1	–	1	–	–	–	–	–	–	–	1	–	–	–	–	–	–	–	–	–	–	–
2. Crocodylia	1	–	–	–	–	–	–	–	–	–	–	1	–	1	–	–	–	–	–	–	–	–	–
	1	–	–	–	–	–	–	–	–	–	–	1	–	1	–	–	–	–	–	–	–	–	–
3. Squamata (Sauria)	50	19	21	8	13	1	8	1	1	6	2	16	12	14	7	–	7	1	1	–	3	3	5
3.1. Geckos	2	–	2	–	–	–	1	–	–	1	–	–	–	–	–	–	–	–	–	–	–	–	–
3.2. Agamen	7	2	3	2	2	–	–	–	1	–	–	1	2	1	1	–	1	1	–	–	2	1	1
3.3. Chamaeleons	4	3	2	–	1	–	–	–	–	–	–	3	4	–	–	–	–	–	–	–	–	–	–
3.4. Leguane	15	5	8	3	2	–	3	1	–	3	1	3	–	6	3	–	4	–	1	–	–	–	–
3.5. Tejus	3	1	1	–	–	–	2	–	–	–	–	2	3	–	–	–	–	–	–	–	–	–	2
3.6. Eidechsen	4	4	1	–	1	1	1	–	–	1	–	–	–	2	2	–	2	–	–	–	1	–	–
3.7. Warane	15	4	4	3	7	–	1	–	–	1	1	7	3	5	1	–	–	–	–	–	–	2	2
4. Squamata (Serpentes)	72	36	14	12	22	3	5	2	1	7	4	32	17	26	1	2	12	–	1	2	5	10	4
4.1. Riesenschlangen	40	19	8	9	13	2	2	1	1	3	4	19	11	14	1	–	4	–	–	2	3	5	–
4.2. Nattern	23	12	3	3	5	–	3	1	–	3	–	11	4	10	–	2	5	–	–	–	2	3	2
4.3. Giftnattern	3	1	1	–	2	–	–	–	–	–	–	–	1	–	–	–	1	–	–	–	–	–	–
4.4. Vipern	5	3	2	–	1	1	–	–	–	1	–	2	2	1	–	–	1	–	1	–	–	2	1
4.5. Grubenottern	1	1	–	–	1	–	–	–	–	–	–	–	–	–	–	–	1	–	–	–	–	–	–
5. Amphibien	6	5	1	–	–	–	–	–	–	–	2	1	–	–	–	1	2	1	–	–	–	–	–
5.1. Anura	6	5	1	–	–	–	–	–	–	–	2	1	–	–	–	1	2	1	–	–	–	–	–
5.2. Urodela	–	–	–	–	–	–	–	–	–	–	–	–	–	–	–	–	–	–	–	–	–	–	–
	148				37	5	(13)	3					34	47									

die in Zoos leben (KEYMER 1978a, b; HOLT u. Mitarb. 1979).

Bei der bakteriologischen Untersuchung von Gewebeproben, von Abstrichen des Rachenraumes oder des Kotes, lassen sich eine große Zahl von Keimen isolieren. So sind z. B. Reptilien aus Zool. Gärten bis zu 40% Salmonellenausscheider, ohne daß i.d.R. Krankheitsprozesse auftreten.*

* Mit verbesserten Kulturmedien lassen sich bei über 60% der Reptilien Salmonellen nachweisen: die Keimzahl kann pro Gramm Kot bis zu 10^8 betragen (vgl. Seite 199). – unveröffentlichte Daten –

Im Vordergrund, weil vergleichbar einfach zu kultivieren, stehen die aeroben Bakterien, Tab. 13, doch sind bei entsprechender Technik auch verschiedene Anaerobier nachzuweisen. Inwieweit sie ätiologisch für pathologische Veränderungen verantwortlich sind, ist weitgehend ungeklärt.

Den Reptilien kommt als Ausscheidern von Salmonellen eine bis heute nicht eindeutig beantwortete Bedeutung bei der Übertragung dieser Keime auf den Menschen zu. Bei den isolierten Serotypen handelt es sich in der Mehrzahl um sog. „exotische Typen", die von den Tieren aus dem Herkunftsland mitgebracht werden. Von einigen Arten ist zwar bekannt, daß sie in tropisch-subtropischen Ländern zu Erkrankungen beim Menschen geführt haben, nicht jedoch in gemäßigten Klimaten. Andererseits liegen Berichte aus USA aus dem Jahre 1972 vor, daß von den jährlich verkauften 15 Millionen (!) Schildkröten („pet turtles") angeblich 300 000 menschliche Salmonellosefälle, entweder direkt oder indirekt über Wasserbehälter etc., ausgegangen sein sollen. An derartigen Berichten sind Zweifel angebracht, da in den meisten Fällen die Zusammenhänge ungeklärt blieben.

Zum Vorteil für die freilebenden Schildkröten haben solche Vorstellungen ab den 70er Jahren zu einem drastischen Rückgang des Handels in den USA geführt und waren z. B. in Schweden auch Anlaß für ein weitgehendes Verbot des Schildkrötenverkaufs an Privatpersonen.

Aus einer Publikation von WEBER (1983) geht hervor, daß sich die Verhältnisse in der Bundesrepublik Deutschland ganz anders – und wahrscheinlich realitätsnäher – darstellen. Nach den Unterlagen des Statistischen Bundesamtes (Wiesbaden) konnten von den in den Jahren 1975–1980 insgesamt gemeldeten 214 277 Salmonellosefällen (Enteritis infectiosa) nur 7 als von Reptilien, insbesondere Schildkröten, herrührend, registriert werden. Zum Vergleich: Im selben Zeitraum ließen sich dagegen 27 Fälle auf den Hund und 8 auf Volierenvögel zurückführen. Daraus ist klar ersichtlich, daß Reptilien zumindest keine größere Bedeutung für die Übertragung von Salmonellen auf den Menschen als andere Heimtiere haben.

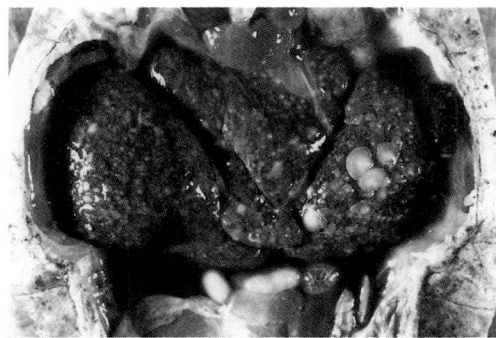

Abb. 96. Generalisierte Bakteriose bei einer Froschkopf-Schildkröte *(Batrachemys nasuta)* mit z. T. blasigen Auflagerungen auf der Leber, die an Cysticercen erinnern.

Nicht nur die Ausscheidung von Salmonellen, sondern die Zahl der Erreger pro Gramm Kot dürfte hierbei von wesentlicher Bedeutung sein. Da Werte für Reptilien ausstehen, soll der Hund als Beispiel für diese Problematik herangezogen sein. Bei natürlich infizierten Hunden werden pro Gramm Kot nicht mehr als 10^2 Erreger ausgeschieden; für das Angehen einer Infektion beim Menschen sind aber – von Kleinkindern und resistenzgeminderten bzw. immungeschwächten, vorwiegend älteren Personen abgesehen – mindestens 10^5 Erreger notwendig.

Diese Angaben dürften zur Relativierung des Gesamtkomplexes „Reptilien und Salmonellose des Menschen" von nicht unerheblicher Bedeutung sein.

Über die Vielzahl von Bakterien, die aus Reptilien isoliert worden sind, liegt eine Literaturauswertung vor, die z. T. auch Bedeutung für Amphibien hat, vgl. BROGARD (1980).

3.1.2.1 Infektionen des Magen-Darm-Traktes

Bakteriell bedingte Störungen im Magen-Darm-Kanal gehören zu den häufigsten Erkrankungen der Reptilien, wobei Schlangen und Warane besonders betroffen sind. Als Erreger wurden vorwiegend gramnegative Keime wie *Aeromonas, Pseudomonas, Proteus,* gelegentlich auch *Salmonella,* nachgewiesen. Daneben kommen auch Anaerobier vor, über deren Beteiligung an Krankheitsgeschehen wenig bekannt ist, vgl. 3.1.2.4, S. 211.

„Maulfäule" (Stomatitis ulcerosa)

Von der Stomatitis sind Schlangen häufiger betroffen als andere Reptilien; sie wird aber auch nicht selten bei Waranen und Leguanen beobachtet und kann u. U. in einem hohen Prozentsatz sogar bei Landschildkröten auftreten. Von 70 *Testudo graeca,* die in eine Untersuchung einbezogen wurden, waren 14 infiziert. Geschwächte Reptilien, die einen unsachgemäßen Transport oder lange Hälterungszeiten im Herkunftsland hinter sich haben, sind besonders gefährdet. Bei Liebhabern zählt die „Maulfäule" zu den gefürchtetsten Krankheiten der Reptilien in Gefangenschaft.

Klinisches Bild: Erkrankte Tiere verweigern die Annahme von Futter und machen einen lethargischen Eindruck. Die Schleimhäute der Kieferränder sind geschwollen, Ober- und Unterkiefer klaffen auseinander, da die Schwellungen und die eitrigen Beläge ein vollständiges Schließen verhindern. Borkige Verklebungen der sichtbaren Schleimhautteile sind eine Folge der Austrocknung. Beim Öffnen des Mauls fallen zu Beginn lediglich blasse, schlecht durchblutete Schleimhäute auf; in fortgeschrittenem Stadium imponieren zunächst isolierte Eiterherdchen und später großflächige Eiterbezirke.

Bei der Maulfäule handelt es sich scheinbar um eine typische Inktionskrankheit, doch läßt sich damit allein das bevorzugte Auftreten bei geschwächten Tieren nicht erklären.

Pathologie: Die Stomatitis ist durch ulzerierende, käsige Prozesse der Mundschleimhaut charakterisiert, z. T. treten kraterförmige Höhlungen auf, die mit nekrotischem Material gefüllt sind. Die Zahntaschen sind prädestiniert. Bei Tieren, die sich in relativ gutem Allgemeinzustand befinden, können sich haselnußgroße Abszesse bilden, die mit Detritusmaterial gefüllt sind und die Kieferknochen angreifen. Im Oberkiefer kommen Durchbrüche bis in die Schädelkapsel zustande.

Diese nekrotisierende Stomatitis bleibt aber nicht auf die Maulhöhle beschränkt, sondern die Prozesse dehnen sich bis in den Ösophagus aus. Entgegen früherer Auffassung handelt es sich zwar um ein charakteristisches Krankheitsbild, doch sind dafür keine spezifischen Keime, sondern die verschiedensten Erreger verantwortlich, wobei die gleichen Bakterien nachzuweisen sind, wie sie bei Gastro-Enteritiden vorkommen. Zusätzlich muß mit Sekundärerregern gerechnet werden. *Pseudomonas*-Arten *(P. aeruginosa* und *P. fluorescens)*, *Aeromonas liquefaciens, A. hydrophila, A. shigelloides (Plessiomonas), A. salmonicida (Necromonas)* u. a. ließen sich isolieren.

Therapie: Eine Ausheilung ist mit Sulfonamiden oder Antibiotika allein meistens nicht zu erreichen. Die gleichzeitige Verabreichung von Vitaminen – besonders von Vitamin A, aber auch von Ascorbinsäure – unterstützt den Heilungsprozeß bzw. er wird dadurch erst ermöglicht. Verschiedentlich wird die Applizierung des Vitamin-B-Komplexes zusammen mit Ascorbinsäure empfohlen.

Bei erkrankten Tieren handelt es sich um geschwächte Exemplare, die oft stark abgemagert und exsikkotisch sind und freiwillig keine Nahrung mehr aufnehmen. Eine Zufuhr von Elektrolyten und die Eingabe flüssiger Nahrung mit der Schlundsonde, z. B. Boviserin, sind unerläßlich.

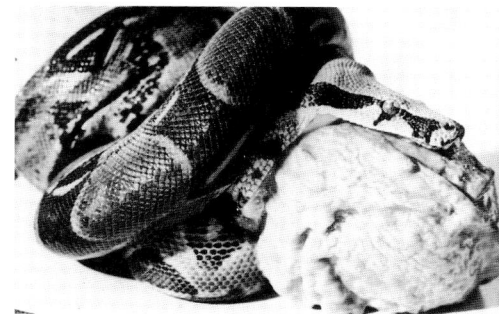

Abb. 97. Auswürgen des Magens bei einer Abgottschlange *(Boa constrictor)*, verursacht durch eine *Aeromonas shigelloides*-Infektion; diese Beobachtung konnte bei mehreren Jungtieren des gleichen Bestandes gemacht werden (nach MAYER und FRANK 1974).

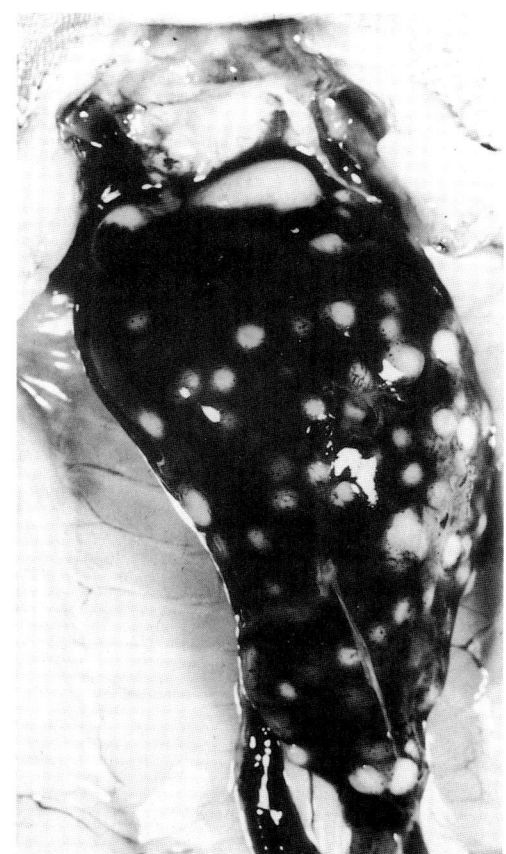

Abb. 98. Multiple Abszesse in der Leber eines madagassischen Taggeckos *(Phelsuma madagascariensis)*, hervorgerufen durch Keime aus der „*Paracolobacter*-Gruppe" (nach MAYER und FRANK 1974).

Die Vorgehensweise bei der Behandlung wird unterschiedlich beurteilt. Während die einen davon abraten, die käsigen Beläge zu entfernen und sofort Therapeutika einsetzen, sprechen eigene Erfahrungen *für* ein solches Vorgehen, zumindest dann, wenn sich pfropfenartige Detritus-Klumpen gebildet haben. Dabei auftretende Blutungen sind nicht nachteilig. Anfängliche Pinselungen mit Wasserstoffsuperoxid wirken sich günstig aus.

Zur Therapie werden verschiedene Präparate empfohlen wie Sulfonamide und Antibiotika bei gleichzeitiger Verabreichung von Vitamingemischen, s. Tab. 14. Ohne Antibiogramm kann nur dann eine erfolgreiche Behandlung erreicht werden, wenn verschiedene Präparate, eventuell im Wechsel, eingesetzt werden.

In den USA wird neuerdings das Präparat Mafenid empfohlen, das unter dem Namen Napaltan (Mafenid-acetat) als Creme von der Winthrop GmbH auch in der Bundesrepublik Deutschland vertrieben wird. Die Creme garantiert gute Haftbarkeit bei rascher Resorption und optimalem Wundverschluß für wenigstens 48 Stunden. Sowohl die bei einem solchen Geschehen beteiligten grampositiven Keime *(Corynebacterium* sp., *Staphylococcus* sp.) als auch die gramnegativen Bakterien *(Aeromonas* sp., *Arizona* sp., *Citrobacter* sp., *Escherichia coli, Klebsiella* sp., *Proteus* sp., *Pseudomonas aeruginosa, P. liquefaciens)* werden erfaßt. Außer bei der Stomatitis kann das Medikament auch bei Hautschädigungen eingesetzt werden, vgl. 3.1.2.3.

Gastro-Enteritiden

Bei Schlangen und Waranen sind bakterielle Infektionen, vorwiegend des Mitteldarms, weit verbreitet, während sie bei anderen Reptilien seltener auftreten und eine andere Verlaufsform zeigen. Vereinzelt greifen die Prozesse auf den Magen über und können sich bis in den Ösophagus ausdehnen. Bei schlechter Kondition tritt der Tod allerdings schneller ein als die Ausbreitung der Herde.

Klinisches Bild: Zu Beginn einer nekrotisierenden Enteritis hat der abgesetzte Kot breiige Konsistenz, eine graue Farbe und einen untypischen stinkenden Geruch. Berücksichtigt werden muß, daß fischfressende Schlangen Kot abgeben, der in Aussehen und Geruch dem von erkrankten Exemplaren entspricht. Auch andere Futtertiere, z. B. Eintagsküken, führen zu breiigen, stinkenden Exkrementen.

Bei der hämorrhagischen Enteritis sind schleimige Blutbeimengungen des gleichfalls weichen Kotes typisch, doch fehlt der charakteristische Geruch.

Weitere Symptome sind zu beachten. Im Anfangsstadium werden Futtertiere (bei Schlangen und Waranen) in üblicher Weise angenommen. Da jedoch der Nahrungsbrei durch die pathologischen Prozesse im Mitteldarm nicht mehr passieren kann, kommt es vor der Verdauung zu Regurgitationen, wobei die Beute in halbverdautem Zustand ausgewürgt wird. Eine zu niedere Umgebungstemperatur kann gleichfalls zur Regurgitation führen; auch nicht eingewöhnte Tiere würgen bei Störungen ihre Beute aus.

Die Regurgitation halbverdauter Nahrung tritt bei hämorrhagischer Gastro-Enteritis nicht regelmäßig auf. Spielen sich pathologische Vorgänge bereits im Magen ab, so erfolgt das Auswürgen der Beute nach Stunden, spätestens aber nach einem Tag, wobei die Geruchsbildung nicht so weit fortgeschritten ist. Im Endstadium der Infektion wird keine Nahrung mehr angenommen. Futterverweigerung kann allerdings in vielerlei Ursachen begründet sein, vgl. Sarcodina (3.5.2.1.1.B, S. 249).

Da der geschädigte Darm nicht mehr genügend Flüssigkeit resorbiert, kommt es häufig zur vermehrten Wasseraufnahme. Bei der Sektion zeigt sich dies in einem flüssigkeitsgefüllten Darm bei gleichzeitiger Exsikkose.

Pathologie: Bei Schlangen und Waranen kommt es zum nekrotischen Zerfall der Mukosa, vorwiegend im Bereich des Mitteldarms; bei anderen Reptilien überwiegt die hämorrhagische Verlaufsform, bei der häufig auch andere Darmabschnitte einbezogen sind.

Nekrotischer Zerfall: Der nekrotische Zerfall der Darmschleimhaut führt zu gelatinösen bis käsig-borkigen Belägen bei gleichzeitiger Dickenzunahme der Submukosa und der Muscularis mucosae. Zum Teil füllen die Detritusmassen das Darmlumen aus. Bei Sektionen sind solche Krankheitsbilder an der Außenseite des Darmes zu erkennen. Die betroffenen Darmabschnitte wirken blaß und verdickt und zeigen eine Querringelung, die sich besonders bei Schlangen gut darstellt, Abb. 101. Die Veränderungen des physiologischen Milieus bewirken, daß Cestoden und Nematoden in diesen Abschnitten fehlen.

Verursacher solcher Enteritiden sind die gleichen Keime wie sie bei der „Maulfäule" erwähnt wurden. Daneben lassen sich auch *Arizona-*

Tab. 14. Therapiemöglichkeiten bei bakteriellen Infektionen (Reptilien)

Krankheitsbild	Therapie	Begleitmaßnahmen	Bemerkungen
„Maulfäule" (Stomatitis ulcerosa)	Tgl. mehrmals Pinselungen mit Sulfonamidlösung, z. B. Supronal, Bayrena oder einem Breitbandantibiotikum wie wäßrige Lösungen von Terramycin, Aureomycin, Chloromycetin u. a., aber auch von Streptomycin; u. U. im Wechsel. Auch die i. m. oder s. c. Injektion von 25–50 mg/kg KG eines Depot-Terramycins, 3 mal im Abstand von 48 h wird ebenso empfohlen wie die i. m. oder s. c. Verabreichung von 40 mg/kg KG Chloromycetin täglich über mehrere Tage. Gute Erfolge sollen sich auch mit Mafenid bei lokaler Anwendung erzielen lassen, vgl. 3.1.2.1, S. 201.	Vor Therapiebeginn: Entfernung der nekrotischen Beläge; Wiederholung z. T. an mehreren Tagen notwendig. Evtl. Pinselung mit H_2O_2 (Wasserstoffsuperoxid). Zur Ausheilung sind neben einer antibiotischen Therapie unterstützende Maßnahmen unerläßlich, so hat die s. c. oder i. m. Applikation eines *wäßrigen* Vitamin-Gemisches, das wenigstens A und C enthalten muß, große Bedeutung. Beste Ergebnisse lassen sich durch die Injektion folgender Vitamin-Kombination erzielen: Vitamin-Gemisch A, D_3, E und C wird 1:1 mit dem B-Komplex (BVK-Roche) gemischt; davon werden 0,5–0,8 ml/kg KG verabreicht. Eine 2malige Wiederholung im Abstand von je 10–14 Tagen, bei halber Dosis, ist empfehlenswert.	Stark abgemagerte und exsikkotische Tiere erhalten parallel zur Therapie eine parenterale Elektrolytzufuhr aus einer Glucose/Kochsalzlsg. (s. c.), die bis zu 4% des Körpergewichts ausmachen darf. Wiederholung nach 24–48 h möglich. Evtl. ist auch eine künstliche Ernährung mit proteinreicher, flüssiger Nahrung, z. B. Boviserin, günstig. Die Flüssigkeitsmenge darf nur etwa die Hälfte des Fassungsvermögens des Magens betragen. Richtwert: Für 100 g Körpergewicht einer Schlange ca. 2,5 ml. Hauptsächl. betroffen sind Schlangen, seltener Warane.
Gastro-Enteritis	Tgl. orale Applikation von Chloromycetin in sinkender Dosis mit 50 mg/kg KG am ersten Tag und Reduktion auf ca. 30 mg/kg KG am letzten (7.) Tag. Bei i. m. Verabreichung mit 15 mg/kg KG beginnen und auf 10 mg/kg KG reduzieren. Sollte kein Antibiogramm erstellt werden und die Heilung zögernd verlaufen, muß auf ein Tetrazyklin übergegangen werden, z. B. Aureomycin in gleicher Dosierung. Empfohlen wird auch: 6,5 g Sulmet/l Trinkwasser bei gleichzeitiger Gabe von 220 mg/kg KG Aureomycin oral für 10 Tage, oder Chloromycetin, 30 mg/kg KG 2 × tägl. für 7 Tage bei 60 mg am 1. Tag, parenteral.	Zur Unterstützung der Therapie kann dem Trinkwasser ein Breitbandantibiotikum beigegeben werden. Vor dem Ende der Therapie sollte kein Futter verabreicht werden. Erste Nahrung nach acht Tagen anbieten und Tiere so lange isoliert halten, bis selbständig gefressen wird und der Kot normales Aussehen hat. Bei Regurgitationen oder weiterhin unnormalem Kot Behandlung – evtl. unter Wechsel der Präparate – bis zu mehreren Wochen fortsetzen. Isolierung erkrankter Tiere in einem „Sterilterrarium" mit leicht auswechselbarem Untergrund, z. B. Zeitungspapier, und regelmäßige Entfernung der Exkremente.	Eine gezielte Therapie setzt die Erstellung eines Antibiogramms voraus! Bei sehr geschwächten Tieren kann nach Abschluß der Therapie vorsichtig zwangsgefüttert werden (flüssige oder halbflüssige Nahrung, vgl. die Angaben bei „Maulfäule")

Lungenaffektionen	Tgl. i. m. oder s. c. Injektionen von Terramycin (wäßrige Lsg.) oder eines Depot-Terramycins alle 48 h über wenigstens eine Woche. Die Dosis sollte 30–50 mg/kg KG betragen, wobei anfangs eine höhere Dosis, später die niedrigeren Dosen verabreicht werden sollten. Andere Tetrazykline (Aureomycin, Achromycin) haben sich gleichfalls bewährt. Empfohlen werden auch Penicilline. Bei Schildkröten haben sich Kamillendämpfe bewährt. Man erhitzt einem Kamillenaufguß oder Kamillosan so stark bis es zur Dampfbildung kommt und legt das erkrankte Tier in einem Gazebeutel auf ein über der Flüssigkeit gespanntes Tuch. *Vorsicht:* Die Tiere dürfen dabei nur noch den abgekühlten Dampf einatmen.	Bei Atemwegsinfektionen ist auf eine zugluftfreie Unterbringung besonders zu achten. Außerdem müssen die Tiere die Möglichkeit haben, wärmere Stellen im Terrarium aufzusuchen, wobei als Wärmequelle ein Rotlichtstrahler eine besonders günstige Wirkung hat. Bewährt haben sich die sog. Dunkelstrahler (Elstein-Strahler).	Bei pfeifenden Atemgeräuschen und Bläschenbildung an den Nasenlöchern ist stets an eine Pneumonie zu denken. Bei den ersten Anzeichen einer Atemwegsinfektion sollte vor der Therapie mit Antibiotika zuerst mit Rotlicht, evtl. Kamillendämpfe versucht werden, die „Erkältung" zu beherrschen.
Abszesse	Bei isoliert liegenden, vereinzelten Abszessen ist die lokale Therapie ausreichend. Besonders bewährt haben sich Tetrazykline wie Terramycin, doch ist das Präparat letztlich aufgrund des Antibiogramms festzulegen. Eine tägliche Versorgung der Wunden mit dem geeigneten Antibiotikum bis zur Abheilung ist notwendig, evtl. mehrmalige Ausräumung der Wundhöhle. Ein Wundverschluß ist nur bedingt notwendig, da ohnehin ein nekrotischer Zerfall der Wundränder die Regel ist. Bei multiplen, häufig soßigen, konfluierenden Abszessen muß zusätzlich zur lokalen Behandlung – siehe auch Begleitmaßnahmen – eine parenterale Applikation des entsprechenden Antibiotikums (oder Sulfonamids) erfolgen.	Chirurgische Spaltung der an jeder beliebigen Stelle des Körpers auftretenden, meist subkutan liegenden Abszesse. Ausräumung des fast immer käsig-nekrotischen Inhalts und nach Möglichkeit Entfernung der pyogenen Membran. Bei soßigen, konfluierenden, multiplen Abszessen ist die Behandlung oft sehr langwierig.	Zur Ausheilung – besonders bei Abszessen mit mehr oder weniger „flüssigem" Inhalt – ist die Ermittlung der Sensibilität der Erreger (Antibiogramm) unerläßlich.

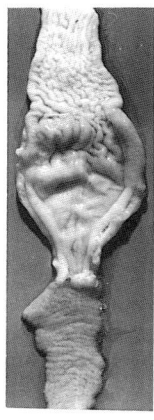 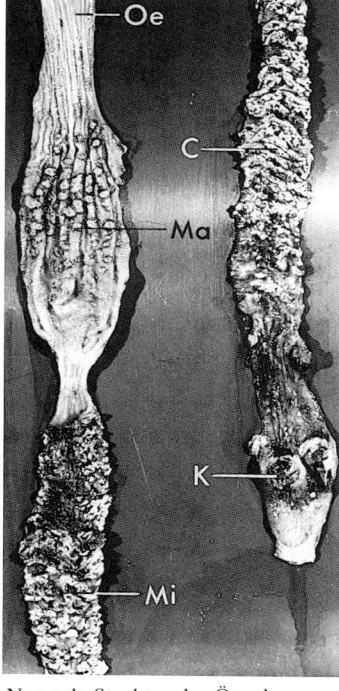

Abb. 99 (links). Normale Struktur des Ösophagus, Magens und Dünndarmanfangs bei einer Nashornviper *(Bitis nasicornis)*.
Abb. 100 (rechts). Chronische Gastro-Enteritis bei einem Mertens Waran *(Varanus mertensi)*;
Oe = Ösophagus; Ma = Magen; Mi = Mitteldarm; C = Colon; K = Kloake.

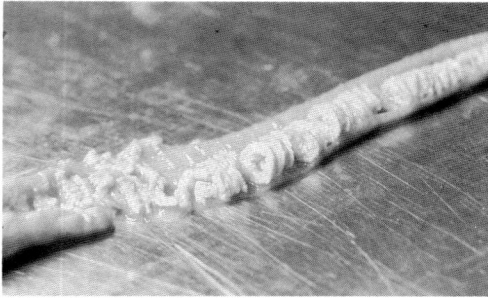

Abb. 101. Nekrotisierende Enteritis mit geldrollenartigem Zerfall der Mukosa bei einer Gartenboa *(Corallus enydris)*.

Stämme, *Citrobacter, Edwardsiella* und seltener enteropathogene *Escherichia coli* isolieren.
Hämorrhagische Verlaufsform: Derartige Enteritiden sind weder auf den Mitteldarm beschränkt, noch werden bestimmte Gruppen von Reptilien bevorzugt befallen. Die Blutungen,

die sich über den ganzen Darm vom Magenausgang bis zur Kloake erstrecken, können so stark sein, daß das Lumen mit blutdurchmischten Nahrungsresten und Schleim ausgefüllt wird; solche Tiere verbluten. Neben den erwähnten Keimen kommen häufig enteropathogene *Escherichia coli*-Stämme – auch als β-hämolytische Variante – vor.

Therapie: Eine rechtzeitig erkannte Enteritis ist auszuheilen, doch kann sich die Behandlung über Wochen erstrecken. Im Regelfall reicht eine einwöchige Therapie aus. Als geheilt kann ein Patient erst gelten, wenn selbständig Nahrung aufgenommen wird und der Kot normale Konsistenz, Farbe und Geruch aufweist.

Die Heilungsaussichten sind im Anfangsstadium, d. h. in der akuten Phase, am günstigsten, während bei nekrotisch zerfallener Mukosa, also einem chronischen Stadium, die Therapie länger dauert.

Die wirksamsten Therapeutika sind in Tab. 14 zusammengestellt. Die gezielteste Behandlung nach einem Resistenztest verspricht die besten Erfolge, doch bleibt in der Regel dazu keine Zeit, da die Patienten meist in schlechtem Zustand vorgestellt werden. Man sollte daher mit solchen Präparaten beginnen, mit denen eine erfolgreiche Therapie erwartet werden kann und erst danach mit den wirksamsten Präparaten weiterbehandeln.

Breit wirksam hat sich Chloromycetin (Chloramphenicol) erwiesen, wobei schnelle Erfolge mit der oralen Gabe über eine Schlundsonde erzielt werden. Die Initialdosis liegt bei 50 mg/ kg KG, vgl. Tab. 14.

3.1.2.2 Infektionen der Atemwege

Allgemeine Bemerkungen: Infektionen der Atemwege treten bei allen Reptilien auf; einzelne Gruppen, wie Landschildkröten und Schlangen, sind aber prädestiniert. Nicht selten kommt es zu Pneumonien. Wasserschildkröten i.w.S. zeigen gelegentlich Mykobakterien-Infektionen. Tennisballgroße Kavernen mit käsigem Detritus gefüllt wurden bei einer großen *Mata mata* gefunden. Solche Prozesse bleiben selten auf die Atemwege lokalisiert, sondern zeigen Absiedlungen in anderen Organen wie der Leber. Die Kaltblütertuberkulose ist (scheinbar) nicht ohne weiteres auf gesunde Individuen übertragbar, da ein einzelnes Tier aus einem Gemeinschaftsbecken verenden kann, ohne daß in den folgenden Jahren neue Krankheits- oder

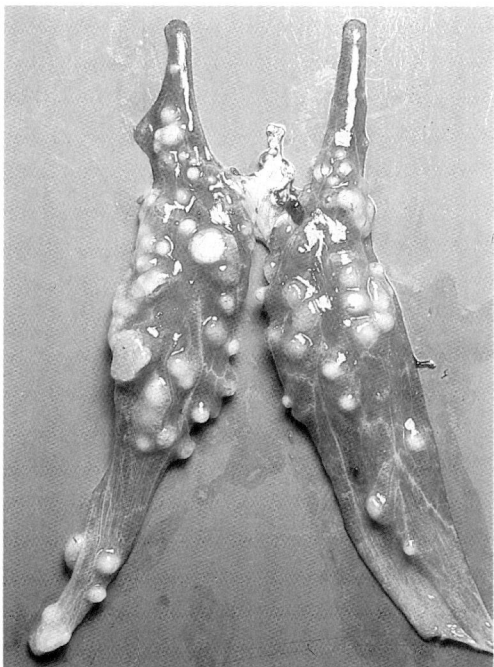

Abb. 102. Eiterabszesse in der Lunge eines Grünen Leguans *(Iguana iguana)*.

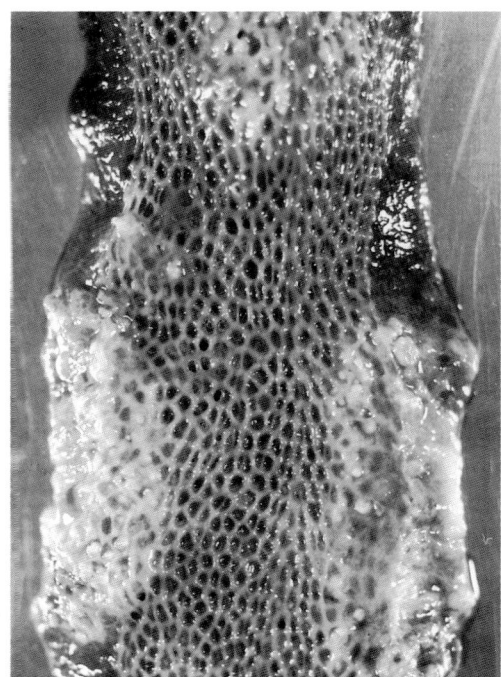

Abb. 103. Isolierte Eiterprozesse (beginnende Pneumonie) in der Lungenwandung als Folge einer generalisierten Bakteriose bei einer Anakonda *(Eunectes murinus)*.

Todesfälle vorkommen. Möglicherweise ist diese Feststellung aber dahingehend zu korrigieren, daß lediglich die Inkubationszeit bei der Kaltblütertuberkulose extrem lang ist. Erstmals traten ca. 14 Jahre nach dem Tod der erwähnten *Mata mata* bei Tieren, die mit diesem Individuum zusammengelebt hatten, identische Todesfälle auf.

Die übliche Filterung des Wassers von Schildkrötenbecken trägt wahrscheinlich dazu bei, daß der Kontakt-Übertragbarkeit von Mykobakterien in Gemeinschaftsaquarien nicht mehr die Bedeutung zukommt, wie in dem geschilderten Fall, vgl. dazu 3.1.1.2 Mykobakterien, S. 196.

Inwieweit den Atemwegserkrankungen der Reptilien eine Virusgenese zugrundeliegen kann, ist nicht geklärt.

Erreger-Arten: Neben *Pseudomonas hydrophila* konnten auch *Pneumococcus* sp. isoliert werden. Purulente Pneumonien bei Schlangen, bei denen das gesamte Lungenlumen mit schleimigem Detritus gefüllt ist, gehören nicht zu den Seltenheiten. Schildkröten zählen nach Schlangen zu den am häufigsten betroffenen Tieren.

Klinisches Bild: Kleine Schaumbläschen auf den Nasenöffnungen, die sich bei jedem Atemzug neu bilden, sind eine nur zu bekannte Erscheinung. Solche Tiere „schniefen", d. h. es entsteht beim Atmen ein zischendes oder röchelndes Geräusch. Betroffene Tiere vermögen schon bald nicht mehr durch die Nase zu atmen, sie öffnen das Maul. Häufig ist dies bei Landschildkröten und Schlangen, weniger oft bei Waranen, doch kann jede Reptilienart betroffen sein. Wasserschildkröten zeigen unkoordinierte Schwimmbewegungen, d. h. sie vermögen nicht mehr zu tauchen und treiben an die Oberfläche.

3.1.2.3 Äußerliche Infektionen

Bakterielle Prozesse der Haut und des Panzers bei Schildkröten sind nach Verletzungen oder bei unsachgemäß versorgten Operationswunden zu erwarten (vgl. Haut- und Panzernekrosen bei Wasserschildkröten). Sie können bei allen Arten auftreten und sind meistens durch eine Mischflora verursacht. Zu erwähnen sind auch die kleinen Wunden, die durch abgerissene Zek-

ken entstehen und die zu tiefen Abszessen führen. Pyogene Prozesse unter den Hornplatten,
die erst entdeckt werden, wenn sich einzelne
Platten ablösen und bei einer Inspektion festgestellt wird, daß unter benachbarten Schildern
bei leichtem Druck soßig-jauchiges Exsudat austritt, sind nicht selten; eine Ausheilung ist
schwierig. Die Entfernung der lockeren Hornplatten ist günstig, um äußerlich angewendete
Präparate zur Wirkung kommen zu lassen. Neben lokaler Behandlung ist die parenterale Verabreichung eines Breitbandantibiotikums angezeigt. Sollte es sich um Plastronveränderungen
bei Landschildkröten handeln, so ist das Einsetzen der Tiere in flaches Wasser (1–2 cm hoch),
dem 200 mg/l Sulfanilamid oder bis zu 10 mg/l
Furanace beigemischt sind, für jeweils mehrere
Stunden pro Tag anzuraten. Wasserschildkröten
können in entsprechenden Bädern gehalten
werden. Die Lösungen sind täglich neu anzuset-
zen. Erfolge lassen sich meist erst nach Wochen
feststellen.

Abszesse
Mit die häufigsten pathologischen Veränderungen sind Abszeßbildungen. Sie treten an allen
Körperstellen auf, finden sich jedoch bevorzugt
im Bereich des Kopfes und der Extremitäten;
ihre Maße schwanken von stecknadelkopf- bis
walnußgroß. Die meisten Abszesse enthalten
goldgelbe, hart-käsige Massen, die zum Teil
eine zwiebelschalenartige Schichtung zeigen,
Abb. 106, 108, doch variiert die Farbe auch zu
fahlgelb bis weißlich. Lassen sich derartige pyogene Bildungen relativ leicht entfernen, (s. Behandlungsmöglichkeiten) so stellen Abszesse
mit mehr oder weniger zähflüssigem, soßigem
Inhalt wesentlich schwieriger zu behandelnde
Veränderungen dar. Entsprechend den Erregern ist der Eiter rahmartig dick, dünnflüssig
und gelbgrünlich oder blaugrünlich. Wenngleich
Farbe und Konsistenz Vermutungen über die
Erregerarten zulassen, ist ohne Antibiogramm
eine gezielte Behandlung kaum möglich.

Verschiedentlich kommt es zu subkutanen
Nekrosen, die im Einzelfall (Riesenschlangen)
Dimensionen einer Pampelmuse erreichen.
Wahrscheinlich sind primäre bakterielle Abs-
zesse die Ursache, Abb. 109.

Abszesse, besonders solche mit käsig-trocke-
nem Material, sind gegen das Gewebe durch
derbe Bindegewebskapseln abgegrenzt, so daß
eine Herausschälung des Inhalts, samt der pyogenen Membran, möglich ist.

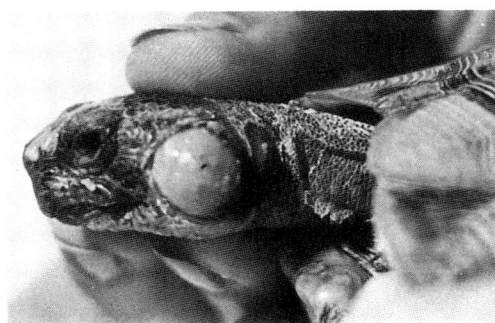

Abb. 104. Ohrabszeß bei einer Griechischen
Landschildkröte *(Testudo hermanni);* die Haut
über dem käsigen, quittengelben Eiterpfropf ist
bereits entfernt. In einem derartigen Prozeß
konnten einmal *Neisseria catarrhalis* und
Pasteurella sp., in einem anderen *Streptomyces* sp.
isoliert werden.

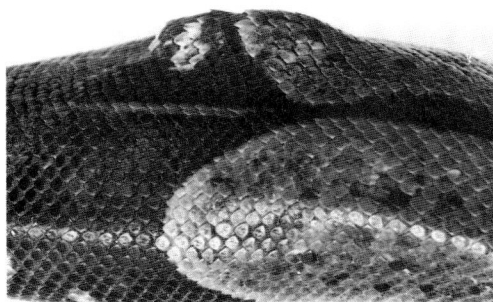

Abb. 105. Subkutaner Eiterabszeß bei einer Abgottschlange *(Boa constrictor).*

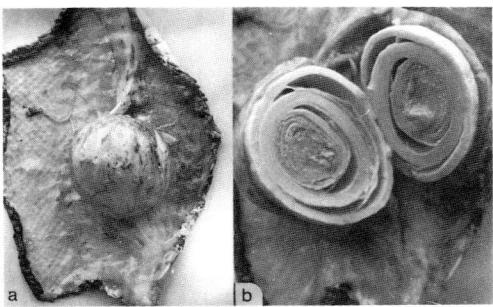

Abb. 106. Tischtennisballgroßer subkutaner Abszeß
bei einer Abgottschlange *(Boa constrictor).* (Beim
gleichen Tier fanden sich weitere Abszesse von
ähnlicher Größe). a = Totalansicht; b = der
aufgeschnittene Abszeßknoten zeigt die zwiebelschalenartige Schichtung und die zentrale Zerfallshöhle.

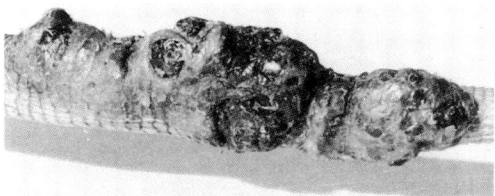

Abb. 107. Bakteriell bedingte Prozesse am Schwanz eines Grünen Leguans *(Iguana iguana)*.

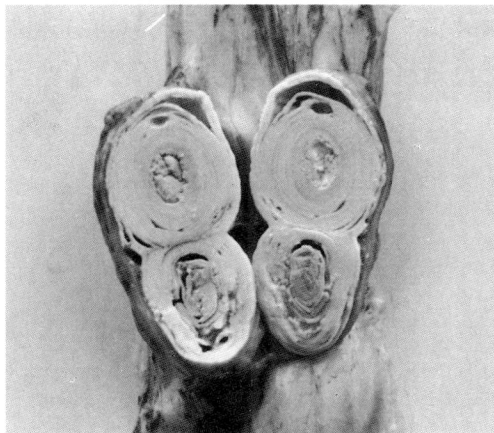

Abb. 108. Charakteristisch zwiebelschalenartig geschichteter Abszeß von ca. 7 cm Längsdurchmesser im Ösophagus einer Abgottschlange *(Boa constrictor)*. Beim gleichen Tier fanden sich weitere, ähnlich große, aber subkutane Abszesse.

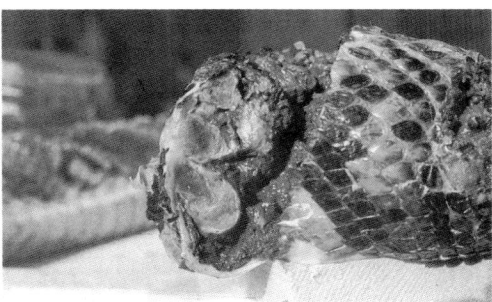

Abb. 109. Pampelmusengroße „Subkutannekrose" bei einem Netzpython *(Python reticulatus)* von ca. 6 m Länge; bei der Sektion eröffnet.

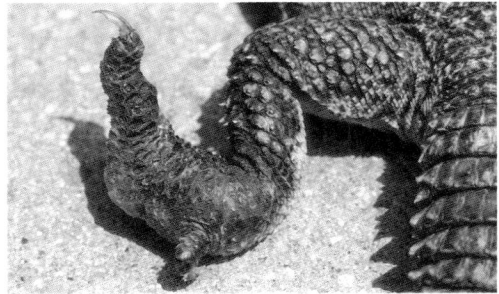

Abb. 110. Linke Hinterextremität einer Dornschwanzechse *(Uromastix acanthinurus)*, deren Phalangen bis auf eine durch Abszesse zerstört sind (Aufn. H. Bosch).

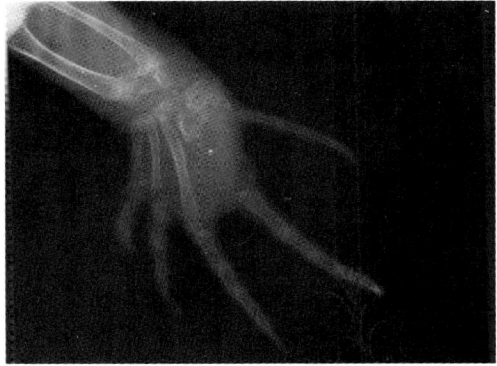

Abb. 111. Durch einen Abszeß *(Nocardia*-Infektion) zerstörter Mittelfußknochen bei einem Teju *(Tupinambis* sp.); bei einem weiteren Tier *(Tupinambis rufescens)* konnte *Listeria monocytogenes* nachgewiesen werden.

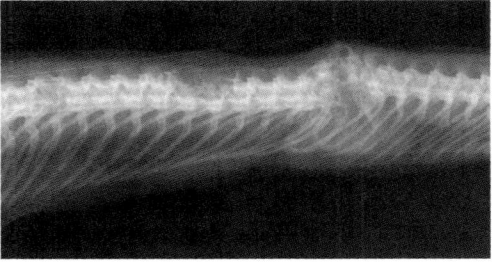

Abb. 112. Warzenschlange *(Acrochordus javanicus)* mit schwer destruierter Wirbelsäule. Aus dem Abszeßinhalt konnten verschiedene Keime *(Proteus vulgaris, Escherichia coli* und Enterokokken) isoliert werden.

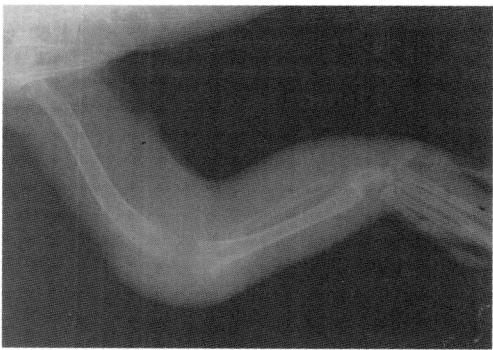

Abb. 113. Purulente Gonitis der linken Hinterextremität mit Zerstörung der Knochen bei einem Grünen Leguan *(Iguana iguana)*.

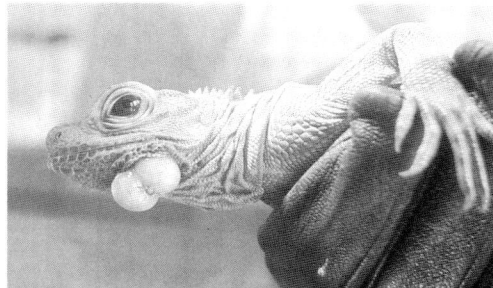

Abb. 115. Abgekapselter, käsiger Abszeß am Unterkiefer nach Spaltung der Haut bei einer Segelechse *(Hydrosaurus* sp.).

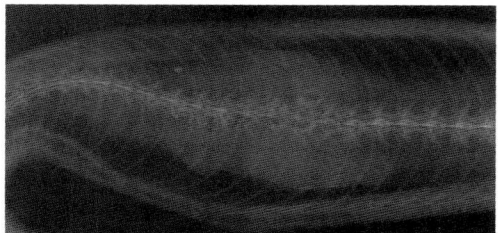

Abb. 114. Mexikanische Zwergklapperschlange *(Sistrurus ravus)* mit Zerstörung der Wirbelkörper durch Eiterabszesse.

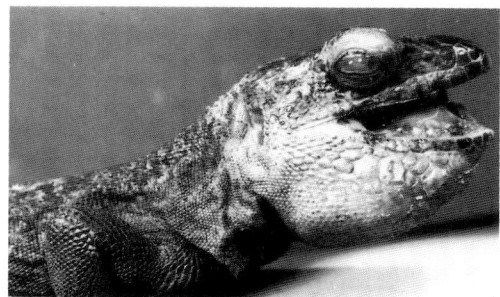

Abb. 116. Jauchiger Abszeß des Mundbodens einer Stehlins Eidechse *(Lacerta stehlinii)* (Aufn. H. Bosch).

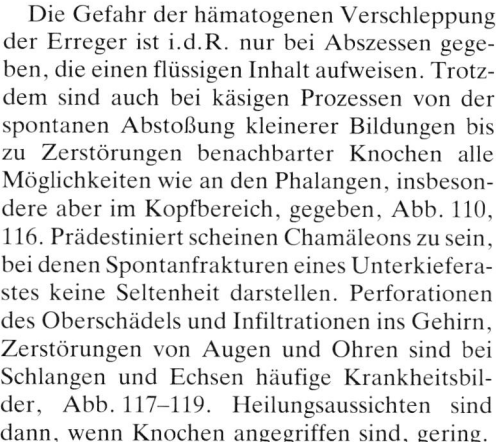

Die Gefahr der hämatogenen Verschleppung der Erreger ist i.d.R. nur bei Abszessen gegeben, die einen flüssigen Inhalt aufweisen. Trotzdem sind auch bei käsigen Prozessen von der spontanen Abstoßung kleinerer Bildungen bis zu Zerstörungen benachbarter Knochen alle Möglichkeiten wie an den Phalangen, insbesondere aber im Kopfbereich, gegeben, Abb. 110, 116. Prädestiniert scheinen Chamäleons zu sein, bei denen Spontanfrakturen eines Unterkieferastes keine Seltenheit darstellen. Perforationen des Oberschädels und Infiltrationen ins Gehirn, Zerstörungen von Augen und Ohren sind bei Schlangen und Echsen häufige Krankheitsbilder, Abb. 117–119. Heilungsaussichten sind dann, wenn Knochen angegriffen sind, gering.

Behandlungsmöglichkeiten:
Bei Abszessen mit käsigem Inhalt: Oberflächliche Behandlungen ohne chirurgische Spaltung führen nie zur Ausheilung. Die Eröffnung und Ausräumung solcher Prozesse ist Voraussetzung für einen Erfolg. Da die meisten Abszesse sub-

kutan liegen und in die Muskulatur nur durch Expansion eingesenkt sind, ist die Spaltung häufig ohne Lokalanästhesie möglich. I.d.R. gelingt es, die pyogene Membran mit zu entfernen, was die Heilungsaussichten erhöht.

Die Abszeßhöhlen sind mit einem Breitbandantibiotikum zu versorgen. Eventuelle Sickerblutungen können mit gutem Erfolg, weil zugleich desinfizierend, mit Eisentrichlorid ($FeCl_3$) gestillt werden. Sind größere Gefäße verletzt, ist eine Hitzekoagulation angezeigt. Zur Wundversorgung haben sich Tetrazykline wie Terramycin gut bewährt. Größere Abszeßhöhlen sollten mit Michelklammern oder wenigen Nähten locker geschlossen werden. Wurde $FeCl_3$ angewendet, führt dies zusammen mit Terramycin zu tiefschwarzer Färbung, was ohne Einfluß auf den Heilungsprozeß ist. Die Nachkontrolle sollte nach einer Woche vorgenommen werden. Häufig läßt sich dabei aus der Wundhöhle ein pechschwarzer, fester Propf entfernen. Noch vorhandene Eiterreste werden erneut ausgeräumt. Eine Desinfektion der Abs-

zeßhöhle kann mit 3%igem Wasserstoffsuperoxid (H$_2$O$_2$) oder mit Merfen erfolgen. Die Ausgranulation der Abszeßhöhle dauert ein bis mehrere Wochen, da die Stoffwechselrate der Reptilien nur etwa ½ der der Säuger beträgt.
Bei Abszessen mit jauchigem Inhalt: Die Chancen für eine Ausheilung sind schlechter; die Spaltung ist unerläßlich. Solche Abszesse sind nur selten durch derbe Membranen von der Umgebung abgegrenzt, so daß eine hämatogene Verschleppung der Keime die Regel ist. Um die

Umgebung mit zu erfassen, sind i.d.R. relativ große Schnittwunden notwendig. Auftretende Blutungen sind wie oben beschrieben zu versorgen. Die Wundhöhle kann mit 3%igem H$_2$O$_2$ oder mit Merfen gesäubert werden. Heilungsaussichten bestehen nur dann, wenn die Sensibilität der Keime ermittelt wird. Neben der lokalen Applikation ist die parenterale Verabreichung der Präparate notwendig.

Fördernd wirkt sich die zusätzliche parenterale Gabe einer wäßrigen Vitaminkombination

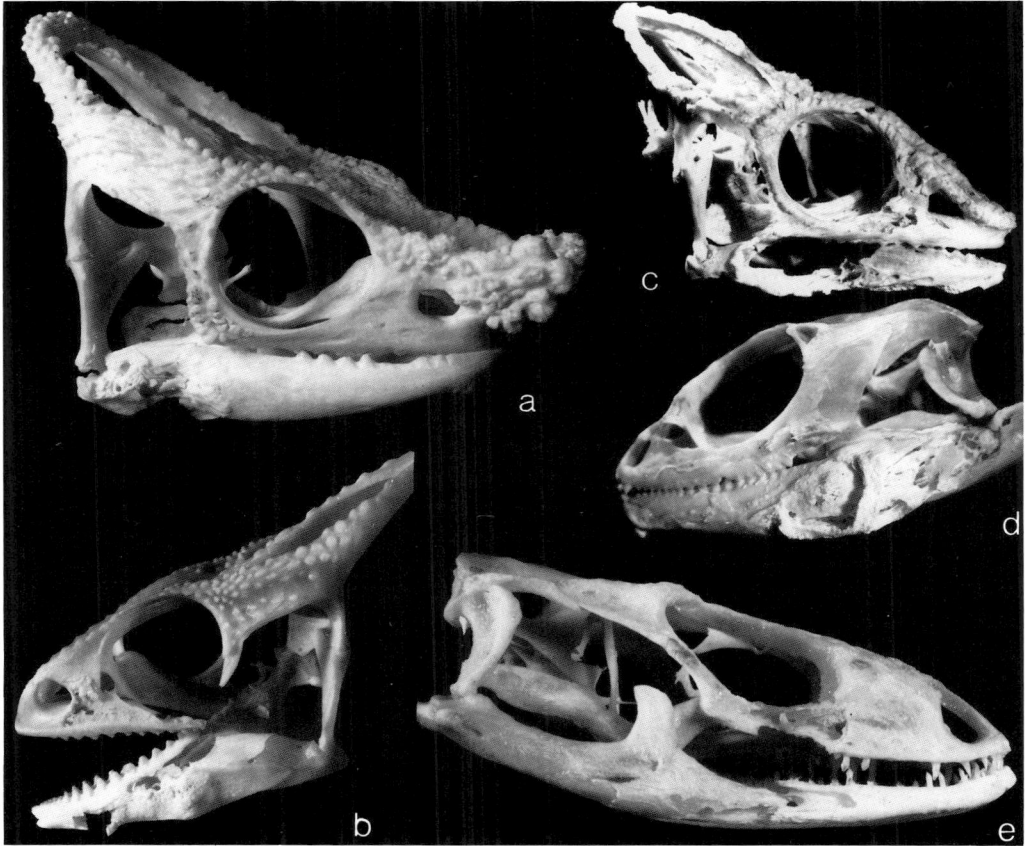

Abb. 117. a = Schädel eines Parson's Chamäleon *(Chamaeleo parsonii)*, bei dem der rechte Unterkieferast im Bereich der Artikulation mit dem Quadratum, einschließlich des Condylus des Quadratums, durch einen Eiterabszeß zerstört wurde; b = Schädel eines Parson's Chamäleon *(Chamaeleo parsonii)*, bei dem Eiterabszesse zur Zerstörung von Knochen des Ober- und Unterkiefers geführt hatten. Die Zahnleiste des linken Unterkieferastes hatte sich weitgehend abgelöst; c = umfangreiche Knochenzerstörungen durch Eiterabszesse am Schädel eines Pantherchamäleons *(Chamaeleo pardalis);* d = Knochenzerstörung durch Eiterungsprozesse in der Unterkiefermuskulatur bei einer Bartagame *(Amphibolurus barbatus).* Bei einem Hardun *(Agama stellio)* konnten aus einem ähnlichen Prozeß *Pasteurella* sp. isoliert werden; e = Schädel eines Schwarzen Leguans *(Ctenosaura acanthura)*, bei dem es durch Eiterabszesse zu Knochenzerstörungen im Bereich des Ober- und Unterkiefers gekommen war. Der rechte Unterkieferast war intra vitam frakturiert.

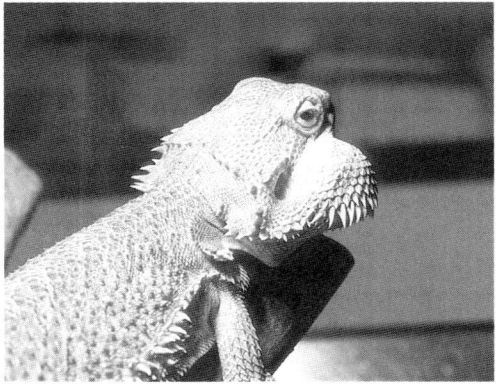

Abb. 118. Großer, jauchiger Abszeß des Unterkiefers einer Bartagame *(Amphibolurus vitticeps)*.

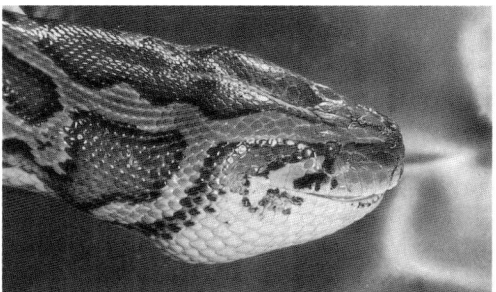

Abb. 119. Jauchiger Unterkieferabszeß bei einem Tigerpython *(Python molurus)*.

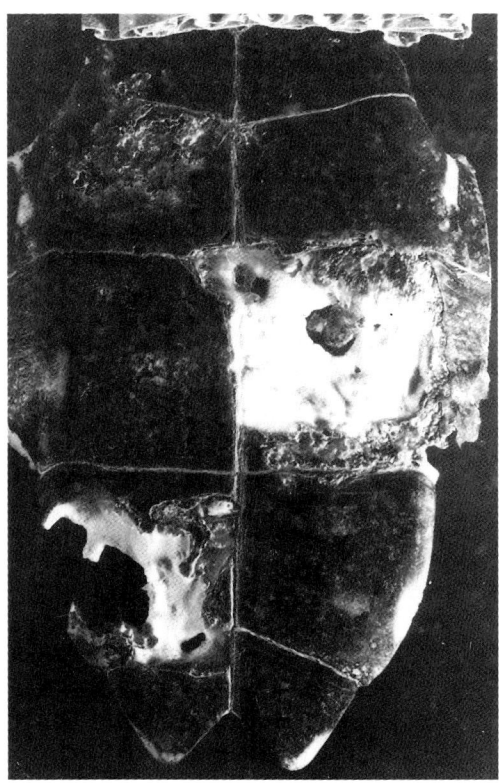

Abb. 120. Plastron einer unbestimmten Wasserschildkröte, an dem durch bakterielle Prozesse nicht nur die Hornplatten teilweise zerstört sind, sondern auch der Knochen angegriffen wurde, wobei es z. T. zur Perforation gekommen war.

aus. Trotz der guten Heilungstendenzen ist damit das Problem nicht gelöst. Fast immer treten nach kürzerer oder längerer Zeit neue Prozesse an den abgeheilten oder an anderen Stellen wieder auf. Solche Patienten bedürfen einer ständigen Überwachung. Gefährdet sind Schlangen und größere Echsen.

Haut- und Panzernekrosen bei Wasserschildkröten (und Wasserschlangen)
Bei Wasserschildkröten treten Haut-, z. T. auch Panzerdefekte auf, die nicht traumatisch bedingt sind. In schweren Fällen lösen sich die Hornscheiden der Kiefer ab; zusätzlich fallen die Krallen aus. Der nekrotische Gewebszerfall kann zu tiefgreifenden Zerstörungen führen, wobei der Knochen angegriffen wird, Abb. 120. Die Infektion führt bei den meist anderweitig geschwächten Tieren nach einiger Zeit zum

Tod. Arten mit derber Haut sind widerstandsfähiger als weichhäutige Formen. Einige gefährdete Gattungen seien genannt: *Chelodina, Chinemys, Clemmys, Cuora, Emydura, Hardella, Kachuga, Kinosternon, Malaclemys, Podocnemis, Siebenrockiella.*

Auch aquatile Schlangen wie *Acrochordus, Erpeton* u. a. zeigen derartige nekrotische Hautveränderungen. Als Verursacher konnten vereinzelt echte Nekrobazillose-Erreger wie *Fusobacterium necrophorus* u. a. isoliert werden, doch dürften die meisten Defekte durch *Pseudomonas-* und *Aeromonas*-Arten verursacht sein.

Behandlungsmöglichkeiten:
Eine Behandlung wurde früher mit 0,3–0,4%igen Kochsalzbädern durchgeführt. Diese Methode ist außerordentlich langwierig und dauert Monate. Bessere Resultate erzielt man,

wenn die Schildkröten für einige Wochen in einem Dauerbad, das pro Liter Wasser 200 mg Sulfanilamid enthält, gehalten werden.

Gute Ergebnisse wurden auch durch Bepinseln mit Supronal-Emulsion (Gemisch aus den Sulfonamiden Marbadal und Debenal-M) erzielt. Die Tiere müssen danach für mehrere bis 24 Stunden trocken untergebracht werden, können aber dann wieder für einige Zeit ins Wasser zurück, um in mehrmaliger Wiederholung der gleichen Prozedur unterzogen zu werden. Tiere die so gehalten werden können, lassen sich auch durch Bepinseln mit alkoholischer Gentianaviolett-Lösung behandeln. Ein Erfolg tritt oft schon nach mehreren Tagen ein. Auch die parenterale Verabreichung von Bayrena ist zu empfehlen. Die Dosierung beträgt 80 mg/kg KG am ersten Tag und an sechs darauffolgenden Tagen je 40 mg/kg. Pinselungen mit Tetrazyklinlösungen, aber auch eine parenterale Applikation solcher Präparate können gleichfalls zur Wiederepithelisierung der zerstörten Bezirke führen. Die zusätzliche Verabreichung von Vitamin A ist zu empfehlen. Bei echter Nekrobazillose sprechen Tetrazykline gut an, vgl. 3.1.2.4 „Blister Disease".

Eine kombinierte lokale und parenterale Therapie kann notwendig werden. Der Erfolg hängt von der Sensibilität der Keime ab, ein Resistenztest ist aber nur wenig aussagekräftig, weil sich die verschiedensten Sekundärkeime ansiedeln.

3.1.2.4 Sonstige Infektionen

Bei Reptilien – und Amphibien – kommen neben einer Vielzahl aerober Keime auch eine Reihe von Anaerobiern in Betracht. Da deren Isolierung besondere Techniken verlangt, entgehen sie in der Routinediagnostik dem Nachweis. Die Bedeutung dieser Anaerobier liegt wahrscheinlich in ihrer Beteiligung bei käsigen Abszessen. Nachfolgend sind die Erreger aufgelistet, die aus dem Darmkanal, den Respirationsorganen und Abszessen verendeter Reptilien – und Amphibien – bzw. aus Abszessen lebender Reptilien isoliert werden konnten.[*] Eine Artbestimmung war nur in Einzelfällen möglich.

---

[*] Herrn Dr. med. vet. H. Mayer, Staatl. Tierärztliches Untersuchungsamt, Czernyring 22b, Heidelberg (früher Stuttgart), sei auch an dieser Stelle für die vielfältige Hilfe gedankt.

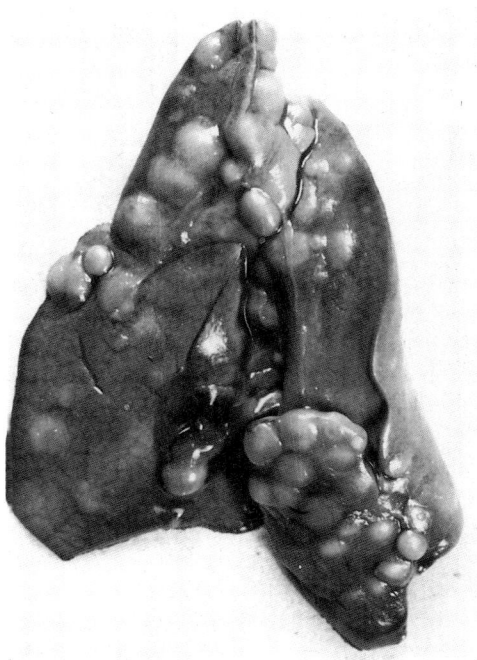

Abb. 121. Multiple bakterielle Prozesse in der Leber einer Perleidechse *(Lacerta lepida)*.

Sporenbildende Anaerobier:
    ektotoxinbildende Clostridien

Sporenlose Anaerobier:
a) gramnegative Stäbchen
    Bacteroides
    Fusobacterium
    Sphaerophorus
b) grampositive Stäbchen
    Eubacterium
    Propionibacterium
c) grampositive Kokken
    Peptococcus
    Peptostreptococcus

Gramnegative sporenlose Stäbchen sind bei pyogenen Prozessen häufig beteiligt, doch lassen sich auch grampositive anaerobe Kokken aus Eiterungsprozessen sowie bei Pneumonien isolieren. Sowohl *Peptococcus* als auch *Peptostreptococcus* sind gegenüber Luftsauerstoff äußerst empfindlich, sie verlieren nach wenigen Minuten ihre Vermehrungsfähigkeit. Bei Clostridien, von denen *C. perfringens* und *C. septicum* neben nicht determinierbaren bestimmt werden konnten, handelt es sich anscheinend um Keime, die ätiologisch am Krankheitsge-

schehen nicht beteiligt sind, was auf eine hohe
Resistenz der Wirte gegenüber den Toxinen hin-
deutet.

„Blister Disease"
Bei Schlangen, die zu feucht gehalten werden,
können „Hautpocken" beobachtet werden; sie
ähneln klinischen Erscheinungen beim Warmblüter, haben aber keine Virusgenese, sondern
sind polybakteriell bedingt. Sie werden als „Blister Disease" bezeichnet. Es handelt sich um
linsen- bis erbsengroße, mit wasserklarer Flüssigkeit gefüllte Bläschen, die die Schuppen aus-
einanderdrängen und Eiterungsprozesse in der
Epidermis darstellen. Die Anwendung von Mafenid-Creme hat sich bei der Therapie gut bewährt, vgl. die Angaben bei Maulfäule unter
3.1.2.1.

Streptokokken-Sepsis
Entzündlich granulierende Hautwucherungen,
wie sie bei Eidechsen *(Lacerta pityusensis)* beobachtet wurden, waren durch Streptokokken verursacht. Sie haben sich als hochinfektiös für
Tiere der gleichen Art im selben Terrarium gezeigt. Eine Therapie muß rasch erfolgen.

Eitrige Perikarditis
Bei einer Riesenschildkröte, einer Schlange
(Dromicus sp.*)*, einem Grünen Leguan *(Iguana
iguana) und einer Eidechse (Lacerta viridis)*
konnte eine Perikarditis nachgewiesen werden.
Der Herzbeutel war mit mehr oder weniger
dünnflüssigem Eiter gefüllt, das Myokard dabei
z. T. mit käsig-nekrotischen Belägen überzogen. Eine Determinierung der Erreger erfolgte
nicht.

Andere Bakterien
In USA wurden aus Wasserschildkröten *(Pseudemys* u. a.) mehrfach Keime isoliert wie sie auch
bei Amphibien auftreten. Über die Bedeutung
dieser Tiere als Verschlepper liegen keine Angaben vor. Es handelt sich um *Listeria monocytogenes, Pasteurella pseudotuberculosis* und *Yersinia enterocolitica.*

Behandlungsmöglichkeiten bei Anaerobier-Infektionen
Es müssen Therapeutika eingesetzt werden, die
auch ohne ein spezifisches Antibiogramm einen
Therapieerfolg erwarten lassen. Da die grampo-
sitiven anaeroben Kokken sehr konstant gegen
Penizilline und Tetrazykline empfindlich sind

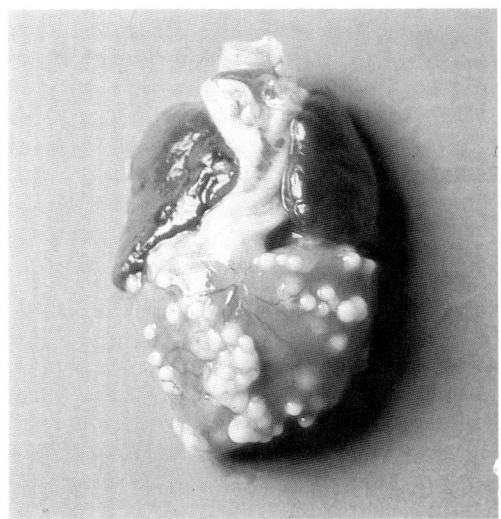

Abb. 122. Eiterabszesse auf dem Myocard eines
Grünen Leguans *(Iguana iguana).*

und die gramnegativen anaeroben sporenlosen
Stäbchen neben Chloramphenicol u. a. auch auf
Tetrazykline ansprechen, empfiehlt sich nach
unseren Erfahrungen die Therapierung von
Abszeßhöhlen mit Präparaten aus der Tetrazyklinreihe. Auch bei den „Hautpocken" u. a. unklaren Veränderungen können solche Medikamente erfolgreich verwendet werden. Eine Dauerheilung ist allerdings nur bei einer Änderung
der Haltungsbedingungen zu erwarten.

Bei oberflächlichen Läsionen eignet sich die
Anwendung von Ulcurilen-Creme, doch sollte
auch an das Napaltan (Mafenid-Creme) gedacht
werden, vgl. 3.1.2.1 Maulfäule.

Literatur

BROGARD, J. J. M.: Les Maladies Bactériennes et Vira-
les des Reptiles. Etude Bibliographique. Thèse
Doct. Vét. Ecole Nat. Vét. Toulouse, 1980.

BROWNSTEIN, D. G.: 1984, siehe HOFF, G. L. et al.

COOPER, J. E.: Bacteria, pp. 165–191. In: Diseases of
the Reptilia (COOPER, J. E. and O. F. JACKSON
eds.). London, New York, Toronto, Sydney, San
Francisco: Academic Press, 1981.

HABERMALZ, D., PIETZSCH, O.: Der Nachweis von
Arizona-Bakterien, zugleich ein Beitrag zum Pro-
blem der *Salmonella*-Infektionen bei Reptilien und
Amphibien in Zoologischen Gärten. Zbl. Bakt.
Hyg. I. Abt. Orig. A 225, 405–417, 1974.

HOFF, G. L. et al. (eds.), S. 366.

HOLT, P. E., COOPER, J. E., NEEDHAM, J. R.: Diseases of tortoises: a review of seventy cases. J. small Anim. Pract. 20, 269–286, 1979.

KEYMER, I. F.: Diseases of chelonians: (1) Necropsy survey of tortoises. Vet. Rec. 103, 548–552, 1978.

KEYMER, I. F.: Diseases of chelonians: (2) Necropsy survey of terrapins and turtles. Vet. Rec. 103, 577–582, 1978.

MAYER, H., FRANK, W.: Bakteriologische Untersuchungen bei Reptilien und Amphibien. Zbl. Bakt. Hyg. I Abt. Orig. A 229, 470–481, 1974.

MAYER, H., FRANK, W.: Vorkommen und Bedeutung von anaeroben Mikroorganismen bei Reptilien und Amphibien. Verh. Ber. XIX, Int. Symp. Erkr. Zootiere, S. 31–44 Poznań. Berlin, Akademie Verlag, 1977.

WEBER, A.: Welche Rolle spielen Heimtiere bei Salmonelloseerkrankungen des Menschen? Der praktische Tierarzt 64, 820–827 (1983).

ZWART, P., CORNELISSE, J. L.: Streptokokken-Sepsis mit Hautwucherungen bei Eidechsen. Verh. Ber. XIV. Int. Symp. Erkr. Zootiere, S. 265–269 Wroclaw. Berlin, Akademie Verlag, 1972.

3.2 Pilzliche Infektionen (Mykosen)

3.2.1 Amphibien

Allgemeine Bemerkungen: Pilzbefall wurde bei Amphibien oftmals beschrieben, doch waren es meistens Erreger die als apathogen anzusehen sind und sich auf der geschädigten Haut angesiedelt hatten. Arten der Gattung *Saprolegnia* sind dabei häufig beteiligt; sie stellen typische Saprophyten dar, die als Opportunisten dafür verantwortlich sind, daß sich Hautverletzungen über die Oberfläche ausdehnen und tiefgreifende Ulzerationen entstehen.

Neben solchen Saprophyten ist eine intestinale Infektion mit *Basidiobolus ranarum*, einem Phycomyceten, seit langem bekannt, doch scheint es sich gleichfalls um einen Erreger zu handeln, der keinen Einfluß auf die Vitalität der Tiere besitzt.

Anders verhält es sich mit Pilzen, die erst im vergangenen Jahrzehnt isoliert werden konnten und sowohl Anura als auch Urodela befallen. Es handelt sich um Arten der Schwärzepilze (Dematiaceae), die zu den „Fungi imperfecti" gehören, und der Köpfchenschimmel (Mucoraceae), einer Familie der niederen- oder Algenpilze (Phycomycetes), die sowohl auf der Haut als auch in inneren Organen auftreten; sie werden gemeinsam bei den Mykosen innerer Organe behandelt.

3.2.1.1 Äußerliche Mykosen

Vertreter der Gattung *Saprolegnia* treten dann auf, wenn Verletzungen zu nekrotischem Zerfall von Zellen geführt haben und Anheftungsstellen für diese auf Tierleichen i.w.S. (tote Fische, Fischeier etc.) weit verbreiteten Vertreter der Algenpilze (Phycomycetes) geschaffen sind. Durch ihre Wachstumsaktivität tragen sie dazu bei, weitere Zellen zum Absterben zu bringen. In einem Terrarium, besonders aber in einem Aquarium bei rein aquatisch lebenden Arten, z. B. Krallenfröschen, Wabenkröten, Axolotl, ergibt sich leicht eine Konzentration von Infektionsmaterial, wodurch andere, nicht befallene Individuen gefährdet sind. Befallene Tiere, die an einem weißlichen „Schimmelbelag" zu erkennen sind, müssen isoliert und die Becken gründlich desinfiziert werden.

Neben solchen „Verpilzungen" wurden vor kurzer Zeit kutane Ulzerationen beschrieben, die z. T. als tumorartige Bildungen auftraten und deren Ursache in einer Infektion mit Schwärzepilzen (Dematiaceae) zu suchen war. Gleichzeitig waren schwere pathologische Veränderungen innerer Organe festzustellen. Unabhängig davon, welches der Krankheitsbilder primär und welches sekundär war, werden diese Mykosen bei 3.2.1.2 abgehandelt.

Therapie: Eine Behandlung kann ähnlich wie bei Fischen durch Pinselungen mit Kaliumpermanganatlösung, $KMnO_4$ (1:1000), mit Bädern in einer schwachen Konzentration (1:100 000) – das Wasser darf nur leicht rosa gefärbt sein –, oder durch Pinselungen mit alkoh. Gentianaviolett-Lösung versucht werden. Befallene Tiere können auch einer schwachen Salinität ausgesetzt werden, doch ist besondere Vorsicht geboten. Ähnliches gilt für Formaldehydlösungen; besser als kurze Bäder in schwächster Konzentration sind Pinselungen befallener Stellen. Lugolsche Lösung kann gleichfalls zur Bekämpfung einzelner Herde verwendet werden. Für alle diese Methoden ist jedoch die Einschränkung zu machen, daß die empfindliche Amphibienhaut auf solche Prozeduren durch starke Schleimabsonderung, spontane Häutung etc. reagieren kann.

3.2.1.2 Innerliche Mykosen

Basidiobolus ranarum-Infektion

Es handelt sich um einen Saprophythen (Phycomycetes), der im Intestinaltrakt von Amphibien

– seltener von Reptilien – vorkommt. Die Besiedlung der Amphibien kommt durch Aufnahme befallener Insekten zustande, die sich zuvor an entsprechend kontaminierten Exkrementen infiziert hatten.

Obwohl für Amphibien ohne Bedeutung, sei erwähnt, daß Phycomykosen beim Menschen mit *Basidiobolus ranarum* in Verbindung gebracht wurden, vgl. FRANK (1970).

Infektionen mit Vertretern der Dematiaceae
Erstmals vor rund zehn Jahren wurden Beobachtungen veröffentlicht, die deutlich machen, daß die Vertreter der „Schwärzepilze" bei Amphibien – selten bei Reptilien – anscheinend weit verbreitet sind und zu letalen pathologischen Prozessen führen können. Die Pilze ließen sich leicht von primär befallenen, tropisch-subtropischen Anura experimentell auf europäische Arten übertragen.

Infektionen der Haut stellen sich als knotige, z.T. flache Verdickungen dar, die sich auf der hellen Unterseite von Amphibien dunkler von der Umgebung abheben, Abb. 123.

Gelegentlich treten offene ulzerierende Wunden sowohl im Übergangsbereich zwischen Epidermis und Schleimhaut um Mund- und Nasenöffnungen als auch an beliebigen Stellen des Körpers auf.

Bei einem ca. 850 g schweren afrik. Grabfrosch *(Rana adspersa)* bestanden die sichtbaren Veränderungen nur in einer weichen Schwellung der linken Parotisdrüse. Der Frosch verendete wenige Tage später, wobei riesige mykotische Tumorbildungen innerer Organe zu finden waren. Die sichtbar vergrößerte Parotisdrüse erwies sich gleichfalls als Pilztumor. Im Gegensatz zu den im Gewebe oft unscheinbaren, farblosen, dünnen Hyphen vieler Pilze, stellen die Vertreter der Dematiaceae gelblich-braune, derbe Strukturen dar. Fruktifizierende Hyphen und freie, abgeschnürte Konidien sind in Quetschpräparaten von Abszeß-, Tumor- oder sonstigem Material zu finden, Abb. 125, 127.

Bei *Hormiscium dermatitidis*-Infektionen fallen große, schwarze, längliche „Pilzknoten" in der Muskulatur auf, Abb. 126. Bei anderen Arten, wie den nicht bestimmten Pilzen aus *Rana adspersa*, können solche Knoten auch rosa gefärbt sein. Pilztumoren unterschiedlicher Größe bilden sich aus Leber, Milz und Nieren, z. T. aber auch in der Darmwand. Die Leber ist geschwollen und weist auf der Oberfläche weißlich-schleimige konfluierende Areale auf.

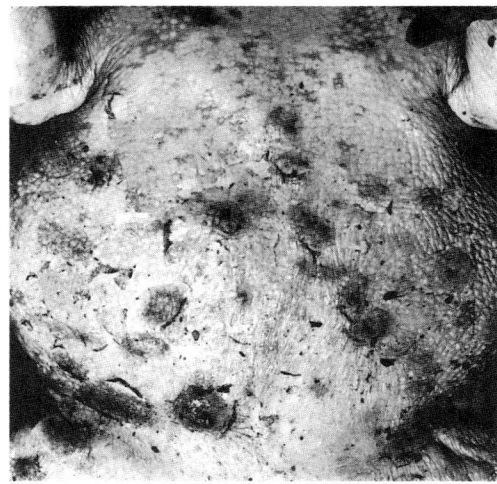

Abb. 123. Auf der Ventralseite einer Coloradokröte *(Bufo alvarius)* sichtbare Pilzgranulome einer systemischen Mykose durch *Hormodendrum dermatitidis*.

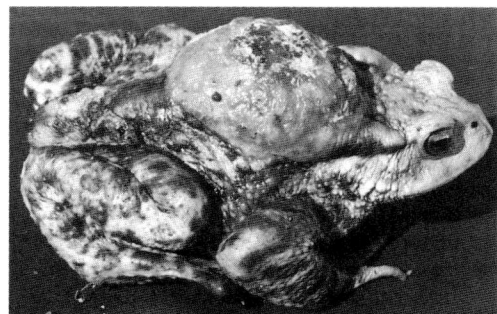

Abb. 124. Riesiger „Pilztumor" bei einer Erdkröte *(Bufo bufo)* nach subkutaner Implantation eines mit *Hormodendrum dermatitidis* infizierten Gewebestückchens. Die Pilze hatten sich gleichzeitig in alle Organe ausgebreitet (nach FRANK und ROESTER 1970).

Eine Infektion mit Vertretern der Dematiaceae kann generalisieren. Die makroskopisch sichtbaren Veränderungen sind sehr verschieden, von wenig markant bis zu riesigen Tumoren.

Histologisch imponieren unterschiedlich große Granulome, die in allen Organen auftreten und zentral gelegene Pilzelemente, umgeben von einer derben Bindegewebskapsel, darstellen, Abb. 127.

In Hohlorganen (Lunge) können sich Klumpen eines Myzelgeflechts bilden. Um freie Pilzelemente entstehen z. B. in Niere oder Leber

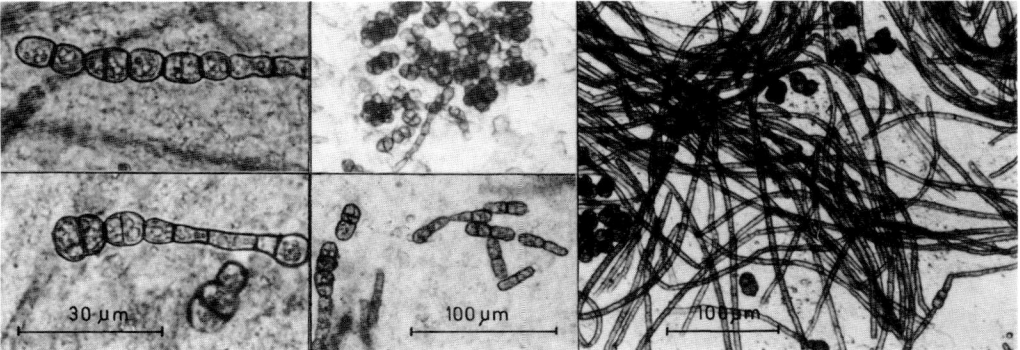

Abb. 125. Pilzmycelien und Konidiosporen von *Hormodendrum dermatitidis* aus der Lunge einer spontan infizierten Coloradokröte *(Bufo alvarius)*.

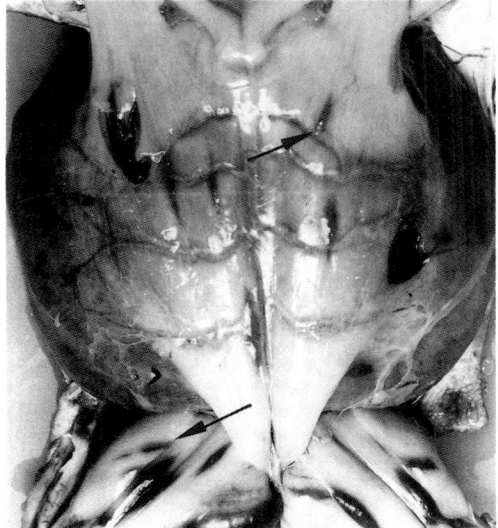

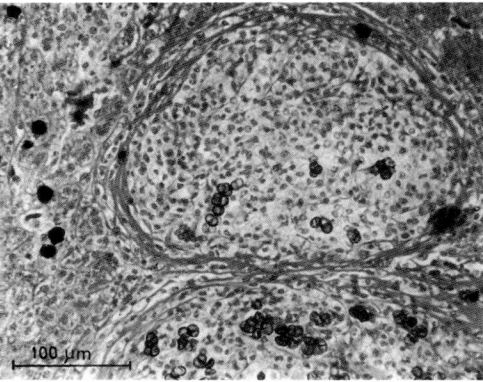

Abb. 127. Im Zentrum der Granulome sind die Pilzelemente *(Hormodendrum dermatitidis)* zu erkennen; aus einer Coloradokröte *(Bufo alvarius)*.

Abb. 126. Spontane Mykose bei einer Coloradokröte *(Bufo alvarius)* durch *Hormodendrum dermatitidis*. Die schwarzen Pilzknoten sind in der Oberschenkel- und Bauchmuskulatur gut zu sehen. Die Bezeichnung der Dematiaceae als „Schwärzepilze" wird hier deutlich.

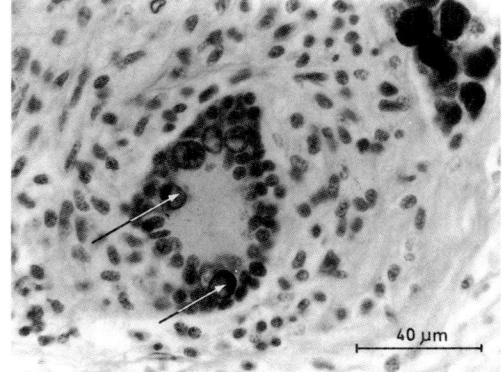

Abb. 128. Einzelne Pilzelemente von *Hormodendrum dermatitidis*, umgeben von Riesenzellen in der Leber einer Coloradokröte *(Bufo alvarius)*.

Tab. 15. Arten der Dematiaceae, die bei Amphibien nachgewiesen wurden.

Erreger-Art	In Gefangenschaft be-obachtet bei:	Experimentelle Infektio-nen möglich bei:	Spontan wahrscheinlich bei:
Hormiscium (syn. *Hormo-dendrum) dermatitidis*	*Bufo alvarius, B. viridis, B. melanostictus, Sala-mandra salamandra*	*Bufo alvarius, B. bufo, Rana temporaria*	*Bufo melanostictus* (Malaysia)
Fonsecaea pedrosoi	*Bufo marinus, Rana catesbeiana, R. pipiens*	*Bufo marinus*	–
Cladosporium (syn. *Hor-modendrum) herbarum*	versch. tropischen Frö-schen aus Süd-/Mittel-amerika	–	–
Phialophora sp. (wahr-scheinlich *P. gougerotii)*	versch. tropischen Frö-schen aus Süd-/Mittel-amerika	–	–
Scolecobasidium humicola	versch. tropischen Frö-schen aus Süd-/Mittel-amerika – betroffen war nur die Haut	–	–

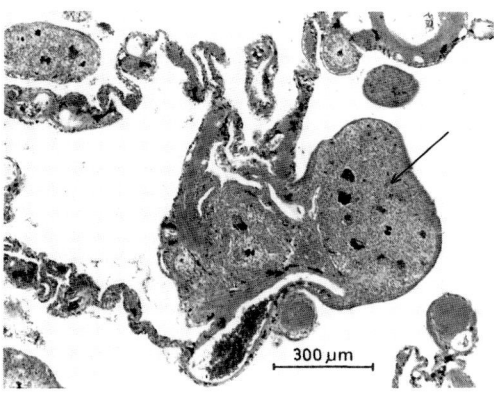

Abb. 129. Durch einen Pilzbefall *(Hormodendrum dermatitidis)* veränderte Lungenstruktur bei einer Coloradokröte *(Bufo alvarius).*

Fremdkörperriesenzellen, die die Aggressivität dieser Pilze, bzw. die heftige Auseinandersetzung zwischen Erreger und Wirt aufzeigen, Abb. 128.

Aus der Familie Dematiaceae wurden Arten verschiedener Gattungen isoliert; sie scheinen ihre Verbreitung in allen wärmeren Ländern der Welt zu haben. Berichte liegen vor von Amphibien aus Mittel- und Südamerika, Ostasien und Afrika. Nachweise aus der Natur sind nur aus Ostasien bekanntgeworden. Die Dematiaceae haben eine humanmedizinische Bedeutung, da sie als Erreger der Chromoblastomykose (Chro-

momykose) nachgewiesen worden sind. Die aus Amphibien bekannten Arten sind in der Tab. 15 zusammengestellt.

Infektionen mit Mucoraceen

Mukormykosen treten bei Säugetieren und dem Menschen auf, ohne daß ihnen eine größere Bedeutung zukommt. Bei niederen Wirbeltieren waren solche Infektionen bis in die 70er Jahre nur von oberflächlichen Läsionen bekannt.

Erstmals wurden 1974 bei in Gefangenschaft gehaltenen australischen Fröschen *(Hyla* [syn. *Litoria] caerulea)* beobachtete, letal verlaufene Mukormykosen viszeraler Organe beschrieben.

Äußerlich war den Tieren außer einer starken Abmagerung nichts anzusehen. Bei der Eröffnung der Leibeshöhle imponierte die mehr oder weniger stark geschwollene Leber mit unregelmäßiger Oberfläche, hervorgerufen durch weißliche, schmierige Knötchen von weniger als 1 bis über 1 mm Größe. Solche Mykose-Herdchen fanden sich in unterschiedlicher Intensität, abnehmend in der Reihenfolge: Leber, Milz, Niere, Lunge, Gehirn, Herz. Im Gewebe wurden niemals Hyphen beobachtet, sondern der Pilz trat in einer eigenartigen, zuvor nicht beschriebenen kugeligen Wuchsform auf. Diese „Sphärulen" zeigen eine innere Kompartimentierung.

Histologisch waren die Pilzelemente in allen makroskopisch veränderten Organen nachzuweisen, wobei sie meistens in mehr oder weniger

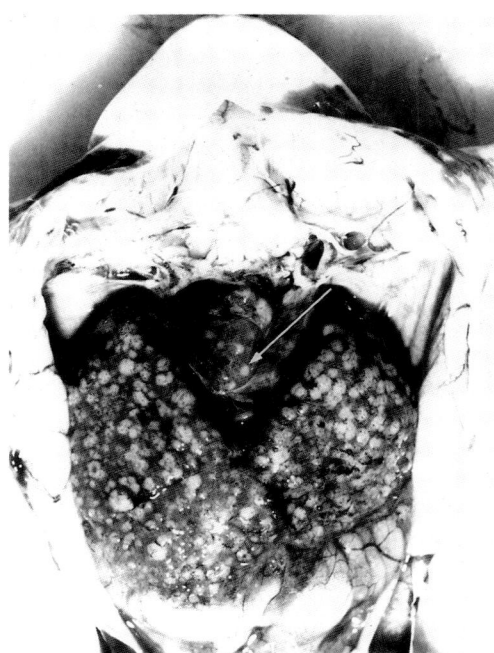

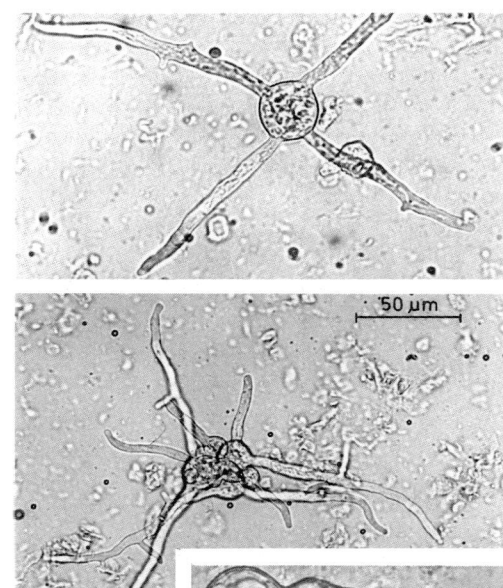

Abb. 130. Mucor-Infektion bei einem Frosch *(Rana)* mit schweren Veränderungen in der Leber; einzelne Herde auch im Herzmuskel.

Abb. 131. Hyphenbildung aus Sphaerulen im Quetschpräparat eines Organstückchens (nach FRANK und Mitarb. 1974).

großen Nestern, umgeben von einer dicken Bindegewebskapsel, zusammenlagen. Diese Granulome heben sich im Schnitt deutlich vom umgebenden Gewebe ab. Erst auf der Kulturplatte wachsen diese Pilze mit typischem Luftmyzel und bilden Sporangienträger mit Sporangiosporen. Es handelt sich um eine neue *Mucor*-Art *(M. amphibiorum)*.

Die Erreger lassen sich experimentell leicht von Tier zu Tier übertragen. In Terrarien, in denen erkrankte Amphibien gehalten worden waren, treten spontane Infektionen bei wieder eingesetzten Tieren regelmäßig noch nach Monaten, wahrscheinlich sogar nach Jahren auf.

Therapie innerlicher Mykosen
Erfolgreiche Versuche, viszerale Mykosen zu therapieren, sind bisher nicht bekanntgeworden. Theoretisch lassen sich alle antimykotischen Pharmaka einsetzen, wobei sowohl oral als auch per injectionem anwendbare Formulierungen wie Likuden, Amphotericin B u. a. versucht werden können. Über das gleichfalls empfohlene Ketoconazol liegen keine Erfahrungen vor.

3.2.2 Reptilien

Allgemeine Bemerkungen: Die Häufigkeit von Mykosen bei Reptilien wird von IPPEN (1965) mit 4% angegeben, wobei 1% Lungen- und 0,4% Darmmykosen erwähnt werden. Entsprechend der Lebensweise der Reptilien ist dieses Verhältnis unterschiedlich. So wurden bei 3% untersuchter Schildkröten Lungenmykosen nachgewiesen. Der Prozentsatz aller an Mykose erkrankten Reptilien liegt wahrscheinlich niedriger, wenn man solche Fälle unberücksichtigt läßt, in denen sich zwar Pilze isolieren ließen – wie aus dem Darm – pathologische Veränderungen dagegen nicht vorhanden waren, der Erreger also als Kontaminant angesehen werden muß.

Trotz dieser Einschränkung scheinen Mykosen bei Reptilien in vermehrtem Umfang aufzutreten, wobei vorwiegend die Haut betroffen ist.

Während eine Therapie von Hautmykosen bedingt erfolgversprechend ist, sind die Verhältnisse von Organmykosen mit denen bei Amphibien zu vergleichen.

3.2.2.1 Äußerliche Mykosen

Allgemeine Bemerkungen: Bei wasserlebenden Reptilien, besonders Schildkröten, treten neben Algenbewuchs auch Saprolegniaceen (Wasserschimmel) und Mucoraceen (Köpfchenschimmel) auf, die eindeutige Kontaminanten darstellen. Auch bei terrestrischen Arten können Pilze isoliert werden, die zu falschen Schlüssen führen.

Ein typisches Beispiel ist die Isolierung eines Pilzes *(Selenosporidium*, syn. *Fusarium)* aus der „Borkengeschwulst" einer *Lacerta viridis* durch BLANCHARD (1890), die heute als Herpesvirus-induziertes gutartiges fibro-epitheliales Papillom der Haut bekannt ist, bei dem aber nach neueren Untersuchungen auch Papova- und Reoviren beteiligt sind, vgl. 3.3.2 Borkengeschwulst. Obwohl jahrzehntelang als Erreger dieser pathologischen Veränderungen angesehen, stellen die mit Regelmäßigkeit aus der zerklüfteten Oberfläche solcher Borkengeschwülste isolierten Pilze unterschiedlicher Gattungszugehörigkeit ausschließlich Saprophyten dar.

Ähnliche Verhältnisse dürften in vielen Fällen vorliegen, in denen Pilze wie *Mucor-* oder *Cephalosporium-* u. a. Arten von der Oberfläche aus zwar pathologisch veränderten Bezirken isoliert, aber weder histologische Untersuchungen noch experimentelle Reinfektionen vorgenommen wurden. Die häufigen pathologischen Prozesse an den Schuppen, besonders der Ventralseite und bevorzugt bei Schlangen, sind nicht immer durch eine Pilzinfektion bedingt, obwohl solche Veränderungen nicht selten auch damit in Verbindung stehen. Hautmykosen stellen sich

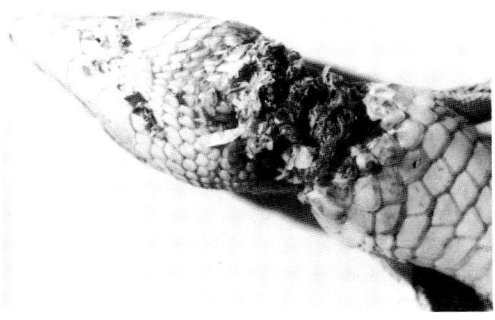

Abb. 132. Mykose im ventralen Halsbereich einer Lacertide; das Tier zeigte identische Veränderungen um die Kloake.

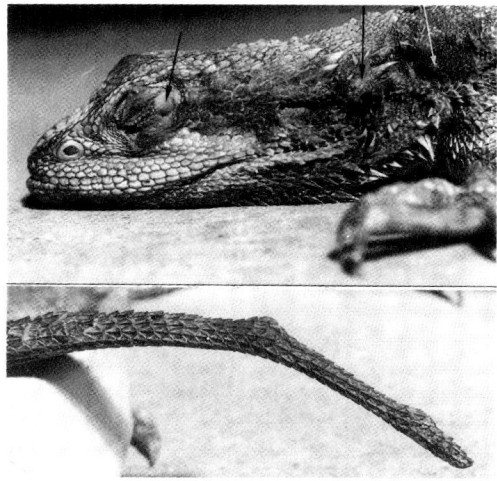

Abb. 133. Mykotische „Hautpocken" bei einer Bartagame *(Amphibolurus barbatus)*. Oben: Vorderkörper; unten: Schwanzende.

Tab. 16. Mykoseerreger, die bei Reptilien in oberflächlichen Läsionen gefunden wurden.

Erreger-Art	nachgewiesen bei	patholog. Veränderungen	Bemerkungen
Mucoraceae gen. spec.	*Amphibolurus barbatus*	Haut	nur im Schnitt
Mucoraceae gen. spec.	versch. Schildkröten	Hornschilder	
Rhizopus arrhizus	*Thamnophis sirtalis*	Haut (auch Lunge)	fakultativ humanpathogen
Cephalosporium sp.	versch. Reptilien	Haut	wahrscheinlich Kontaminanten
Dematiaceae gen. spec.	*Python reticulatus*	Haut	einige Arten humanpathogen
Dematiaceae gen. spec.	*Boa constrictor*	Haut	einige Arten humanpathogen
Fusarium oxysporum	*Epicrates cenchria*	Auge	durch Kultur gesichert
Fusarium sp.	*Testudo radiata*	unter den Hornschildern	nur im Nativpräparat aufgrund der charakteristischen Sporen determiniert

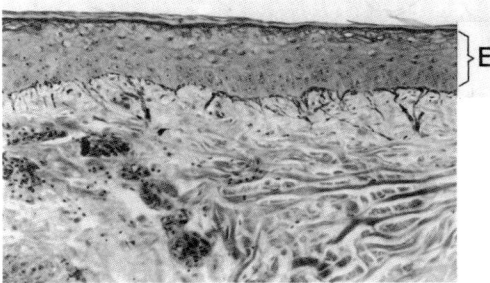

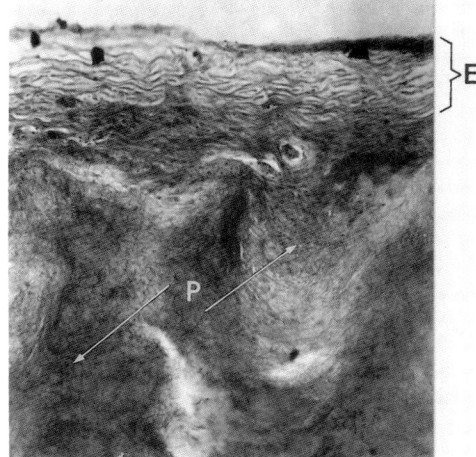

Abb. 134. Oben: Schnitt durch die Haut einer Bartagame *(Amphibolurus barbatus)*, E = Epidermis.
Unten: Schnitt durch die Haut des gleichen Tieres
wie Teilbild oben an einer durch Pilzhyphen zerstörten Hautpartie. Das Corium ist von Pilzmycel
durchwuchert, die Epidermis nur noch in Resten
erhalten (nach FRANK 1966). E = Epidermisrest;
P = Pilzmycel.

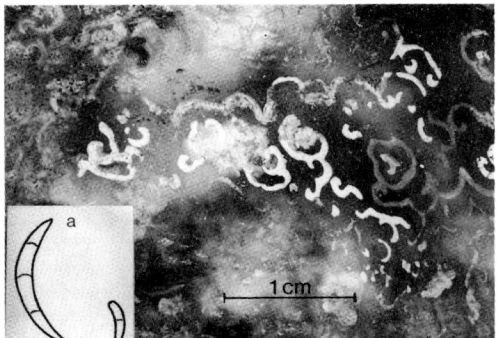

Abb. 135. Fruchtstände einer *Fusarium*-Art auf der
Innenseite einer Hornplatte einer Strahlenschildkröte *(Testudo radiata)*. Die Hornschilder lösten sich
spontan ab (nach FRANK 1966). a = *Fusarium*-
Sichelsporen.

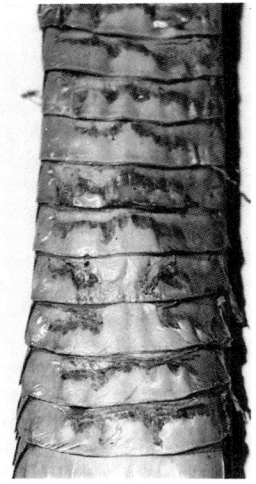

Abb. 136. Beginnende Mykose der Ventralseite
einer Grünen Mamba *(Dendroaspis angusticeps)*;
die bräunlich verfärbten, wie „angefressen"
wirkenden Schuppenränder sind deutlich zu
erkennen.

sehr unterschiedlich dar; sie betreffen primär
fast immer die Ventralseite, was dafür spricht,
daß die Keime aus dem Bodengrund aufgenommen werden. Zu feuchte Haltung der Tiere
scheint ein prädisponierender Faktor zu sein.

Bei Schlangen können Braunverfärbungen
einzelner Schuppenränder, aber auch blutige
Verfärbungen ganzer Schuppen erste Anzeichen einer beginnenden Mykose sein, Abb. 136.
Häufig verdicken sich solche Schuppen, wobei
sie sich gelblich verfärben und im Innern „verkäsen". Nicht selten greifen die Prozesse auf viele
Schuppen über, so daß ganze Stücke herausbre-
chen, wobei die Muskulatur bloßgelegt werden
kann. Bei einer 4 m großen *Python reticulatus*
war eine solche Mykose innerhalb weniger Wo-

chen so fortgeschritten, daß kurz vor dem Exitus
die Muskulatur der Ventralseite auf ⅓ der Gesamtlänge freilag. Die Keime wurden als
Schwärzepilze (Dematiaceae) in Kultur isoliert.

Identifizierte Mykoseerreger: In der Tab. 16
werden die Pilze aufgeführt, deren Isolierung
und Identifizierung von oberflächlichen Läsionen wie Schuppen, Augen etc. gelang. Gleichfalls erwähnt werden Pilze, die in Schnitten der

Tab. 17. Antimykotische Präparate gegen äußerliche Mykosen.

Präparat	Bemerkungen
Asterol	Häufiges Einpinseln befallener Stellen
Daktar	Häufiges Einschmieren; bei empfindlichen Tieren ist die Zubereitung als Vaginal-Salbe empfehlenswert.
Epi-Pevaryl	Auch als Spray verwendbar
Defungit	Häufiges Einschmieren
Jadit	Häufiges Einpinseln
K-Jodid-Lösung (Lugolsche Lösung)	Betupfen betroffener Stellen
Malachitgrün-Lösung	Häufiges Einpinseln
KMnO$_4$-Lösung (1 : 100 000)	Längere Bäder bei Wasserschildkröten
Gentianaviolettlösung (alkoholisch)	Häufiges Einpinseln
Furanace (62 mg/l) Sulfanilamid (200 mg/l)	Bei Wasserschildkröten sind Bäder dann angezeigt, wenn die betroffenen Areale bakteriell superinfiziert sind.

Haut erkannt und deren Familien- oder Gattungszugehörigkeit mit großer Wahrscheinlichkeit gesichert werden konnte.

Therapie äußerlicher Mykosen: Hautmykosen i.w.S. sind einer Behandlung zugänglich, doch treten Schwierigkeiten dadurch auf, daß i.d.R. eine Therapie eingeleitet werden muß, bevor die Kultivierung gelungen ist und die Sensibilität geprüft werden konnte. Ein Wechsel zwischen mehreren Pharmaka ist deshalb angezeigt, vgl. Tab. 17.
Bei nicht zu großen offenen Hautstellen, die bakteriell superinfiziert sein können, hat sich zu Beginn einer Behandlung das Abreiben mit einem flüssigen Desinfektionsmittel wie Braunol, Merfen oder Septikal als wirksam erwiesen. Die Anwendung antimykotischer Präparate kann dann anschließend erfolgen.

3.2.2.2 Innerliche Mykosen

Systemische Mykosen sind sicher häufiger als aus den vereinzelten Publikationen hervorzugehen scheint. Dies steht einerseits mit den wenigen Labors, die sich mit solchen Problemen befassen, in Zusammenhang, andererseits aber auch damit, daß mykotische Veränderungen bei der Sektion nicht erkannt werden und erst das histologische Präparat, bei speziellen Färbetechniken, Aufschluß bringen kann.
Eine Dematiaceae-Mykose bei einer mehrere Kilogramm schweren Strahlenschildkröte (*Testudo radiata*) zeigte folgenden Verlauf: Erstes Symptom war ein Abszeß am Unterkiefer, der

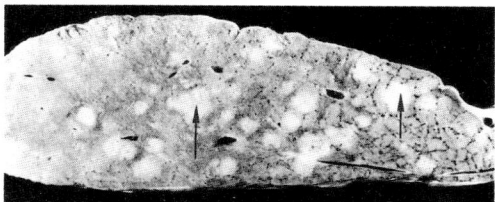

Abb. 137. Pilzgranulome in der Leber einer Strahlenschildkröte *(Testudo radiata)*, verursacht durch Schwärzepilze (Dematiaceae).

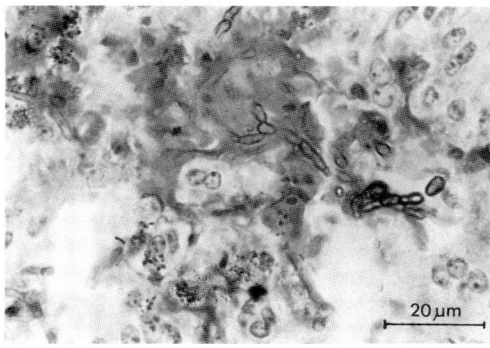

Abb. 138. Pilzhyphen (Dematiaceae) im Lebergewebe einer Strahlenschildkröte *(Testudo radiata)*, umgeben von Detritus und Reaktionszellen.

spontan nach außen aufbrach. Die Zunge war dick geschwollen und von einem weißlichen Belag überzogen. Die Nahrungsaufnahme wurde verweigert. Zu diesem Zeitpunkt konnte eine Probe untersucht werden, wobei die derben

Tab. 18. Erreger tiefer Mykosen bei Reptilien

Erreger-Art	Reptil-Art	isoliert aus:	Bemerkungen
Rhizopus arrhizus	*Thamnophis sirtalis*	Haut, (Lunge ?)	die Bestimmung des Pilzes erfolgte aus Kulturen der Haut; in der Lunge wurden Pilze nur histologisch nachgewiesen
Basidiobolus ranarum	*Testudo gigantea*	Unterkiefer-Tumor	die nur nach Schnitten erfolgte Bestimmung erscheint fraglich; die Pilzelemente fanden sich in einem spinozellulären Karzinom (Kankroid)
*Aspergillus amstelodami**	*Testudo elephantopus*	Lunge	nach 30jähriger Zoohaltung; hatte zugleich eine *Geotrichum candidum*-Infektion
Aspergillus sp.	Schildkröten	Lunge	
Penicillium lilacinum	*Testudo denticulata*	Lunge	
Penicillium sp.	*Iguana iguana*	Lunge	eigener Nachweis
*Paecilomyces fumoso-roseus**	*Testudo gigantea elephantina*	Lunge	
Cephalosporium sp.	*Natrix natrix*	Tumor der Trachea	
Cladosporium (syn. *Hormodendrum*) sp.	*Eunectes murinus*	mykotische Stomatitis	
*Geotrichum candidum**	*Testudo elephantopus*	Lunge	nach 30jähriger Zoohaltung; hatte auch eine *Aspergillus amstelodami*-Infektion
*Beauveria bassiana**	*Testudo elephantopus*	Lunge	nach 30jähriger Zoohaltung; anderes Tier
Chrysosporium keratinophilum	*Iguana iguana*	Lunge, Gallenblase, Magen	die Isolierung des Pilzes aus dem Magen erfolgte aus einem anderen Exemplar
Fusarium oxysporum	*Epicrates cenchria*	Auge	das befallene Auge wurde enukleiert und so eine Ausheilung erreicht
Candida albicans	*Chamaeleo bitaeniatus*	Leber	} die Artbestimmung ist zweifelhaft
Candida albicans	Echsen, Schlangen, Schildkröten	Lunge, Leber, Niere	
Candida albicans	*Crocodilurus lacertinus*	Ösophagus	
„Pilzhyphen" im Gewebe	*Leiolepis* sp., *Python reticulatus*, Krokodil, Kaiman	Lunge	} die Identifizierung der Pilze erfolgte nur histologisch
„Pilzhyphen" im Gewebe	*Coronella austriaca*	Leber	
„Pilzhyphen" im Gewebe	*Chinemys reevesii*	Hardersche Drüse u. Peritonealhöhle	
„Fungi imperfecti" Fam. Dematiaceae	*Testudo radiata*	Unterkiefer-Abszeß, Zunge, Lunge, Leber, Milz, Pankreas	generalisierte Mykose (eigener Nachweis)

* Die Übertragung der kultivierten Pilze auf *Terrapene* sp. war erfolgreich.

dunklen Pilzhyphen aufgefunden wurden. Der primäre Abszeß hatte letztlich die Größe einer Mandarine. Nach der Euthanasierung konnte eine generalisierte Mykose diagnostiziert werden, bei der Leber, Lunge, Milz, Pankreas und Thyreoidea betroffen waren. In Lunge und Leber waren die Pilzgranulome bereits makroskopisch sichtbar, Abb. 137. Die Kultur des Pilzes war erfolgreich; das Myzel wuchs als kaffeebraune Kolonie.

Bei tiefen Mykosen zeigt sich die heftige Auseinandersetzung zwischen Pilz und Wirt. Schon eine einzelne Hyphe führt zu einer Fremdkörperriesenzellbildung. Da die Pilze ein aggressives Wachstum zeigen, dringen sie über die Riesenzellen hinaus vor, wodurch es zum nekrotischen Zerfall ganzer Zellareale kommt, die letztlich von einer Bindegewebskapsel umgeben werden.

Bei verschiedenen Mykosen innerer Organe erfolgte eine Isolierung und Determinierung der Erreger, allerdings meistens nur bis zur Gattungszugehörigkeit. Reinfektionen wurden i.d.R. nicht durchgeführt, doch sind die Befunde fast immer histologisch abgesichert.

Auch aus dem Darminhalt lassen sich Pilze isolieren. Ob es sich dabei um Mykoseerreger handelt oder um opportunistische Keime, ist bisher weitgehend ungeklärt. Eine Selbstreinigung scheint auch dann möglich zu sein, wenn die Mukosa angegriffen war. Von einer Riesenschildkröte wurde eine mit Schleim überzogene, bananengroße „Kotwurst" von eigenartig heller Farbe ausgeschieden, die aus Pilzelementen und Zelldetritus bestand. Das Tier, das zuvor nicht mehr gefressen hatte, erholte sich wieder und soll über Jahre weitergelebt haben.

Die Erreger systemischer Mykosen sind in der Tab. 18 zusammengestellt.

Opportunistische Keime: Obwohl eine Reihe von Pilzen zu diesen Erregern zu zählen ist. müssen sie immer dann als pathogen angesehen werden, wenn sie außerhalb des Darmtraktes auftreten, vgl. Tab. 18.

Lungenmykosen werden durch *Penicillium*- und *Aspergillus*-Arten hervorgerufen; sie können im Nativpräparat unterschieden werden.

Verschiedentlich wurde der Soorpilz *(Candida albicans)* nachgewiesen. Auch diese Hefen sind außerhalb des Darmes pathogen.

Aspergillosen und Penicilliosen haben ebenso wie Kandidosen eine humanmedizinische Relevanz.

Nicht selten wird man im Spätsommer mit der Aussage von Liebhabern konfrontiert, daß sich im Kot insektenfressender Echsen „Blut"befinde. Die Farbe des Kotes ist aber nicht blutrot, sondern stellt ein charakteristisches helles Korallenrot dar. Sie rührt von Hefezellen der asporogenen Gattung *Rhodotorula,* eventuell auch von Basidiosporen-bildenden Hefen der Familie Sporobolomycetaceae her und ist durch Carotinoide bedingt. *Rhodotorula (rubra?)* hat als Kontaminant eine weite Verbreitung. Insekten, besonders Heuschrecken, sind im Spätsommer am Ende ihrer Lebensperiode für solche Keime anscheinend besonders anfällig. Werden solche Insekten verfüttert, so kann es im Darm von Echsen zu einer Vermehrung dieser opportunistischen Keime kommen, die zu einer Verfärbung des Kotes führt, ohne daß eine Beeinträchtigung der Reptilien zu erwarten wäre.

Therapie systemischer Mykosen: Bisher ist noch nie über die erfolgreiche Behandlung einer systemischen Mykose bei Reptilien berichtet worden. Als Präparate kämen Amphotericin B und Likuden in Betracht.

Literatur

AMLACHER E.: Taschenbuch der Fischkrankheiten. Stuttgart, New York, G. Fischer Verlag, 1976.

BLANCHARD, R.: Sur une remarquable dermatose causée chez le lézard vert par un champignon du genre *Selenosporium*. Mem. Soc. Zool. France 3, 241–255 (1890).

CICMANEC, J. L., RINGLER, D. L., BENKE, E. S.: Spontaneous occurrence and experimental transmission of fungus, *Fonsecaea pedrosoi,* in the marine toad, *Bufo marinus*. Lab. Anim. Sci. 23, 43–47, 1973.

ELKAN, E., PHILPOT, C. M.: Mycotic infections in frogs due to an *Phialophora*-like fungus. Sabouraudia 11, 99–105, 1973.

FRANK, W.: Mycotic infections in amphibians and reptiles. Wildlife Disease (A. Page ed.). New York, Plenum Publ. Comp., 1976 a.

FRANK, W.: Beitrag zum Problem der Mykosen bei niederen Vertebraten (Amphibien und Reptilien). Die Blauen Hefte für den Tierarzt 56, 264–278, 1976 b.

FRANK, W., ROESTER, U.: Amphibien als Träger von *Hormiscium (Hormodendrum) dermatitidis* Kano 1937, einem Erreger der Chromoblastomykose (Chromomykose) des Menschen. Z. Tropenmed. Parasit. 21, 93–108, 1970.

FRANK, W., ROESTER, U., SCHOLER, H. J.: Sphaerulen-Bildung bei einer *Mucor*-Spezies in inneren Organen von Amphibien. Zbl. Bakt. Hyg. I. Abt. Orig. A 226, 405–417, 1974.

HOFF, G. L. et al. (eds.), S. 366.

Reichenbach-Klinke, H. H.: Krankheiten und Schädigungen der Fische. Stuttgart, New York, G. Fischer Verlag, 1980.

Zwart, P., Verwer, M. A.J., De Vries, G. A., Hermanides-Nijhof, E. J., De Vries, H. W.: Fungal infection of the eyes of the snake *Epicrates cenchria maurus*. Enucleation under Halothan narcosis. J. small Anim. Pract. 14, 773–779, 1973.

3.3 Virus-Infektionen (Virosen)

Allgemeine Bemerkungen: Trotz dem gelegentlichen Nachweis von Viren bei Amphibien und Reptilien scheinen nur wenige als Erreger für Erkrankungen in Betracht zu kommen. Die überwiegende Zahl der isolierten, im Elektronenmikroskop darstellbaren Viren oder der Nachweis spezifischer Antikörper verteilt sich auf solche Typen, für die diese Vertebraten aber eventuell Reservoire darstellen. Welche epidemiologische Bedeutung den Amphibien und Reptilien für human- bzw. veterinärmedizinisch wichtige Arbo-Viren (Toga-Viren) zukommt, ist unbekannt. Nachgewiesen wurden u. a. die Viren selbst, bzw. entsprechende Antikörperiter gegen folgende Virosen: WEE (Western Equine Encephalitis), EEE (Eastern Equine Encephalitis), JEV (Japanese Encephalitis), St. Louis Encephalitis, Powassan-Virus-Infektion.

3.3.1 Amphibien

Allgemeine Bemerkungen: Bei Amphibien scheinen Viren eine weite Verbreitung zu haben, so daß es nach Angaben amerikanischer Autoren praktisch unmöglich ist, virusfreie Tiere zu finden.

Lucké-Tumor

Es handelt sich um ein Herpes-Virus-induziertes Nieren-Karzinom, das bei *Rana pipiens* weit verbreitet ist. Die Viren bzw. ihre onkogene Potenz können über Jahre latent bleiben, sofern die befallenen Individuen unter optimalen Bedingungen gehalten werden. Im allgemeinen verläuft die Infektion erst dann letal, wenn entweder zu viel Nierengewebe zerstört ist, oder wenn Metastasen in anderen lebenswichtigen Organen wie der Lunge auftreten.

Weitere Viren der Amphibien

Aus der Gruppe der Iridoviren (zytoplasmatische DNS-Viren) sind amphibienpathogene Erreger isoliert worden. Bekannt ist das „Kaul-

quappen-Ödem-Virus", das vorzugsweise die Larven befällt und in *Rana pipiens*- und *R. catesbeiana*-Kaulquappen sowie in Molchen aus verschiedenen Gegenden der USA nachgewiesen werden konnte. Eine Verbreitung über das Aquariumwasser ist möglich.

Weitere Viren wurden aus gesunden und mit Tumoren behafteten Amphibien isoliert. Zu ihnen zählt das Frosch-Virus 3 (FV 3). Weitere Virustypen sind das FV 4 sowie Stämme, die als FV 9–FV 24, L 4, L 5, LT 1–LT 4, TEV sowie T 6–T 21 bezeichnet werden und deren pathogene Potenz sehr verschieden ist. Interessant ist der Hinweis, daß beim Afrikanischen Krallenfrosch *(Xenopus laevis)* Lymphosarkome auftreten, vgl. 4.3.6, denen eine Virusgenese zugesprochen wird (*Xenopus* L 1 und L 2).

Literatur

Balls, M.: Lymphosarcoma in the South African clawed toad, *Xenopus laevis:* A virus tumor. Ann. N. Y. Acad. Sci. 126, 256–273, 1965.

Benirschke, K., Garner, F. M., Jones, T. C. (eds.): Pathology of laboratory animals, 2 Vol. New York. Heidelberg, Berlin, Springer, 1978. (Arbeiten von: Hunt, R. D., Carlton, W. M. and N. W. King: Viral diseases, pp. 1285–1365, Vol. II; Squire, R. A., Goodman, D. G., Valerio, M. G., Frederickson, T. N., Strandberg, D., Levitt, M. H., Lingeman, C. H., Harshbarger, J. C. and C. J. Dawe: Tumors, pp. 1051–1283, Vol. II).

Hoff, G. L. et al. (eds.), S. 366

Mizell, M. (ed.): Biology of amphibian tumors. – Recent results in cancer research (Spec. Suppl.). Berlin, Heidelberg, New York, Springer Verlag, 1969. (Arbeiten von: Clark, H. F. et al., pp. 310–326; Granoff, A. et al., pp. 279–295; Lunger, P. D., pp. 296–309; Wolf, K. et al., pp. 327–336).

3.3.2 Reptilien

Allgemeine Bemerkungen: Die Virusinfektionen sind in ihrer Pathogenese ebenso lückenhaft untersucht wie die Viren selbst. Aussagen über die Bedeutung der Viren für die Reptilien bzw. bei einem Antikörpernachweis, die epidemiologischen Zusammenhänge zwischen Reptilien als Virusreservoir (Togaviren = Arboviren) und Infektionen höherer Tiere bzw. dem Menschen sind nur ausnahmsweise möglich. Da eine viraemische Phase nur bei höheren Temperaturen erreicht wird, haben solche Infektionen im gemäßigten Klima keine Bedeutung.

Schlangen kommen als potentielle Überwinterungswirte für Arboviren in Betracht; weibliche Virusträger übertragen die Viren auf ihre Nachkommen, wobei die Frage diskutiert wird, ob diese kongenitale Weitergabe nicht eine alternative Möglichkeit des Überlebens der Viren in der Natur darstellt.

„Borkengeschwulst" der Smaragdeidechsen

Die Borkengeschwulst, die bisher nur bei *Lacerta viridis* und nahe verwandten Arten beobachtet worden ist, dürfte die am längsten bekannte virusinduzierte pathologische Veränderung sein. Schon 1890 befaßte sich BLANCHARD mit diesen auffälligen grau-schwarzen borkigen Bildungen, er kam allerdings zu dem falschen Schluß einer Pilzgenese, vgl. 3.2.2.1.

Die Ursache dieser fibroepithelialen Papillome ist eine Infektion mit Herpes-Viren, eventuell unter Beteiligung von Papova- und Reo-Viren. In isolierten Verbreitungsgebieten der Smaragdeidechse, wie dem Kaiserstuhl (Oberrheintal), kommen die Papillome in höherem Prozentsatz vor als in südlichen Regionen. Ein Zusammenhang mit der unterschiedlichen UV-Einstrahlung ist ungeklärt.

Die Tumoren können chirurgisch entfernt werden, beeinträchtigen die Tiere aber in der Regel nicht. Spontane Abheilungen sind ebenso möglich wie das Wiederauftreten an anderen Stellen.

Grey-patch Disease

(Graufleckenkrankheit der Suppenschildkröte) Bei jungen Suppenschildkröten *(Chelonia mydas)* sind epidemisch verlaufende Hautveränderungen bekannt, die in 5–20% der zu fast 100% erkrankten Tiere zum Tod führen. Die Krankheit ist leicht übertragbar und äußert sich in gräulichen Flecken auf der grünlichen Epidermis, z. T. treten isolierte Pusteln auf, die an der Oberfläche nekrotisch zerfallen. Histologisch handelt es sich um eine Hyperkeratose.

Als Ursache wurde ein Herpes-Virus isoliert. Ausgeheilte Schildkröten dürften latente Virusträger bleiben; die Viren werden möglicherweise über die Eier übertragen.

Bei anderen Schildkröten, wie *Trionyx spiniferus,* kommen makroskopisch ähnlich aussehende Hautläsionen vor, die möglicherweise zu diesem Erregerkomplex gehören. Hautveränderungen von Weichschildkröten, die auf Sulfonamid- und/oder Antibiotikabehandlung bzw. Bäder mit antibakteriellen und antimykotischen

Präparaten wie Furanace nicht ansprechen, sind in dieser Hinsicht verdächtig.

„Pirhemocyton tarentolae" (Gecko Virus)

Aus Erythrozyten verschiedener Echsen, z. B. dem Mauergecko *Tarentola mauritanica,* wurden Strukturen beschrieben, die man als Protozoen angesehen hat, die sich aber elektronmikroskopisch als Viren erwiesen. Die polygonalen Partikel sind DNS-haltig und stehen der Iridogruppe nahe.

Fer-de-Lance-Virus

Aus dem pathologisch veränderten Lungengewebe einer Lanzenotter „Fer-de-Lance" *(Bothrops atrox)* konnten Viren isoliert werden, die der Para- oder Metamyxovirusgruppe zugerechnet werden. Ob diese Viren auch bei anderen Lungenaffektionen eine Bedeutung besitzen, ist unbekannt.

Vipera russelli- und Elaphe guttata-Viren

Aus beiden Schlangen konnten RNS-haltige Okornaviren isoliert werden, denen onkogene Potenzen zukommen. Während das Viper-C-Virus nicht in direkte Beziehung zu dem im Herzbereich vorhandenen Myxofibrom gebracht werden konnte, war das „corn snake virus" aus *Elaphe guttata* direkt im Gewebe des Rhabdomyosarkoms nachzuweisen. – Das bei einer *Eunectes murinus* beschriebene Lymphosarkom, vgl. 4.3.5, läßt die Vermutung einer Virusgenese gleichfalls zu.

Sonstige Viren

Alle weiteren aus Reptilien beschriebenen Viren führen zu keiner makroskopisch sichtbaren Veränderung.

Literatur

AHNE, W.: Bei Reptilien vorkommende Viren, S. 13–29. In: Krankheiten der Reptilien. H. H. REICHENBACH-KLINKE (Hrsg.), Stuttgart–New York, G. Fischer Verlag, 1977, 2. Aufl.

BOWEN, G. S.: Prolonged Western equine encephalitis viremia in the Texas tortoise *(Gopherus berlandieri).* Amer. J. trop. Med. Hyg. 26, 171–175, 1977.

BURTON, A. N., McLINTOCK, J., REMPEL, J. G.: Western equine encephalitis virus in Saskatchewan garter snakes and leopard frogs. Science 154, 1029–1031, 1966.

COOPER, J. E. JACKSON, O. F. (EDS.), S. 365.

DOI, R., OYA, A., TELFORD, S. R. Jr.: A premilinary report on infection of the lizard, *Takydromus tachydromoides,* with Japanese encephalitis virus. Japan. J. Med. Sci. Biol. 21, 205–207, 1968.

FRYE, F. L., OSHIRO, L. S., DUTRA, F. R., CARNEY, J. D.: Herpesvirus-like infektion in two pacific pond turtles. J. Amer. Vet. Med. Assoc. 171, 882–884, 1977.

GEBHARDT, L. P., STANTON, G. J., DE, S. T., JEOR, S.: Transmission of WEE-virus to snakes by infected *Culex tarsalis* mosquitoes. Proc. Soc. exp. Biol. Med. 123, 233–235, 1966.

GEBHARDT, L. P., STANTON, G. J., HILL, D. W., CO-LETT, G. C.: Natural overwintering hosts of the virus of Western equine encephalitis. New Engl. J. Med. 271, 172–177, 1964.

HOFF, G. L. et al. (eds.), S. 366.

PRIOR, M. G., AGNEW, R. M.: Antibody against Western equine encephalitis virus occurring in the serum of garter snakes (Colubridae: *Thamnophis*) in Saskatchewan. Canad. J. comp. Med. 35, 40–43, 1971.

RAYNAUD, A., ADRIAN, M.: Lésions cutanées à structure papillomateuse associées à des virus chez le lézard vert *(Lacerta viridis)*. C. R. hebd. Séanc. Acad. Sci., Paris 283, 845–847, 1976.

REBELL, G., RYWLIN, A., HAINES, H.: A Herpesvirustype agent associated with skin lesions of green sea turtles in aquaculture. Amer. J. Vet. Res. 36, 1221–1224, 1975.

SEKEYOVÁ, M., GRESIKOVÁ, M., LEŠKO, J.: Formation of antibody to tick-borne encephalitis virus in *Lacerta viridis* and *L. agilis* lizards. Acta virol. 14, 87, 1970.

SHORTRIDGE, K. F., OYA, A., KOBAYASHI, M., DUGGAN, R.: Japanese encephalitis virus antibody in cold-blooded animals. Trans. Roy. Soc. trop. Med. Hyg. 71, 261–262, 1977.

TAYLOR, R. M.: Catalogue of arthropod viruses of the world. A collection of data on registered arthropod-borne animal viruses. Publ. Health Ser. Publ. 1760 (1967). U. S. Departm. Health, Educ. Welf., US Governm. Print. Off.

3.4 „Organismen" unklarer Zuordnung

Intraerythrozytäre Einschlüsse bzw. vakuolenartige Strukturen treten bei vielen Reptilien auf. Schildkröten scheinen hierbei besonders betroffen zu sein. Weder über die Bedeutung noch über die systematische Zugehörigkeit ist bisher etwas bekannt.

Die bei *Podocnemis unifilis* im Erythrozytenplasma nachgewiesenen stark färbbaren Einschlüsse erinnern im Lichtmikroskop an Anaplasmen. Möglicherweise sind diese Strukturen mit solchen identisch, die aus *Testudo marginata* als *Nuttalia guglielmi* und aus *Clemmys caspica leprosa* als *Tunetella emydis* beschrieben wurden. *Tunetella* wurde später zur Gattung *Aegyptianella* gestellt, Angehörige der Rickettsiales. Bei einer Dreieckskopfotter *(Agkistrodon)* und dem Grünen Leguan *(Iguana iguana)* wurden in den Erythrozyten nach Giemsa-Färbung rot-tingierte, rundliche, z. T. dreieckige Gebilde gefunden, die den aus Anuren beschriebenen „Erregern" *(Toddia)* ähnlich waren und die wie diese als zytoplasmatische DNS-Viren angesehen werden, vgl. 3.5.1.1.3 („Organismen" unklarer Zuordnung). *Pirhemocyton* wurde unter 3.3.2 angesprochen. Strukturen, die als *Sauroplasma* aus Echsen beschrieben und ebenfalls den Protozoen zugeordnet wurden, stellen dagegen nur Artefakte dar.

Bei hämatologischen Untersuchungen muß mit Strukturen gerechnet werden, über deren Natur noch Unklarheit besteht; sie dürfen nicht Anlaß zu Fehlinterpretationen sein.

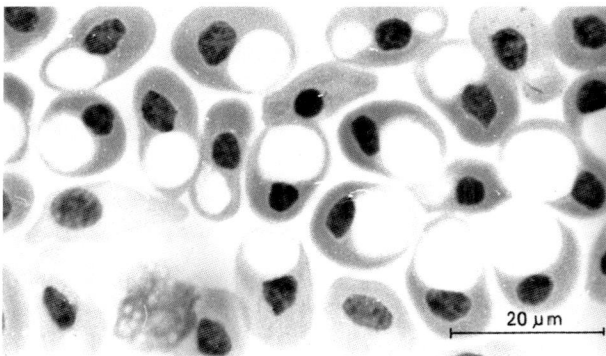
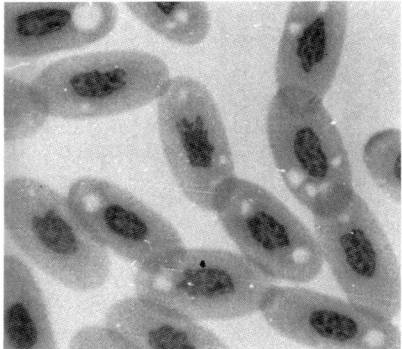

Abb. 139. Erythrocytenvakuolen. Links bei einer Großkopf-Schlammschildkröte *(Claudius angustatus)*; rechts bei einem Dornschwanzskink *(Egernia cunninghami)*.

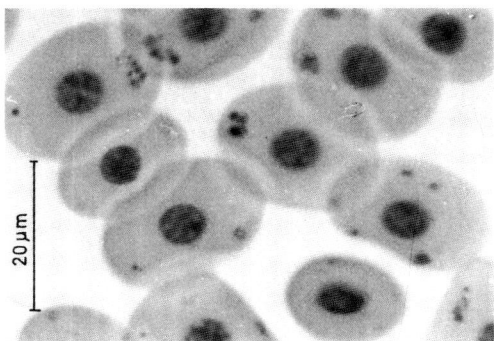

Abb. 140. Anaplasmoide Strukturen in den Erythrocyten einer Terekay-Schildkröte *(Podocnemis unifilis)*.

3.5 Infektionen (Invasionen) mit Parasiten (Parasitosen)

Allgemeine Bemerkungen: Die Besiedlung von Amphibien und Reptilien durch Parasiten und die dadurch bedingten Parasitosen gehören zu den häufigsten Erkrankungen dieser Tiere. Die prozentuale Häufigkeit solcher Infektionen bzw. Invasionen wechselt je nach geographischer Herkunft und ist bei Arten aus feuchtwarmen Tropengebieten besonders hoch, während Steppen- und Wüstenbewohner i. d. R. weit weniger betroffen sind.

Von verschiedenen Autoren wurden noch vor Jahren 50% der Todesfälle bei Gefangenschaftstieren (Reptilien) mit einem Parasitenbefall in Zusammenhang gebracht. Wenngleich diese Werte – dank besserer Bekämpfungsmaßnahmen – heute als Ausnahme angesehen werden müssen, so kommt der Parasitierung nach wie vor eine erhebliche Bedeutung zu.

Es scheint deshalb gerechtfertigt, gerade den Erkrankungen, die durch Parasiten verursacht werden, ein besonderes Augenmerk zu widmen, weil es einerseits bei einzelnen Arten zu Enzootien mit sehr hohen Verlusten in der Gefangenschaft kommt, z. B. *Entamoeba invadens,* vgl. 3.5.2.1.1.B.a, andererseits aber auch deshalb, weil die Diagnose im Vergleich zu organischen Erkrankungen leicht zu stellen und eine Therapie in vielen Fällen erfolgreich ist.

3.5.1 Amphibien

Allgemeine Bemerkungen: Trotz guter Zusammenstellungen über die vielerlei Arten von Parasiten sind die Kenntnisse über die Erkrankun-

gen, insbesondere aber deren Therapie, im Vergleich zu den Reptilien noch gering. Die wesentlich kürzere Darstellung resultiert also nicht aus der geringeren Artenzahl, sondern entspricht den geschilderten Umständen.

3.5.1.1 Protozoen

3.5.1.1.1 Intestinaltrakt

Bei Sektionen finden sich mit steter Regelmässigkeit Protozoen der verschiedensten Gattungen; Individuen ohne Besiedlung müssen als Ausnahme angesehen werden. Dabei spielt es keine Rolle, ob es sich um Frischfänge handelt oder um solche, die bereits längere Zeit in Gefangenschaft waren. Nachzuchten sind dagegen weniger häufig betroffen, wenn sie isoliert aufgezogen wurden.

A. Mastigophora (Flagellata)
Zu den häufigsten Bewohnern des Darmtraktes gehören die Flagellaten, die in großer Individuenzahl in den hinteren Abschnitten des Mitteldarms als ein- bis mehrgeißlige Arten vorkommen, während im Colon-Kloaken-Bereich vorwiegend die mit kurzen Geißeln (Zilien) überzogenen Opaliniden vorherrschen.

Über Schädigungen durch Flagellaten liegen keine Beobachtungen vor, sofern sie sich nicht außerhalb des Intestinaltraktes ansiedeln. Im Darm müssen sie als apathogen angesehen werden, falls nicht, durch andere Faktoren verursacht, z. B. einem bakteriellen Prozeß, eine Massenvermehrung erfolgt und dadurch das Krankheitsbild sekundär verschlimmert wird.

Die Unterscheidung der einzelnen Gattungen ist schwierig. Verschiedene Merkmale, die sich auseinanderhalten lassen, sind in der Tab. 26, S. 246, zusammen mit den Formen, die bei Reptilien vorkommen, aufgelistet.

Literatur

FRANK, W.: Non-hemoparasitic Protozoans, pp. 259–384. In: Diseases of Amphibians and Reptiles (HOFF, G. L., FRYE, F. L. and E. R. JACOBSON, eds.) New York, London, Plenum Press, 1984.

WALTON, A. C.: The parasites of Amphibia. Wildl. Dis. 40, 1964; Wildl. Dis. (Suppl. catalog) 48, 1966, Microfiche 58 pp.; Wildl. Dis. (Suppl. catalog) 50, 1967, Microfiche 38 pp.

B. Opalinata

Die Opaliniden können als typische Besiedler der hintersten Darmabschnitte (Colon-Kloake), speziell der Anura, aufgefaßt werden. Nur selten wird man bei Freilandpopulationen diese Organismen vermissen.

Morphologie und Biologie: Die früher als „Protociliata" systematisch in die Nähe der Ciliata gestellten Organismen werden als eigener Unterstamm der Sarcomastigophora aufgefaßt. Ihre Oberfläche ist mit kurzen, in parallelen Längsreihen stehenden Geißeln überzogen; sie besitzen entweder zwei *(Protoopalina, Zelleriella)* oder viele Kerne *(Opalina, Cepedea)* und können fladenartiges Aussehen besitzen *(Opalina, Zelleriella)* oder im Querschnitt mehr oder weniger rund sein *(Protoopalina, Cepedea)*.

Die Artenzahl liegt bei etwa 400, wovon die allermeisten in Anuren vorkommen, drei Arten sind aus Urodelen beschrieben; aus Reptilien sind nur wenige Arten bekannt.

Der Lebenskreislauf der Opaliniden ist bei Amphibien an den Entwicklungszyklus der Wirte gebunden und wird durch die Wirtshormone gesteuert.

Pathologie und Therapie: Pathologische Veränderungen durch Opaliniden sind nicht bekannt. Aufgrund ihrer Lebensweise in den hintersten Darmabschnitten ist auch keine Schädigung durch Entzug von Nahrungsbestandteilen zu erwarten. Eine Behandlung ist nicht notwendig.

Literatur

EARL, P. R.: *Hegneriella dobelli* gen. n., sp. n. (Opalinidae) from *Bufo valliceps* and some remarks on the systematic position of the Opalinidae. Acta Protozool. 9, 41–47, 1971.

EARL, P. R.: Suppressions and other taxonomic changes in the protozoan subphylum Opalinida. Publ. Biol. Inst. Inv. Cient. UANL, Mexico 1, 25–33, 1973.

EL-MOFTY, M. M.: Induction of sexual reproduction in *Opalina sudafricana* by injecting its host, *Bufo regularis* with gibberellic acid. Int. J. Parasitol. 4, 203–206, 1974.

EL-MOFTY, M. M., SADEK, I. A.: The effect of fresh toad bile on the induction of encystation in *Opalina sudafricana* parasitic in *Bufo regularis*. Int. J. Parasitol. 5, 219–224, 1975 a.

EL-MOFTY, M. M., SADEK, I. A.: The use of *Opalina sudafricana* in a biological test for diagnosing disordered metabolism of tryptophan in human subjects. Int. J. Parasitol. 5, 225–229, 1975 b.

SANDON, H.: The species problem in the opalinids (Protozoa, Opalinata), with special reference to *Protoopalina*. Trans. Amer. Micros. Soc. 95, 357–366, 1976.

WESSENBERG, H. S.: Opalinata. In: Parasitic Protozoa (Kreier, J. P. ed.) Vol. 2, 7, pp. 551–581. New York, San Francisco, London: Academic Press, 1978.

WILBERT, N., SCHMEIER, U.: Survey of the intestinal opalines and ciliates in central European amphibians. Arch. Protistenk. 125, 271–285, 1982.

C. Sarcodina (Rhizopoda)

Allgemeine Bemerkungen: Nur Arten der Amoebozoa haben eine gewisse Bedeutung für Amphibien. Neben der im vergangenen Jahrhundert beschriebenen Art *Entamoeba ranarum* sind zwischenzeitlich weitere Arten gefunden worden, doch bleibt die Frage, welche Amöben für Amphibien pathogen sein können und welche harmlose (kommensalische) Bewohner des Darmes sind, weitgehend unbeantwortet.

Morphologie, Biologie und Pathologie: Die Morphologie entspricht der der typischen *Entamoeba*-Arten; sie besitzen einen großen Bläschenkern mit einem kleinen zentralen Karyosom (Binnenkörper) und randständigem Chromatin. Der Lebenskreislauf ist identisch mit dem der reptilpathogenen Art, *E. invadens,* vgl. 3.5.2.1.1.B.a.

Die Amöbiasis ist für Amphibien – im Gegensatz zu Reptilien – bedeutungslos. Wir beobachteten im Laufe von 20 Jahren nur einen Fall einer tödlichen Amöbiasis bei einem Axolotl! Die pathologischen Veränderungen sowie die Ausbreitung im Körper entsprechen denen von *E. invadens* bei Reptilien.

Diagnose und Therapie: Die Diagnose wird durch Auffinden der beweglichen Trophozoiten im frischen Kot gesichert. Als Therapeutika können Metronidazolpräparate wie bei Reptilien eingesetzt werden, vgl. *Entamoeba invadens* (3.5.2.1.1.B.a).

D. Kleine freilebende, „fakultativ pathogene" Amöben

Die sog. kleinen Limax-Amöben können bei Amphibien auftreten, ohne daß es zu pathologischen Prozessen kommt, vgl. aber 3.5.2.1.1.B.b (kleine freilebende „fakultativ pathogene" Amöben). Welche epidemiologische Bedeutung dieser Tatsache zukommt, ist unbekannt, sie muß aber im Zusammenhang mit der Humanpathogenität (Meningoenzephalitis) gesehen werden. Frösche können selbst dann symptomlose Träger sein, wenn sie intrazerebral infiziert worden waren.

Vorkommen und Bedeutung: Wiederholt wurden Arten der Gattung *Naegleria,* die in schlammigem Wasser leben, aus wirbellosen (Schnecken u. a.) und poikilothermen Tieren isoliert. Diese Tatsache verdient zumindest für die Art *N. fowleri* Interesse, da sie für die Erkrankungen des Menschen verantwortlich ist. Bei Amphibien kommen Arten mehrerer Gattungen vor; sie sind nur schwer zu unterscheiden. Im Intestinaltrakt und im umgebenden Milieu findet man: *Vahlkampfia, Tetramitus, Naegleria, Acanthamoeba, Hartmannella.*

Morphologie und Biologie: Von der Größe abgesehen (diese Amöben messen nur um 10 μm, während die Entamöben bis über 20 μm groß werden), ist das auffälligste Merkmal der Kern, der im Gegensatz zu den Entamöben ein riesiges Karyosom (Binnenkörper) aufweist, Abb. 166. Die meisten Gattungen bilden breite, plumpe Pseudopodien mit deutlich unterscheidbarem Endo- und Ektoplasma, z. B. *Naegleria, Vahlkampfia,* während andere, wie *Acanthamoeba,* spitze, stachelartige Pseudopodien besitzen. Bei der Gattung *Hartmannella* sind Zysten mit derber, ungleichmäßiger Wandung vorhanden.

Diagnose und Therapie: Die Diagnose eines Limax-Amöben-Befalls ist durch Nachweis der Trophozoiten im frisch abgesetzten Kot möglich, da sie sich durch ihr riesiges Karyosom von Entamöben mit winzigem Binnenkörper abgrenzen lassen.

Eine Therapie ist bisher nicht bekannt, da die gegen Entamöben eingesetzten Präparate unwirksam sind. Eine Gefährdung des Pflegers bei potentiell humanpathogenen Arten besteht nicht, da nur die freischwimmenden Flagellatenstadien via Riechschleimhaut und Tractus olfactorius zu einer Infektion der Meningen oder des Gehirns führen könnten.

Literatur

Siehe bei Reptilien 3.5.2.

E. Apicomplexa („Sporozoa")

Allgemeine Bemerkungen: Von den vielen als eigener Tierstamm aufgefaßten Vertretern der Apicomplexa spielen bei Amphibien nur wenige Formen eine Rolle. Häufig treten Arten der Unterordnung Eimeriina auf, wobei Angehörige der wichtigen Familie Sarcocystidae keine Bedeutung haben, vgl. 3.5.2.1.1.C.d während

Arten der Familie Eimeriidae eine gewisse Relevanz besitzen.

a) Eimeria

Aus mehreren Amphibien sind *Eimeria*-Arten beschrieben worden; PELLÉRDY (1974) führt 15 Arten aus Urodelen und 11 aus Anuren auf.

Lebenskreisläufe sind nur vereinzelt untersucht worden, doch dürften sie den Warmblüter-Arten entsprechen.

Die Oozysten, die in großer Zahl im Kot auftreten, vgl. *Eimeria* (3.5.2.1.1.C.a.), sind in der Regel die einzigen bekannten Stadien. Sie entsprechen dem typischen Bau mit vier Sporozysten und jeweils zwei Sporozoiten. Über pathologische Veränderungen nach einem *Eimeria*-Befall liegen nur einzelne Untersuchungen vor. So führt *E. grobbeni* bei *Salamandra atra* zur Zerstörung der Darmmukosa. Eine Depigmentierung der Haut in Kopf- und Halsregion und im abdominalen Bereich wird mit dieser Infektion in Zusammenhang gebracht.

Diagnose und Therapie: Die Diagnose ist durch Oozysten im Kot zu sichern; evtl. muß die Sporulation abgewartet werden. Eine Therapie kann mit denselben Präparaten wie für Reptilien aufgeführt (Therapie, 3.5.2.1.1.C.a), versucht werden.

b) Arten verwandter Gattungen

Aus Amphibien sind nur noch Arten von *Isospora* bekanntgeworden. Bei PELLÉRDY (1974) werden eine Art aus Urodelen und zehn aus Anuren erwähnt. Alle dürften der im Kapitel „Isospora" (3.5.2.1.1.C.c) aufgeführten ersten Gruppe zuzurechnen sein. Die Entwicklung ist wie bei *Eimeria* monoxen. Pathologische Veränderungen wurden nicht beobachtet. Eine Therapie kann unterbleiben.

Literatur

Siehe bei Apicomplexa S. 260.

F. Ciliophora (Ciliaten)

Allgemeine Bemerkungen: Die Ciliaten werden von den übrigen Protozoen als eigener Stamm abgetrennt; sie besitzen einen Makro- und Mikronukleus. Namengebend sind die Zilien, die in Reihen angeordnet gleichmäßig über den ganzen Körper verteilt sein können oder nur an bestimmten Stellen des Körpers auftreten. Die vegetative Vermehrung der Ciliaten erfolgt durch Querteilung. Viele Arten bilden Zysten.

Vorkommen und Bedeutung: Ciliaten sind i.d.R. freilebend, nur wenige treten als Parasiten auf und nur vereinzelte Arten können pathologische Veränderungen verursachen. Die meisten Arten leben eingezwängt zwischen den Darmzotten, ohne daß die Mukosazellen geschädigt werden.

Arten: Bei Amphibien sind bisher nur Arten weniger Gattungen, die z. T. auch bei Reptilien auftreten, vgl. Ciliophora (3.5.2.1.1.D.), als Parasiten nachgewiesen worden. Sie gehören zu den Gattungen:

Balantidium: aus vielen Amphibien beschrieben; die Validität der Arten ist zweifelhaft.

Nyctotherus: wahrscheinlich handelt es sich bei den Formen nur um die Art *N. cordiformis* mit weltweiter Verbreitung.

Cepedietta (syn. *Haptophrya*): mehrere Arten sind aus dem Intestinaltrakt von Amphibien, insbesondere Urodelen bekannt.

Tetrahymena: kommt wahrscheinlich nur bei Kaulquappen vor.

Sicuophora: im Darm vorwiegend von Anuren.

Arten der Gattung *Trichodina* kommen bei Larven und ständig im Wasser lebenden Amphibien vor. Sie besiedeln die Kiemen, die Haut und die Harnblase und können bei Massenbefall pathogen werden.

Therapie: Die Behandlung ist nur bei den äußerlich lebenden Arten der Gattung *Trichodina* notwendig. Bäder mit Trypaflavin-Lösung in einer Konzentration von 0,03 – max. 1 mg/l werden empfohlen.

Literatur

CORLISS, J. O.: The ciliated Protozoa; characterization, classification and guide to the literature. Oxford, New York, Toronto, Sydney, Paris, Frankfurt: Pergamon Press, 1979.

3.5.1.1.2 Blut

Allgemeine Bemerkungen: In der Natur treten eine Reihe von Blutprotozoen auf, die je nach geographischer Region z. T. selten, gelegentlich auch häufiger beobachtet werden. Da in kaum einer der Publikationen, neben den Blutformen, Gewebestadien erwähnt sind oder der Frage nach dem Überträger bzw. der Entwicklung im Vektor ein Augenmerk geschenkt wurde, sind die Kenntnisse über die Biologie gering. So wurden z. B. in der älteren Literatur mehrere Malariaarten aufgeführt, doch ist heute bekannt, daß sich die Gattung *Plasmodium* während der Evolution erst ab den Reptilien entwickelt hat. Ähnlich verhält es sich mit *Haemoproteus;* auch hier scheint die Differenzierung erst mit den Reptilien begonnen zu haben, vgl. Haemosporina (3.5.2.1.2.B.b).

Aufgrund der geschilderten Fakten und der bis heute unbekannten Therapiemöglichkeit werden nur wenige Formen angesprochen.

A. Mastigophora (Flagellata)

Allgemeine Bemerkungen: Von den Flagellaten, die im Blut von Amphibien gefunden werden, kommen nur Vertreter der Gattung *Trypanosoma* vor. Amastigote Gewebsstadien fehlen.

Eine der am besten untersuchten Arten ist *Trypanosoma rotatorium,* die man sehr häufig in europäischen *Rana*-Arten, besonders *R. esculenta,* aber auch im Laubfrosch *(Hyla arborea)* findet. Neben Anuren kommen auch Urodelen als Wirte in Betracht. Die meisten Arten erreichen beträchtliche Längen. So wird für *T. rotatorium* von den einen Autoren eine Maximalgröße bis etwa 35 µm, von anderen bis 90 µm angegeben. Neben sehr schlanken Formen wie *T. montrealis* mit nur 2–6 µm Breite aus *Bufo americanus,* wirken andere wie *T. rotatorium* sehr breit. Diese Art ist zudem durch mehrere Längsfibrillen und eine undulierende Membran mit vielen „Wellentälern und -bergen" ausgezeichnet.

Die Übertragung erfolgt durch Blutegel (Hirudineen) teilweise bereits im Larvenstadium. Die geographische Verbreitung der Amphibien-Trypanosomen ist weltweit.

Klinisches Bild: Von vereinzelten Angaben abgesehen, wonach Infektionen mit sehr vielen Trypanosomen einen Einfluß auf die Vitalität der Wirte hätten und die Trypanosomiasis zum Tod führe, liegen keine Berichte über Schädigungen vor.

Pathologie: Pathologische Veränderungen sind nicht bekannt.

Diagnose: Der Nachweis von Trypanosomen im Blut ist sowohl im Nativ-Präparat als auch im nach Giemsa gefärbten Ausstrich möglich. Eine Verwechslung der lebenden Trypanosomen mit anderen Organismen, z. B. Spirochaeten, ist kaum möglich; letzte Sicherheit zur Unterscheidung bietet das gefärbte Ausstrich-Präparat.

Therapie: Therapieversuche sind nicht bekannt. Ob Präparate wie Berenil eine Wirkung gegenüber den Trypanosomen der niederen Vertebraten zeigen, bzw. ob für Amphibien diese Substanzen verträglich sind, ist nicht geprüft.

Literatur

Siehe bei Reptilien (Mastigophora 3.5.2.1.2.A).

B. Apicomplexa („Sporozoa")

Allgemeine Bemerkungen: Unter Berücksichtigung der im Abschnitt „Allgemeine Bemerkungen" (3.5.1.1.2., Blut) gemachten Angaben sollen hier nur einige Protozoen angesprochen werden, die mit Sicherheit bei Amphibien vorkommen.

Wie schon im vorhergehenden Kapitel ausgeführt, sind die Kenntnisse über die Blutparasiten lückenhaft, dies gilt in besonderem Maße für die Sporozoen.

Die bekanntesten intraerythrozytären Gattungen sind *Dactylosoma* mit der auch in europäischen *Rana*-Arten und in Salamandern vorkommenden Art *D. ranarum*, und *Lankesterella* mit *L. minima*, gleichfalls in *Rana*-Arten. Die Infektion mit *Lankesterella* erfolgt durch orale Aufnahme von Egeln *(Hemiclepsis marginata).*

Verschiedentlich wurden auch Arten der Gattung *Haemogregarina* gefunden, auch bei diesen Formen sind Egel die Überträger. Wahrscheinlich besitzen diese Parasiten eine geringe Wirtsspezifität, vgl. 3.5.2.1.2.B.a „Hämogregarinen"; sie haben keine Bedeutung als Krankheitserreger.

Klinisches Bild und Pathologie: Unbekannt.

Diagnose: In gefärbten Blutausstrichen sind die intraerythrozytären bzw. intraleukozytären Stadien leicht zu erkennen. *Lankesterella* hat meist eine ovoide Form in der Größe einer halben bis vollen Erythrozytenkerngröße. *Dactylosoma* ist kleiner und schlanker. Vertreter der Gattung *Haemogregarina* sind als große Strukturen in den Erythrozyten zu erkennen.

Therapie: Unbekannt. Der Versuch mit dem Anti-Malariapräparat Atebrin war nicht erfolgreich.

Literatur

Vgl. S. 260, 263, 265.

3.5.1.1.3 Sonstige Organe

A. Haut

„Organismen" unklarer Zuordnung: Gelegentlich treten in der Haut zystenartige Bildungen auf. Der Inhalt solcher subepidermaler „Tumoren" besteht aus „Sporen" mit einer unterschiedlichen Zahl von Einschlußkörpern. Die Gattung *Dermocystidium* weist innerhalb der Sporen einen Einschlußkörper auf, während es bei Arten der Gattung *Dermosporidium* viele sind. *Dermocystidium*-Infektionen sind nicht selten und wurden von Molchen *(Triturus cristatus)* und mehreren Anura *(Rana temporaria, R. esculenta, Alytes obstetricans)* beschrieben.

Infektionen mit *Dermosporidium* sind bisher in Europa, Süd- und Nordamerika beobachtet worden. Die relativ seltenen Hautveränderungen werden durch verschiedene Erreger-Arten verursacht. Kriterien der Unterscheidung sind neben den Wirtstieren die Größe der Zysten, der „Sporen" und der Einschlußkörper sowie deren Anzahl. Insgesamt sind vier Arten aus Anuren beschrieben worden; die kleinsten Zy-

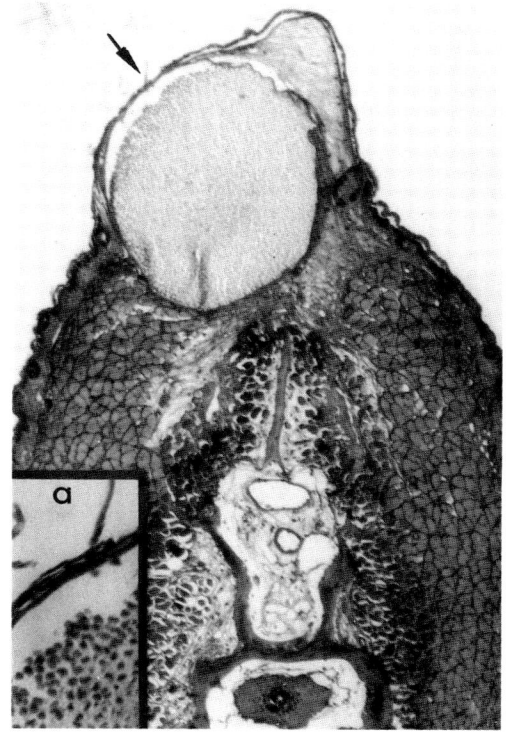

Abb. 141. Subkutane Zysten von „*Dermosporidium*" bei einem einheimischen Molch; a = Teilbild, siehe Pfeil.

sten bildet *D. hylae* mit ca. 0,5 mm, während *D. granulosum* und *D. penneri* zwischen 4–8 mm und *D. multigranulare* ca. 2 mm messen. Die „Sporen"-Größe liegt meist bei 10–12 µm.

Ähnliche, tumorartige Bildungen in der Haut von Amphibien werden von Erregern verursacht, die als Gattung *Dermomycoides* beschrieben worden sind.

Systematische Stellung: Es erscheint gerechtfertigt, Arten der drei genannten Gattungen als „Organismen unklarer systematischer Zuordnung" aufzufassen, da bisher nicht einmal mit Sicherheit nachgewiesen werden konnte, ob es sich um Protozoen oder um Pilze handelt.

Bedeutung: Bei freilebenden, einheimischen *Triturus*-Arten konnten nach einem Befall mit vielen Zysten Todesfälle beobachtet werden. Einige der Tiere wiesen allerdings daneben noch eine schwere Infektion der Leber mit *Capillaria hepatophila* auf, vgl. Tab. 24.

Therapie: Unbekannt.

B. Andere Strukturen: Bei Fröschen und Kröten aus verschiedenen Gebieten der Erde wurden in den Erythrozyten nach Giemsa-Färbung rot-tingierte sphärische, z. T. dreieckige Gebilde beobachtet, die als *Toddia* beschrieben wurden. Es handelt sich dabei nach heutiger Auffassung wahrscheinlich um zytoplasmatische DNS-Viren, deren Bedeutung unbekannt ist.

Literatur

MAY, J. M., POHLEY, W. J.: *Dermosporidium penneri* sp.n. from the skin of the American toad, *Bufo americanus* (Amphibia: Bufonidae). J. Parasitol. 67, 108–110, 1981.

C. Protozoen im Gewebe
In diesem Kapitel werden nur solche Arten besprochen, deren Entwicklung in der Muskulatur oder in Hohlorganen stattfindet. Unberücksichtigt bleiben dagegen Parasiten, die zwar bestimmte Differenzierungsvorgänge (Merogonie) im Gewebe durchlaufen, deren Gametozyten aber im Blut auftreten und an derer Stelle besprochen werden, vgl. 3.5.1.1.2, S. 229.

a) Myxospora
Allgemeine Bemerkungen: Die Myxosporidien, deren Hauptwirte Fische sind, kommen auch bei Amphibien und vereinzelt bei Reptilien (Schildkröten) vor, vgl. 3.5.2.1.4, S. 268.

Die meisten Arten zeigen zwar eine Gewebsspezifität, nicht aber eine Wirtsspezifität. Neben

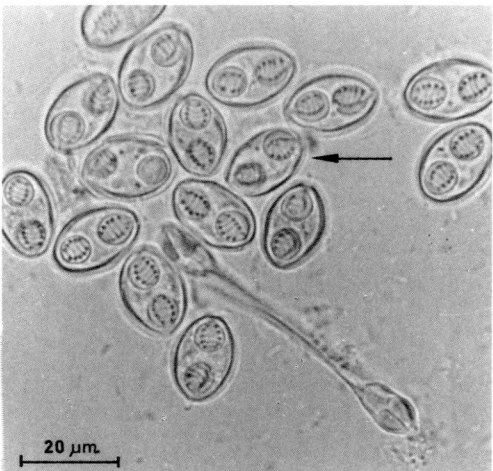

Abb. 142. Sporen von *Myxidium* sp. (siehe Pfeil) und von *Henneguya* sp. aus der Gallenblase einer Wabenkröte (*Pipa* sp.) (nach FRANK 1984).

lumenbewohnenden Arten (Gallenblase, Harnblase) unterscheidet man solche, die sich in Interzellulärräumen der Muskulatur und anderen Organen entwickeln. Einige leben auch intrazellulär. In Amphibien treten die Gattungen *Leptotheca, Myxobolus, Myxosoma, Henneguya* und *Myxidium* auf, Abb. 142.

Die Unterscheidung erfolgt aufgrund der Sporenmorphologie, wobei die Lokalisation der Polkapseln, ob an einer Seite gelegen (Unipolariina) oder an gegenüberliegenden Polen (Bipolariina), ein wesentliches Kriterium darstellt.

Morphologie und Biologie: Das wesentlichste Stadium zur Abgrenzung der Arten stellen die aus mehreren Zellen aufgebauten Sporen dar, deren charakteristische Polkapseln für die Infektion wichtig sind. Die Größe der Sporen variiert zwischen wenigen µm bis ungefähr 16 µm, ihre Form von ovoid bis kugelig, doch treten auch schlanke, bananenförmige Sporen auf. Die Infektion erfolgt oral durch Aufnahme der Sporen. Bei gewebsbewohnenden Arten wird vom Wirt um die Parasiten eine Bindegewebskapsel ausgebildet, die eigentliche Myxosporidienzyste; sie ist mit bloßem Auge zu erkennen. Bei Arten, die Hohlorgane besiedeln, entwickeln sich die Trophozoiten frei in den Lumina. Von keiner der in Amphibien lebenden Arten ist der volle Entwicklungszyklus bekannt.

Bedeutung: Die Schädigung der Wirte reicht von unbedeutend bei Hohlorgan-Arten bis zu

Tab. 19. Myxosporidien aus Amphibien (n. FRANK (1984)).

Art	Wirte	Ansiedlung im Wirt	Geograph. Verbreitung
Leptotheca ohlmacheri	Frösche und Kröten	Nieren	Europa, USA
Myxosoma ranae	*Rana temporaria*	verschiedene Gewebe	Europa
	Baumfrösche	verschiedene Gewebe	Australien
Myxobolus conspicuus	*Diemictylus* (syn. *Triturus*) *viridescens*	Muskulatur	USA
Myxobolus hylae	*Hyla aurea*	Ovar, Hoden	Australien
Myxidium serotinum	Frösche, Kröten	Gallenblase	USA
Myxidium immersum	Frösche, Kröten	Gallenblase	Südamerika
Henneguya sp.	*Pipa* sp.	Gallenblase	Gefangenschaftstier

letal bei solchen Formen, die sich im Gewebe entwickeln. Um die Sporen in die Außenwelt gelangen zu lassen, müssen die im Gewebe liegenden Zysten platzen, was zu sekundären bakteriellen Infektionen führt.

Diagnose: Der Nachweis der charakteristischen Sporen, Abb. 142, in den natürlichen Ausscheidungsprodukten oder im Detritus nach außen aufbrechender Zysten sichert die Diagnose.

Therapie: Unbekannt.

b) **Microspora**

Allgemeine Bemerkungen: Die Mikrosporidien werden heute als eigener Tierstamm aufgefaßt, LEVINE u. Mitarb. (1980), S. 366.

Alle Arten sind intrazelluläre Parasiten, vorwiegend von Wirbellosen, insbesondere Arthropoden, und einer Reihe von Wirbeltieren. Bei Amphibien und Reptilien treten nur wenige Arten auf.

Morphologie und Biologie: Die Sporen der Mikrosporidien, die zu den kleinsten eukaryontischen Zellen gehören, besitzen einen spiralig aufgerollten Polfaden wie die Myxosporidien, doch ist er nicht von einer Polkapsel umgeben.

Die Infektion eines Wirtes erfolgt durch die orale Aufnahme der Sporen; manche Arten siedeln sich auch außerhalb des Darmes an, so daß die primäre Lokalisation verlassen werden muß. Die Entwicklungskreisläufe sind nur unvollständig aufgeklärt. Die genauer untersuchten Arten werden zur Gattung *Pleistophora* gestellt, während weniger bekannte Formen, die unter den Gattungen *Nosema*, *Glugea* oder *Pl(e)istophora* beschrieben wurden, heute in der „Sammelgattung" *Microsporidium* zusammengefaßt werden. In der Tab. 20 sind die aus Amphibien beschriebenen Arten zusammengestellt.

Bedeutung: Beobachtungen über Mikrosporidieninfektionen basieren entweder auf dem Nachweis makroskopisch sichtbarer Veränderungen bei der Sektion, oder die Stadien werden in histologischen Präparaten entdeckt. Besonders auffällig ist die Infektion von Kröten mit *P. myotrophica*, einer in den 60er Jahren entdeckten Art. Infizierte Kröten *(Bufo bufo)* magern trotz Futteraufnahme ab und verenden schließlich nach ca. zwei Jahren. Die Muskulatur wirkt durch die schlanken, langen, weißlichen Zysten wie längsgestreift. Soweit bekannt,

Tab. 20. Mikrosporidien aus Amphibien (n. FRANK (1984)).

Art	Wirte	Ansiedlung im Wirt	Geograph. Vorkommen
Pleistophora bufonis (syn. *Bertramia, Plistophora*)	*Bufo bufo, B. lentiginosus*	Biddersches Organ	Schweiz, USA
Pleistophora myotrophica	*Bufo bufo*	quergestreifte Muskulatur	Europa
Microsporidium danilewskyi (syn. *Plistophora, Pleistophora, Nosema, Glugea*)	*Rana temporaria*	Muskulatur	Europa
Microsporidium tritoni (syn. *Nosema*)	*Triturus vulgaris*	Bindegewebe	Tschechoslowakei

verenden infizierte Tiere. In Gemeinschaftsbekken erkranken alle Individuen.

Diagnose: Der Nachweis der mit Sporen gefüllten Zysten im Gewebe sichert die Diagnose postmortal. Bei Verdachtsfällen kann mit Hilfe einer Muskelbiopsie das Vorliegen einer Infektion festgestellt werden *(P. myotrophica).*

Therapie: Unbekannt.

Literatur

CANNING, E. U.: The medical importance of Microsporida. Fol. Parasitol. (Praha) 22, 10, 1975.

CANNING, E. U.: Microsporidia in vertebrates: Hostparasite relations at the organismal level. In: Comparative Pathobiology Vol. I (BULLA, L. A. and CHENG, T. C. eds.). pp. 137–161. New York and London, Plenum Press, 1976.

CANNING, E. U.: Microsporida. In: Parasitic Protozoa Vol. IV (J. P. KREIER ed.) pp. 155–196. New York, San Francisco, London, Academic Press, 1977.

CANNING, E. U., ELKAN, E.: *Plistophora myotrophica* spec. nov., causing high mortality in the common toad *Bufo bufo* L. with notes on the maintenance of *Bufo* and *Xenopus* in the laboratory. J. Protozool. 11, 157–166, 1964.

CANNING, E. U., LANDAU, I.: A microsporidian infection of *Lacerta muralis*. Trans. Roy. Soc. trop. med. Hyg. 65, 431, 1971.

MITCHELL, L. G.: Myxosporida. In: Parasitic Protozoa Vol. IV (J. P. KREIER ed.) pp. 115–154. New York, San Francisco, London, Academic Press, 1977.

SPRAGUE, V.: Classification and phylogeny of the Microsporidia. In: Comparative Pathobiology Vol. 1: Biology of the Microsporidia (BULLA, L. A. and T. C. CHENG eds.). New York, Plenum Press, 1976.

SPRAGUE, V.: Annotated list of species of Microsporidia. In: Comparative Pathobiology. Vol. II (BULLA, L. A., and CHENG, T. C. eds.) pp. 31–334. New York and London, Plenum Press, 1977.

VÁVRA, J.: Structure of the Microsporidia. In: Comparative Pathobiology Vol. I. (BULLA, L. A., CHENG, T. C. eds.) pp. 1–85. New York and London, Plenum Press, 1976.

3.5.1.2 Helminthen („Würmer")

Allgemeine Bemerkungen: Die Zahl beschriebener Helminthenarten ist bei Amphibien kleiner als bei Reptilien, doch sind alle Gruppen parasitischer Würmer vertreten. Neben monogenen Trematoden, deren hauptsächlichste Wirte Fische sind und die bei Amphibien häufiger auftreten als bei Reptilien, kommen digene Trematoden aus etwa einem Dutzend Familien vor. Die Cestoden gehören nur wenigen Familien an, während Nematoden aus vielen Familien in diesen Wirten parasitieren. Acanthocephalen findet man bei Amphibien häufiger als bei Reptilien.

Die Bedeutung der Helminthen ist nur in Einzelfällen untersucht worden. Auch die Möglichkeiten der Therapie sind bisher kaum geprüft. Wurden in Einzelfällen Behandlungen durchgeführt, so konnten die modernen Anthelminthika mit Erfolg eingesetzt werden.

Häufig finden sich neben Geschlechtstieren auch Entwicklungsstadien von Helminthen; Larven digener Trematoden (Metacercarien) treten dabei ebenso auf wie solche von Cestoden, Nematoden und Acanthocephalen.

3.5.1.2.1 Trematodes (Saugwürmer)

Allgemeine Bemerkungen: Monogene Trematoden (Monogenea) siedeln sich bevorzugt in der Harnblase an, wie der aus europäischen *Rana*-Arten bekannte *Polystoma integerrimum*; die Entwicklung ist direkt.

Für die digenen Trematoden (Digenea) liegen nur für einzelne Arten Angaben über ihre Entwicklungszyklen vor, doch ist anzunehmen, daß die Kreisläufe aller Digenea ähnlich verlaufen; ein Zwischenwirt (Mollusk) ist zumindest notwendig. In den meisten Fällen dürften aber zwei Zwischenwirte in den Lebenskreislauf einbezogen sein, wobei Arthropoden aufgrund der Ernährungsweise der Amphibien eine besondere Bedeutung zukommt. Eine Übertragung von Trematoden in Gefangenschaft kann wegen des Fehlens der notwendigen Zwischenwirte ausgeschlossen werden.

Die Mehrzahl der Arten besiedelt den Darmtrakt; der Mitteldarm stellt die bevorzugte Lokalisation dar. Die Größe der Trematoden variiert, die meisten messen zwischen 2 und 6 mm.

Berichte über Schädigungen befallener Amphibien fehlen. Da die Lebenserwartung der meisten adulten Trematoden kurz ist, kann i. d. R. von einer Therapie abgesehen werden.

A. Monogenea

Allgemeine Bemerkungen und Biologie: Monogene Trematoden sind bei Amphibien häufiger als bei Reptilien, verglichen mit den Verhältnissen bei Fischen aber auch bei diesen Wirten selten. Ihre bevorzugte Lokalisation ist die Harnblase. Die in Europa bei Fröschen nicht seltene Art *Polystoma integerrimum* wird bis zu 10 mm lang. Die Morphologie mit den typischen sechs Saugscheiben am Hinterende (siehe Farb-

tafel 4, S. 296) erlaubt eine eindeutige Zuordnung. Interessant ist, daß der Lebenszyklus dieser Art von den Hormonen des Wirtes beeinflußt wird, wodurch sich das langsame Wachstum der jungen *Polystoma*-Individuen erklären
läßt, die erst im 3. Jahr, wenn die Frösche geschlechtsreif geworden sind, selbst Eier produzieren.

Systematik: Alle monogenen Trematoden der
Amphibien gehören zu zwei Familien der Ordnung Polyopisthocotylea. Ihre bevorzugten Wirte sind Anuren, nur wenige Arten aus zwei
Gattungen leben in Urodelen. Neben der Harnblase werden von Arten der Gattung *Sphyranu-
ra* auch die Haut und die Kiemen von Schwanzlurchen besiedelt. In der Tab. 21 sind die Gattungen, ihre Wirte und deren geographische
Verbreitung zusammengestellt.

Klinisches Bild: Unbekannt.
Pathologie: Leichte Verletzungen der Harnbla-
senwand sind ohne Einfluß auf die Vitalität befallener Amphibien und heilen spontan aus. Bei
Massenbefall von Kaulquappen durch Oncomi-
racidien ist mit Verletzungen der Kiemen zu
rechnen.
Diagnose: Bei europäischen Amphibien können
die Eier nur im Frühjahr nachgewiesen werden.
Bei tropischen Arten kann versucht werden, mit
einer stumpfen Glaspipette Kloakeninhalt zu
entnehmen und auf Eier zu untersuchen.
Therapie: Unbekannt. Tritt ein Massenbefall
bei Kaulquappen auf, so können Methoden angewandt werden wie sie in der Fischzucht üblich
sind. Bewährt haben sich Bäder mit Masoten in
0,25%iger Konzentration für einige Minuten,
oder ein Kurzbad mit Ammoniumhydroxid. Pro
Liter Wasser wird 1 ml einer 25%igen Lösung
zugesetzt. Dauer des Bades nur um 1 Minute.
Ein Probebad mit wenigen Kaulquappen ist notwendig.

Literatur

COOPER, J. E., JACKSON, O. F. (eds.), S. 365.
HOFF, G. L. ET AL. (EDS.), S. 366.
YAMAGUTI, S.: Systema Helminthum, Vol. IV, Mono-
    genea and Aspidocotylea. New York, London: In-
    terscience Publ. Inc., 1963.

B Digenea
Allgemeine Bemerkungen: Digene Trematoden
treten in großer Zahl auf, wobei der Darmtrakt

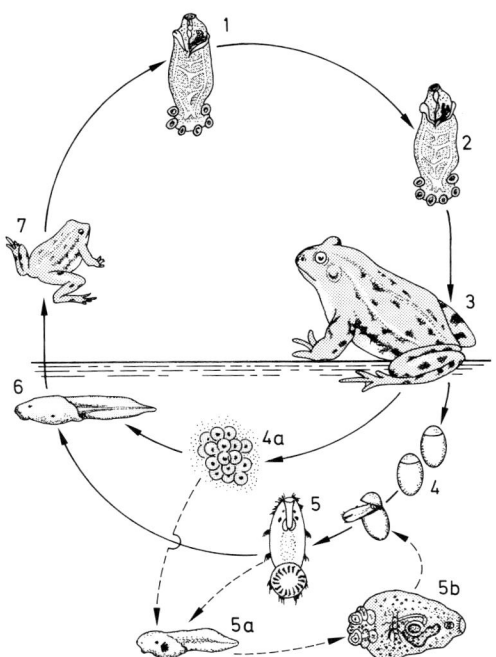

Abb. 143. Lebenskreislauf von *Polystoma integerrimum* (nach SMYTH and SMYTH 1980, verändert).
1 = geschlechtsreifer *Polystoma* in der Harnblase
eines gleichfalls geschlechtsreifen Frosches;
2 = durch Gonadotropine des Wirtes werden die
Hoden und Ovarien des *Polystoma,* aber auch die
des Wirtes, stimuliert, so daß es zur Abgabe von
Eiern beider Partner etwa zur gleichen Zeit kommt;
3 = Ablaichen des Wirtes bei gleichzeitiger Ausscheidung von *Polystoma*-Eiern; 4 = Eier;
4a = Froschlaich; 5 = Schlüpfen des Onkomira-
zidiums (5a = schlüpfen die Onkomirazidien bereits
zu einer Zeit, zu der die Kaulquappen noch Außen-
kiemen tragen, müssen sie sich hier anheften; dadurch entstehen in kurzer Zeit neotene Larven (5b),
die Eier legen (4), aus denen Onkomirazidien (5)
hervorgehen, die nun ihre Lokalisation an den
Innenkiemen der Kaulquappen erreichen können);
6 = ältere Kaulquappe mit Innenkiemen; 7 = bei
der Metamorphose wandern die jungen *Polystoma*
via Darmtrakt zur Harnblase, ihrer endgültigen
Lokalisation, wo sie innerhalb von 3 Jahren zur
Geschlechtsreife heranwachsen und sich damit in
ihrer Entwicklung synchron mit der des Wirtes verhalten.

von der Maulhöhle bis zur Kloake, mit Bevorzu-
gung des Mitteldarms, am häufigsten besiedelt
wird. Daneben finden sich diese Parasiten in der
Lunge und dem Gallengangsystem; in anderen
Organen treten sie selten auf. Der komplizierte
Entwicklungskreislauf mit ein bzw. zwei Zwi-

Tab. 21. Monogenea der Amphibien (n. YAMAGUTI 1963).

Familie/Gattung	Wirtsgattungen, bzw. -Arten	Geographische Verbreitung
Polystomatidae		
Beauchampia	Bufo regularis u. a. Bufo-Arten	Ostafrika
Pseudodiplorchis	Scaphiopus couchii	USA (Oklahoma)
Diplorchis	Rana rugosa, R. nigromaculata	Japan, China
Parapolystoma	Hyla lesueurii, H. phyllochroa	Australien
Eupolystoma	Rana sp.	Indien
Neodiplorchis	Scaphiopus bombifrons	USA
Polystoma	Bufo, Rana, Pelobates, Alytes, Discoglossus, Hyla, Rhacophorus	Europa, Afrika, USA
Protopolystoma	Xenopus laevis	Afrika
Pseudopolystoma	Onychodactylus (Urodela)	Japan
Sphyranuridae		
Sphyranura	Necturus maculosus Eurycea tynerensis	Kanada, USA

schenwirten schließt eine Übertragung in Gefangenschaft aus. Schädigungen fehlen weitgehend.

Morphologie: Die digenen Trematoden der

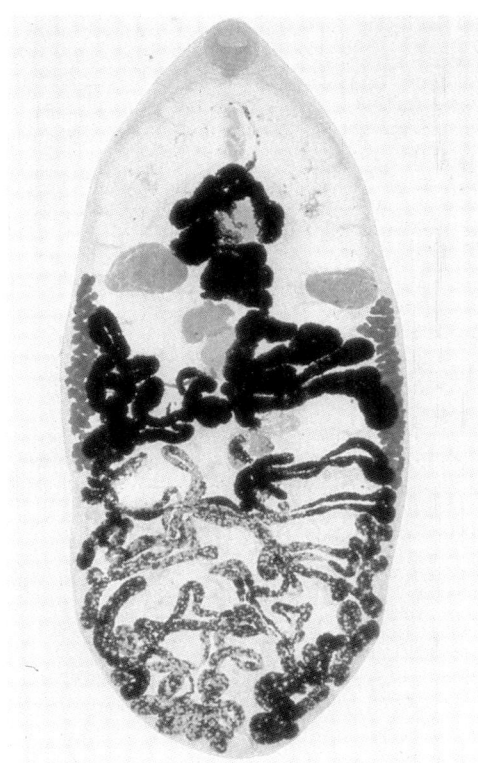

Abb. 144. Charakteristische Organisation eines unbestimmten Trematoden aus einem Reptil.

Amphibien entsprechen in ihrer Morphologie dem allgemeinen Bauplan, Abb. 144.

Biologie: Die Entwicklung ist bei den meisten Arten an das Wasser gebunden. Aus den mit dem Kot ausgeschiedenen Eiern schlüpfen die Mirazidien, die eine für die jeweilige Art charakteristische Schnecke aufsuchen, in denen in großer Zahl die Schwanzlarven (Cercarien) gebildet werden. Bei einer Reihe von Arten schlüpfen die Mirazidien, nachdem die Eier von bestimmten Schnecken gefressen wurden, erst in deren Darm. In den meisten Fällen ist ein zweiter Zwischenwirt notwendig, der vom definitiven Wirt gefressen wird. Im zweiten Zwischenwirt, häufig einem Insekt (z. B. Libellenlarven), entsteht die Metacercarie. Für viele Arten dienen Amphibien auch als zweite Zwischenwirte. Man findet Metacercarien subkutan oder in inneren Organen, Abb. 148. Für solche Arten sind u. a. auch Reptilien, die Amphibien fressen, geeignete Endwirte.

Systematik: Die Anzahl der bekannten Trematoden-Arten ist mit ca. 270 nur etwa halb so groß wie die aus Reptilien (über 500). Mit Ausnahme der Bucephalidae (Gasterostomatida) kommen Vertreter der gleichen Familien sowohl bei Amphibien als auch bei Reptilien vor. Sie gehören nach YAMAGUTI (1958) den in der Tab. 22 aufgelisteten Familien an.

Klinisches Bild und Pathologie: Unbekannt.

Diagnose: Der Nachweis der gedeckelten Eier im Kot bietet keine Schwierigkeiten, sie sind leicht von anderen zu unterscheiden.

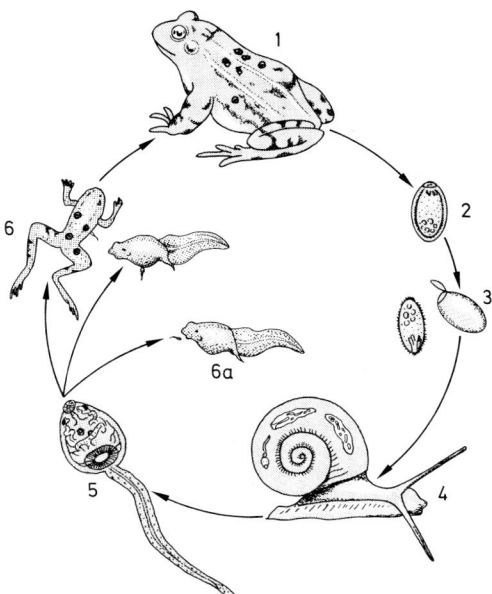

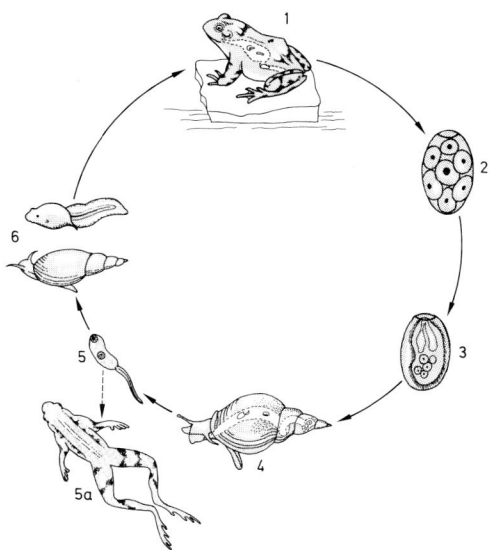

Abb. 145. Lebenskreislauf von *Diplodiscus sub-clavatus* (nach SMYTH and SMYTH 1980, verändert). 1 = die mit dem Verschlucken der periodisch gehäuteten Epidermis aufgenommenen Meta-cercarien exzystieren sich im Darmtrakt, wandern zur Harnblase und wachsen zur Geschlechtsreife heran; 2 = aus den embryoniert abgegebenen Eiern schlüpfen innerhalb von etwa 14 Tagen bei sommer-lichen Wassertemperaturen um 22–25 °C die Mira-zidien (3), die in eine planorbide Schnecke (*Planorbis* sp.) eindringen und sich über Sporozysten und Redien zu Cercarien entwickeln (4); 5 = die Cercarien sind durch einen großen, am Hinterende gelegenen Bauchsaugnapf (amphistome Cercarien) und 2 Pigmentbecheraugen ausgezeichnet; 6 = die Cercarien dringen in die Haut von Kaulquappen und Fröschen ein und enzystieren sich zur Metacercarie. Cercarien, die oral in Kaulquappen gelangen, enzystieren sich zunächst im Ösophagus, erreichen aber letztlich gleichfalls die Harnblase (6a).

Abb. 146. Lebenskreislauf von *Opisthioglyphe ranae* (nach SMYTH and SMYTH 1980, verändert). 1 = nach Aufnahme von Metacercarien mit einem 2. Zwischen-wirt exzystieren sich die jungen Geschlechtstiere innerhalb weniger Stunden im Magen, wandern zum Duodenum und erreichen in ca. 3 Wochen die Geschlechtsreife; 2 = unembryoniertes Ei mit großer Eizelle und vielen Dotterzellen; 3 = innerhalb weniger Tage entwickelt sich ein Mirazidium ohne zu schlüp-fen; 4 = nach passiver Aufnahme embryonierter Eier durch geeignete Schnecken (*Lymnaea* sp.) mit der Nahrung, schlüpft das Mirazidium im Darm und wan-dert zur Mitteldarmdrüse (Hepatopankreas = „Le-ber"), um sich über Muttersporozysten zu Tochter-sporozysten zu entwickeln, in denen dann die Xiphi-diocercarien (mit Stilettapparat) gebildet werden; 5 = Xiphidiocercarie, die freischwimmend einen geeigne-ten 2. Zwischenwirt zu erreichen sucht (Wasser-schnecken u. a.); gelangen die Cercarien zufällig in einen Frosch, enzystieren sie sich in der Maulhöhle, um sich bereits nach etwa 1 Tag wieder zu exzystieren und zum Darm, ihrer endgültigen Lokalisation, zu wandern (5a); 6 = 2. Zwischenwirte, in denen sich die Metacercarien ausbilden und aus denen nach oraler Aufnahme in geeignete Endwirte (*Rana*-Arten) die jungen Geschlechtstiere hervorgehen.

Therapie: Eine Therapie ist nur bei einem Mas-senbefall notwendig. Über die Verträglichkeit einzelner Präparate ist nichts bekannt; auf die entsprechenden Angaben bei den Reptilien wird verwiesen, vgl. Digenea des Intestinaltraktes (3.5.2.2.1.C.a, S. 271).

a) Digenea des Intestinaltraktes
Die geringe pathogene Bedeutung der Tremato-

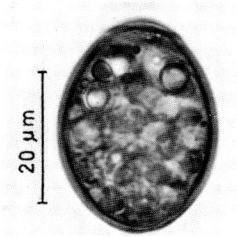

Abb. 147. Unbestimmtes Trematodenei mit deutlichem Operculum aus einer Blombergkröte (*Bufo blombergi*).

Tab. 22. Digenea der Amphibien

Ordnung/Familie	Anzahl der Gattungen (ca.)	Anzahl der Arten (ca.)
Prostomatida		
Paramphistomidae	6	28
Gorgoderidae	3	53
Allocreadiidae	1	1
Liolopidae	1	1
Lecithodendriidae	11	40
Hemiuridae	2	15
Cephalogonimidae	1	5
Opisthorchiidae	1	1
Microphallidae	1	1
Brachycoeliidae	2	31
Plagiorchiidae	11	92
Telorchiidae	1	4
Gasterostomatida		
Bucephalidae	1	1

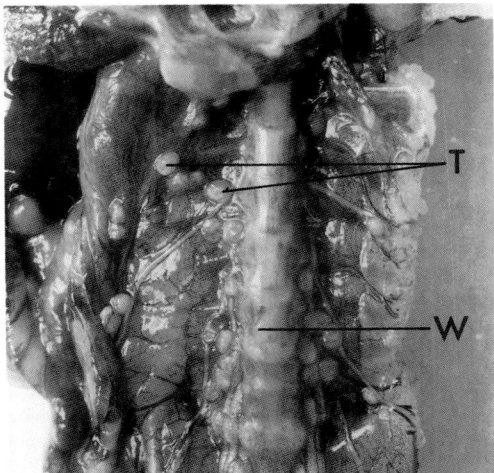

Abb. 148. Grasfrosch *(Rana temporaria),* befallen mit Trematoden-Larven („Agamodistomum") (T); W = Wirbelsäule.

den trifft besonders für die darmbewohnenden Formen zu, die die größte Zahl von Arten ausmachen. Die meisten haben eine geringe Lebenserwartung, so daß bei Frischimporten der Befall nach einiger Zeit von alleine verschwindet.

Angaben zur Systematik, Diagnose und Therapie finden sich in den vorhergehenden Abschnitten (Digenea).

b) Digenea sonstiger Organe

Die neben dem Darmtrakt häufigste Lokalisa-

tion von Trematoden ist die Lunge, gefolgt vom Gallenwegsystem; nur vereinzelt findet man diese Parasiten in der Niere und in anderen Organen. Die häufigsten Lungentrematoden gehören zur Gattung *Haematoloechus.*

c) Amphibien als Wirte von Larven der Digenea

In vielen Amphibien treten Metacercarien auf, wobei alle Organe befallen sein können, Abb. 148. Bei der Enzystierung in der Haut kommt es häufig zur Melanisierung um die Metacercarien. Andere Arten verursachen Blasenbildungen auf der Haut. In den Blasen liegen die meist unter 1 mm großen Metacercarien in einem wäßrigen Exsudat; sie lassen sich mit Hilfe eines kleinen Hautschnitts entfernen.

Die Bedeutung eines Metacercarienbefalls ist von der Anzahl der Larven einerseits und andererseits von deren Lokalisation abhängig. Verursachen sie in der Regel in den Mesenterien und der Muskulatur keine Schädigungen und nur bedingt nachteilige Veränderungen in der Haut, so kann sich eine Besiedlung wichtiger Organe wie der Augen oder des Zentralnervensystems letal auswirken.

Die von Metacercarien besiedelten Amphibien stellen zweite Zwischenwirte dar; sie können sich also nur dann zu Geschlechtstieren entwickeln, wenn sich die Amphibien in das Nahrungsspektrum der definitiven Wirte einfügen. In ungeeigneten Wirten überleben sie als sog. „Mesocercarien". So findet sich *Alaria alata* ein Trematode einheimischer Carnivoren, in

Rana-Arten *(R. temporaria* und *R. esculenta)* als Metacercarie, tritt aber in Wildschweinen als Mesocercarie – auch als Agamodistomum bekannt – auf. Die Mehrzahl der Metacercarien aus Amphibien entwickelt sich zu geschlechtsreifen Trematoden in Reptilien, Vögeln und Säugetieren, und nur ausnahmsweise können andere Amphibien Endwirte sein. Als Beispiele können angeführt werden: Metacercarien von *Diplostomulum*-Arten aus *Rana* spp., die in Schlangen, z. B. der Ringelnatter *(Natrix natrix)*, geschlechtsreif werden, Metacercarien der Gattung *Euryhelmis,* die in der Haut verschiedener Amphibien vorkommen und sich im Iltis (*Putorius putorius*) zu den Adulten entwickeln, und der Storch, der Endwirt für strigeide Metacercarien der Gattung *Tylodelphis* ist, die in der Zerebrospinalflüssigkeit von Fröschen gefunden werden. Auch der Mensch kann in Ostasien beim Verzehr rohen oder ungenügend gegarten Amphibienfleisches Endwirt für zwei Trematodenarten werden *(Haplorchis microrchis, Centrocestus armatus).*

Metacercarien finden sich nur bei frisch gefangenen oder importierten Tieren, nicht aber bei Nachzuchten. Sie überleben viele Monate, wahrscheinlich sogar Jahre.

Literatur

Hoff, G. L. et al. (eds.), S. 366.
Malzacher, P.: Eine neue Färbung für zoologische Totalpräparate: Astrablau-Boraxkarmin. Mikrokosmos 61, 181–182, 1972.
Schell, S. C.: How to know the trematodes. Dubuque, Iowa: WM. C. Brown Comp. Publ., 1970.
Yamaguti, S.: Systema Helminthum, Vol. I: The digenetic trematodes of vertebrates. New York, London: Interscience Publ. Inc., 1958.

3.5.1.2.2 Cestodes (Bandwürmer)

Allgemeine Bemerkungen: Amphibien beherbergen nur wenige Arten geschlechtsreifer Cestoden, fungieren aber recht häufig als zweite Zwischenwirte oder als paratenische Wirte. So findet man in ostasiatischen, australischen, neuseeländischen, z. T. auch in südamerikanischen Amphibien Plerocercoide (Spargana) der Familie Diphyllobothriidae.

Angaben zur Biologie der Amphibien-Cestoden fehlen weitgehend. Die geschlechtsreifen Stadien leben wie alle Bandwürmer im Mitteldarm ihrer Wirte.

Morphologie und Biologie: Mit Ausnahme der Nematotaeniidae, deren Name sich von ihrem drehrunden Körperquerschnitt ableitet, entspricht die Morphologie dem allgemeinen Bau der Cestoden mit abgeplattetem Körper und der Unterteilung in mehrere bis viele Glieder. Das Vorderende ist durch den Skolex charakterisiert, der in der Regel keinen Hakenkranz aufweist.

Über die Entwicklungskreisläufe ist nur in Einzelfällen etwas bekannt. Zwischenwirte, in Ein- oder Zweizahl, sind obligatorisch.
Systematik: Die wenigen Cestoden-Arten gehören zu den Ordnungen Proteocephalidea, Pseudophyllidea und Cyclophyllidea.

Insgesamt sind nur ca. 40 Arten beschrieben; sie werden zu folgenden Gattungen gestellt, Tab. 23
Pathologie: Über pathologische Veränderungen des Amphibiendarmes nach einem Cestoden-Befall liegen wenige Untersuchungen vor. – Einzelne Berichte zeigen, daß bei Besiedlung kleiner Amphibien durch viele Exemplare einer der am weitesten verbreiteten Arten, *Nematotaenia dispar*, die ein breites Wirtsspektrum aufweist *(Rana temporaria, R. esculenta, Bufo bufo, B. viridis, Pelobates fuscus, Hyla arborea, Salamandra salamandra* u. a.), die 5–20 cm lang werdenden Bandwürmer zu einem Ileus führen können. Die Mukosa kann dabei so stark geschädigt werden, daß es zum nekrotischen Zerfall kommt und die Wirte verenden.

Bei *Cephalochlamys namaquensis*, der im afrik. Krallenfrosch *Xenopus laevis* häufig gefunden wird, schiebt sich der pfeilspitzenartige Skolex tief in die Mukosa ein, was zur Atrophie der Schleimhaut führt.
Diagnose: Einzeleier oder Eipakete, meist mit deutlich sichtbarer Onkosphäre, – bei *Nematotaenia* auch die Paruterinorgane mit Einzeleiern – sind im Kot nachzuweisen (anapolytische Arten).

Therapie: Der Farbstoff Bromphenol wird als gut wirksam und harmlos angegeben, doch kann auch Praziquantel (20 mg/kg KG) eingesetzt werden.

a) Amphibien als Wirte von Cestoden-Larven
Amphibien fungieren als zweite Zwischenwirte für einige Arten der Proteocephalidea, bei denen Reptilien definitive Wirte sind, z. B. *Ophiotaenia perspicua*. Sowohl Kaulquappen als auch metamorphosierte Frösche können von Plerocercoiden befallen sein.

Tab. 23. Cestodengattungen der Amphibien

Ordnung	Gattung	Anzahl der Arten (ca.)
Proteocephalidea	*Ophiotaenia*	16
	Proteocephalus	2
Pseudophyllidea	*Cephalochlamys*	1
	Pseudocephalochlamys	1
	Bothriocephalus	2
Cyclophyllidea	*Nematotaenia*	2
	Cylindrotaenia	2
	Baerietta	9
	Distoichometra	2

Bedeutungsvoller sind Plerocercoide der Diphyllobothriiden (Pseudophyllidea). Amphibien dienen nicht nur als zweite Zwischenwirte, sondern auch als paratenische Wirte; sie gehören zur Gattung *Spirometra*.

Bei *Hyla caerulea** sind subkutan liegende Plerocercoide besonders häufig. Die Extraktion der Larven mittels eines kleinen Hautschnitts ist einfach. Unter Sulfonamidschutz heilen die Wunden rasch ab.

Vereinzelt werden Tetrathyridien (Larven der Mesocestoididae) in inneren Organen gefunden. Ob die Amphibien zweite Zwischenwirte darstellen, wie für die amerikanische Art *Mesocestoides variabilis* vermutet wird – Endwirte sollen Skunk, Waschbär, Hund, Fuchs u. a. sein – oder paratenische Wirte, ist ungeklärt.

Bedeutung: Plerocercoide (Spargana) aus Amphibien und Reptilien, vgl. Cestodes (3.5.2.2.3.B.e.α, S. 283), können in Ostasien eine Sparganose der Augen beim Menschen verursachen, die zur Erblindung führt. Da sich ein Kreislauf auch in einheimischen Tieren aufbauen kann, müssen verendete Amphibien (und Reptilien) verworfen werden.

Über die Bedeutung der Tetrathyridien ist nichts bekannt.

Literatur

BUHLER, G. A.: The post-embryonic development of *Ophiotaenia gracilis*. JONES, CHENG and GILLESPIE, 1958, a cestode parasite of bullfrogs. J. Wildl. Dis. 6, 149–151, 1970.

FRANK, W.: Endoparasites, Seiten 291–358. In: Diseases of the Reptilia (COOPER, J. E. and O. F. JACKSON, eds.). London, New York, Toronto, Sidney, San Francisco, Academic Press, 1981.

HOFF, G. L. et al. (eds.), S. 366.

LOOS-FRANK, B.: *Mesocestoides leptothylacus* n. sp. und das nomenklatorische Problem in der Gattung *Mesocestoides* Vaillant, 1863 (Cestoda, Mesocestoididae). Z. Tropenmed. Parasit. 31, 2–14, 1980.

MEAD, R. W., OLSEN, O. W.: The life cycle and development of *Ophiotaenia filaroides* (La Rue, 1909) (Proteocephala: Proteocephalidae). J. Parasit. 57, 869–874, 1971.

3.5.1.2.3 Nematodes (Rund- oder Fadenwürmer)

Allgemeine Bemerkungen: Die Nematoden gehören bei den Amphibien zu den häufigsten Parasiten. Nach Angaben von BOSCH und FRANK (1983) finden sie sich in 14,4% (von 457 Anura waren 18,6 und von 82 Urodela 9,8% befallen). Dabei muß berücksichtigt werden, daß es sich um Gefangenschafts-, z. T. Nachzuchttiere gehandelt hat.

Die meisten Arten leben im Intestinaltrakt, einige in der Lunge und wenige in Gefäßen bzw. cem Gewebe (Filarien). Eine extreme Ausnahme stellt das Vorkommen einer nicht bestimmten Art der Rhabditidae oder Rhabdiasidae auf der Haut eines Hornfrosches, *Ceratophrys cornuta*, dar. Große Teile der Epidermis waren durch Tausende dieser Nematoden zerstört.

Amphibien sind nicht nur Wirte für geschlechtsreife Nematoden, sondern spielen auch als Zwischenwirte eine Rolle. Einige Arten von Schlangenascariden der Gattungen *Ophidascaris* und *Polydelphis* entwickeln sich in Amphibien zur Infektionslarve (3. Larve).

Morphologie: Die Nematoden sind getrenntgeschlechtlich (Ausnahme: *Rhabdias*). Die Männchen sind meist kleiner als die Weibchen. Ihre

---

* Vgl. dazu die Fußnote auf Seite 174.

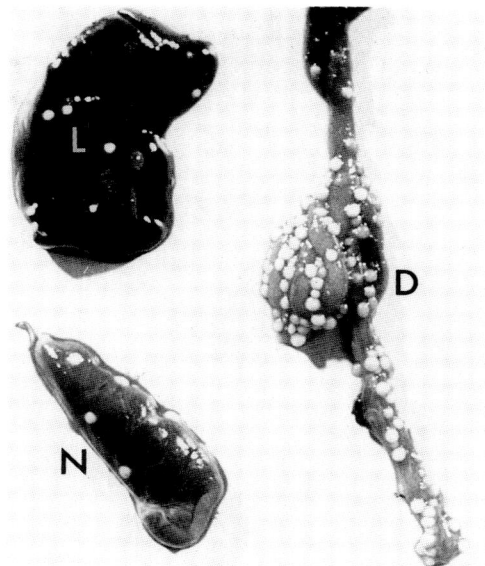

Abb. 149. Nematodenknötchen an den inneren Organen einer Wabenkröte (*Pipa* sp.). D = Darmtrakt, L = Leber, N = Niere.

Größe beträgt nur wenige bis etwa 20 mm; einige Ascariden-Arten erreichen Längen bis zu 8 cm.

Systematik: Die Nematodengruppen, die bei Amphibien auftreten, sind in der Tab. 24 zusammengestellt.

A. Nematoden des Intestinaltraktes

Die überwiegende Mehrzahl der Nematoden besiedeln den Mitteldarm, nur wenige leben in den hintersten Darmabschnitten und nur vereinzelt findet man sie im Ösophagus und Magen. Anuren werden häufiger parasitiert gefunden als Urodelen.

Die Biologie der meisten Arten ist noch unbekannt. Neben Nematoden mit indirekten Entwicklungskreisläufen sind auch solche mit direkter Entwicklung bekannt. Bei Arten, die sich nur über Zwischenwirte entwickeln können, kommt es in Gefangenschaft nicht zu Übertragungen, da die entsprechenden Wirte fehlen. Außer den bis ca. 8 cm lang werdenden Ascariden der Gattung *Amplicaecum*, finden sich vorwiegend Formen, die nur wenige Millimeter erreichen; sie gehören zu den verschiedensten Nematodenordnungen, vgl. Systematik.

Bedeutung: Von den Ascariden abgesehen, die bei kleinen Amphibien eine starke Beeinträchtigung der Vitalität verursachen, spielen die meisten Arten eine geringe Rolle. Eine Ausnahme bilden solche Nematoden, die in den hintersten Darmabschnitten leben und die, wenn sie in größerer Zahl auftreten, sehr häufig einen Prolaps des Rektums bzw. der Kloake verursachen. Solche klinischen Symptome wurden bei den verschiedensten europäischen, insbesondere aber tropischen Fröschen wiederholt beobachtet.

Das auslösende Moment sind verstärkte Preßaktivitäten, auch des leeren Rektums, vermutlich verursacht durch Juckreiz. In den meisten Fällen führt eine Reponierung des vorgefallenen Darmteils bei gleichzeitiger Entwurmung zu einer Heilung.

Diagnose: Die für die einzelnen Nematoden-Ordnungen charakteristischen Eier sind im Kot nachzuweisen. Eine Entnahme von Kloakeninhalt mit einer Pipette, eventuell unter Zugabe von wenig Wasser, kann bei der Untersuchung mehrerer Tiere hilfreich sein. Die Eier sind fast immer so zahlreich, daß eine Anreicherung nicht notwendig ist. Treten freie Larven (rhabditiform) auf, so deutet dies einen Befall der Lungen mit Rhabdiasiden an.

Therapie: Anthelminthika wie Mebendazol, Fenbendazol, Febantel u. a. Benzimidazole können auch bei Amphibien eingesetzt werden. Dosierung: 3fache Säuger-Dosis.

B. Nematoden der Lunge

Bei Anuren des Freilands gehört es zur Ausnahme, in der Lunge keine Nematoden anzutreffen. Aber auch bei Terrarientieren findet man mit steter Regelmäßigkeit die Lungen besiedelt; in einem Frosch oder einer Kröte treten oft mehrere Dutzend Individuen auf. Die Schädigungen sind aufgrund des Lungenbaues weniger gravierend als bei Reptilien.

Die Nematoden gehören zur Ordnung Rhabdiasida; die häufigste Gattung ist *Rhabdias* mit den auch in Europa weit verbreiteten Arten *R. bufonis* und *R. fülleborni*.

Morphologie und Biologie: In der Lunge leben protandrische Hermaphroditen, die bis zu 18 mm groß werden. Die vollembryonierten Eier gelangen zusammen mit Schleim via Trachea zur Mundhöhle, werden abgeschluckt und entlassen nach Passieren des Magens im Mitteldarm eine rhabditiforme (1.) Larve, die mit dem Kot in die Außenwelt gelangt.

Im Erdboden entwickelt sich in wenigen Tagen die zweigeschlechtliche, freilebende Generation. Diese Nematoden messen ca. 4 mm. In

Tab. 24. Bei Amphibien verbreitete Nematoden (n. ANDERSON, CHABAUD, WILMOTT 1974 ff.)

Klasse: Nematoda
U. Klasse: Adenophora (= Aphasmida)

Ordnung	Überfamilie	Gattungen (Beispiele)	Arten (Beispiele)
Enoplida	Trichuroidea	*Capillaria*	*C. bufonis* im Darm von *Bufo bufo*; *C. hepatophila* in der Leber von Molchen (*Triturus*). Weitere Arten in Anuren und Urodelen. Direkte und indirekte Entwicklung möglich.

U. Klasse: Secernentea (= Phasmida)

Ordnung	Überfamilie	Gattungen (Beispiele)	Arten (Beispiele)
Rhabditida	Rhabditoidea	*Rhabdias*	*R. bufonis* in der Lunge von *Bufo bufo*. Weitere Arten vorwiegend bei Anuren. Protandrische Hermaphroditen, die rhabditiforme Larven mit dem Kot der Wirte ausscheiden. Direkte Entwicklung unter Einbeziehung einer oder mehrerer freilebender Generationen
Strongylida	Trichostrongyloidea	*Oswaldocruzia*	*O.filiformis* im Darm europäischer und asiatischer *Rana-, Bufo-, Hyla-, Bombina-, Pelobates-* u.a. Gattungen. Weitere Arten in Anuren und Urodelen. Entwicklung direkt (?)
Oxyurida	Oxyuroidea	*Pharyngodon*	mehrere Arten in Anuren
Ascaridida	Cosmocercoidea (gattungs- und arten reiche Überfamilie)	*Cosmocerca, Cosmocercella, Aplectana, Cosmocercoides, Rulillenema, Schrankiana, Atractis, Gyrinicola, Oxysomatium, Neooxysomatium, Falcaustra, Maxvachonia, Megalobatrachonema, Cruzia, Pteroxyascaris, Oxyascaris*	*Cosmocerca ornata* in europäischen *Rana-, Bufo-* und *Triturus*-Arten; *Oxysomatium brevicaudatum* in europäischen Anuren und Urodelen
	Seuratoidea	*Subulascaris*	
	Heterakoidea	*Meteterakis, Strongyluris, Africana*	
	Ascaridoidea	*Amplicaecum, Ophidascaris* (selten), *Porrocaecum*	Die häufigsten Ascariden gehören der Gattung *Amplicaecum* an. Amphibien dienen als Zwischenwirte für *Ophidascaris-* und *Polydelphis*-Arten der Schlangen

Spirurida

Ordnung	Überfamilie	Gattungen (Beispiele)	Arten (Beispiele)
U. Ord. Camallanina	Camallanoidea	*Camallanus*	
U. Ord. Spirurina	Gnathostomatoidea	*Spiroxys*	
	Physalopteroidea	*Abbreviata*	
	Habronematoidea	*Hedruris*	
	Filarioidea	(Fam. Onchocercidae) *Icosiella, Ochoterenella, Foleyella, Waltonella, Madochotera* (nur bei madagassischen Rhacophoridae)	Es werden fast nur Arten der Anura befallen, wobei Ranidae, Bufonidae, Leptodactylidae, und Rhacophoridae bevorzugte Wirte sind. In Europa ist *Icosiella neglecta* in *Rana*-Arten nicht selten.

den Weibchen bilden sich nach der Begattung wenige Larven, die das Muttertier von innen auffressen und dadurch frei werden. Die filariformen Larven dringen perkutan in neue Amphibien ein und gelangen via Lymphsystem in die verschiedensten Organe. Nur diejenigen, die die Lunge erreichen, entwickeln sich zu der Ausgangsgeneration. Insbesondere für Kröten können Nacktschnecken als Transportwirte auftreten, in die die filariformen Larven einwandern; beim Verzehr der Schnecken gelangen sie in die Amphibien.

Bei Sektionen trifft man in den Lungen massenhaft rhabditiforme Larven neben Eiern aller Stadien an, weil die Entwicklung nach dem Tod des Wirtstieres weitergeht und dadurch in der Lunge Stadien auftreten, die im lebenden Wirt erst im Mitteldarm zu finden sind.

Bedeutung: Der häufig quantitative Befall von Anuren des Freilandes mit Rhabdiasiden beweist, daß es zu keinen wesentlichen Schädigungen kommt. Bei Gefangenschaftstieren dagegen führen die ständig eindringenden Larven rasch zur Summation. Die vielen, die Lungen nicht erreichenden Wanderlarven werden in den Organen eingekapselt und sterben ab, was zu Todesfällen der Wirte führen kann. Eine Therapie ist aus diesem Grund notwendig.

Diagnose: Der Nachweis der rhabditiformen Larven im Kot ist differentialdiagnostisch beweiskräftig, doch ist es wichtig, daß der Kot frisch abgesetzt ist, da schon nach wenigen Minuten Bodennematoden in die Exkremente einwandern und Verwechslungen möglich sind.

Therapie: Die orale Gabe von Febantel (Rintal) in einer Dosierung von 50 mg/kg KG über mehrere Tage führt zur Eliminierung der Nematoden. Bei kleinen Arten kann das Präparat vor dem Verfüttern in Fliegen oder Grillen injiziert werden. Einpudern der Beutetiere führt nicht zum gewünschten Erfolg, da die Amphibien die Insekten wieder ausspucken und außerdem eine unkontrollierbare, fast immer zu geringe Dosis des Medikaments aufgenommen wird.

C. Nematoden des Gewebes bzw. von Gefäßen

Allgemeine Bemerkungen: Bei Amphibien, darunter europäische *Rana*-Arten, treten Filarien der Gattungen *Icosiella* und *Foleyella* auf. Die geschlechtsreifen Individuen leben im Gewebe oder den Lymphräumen; die Mikrofilarien lassen sich im peripheren Blut nachweisen. Entwicklungszyklen von Filarien sind nur vereinzelt

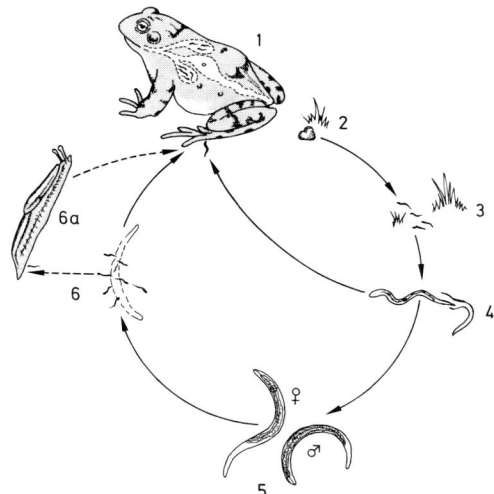

Abb. 150. Lebenskreislauf von *Rhabdias bufonis* (nach Smyth and Smyth 1980, verändert). 1 = in den Lungen des Wirtes leben die protandrischen Geschlechtstiere, die voll embryonierte Eier abgeben, die via Trachea das Duodenum erreichen, wo die Larve 1 (rhabditiforme Larve) schlüpft und mit den Fäzes nach außen gelangt; 2/3 = Kotballen mit rhabditiformen Larven, die sich über 2 Häutungen zur Larve 3 (filariforme Larve) entwickeln (4), die zur direkten Invasion eines neuen Wirtes befähigt ist, oder sich im Erdboden zur zweigeschlechtlichen Generation über eine weitere Häutung differenziert (5); 6 = filariforme Larven (L₃) der nächsten Generation entwickeln sich in den absterbenden Muttertieren und dringen percutan in einen neuen Wirt ein, oder invadieren einen Transportwirt (6a), um auf diesem Weg wieder ihre Lokalisation in den Lungen eines Frosches zu finden.

untersucht worden, sie entsprechen den für alle Arten typischen Differenzierungswegen. Blutsaugende Arthropoden nehmen die Mikrofilarien auf, die sich innerhalb von zwei bis drei Wochen zu Infektionslarven (3. Larve) entwickeln, die dann bei einer erneuten Blutmahlzeit auf neue Endwirte übertragen werden und zu Geschlechtstieren heranwachsen. Bisher wurden nur Mücken verschiedener systematischer Zugehörigkeit als geeignete Zwischenwirte ermittelt.

Für *Foleyella duboisi* aus *Rana ridibunda* wurden in Israel eine Culicide, *Culex molestus*, und für die in Mitteleuropa weit verbreitete Art *Icosiella neglecta* Ceratopogoniden (Gnitzen) der Art *Forcipomyia velox* als Zwischenwirte nachgewiesen. Bei anderen *Foleyella*-Arten konnten ebenfalls Culiciden (*Aedes*- und *Culex*-Arten) als geeignete Überträger gefunden werden.

Bedeutung: Amphibien werden durch ihre Filarien-Parasiten nicht wesentlich beeinträchtigt. Anscheinend kann es aber auch zu pathologischen Prozessen kommen. Bei *Rana temporaria* wurden in der Epidermis Adenome beschrieben, für die als Verursacher „*Filaria*" rubella angegeben wird. Die Artzugehörigkeit ist nicht geklärt, möglicherweise handelt es sich um Entwicklungsstadien anderer Nematoden.

Diagnose: Die im peripheren Blut auftretenden Mikrofilarien lassen sich im nativ untersuchten Präparat an ihren raschen, schlängelnden Bewegungen leicht erkennen. Auch „Dicke Tropfen"-Präparate, nach Giemsa gefärbt, können für den Nachweis verwendet werden.

Therapie: Unbekannt.

Literatur

ANDERSON, R. C., CHABAUD, A. G., WILLMOTT, S. (eds.): CIH keys to the nematode parasites of vertebrates. Farnham Royal, Bucks (England): Commonwealth Agriculteral Bureaux, 1974ff.

BOSCH, H., FRANK, W.: Häufige Erkrankungen bei im Terrarium gehaltenen Amphibien und Reptilien. Salamandra, 19, 29–54, 1983.

ERNSTE, L.: Beiträge zur Kenntnis der Filarie *Icosiella neglecta* Diesing 1851 in Blut und Gewebe von *Rana esculenta* L. Z. Parasitenk. 16, 126–144, 1954.

PFLUGFELDER, O., EILERS, W.: Auslösung von Adenomen in der Epidermis von *Rana temporaria* durch „*Filaria*" rubella Rudolphi. Z. Parasitenk. 19, 101–110, 1959.

WITENBERG, G., GERICHTER, C.: The morphology and life history of *Foleyella duboisi* with remarks on allied filariids of Amphibia. J. Parasit. 30, 245–256, 1944.

3.5.1.2.4 Acanthocephala (Kratzer)

Allgemeine Bemerkungen: Acanthocephalen treten als Geschlechtstiere im Darmkanal und als Larven enzystiert an den Mesenterien oder der Darmaußenseite auf (siehe Farbtafel 4, S. 296). Über Schädigungen liegen nur vereinzelte Berichte vor. Die Biologie schließt wenigstens einen, meist aber zwei Zwischenwirte, gelegentlich auch paratenische Wirte ein. Erste Zwischenwirte sind aquatisch oder terrestrisch lebende Arthropoden, die die schlanken, dickschaligen Eier aufnehmen. In den Eiern ist bereits eine Larve (Acanthor) mit embryonalem Hakenkranz vorhanden. Die Larven entwickeln sich in der Leibeshöhle von Wirbellosen zum Acanthella-Stadium, das sich in Wirbeltieren, die als Endwirte ungeeignet sind, in der Leibeshöhle zum Cystacanthus differenziert. Bei Amphibien findet man Acanthocephalen-Larven, die bei Vögeln, Säugern und vereinzelt bei Reptilien geschlechtsreif werden.

Die bei Amphibien verbreiteten Gattungen sind in der Tab. 25 aufgeführt.

Therapie: Vgl. die Angaben bei Reptilien, S. 308.

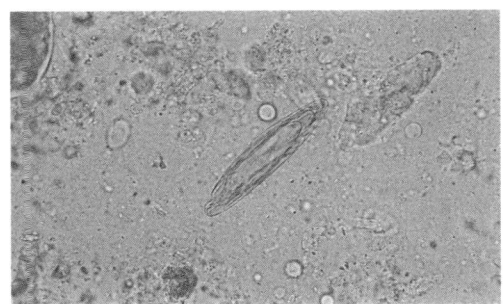

Abb. 151. Ei von *Acanthocephalus ranae* mit Acanthor-Larve.

Tab. 25. Acanthocephalen (Geschlechtstiere) aus Amphibien

Ordnung/Gattung	Wirtstiergattungen (-Arten)	Geographische Verbreitung
Neoechinorhynchidea		
Neoechinorhynchus	*Rana cyanophlyctis*	Indien
Echinorhynchidea		
Acanthocephalus	*Triturus, Ambystoma, Bufo, Salamandra, Rana, Megalobatrachus, Diemictylus, Hyla, Bombina, Desmognathus, Plethodon*	USA, Europa, Taiwan, Japan, Afghanistan, Südamerika, Vietnam, China, (weltweit ?)
Gigantorhynchidea		
Pseudoacanthocephalus	*Bufo, Rana*	China, Vietnam, Rußland, Japan

3.5.1.3 Hirudinea (Blutegel)

Allgemeine Bemerkungen: Egel werden in der Natur häufig als temporäre Ektoparasiten auf aquatilen Amphibien gefunden. Neben der Schädigung durch den Blutentzug übertragen sie Erreger, vgl. 3.5.1.1 (Mastigophora und Apicomplexa). In Gefangenschaft spielen sie keine Rolle.

Bei Importen aus der australischen Region (Neuguinea) können Egel auch als Endoparasiten beobachtet werden. Sie gehören zur Gattung *Philaemon* und leben im Rückenlymphsack, z. T. in der Leibeshöhle. Bei kleinen Froscharten der Gattungen *Rana*, *Hyla* und *Nyctimistes* waren ⅓ der dem Biotop entnommenen Individuen besiedelt, wobei jeweils nur ein Egel je Frosch gefunden wurde. Die eigenartige Biologie dieser Blutegel führt dazu, daß die Frösche nicht letal geschädigt werden, obwohl sie bei einer Mahlzeit die gesamte Blutmenge aufsaugen könnten. Vielmehr nehmen sie nur soviel Blut auf, daß eine Erholung und Blutneubildung durch den Wirt möglich und somit ein längeres Zusammenleben beider Partner gewährleistet ist. Auch Egel aus der Gattung *Batracobdella* sollen nach Beobachtungen aus Kanada zu einer solchen Lebensweise befähigt sein.

3.5.1.4 Arthropoda (Gliederfüßer)

Allgemeine Bemerkungen: Einige Arthropoden wie verschiedene ektoparasitische Krebse, Phlebotomen (Sandmücken), Ceratopogoniden (Gnitzen) u. a. saugen an Kaltblütern, einschließlich Amphibien, Blut. Sie können auch bestimmte Erreger übertragen, z. B. *Icosiella neglecta* (Froschfilarie) durch *Forcipomyia velox* (Ceratopogonidae); andere verhalten sich als stationäre Ektoparasiten, wie die Milbenstadien der Gattung *Hannemania* oder die Larven der Fliege *Bufolucilia* (syn. *Lucilia*) *bufonivora*, doch spielen sie insgesamt eine untergeordnete Rolle. Bei Tieren in Gefangenschaft haben sie keine Bedeutung und werden in den folgenden Abschnitten nur kurz angesprochen.

A. Crustacea (Krebse)
Im Freiland können auf Kaulquappen einheimischer Anura Karpfenläuse *(Argulus foliaceus)* gefunden werden, blutsaugende Ektoparasiten von Süßwasserfischen. Der Blutverlust schädigt Kaulquappen letal. In Amerika kommt eine verwandte Art, *A. americanus*, auf Larven verschiedener Anuren und Urodelen vor. Auch ektoparasitische Krebse der Gattung *Lernea* treten in Amerika auf Kaulquappen von *Rana catesbeiana* auf.

Falls Karpfenläuse in Freilandzuchten von Fröschen eingeschleppt werden, ist die Bekämpfung mit dem in der Fischzucht verwendeten Präparat Masoten möglich. In Konzentrationen von 0,25–1 mg/Liter werden Amphibienlarven nicht beeinträchtigt und metamorphosieren ohne Pathien in einer solchen Lösung.

B. Acarina (Milben)
Gelegentlich weisen frisch der Natur entnommene Frösche Milben der Gattung *Hannemania* in der Haut der Ventralseite auf. Sie sind von Wirtsgewebe umwallt, können aber mit einer Nadel oder spitzem Skalpell herausgelöst werden. Es handelt sich um Larven, deren spätere Stadien sich wie bei vielen Vertretern der Familie Trombiculidae räuberisch ernähren. In Gefangenschaft ist kein Entwicklungszyklus bekannt.

Die Milben treten sowohl bei einheimischen, weitgehend außerhalb des Wassers lebenden Fröschen und Kröten auf *(Hyla arborea* und *Bufo*-Arten) als auch bei tropischen Formen, wie Dendrobatiden. Seltener sind die Milben bei *Rana*-Arten und Urodelen zu finden.

Tropische Anura können auch von Milben der Familie Ereynetidae, von denen die meisten Arten in den Nasenhöhlen von Vögeln und Säugern vorkommen, besiedelt werden, ohne daß Schädigungen bekannt sind.

C. Insecta (Insekten)
Aus der Vielzahl von Insekten sollen nur die obligat parasitischen Larven der „Krötenfliege", *Bufolucilia* (syn. *Lucilia*) *bufonivora*, sowie der „Froschfliegen" der Gattung *Batrachomyia* besprochen werden.

Die Fliegen von *B. bufonivora* setzen ihre Eier vorzugsweise an den Nasenöffnungen verschiedener europäischer und nordamerikanischer Amphibien ab (*Bufo bufo* u. a. *Bufo*-Arten; *Hyla*-, *Rana*- und *Salamandra*-Arten). Voraussetzung ist, daß die potentiellen Wirte zur Aktivitätszeit der Fliegen (tagsüber) für die Weibchen zugänglich sind.

Die Larven fressen zuerst den Nasenschleim, später weiden sie die Epithelien ab, um schließlich, unter Zerstörung von Knochen, in tiefere Schichten vorzudringen, wobei Augen und Gehirn zerstört werden. Die Schädigung hängt von

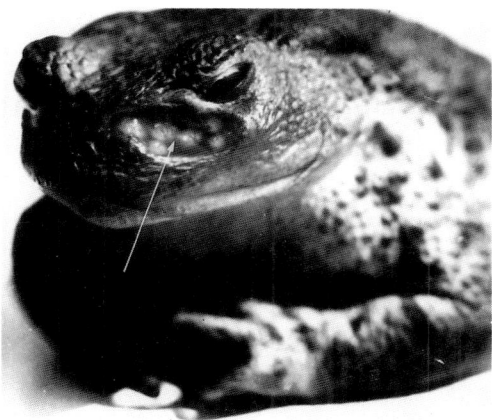

Abb. 152. Myiasis durch *Bufolucilia* (syn. *Lucilia*) *bufonivora*, einer einheimischen Schmeißfliegenart. Larven in der weitgehend zerstörten und stark vergrößerten Nasenöffnung einer Erdkröte *(Bufo bufo)*.

der Zahl abgesetzter Eier ab, Abb. 152. Die *Bufolucilia*-Myiasis führt fast immer zum Tod des Wirtes. Stirbt der Wirt, bevor die Larven ihre Verpuppungsreife erreicht haben, so fressen sie zwar am Kadaver weiter, doch verpuppen sich nur wenige. Imagines entstehen aus solchen Puppen nur vereinzelt.

Diese eingeschränkte Fähigkeit, sich von totem Material ernähren zu können, zeigt den fließenden Übergang zwischen saprophytischer und obligat parasitischer Lebensweise, der in der Familie Calliphoridae bei den Calliphorinae *(Lucilia, Protocalliphora, Calliphora* u. a.) und bei den Sarcophaginae *(Sarcophaga, Wohlfahrtia)* weit verbreitet ist.

Weitere Myiasen sind von Fröschen aus Australien und Tasmanien bekannt. Es handelt sich um obligat parasitische Larven der Gattung *Batrachomyia*, den einzigen Myiasis-Verursachern der Familie Chloropidae. Als Wirte kommen Frösche der Gattungen *Hyla, Pseudophryne, Crinia, Heleioporus*, einschließlich der bekannten großen Laubfroschart *Hyla caerulea*, in Betracht.

Neben obligaten Parasiten treten vereinzelt fakultativ parasitisch lebende Larven von Calliphoriden auf, wie sie auch von Reptilien, vgl. Myiasis (3.5.2.3.3 Insecta) bekannt sind. Voraussetzung sind Wunden, die die Fliegen zur Eiablage veranlassen.

Bedeutung: Von Einzeltieren abgesehen, bei denen die Myiasis zum Tod führt, ist die Bedeutung sehr gering.

Therapie: Die mechanische Entfernung der *Bufolucilia*-Larven und die Wundversorgung mit Sulfonamiden kann zur Heilung führen, wenn die Zerstörungen noch nicht zu fortgeschritten waren.

Die *Batrachomyia*-Myiasis ist durch Entfernung der Larven aus den Beulen leicht zu behandeln.

3.5.2 Reptilien

Allgemeine Bemerkungen: Die große Zahl von Parasitenarten und die vielen in den vergangenen zwei Jahrzehnten publizierten Untersuchungen erlauben nur die Besprechung der wichtigsten Formen.

3.5.2.1 Protozoen

3.5.2.1.1 Intestinaltrakt

Der Darmtrakt und die in direkter Verbindung stehenden Organe stellen die hauptsächlichsten Ansiedlungsorte der Protozoen dar.

A. Mastigophora (Flagellata)

Im Darminhalt können regelmäßig die verschiedensten Flagellaten beobachtet werden. So zahlreich die Arten und Individuen auch sind, so gering ist die Bedeutung der allermeisten dieser Protozoen. Eine Unterscheidung der Arten ist nur dem Spezialisten möglich.

Wesentliche Merkmale der bei Reptilien (und Amphibien) im Intestinaltrakt auftretenden Flagellaten-Gattungen sind in der Tab. 26 zusammengestellt, vgl. auch FRANK (1984). Eine Bedeutung haben die Flagellaten nur dann, wenn

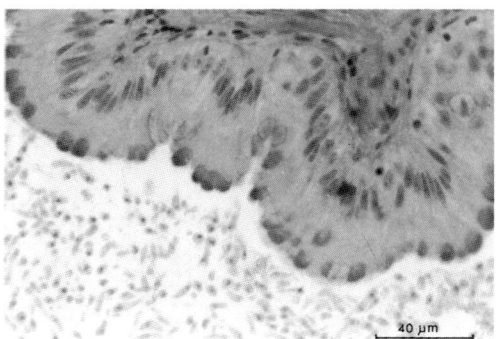

Abb. 153. Massenbesiedlung des Darms einer Eidechse durch Flagellaten *(Proteromonas* sp.), ohne daß dabei Schädigungen der Mukosa auftreten.

Tab. 26. Wesentliche Merkmale der bei Amphibien und Reptilien im Darmtrakt auftretenden Flagellaten-Gattungen

Gattung	Größe in µm	Vorkommen bei: Amphibien (A) Reptilien (R)	Zahl der Geißeln insgesamt, davon nach hinten gerichtet ( )	Undulierende Membran	Zahl d. Kerne	Zystenstadium vorhanden (+) od. fehlend (−)	Körperform	Bemerkungen
Leptomonas	~16 × ~3	R	1	−	1	−	schlank	mit Kinetoplast im Mitochondrium
Proteromonas	10–30 × 2–6	A + R	2 (1)	−	1	+	längl. mit spitzem Hinterende	häufig, leben vorwiegend in der Kloake
Karotomorpha	12–16 × 2–6	A	4	−	1	+	karottenförmig	leben vorwiegend in der Kloake
Chilomastix	~20 × ~10	A + R	4 (1− kurz)	−	1	+	birnförmig mit rundem Vorderende	−
Retortamonas	~10 × ~5	A + R	2 (1)	−	1	+	birnförmig mit rundem Vorderende	−
Enteromonas	5 × 2–3	A	4 (1− länger als Körper)	−	1	+	birnförmig	−
Trimitus	5 × 2–3	A + R	3 (1− länger als Körper)	−	1	nicht bekannt	birnförmig	−
Hexamita	4–10 × 1–7	A + R	8 (2)	−	2	+	birnförmig oder ovoid	axial symmetrische Diplomonaden mit doppeltem Satz von Organellen. Zwei nach hinten gerichtete Schleppgeißeln
Spironucleus	5–12 × 2–5	A	8 (2)	−	2	+	längl. mit spitzem Hinterende	
Giardia	18–22 × 5	A + R	8 (2)	−	2	+	birnförmig	axial symmetrische Diplomonaden mit doppeltem Satz von Organellen; mit ventraler Saugscheibe, zwei ventral, zwei antero-lateral, zwei postero-lateral und zwei kaudal freiwerdenden Geißeln
Octomitus	~16 × ~6	A + (R)	8 (2)	−	2	+	breit ovoid mit kaudalem kurzem „Dorn"	

Monocercomonoides	5–15 × 5–15	A + R	4 in 2 getrennten Paaren (1 oder mehrere)	–	1	+	ovoid	die nach rückwärts gerichtete Geißel ist im vorderen Teil mit der Pellicula verklebt
Monocercomonas	–8 × –7	A + R	4 (1)	–	1	–	ovoid	die nach rückwärts gerichtete Geißel ist frei oder im vorderen Teil mit der Pellicula verklebt
Hexamastix	8–14 × 4–8	A + R	6 (1)	–	1	–	ovoid	die nach hinten gezeichnete Geißel ist frei
Hypotrichomonas	–14 × –12	R	4 (1)	+, undeutlich, kürzer als der Körper	1	–	ovoid	ohne Costa
Trichomitus	–11 × –7	A + R	4 (1)	+	1	–	ovoid	mit Costa
Tetratrichomonas	–9 × –8	A + R	5 (1)	+, so lang wie der Körper	1	–	ovoid	mit Costa
Tritrichomonas	–13 × –6,5	A + R	4 (1)	+	1	–	ovoid	mit Costa

sie in solchen Massen auftreten, daß sekundär eine Verschlimmerung einer primär durch andere Ursachen bedingten Schädigung resultiert. Solche Bedingungen können dann zustandekommen, wenn durch eine bakterielle Infektion eine Verschiebung des pH-Wertes günstige Voraussetzungen für die Flagellaten schafft. Diese Protozoen bleiben dann nicht auf die Abschnitte beschränkt, in denen sie physiologischerweise ihre Wachstumsmöglichkeiten besitzen, sie breiten sich nicht nur im Darm, sondern auch in den Anhangsorganen aus. Treten die Flagellaten in Organen wie der Gallenblase, der Leber oder der Niere auf, müssen sie als pathogen angesehen werden. Bei Enteritiden können sie den pathologischen Prozeß verschlimmern, so daß Behandlungen bei gleichzeitiger antibakterieller Therapie notwendig sind.

a) Leptomonas

Bei blutigen Entzündungsprozessen im Colon von Chamäleon-Arten wurde wiederholt ein Massenauftreten von Leptomonaden festgestellt. Zwischen dem pathologischen Geschehen und den Leptomonaden scheint ein Zusammenhang zu bestehen. Um welche Arten es sich handelt, ob um typische Bewohner des Darms von Chamäleons oder um solche, die von gefressenen Insekten herrühren – Leptomonaden sind Besiedler des Darmtrakts vieler Insekten – ist unbekannt.

Treten im Kot von Chamäleons viele Leptomonaden auf, besonders wenn sich dabei zugleich blutige Einsprengsel finden, ist eine Therapie angezeigt. Eine Behandlung muß frühzeitig einsetzen, da diese Tiere sehr empfindlich und bei ersten Krankheitszeichen, z. B. tiefliegende Augen, Verweigerung der Nahrungsaufnahme etc., fast nie mehr zu retten sind.

b) Hexamita

Die durch sechs nach vorne gerichtete Geißeln und zwei zusätzliche Schleppgeißeln gekennzeichnete Gattung konnte in der Art Hexamita parva als der wichtigste, zu pathologischen Veränderungen führende Flagellat bei Schildkröten nachgewiesen werden. Viele Land- und Wasserschildkröten verenden an einer Nephritis oder Nephrose, deren Ursache häufig in einer Infektion mit Hexamita parva zu suchen ist. Publikationen, die vor 1975 erschienen sind, dem Jahr, in dem der Zusammenhang zwischen Hexamiten und Nierenerkrankungen erkannt wurde, und in denen nephritische Syndrome bei Schild-

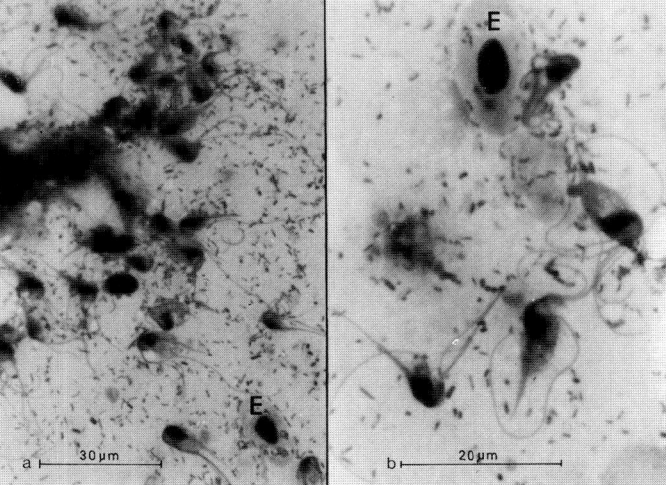

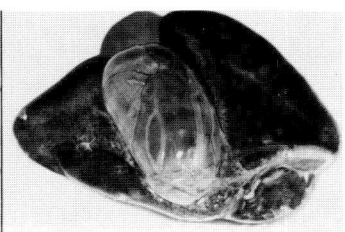

Abb. 155. Stauungsgallenblase bei einem Smaragdwaran *(Varanus prasinus)*, hervorgerufen durch eine Infektion mit *Hexamita* sp.

Abb. 154. *Hexamita parva* aus einem Nierentupfpräparat einer Landschildkröte *(Testudo* sp.); Bakterien und Erythrocyten (E) sind ein Beweis entzündlicher Prozesse in den Tubuli. (a) Massenbefall.

kröten mit unbekannter Ätiologie aufgeführt sind, müssen unter diesem Gesichtspunkt interpretiert werden. Neben Schildkröten sind gelegentlich Schlangen (Gallenblase) betroffen.

Die Besiedlung der Organe erfolgt vom Darm aus. Über die Kloake gelangen die Flagellaten via Ureter in die Nieren und über den Ductus choledochus in das Gallengangsystem. Bei chronischen Infektionen lassen sich die Hexamiten in großer Zahl in Nieren und Leber nachweisen, während im Darm typischerweise nur wenige oder gar keine auftreten. Geschwächte Tiere sind anfällig für *Hexamita*-Infektionen. Kräftige Schildkröten, deren Tod anderweitig bedingt war, weisen diese Flagellaten dagegen in nur geringer Zahl im Darm auf, nicht aber in Organen.

Klinisches Bild: Das wichtigste Symptom einer Hexamitiasis bei Schildkröten ist neben Apathie – die durch viele Ursachen bedingt sein kann – die Ausscheidung von semisolidem, schleimiggallertigem Urin. Bei Schlangen führt der Gallestau zur Vergrößerung der Gallenblase; sie wird als Vorwölbung der Ventralseite sichtbar.

Pathologie: Die Schädigungen der Nieren sind besonders auffällig; sie haben eine blasse Farbe und sind geschwollen. Die dilatierten Tubuli können zum Teil makroskopisch erkannt werden; sie sind mit Massen von Parasiten und Zelldetritus angefüllt. Das umgebende Gewebe ist ödematös; auch die Glomeruli zeigen Schädigungen mit Zellinfiltrationen. Wandern die Flagellaten in das Gallengangsystem ein, entstehen Epithelproliferationen, bei Schlangen und Ech-

sen kann Gallestau eintreten. Die Galle ist hell und dünnflüssig. In der Leber bildet sich eine Fibrose aus. Im Darm sind kaum pathologische Veränderungen festzustellen.

Diagnose: Viele Hexamiten im semisoliden Urin haben pathognomonische Bedeutung. Eine Therapie muß unverzüglich eingeleitet werden.

Therapie: Vgl. Therapie von Flagellaten-Infektionen (d.).

c) Opaliniden

Diese Protozoen werden als eigener Unterstamm (Opalinata) aufgefaßt. Sie sind durch sehr kurze Geißeln, die über den ganzen Körper verteilt und in Reihen angeordnet sind, gekennzeichnet und besitzen zwei bis sehr viele Kerne.

Die Opaliniden sind apathogen; sie werden erwähnt, da sie gelegentlich im Colon-Kloaken-Inhalt von Reptilien vorkommen – zwei Arten sind aus Waranen und sieben aus Schlangen beschrieben – und durch ihre Größe besonders auffällig sind.

d) Therapie von Flagellaten-Infektionen

Nur wenn die Vermutung naheliegt, daß Flagellaten im Zusammenhang mit einem Krankheitsgeschehen stehen könnten, sollte eine Therapie versucht werden. Ausnahmen sind Infektionen mit *Hexamita* bei Schildkröten (und Schlangen) und von *Leptomonas*-Arten bei Chamäleons. Hier ist eine Behandlung angezeigt. Metronidazol-Präparate (Clont, Flagyl) oder Spartrix können bei Reptilien verwendet werden.

Bei der Hexamitiasis hat sich neben Clont (–100 mg/kg KG/Tag über mehrere Tage) auch die parenterale Verabreichung von Resochin (5%ige Injektionslösung) in einer Dosierung von 1 ml/kg KG und 5–6maliger Wiederholung im Abstand von zwei Tagen bewährt. Eine nochmalige Applizierung nach zwei Wochen Pause ist meist notwendig. Da Gefangenschaftsschildkröten fast immer Leberschäden aufweisen, ist eine gleichzeitige Leberschutztherapie mit Methiovertan (1–2 ml/kg KG) zu empfehlen.

Gute Resultate sollen auch mit Ronidazol (Carbaminsäure [(1-methyl-5-nitro-imidazol-2-yl)-methyl]-ester) erzielt werden. In der Bundesrepublik Deutschland unter dem Handelsnamen Duodegran erhältlich. Während 8–10 Tagen sind 10 mg/kg KG/Tag zu verabreichen. Wäßrige Präparate (Terramycin, Aureomycin o. a.), kloakal über mehrere Tage eingeflößt, unterstützen die Therapie. Dauerbäder von 2–3 Wochen, denen 400 mg/l Wasser Emtryl (Specia) beigemengt wird, werden empfohlen. Inwieweit diese Methode bei Landschildkröten erfolgreich ist, die nur in wenige Zentimeter hohes Wasser eingesetzt werden können, ist ungeklärt. Diese Therapie wirkt wahrscheinlich nur unterstützend. Emtryl läßt sich auch oral (40 mg/kg KG) verabreichen.

Literatur

DOLLAHON, N. R., JANOVY, J. Jr.: Insect flagellates from feces and gut contents of four genera of lizards. J. Parasit. 57, 1130–1132, 1971.

DOLLAHON, N. R., JANOVY, J. Jr.: Experimental infection of New World lizards with Old World lizard *Leishmania* species. Exp. Parasit. 36, 253–260, 1974.

FRANK, W.: Non-hemoparasitic protozoans, pp. 259–384. In: Diseases of Amphibians and Reptiles (HOFF, G. L., FRYE, F. L., JACOBSON, E. R. EDS.). NEW YORK, LONDON, PLENUM PRESS, 1984.

HONIGBERG, B. M.: Evolutionary and systematic relationships in the flagellate order Trichomonadida Kirby. J. Protozool. 10, 20–63, 1963.

KULDA, J., NOHÝNKOVÁ, E.: Flagellates of the human intestine and of intestines of other species. In: Parasitic Protozoa (KREIER, J. P. ed.), Vol 2,1 pp. 1–138. New York, San Francisco, London: Academic Press, 1978.

VICKERMAN, K.: The diversity of the kinetoplastid flagellates. In: Biology of the Kinetoplastida (LUMSDEN, W. H. R., EVANS, D. A. eds.), Vol. 1, pp. 1–34. London, New York, San Francisco: Academic Press, 1976.

ZWART, P., TRUYENS, E. H. A.: Hexamitiasis in tortoises. Vet. Parasitol. 1, 175–183, 1975.

B. Sarcodina (Rhizopoda)

Allgemeine Bemerkungen: Für Reptilien haben nur Arten der Amoebozoa Bedeutung. Die wichtigste aller parasitären Erkrankungen ist die durch Amöben der Art *Entamoeba invadens* hervorgerufene Amöbiasis.

Obwohl im Darmtrakt mehrere Amöben-Arten auftreten, vgl. FRANK (1984), scheint nur diese Art pathogen zu sein. *E. invadens* wurde 1934 durch RODHAIN beschrieben. Für in Gefangenschaft gehaltene Reptilien konnten 1936 GEIMAN und RATCLIFFE ihre Pathogenität nachweisen.

a) Entamoeba invadens

Das durch *E. invadens* hervorgerufene Krankheitsbild war den Liebhabern, lange bevor der Erreger beschrieben wurde, bekannt. Besonders häufig wurden die pathologischen Veränderungen bei Schlangen beobachtet und Begriffe wie „Darmfäule" waren gebräuchlich. In Zoologischen Gärten, in denen die Erkrankung seuchenartig auftrat und im Verlauf einer Enzootie verschiedentlich der Großteil des Reptilienbestandes einging, hatte man das Krankheitsbild als „membranöse Enteritis" bezeichnet. Das in Einzelfällen besonders charakteristische Bild ist in der Abb. 156a dargestellt.

Morphologie, Biologie und Pathologie: *Entamoeba invadens* ist morphologisch und in der Biologie der humanpathogenen Art *Entamoeba histolytica* ähnlich, hat allerdings ein Temperaturoptimum von 27–29°C. Eine Übertragung auf den Warmblüter ist nicht möglich.

Die Infektion beginnt nach Aufnahme der 4kernigen Zysten. Erste Läsionen treten im Colon auf. Primäre kleine Ulzerationen führen rasch zu einer Entzündung der betroffenen Darmabschnitte, wobei die Wandung zunächst ödematös wird und sich stark verdickt; z. T. zerfällt die Schleimhaut käsig-nekrotisch, Abb. 158. Von den Colon-Abschnitten aus kann es nach und nach im Mitteldarm aufsteigend zu weiteren Veränderungen kommen. Die kranialen Bezirke, insbesondere das Duodenum bleiben stets frei. Nekrotischer Zerfall in diesen Abschnitten ist bakteriell bedingt, vgl. 3.1.2.1 Gastro-Enteritiden, S. 201, häufig superinfiziert mit Flagellaten, vgl. 3.5.2.1.1.A. Mastigophora. Eine Amöbiasis der Magenwandung ist selten.

Häufig verkleben die den betroffenen Darmabschnitten anliegenden Organe wie Nieren, Milz, Leber, Bauchfell u. a. und ermöglichen

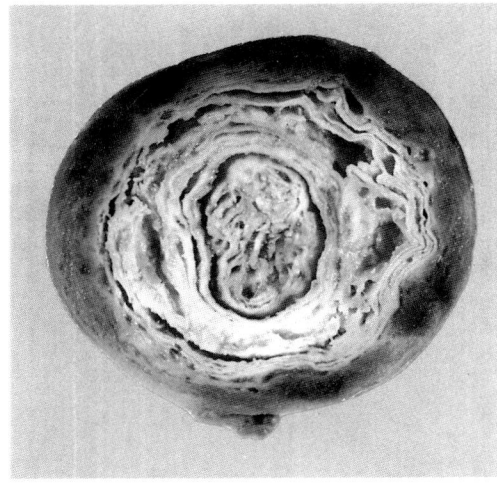

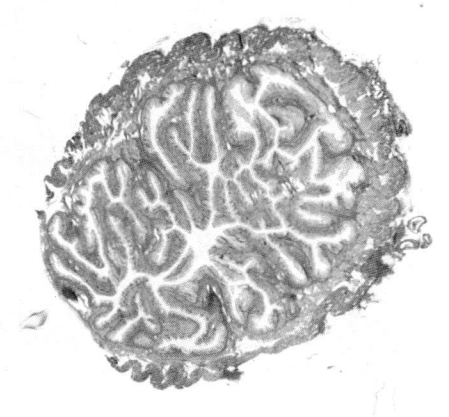

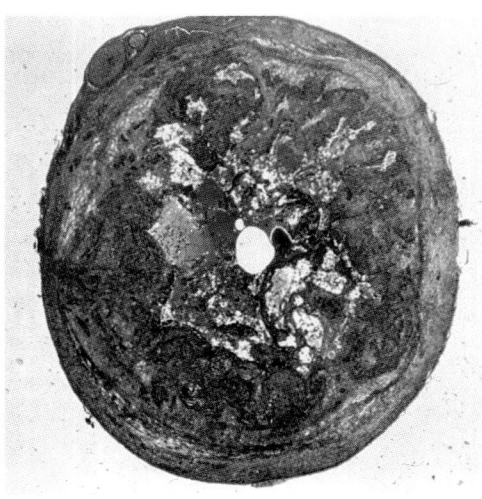

ein direktes Überwandern der Amöben. Die Bindegewebskapsel dieser Organe, besonders der Leber, verdickt sich dabei ödematös und bekommt ein opakes Aussehen bei fest gelatinöser Konsistenz.

Die den Amöben eigene Lebensweise, sich nur an der Peripherie nekrotisch zerfallener Bezirke aufzuhalten, führt zu einer Ausbreitung in gesunde Gewebeabschnitte unter gleichzeitiger Zerstörung von Blutgefäßwandungen und dem Übertritt in das Kreislaufsystem. Die Amöben werden dadurch rasch über den Blutkreislauf in andere Organe verschleppt (hämatogene Ausbreitung). Entsprechend den anatomischen Verhältnissen gelangen die Amöben über die Pfortader zunächst zur Leber und schließlich in weitere Organe. Das typische Bild sind Infarktbezirke, aus denen sich z. T. große Abszesse entwickeln, die oftmals wesentliche Teile der Leber zerstören, Abb. 162, 163. Auch eine diffuse Infiltrierung dieses Organs ist möglich.

Eine Amöbeninfektion kann akut verlaufen, wobei der Kot mit Blutgerinnseln vermischt ist. Der Tod des Reptils – je nach seiner Größe – tritt innerhalb von zwei bis wenigen Wochen ein. Bei großen, gut genährten Tieren, insbesondere Schlangen und Warane, kommt daneben aber die chronische Form vor. Die pathologischen Prozesse sind bei der Sektion besonders eindrucksvoll. Der Tod solcher Tiere folgt erst viele Wochen nach einer Infektion.

Epidemiologie bei in Gefangenschaft lebenden Reptilien: Obwohl jedes infizierte Individuum eine potentielle Gefahr für die übrigen Tiere darstellt, so haben doch bestimmte Reptilien – hier spielen Schildkröten die bedeutendste Rolle – als klinisch gesunde Dauerausscheider die größte Bedeutung. Von solchen Tieren werden ständig Zysten mit dem Kot abgegeben, die über Gerätschaften, aber auch durch die verschiedensten Insekten (Schaben, Grillen, Ameisen u. a.) von Becken zu Becken verschleppt werden. Schildkröten sind wahrscheinlich auch in der Natur die eigentlichen Träger dieser Parasiten. Sie können zwar gleichfalls an einer Amöbiasis verenden, doch handelt es sich dabei jeweils um

Abb. 156. Oben: Amöbiasis mit mehreren Schichten nekrotisch veränderter Mukosa („membranöse Enteritis"), bei einer Skorpions-Krustenechse *(Heloderma horridum)*. Das Darmlumen war vollständig ausgefüllt; Mitte: Querschnitt durch den Mitteldarm einer Zornnatter *(Coluber gemonensis)* (gesundes Tier); unten: Nach experimenteller Infektion mit *Entamoeba invadens*.

Abb. 157. *Entamoeba invadens* aus Kultur; B = Binnenkörper (Karyosom); K = Kern; E = granuläres bzw. vakuoliges Endoplasma.

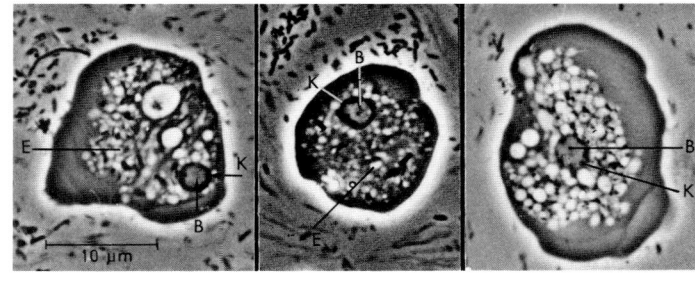

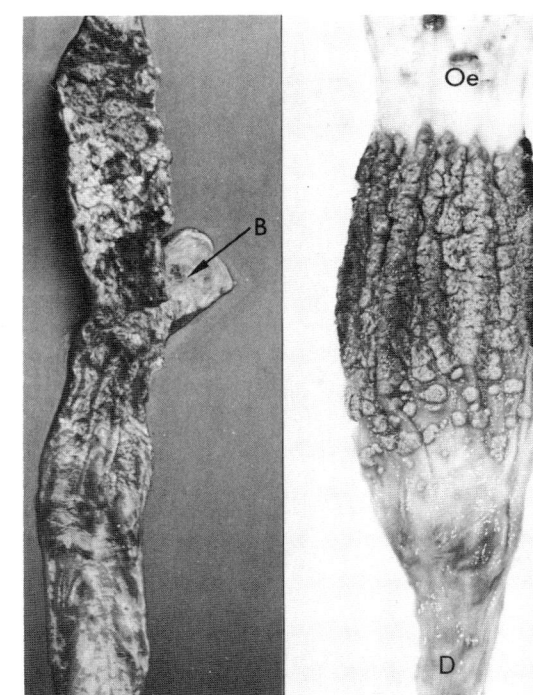

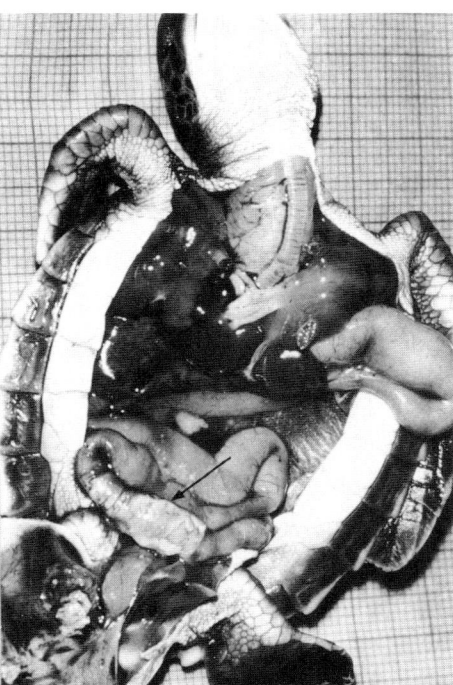

Abb. 158 (links). Chronische Amöbiasis *(Entamoeba invadens)* am Übergang zwischen Mitteldarm und Colon bei einer Riesenschlange (Boidae gen. sp.); die käsig-borkigen Beläge sind deutlich zu erkennen; B = Blinddarm.

Abb. 159 (Mitte). Magen einer Anakonda *(Eunectes murinus)* mit borkiger Auflagerung als Folge einer atypisch verlaufenen Amöbiasis durch *Entamoeba invadens*. Oe = Ösophagus; D = Duodenum.

Abb. 160 (rechts). Amöbiasis des Enddarms bei einer jungen Suppenschildkröte *(Chelonia mydas)* (nach FRANK und Mitarb. 1976).

Tiere, die besonders geschwächt sind oder unter ungünstigsten Bedingungen gehalten werden, FRANK u. Mitarb. (1976).

Hygienische Maßnahmen: Die wichtigsten Vorkehrungen gegen die Ausbreitung einer Amöbiasis sind die Isolierung krankheitsverdächtiger Reptilien und die Beachtung von Hygienemaßnahmen. Niemals dürfen Geräte wie Bürsten, Pinzetten etc. in einem zweiten Becken benutzt werden, bevor sie nicht zumindest in kochendheißem Wasser desinfiziert worden sind. Eine Verschleppung von Amöbenzysten kann auch bei Wiederverwendung nicht gefressenen Futters oder lebender Futtertiere erfolgen. Man sollte ein solches Risiko nie, bei Verdacht auf Amöbiasis aber auf keinen Fall eingehen. Die

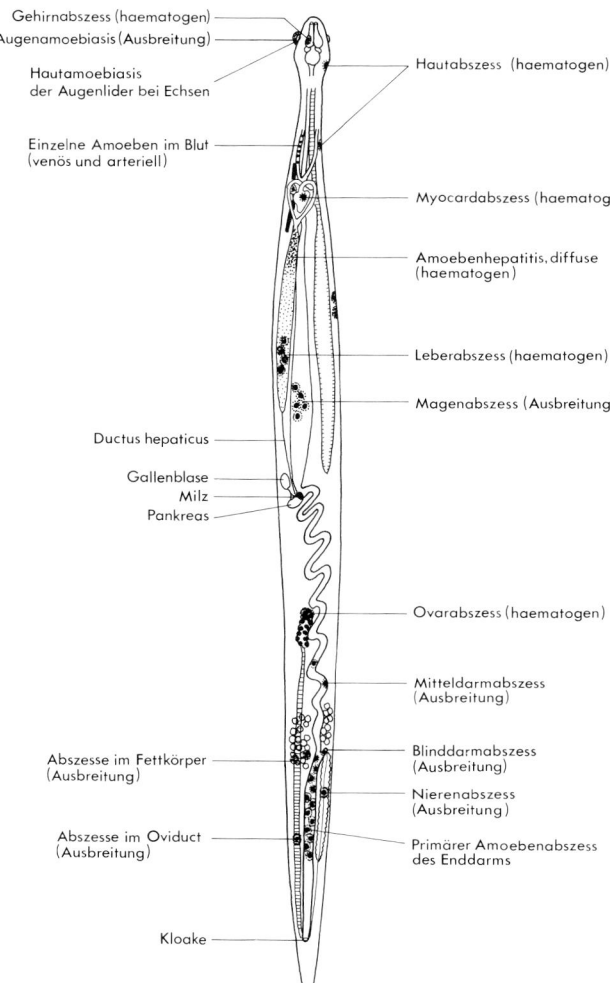

Gehirnabszess (haematogen)
Augenamoebiasis (Ausbreitung)
Hautamoebiasis der Augenlider bei Echsen
Einzelne Amoeben im Blut (venös und arteriell)
Hautabszess (haematogen)
Myocardabszess (haematogen)
Amoebenhepatitis, diffuse (haematogen)
Leberabszess (haematogen)
Magenabszess (Ausbreitung)
Ductus hepaticus
Gallenblase
Milz
Pankreas
Ovarabszess (haematogen)
Mitteldarmabszess (Ausbreitung)
Abszesse im Fettkörper (Ausbreitung)
Blinddarmabszess (Ausbreitung)
Nierenabszess (Ausbreitung)
Abszesse im Oviduct (Ausbreitung)
Primärer Amoebenabszess des Enddarms
Kloake

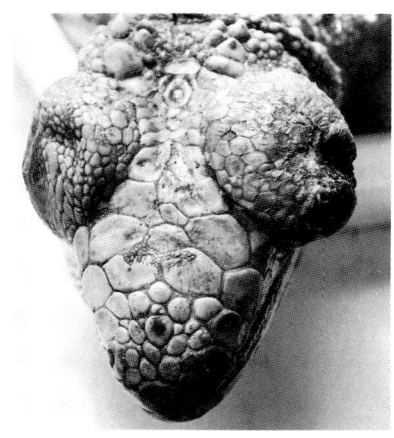

Abb. 161. Links: Ausbreitung einer Entamöben-Infektion im Körper einer Schlange. Oben: Schwere Amöbiasis der Augen, hervorgerufen durch *Entamoeba invadens* bei einem Grünen Leguan *(Iguana iguana)*.

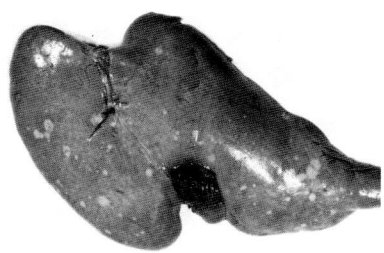

Abb. 162. Beginnende Amöbiasis *(Entamoeba invadens)* in der Leber einer Skorpion-Krustenechse *(Heloderma horridum)*; die kleinen hellgefärbten Infarktbezirke heben sich deutlich von der Umgebung ab.

„Ersparnis" bei erneuter Verwendung von Futter könnte sehr teuer sein! Die Bekämpfung freilaufender oder -fliegender Insekten ist gleichfalls wichtig.

Klinisches Bild: An einer Amöbiasis können alle Reptilien erkranken. Selbst Arten, die in ungewöhnlichen Biotopen leben wie die Brükkenechse *(Sphenodon punctatus)*, aber auch Meeresschildkröten, die unter unphysiologischen Bedingungen in Süßwasser gehalten werden, z. B. *Chelonia mydas*, werden betroffen. Von Krokodilen liegt nur ein Nachweis vor; diese Tiere scheinen eine hohe Resistenz zu besitzen. Schildkröten sind unter optimalen Bedingungen u. U. latent infiziert, doch erkranken die gleichen Tiere unter schlechten Bedingungen und erliegen der Infektion.

Die Größe eines Tieres hat für den Verlauf der Erkankung nur einen zeitlichen Einfluß. Kleine Exemplare verenden innerhalb weniger Wochen, große dagegen siechen über viele Wochen dahin. Tödlich verlaufene Amöbiasis-Fälle sind vom Komodowaran *(Varanus komodoensis)* ebenso bekannt wie von kleinen Strumpfbandnattern *(Thamnophis spp.)*.

Das klinische Bild ist zu Beginn durch Beimengung schleimiger Blutgerinnsel im Kot charakterisiert. Die Tiere stellen die Nahrungsaufnahme und die Kotabgabe ein; ein auffälliges Bedürfnis der vermehrten Wasseraufnahme ist

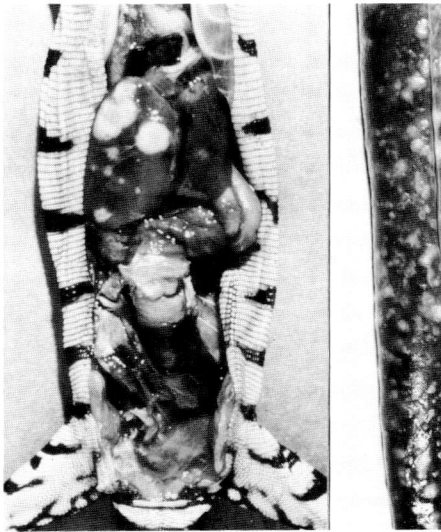

Abb. 163 (links). Amöbiasis *(Entamoeba invadens)* bei einem Bindenwaran *(Varanus salvator)*. Das Colon zeigt die charakteristischen Veränderungen; in der Leber sind mehrere Amöbenabszesse zu erkennen (nach FRANK 1984).

Abb. 164 (rechts). Amöbiasis *(Entamoeba invadens)* der Leber mit multiplen isolierten Abszessen bei einer Erznatter *(Arizona elegans)*.

vorhanden. Lebhafte Tiere werden apathisch und liegen mit geschlossenen Augen in den Bekken. Schlangen rollen sich nicht mehr wie üblich zusammen, sondern liegen gestreckt. Kletternde Arten, die in der Ruhestellung Äste nutzen, bleiben am Boden. Vielfach kann bei Schlangen auch ein häufiges „Gähnen", d. h. ein Aufsperren des Mauls, beobachtet werden. Im Endstadium kommt es zu krampfartigen Krümmungen des Körpers.

Diagnose: Die Diagnose einer *Entamoeba invadens*-Infektion gestaltet sich ähnlich schwierig wie die eines *E. histolytica*-Befalls des Menschen. Die manuelle Untersuchung ermöglicht nur bei Schlangen im fortgeschrittenen Stadium eine Verdachtsdiagnose, während dies bei anderen Arten nicht möglich ist. Tastet man Schlangen auf der ventralen Seite kranial der Kloake ab, so läßt sich bei einer Amöbiasis ein harter, nicht verschiebbarer Bezirk, der fast den gesamten Durchmesser des Tieres einnimmt, erfühlen. Vorsicht vor Verwechslung mit verhärteten Kotballen! Kotwürste sind im Gegensatz zu den pathologischen Veränderungen bei einer Amöbiasis innerhalb des Darmes, zumindest nach

einem Einlauf mit handwarmem Wasser, verschiebbar.

Befindet sich das Krankheitsgeschehen im akuten Stadium und steht frisch abgesetzter Kot oder mit einem Wattestäbchen aus dem Colon entnommenes schleimig-blutiges Material zur Verfügung, können bewegliche Trophozoiten nativ nachgewiesen werden.

Luftgetrocknete Kotausstriche, die mit Eisenhämatoxylin nach Heidenhain gefärbt werden, liefern keine guten Ergebnisse. Falls eine direkte Untersuchung nicht möglich ist, können mit der MIF-Methode die Zysten dargestellt werden.

Beste Ergebnisse sind mit Hilfe der Kultur zu erzielen. Das Verfahren ist aufwendig und kann i.d.R. nur von darauf eingerichteten Labors durchgeführt werden. Die Zweiphasenmedium-Technik ist am geeignetsten (s. Anhang).

Da eine einmalige Prüfung nicht immer erfolgreich ist, sollte die Kultur mindestens dreimal im Abstand einiger Tage mit jeweils frischem Kot wiederholt werden.

Obwohl für den Praktiker histologische Techniken weitgehend unberücksichtigt bleiben müssen, sei darauf hingewiesen, daß bei Sektionen oder operativ entnommenen Gewebeproben der histologische Nachweis der Amöben möglich ist, vgl. Abb. 165.

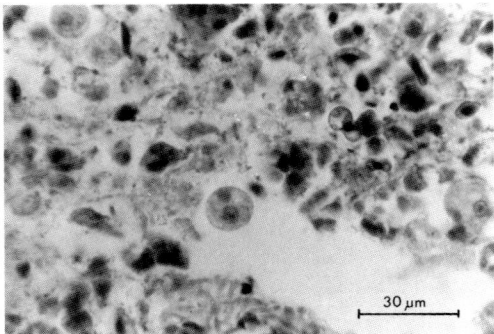

Abb. 165. Nekrotischer Leberbezirk einer experimentell infizierten Balkan-Zornnatter *(Coluber gemonensis)* mit einzelnen Amöben *(Entamoeba invadens)* (durch die Fixierung abgekugelt), an der Peripherie zum intakten Gewebe; beachte die winzigen Karyosome in den Amöbenkernen (nach FRANK 1984), vgl. Abb. 157 u. 166.

Therapie: So schwierig die Diagnose einer Amöbiasis ist, so aufwendig ist deren Therapie. Von Liebhabern wird über erfolgreiche Behandlungen mit den verschiedensten Präparaten berichtet, doch sollte man solchen Veröffentlichungen mit großer Skepsis begegnen, da in der Regel weder die Amöbiasis vor Behandlungsbeginn diagnostiziert war, noch der Erfolg – mit Ausnahme einer Besserung der unspezifischen klinischen Symptome – überprüft wurde.

Zu einer Behandlung sind alle in der Humanmedizin verwendeten Präparate geeignet. Man sollte aber berücksichtigen, daß beim Menschen meist eine Behandlung in der akuten Phase der Erkrankung einsetzt, extraintestinale Absiedlungen also noch nicht erfolgt sind. Bei Reptilien wird die akute Phase dagegen fast immer übersehen oder nicht beachtet, so daß man beinahe ausschließlich Patienten vorgestellt bekommt, bei denen die extraintestinalen Prozesse im Vordergrund des Krankheitsgeschehens stehen.

Eine Behandlung mit Metronidazol-Präparaten wie Clont (Flagyl) in einer Dosierung von täglich bis zu ca. 200 mg/kg KG über 7 Tage oral reicht deshalb i.d.R. nicht aus. Bei größeren Tieren können die im Handel befindlichen Clont-Vaginaltabletten zusätzlich in die Kloake eingeführt werden. Um ein Herausgleiten zu verhindern, wird die Kloake mit Leukoplast für mehrere Stunden verklebt.

Gute Ergebnisse wurden auch mit oraler Verabreichung von Spartrix und, falls verfügbar, der i.m. Applikation von Emetinhydrochlorid erzielt. Die Dosierung beträgt bis 50 mg/kg KG über mehrere Tage. Auch die i.m. Injektion von Resochin in einer Dosierung von 0,5–1 ml/kg KG erbringt gute Resultate. Die Verabreichung muß bei jeder Injektion an anderer Stelle des Körpers vorgenommen werden. Die Dosierung sollte bei kleineren Exemplaren in der angegebenen Menge, bei Tieren mit mehreren Kilogramm Gewicht allerdings niedriger liegen. 5 ml bei einer Applikation sollte Maximaldosis sein. Die Verabreichung erfolgt 5–6 mal in Abständen von je 2–3 Tagen. Die Resochin-Therapie ist von Nahrungsverweigerung und Apathie begleitet; außerdem können an der Injektionsstelle Nekrosen auftreten. Nach Abschluß der Behandlung werden diese Stellen rasch wieder regeneriert.

Gleichzeitige Klistiere mit wäßrigen Tetrazyklin-Lösungen (Aureomycin, Terramycin) unterstützen die Therapie ebenso wie orale Tetrazyklin-Gaben, die z. B. bei größeren Riesenschlangen in einer Dosierung von 400–800 mg pro Meter Schlange verabreicht wurden. Neben der direkten Einwirkung des Antibiotikums auf die Amöben werden dabei auch die bakteriellen Prozesse wirksam beeinflußt. Alle Behandlungen müssen über mehrere Tage, in der Regel über eine bis mehrere Wochen, durchgeführt und nach einer Pause von etwa zwei Wochen wiederholt werden.

b) Kleine freilebende „fakultativ pathogene" Amöben

Unter diesem Sammelbegriff werden kleine – um 10 μm große – Limax-Amöben zusammengefaßt, die in schlammigem Wasser, besonders bei erhöhten Temperaturen um 25°C vorkommen, aber z. T. auch in Wirbellosen (Schnecken u. a.) und poikilothermen Tieren zu leben vermögen.

Für ihre Wirte sind sie im Intestinaltrakt ohne Bedeutung. Bei extraintestinaler Ansiedlung (Gehirn) wurden in Einzelfällen pathologische Prozesse beobachtet. Unterscheidungskriterien zu Entamöben sowie die Bedeutung sind bei 3.5.1.1.1.D, S. 227, abgehandelt.

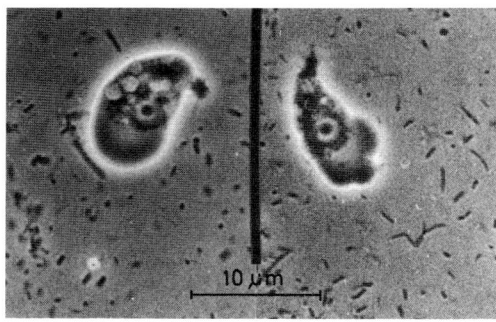

Abb. 166. Limax-Amöben mit großem Karyosom, vgl. dazu Abb. 157, 165.

Literatur

ALBACH, R. A., BOODEN, T.: Amoebae. In: Parasitic Protozoa (KREIER, J. P. ed.) Vol. 2/5, pp. 455–506. New York, San Francisco, London: Academic Press, 1978.

BOS, H. J.: The problem of pathogenicity in parasitic *Entamoeba.* Acta Leiden. 40, 1–112, 1973.

DONALDSON, M., HEYNEMAN, D., DEMPSTER, R., GARZIA, L.: Epizootic of fatal amebiasis among exhibited snakes: Epidemiologic, pathologic and chemotherapeutic considerations. Amer. J. Vet. Res. 36, 807–817, 1975.

FRANK, W.: Limax-amoebae from cold-blooded vertebrates. Proc. Int. Coll. Antwerp Prince Leopold Inst. Trop. Med. No. 14, 119–125 (1974) and Ann. Soc. belge Méd. trop. 54, 1974.

FRANK, W., BOSCH, I.: Isolierung von Amoeben des Typs „*Hartmannella-Acanthamoeba*" und „*Naegle-*

ria" aus Kaltblütern. Z. Parasitenk. 40, 139–150, 1972.

FRANK, W., BACHMANN, U., BRAUN, R.: Außergewöhnliche Todesfälle durch Amöbiasis bei einer Brückenechse *(Sphenodon punctatus)*, bei jungen Suppenschildkröten *(Chelonia mydas)* und bei einer unechten Karettschildkröte *(Caretta caretta)*. I. Amöbiasis bei *Sphenodon punctatus*. Salamandra 12, 94–102, 1976a.

FRANK, W., SACHSSE, W., WINKELSTRÄTER, K. H.: Außergewöhnliche Todesfälle durch Amöbiasis bei einer Brückenechse *(Sphenodon punctatus)*, bei jungen Suppenschildkröten *(Chelonia mydas)* und bei einer unechten Karettschildkröte *(Caretta caretta)*. II. Amöbiasis bei *Chelonia mydas* und *Caretta caretta*. Salamandra 12, 120–126, 1976b.

GEIMAN, Q. M., RATCLIFFE, H. L.: Morphology and life cycle of an amoeba producing amoebiasis in reptiles. Parasitol. 28, 208–228, 1936.

GRAY, C. W., MARCUS, L. C., MacCARTEN, W. C., SAPPINGTON, T.: Amoebiasis in the Komodo dragon, *Varanus komodoensis*. Int. Zoo Yearbook 6, 279–283, 1966.

HOFF, G. L. et al. (eds.), S. 366.

IPPEN, R.: Die Amöbendysenterie der Reptilien. Kleintier-Prax. 4, 131–137, 1959.

JACOBSON, E., CLUBB, S., GREINER, E.: Amebiasis in red-footed tortoises. J. Amer. Vet. Med. Ass. 183, 1192–1194, 1983.

RODHAIN, J.: *Entamoeba invadens* n. sp. – Parasite de Serpents. C. R. Soc. Biol. 117, 1195–1199, 1934.

STECK, F.: Pathogenese und klinisches Bild der Amoebendysenterie der Reptilien. Acta trop. 19, 318–354, 1962.

STECK, F.: Die Amoebendysenterie der Reptilien. Aetiologie, Epidemiologie, Diagnostik und Bekämpfung. Acta trop. 20, 115–142, 1963.

C. Apicomplexa („Sporozoa")

Allgemeine Bemerkungen: Im Tierstamm Apicomplexa werden alle Formen zusammengefaßt, die früher den Sporozoen i. e. S. zugeordnet waren, sowie die Piroplasmida. Die komplizierten Lebenskreisläufe sind z. T. erst im letzten Jahrzehnt aufgeklärt worden. Neben monoxenen (einwirtigen) Entwicklungszyklen z. B. der Gattung *Eimeria* sind solche mit heteroxener Entwicklung bekannt, bei denen ein Wirtswechsel fakultativ oder obligat sein kann, wie bei einigen *Isospora*-Arten (Cystoisospora?) (fakultativ) oder wie bei der Gattung *Sarcocystis* (obligat).

Eine größere Bedeutung kommt nur wenigen Vertretern, z. B. Arten der Gattung *Eimeria*, zu, während pathologische Prozesse sonst kaum bekannt sind.

a) Eimeria

Arten der Gattung *Eimeria* sind bei Amphibien und Reptilien nicht selten, vgl. die systematische Zusammenstellung von PELLÉRDY (1974).

Die charakteristischen Oozysten mit vier Sporozysten, die jeweils zwei Sporozoiten enthalten, sind in vielen Kotproben nachzuweisen. Die Beschreibungen der Arten beschränken sich i. d. R. auf diese Stadien, ohne daß über ihre Bedeutung noch über ihre Entwicklung im Wirbeltier Einzelheiten bekannt sind.

Schädigungen sind nur bei Jungtieren zu erwarten, während ältere Tiere nach überstandener Infektion zu Dauerausscheidern werden.

Biologie und Pathologie: Die Entwicklung der *Eimeria*-Arten der Kaltblüter ist mit denen der Warmblüter identisch. Quantitative Untersuchungen über die Vermehrungsrate dieser Kokzidien, wie sie z. B. für das kokzidienfreie Schwein vorliegen – *eine Eimeria scabra*-Oozyste führt innerhalb von 16 Tagen zur Ausscheidung von ca. 7,5 Millionen Oozysten mit dem Kot, ENIGK (1979), – liegen für poikilotherme Tiere nicht vor, doch dürften die Zahlen gleichfalls groß sein.

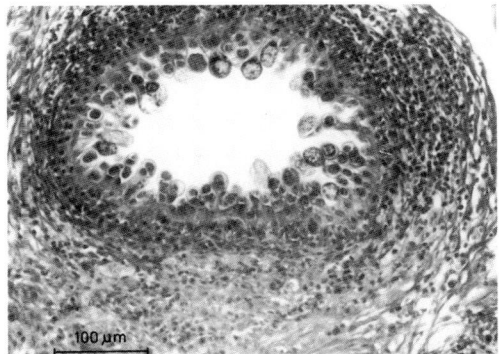

Abb. 167. Durch Coccidien *(Eimeria cascabeli)* befallene und vergrößerte Einzelzellen des Gallengangepithels einer Klapperschlange *(Crotalus viridis)*.

Bei Schlangen *(Crotalus viridis)* führt *Eimeria cascabeli* in den Epithelien der Gallenblase und denen der extrahepatischen Gänge zur Proliferation des Bindegewebes, zur Vergrößerung befallener Einzelzellen, Abb. 167, sowie zu einer Größenzunahme der Leber. Wahrscheinlich sind die Eimerien der Poikilothermen, wie die der Warmblüter, in gewissem Umfang wirtsspezifisch. Eine andere Art, die sich gleichfalls im

Gallengangsystem entwickelt, ließ sich allerdings auf weitere Schlangen *(Thamnophis sirtalis, T. sauritus, Liopeltis vernalis)* übertragen. Neben den geschilderten pathologischen Veränderungen wurde dabei eine Eindickung der Galle bei gleichzeitiger Hellfärbung beobachtet.

Das Gallengangsystem wird am häufigsten befallen, in der Gallenblase finden sich oft Massen von Oozysten, Abb. 168.

Bei einer *Eimeria*-Kokzidiose weniger Tage alter Chamäleons *(Chamaeleo jacksonii)* waren die Wandungen der Gallenblase nur unwesentlich verändert, die Galle selbst bestand aber nur noch aus einem „Brei" von Oozysten. Todesfälle traten bei diesen Tieren schon im Alter von ca. 14 Tagen auf. Die Zahl der Oozysten im Kot der Elterntiere war gering. Alle unbehandelten Jungtiere verendeten innerhalb weniger Tage.

Epidemiologie: Der Infektionsweg führt bei insektenfressenden Reptilien (und Amphibien) wahrscheinlich über Insekten, die sich an oozystenhaltigem Kot infizieren. Bei herbivoren Arten und bei Schlangen erfolgt die Aufnahme von Oozysten vermutlich mit dem Trinkwasser. Rasche Entfernung von Kot und häufige Erneuerung des Trinkwassers sind deshalb in Terrarien besonders wichtig.

Klinisches Bild: Charakteristische Symptome fehlen. Apathie und rascher körperlicher Verfall, Verweigerung von Futter und Trinkwasser sind zu unspezifisch, als daß sie auf eine Kokzidiose hinweisen.

Diagnose: Eine *Eimeria*-Infektion ist durch die massenhaften Oozysten im Kot leicht zu diagnostizieren. Die Artdifferenzierung ist aufgrund von Größe und Struktur möglich, sofern eine Beschreibung vorliegt; mit vielen unbekannten Arten muß gerechnet werden. Die Oozysten-Morphologie ermöglicht eine Unterscheidung von Arten anderer Gattungen, vgl. Arten verwandter Gattungen (b).

Therapie: Als Therapeutika haben sich die in der Veterinärmedizin üblicherweise eingesetzten Präparate – vor allem Sulfonamid-Formulierungen – bewährt.

Präparate wie Socatyl, Sulmet oder Durenat, auch als injizierbare Formulierung „Bayrena", konnten mit Erfolg eingesetzt werden. Als Dosierung wurden erprobt: Bayrena: 80 mg am ersten Tag, 40 mg an 4–5 folgenden Tagen; Durenat: 50 mg an 5–7 Tagen (oral); Socatyl: 40–60 mg an 4–7 Tagen (oral) pro kg KG.

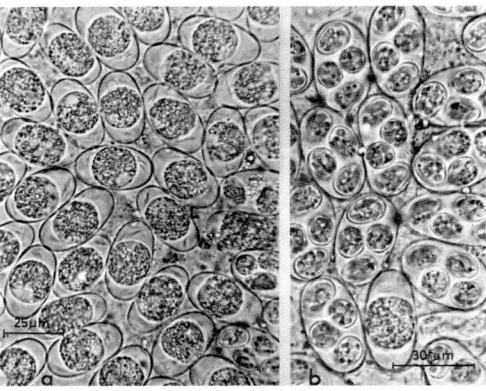

Abb. 168. *Eimeria-Oozysten* aus einem Flugdrachen *(Draco volans);* a = unsporuliert aus der Gallenblase; b = überwiegend sporuliert aus dem Kot.

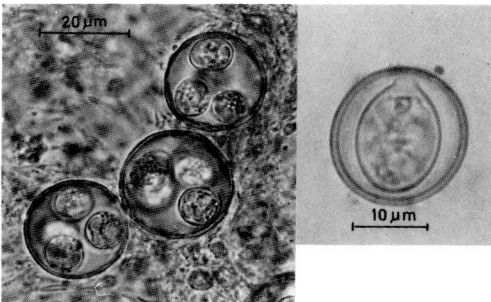

Abb. 169. Kugelige sporulierte *Eimeria*-Oozysten aus einem Glattkopfleguan *(Leiocephalus carinatus).*
Abb. 170. Oozyste eines seltenen Coccids *(Caryospora* sp.) aus dem Kot einer Regenbogenboa *(Epicrates cenchria);* die Oozyste enthält nur 1 Sporozyste (mit Polkappe) in der sich 8 Sporozoiten entwickeln.

b) Arten verwandter Gattungen
Mehrere Arten weiterer Gattungen, die wahrscheinlich einen mit *Eimeria* vergleichbaren Lebenszyklus durchlaufen, zumindest aber fakultativ monoxen sind, lassen sich an ihren Oozysten unterscheiden.

Die wichtigsten Unterscheidungskriterien sind in der Tab. 27 aufgelistet. Die Gattung *Isospora* erfährt eine separate Besprechung, da unter diesem Gattungsnamen Arten beschrieben sind, die wahrscheinlich zu mehreren Gattungen der sog. „isosporoiden zystenbildenden Kokzidien" gehören *(Sarcocystis, Besnoitia?, Frenkelia?, Toxoplasma?* u. a.?), vgl. Toxoplasminae und Sarcocystinae (d.).

Tab. 27. Morphologie der sporulierten Oozyste verschiedener Eimeriiden

Gattung	(s. Erläuterung)	Vorkommen (Zahl der bekannten Arten)
Eimeria	O = 4 × 2	Lacertilia (36), [Chamaeleonidae] (2), Ophidia (31), Crocodylia (3), Chelonia (20)
Caryospora	O = 1 × 8	Lacertilia (1), Ophidia (13), Chelonia (1)
Cyclospora	O = 2 × 2	Lacertilia (2), Ophidia (5)
Hoarella	O = 16 × 2	Lacertilia (1)
Octosporella	O = 8 × 2	Lacertilia (1)
Pythonella	O = 16 × 4	Lacertilia (1), Ophidia (1)
Wenyonella	O = 4 × 4	Ophidia (1)
Dorisiella	O = 2 × 8	Ophidia (1)
Tyzzeria	O = − 8	Ophidia (1)
„*Isospora*"	O = 2 × 4	Lacertilia (19), [Chamaeleonidae (1)], Ophidia (16), Crocodylia (2)

Erläuterung:

O = 4 × 2 bedeutet, daß 1 Oozyste 4 Sporozysten und jede Sporozyste 2 Sporozoiten enthält. Bei *Tyzzeria* liegen 8 freie Sporozoiten in der Oozyste

Neben der häufigen Gattung *Eimeria*, von der über 90 Arten beschrieben sind, findet man Vertreter der Gattung *Caryospora* gelegentlich bei Reptilien; nur 15 Arten sind bekannt. Alle übrigen Gattungen treten nur als Ausnahmen auf, vgl. FRANK (1984).

Biologie und Pathologie: Untersuchungen liegen nur über *Caryospora* vor. Die Entwicklung läuft in der Darmwandung ab, wobei die Muko-sa zerstört wird. Bei jungen Suppenschildkröten *(Chelonia mydas)* soll dies in Aufzuchtstationen die Todesursache und eine Gefährdung der gesamten Population gewesen sein.

c) „Isospora"

Von den Eimeriiden wurden, neben der Gattung *Eimeria*, die meisten Arten zu *Isospora* gestellt, da der Aufbau der Oozyste der klassischen Definition entspricht.

Tab. 28. Einige Lebenskreisläufe von Arten der Gattung *Sarcocystis*

Sarcocystis-Art	Zwischenwirt(e)	Endwirt(e)	Geographische Verbreitung/Bemerkungen
S. singaporensis	Arten der Gattung *Rattus*, z. B. *R. norvegicus, R. tiomanicus, R. rattus* u. a. (Rodentia)	*Python reticulatus*	Ostasien/sehr häufig bei Frischimporten. Hohe Wirtsspezifität gegenüber dem Endwirt (BREHM und FRANK 1980, FRANK und HÄFNER 1981)
S. villivillosi	gleiche Arten wie bei *S. singaporensis*	*Python reticulatus*	Ostasien (BEAVER and MALECKAR 1981)
S. zamani	*Rattus norvegicus*	*Python reticulatus*	Ostasien (BEAVER and MALECKAR 1981)
S. idahoensis	*Peromyscus maniculatus* (Rodentia)	*Pituophis melanoleucus*	USA/experimentell auf Unterarten des Endwirts übertragbar. (BLEDSOE 1980)
Sarcocystis podarcicolubris	*Podarcis* (syn. *Lacerta*) sicula	*Coluber viridiflavus*	Sardinien/die Art ist nicht mit *S. lacertae* identisch (MATUSCHKA 1981)
S. murinotechis	*Rattus, Pseudomys, Mastacomys*	*Notechis ater*	Australien (MUNDAY and MASON 1980)
Sarcocystis sp. (oder andere Gattung ?)	*Rattus fuscipes*	*Morelia spilotes variegata*	Australien; Ratten wurden natürlich infiziert gefunden (RZEPCZYK 1974)
Sarcocystis sp. (oder andere Gattung ?)	?	*Ahaetulla nasuta*	Südamerika/mehrfach nachgewiesen (FRANK und LOOS-FRANK 1977)

Die Beschreibungen machen aber deutlich, daß ein Teil zu den sog. „isosporoiden, zystenbildenden Kokzidien" zu stellen, also als Angehörige der Familie Sarcocystidae (Unterfam. Toxoplasm[at]inae bzw. Sarcocystinae) aufzufassen ist und keinen direkten (monoxenen), sondern einen heteroxenen Entwicklungszyklus über zwei Wirbeltierwirte durchläuft. Dabei bilden sich in einem Wirt, einem herbivoren oder omnivoren Warm- oder Kaltblüter, auf vegetativem Wege nach vorausgegangenen Schizogonien in inneren Organen (Leber, Niere u. a.) aus den Merozoiten der zweiten oder weiteren Generationen Zysten in der Muskulatur, gelegentlich auch im Gehirn, selten in viszeralen Organen aus. Die Zysten können mikroskopisch klein oder auch makroskopisch sichtbar sein. Wird ein so infiziertes Tier von einem geeigneten karnivoren oder omnivoren Wirbeltier gefressen, kommt es zur Ausbildung geschlechtlich differenzierter Zellen (Gametozyten) und letztlich zur Oozystenbildung. Die Oozysten werden mit dem Kot ausgeschieden und führen akzidentell oral von bestimmten Wirbeltierwirten aufgenommen zum Wiederbeginn des Lebenskreislaufs.

Die Oozysten dieser zystenbildenden Kokzidien entsprechen zwar im Aufbau den Oozysten von *Isospora*, vgl. Tab. 27, doch unterscheiden sie sich durch bestimmte Merkmale. Bei der Ausscheidung sind sie z. T. bereits sporuliert, oder es sind Sporoblasten vorhanden und die Sporozoitenbildung erfolgt in Stunden, längstens in Tagen. Die Oozystenwandung ist sehr dünn und legt sich den Sporozysten dicht an, Abb. 171. Nicht selten lassen sich überhaupt keine Oozysten oder nur noch wenige nachweisen, da die dünne Wand leicht aufreißt und damit freie Sporozysten – die in diesen Fällen ausdifferenzierte Sporozoiten enthalten – im frisch abgesetzten Kot zu finden sind.

Alle in Artbeschreibungen so charakterisierten „Isospora"-Arten gehören mit großer Wahrscheinlichkeit zu anderen Gattungen. Bisher konnten Arten von *Sarcocystis* und *Frenkelia* (?) als Oozysten bei Reptilien nachgewiesen werden. Aufgrund dieser Erkenntnisse lassen sich zwei Gruppen von *„Isospora"*-Arten unterscheiden.

1. Gruppe: Typischer Bau der Oozyste mit zwei Sporozysten und je vier Sporozoiten. Die Wandung ist mehr oder weniger dick und fest. Die Sporulation erfolgt außerhalb des Wirtes. Die Entwicklung entspricht der von *Eimeria* und

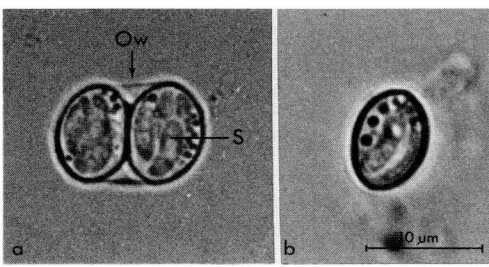

Abb. 171. a = Oozyste von *Sarcocystis singaporensis;* beachte die dünne Wandung, die sich der Form der bei der Kotabgabe bereits voll sporulierten Sporozysten anpaßt. In der rechten Sporozyste sind die 4 Sporozoiten zu sehen; b = freie Sporozyste (nach BREHM und FRANK 1980). Ow = Oozystenwand; S = Sporozoit.

Abb. 172. Zysten von *Sarcocystis singaporensis* im Quetschpräparat der Muskulatur einer Ratte *(Rattus norvegicus).*

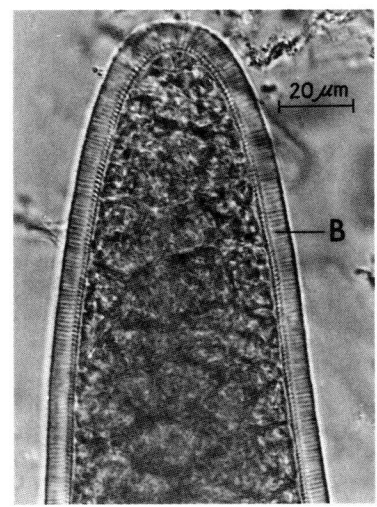

Abb. 173. *Sarcocystis singaporensis*-Muskelzyste 70 Tage p. i. in einer Ratte *(Rattus tiomanicus)* (nach FRANK und HÄFNER 1981). B = „Borstensaum".

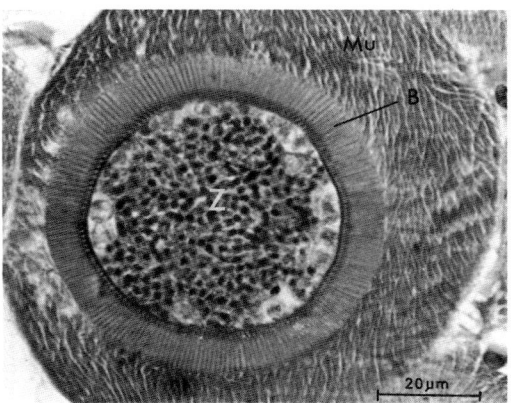

Abb. 174. *Sarcocystis singaporensis*-Zyste in einer Muskelfaser; B = „Borstensaum"; Mu = Muskelfaser; Z = Zystozoiten.

findet vorwiegend in epithelialen oder subepithelialen Zellen des Darmes, des Gallengangsystems, selten der Nierentubuli statt. Die Arten sind monoxen und kommen besonders bei Pflanzenfressern und solchen, die wirbellose Tiere als Nahrung aufnehmen, vor. Beispiele sind Arten aus kleinen Echsen *(Calotes, Hemidactylus)* wie *Isospora calotesi* und *I. hemidactyli.*
2. *Gruppe:* Falls Oozysten auftreten, sind diese in frischem Kot z. T. sporuliert – häufig sind freie Sporozysten neben Oozysten vorhanden – gelegentlich fehlen die Oozysten vollständig. Die Wandung ist dünn, einschichtig, farblos und legt sich den Sporozysten dicht an, sie zerreißt leicht. Die Entwicklung umfaßt fakultativ, bei den meisten Arten aber obligatorisch, zwei Wirbeltiere als Wirte. In den Zwischenwirten bilden sich Zysten im Gewebe aus, die mikroskopisch klein sein können, bei vielen Arten aber auch makroskopisch sichtbar sind; es handelt sich dabei um herbivore, omnivore oder Wirbellosefressende Tiere, wobei neben Säugern und Vögeln auch Kaltblüter in Betracht kommen. Endwirte sind dagegen stets solche Arten, die sich entweder ausschließlich karnivor oder zumindest teilweise räuberisch ernähren, oder aber Kadaverfresser sind. Bisher konnten lediglich Schlangen als Endwirte definitiv nachgewiesen werden, vgl. Toxoplasminae und Sarcocystinae (d), doch dürften Warane, Krokodile, Leguane u. a. ebenfalls geeignete Endwirte sein.

Beispiele solcher bei PELLÉRDY (1974) als Angehörige der Gattung *Isospora* aufgeführte Arten sind vermutlich *Isospora crotali* aus einer Klapperschlange *(Crotalus confluens)* und *I. dirumpens* aus der Puffotter *(Bitis arietans)*.[*]

Diagnose und Therapie: Die Diagnose ist unter Berücksichtigung der geschilderten Kriterien leicht möglich.

Eine Therapie ist bei Arten der Gruppe 1 wie bei *Eimeria* möglich, vgl. Therapie *Eimeria.* Bei Vertretern der Gruppe 2 ist dagegen keine Behandlung notwendig, da klinische Symptome nicht beobachtet wurden, obwohl histologisch-pathologische Veränderungen im Darmepithel auftreten. Die Ausbildung von Oozysten dauert nur eine begrenzte Zeit, so daß Schädigungen nur vorübergehender Art sind und ausheilen.

Die untersuchten Lebenskreisläufe wie *Sarcocystis singaporensis, S. villivillosi, S. zamani, S. idahoensis* und wahrscheinlich auch *S. podarcicolubris* (aus *Coluber viridiflavus*) zeigen eine hohe Spezifität gegenüber den Endwirten und können sich nur in ganz bestimmten, wahrscheinlich eng verwandten Zwischenwirten entwickeln.

Literatur

Siehe unter d (Sarcocystinae und Toxoplasminae).

d) Sarcocystinae und Toxoplasm(at)inae

Alle Arten sind fakultativ und/oder obligat heteroxen. Reptilien können sowohl Zwischenwirte sein, vgl. „Isospora", als auch Endwirte. In diesem Kapitel werden nur solche Arten erwähnt, die im Intestinaltrakt ihre geschlechtliche Phase durchlaufen und zur Bildung von Oozysten/Sporozysten führen, vgl. „Isospora" (2. Gruppe).

Die Vermehrungsrate der Sarkosporidien der Reptilien ist nicht bekannt, sie dürfte aber ähnlich hoch sein wie bei Arten der Warmblüter. Beim Hund werden nach Verabreichung „einiger" Muskelzysten einer geeigneten Art innerhalb der Patenz von ca. zwei Monaten 20–90 Millionen Sporozysten ausgeschieden. Für *Toxoplasma* liegen die Werte noch höher. Eine Katze scheidet nach dem Verzehr von Gewebezysten während der ca. 14tägigen Patenz etwa 160 Millionen Oozysten. aus, ENIGK (1979). Da einzelne Oozysten/Sporozysten zur Neuinfektion geeigneter Wirte ausreichen, ist die Infektkette bei den Sarcocystidae kaum zu unterbrechen.

Die bekannten Entwicklungszyklen sind in der Tab. 28 zusammengestellt.

---

[*] siehe dazu Literaturnachtrag S. 367.

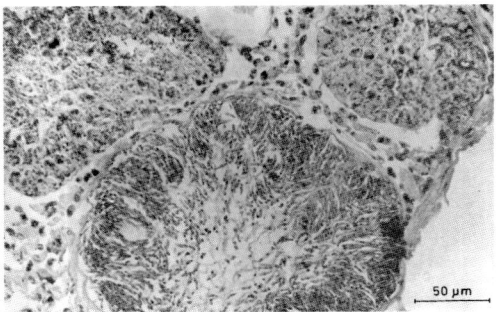

Abb. 175. *Sarcocystis chamaeleonis* aus dem Kaumuskel eines Fischers Chamäleon *(Chamaeleo fischeri);* die beiden oberen „Schläuche" sind weitgehend degeneriert, der untere zeigt die Kompartimentierung der Zyste mit vielen einzeln liegenden Zystozoiten. Die Muskulatur ist weitgehend zerstört (nach FRANK 1966).

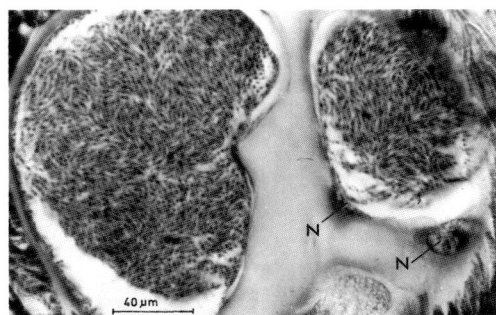

Abb. 176. *Besnoitia-Zysten* im Herzmuskel einer Madeira-Eidechse *(Lacerta dugesii);* N = für die Gattung charakteristische Wandkerne (nach FRANK und FRENKEL 1981).

Literatur

BEAVER, P. C., MALECKAR, J. R.: *Sarcocystis singaporensis* Zaman and Colley, (1975) 1976, *Sarcocystis villivillosi* sp. n., and *Sarcocystis zamani* sp. n.: Development, morphology and persistence in the laboratory rat, *Rattus norvegicus.* J. Parasit. 67, 241–256, 1981.

BLEDSOE, B.: Sporogony of *Sarcocystis idahoensis* in the gopher snake, *Pituophis melanoleucus* (Daudin). J. Parasit. 65, 875–879, 1979.

BLEDSOE, B.: *Sarcocystis idahoensis* sp. n. in deer mice *Peromyscus maniculatus* (Wagner) and gopher snakes, *Pituophis melanoleucus* (Daudin). J. Protozool. 27, 93–107, 1980.

BREHM, H., FRANK, W.: Der Entwicklungskreislauf von *Sarcocystis singaporensis* Zaman und Colley, 1976 im End- und Zwischenwirt. Z. Parasitenk. 62, 15–30, 1980.

DUBEY, J. P.: *Toxoplasma, Hammondia, Besnoitia, Sarcocystis* and other tissue cyst-forming coccidia. In: Parasitic Protozoa Vol. III. Gregarines, Haemogregarines, Coccidia, Plasmodia and Haemoproteids (J. P. KREIER ed.) pp. 101–237. New York, San Francisco, London, Academic Press, 1977.

ENIGK, K.: Resistenz der Dauerformen von Endoparasiten der Haustiere. Berl. Münch. Tierärztl. Wschr. 92, 491–497, 1979.

FRANK, W.: Eine *Sarcocystis*-Infektion mit pathologischen Veränderungen bei *Chamaeleo fischeri* durch *Sarcocystis chamaeleonis* n. spec. (Protozoa, Sporozoa). Z. Parasitenk. 27, 317–335, 1966.

FRANK, W.: Non-hemoparasitic protozoans, pp. 259–384. In: Diseases of Amphibians and Reptiles (HOFF, G. L., FRYE, F. L., JACOBSON E. R. eds.). New York, London, Plenum Press, 1984.

FRANK, W., FRENKEL, J. K.: *Besnoitia* in a palaearctic lizard *(Lacerta dugesii)* from Madeira. Z. Parasitenk. 64, 203–206, 1981.

FRANK, W., HÄFNER, U.: Host range and host specificity of *Sarcocystis.* Zbl. Bakt. Hyg. I. Abt. Orig. A 250, 355–360, 1981.

FRANK, W., LOOS-FRANK, B.: Interessante Krankheitsbilder bei Amphibien und Reptilien, die durch Bakterien, Pilze und Parasiten bedingt sind – eine Übersicht nach 15jähriger Erfahrung, S. 31–44. In: Verh. Ber. XIX Intern. Symp. Erkr. Zootiere, Poznań. Berlin, Akademie Verlag, 1977.

HÄFNER, U.: Arthropods as vectors of *Sarcocystis* sporocysts. Zbl. Bakt. I. Abt. Ref 267, 296–297, 1980.

HÄFNER, U., FRANK, W.: Host specificity and host range of the genus *Sarcocystis* in three snake – rodent life cycles. Zbl. Bakt. Hyg. I. Abt. Orig. A, 256, 296–299, 1984.

KALYAKIN, V. N., ZASUKHIN, D. N.: Distribution of *Sarcocystis* (Protozoa, Sporozoa) in vertebrates. Fol. Parasit. (Praha) 22, 289–307, 1975.

LAINSON, R., SHAW, J. J.: *Sarcocystis* in tortoise: A replacement name *S. kinosterni* for the homonym *S. gracilis* Lainson and Shaw 1971. J. Protozool. 19, 212, 1972.

LEIBOVITZ, L., REBELL, G., BOUCHER, G. C.: *Caryospora cheloniae* sp. n.: a coccidial pathogen of mariculture-reared green sea turtles *(Chelonia mydas mydas).* J. Wildl. Dis. 14, 269–275, 1978.

LEVINE, N. D.: Taxonomy of *Toxoplasma.* J. Protozool. 24, 36–41, 1977.

MATUSCHKA, F.-R.: Life cycle of *Sarcocystis* between poikilothermic hosts. Lizards are intermediate hosts for S. *podarcicolubris* sp. nov., snakes function as definitive hosts. Z. Naturforsch. 36c, 1093–1095, 1981. – Siehe auch Lit. S. 367 –

MATUSCHKA, F.-R.: *Caryospora najae* sp. nov. (Apicomplexa: Sporozoea: Eimeriidae) from the spitting cobra *Naja nigricollis pallida* (Serpentes: Elapidae). J. Parasit. 68, 1149–1153, 1982.

MEHLHORN, H., HEYDORN, A. O.: The Sarcosporidia (Protozoa, Sporozoa): Life cycle and fine structure. Adv. Parasitol. 16, 43–91, 1978.

MUNDAY, B. L., MASON, R. W.: *Sarcocystis* and related organisms in Australian wildlife: II. *Sarcocystis murinotechis* sp. n. life cycle in rats (*Rattus, Pseudomys* and *Mastacomys* spp.) and tiger snakes (*Notechis ater*). J. Wildl. Dis. 16, 83–87, 1980.

PELLÉRDY, L. P.: Coccidia and coccidiosis. Hamburg, Berlin P. Parey, 1974. 2nd ed.

ROMMEL, M.: Vergleichende Darstellung der Entwicklungsbiologie der Gattungen *Sarcocystis, Frenkelia, Isospora, Cystoisospora, Hammondia, Toxoplasma* und *Besnoitia*. Z. Parasitenk. 57, 269–283, 1978.

RZEPCZYK, Chr.: Evidence of rat – snake cycle for *Sarcocystis*. Int. J. Parasitol. 4, 447–449, 1974.

SCHNEIDER, C. R.: *Besnoitia panamensis* sp. n. (Protozoa: Toxoplasmatidae) from Panamanian lizards. J. Parasit. 51, 340–344, 1965.

SCHNEIDER, C. R.: The distribution of lizard besnoitiosis in Panama, and its transfer to mice. J. Protozool. 14, 674–678, 1967.

SENAUD, J., DE PUYTORAC, P.: Observation de la Sarcosporidie du lézard (*Lacerta muralis*). Arch. Zool. Exp. Gen. 104, 182–186, 1964/65).

TADROS, W., LAARMAN, J. J.: *Sarcocystis* and related coccidian parasites: a brief general review, together with a discussion on some biological aspects of their life cycles and a new proposal for their classification. Acta Leiden. 44, 1–137, 1976.

VETTERLING, J. M., WIDMER, E. H.: *Eimeria cascabeli* sp. n. (Eimeriidae, Sporozoa) from rattlesnakes, with a review of the species of *Eimeria* from snakes. J. Parasit. 54, 569–576, 1968.

e) Cryptosporidiidae* (Kryptosporidien)

Die Mikrogameten besitzen im Gegensatz zu den Eimeriidae keine Geißeln. Cryptosporidien entwickeln sich nicht *in* der Zelle, sondern direkt unter der Oberflächenmembran oder im Mikrovillisaum von Darm- bzw. Magenepithelzellen. Die Erreger sind weit verbreitet und konnten z. B. bei Schweinen in Zusammenhang mit schweren Enteritiden gebracht werden. Ihre Biologie ist weitgehend unerforscht; die kleinen, kugeligen oder ovoiden Oozysten (2,8–3,6 µm), in denen sich direkt – ohne Sporozyste – vier Sporozoiten differenzieren, können ver-

---

* Die systematische Zuordnung zu den Kokzidien, i.e.S., scheint nicht restlos geklärt zu sein.

schiedentlich auch bei Reptilien (Schlangen, Lacertiden) nachgewiesen werden. Bei Schlangen führt die Infektion zu einer Verdickung der Magenwand (hypertrophe Gastritis), die sich äußerlich durch eine leichte ventrale Vorwölbung zeigt. Das Magenlumen verengt sich z. T. so stark, daß eine Regurgitation von Beutetieren nach etwa einer Stunde erfolgen kann, vgl. auch Gastro-Enteritiden, S. 199 ff. Erkrankte Tiere magern rasch ab. Histologisch stellen sich die Schizonten als kleine Gebilde von etwa 3 µm Größe dar, in denen 4–8 fadenförmige Merozoiten von knapp 2 µm Länge gebildet werden.
Therapie: Unbekannt.

Literatur

BROWNSTEIN, D. G., STRANDBERG, J. D., MONTALI, R. J., BUSH, M., FORTNER, J.: *Cryptosporidium* in snakes with hypertrophic gastritis. Vet. path. 14, 606–617, 1977.

FRANK, W.: Cryptosporidiidae, pp. 346–347 (non-hemoparasitic protozoans, pp. 259–384). In: Diseases of Amphibians and Reptiles (HOFF, G.L., FRYE, F. L., JACOBSON, E. R. EDS.). NEW YORK, LONDON, PLENUM PRESS, 1984.

McKENZIE, R. A., GREEN, P. E., HARTLEY, W. J., POLLITT, C. C.: *Cryptosporidium* in a red-bellied black snake (*Pseudechis porphyriacus*). Austr. Vet. J. 54, 365–366, 1978.

D. Ciliophora (Ciliaten)

Ciliaten sind vorwiegend durch Arten der Gattungen *Balantidium* und *Nyctotherus* vertreten. Sie leben fast ausschließlich im Colon-Kloaken-Bereich, wo sie oftmals in großer Zahl auftreten.

Pathologische Veränderungen konnten bisher niemals beobachtet werden, da sie sich lediglich zwischen die Darmzotten zwängen. Bei Amphibien sind sie häufiger als bei Reptilien. Die wichtigsten Gattungen sind bei FRANK (1984) zusammengestellt.

Literatur

CORLISS, J. O.: The ciliated Protozoa; characterization, classification and guide to the literature. Oxford, New York, Toronto, Sydney, Paris, Frankfurt: Pergamon Press, 1979.

FENSCHEL, T. M.: The protozoan fauna from the gut of the Green Turtle *Chelonia mydas* L. with a description of *Balantidium bacteriophorus* sp. nov. Arch. Protistenk. 123, 22–26, 1980.

3.5.2.1.2 Blut

Allgemeine Bemerkungen: Im Blut lassen sich nicht selten Protozoen nachweisen; sie gehören vorwiegend zu den Apicomplexa. Besonders häufig kommen Vertreter der Adeleinen aus mehreren Gattungen vor, die sich allein aufgrund der in Erythrozyten auftretenden Stadien nicht differenzieren lassen. Sie müssen als „Haemogregarinen" angesprochen werden. Sehr viel seltener sind Arten anderer Familien wie Leucocytozoidae, Haemoproteidae und Plasmodiidae. Über „Organismen" unklarer systematischer Zugehörigkeit vgl. 3.4, S. 225.

Weniger oft findet man Angehörige der Familie Trypanosomatidae wie Arten der Gattung *Trypanosoma* und vereinzelt der Gattung *Leishmania*.

A. Mastigophora (Flagellaten)

Im Gegensatz zu der Vielzahl von Flagellaten, die im Darmtrakt vorkommen, vgl. 3.5.2.1.1, treten im Blut nur Arten der Familie Trypanosomatidae auf.

a) Trypanosoma

Biologie und Morphologie: 1931 konnte HOARE den Lebenskreislauf von *Trypanosoma grayi*, mit einem Wechsel zwischen einer Tsetsefliege, *Glossina fuscipes fuscipes* (syn. *G. palpalis* der älteren Literatur), und dem Nilkrokodil, *Crocodylus niloticus* aufklären. Die Vermehrung der Trypanosomen findet anscheinend nur im Mitteldarm der Tsetsefliegen statt. Die Übertragung erfolgt mit dem Kot bzw. durch Zerquetschen der Fliegen im Rachenraum, einem bevorzugten Platz zur Blutaufnahme. *T. grayi* hat in den beiden Wirten eine unterschiedliche Größe, in den Fliegen ca. 20 μm, im Krokodil bis zu 90 μm. Reptilblut stellt für diese und einige andere *Glossina*-Arten eine bevorzugte Nahrung dar. Interessant ist, daß Glossinen auch andere Protozoen auf Krokodile übertragen, vgl. Hepatozoon-Arten mit bekannten Lebenskreisläufen (Apicomplexa), Tab. 29.

Eine weitere *Trypanosoma*-Art ist aus afrikanischen Waranen beschrieben *(T. varani)*; auch sie soll von einer Tsetsefliege *(G. tachinoides)*, einer gleichfalls Reptilblut bevorzugenden Art übertragen werden. Kleinere, landlebende Reptilien wie Geckos, Skinke und Chamäleons, aber auch verschiedene Schlangen können mit Trypanosomen befallen sein. Ob es sich um eigenständige Arten handelt oder wie bei Vögeln eine Art

in vielen Wirten vorkommen kann, ist ebenso wenig bekannt wie die meisten Lebenskreisläufe.

Für terrestrische Reptilien kommen nur blutsaugende Arthropoden in Betracht, so fungieren für *T. phlebotomi* aus dem Gecko *(Hemidactylus frenatus)* Phlebotomen (Sandmücken) als Zwischenwirte. Ob Übertragungen in Gefangenschaft möglich sind, ist unbekannt.

Auch aus vorwiegend aquatilen Arten wurden Trypanosomen beschrieben. Hierbei stehen Schildkröten im Vordergrund des Interesses wie Arten von *Lissemys, Chinemys, Pelusios, Chelodina* u. a. So beobachteten wir bei *Emydura krefftii* eine Trypanosomen-Infektion über viele Monate, ohne daß die Schildkröte Symptome einer Erkankung zeigte.

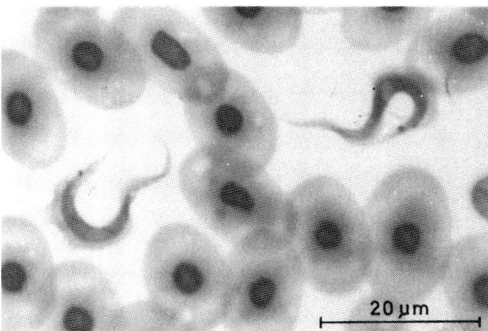

Abb. 177. Unbestimmte Trypanosomen aus dem Blut einer Krefft-Spitzkopfschildkröte *(Emydura krefftii);* der Kinetoplast ist gut zu erkennen.

Als Zwischenwirte solcher Arten dienen vermutlich ausschließlich Egel (Hirudineen), vgl. Haemogregarina (Apicomplexa), S. 265.
Pathologie: Beobachtungen über Schädigungen durch Trypanosomen liegen nicht vor; diese Flagellaten sind als apathogen anzusehen.
Therapie: Behandlungsversuche sind nicht bekannt.

b) Leishmania

Morphologie und Biologie: Leishmanien sind intrazelluläre Parasiten, die im Wirbeltier nur in der amastigoten Form auftreten und in Monozyten, Histiozyten u. a. Zellen leben. Die Übertragung erfolgt wie bei den Arten der Säugetiere und des Menschen durch Phlebotomen *(L. adleri* aus *Latastia longicauda revoili* [Lacertidae] wird von *Phlebotomus clydei* übertragen*)*. Kleinere Echsen scheinen bevorzugte Wirte zu sein

(*Tarentola, Hemidactylus, Ceramodactylus, Agama* u. a.). *Leishmania*-Infektionen sind nur aus altweltlichen Reptilien bekannt.

Bedeutung: In endemischen Gebieten menschlicher Leishmaniosen, insbesondere *L. donovani*-Infektionen, kommt den Leishmanien der Reptilien möglicherweise eine epidemiologische Bedeutung zu. Antigengemeinsamkeiten zwischen Reptil-Leishmanien und solchen des Menschen konnten nachgewiesen werden.

Therapie: Berichte über *Leishmania*-Funde bei Gefangenschaftstieren sind dem Verfasser ebensowenig bekannt wie Versuche einer Therapie.

Literatur

FORD, J.: The role of the trypanosomiases in African ecology. Oxford: Clarendon Press, 1971.

KEYMER, I. F.: Protozoa, pp. 233–290. In: Diseases of the Reptilia (COOPER, J. E. and O. F. JACKSON, eds.) London, New York, Toronto, Sydney, San Francisco, Acad. Press, 1981.

LUMSDEN, W. H. R., EVANS, D. A. (eds.): Biology of the Kinetoplastida Vol. 1 + 2. London, New York, San Francisco, Academic Press, 1976, 1979.

MULLIGAN, H. W.: The African trypanosomiases. London, George Allen and Unwin Ltd., 1970.

TELFORD, S. R. Jr.: Haemoparasites of reptiles, pp. 385–517. In: Diseases of Amphibians and Reptiles (HOFF, G. L., FRYE, F. L., JACOBSON, E. R. eds.). New York, London, Plenum Press, 1984.

ZUCKERMAN, A., LAINSON, R.: Leishmania, pp. 57–133. In: Parasitic Protozoa, Vol. I (KREIER, J. P. ed.) New York, San Francisco, London, Academic Press, 1972.

B. Apicomplexa (Sporozoen i. w. S.)
Allgemeine Bemerkungen: Die Reihenfolge der behandelten Parasiten entspricht nicht ihrer systematischen Stellung, LEVINE u. Mitarb. (1980), S. 366, sondern richtet sich nach ihrer Häufigkeit.

a) „Haemogregarinen"
Allgemeine Bemerkungen: Unter diesem Begriff werden mehrere Gattungen der Unterordnung Adeleina (Ordnung: Eucoccidiida), die in Wirbeltieren parasitieren und deren Blutstadien sich nur ausnahmsweise voneinander unterscheiden lassen, zusammengefaßt. Die Abtrennung der Adeleiden von anderen Kokzidien ist dadurch bedingt, daß sich bereits die Gametozyten vereinigen und Gameten erst danach gebildet werden.

Bei den Gattungen *Karyolysus, Haemogregarina* und *Hepatozoon* handelt es sich um wirtswechselnde Parasiten, bei denen im Blut nur die Gametozyten (Gamonten) – Ausnahme: *Haemogregarina* – in den Erythrozyten auftreten. Die vegetativen Stadien (Meronten) liegen in inneren Organen; eine separate Besprechung dieser Stadien in Kapitel 3.5.2.1.3 erfolgt nicht.

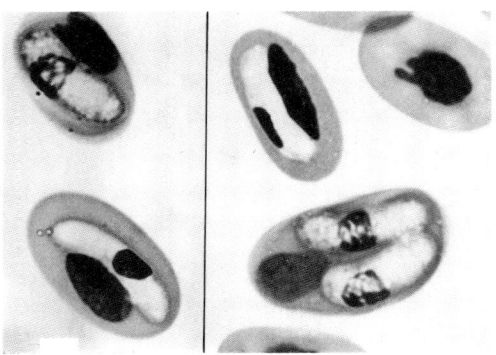

Abb. 178. Gametocyten einer Hämogregarine, vermutlich *Hepatozoon*, in den Erythrocyten einer Hundskopfboa *(Corallus enydris);* die Wirtszellkerne sind z. T. pyknotisch.

α) Karyolysus
Diese Gattung weist im Lebenskreislauf einige Besonderheiten auf, die nur in den Überträgern (Arthropoden) nachgewiesen werden können. Hauptsächlichste Wirbeltierwirte sind Lacertilia, eventuell nur Arten der Familie Lacertidae.
Biologie und Morphologie: Die Biologie umfaßt einen Wirtswechsel zwischen einem Reptil und blutsaugenden Milben. Nur wenige Zyklen *(Karyolysus lacertae, Karyolysus* sp.) zwischen Eidechsen, *Lacerta muralis* bzw. *L. sicula,* und Milben der Gattung *Ophionyssus* sind bekannt.

Die in Erythrozyten auftretenden Gametozyten haben ein bananenförmiges Aussehen und entsprechen in ihrer Größe etwa dem Längsdurchmesser der Blutzellen.

Histologische Untersuchungen machen deutlich, daß zwischen Wirt und Parasit ein ausgeglichenes Verhältnis besteht, zelluläre Reaktionen lassen sich nicht nachweisen.

Eine Entwicklung der Gametozyten kann nur erfolgen, wenn sie in eine geeignete Milbenart der Gattung *Ophionyssus* (syn. *Liponyssus* pro parte) gelangen. Hier entstehen die für die Gattung typischen Sporokineten (Sporoblastokineten), aus denen die Sporozoiten hervorgehen.

Die Übertragung erfolgt nur, wenn der Arthropodenwirt oral aufgenommen wird.

Therapie: Angaben über Therapieversuche fehlen.

β) Hepatozoon

Schlangen scheinen neben Echsen die bevorzugten Wirbeltierwirte zu sein. Untersuchungen in Madagaskar machen deutlich, daß der früher angenommene Zyklus eines ausschließlichen Wirtswechsels zwischen einem Anthropodenwirt – meistens Insekten – und einem Reptil für die Art *H. domerguei* durch die Zwischenschaltung eines weiteren Wirbeltieres (Echsen) eine Komplizierung erfährt. Die Mücken übertragen die Erreger auf Echsen und Schlangen; die Schlangen infizieren sich aber auch durch den Verzehr befallener Echsen.

Experimentell war es möglich, auch andere *Hepatozoon*-Arten von Schlangen auf Echsen und vice versa zu übertragen. Mit Hilfe von Culiciden, die an infizierten *Boa constrictor* Blut gesaugt hatten, wurden Echsen *(Anolis carolinensis)* durch Verfütterung der Mücken mit *Hepatozoon* sp. infiziert. Andererseits konnten von im Freiland in Kalifornien gefangenen Phlebotomen *(Phlebotomus vexator occidentis)*, in deren Haemocoel sich Oozysten mit Sporozoiten einer *Hepatozoon*-Art fanden, diese durch intraperitoneale Verimpfung der zerquetschten Sandmücken auf frischgeborene Schlangen *(Thamnophis sirtalis)*, aber auch auf Zaunleguane *(Sceloporus occidentalis)* übertragen werden. Die Infektion war bei den Echsen auch erfolgreich, wenn die Mücken oral verabreicht wurden.

Morphologie und Biologie: Morphologisch unterscheiden sich die Gametozyten in den Erythrozyten nicht von denen der beiden anderen Gattungen *(Karyolysus, Haemogregarina)*, doch treten in den Blutkörperchen niemals Meronten wie bei *Haemogregarina* auf. Der Unterschied zu *Karyolysus* besteht in der Entwicklung im Arthropodenwirt, da das Sporokineten-Stadium fehlt. Im Wirbeltier finden sich in visceralen Organen Meronten, die oft zu riesigen Haufen zusammenliegen, ohne daß zelluläre Reaktionen zu beobachten sind, Abb. 179. Die Versuche mit *H. rarefaciens*, bei denen Übertragungen von Schlangen auf Echsen und umgekehrt durchgeführt wurden, zeigen, daß die Validität vieler Arten fraglich ist.

Dipteren sind die wichtigsten Zwischenwirte, wobei den Culicidae eine überragende Bedeutung zukommt. Läßt sich die orale Aufnahme solcher Zwischenwirte durch kleine Echsen leicht erklären, da sie die Mücken gezielt fangen, so ist die Infektion von Schlangen auf diese Weise nur schlecht möglich. Mücken könnten zwar an einem Beutetier saugend von der Schlange mitverschlungen werden, doch sind möglicherweise die Infektionswege, wie sie für *H. domerguei* erforscht wurden, s. weiter oben, auch für andere Arten vorstellbar.

Hepatozoon-Arten mit bekannten Lebenskreisläufen: Nur bei wenigen Arten liegen Angaben über ihre Biologie vor. Da neuere Daten von Landau u. Mitarb. (1972) einen sehr viel komplizierteren Lebenskreislauf aufzeigen als bisher angenommen, wäre bei anderen Arten zu prüfen, ob evtl. fakultativ ähnliche Verhältnisse vorliegen, Tab. 29.

Bedeutung: Die Zahl befallener Schlangen ist groß, der Anteil parasitierter Erythrozyten hoch. Bis zu 80% der Erythrozyten können von Gametozyten besetzt sein. Trotzdem leiden die Schlangen nur in seltenen Fällen und wahrscheinlich nur im Zusammenhang mit anderen

---

Tab. 29. Lebenszyklen von *Hepatozoon*-Arten

Hepatozoon-Art	Wirbeltierwirt(e)	Wirbellosenwirt(e)
H. pettiti	*Crocodylus niloticus*	*Glossina fuscipes*
H. mesnili	*Gecko verticillatus* (syn. *Gekko gecko*)	*Culex pipiens fatigans*
H. rarefaciens	*Drymarchon corais* (Ophidia) u. a. Reptilien	*Culex tarsalis, Anopheles albimanus, Aedes sierrensis*
H. domerguei	*Madagascarophis colubrina* (Ophidia) (Wirbeltierwirt – fakultativ) *Oplurus sebae* (Iguanidae) (Wirbeltierwirt – fakultativ)	*Culex pipiens fatigans, Anopheles stephensi*
H. mauritanicum	*Testudo graeca*	*Hyalomma aegyptium*

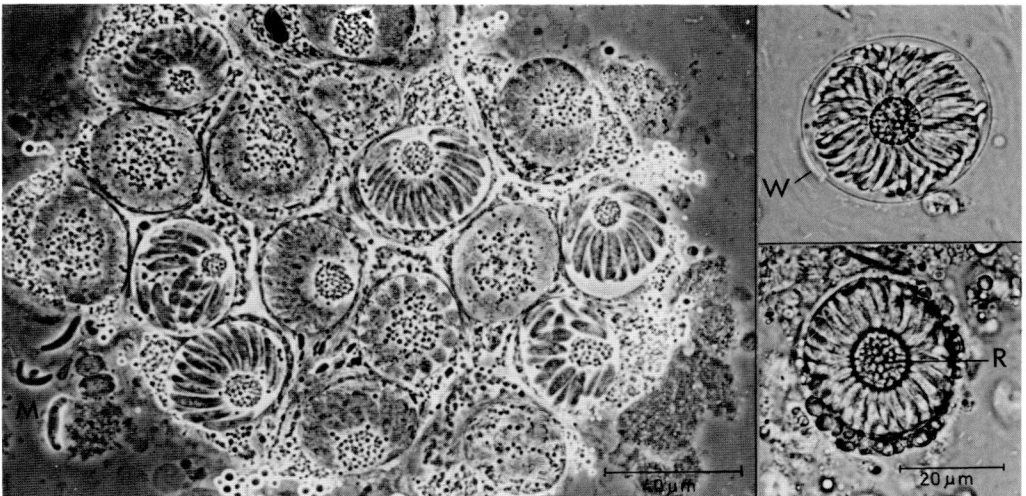

Abb. 179. Meronten einer Hämogregarine, vermutlich *Hepatozoon*, aus der Leber einer Hundskopfboa *(Corallus enydris)*, mit z. T. voll ausgebildeten Merozoiten; Quetschpräparat. M = freie Merozoiten; R = Restkörper; W = Merontenwandung.

Belastungen darunter. Die in Abb. 179 dargestellten Entwicklungsstadien stammen von einer Hundskopfboa *(Corallus enydris)*, bei der in histologischen Präparaten in allen Organen, einschließlich des Fettkörpers, Meronten nachgewiesen werden konnten. Hier lag zweifellos eine erhebliche Störung des Parasit-Wirt-Gleichgewichts vor.

Therapie: Behandlungsversuche mit verschiedenen Präparaten waren erfolglos.

γ) Haemogregarina

Arten dieser Gattung scheinen weitgehend auf wasserlebende Schildkröten beschränkt zu sein; einige Arten, über deren Biologie nichts bekannt ist, wurden auch bei Schlangen gefunden. Angaben über den Lebenskreislauf beziehen sich auf die Untersuchungen von REICHENOW (1910) und HOARE (1932); Zwischenwirte sind Blutegel (Hirudineen).

Morphologie und Biologie: Die Gametozyten unterscheiden sich nicht von denen der beiden anderen Gattungen. Daneben treten aber noch Meronten in den Erythrozyten auf, so daß dadurch eine Zuordnung zur Gattung *Haemogregarina* möglich ist. Die primären vegetativen Stadien entwickeln sich im roten Knochenmark.

Die am besten untersuchte Art ist *H. stepanowi* aus *Emys orbicularis* (Europäische Sumpfschildkröte). Rhynchobdellide Egel, *Placobdel-*

lc (syn. *Haementeria*) *costata*, sind die Wirbellosenwirte. Aus einer anderen Schildkröte *(Geoemyda* (syn. *Nicoria) trijuga)* wurde *H. nicoriae* beschrieben. Die Entwicklung erfolgt gleichfalls in einem Rüsselegel *(Ozobranchus shipleyi)*.

Bedeutung: Angaben über Schädigungen fehlen.

Therapie: Unbekannt.

Literatur

AYALA, S. C.: Haemogregarine from sandfly infecting both lizards and snakes. J. Parasit. 56, 387–388, 1970.

BALL, G. H., CHAO, J., TELFORD, S. R. Jr.: The life-history of *Hepatozoon rarefaciens* (SAMBON and SELIGMAN, 1907) from *Drymarchon corais* (Colubridae), and its experimental transfer to *Constrictor constrictor* (Boidae). J. Parasit. 53, 897–909, 1967.

BERGLE, R. D.: Der Entwicklungszyklus von *Karyolysus* sp. (Apicomplexa, Adeleidea) unter besonderer Berücksichtigung der Ultrastruktur. Diss. Univ. Hohenheim (Parasitologie), 1974.

BODEN, T., CHAO, J., BALL, G. H.: Transfer of Hepatozoon sp. from *Boa constrictor* to a lizard, *Anolis carolinensis*, by mosquito vectors. J. Parasit. 56, 832–833, 1970.

CHAO, J., BALL, G. H.: Transfer of *Hepatozoon rarefaciens* (SAMBON and SELIGMAN, 1907) from the Indigo Snake to a Gopher Snake by a mosquito vector. J. Parasit. 55, 681–682, 1969.

HOARE, C. A.: On protozoal blood parasites collected in Uganda. With an account of the life cycle of the crocodile haemogregarine. Parasitol. 24, 210–224, 1932.

LANDAU, I., MICHEL, J. C., CHABAUD, A. G., BRYGOO, E. R.: Cycle biologique d' *Hepatozoon domerguei*; discussion sur les charactères fondamentaux d'un cycle de Coccidie. Z. Parasitenk. 38, 250–270, 1972.

MICHEL, J.-C.: *Hepatozoon mauritanicum* (Et. et Ed. SERGENT, 1904) n. comb., parasite de *Testudo graeca*: redescription de la sporogonie chez *Hyalomma aegyptium* et de la schizogonie tissulaire d'après le matériel d'E. Brumpt. Ann. Parasit. hum. comp. 48, 11–21, 1973.

REICHENOW, E.: *Haemogregarina stepanowi*. Die Entwicklungsgeschichte einer Hämogregarine. Arch. Protistenkde. 20, 251–350, 1910.

REICHENOW, E.: *Karyolysus lacertae*, ein wirtswechselndes Coccidium der Eidechse *Lacerta muralis* und der Milbe *Liponyssus saurarum*. Arb. kaiserl. Gesundh. Amt 45, 317–363, 1913.

REICHENOW, E.: Die Hämococcidien der Eidechsen. Vorbemerkungen und I. Teil: Die Entwicklungsgeschichte von *Karyolysus*. Arch. Protistenkde. 42, 179–291, 1921.

TELFORD, S. R. Jr.: Vgl. Literatur S. 263.

b) Haemosporina

Allgemeine Bemerkungen: In dieser Unterordnung werden Angehörige mehrerer Familien eingruppiert (Haemoproteidae, Leucocytozoidae, Plasmodiidae), von denen Arten einzelner Gattungen bei Reptilien vorkommen. Im Vergleich zu den Adeleinen sind sie sehr selten; ihre Besprechung wird kurz gehalten.

α) Haemoproteidae

Die Haemoproteidae (hauptsächlichste Wirte sind Vögel) treten bei Reptilien in zwei Gattungen, *Haemocystidium* (syn. *Haemoproteus*) und *Simondia* (syn. *Haemoproteus*) mit jeweils einer Art auf. Obwohl *Simondia metchnikowi* bei vielen Land- und Wasserschildkröten in mehreren Kontinenten (Indien, Australien, Afrika, Amerika) nachgewiesen werden konnte, liegen keine Aussagen über Schädigungen vor. Die breite Palette möglicher Wirtstiere weist auf eine geringe Wirtsspezifität hin.

Die Hämoproteiden stellen phylogenetisch alte Parasiten dar, bei denen ein ausgeglichenes Wirt-Parasit-Verhältnis besteht.

Morphologie und Biologie: In den Erythrozyten treten nur die Gametozyten auf. Ihre Größe entspricht dem Längsdurchmesser der Blutkörperchen, ihr Aussehen ist nierenförmig, wobei

sie den Erythrozytenkern umgreifen. Da sie Pigment enthalten, sind sie von den Gametozyten der Adeleinen (*Haemogregarina, Karyolysus, Hepatozoon*), vgl. „Hämogregarinen" (a), zu unterscheiden.

Die exoerythrozytären Entwicklungsstadien in Leber, Milz u. a. Organen erinnern an die Gewebestadien von *Hepatocystis* in bestimmten Säugern, bzw. an *Leucocytozoon* von Vögeln.

Die Megaloschizonten erreichen eine Größe von 40–50 μm.

Der Entwicklungskreislauf von *Simondia metchnikowi* konnte in *Chrysemys picta* als Wirbeltierwirt und einer Tabanide (*Chrysops callidus*) aufgeklärt werden. Diese Tabaniden ziehen selbst in Gegenwart von Warmblütern Schildkröten als Präferenzwirte vor.

Die Art *Haemocystidium simondi* parasitiert indische Gecko-Arten und solche aus Sri Lanka (*Hemidactylus* sp.). Ähnliche Parasiten treten in australischen Geckos und im afrikanischen Gekko *Tarentola mauritanica* auf.

In Blutausstrichen findet man Gametozyten nicht nur in Einzahl, sondern gelegentlich auch in Mehrzahl in einem Erythrozyten, wobei sogar Makro- und Mikrogametozyten eine Zelle besiedeln.

Befallene Erythrozyten hypertrophieren bei gleichzeitiger Dehämoglobinisierung. Der Wirtszellkern wird an den Rand verdrängt und die Parasiten füllen die Zelle weitgehend aus. Das Pigment, das als feine braune Granula vorliegt, befindet sich in der Peripherie der Gametozyten.

Bedeutung und Therapie: Unbekannt.

β) Leucocytozoidae

Vor wenigen Jahren konnten Parasiten in südamerikanischen Echsen nachgewiesen werden, die aufgrund ihrer Morphologie und Biologie als Vertreter der Familie Leucocytozoidae erkannt und einer neuen Gattung *Saurocytozoon* zugeordnet wurden. Zwei Arten sind bisher beschrieben, *S. tupinambi* aus dem Teju (*Tupinambis nigropunctatus*) und *S. mabuyi* aus einem Skink (*Mabuya mabouya*). Im peripheren Blut lassen sich nur Makro- und Mikrogametozyten nachweisen, die sich in Lymphozyten und Monozyten entwickeln, ohne daß Pigment gebildet wird.

Biologie: Die Sporogonie von *S. tupinambi* erfolgt experimentell in *Culex pipiens fatigans*, so daß auch in der Natur Culiciden als Vektoren fungieren dürften. Daneben sind eventuell auch

Ceratopogoniden *(Culicoides)* als Zwischenwirte geeignet.

Bedeutung und Therapie: Unbekannt.

γ) Plasmodiidae

Geographische Verbreitung und Wirtstiere: Arten der Gattung *Plasmodium* treten in Reptilien aus fünf Kontinenten auf. Die hauptsächlichsten Wirte stellen Echsen; Schlangen wurden nur vereinzelt befallen gefunden. Malaria-Parasiten fehlen in den phylogenetisch ältesten Reptilien, Krokodilen, Schildkröten und der Brückenechse. Die wichtigsten Wirte sind Echsen der feuchten Tropen, doch liegen auch Nachweise aus Neuseeland und Japan vor.

In den vergangenen 10–15 Jahren konnten mehr Arten neu beschrieben werden als zuvor bekannt waren. Finden sich noch bei GARNHAM (1966) nur 23 Arten, darunter neun neuweltliche, aufgelistet, so führt AYALA (1978) 54 Arten – einschließlich zwei Unterarten – auf, die sich zoogeographisch wie folgt verteilen: Afrika neun Arten; Australien, Asien, Ozeanien sechs Arten und zwei Unterarten; Neue Welt (vorwiegend Süd- und Mittelamerika) 37 Arten.

Neben Plasmodien wurden weitere Arten aus süd-mittelamerikanischen Echsen beschrieben, die aufgrund unterschiedlicher Merkmale (fehlende Pigmentbildung) neuen Gattungen zugeordnet und in der Familie Garniidae zusammengefaßt werden. Von den beiden Gattungen *Garnia* und *Fallisia* sind jeweils mehrere Arten bekannt. *Garnia* bildet in Erythrozyten und/oder Leukozyten Gametozyten und Meronten aus, *Fallisia* entwickelt sich nur in Leukozyten zu Meronten und Gametozyten.

Morphologie und Biologie: Von den meisten *Plasmodium*-Arten sind nur die Blutformen bekannt, während die exoerythrozytären Stadien noch nicht beschrieben sind. Der volle Entwicklungszyklus ist nur von einer Art *(P. mexicanum)* aufgeklärt. Dabei hat sich gezeigt, daß diese phylogenetisch alten Parasiten nicht an eine Entwicklung in Culiciden gebunden sind, sondern andere Arthropoden nutzen können.

Als Wirbeltierwirte fungieren für die Art *Plasmodium mexicanum* kalifornische Zaunleguane *(Sceloporus occidentalis)* und Phlebotomen *(Lutzomyia* (syn. *Plebotomus) vexatrix occidentis* und *Lutzomyia* (syn. *Phlebotomus) stewarti)* als experimentelle Wirbellosenwirte.

Bedeutung: Bei erwachsenen, natürlich infizierten Zaunleguanen treten keine Vitalitätsbeeinträchtigungen auf. Wird Blut stark infizierter Individuen auf frisch geschlüpfte Jungtiere übertragen, kommt es zu einer fulminanten erythrozytären Vermehrung der Parasiten, die den Tod der Echsen innerhalb von sechs Wochen verursachen.

Bei Gefangenschaftstieren kann Malaria nur dann auftreten, wenn es sich um Frischimporte handelt, da für eine Übertragung im gemäßigten Klima die Vektoren fehlen.

Sollten Plasmodien nachgewiesen werden – auch sie sind durch Pigment charakterisiert – liegt wahrscheinlich eine Prämunität (Infektionsimmunität) vor, die ein ausgeglichenes Wirt-Parasit-Verhältnis bedeutet, so daß eine Gefährdung der Tiere auszuschließen ist.

Therapie: Antimalaria-Mittel wie sie gegen die Vogel- bzw. Säugermalaria eingesetzt werden, führen auch bei Reptilien zu einer Eliminierung der Blutformen, nicht aber zur Vernichtung der exoerythrozytären Stadien.

Literatur

AYALA, S. C.: Plasmodia of reptiles. In: Parasitic Protozoa (KREIER, J. P. ed.). Vol. III, 267–309. New York, San Francisco, London, Academic Press, 1977.

AYALA, S. C.: Checklist, host index, and annotated bibliography of *Plasmodium* from reptiles. J. Protozool. 25, 87–100, 1978.

DE GIUSTI, D. L., DOBRZECHOWSKI, D.: The biology of the chelonian haemoproteid *Haemoproteus metchnikovi* in turtle hosts and in the intermediate host *Chrysops callidus*. ICOPA III, 1, 80–81, 1974.

Lainson, R., Shaw, J. J.: A new haemosporidian of lizards, *Saurocytozoon tupinambi* gen. nov., sp. nov., in *Tupinambis nigropunctatus* (Teiidae). Parasitol. 59, 159–162, 1969.

LAINSON, R., LANDAU, I., SHAW, J. J.: On a new family of non-pigmented parasites in the blood of reptiles: Garniidae fam. nov. (Coccidiida: Haemosporidiidae). Some species of the genus *Garnia*. Int. J. Parasit. 1, 241–250, 1971.

LAINSON, R., LANDAU, I., SHAW, J. J.: Further parasites of the family Garniidae (Coccidiida: Haemosporidiidea) in Brazilian lizards, *Fallisia effusa* gen. nov., sp. nov. and *Fallisia modesta* gen. nov. Parasitol. 68, 117–125, 1974.

LAINSON, R., LANDAU, I. SHAW, J. J.: Observations on non-pigmented haemosporidia of Brazilian lizards, including a new species of *Saurocytozoon* in *Mabuya mabouya* (Scincidae). Parasitol. 69, 215–223, 1974.

LAINSON, R., SHAW, J. J., LANDAU, I.: Some blood parasites of the Brazilian lizard *Plica umbra* and *Uranoscodon superciliosa* (Iguanidae). Parasitol. 70, 119–142, 1975.

LANDAU, I.: Development of *Saurocytozoon tupinambi*, parasite of Brazilian lizards in an unexpected vector for the Leucocytozoidae, *Culex pipiens*. Progr. Protozool. 4th Int. Congr. Protozool. 241, 1973.

LANDAU, I., LAINSON, R. BOULARD, Y., MICHEL, J.-C., SHAW, J. J.: Développement chez *Culex pipiens* de *Saurocytozoon tupinambi* (Sporozoaire, Leucocytozoidae) parasite de lézards brésiliens. C. R. Acad. Sc. Paris, Série D 276, 2449–2452, 1973.

TELFORD, S. R. Jr.: Saurian malarial parasites in Eastern Panama. J. Protozool. 17, 566–574, 1970.

TELFORD, S. R. Jr.: Saurian malarial parasites from Guyana: their effect upon the validity of the family Garniidae, and the genus *Garnia*, with descriptions of two new species. Int. J. Parasit. 3, 829–842, 1973.

TELFORD, S. R. Jr.: Vgl. Literatur S. 263.

3.5.2.1.3 Protozoenstadien anderer Lokalisation

Entwicklungsstadien von Protozoen lassen sich in verschiedenen inneren Organen von Reptilien nachweisen; es handelt sich dabei um Arten wie *Hexamita, Entamoeba, Eimeria, Sarcocystis,* Hämosporidien u. a., die in den entsprechenden Abschnitten der darm- bzw. blutbesiedelnden Protozoen abgehandelt wurden, da die am leichtesten feststellbaren Stadien hier anzutreffen sind.

3.5.2.1.4 Sonstige Protozoen

Myxospora
Bei Reptilien treten Myxosporidien ausschließlich als Lumenparasiten in der Gallenblase auf.

Neben der Gattung *Myxidium* konnten auch Vertreter von *Henneguya* bei amerikanischen Schmuckschildkröten *(Pseudemys)* nachgewiesen werden. Diese Erreger haben keine Bedeutung. Eine ausführliche Besprechung erfolgte bei den Amphibien, vgl. 3.5.1.1.3.C.a Myxospora.

Literatur

Siehe bei Amphibien (Protozoen im Gewebe 3.5.1.1.3.C.b).

3.5.2.2 Helminthen („Würmer")

Allgemeine Bemerkungen: Zu den Helminthen gehören die zahlreichen azölomatischen oder parenchymatösen „Würmer" wie auch die wenigen zölomatischen Ringelwürmer (Anneliden), von denen die Hirudineen gelegentlich als Ekto-, z. T. als Ekto-/Endoparasiten bei Amphibien und wasserlebenden Reptilien auftreten.

Die Lokalisation der Geschlechtstiere aller Helminthen ist in erster Linie der Intestinaltrakt. Von Trematoden werden zudem Anhangsorgane des Darmes, wie die Gallengänge aber auch die Lunge, die Niere und Blutgefäße besiedelt. Nematoden finden sich neben dem Darm bevorzugt in der Lunge und halten sich vergleichsweise selten in anderen Organen wie dem Ovidukt auf. Einige Gruppen wie Dracunculiden und Filarien besiedeln die Leibeshöhle oder leben auf serösen Häuten oder in Gefäßen, z. T. auch in der Lunge. Einzelne Arten wie *Capillaria recurva* finden sich auch im subkutanen Gewebe.

Geschlechtsreife Cestoden und Acanthocephalen vermögen nur im Darmkanal zu leben, wenn man von dem ausnahmsweisen Auftreten einiger Bandwurmarten in Gangsystemen (Ductus pancreaticus, D. choledochus) und einer Art in der Leibeshöhle einer Echse absieht, vgl. Cestodes, S. 275 ff.

Die digenen Trematoden werden entsprechend ihren Ansiedlungsorten besprochen. Im Abschnitt „Intestinaltrakt" sind nur die Lumenbewohner berücksichtigt, Larven dagegen, die man auch *in* der Darmwand findet, unter dem Kapitel „Sonstige Organe". Monogenea und Aspidogastrea werden jeweils in einem Kapitel zusammenfassend dargestellt.

3.5.2.2.1 Trematodes (Saugwürmer)

Allgemeine Bemerkungen: Die Klasse Trematodes wird in drei Unterklassen untergliedert, die Monogenea (monogene Trematoden), die Aspidogastrea und die Digenea (digene Trematoden). Von den Monogenea treten nur wenige Arten bei Reptilien auf; die Aspidogastrea sind gleichfalls selten zu finden, die Digenea dagegen sind weit verbreitet. In feuchten Biotopen lebende Arten, die bevorzugt Amphibien oder Fische fressen, sind häufiger befallen als andere. In Abhängigkeit von den Lebenskreisläufen der Trematoden kommt es bei manchen Reptilien zu einem Massenbefall. So findet man bei *Python reticulatus* und *P. molurus* in den Nierentubuli bzw. den Ureteren oft Hunderte von Trematoden der Gattung *Styphlodora*, wobei erhebliche Schädigungen eintreten. Auch rein terrestrisch lebende Arten wie Chamäleons werden von Saugwürmern besiedelt. Die meisten Arten leben im Darmtrakt bzw. damit in Verbindung stehenden Organen.

Trotz der über 550 beschriebenen Arten sind nur wenige Entwicklungszyklen bekannt, so daß über Infektionswege kaum Angaben vorliegen.

Besonders geringe Kenntnisse besitzen wir über pathologische Veränderungen nach einem Trematodenbefall des Intestinaltraktes. Für Arten, die in Organen leben, liegen dagegen einige Angaben vor.

Die Besprechung erfolgt ohne Berücksichtigung der systematischen Zuordnung.

A. Monogenea

Hauptwirte der monogenen Trematoden sind Fische; nicht selten treten sie auch in der Harnblase von Amphibien auf, vgl. 3.5.1.2.1.A. Aus Reptilien sind nur etwa 20 Arten beschrieben, die alle den Polystomatidae zugeordnet werden. Sie erreichen selten über 3 mm Größe. Als Wirte dienen aquatisch lebende Schildkröten.

Neopolystoma-Arten treten in der Nase und der Harnblase von Cryptodira- und Pleurodira-Arten auf.

Polystomoidella-Arten kommen nur in der Harnblase von Schildkröten der Familie Chelydridae *(Chelydra)* und Kinosternidae *(Kinosternon, Sternotherus)* vor.

Polystomoides-Arten leben in der Harnblase, den Nasengängen und im Ösophagus von Schildkröten der Familien Emydidae *(Chrysemys, Clemmys, Emys, Geoemyda, Graptemys, Kachuga, Malaclemys, Pseudemys, Terrapene)*, Chelydridae *(Chelydra)* und Trionychidae *(Trionyx)*. – Die Erwähnung von Arten der Testudinidae *(Testudo)* und von Cheloniidae *(Chelonia, Caretta)* als Wirte ist zweifelhaft.

Bedeutung: Die Bedeutung ist gering; Schädigungen sind nicht bekannt. In „Gemeinschaftsbecken" wäre aufgrund der direkten Entwicklung eine Bekämpfung in Erwägung zu ziehen.
Diagnose: Die verhältnismäßig großen Eier enthalten z. T. schon eine voll ausgebildete Larve (Oncomiracidium), deren Pigmentbecherozellen durch die Eiwandung hindurch zu sehen sind; sie sind allerdings meist wenig zahlreich.
Therapie: Vgl. Digenea des Intestinaltraktes (C.a). Ein Versuch mit Praziquantel in einer Dosierung von 20 mg/kg KG, oral über mehrere Tage, ist zu empfehlen. Auch kloakale Spülungen mit suspendiertem Praziquantel könnten erfolgreich sein.

B. Aspidogastrea (syn. Aspidocotylea)

In ihrer Morphologie und Biologie stehen diese Plathelminthen zwischen den Monogenea und den Digenea. Ihre Entwicklung verläuft direkt ohne Generations- und ohne Wirtswechsel. Die zu einer mächtigen Festhalteeinrichtung umgebildete Ventralseite, die eine in viele Kompartimente unterteilte Saugscheibe darstellt, ermöglicht es diesen Parasiten, sich im Magen und Duodenum ihrer Wirte (Schildkröten) festzuhalten.

Für die Arten der vier Gattungen sind jeweils eine Reihe von Wirten bekanntgeworden:
Lophotaspis (Caretta, Trionyx)
Cotylaspis (Cyclanorbis, Graptemys, Chelydra, Trionyx)
Lissemysia (Lissemys)
Multicotyle* (Siebenrockiella crassicollis, Cuora amboinensis, Dogania subplana u. weitere Arten)
Bedeutung: Unbekannt.
Diagnose: Durch Identifizierung der gedeckelten Eier in den Exkrementen.
Therapie: Unbekannt – evtl. wäre wie bei den Monogenea zu verfahren.

C. Digenea

Allgemeine Bemerkungen: Den digenen Trematoden kommt im Gegensatz zu den Monogenea und Aspidogastrea bei allen Wirbeltieren eine z. T. große Bedeutung zu. Für Reptilien liegen nur vereinzelte Publikationen über eine Schädigung vor. Morphologie und Biologie aller Digenea sind ähnlich.

Bei Reptilien parasitieren nicht nur Geschlechtstiere, sondern in einer Reihe von Fällen sind sie auch Wirte für Larven (Metacercarien), vgl. Reptilien als Wirte von Larven der Digenea (d.).

Morphologie und Biologie: Die Morphologie der Trematoden der Reptilien ist identisch mit Arten aus Warmblütern. Sehr kleine Formen von nur 1–2 mm Größe finden sich neben großen von ca. 2 cm.

Von den vielen aus Reptilien beschriebenen Trematoden sind die Lebenskreisläufe nur von ca. 50 Arten bekannt. Neben den ersten Zwischenwirten (Schnecken) sind häufig zweite Zwischenwirte notwendig, z. T. sind nur die zweiten Zwischenwirte aufgefunden, während Angaben über die Mollusken (Entwicklung bis

---

* *Multicotyle purvisi* ist die am besten untersuchte Art, RHODE (1972).

zur Cercarie) fehlen. Bei den Spirorchiidae und Heronimidae ist kein zweiter Zwischenwirt notwendig; die Cercarien dringen entweder perkutan ein (Spirorchiidae), oder die Infektion erfolgt, wenn Schnecken, in denen sich die Cercarien entwickelt haben, vom Endwirt (Schildkröten) gefressen werden (Heronimidae).

Der häufigste Infektionsweg führt über einen zweiten Zwischenwirt. Bei vielen Zyklen dienen Amphibienlarven, seltener Fische und in Einzelfällen Arthropoden (bevorzugt Insekten) als Wirte für die Entwicklung der Metacercarien.

Bei vielen Trematoden besteht eine weitgehende Unspezifität gegenüber den Endwirten, sofern die zweiten Zwischenwirte in das Nahrungsspektrum eines definitiven Wirts gehören. Demgegenüber eignen sich von den als erste Zwischenwirte fungierenden Schnecken meistens nur eine oder wenige Arten für die Entwicklung der Cercarien. Wirtsspezifitäten, zu-

mindest aber Wirtspräferenzen, bestehen auch gegenüber den zweiten Zwischenwirten.

In Gefangenschaft kann sich aus diesen Gründen kein Lebenskreislauf aufbauen. Die Behandlung eines Trematodenbefalls beschränkt sich auf das Einzeltier, eine Gefahr der Ausbreitung besteht dagegen nicht.

Bedeutung: Darmlumenbewohner verursachen keine nachweisbare Schädigung, dagegen ist bei Arten, die sich in Organen ansiedeln, in Abhängigkeit von ihrer Zahl mit pathologischen Veränderungen zu rechnen. Solche Prozesse sind von Egeln, die im Gallengangsystem, den Pankreasgängen, bzw. den Nierenkanälchen oder den Ureteren leben, bekannt, während Arten, die das Lungenlumen bewohnen, geringere Bedeutung haben.

Systematik: Die Zahl der aus Reptilien beschriebenen Trematoden-Arten (ca. 550) ist etwa doppelt so hoch wie die aus Amphibien

Tab. 30. Digenea der Reptilien

Ordnung/Familie	Anzahl der Gattungen (ca.)	Anzahl der Arten (ca.)
Prostomatida		
Paramphistomidae	13	21
Gorgoderidae	2	2
Allocreadiidae	2	2
Liolopidae	2	8
Lecithodendriidae	7	10
Hemiuridae	3	4
Cephalogonimidae	2	17
Opisthorchiidae	5	7
Microphallidae	1	1
Brachycoeliidae	3	19
Plagiorchiidae	46	166
Telorchiidae	4	50
Ommatobrephidae	1	4
Auridistomidae	3	5
Rhytidodidae	2	4
Echinostomatidae	4	5
Dicrocoeliidae	6	28
Callodistomidae	1	1
Acanthostomidae	2	13
Cryptogonimidae	1	1
Pachypsolidae	1	5
Clinostomidae	2	3
Pronocephalidae	22	53
Angiodictyidae	7	13
Heronimidae	1	1
Urotrematidae	1	1
Spirorchiidae	16	53
Proterodiplostomidae	16	30
Cyathocotylidae	5	9

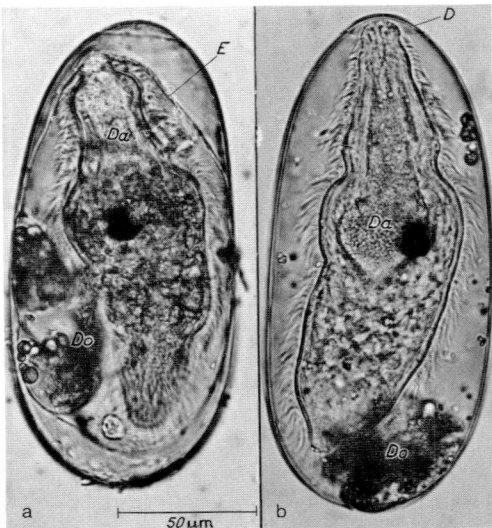

Abb. 180. Zwei Eier des Trematoden *Gogatea serpentium* aus der Fühlerschlange *Erpeton tentaculatum* mit voll ausgebildeten Mirazidien; bei Teilbild (a) ist die Embryonalmembran (E) deutlich zu erkennen. D = Deckelchen; Da = primitive Darmanlage; Do = Dotterrest (nach FRANK 1966).

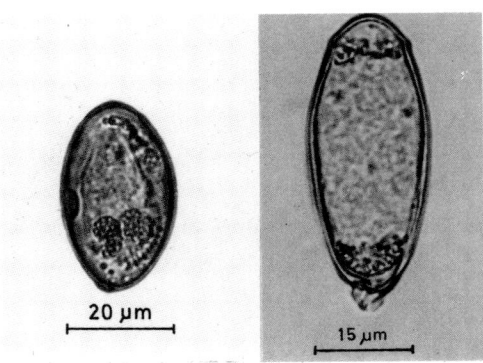

Abb. 181. Links: Trematodenei mit voll entwickeltem Mirazidium aus einer Blutsaugeragame *(Calotes versicolor);* rechts: Ei eines im Ureter lebenden Trematoden *(Styphlodora* sp.) mit großem, deutlichem Operculum aus einer Mangroven-Nachtbaumnatter *(Boiga dendrophila).*

bekannten Arten (ca. 270). Vertreter der Gasterostomatida fehlen bei Reptilien (wie bei Vögeln und Säugern).

Die wichtigsten Familien, von denen Arten bei Reptilien vorkommen, sind in der Tab. 30 aufgeführt.

a) Digenea des Intestinaltraktes

Die meisten Trematoden besiedeln den Darmtrakt vom Ösophagus bis zur Kloake; sie gehören vorwiegend zu den Plagiorchiidae, deren Entwicklung sich über zwei Zwischenwirte vollzieht. Viele bekannte Lebenskreisläufe betreffen solche Arten. Erste Zwischenwirte sind Süßwasserschnecken der Gattungen *Physa, Lymnaea* u. a., zweite Zwischenwirte hauptsächlich Amphibienlarven, z. T. metamorphosierte Tiere mit Bevorzugung der Anuren.

Bedeutung: Schädigungen sind nur bei einem Massenbefall zu erwarten. So wurde in einer Krokodilfarm, in der *Crocodylus acutus* und *C. rhombifer* gezüchtet werden, bei 0—1jährigen Tieren ein zuvor unbekanntes Syndrom beobachtet, das auf eine intestinale Trematodiasis durch *Acanthostomum loossi* (Acanthostomidae) zurückgeführt werden konnte. Die Jungkrokodile litten unter Appetitlosigkeit, verminderter Vitalität und blieben im Wachstum zurück. Eine Therapie mit dem Präparat Oxyclosamid in der Dosierung von 50–100 mg/kg KG, das 2× im Abstand von 40 Tagen verabreicht wurde, war bei allen 12 320 behandelten Tieren erfolgreich. Ausfälle aufgrund der Behandlung waren nicht nachzuweisen. Eine Behandlung wäre sicher auch mit den nachfolgend aufgeführten Präparaten möglich gewesen. – Demgegenüber scheint das wiederholt beobachtete Massenauftreten von Trematoden in der Maulhöhle von Mangroven-Nachtbaumnattern *(Boiga dendrophila)* keinerlei Einfluß auf die Vitalität der Wirte zu haben.

Diagnose: Werden Eier mit voll entwickeltem Mirazidium ausgeschieden, ist die Diagnose einfach. In Fällen, in denen zwar operculierte Eier vorhanden sind, die Embryonalentwicklung aber nicht abgeschlossen ist, müssen die Eier „kultiviert" werden, um eine Unterscheidung zu pseudophylliden Cestoden, vgl. Pseudophyllidea (3.5.2.2.3.B.b Cestoidea), zu ermöglichen.

Therapie: Die Behandlung kann mit Praziquantel vorgenommen werden. Besiedeln die Trematoden den Darmtrakt, so reicht eine einmalige, besser zweimalige Verabreichung von 20 mg/kg KG der Wirksubstanz, mit der Magensonde eingegeben, aus. Falls nach ein- bzw. zweimaliger Applikation noch immer Eier in den Fäzes auftreten, dürften die Egel außerhalb des Darmtraktes lokalisiert sein. Da Schlangen in großen Abständen defäzieren, sollte die Nachkontrolle erst bei der zweiten oder dritten Abkotung erfolgen. Leben Trematoden in Organen wie Blutgefäßen, Lunge etc., so muß die Therapie über mehrere Tage (5–7) in täglichen Dosen von 20 mg/kg KG fortgesetzt werden.

b) Digenea des Zirkulationssystems

Die blutgefäßbewohnenden Trematoden gehören zu den Spirorchiidae. Sie wurden nur bei aquatischen Schildkröten nachgewiesen. Ihre Entwicklung verläuft über *einen* Zwischenwirt.

Bei Arten, die in Gefäßen um den Darmkanal leben, gelangen die Eier über Mikroabszesse in der Wandung in die Außenwelt. Wie die Eier der Arten, die Herz bzw. größere Arterien besiedeln, nach außen kommen, ist unbekannt. Entwicklungskreisläufe sind von den Gattungen *Spirorchis*, *Plasmiorchis*, *Enterohaematotrema* und *Vasotrema* bekannt, die in folgenden Wirten vorkommen:

Chelydra, Sternotherus, Emydura, Graptemys, Pseudemys, Trionyx, Chrysemys, Hardella, Kachuga, Lissemys

Die Entwicklung findet in Süßwasserschnecken, *Physa, Indoplanorbis, Helisoma, Monetus* statt.

Von den in Meeresschildkröten lebenden Gattungen, *Haemoxenicon, Learedius, Amphiorchis, Monticellius, Carettacola, Neospirorchis, Hapalotrema*, sind keine Zyklen bekannt. Als Wirte wurden *Chelonia mydas, Eretmochelys imbricata* und *Caretta caretta* nachgewiesen. **Bedeutung:** Wahrscheinlich verursachen die Mikroabszesse in der Darmwandung eine allmähliche Verdickung, was zu einer Beeinträchtigung der Peristaltik führen muß. Die Beschreibung der pathologischen Prozesse nach einem Befall mit *Hapalotrema* sp. bei einer Suppenschildkröte *(Chelonia mydas)* machen deutlich, daß sich nicht nur in allen Organen typische Granulome um die verschleppten Eier ausbilden, sondern auch eine Hypertrophie der Milz zustande kommt. Ein kardiovaskulärer Trematodenbefall bei Schildkröten stellt sich also ähnlich dar wie die Besiedlung mit Schistosomatiden bei Vögeln und Säugern.

Fibroepitheliale, papillomatöse oder fibromatöse Bildungen auf Augenlidern und an anderen Stellen des Körpers können Ansammlungen von Spirorchiiden-Eiern sein. Große Eigranulome in der Lunge führen zu einer Fibrose. Spirorchiiden haben eine erhebliche Bedeutung. In Gebieten, in denen solche Infektionen häufig sind, beeinflussen sie möglicherweise den Bestand einer Population.

Diagnose: Die Diagnose ist durch den Nachweis der Eier im Kot möglich, doch ist die Unterscheidung von anderen Trematodeneiern schwierig.

Therapie: Obwohl keine Therapie-Versuche bekannt sind, sollte aufgrund der Schädigung über mehrere Tage mit Praziquantel behandelt werden, vgl. Digenea des Intestinaltraktes (a).

c) Digenea sonstiger Organe

Zahlreiche digene Trematoden siedeln sich außerhalb des Darmtraktes in den verschiedensten Organen an. Wahrscheinlich haben die Bewohner der Gallenwege und des Nierensystems eine größere Bedeutung als solche in anderen Organen.

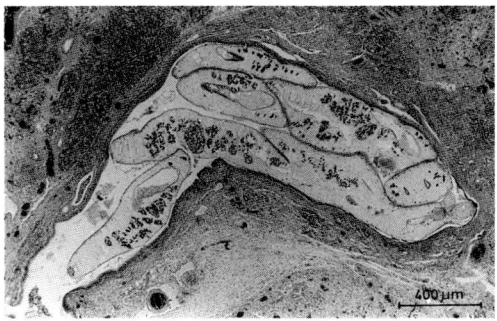

Abb. 182. Unbestimmte Trematoden im Hauptpankreasgang einer Schwarzotter *(Pseudechis porphyriacus)*. Der Pankreasgang ist erweitert, das umgebende Gewebe fibrotisch verändert.

α) Lunge

Trematoden in der Lunge bzw. Trachea insbesondere von Schlangen und Schildkröten sind bei Wildfängen häufig zu finden. Berichte über pathologische Veränderungen liegen nicht vor.

Entwicklungskreisläufe sind von einigen Arten untersucht worden.

Heronimus chelydrae wurde bei *Chelydra serpentina, Kinosternon hirtipes, K. subrubrum, Sternotherus odoratus, Pseudemys scripta* u. a. nachgewiesen. Der Zyklus ist dadurch gekennzeichnet, daß die ersten Zwischenwirte *(Physa gyrina, P. integra)* von den Schildkröten gefressen werden müssen, die Cercarien sich erst in der Maulhöhle bzw. dem Ösophagus befreien und via Trachea zur Lunge wandern. Andere Arten, wie *Lechriorchis primus*, die sich in Schlangen, *Thamnophis sirtalis, T. sauritus* und weniger gut in *Natrix sipedon* entwickeln, benötigen zwei Zwischenwirte. Schnecken der Arten

Physella gyrinus, P. parkeri, P. ancillaria sind die ersten, Kaulquappen von *Rana clamitans* und *R. pipiens* die zweiten Zwischenwirte. Die jungen Egel leben etwa sieben Monate im Mitteldarm und wandern erst, wenn sie geschlechtsreif werden, zur Lunge. Eine zweite Art, *L. tygarti,* kommt ebenfalls in *Thamnophis*-Arten vor. Bei den *Lechriorchis*-Arten müssen die Eier von den Zwischenwirtsschnecken gefressen werden.

Arten der Gattung *Pneumophilus* leben in der Trachea *(P. variabilis),* bzw. Trachea und Lunge *(P. leidyi).* Wirte sind *Natrix*-Arten *(N. sipedon, N. erythrogaster, N. cyclopion, N. fasciata)* und *Thamnophis*-Arten.

P. variabilis wurde auch bei *Pseudemys troostii* gefunden. Die Entwicklung findet in *Physa*-Arten – experimentelle erste Zwischenwirte – statt. Für *P. leidyi* eignet sich *Necturus maculosus* als zweiter Zwischenwirt. Auch bei dieser Gattung müssen die Trematoden-Eier von den Schnecken gefressen werden.

Bedeutung: Eine Verstopfung der Trachea durch viele Egel scheint möglich.

Diagnose: Der Nachweis der Eier im Maulschleim ist differentialdiagnostisch verwertbar. Die Lokalisation ist für die Therapie wichtig.

Therapie: Vgl. Digenea des Intestinaltraktes (a.).

β) Gallensystem

In den Gallengängen bzw. der Gallenblase treten viele kleine Arten auf, die häufig erst bei der Durchmusterung histologischer Präparate entdeckt werden, gelegentlich aber auch zur Divertikelbildung führen. Der Entwicklungszyklus ist erst von einer Spezies teilweise aufgeklärt. Es handelt sich um *Paradistomum mutabile* (Dicrocoeliidae), die in kleinen Echsen aus unterschiedlichen geographischen Verbreitungsgebieten gefunden wurden. Wirte sind u. a. *Lacerta* spp., *Hemidactylus gleadorii, Mabuya siamensis, Phyllodactylus europaeus.* Experimentell eignet sich *Helicella arenaria* als erster Zwischenwirt. Als zweite Zwischenwirte werden Isopoda (Asseln) bzw. Insekten vermutet.

Bedeutung: Die meisten um 1 mm großen Arten, die in den Gallengängen leben, verursachen i. d. R. keine pathologischen Veränderungen, sie dürften von geringer Bedeutung sein. Bei der Besiedlung des Hauptgallengangs und der Gallenblase mehrerer Exemplare der Fühlerschlange, *Erpeton tentaculatum,* durch *Gogatea serpentium,* einem 2,6 mm großen Egel, kam es zu

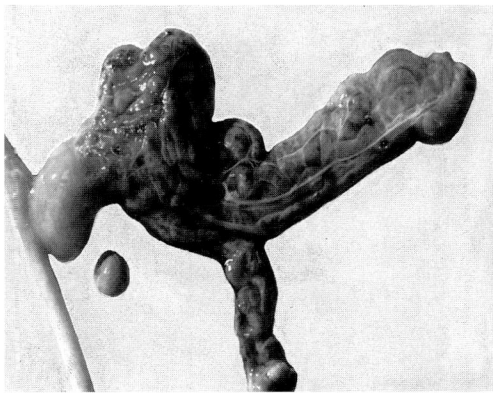

Abb. 183. Divertikelbildungen der Gallenblase einer unbestimmten Natter durch starken Befall mit Trematoden der Gattung *Infidum.*

einer Eindickung der Galle zu einer gummiartigen Masse; das Krankheitsbild war durch einen Ikterus gekennzeichnet. In der verfestigten Galle waren jeweils mehrere Egel und Tausende von Eiern eingebettet.

Der Tod der Tiere war eine Folge des Ikterus; das Serum hatte eine grasgrüne Farbe.

Diagnose: Die Eier lassen sich nicht von Trematoden anderer Lokalisation unterscheiden.

Therapie: Vgl. Digenea des Intestinaltraktes (a.).

γ) Niere

Ähnlich wie bei der Leber findet man häufig erst in histologischen Präparaten der Niere Anschnitte kleiner Trematoden, doch treten z. T. auch makroskopisch sichtbare Veränderungen auf. Von keiner dieser Arten ist ein Entwicklungszyklus bekannt.

Bedeutung: Pathologische Veränderungen zeigen sich bei den kleinen Trematoden in geringfügiger Erweiterung der Tubuli, die von Lymphozyten und Eosinophilen umgeben sind. Im Nierenparenchym kommt es zu interstitieller Fibrose.

Makroskopisch sichtbare Schädigungen werden dagegen von den 1,5–6 mm großen Arten der Gattung *Styphlodora* verursacht. Diese Trematoden besiedeln nicht nur die Nierentubuli, sondern auch den Ureter. Je enger die Tubuli sind, desto schwerer sind die pathologischen Veränderungen. Das Epithel, das stellenweise vollständig fehlt, wird von den Egeln „abgeweidet", z. T. kommt es zu epithelialer Hyperplasie oder die Epithelzellen sind durch Fremdkörper-

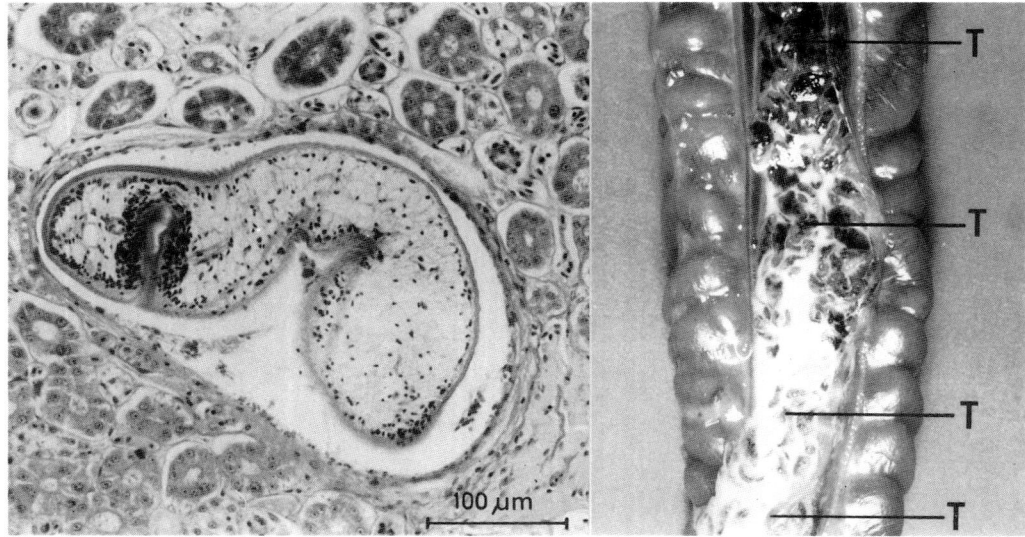

Abb. 184 (links). Unbestimmter Trematode in einem erweiterten Nierentubulus eines Nilwarans *(Varanus niloticus).*

Abb. 185 (rechts). Niere eines Netzpython *(Python reticulatus)* mit eröffnetem Ureter, der dicht mit Trematoden der Gattung *Styphlodora* und Uraten gefüllt ist. T = Trematoden.

riesenzellen ersetzt. Das Ausmaß der Schädigung, die wesentlich durch die Integumentdornen verursacht werden dürfte, steht in Abhängigkeit von der Zahl der Individuen.

Durch die Egel kommt es zur Blockade der Lumina, die mit gelblich-weißen Uraten, vermischt mit Zelldetritus und Mukopolysacchariden aus abgestorbenen Trematoden, angefüllt sind. Die Tubuli und der Ureter sind dilatiert, die Wandungen verdickt. Die Anhäufung von Uraten in den Tubuli, die von außen als weißliche Streifung zu erkennen ist, und der prall damit gefüllte Ureter sind Anzeichen dafür, daß es als Folge des Trematodenbefalls letztlich zur viszeralen Gicht kommt.

Der Tod der Tiere – befallen sind Schlangen verschiedener Arten – tritt nach vielen Monaten oder Jahren ein. Bei einem nur 1,5 m großen *Python reticulatus,* der nur kurze Zeit in Gefangenschaft war, konnten wir mehrere hundert Egel zählen.

Folgende Arten werden häufiger angetroffen: *Styphlodora renalis, S. elegans* und *S. horrida* in *Python sebae, P. regius, P. reticulatus, P. molurus* und *Boa constrictor.* In *Boa constrictor* kommt neben der Art *S. horrida* auch noch *S. condita* vor.

Klinisches Bild: Typische Symptome fehlen bei der Styphlodoriasis.

Diagnose: Bei der Aufschwemmung der Urate in Wasser findet man unversehrte oder zerrissene Egel und bei mikroskopischer Untersuchung auch die typischen Eier, Abb. 184, 185. Differentialdiagnostisch weisen Eier in Uraten auf einen Nierenbefall hin.

Therapie: Vgl. Digenea des Intestinaltraktes (a.).

d) Reptilien als Wirte von Larven der Digenea
Für eine Reihe von Trematoden sind Reptilien natürliche zweite Zwischenwirte, Endwirte entweder andere Reptilien, Vögel oder Säugetiere. Daneben stellen Reptilien auch paratenische Wirte dar. In europäischen Schlangen *(Natrix natrix, Vipera berus)* treten die sog. Mesocercarien von *Alaria alata,* einem Trematoden von Raubtieren, z. B. dem Fuchs *(Vulpes vulpes)* auf. Die zweiten Zwischenwirte sind Amphibien. Die Art weist einen obligatorischen 3-Wirte-Zyklus auf (Schnecke [Planorbide] → Kaulquappen u. a. Amphibien → Raubtier, z. B. Fuchs), kann aber unter Einschaltung paratenischer oder Stapelwirte (amphibienfressende Wirbeltiere) einen fakultativen 4-Wirte-Entwicklungsweg durchlaufen.

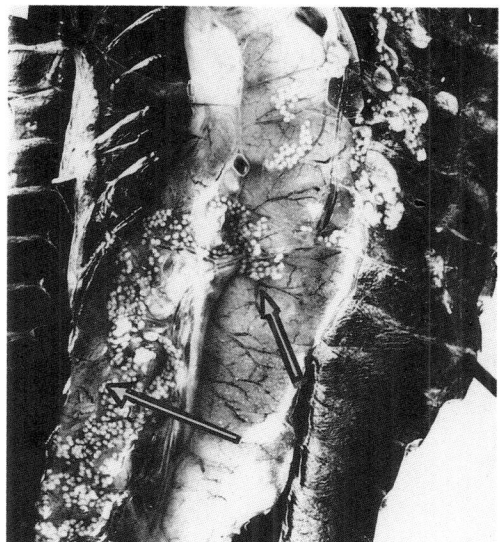

Abb. 186. Hunderte von Metacercarien in einer Strumpfbandnatter (*Thamnophis* sp.), dem Mesenterium und serösen Häuten aufliegend.

Europäische Schlangen können auch als zweite Zwischenwirte für *Neodiplostomulum* spp. auftreten, Arten, die in Vögeln geschlechtsreif werden.

Die systematische Zuordnung von Metacercarien, die bei Sektionen in Reptilien aus anderen geographischen Regionen gefunden werden, ist fast immer unbekannt, Abb. 186.

Bedeutung: Die Meta- bzw. Mesocercarien liegen in aller Regel symptomlos im Mesenterium, sind aber auch eingekapselt in der Muskulatur zu finden. Eine Schädigung der Wirte resultiert daraus nicht.

Diagnose und Therapie: Sofern bei Operationen etc. zufällig Trematodenentwicklungsstadien nachgewiesen werden, kann an eine Behandlung mit Praziquantel gedacht werden, vgl. Digenea des Intestinaltraktes (a.).

Literatur

COOPER, J. E., JACKSON, O. F. (eds.), S. 365.

ERASMUS, D. A.: The biology of trematodes. London, Edward Arnold, 1972.

FRANK, W.: Pathologische Veränderungen nach einem Trematoden-Befall der Gallenblase mit *Gogatea serpentium* bei der Fühlerschlange *Erpeton tentaculatum* Lacepede 1800 (Reptilia, Ophidia). Z. Parasitenk. 27, 90–98, 1966.

GLAZEBROOK, J. S., CAMPBELL, R. S. F., BLAIR, D.: Pathological changes associated with cardiovascular trematodes (Digenea: Spirorchidae) in a green sea turtle *Chelonia mydas* (L). J. comp. path. 91, 361–368, 1981.

HOFF, G. L. et al. (eds.), S. 366.

3.5.2.2.2 Cestoidea (Bandwürmer i. w. S.)

Allgemeine Bemerkungen: Die Klasse wird in zwei Unterklassen geteilt, die Cestodaria, eingliedrige Formen primitiver Vertebraten (Knorpelfische, Schildkröten), die z. T. im Darmkanal, z. T. in der Leibeshöhle leben und Merkmale sowohl der Trematoden als auch der höheren Cestoden aufweisen, und die Eucestodes, mehr- bis vielgliedrige – nur ausnahmsweise eingliedrige (Caryophyllidea) – Arten, die gewöhnlich als *die* Cestodes bezeichnet werden. Geschlechtsreife Cestoden besiedeln das Darmlumen von

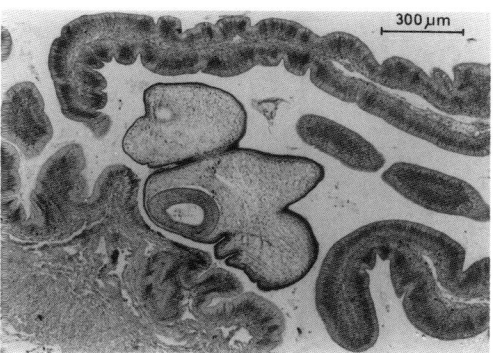

Abb. 187. Unbestimmter Cestode im Dünndarm eines grünen Baumpython *(Chondropython viridis)*. Im Bereich eines Saugnapfes ist die Destruktion des Schleimhautepithels zu erkennen.

Vertebraten. Als seltene Ausnahmen können die Einwanderung in den Ductus pancreaticus bzw. D. choledochus sowie die Lokalisation in der Leibeshöhle angesehen werden, vgl. Cestodes. Die Entwicklung der Cestoden verläuft über mindestens *einen*, in vielen Fällen aber *zwei* Zwischenwirte (Wirbellose und/oder Wirbeltiere). Aufgrund dieser Biologie muß eine Übertragung von Bandwürmern bei Gefangenschaftsreptilien als seltene Ausnahme angesehen werden.

Reptilien fungieren für Cestoden sowohl als Wirte für die Geschlechtstiere als auch für Larven.

A. Cestodaria (ungegliederte Bandwürmer)

Arten der zwei Ordnungen (Gyrocotylidea, Amphilinidea) sind nur aus Schildkröten nachgewiesen. Bekannt ist *Austramphilina elongata* (Amphilinidea) aus der Schildkröte *Chelodina longicollis*. Die Biologie dieser Arten ist weitgehend unbekannt.

Bedeutung, Diagnose und Therapie: Angaben über Schädigungen fehlen ebenso wie über Diagnose und Therapie.

B. Cestodes (Bandwürmer i.e.S.)

Allgemeine Bemerkungen: Die Cestoden leben als Geschlechtstiere, von einzelnen Ausnahmen abgesehen, ausschließlich im Mitteldarm. Neben apolytischen Arten, deren Eier innerhalb der reifen Glieder mit den Fäzes nach außen abgegeben werden, kommen anapolytische Formen vor, die ihre Eier über eine Uterusöffnung im Darmkanal des Wirtes entlassen, so daß im Kot Eier bzw. Eipakete zu finden, die Glieder dagegen häufig bereits weitgehend zerfallen sind. Auch bei den apolytischen Arten treten neben Proglottiden wenige freie Einzeleier auf.

Die Schädigung durch Cestoden ist fast immer gering und hängt von der Anzahl geschlechtsreifer Würmer ab. Die unterschiedliche Ausbildung der Skolexstruktur hat einen Einfluß darauf, wie fest sich ein Bandwurm an der Mukosa verankern kann und wie stark die Reaktionen sind.

Eine Übertragung von Cestoden in Gefangenschaft ist äußerst unwahrscheinlich, da sie einen bzw. zwei Zwischenwirte benötigen. Durch eine einmalige Therapie bei befallenen Frischimporten wird das Bandwurmproblem auf Dauer beseitigt. Ausnahmen wie die von uns beobachtete Infestation von Nachzuchttieren der Bartagame, *Amphibolurus* sp., mit Cestoden der Gattung *Oochoristica* sind aber möglich; der Übertragungsweg konnte nicht geklärt werden.

Die Zahl von Bandwürmern, die in einem Wirt gefunden werden, kann groß sein, selbst wenn die Einzelexemplare um 50 cm messen. So liegen Berichte vor, daß in einer Anakonda (*Eunectes murinus*) 1547 adulte Cestoden der Art *Crepidobothrium gerrardii* gefunden wurden und in einem anderen Fall über 1000 Exemplare von *Bothridium pithonis* in einem *Python reticulatus*.

Reptilien sind nicht nur als Wirte für geschlechtsreife Cestoden, sondern auch für eine Reihe von Arten als Zwischenwirte geeignet. Larven pseudophyllider Cestoden werden häufig, solche von cyclophylliden Arten (Mesocestoididae) seltener gefunden.

Als Geschlechtstiere treten bei Reptilien nur Arten weniger Ordnungen auf, (Proteocephalidea, Pseudophyllidea, Cyclophyllidea). Die Häufigkeit eines Bandwurmbefalls steht in Abhängigkeit von der Ernährung. Die ausschließlich karnivoren Schlangen und Warane sind fast regelmäßig befallen, die pflanzenfressenden Echsen andererseits recht selten, ebenso die vorwiegend herbivoren Landschildkröten. Bei Wasserschildkröten sind dagegen Cestoden wieder häufiger anzutreffen. Auch Krokodile sind, sofern es sich um Frischimporte handelt, von Bandwürmern besiedelt.

a) Proteocephalidea

Morphologie und Biologie: Kleine bis mittelgroße Cestoden, die im Mitteldarm vieler Fische, Amphibien und Reptilien leben; sie sind bei Schlangen und Waranen besonders häufig anzutreffen. Der Skolex besitzt vier radiär angeordnete Saugnäpfe, bei einigen Arten tritt zusätzlich ein fünfter apikaler Saugnapf auf. Die Entwicklung verläuft i. d. R. über zwei Zwischenwirte, wobei neben dem ersten obligatorischen Zwischenwirt, einem Kleinkrebs (*Copepoda*), ein zweiter Zwischenwirt obligat (?) oder fakultativ (?) in den Zyklus eingeschaltet ist.

Oben links: Buntzecke der Gattung *Amblyomma* auf der Extremität eines Dornschwanzes (*Uromastix* sp.).

Oben rechts: Solider Tumor der Harnblase bei einem Skink *(Tiliqua nigrolutea).* (Aufn. H. Bosch)

Mitte oben links: Ixodide Zecke auf einem Waran saugend; beachte die heftige Reaktion um die Mundwerkzeuge (Präparat H. Streble).

Mitte unten links: Tumor (Plattenepithelkarzinom) des Unterkiefers bei einer Smaragdeidechse *(Lacerta viridis).*

Mitte unten rechts: Längsschnitt durch den Harnblasentumor aus Abbildung darüber. (Aufn. H. Bosch)

Unten links: Prolaps des Penis bei einem Rauhnacken-Waran *(Varanus rudicollis).*

Unten rechts: Beginnende Borkengeschwulst bei einer Smaragdeidechse *(Lacerta viridis);* das Tier wurde in einem Sommer in Jugoslawien gefangen und zeigte im darauffolgenden Februar die ersten Veränderungen.

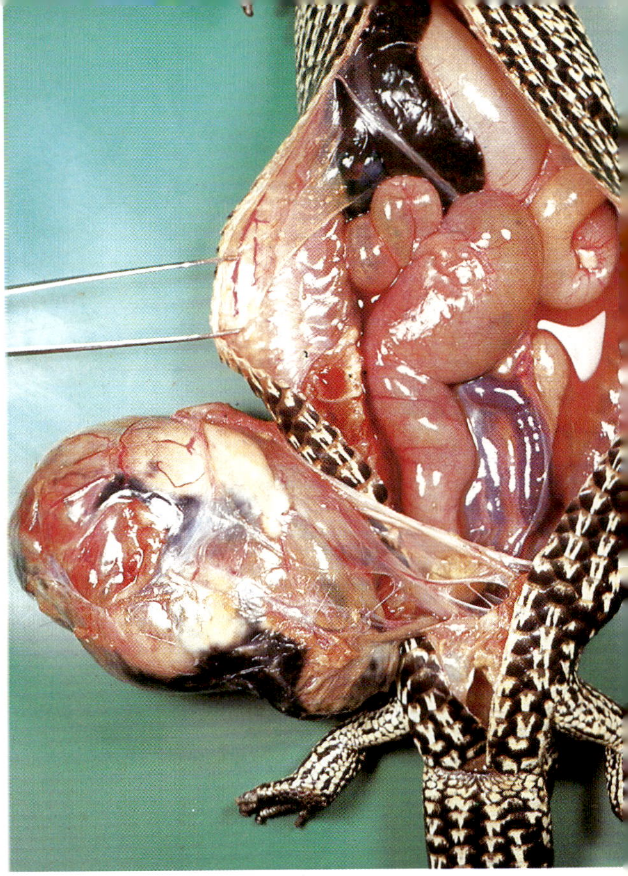

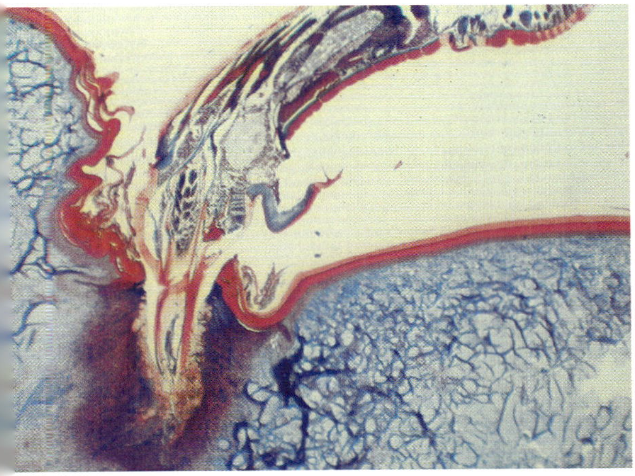

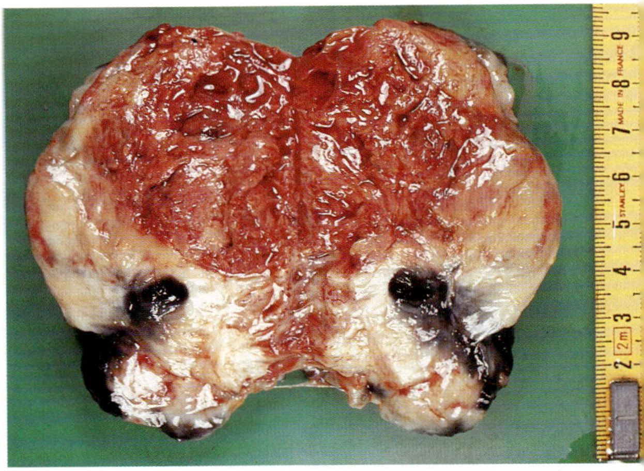

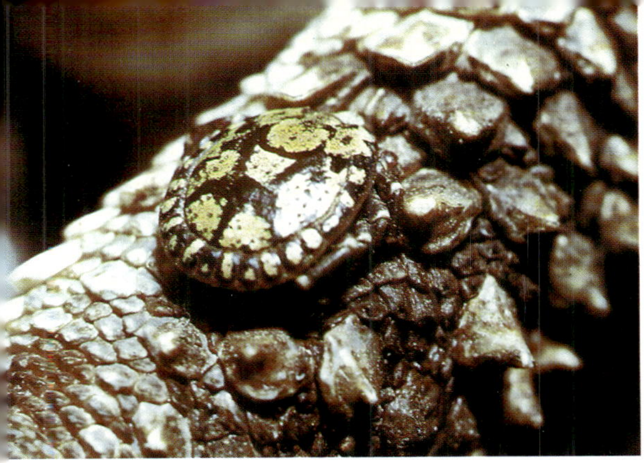

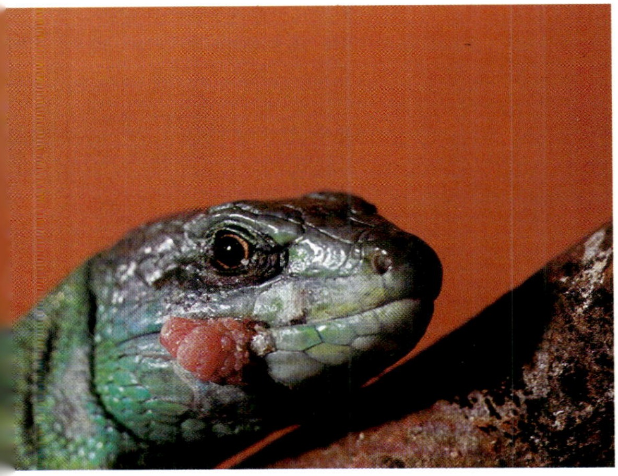

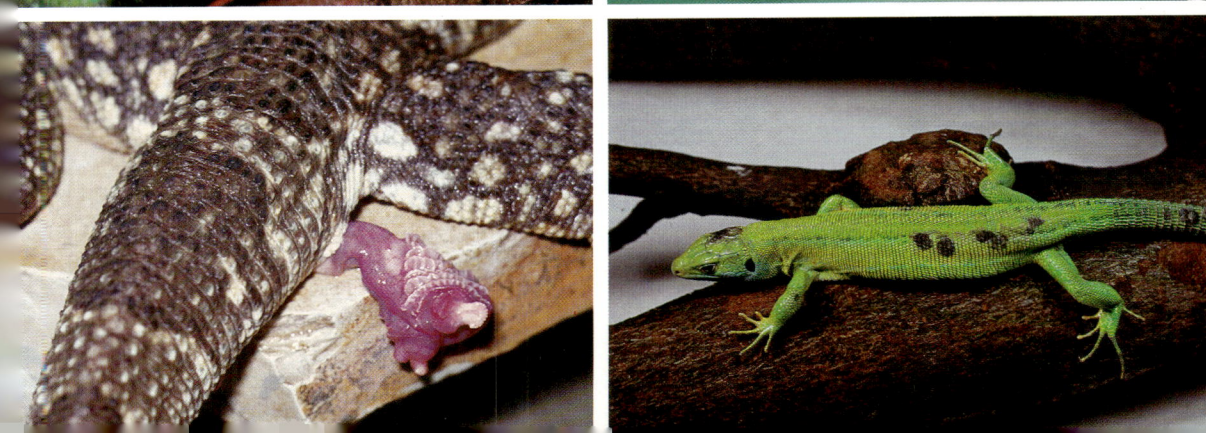

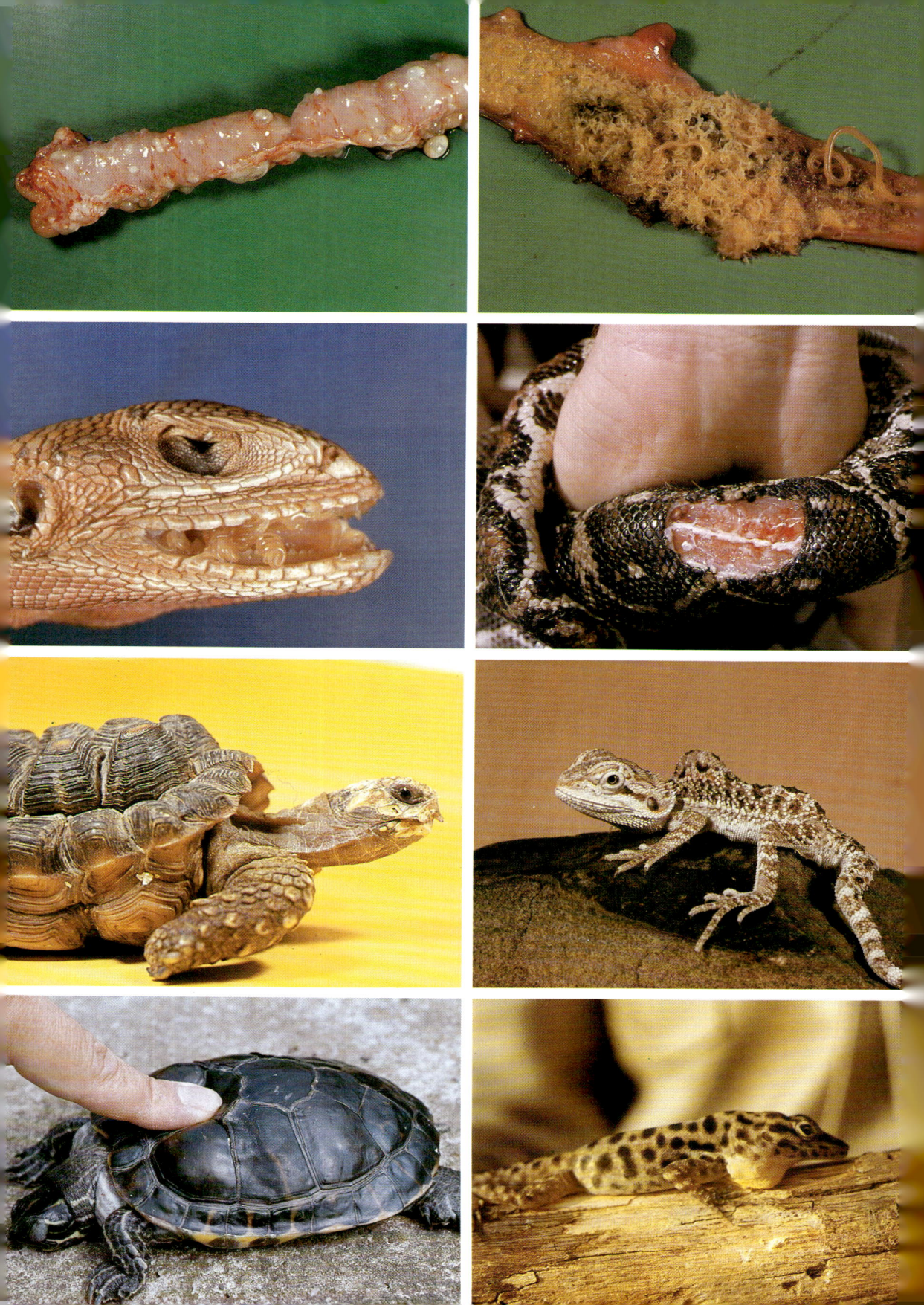

Bei *Ophiotaenia perspicua*, einem häufigen Parasiten amphibienfressender amerikanischer Nattern *(Natrix sipedon, N. rhombifera* und *Thamnophis sirtalis)* sind anscheinend zwei Zwischenwirte obligatorisch. Copepoden sind auch hier erste, Kaulquappen und Jungfrösche verschiedener Arten zweite Zwischenwirte. Aus den Plerocercoiden entwickeln sich im Darm der Schlangen die Geschlechtstiere, vgl. 3.5.1.2.2.a Cestodes.

Systematik: In der Ordnung Proteocephalidea werden mehr als die Hälfte aller aus Reptilien beschriebenen Bandwürmer eingruppiert. Allein ca. 50 Arten gehören der Gattung *Ophiotaenia* an, weitere ca. 25 den übrigen Gattungen.

Oben links: Tetrathyridien (Larven der Cestodenfamilie Mesocestoididae) auf der Außenseite des Mitteldarms einer Mangroven-Nachtbaumnatter *(Boiga dendrophila)*.
Oben rechts: Tausende von Oxyuren und zwei Ascariden im Colon einer maurischen Landschildkröte *(Testudo graeca)*.
Mitte oben links: Nematoden der Familie Spiruridae im Maul einer toten Siedleragame *(Agama agama)* (Männchen). (Aufn. H. Bosch)
Mitte oben rechts: In der Nacht von einer im Terrarium verbliebenen Ratte angefressene Abgottschlange *(Boa constrictor)*.
Mitte unten links: Rachitis bei einer Köhlerschildkröte *(Testudo carbonaria);* man beachte den sattelförmigen Carapax und die durch Wölbung deutlich voneinander abgegrenzten Hornplatten (Aufn. H. Bosch).
Mitte unten rechts: Jungtier einer Bartagame *(Amphibolurus vitticeps)* mit genetisch-bedingter (?) Mißbildung der Wirbelsäule (Kypho-Lordose und Scoliose). (Aufn. H. Bosch)
Unten links: Hochgradig rachitische Schmuckschildkröte *(Chrysemys picta)*. Der Vitamin-A-Mangel ist an den ödematös veränderten Augenlidern deutlich zu erkennen. Die Knochen des Carapax sind entmineralisiert (Vitamin-D-Mangel); der „Panzer" bestand praktisch nur noch aus den Hornschildern, was durch die leichte Eindrückbarkeit demonstriert wird (Aufn. H. Bosch).
Unten rechts: Strumabildung bei einem Leopard-Anolis *(Anolis sabanus)*. Die Rückbildung des Kropfes erfolgte durch Verabreichung von Kaliumjodid über das Trinkwasser in etwa 3 Wochen.

Folgende Gattungen lassen sich unterscheiden:
Proteocephalus: vorwiegend bei Waranen
Kapsulotaenia: nur bei Waranen
Acanthotaenia: vorwiegend bei Waranen, selten bei Schlangen
Crepidobothrium: nur bei Schlangen
Ophiotaenia: fast nur bei Schlangen, vereinzelt bei Echsen und Wasserschildkröten

Pathologie: Eine Beschreibung der pathologischen Veränderungen liegt von dem Befall einer 4,75 m großen, 32 kg schweren Anakonda, *Eunectes murinus*, mit *Crepidobothrium gerrardii* vor, die sechs Jahre in Gefangenschaft lebte und trotz regelmäßiger Nahrungsaufnahme vor ihrem Tod stark abgemagert war. Bei der Sektion wurden 1547 Exemplare dieser Bandwurmart gezählt; sie waren nur zwischen 8–20 cm lang, während ihre Normalgröße mit 45 cm angegeben wird. Alle Cestoden fanden sich im vorderen Teil des Mitteldarms. Die Mukosa wirkte teilweise wie „abgegrast", andere Epitelzellen zeigten druckatrophische Veränderungen. In der Nähe der Skolizes traten nekrotische Bezirke auf und die Saugnäpfe enthielten abgeschülferte Epithelzellreste. In der Tunica muscularis traten Rundzellinfiltrate und Granulozyten auf; die Kapillaren in den Zotten waren hyperämisch.

Bei einer Strumpfbandnatter, *Thamnophis sirtalis*, die einen starken Befall mit *Ophiotaenia perspicua* aufwies, konnten ähnliche Veränderungen beobachtet werden.

Diagnose: Da die Eier im Darm ausgeschieden werden (anapolytisch) und ihre Zahl groß ist, lassen sie sich im Kot nachweisen. Neben Einzeleiern, wie sie für die Gattung *Ophiotaenia* charakteristisch sind, finden sich auch Eipakete, von einer gemeinsamen dünnen Dottermembran umgeben. Bei *Kapsulotaenia* treten bräunlich gefärbte Eipakete auf, die z. T. 600–700 µm große, längliche Gebilde darstellen, vgl. Abb. 190a.

Therapie: Vgl. Therapiemöglichkeiten bei Cestoden-Infestationen (d), Tab. 31, S. 284.

b) Pseudophyllidea

Morphologie und Biologie: Pseudophyllide Cestoden messen je nach Art 10–80 cm. Die zahlreichen Proglottiden sind breiter als lang. Die Skolex-Bildungen sind besonders primitiv und ähneln im einfachsten Fall eher einer Blüte als einem Festhalteapparat. Solche Skolizes finden sich in der Gattung *Duthiersia*, Abb. 192. Bei der Gattung *Bothridium* sind die schlitzförmigen

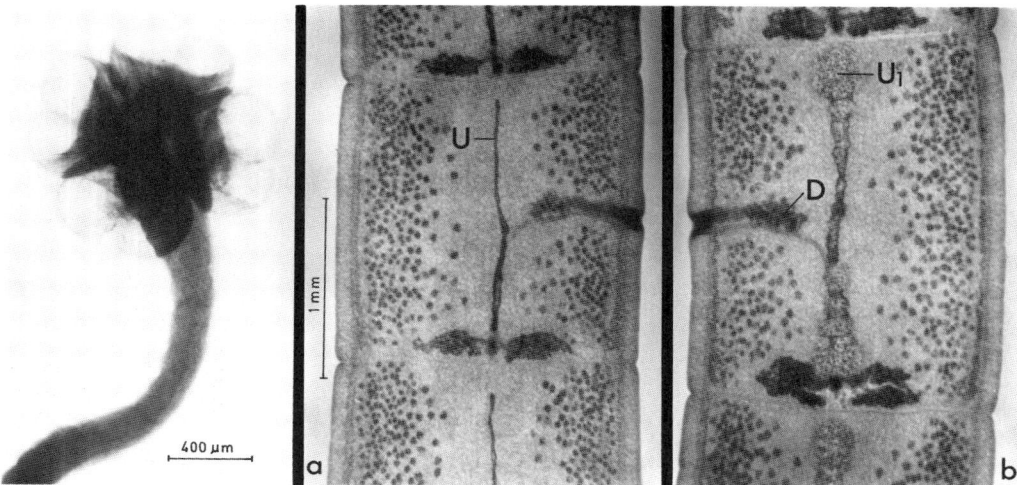

Abb. 188 (links). Scolex von *Crepidobothrium gerardii* aus einer Anakonda *(Eunectes murinus)*; die 4 Saugnäpfe sind jeweils unterteilt.

Abb. 189 (rechts). Proglottiden eines Cestoden der Proteocephalidea *(Crepidobothrium gerardii)* aus einer Anakonda *(Eunectes murinus)*. a = unreifes Glied; b = beginnende Eibildung. D = akzessorische Drüsen des Vas deferens; U = Uterus; U₁ = Uterus mit Eiern.

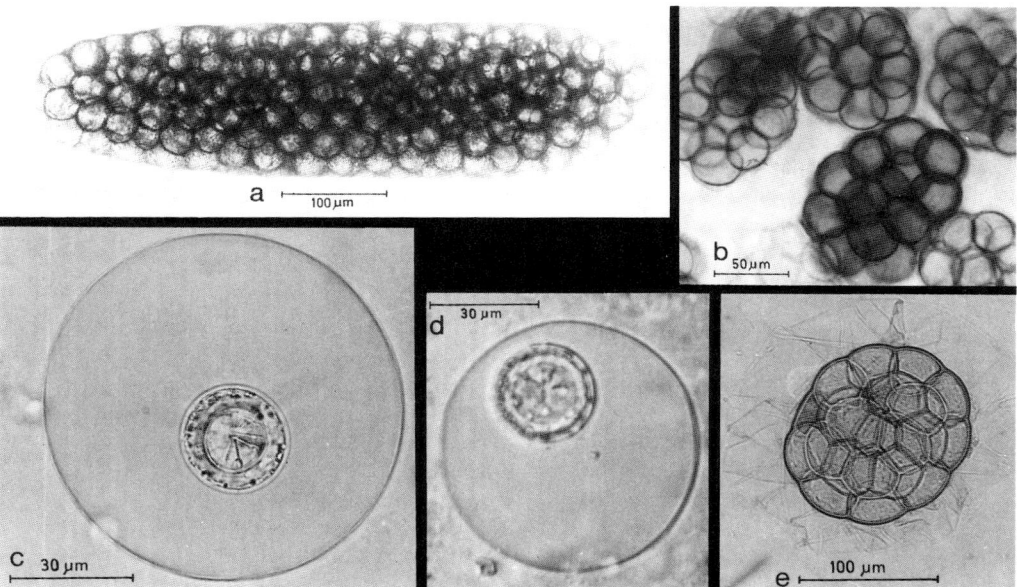

Abb. 190. a = Eipaket eines Cestoden (*Kapsulotaenia* (?)) aus einer Kotprobe eines Papua-Warans *(Varanus salvadorii)*; b = Eipakete eines unbestimmten Cestoden aus einem Komodo-Waran *(Varanus komodoensis)*, deren einzelne Onkosphären noch nicht entwickelt sind; die Cestodenart gehört zu den Proteocephaliden und ist wahrscheinlich mit der Gattung *Kapsulotaenia* verwandt; c = Cestodenei (*Ophiotaenia* sp.) mit großer äußerer Hülle. Die Häkchen der Onkosphäre sind gut zu erkennen; d = Ei von *Crepidobothrium gerardii* aus einer Anakonda *(Eunectes murinus)*; beachte das in der „Schwimmhülle" exzentrisch liegende Ei, in dessen Zentrum die Onkosphäre mit den Embryonalhäkchen, umgeben von der Embryophore, zu erkennen ist; e = zusammengesetztes Cestoden-Ei einer unbestimmten Art mit großer faltiger Membran (Schwimmhülle?) aus einer Kotprobe eines Grünen Baumpython *(Chondropython viridis)*.

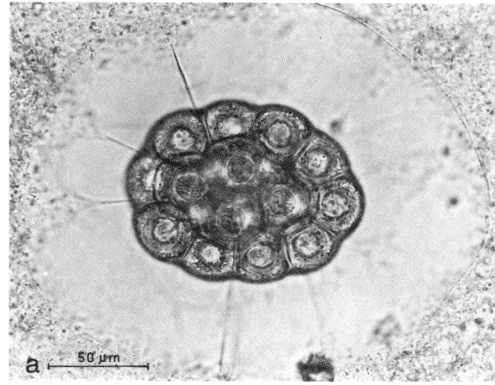

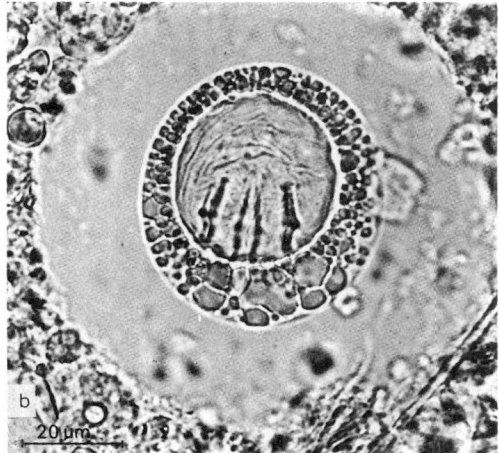

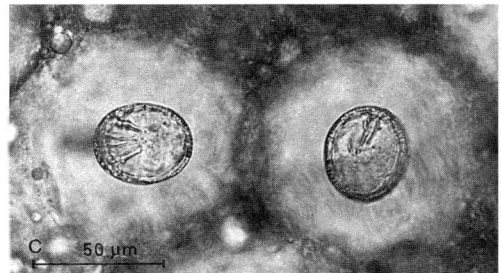

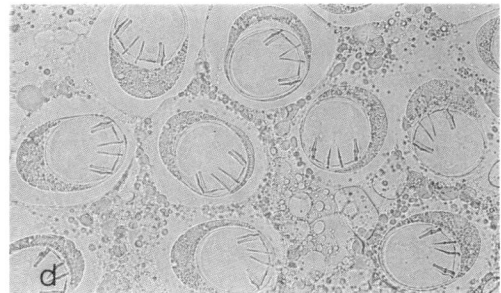

Abb. 191. a = Eipaket mit gemeinsamer „Schwimm-hülle" eines unbestimmten Cestoden aus dem Kot eines Timor-Warans *(Varanus timorensis)*; b = Eier eines unbestimmten Cestoden aus einer Winkelkopf-agame *(Acanthosaura* sp.); c = unbestimmte Cesto-deneier aus einem Basilisken *(Basiliscus plumifrons)* bei denen die 3 Paar Embryonalhäkchen der Onko-sphäre deutlich zu erkennen sind; d = Cestoden-Eier aus einem Basilisken *(Basiliscus plumifrons).*

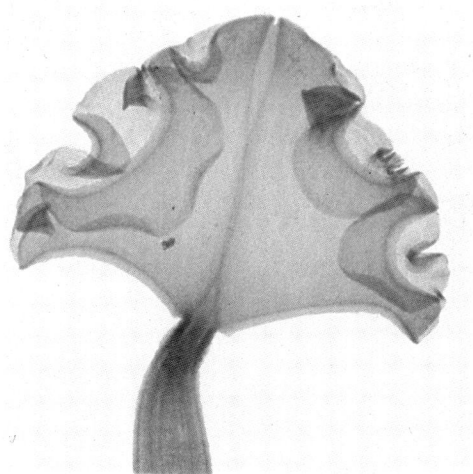

Abb. 192. Scolex eines Cestoden der Gattung *Duthiersia.*

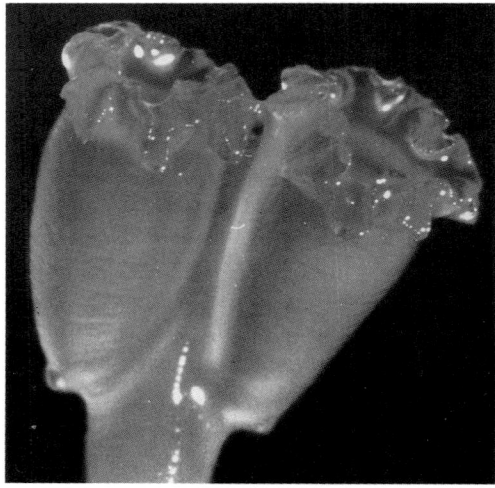

Abb. 193. Scolex von *Bothridium ornatum* aus einer Riesenschlange *(Python* sp.).

Einsenkungen zu röhrenartigen Bildungen geworden, Abb. 193. Die Entwicklung verläuft über zwei Zwischenwirte, doch können neben den obligatorischen Zwischenwirten noch paratenische Wirte auftreten. Nach Aufnahme von Plerocercoiden (Spargana), den Infektionslarven, entwickelt sich der geschlechtsreife Bandwurm innerhalb weniger Tage im Mitteldarm geeigneter Endwirte (Schlangen und Warane).

Systematik: Bei Reptilien kommen nur Arten einer Familie, der Diphyllobothriidae, vor, die in vier Gattungen eingruppiert werden. Die Zahl bekannter Arten liegt unter 20.
Duthiersia: ausschließlich bei Waranen; flacher, dreieckig aussehender großer Skolex mit schwach entwickeltem Festhalteapparat, Abb. 192.
Bothridium: vorwiegend in Schlangen der Familie Boidae; bis 4 mm großer Skolex mit zwei seitlich ansitzenden röhrenförmigen, kranial und kaudal offenen Bothrien, Abb. 193.
Scyphocephalus: ausschließlich bei Waranen; großer Skolex mit einem Paar rudimentärer Bothrien.
Spirometra: eine Art aus einer taiwanesischen Kobra *(Naja naja atra)* beschrieben; Skolex klein, nur ca. 1 mm, Bothrien gut entwickelt. (Wichtigste Wirte dieser Gattung sind Carnivoren).
Pathologie: Obwohl mehrere Berichte über Infestationen mit sehr vielen Cestoden der Gattung *Bothridium* vorliegen, sind nur vereinzelte Publikationen über Schädigungen bekannt. Klinisch dürfte ein allgemeiner körperlicher Verfall das einzige Anzeichen einer starken Bandwurmbürde sein. Die massenhaft im Kot auftretenden Eier sichern die Diagnose.

Bei einem 7 m großen *Python reticulatus* konnten bei der Sektion in den ersten 1,5 m des Mitteldarms sehr viele Cestoden der Art *Bothridium pithonis* nachgewiesen werden. Die Mukosa war in diesem Bereich hochgradig ödematös und wies an den Stellen, an denen sich die großen Skolizes festgesaugt hatten, Hämorrhagien auf. Oberflächliche Ulzerationen in den ersten 20 cm des Mitteldarms kennzeichneten diesen Abschnitt ebenso wie die Brüchigkeit der Wandung. Histologisch waren Entzündungsreaktionen an den Verankerungsstellen der Skolizes erkennbar.
Diagnose: Diphyllobothriiden geben massenhaft Eier ab, während nur zersetzte Proglottiden nachweisbar sind (anapolytische Arten). Die Eier sind durch ein Operculum gekennzeichnet

und in ungefurchtem Zustand von Trematodeneiern nicht einwandfrei zu unterscheiden. Erst eine Kultivierung im flachen Wasser läßt nach Tagen eine Differenzierung zu, Abb. 195.
Therapie: Vgl. Therapiemöglichkeiten bei Cestoden-Infestationen (d), Tab. 31.

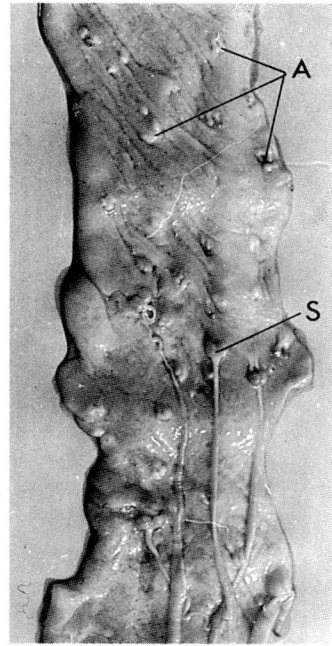

Abb. 194. Cestoden der Gattung *Bothridium* im Darm eines Tigerpython *(Python molurus molurus)*. Beachte die großen Scolices. A = verlassene Festheftungsstellen; S = Scolex.

c) Cyclophyllidea
Morphologie, Biologie und Systematik: Die bei Reptilien parasitierenden Cestoden sind klein. Der Skolex, der vier Saugnäpfe trägt, ist fast immer winzig. Über die Entwicklung liegen nur wenige Untersuchungen vor, sie dürfte mit Arten höherer Wirbeltiere vergleichbar sein. Viele dieser Bandwürmer leben in insektenfressenden Echsen, so daß der Zyklus wahrscheinlich vorwiegend über landlebende Arthropoden abläuft. Die Infektionslarve ist das Cysticercoid.

Etwa 60 Arten cyclophyllider Bandwürmer sind aus Reptilien beschrieben worden, sie werden drei Familien und wenigen Gattungen zugeordnet. Die Mehrzahl der Arten, fast 50, gehört zur Gattung *Oochoristica* (Anoplocephalidae).

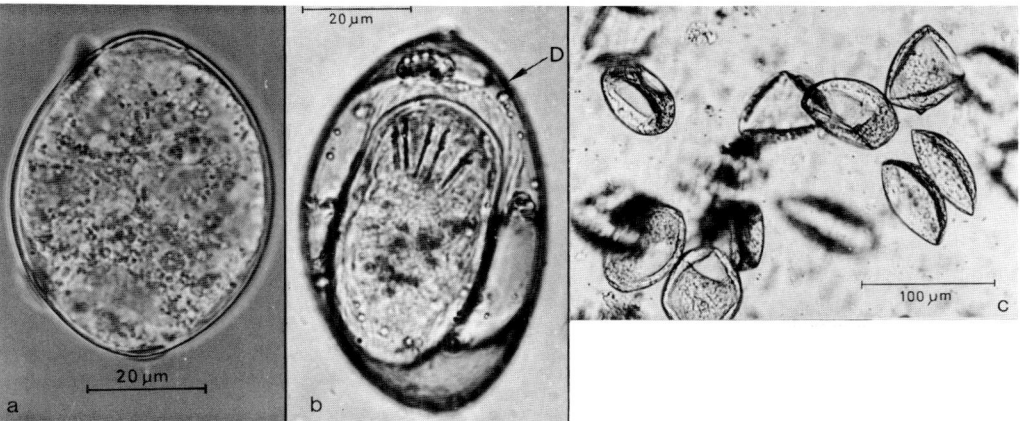

Abb. 195. a = Charakteristisches Diphyllobothriiden-Ei mit Operculum (*Duthiersia* sp.) aus einem Rauh-nacken-Waran *(Varanus rudicollis)*; b = Ei von *Bothridium* sp. mit voll entwickelter Onkosphäre aus einer *Natrix radiata*; D = Operculum; c = Eier der Diphyllobothriiden schrumpfen bei Anreicherungsverfahren wie Zinksulfat-Technik z. T. sehr beträchtlich, so daß sie nur schlecht anzusprechen sind; Kotprobe eines Rautenpython *(Morelia argus)*.

Nematotaeniidae
Nematotaenia: Körper zylindrisch! – Proglotti-den nur im distalen Bereich erkennbar. Parute-rinorgane mit Eipaketen, die im Extremfall nur ein Ei enthalten. Eier embryoniert.

Bei kleinen Echsen *(Tarentola, Platydactylus, Mabuya* u. a.).* Die gleichen Arten können wahrscheinlich auch bei Amphibien (Frösche, Kröten, Salamander) auftreten.
Anoplocephalidae
Arten aus vier Gattungen sind aus Reptilien bekannt: *Diochetos, Pancerina, Semenoviella, Oochoristica*; nur *Oochoristica* hat eine weitere Verbreitung.
Oochoristica: Wirtsbindung gering; die gleiche Art tritt bei verschiedenen Wirten auf. Entwick-lung über Arthropoden; das Cysticercoid ist die Infektionslarve. Gravide Proglottiden länger als breit. Uterinkapseln (Paruterinorgane) mit je-weils einem Ei. Wirte sind Echsen, Schlangen und Schildkröten. *Oochoristica bivitellobata* wird in der Leibeshöhle einer neuweltlichen Echse *(Cnemidophorus sexlineatus)* geschlechts-reif.
Dilepididae
Nur eine Gattung.
Ophiovalipora: charakteristisches Merkmal ist ein doppelter Hakenkranz; wenige Arten bei Schlangen und Waranen.
Pathologie: Schädigungen durch cyclophyllide Cestoden wurden bisher nicht mitgeteilt.
Diagnose: Der Nachweis der Glieder mit den typischen Ei-Kapseln im Kot erlaubt eine Zu-ordnung zu den Cyclophylliden.

d) Therapiemöglichkeiten bei Cestoden-Infestationen
Obwohl nur in seltenen Fällen eine Übertragung von Cestoden in Gefangenschaft zu erwarten ist, sollte eine Therapie erfolgen. Die bekanntesten Präparate und ihre Dosierung sind in der Tab. 31 zusammengestellt.

e) Reptilien als Wirte für Larven von Cestoden
Besonders bei Schlangen treten sehr häufig Bandwurmlarven auf. Sie gehören in erster Li-nie zur Ordnung der Pseudophyllidea, doch fin-det man auch Stadien der Cyclophyllidea. Nur vereinzelt können Larven anderer Ordnungen, wie der Trypanorhynchida, nachgewiesen werden.

α) Larven der Pseudophyllidea
Bei Schlangen aus bestimmten geographischen Regionen wie Australien, Ostasien, Südameri-ka, findet man sehr oft die milchweißen Plero-ceroide oder Spargana der Diphyllobothriidae, die in der Größe von wenigen Zentimetern bis zu 30 cm variieren. Sie gehören wahrscheinlich ausschließlich zur Gattung *Spirometra* (syn. *Luehella*).

Um Aussagen über die Artzugehörigkeit ma-chen zu können, müssen die Spargana an poten-

Tab. 31. Dosierung von Anthelminthika gegen Cestoden

Parasitengruppe	Präparatenamen	Dosis (mg/kg KG), Anzahl der Behandlungen und Applikationsart	Bemerkungen
Pseudophyllidea, Proteocephalidea (?) }	Droncit (Bayer)** (Praziquantel)	25–40 (1×)/oral	Die engere Verwandtschaft der Proteocephaliden mit den Pseudophylliden als mit den Cyclophylliden läßt erwarten, daß auch für diese Cestoden die höhere Dosierung notwendig ist. Erfahrungen liegen nicht vor.
Cyclophyllidea	Droncit (Bayer)**	10–20 (1×)/oral	Die Unterscheidung der Eier der Cyclophyllidea von denen der Pseudophyllidea ist möglich, vgl. Abb. 190, 191 mit 195.
Cestodes*	Yomesan (Bayer) (Niclosamid)	150–200 (1×)/oral	Das Humanpräparat, das den gleichen Wirkstoff enthält wie das in der Veterinärmedizin eingesetzte Mansonil, stellt ein anderes Salz dar und ist besser verträglich. Nie zusammen mit nematodiziden Präparaten anwenden. Eventuell notwendige Wiederholung erst nach mehreren Wochen zu empfehlen.
Cestodes*	Mansonil (Bayer) (Niclosamid)	150–200 (1×)/oral	Vgl. die Bemerkungen zu Yomesan.
Cestodes*	Scolaban (Wellcome) (Bunamidinhydrochlorid)	25–40 (1×)/oral	Bei notwendiger Wiederholung nicht vor Ablauf von 2–3 Wochen anwenden.
Cestodes*	Dicestal (May and Baker) (Dichlorophen)	200 (1×)/oral	Sollte nur dann versucht werden, falls keine anderen Präparate verfügbar sind.

* Angaben zu unterschiedlicher Wirksamkeit gegen Arten verschiedener Ordnungen liegen mit Ausnahme von Yomesan – bei dessen Anwendung gegen pseudophyllide Cestoden eine zweite Dosis notwendig ist – nicht vor. Wegen der guten Verträglichkeit und der niedrigen Dosis dürfte das Mittel der Wahl aber ohnehin das Praziquantel sein, das eine weltweite Verbreitung gefunden hat und leicht beschaffbar ist.

** Das in der Humanmedizin verwendete Biltrizide enthält den gleichen Wirkstoff wie Droncit und ist ebenfalls verwendbar.

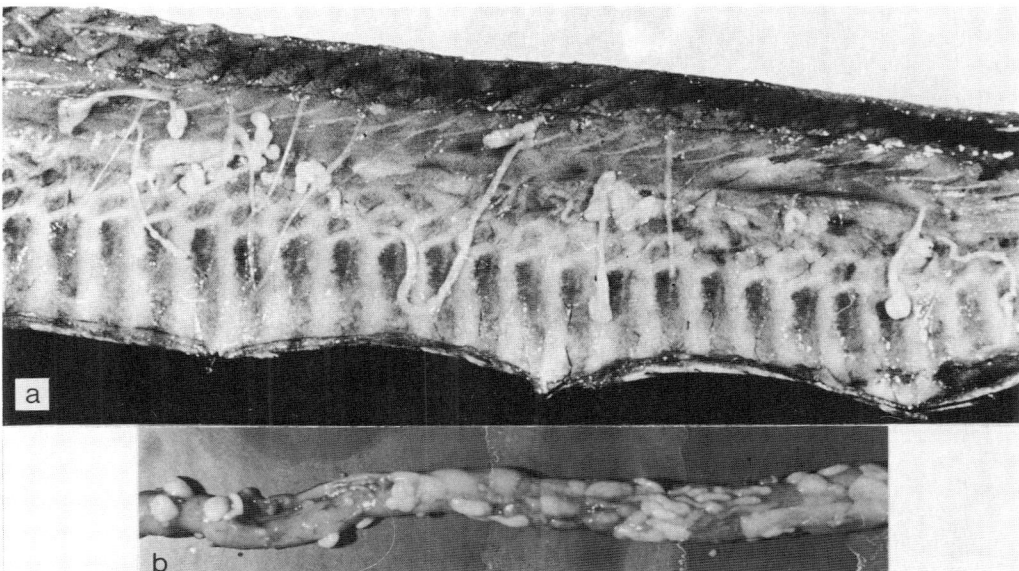

Abb. 196. a = Plerocercoide einer *Spirometra*-Art unter der Haut und intercostal bei einer japanischen Vierstreifennatter; b = viele Plerocercoide auf dem Darm einer Mangroven-Nachtbaumnatter *(Boiga dendrophila)*.

tielle Endwirte verfüttert werden. In erster Linie eignet sich dafür die Hauskatze, gelegentlich auch der Hund.

Die Entwicklung zum geschlechtsreifen Cestoden im Darm der Endwirte verläuft sehr rasch. Bereits 7–10 Tage nach Verfütterung der Spargana können die Eier im Kot der Katzen nachgewiesen werden.

Häufige Wirte von Spargana: Bevorzugt sind solche Reptilien befallen, die in der Natur feuchte Biotope bewohnen. Sie können entweder zweite Zwischenwirte oder paratenische Wirte (Sammelwirte) darstellen. Beispiele von Reptilien, die häufig Plerocercoide aufweisen, sind:
Ahaetulla sp. z. B. *A. nasuta*
Boiga spp. z. B. *B. multimaculata, B. dendrophila*
Dendrelaphis spp. z. B. *D. punctulatus*
Trimeresurus spp. z. B. *T. purpureomaculatus*
Agkistrodon spp. z. B. *A. rhodostoma, A. halys*
Morelia spp. z. B. *M. spilotes variegata*
Natrix spp. z. B. *N. piscator, N. tigrina*
Elaphe spp. z. B. *E. schrenckii, E. dione*
Varanus spp. z. B. *V. dumerilii*

In einem Wirt können viele Spargana vorkommen. Aus einer knapp 2 m großen *Morelia* isolierten wir über 300 Larven.

Neben Reptilien sind auch Amphibien (Anura) häufig Wirte von Plerocercoiden, wahrscheinlich handelt es sich um die gleichen Arten, vgl. 3.5.1.2.2.a Cestodes.

Klinisches Bild: Bei dünnhäutigen Reptilien, die von Plerocercoiden befallen sind, heben sich weiche Schwellungen von ca. 1–2 cm Länge und 0,5–1 cm Breite deutlich von der Umgebung ab, bzw. lassen sich leicht palpieren. Die Lage dieser olivenförmigen Bildungen ist fast immer dorso-lateral. Bei Schlangen treten sie meist nur im kaudalen Bereich, ab der Einmündung des Gallenganges in das Duodenum auf. Dies deutet auf die stimulierende Wirkung der Galle hin, durch die die mit dem Trinkwasser in Copepoden aufgenommenen Procercoide ebenso wie die aus verzehrten zweiten Zwischenwirten stammenden Plerocercoide veranlaßt werden, den Darm zu verlassen und sich in der Muskulatur anzusiedeln. Ist dies im ersten Fall Voraussetzung für eine Weiterentwicklung des Procercoids zum Plerocercoid im zweiten Zwischenwirt, so garantiert dieses Verhalten gleichzeitig das Überleben der Plerocercoide in Tieren, die als Endwirte ungeeignet sind (paratenische Wirte).

Plerocercoid-Beulen ruptieren in der Regel nicht. Abgestorbene Larven verfärben sich gelblich, werden schließlich bräunlich und verkäsen.

Bakterielle Infektionen solcher Zerfallsherde sind häufig.

Stark befallene Schlangen zeigen Anorexie und magern ab. Wahrscheinlich vermögen die Spargana über Jahre in ihren Wirten zu überleben.

Pathologie: Die Spargana liegen z. T. mehr oder weniger langgestreckt frei in der Muskulatur oder unter der Haut, doch sind die meisten aufgeknäuelt und von einer dünnen Bindegewebskapsel umgeben. Bevorzugt besiedelt wird die Interkostalmuskulatur. Wenige Spargana liegen frei in der Leibeshöhle, Ansiedlungen am Mesenterium sind eine extreme Ausnahme. Die Muskulatur um die Plerocercoide wird ödematös, z. T. kommt es zu Hämorrhagien um die Larven. Teilweise liegen sie auch reaktionslos im Gewebe. Bei sehr starkem Befall, wie bei der erwähnten *Morelia*, kann es auch zu einem Myokardschaden kommen.

Allgemeine Bedeutung von Larven der Pseudophyllidea: In Ostasien ist die sog. Okular-Sparganose des Menschen nicht selten. Sie kommt dadurch zustande, daß rohes Amphibien- und/ oder Reptilienfleisch auf entzündliche Prozesse, bevorzugt im Augenbereich, aufgelegt wird. Bei dem hochgradigen Befall dieser Tiere mit Plerocercoiden können die im Muskelfleisch vorhandenen Stadien überwandern und zu dem erwähnten Krankheitsbild führen. Neben der Augensparganose können die Beulen aber auch an beliebiger Stelle des Körpers auftreten. Sparganose kann auch dadurch verursacht werden, daß rohes Amphibien- und/oder Reptilienfleisch gegessen wird.

Da der volle Entwicklungszyklus auch in einheimischen Tieren durchlaufen wird – Katzen sind Endwirte, Cyclops-Arten erste, Amphibien, Repitlien u. a. zweite Zwischenwirte – muß vor einer unkontrollierten Kadaverbeseitigung verendeter Tiere gewarnt werden, da sich Zyklen dieser Cestoden bei uns aufbauen könnten.

Diagnose und Therapie: Die Diagnose läßt sich aufgrund der charakteristischen weichen Beulen stellen. Die Größe dieser Larven schwankt von wenigen bis zu über 30 cm. Bei der chirurgischen Entfernung ist Lokalanästhesie z. B. mit Xylocain ausreichend, z. T. liegen die Spargana bei dünnhäutigen Reptilien wie *Ahaetulla* so oberflächlich, daß selbst eine lokale Anästhesierung nicht notwendig ist. Obwohl auf diese Weise nach und nach, am zweckmäßigsten an mehreren Tagen, Dutzende von Spargana entfernt

werden können, lassen sich doch nur die oberflächlich, nicht aber die im Inneren liegenden Plerocercoide entfernen. Dem Autor sind keine Versuche bekannt, Spargana chemotherapeutisch anzugehen, doch scheinen aufgrund der Ergebnisse mit Cysticercen bei Haustieren und dem Menschen solche Behandlungen möglich. Die Dosierung müßte höher liegen als bei Taeniiden, vgl. Therapiemöglichkeiten bei Cestoden-Infestationen (d). Als Mittel der Wahl käme Praziquantel in Betracht, vgl. Tab. 31.

β) Larven der Cyclophyllidea

Mesocestoididae: Oftmals lassen sich, dem Mitteldarm aufliegend, in den Mesenterien, z. T. aber auch in der Leber, Larven cyclophyllider Cestoden nachweisen; es handelt sich dabei in erster Linie um Tetrathyridien. Dieses Stadium ist für die Familie Mesocestoididae (Gattung *Mesocestoides*) charakteristisch. Die Artdifferenzierung ist schwierig, der Lebenskreislauf nur unvollständig bekannt.

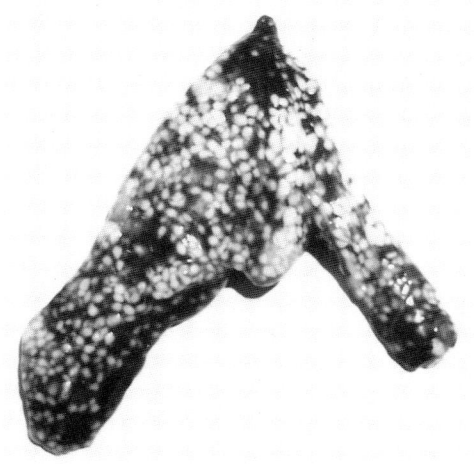

Abb. 197. Massiver Befall der Leber mit Tetrathyridien (Mesocestoididae) einer unbestimmten Art bei einer Atlasagame *(Agama bibroni)*.

Die Anzahl von Tetrathyridien in einem Reptil schwankt zwischen einzelnen Exemplaren bis zu Hunderten; die Größe variiert von etwa 1 mm bis zu 4 mm.

Als Wirte konnten die verschiedensten Amphibien- und Reptiliengattungen ermittelt werden:

Hyla,

Lacerta, Eumeces, Agama, Sceloporus, Natrix,

Elaphe, Coronella, Coluber, Naja, Psammophis, Agkistrodon u. a.

Dilepididae: Vereinzelt wurden Cysticercoide verschiedener Gattungen, *Dipylidium, Diplopylidium* und *Joyeuxiella*, bei Reptilien gefunden.

Als Wirte konnten in Europa, Afrika und Asien mehrere Reptiliengattungen ermittelt werden, wie:

Lacerta, Tarentola, Hemidactylus, Acanthodactylus, Agama, Scincus, Chalcides, Uromastix, Varanus, Natrix, Coluber, Cerastes, u. a.

Larven anderer Ordnungen: Bei Seeschlangen (Hydrophiidae) findet man auf serösen Häuten Larven der Ordnung Trypanorhynchidae, die vorwiegend in Haien geschlechtsreif werden. Durch ihr charakteristisches Aussehen, der Skolex trägt vier rückziehbare, hakenbesetzte Rüssel, sind sie leicht von anderen Larven zu unterscheiden.

Pathologie: Trotz der Schädigungen, die durch Tetrathyridien verursacht werden, liegen nur wenige Untersuchungen vor. Druckatrophische Veränderungen des Leberparenchyms sowie die Vermutung, daß die Funktionstüchtigkeit dieses Organs beeinträchtigt wird, sind die einzigen Angaben.

Diagnose und Therapie: Am lebenden Tier läßt sich keine Diagnose stellen, da Tetrathyridien und andere Larven nie oberflächlich liegen.

Falls ein Befall intra vitam zu diagnostizieren ist, könnte eine Behandlung mit Praziquantel versucht werden (3–5fache Warmblüterdosis).

Literatur

FRANK, W.: Reptilien als 2. Zwischenwirte für Diphyllobothriiden; zugleich ein Beitrag zur Biologie dieser Bandwürmer unter Berücksichtigung der Pathogenität für die Endwirte. Verh. Ber. VIII Int. Symp. Erkr. Zootiere Leipzig, S. 184–196. Berlin, Akad. Verlag, 1966.

LOOS-FRANK, B.: *Mesocestoides leptothylacus* n. sp. und das nomenklatorische Problem in der Gattung *Mesocestoides* Vaillant, 1863 (Cestoda, Mesocestoididae). T. Tropenmed. Parasit. 31, 2–14, 1980.

SCHMIDT, G. D.: How to know the tapeworms. Dubuque, Iowa, WM. C. Brown Comp., 1970.

SMYTH, J. D.: The physiology of cestodes. Edinburgh, Oliver & Boyd, 1969.

WARDLE, R. A., McLEOD, J. A.: The zoology of tapeworms. New York and London: Hafner Publ. Comp., 1968 (repr. of the 1952 ed.).

WARDLE, R. A., McLEOD, J. A., RADINOVSKY, S.: Advances in the zoology of tapeworms 1950–1970. Minneapolis: Univ. of Minnesota Press, 1974.

YAMAGUTI, S.: Systema Helminthum, Vol. II, The cestodes of vertebrates. New York, London: Interscience Publ. Inc., 1959.

3.5.2.2.3 Nematodes (Rund- oder Fadenwürmer)

Allgemeine Bemerkungen: Aus Reptilien sind mehr als 1000 Nematoden-Arten bekannt. Sie leben bevorzugt im Intestinaltrakt, besiedeln aber auch Körperhöhlen, Gefäße und Organe (Dracunculoidea, Filarioidea). Ihre Größe variiert zwischen wenigen Millimetern (einige Oxyuroidea) bis über 30 cm (verschiedene Dracunculoidea und Filarioidea). Die Schädigungen durch Nematoden reichen von unmerklich – einige Autoren sprechen z. B. den Oxyuren im Colon-Bereich von Pflanzenfressern sogar die positive Funktion des restlichen Aufschlusses pflanzlicher Partikel zu – bis zu schweren pathologischen Veränderungen, wie sie z. B. durch Ascariden verursacht werden.

Die Entwicklung der Nematoden verläuft entweder direkt (z. B. Oxyuren) oder indirekt unter Beteiligung wenigstens eines Zwischenwirts bei den meisten Ascariden, Dracunculiden und Filarien. Vereinzelt treten, wie bei den Gnathostomatiden, auch paratenische oder Transportwirte auf. Von Ausnahmen abgesehen, wie den lungenbewohnenden *Rhabdias*-Arten, bei denen eine Selbstinfektion durch die parthenogenetischen Weibchen möglich ist, müssen Eier oder Larven den Wirt verlassen und in der Außenwelt oder in einem Zwischenwirt eine Entwicklung bis zum infektionstüchtigen Stadium (meist die 3. Larve) durchlaufen. Bei einigen Arten tritt Hypobiose auf.

Die Entwicklung kann entweder über zwei weitere Häutungen im Magen-Darm-Kanal des Endwirts direkt zu den Geschlechtstieren führen, oder dieses Stadium wird erst über Körperwanderungen erreicht. Sofern eine histotrope Phase eingeschaltet ist, führt dies in Abhängigkeit von der Anzahl der Stadien zu Gewebeschädigungen, die tödlich verlaufen können.

A. Adenophora (Aphasmida)

Die einzigen Vertreter dieser relativ seltenen Nematoden sind Arten der Gattung *Capillaria*, die z. T. einen direkten Entwicklungszyklus aufweisen, aber auch paratenische Wirte zwischenschalten können. Die meisten Capillarien leben im Intestinaltrakt, einige Arten wurden in der Leber von Waranen und Schlangen nachgewiesen. *Capillaria colubra* ist aus den Ovidukten der Schlange *Coluber constrictor priapus* (USA) beschrieben.

Eine eigenartige Lebensweise zeichnet *C. recurva* aus. Bis zur Geschlechtsreife leben diese Nematoden im Darmtrakt des Spitzkrokodils, *Crocodylus acutus*. Voll entwickelte, begattete Weibchen durchbrechen die Darmwand und wandern über die Leibeshöhle zur Epidermis, wo sie ihre Eier im Stratum corneum deponieren. Durch die Fortbewegungsart der Krokodile an Land kommt es zu Abrasionen der obersten Epidermisschichten der Ventralseite, wodurch die Eier ins Freie gelangen.

Über die Biologie der bei Reptilien vorkommenden Capillarien liegen kaum Untersuchungen vor, so daß die von TELFORD (1971) gemachte Aussage, daß über die Wirtsspezifität und Lebenskreisläufe bzw. die Art der Übertragung der bei Reptilien vorkommenden Arten wenig bekannt ist und die meisten artspezifisch zu sein scheinen, weiterhin Gültigkeit hat.

Klinisches Bild: Unbekannt.

Pathologie: Die Lebensweise der Capillarien – sie bohren sich mit ihren Vorderenden tief in die Mukosa ein – führt neben dem Blutverlust auch zu sekundären bakteriellen Infektionen. Da ihre Zahl i. d. R. nicht groß ist, hält sich die Schädigung in Grenzen. Durch die relativ kurze Lebenserwartung und die wenigen Individuen heilen die Verletzungen im Darmtrakt meistens komplikationslos ab.

Arten, die sich außerhalb des Darmes, wie der Leber, ansiedeln, verursachen ähnlich gravierende pathologische Veränderungen wie dies von *Capillaria hepatica* aus Molchen bekannt ist.

Diagnose: Die typischen Eier mit den beiden Polpfropfen, den nahezu parallelen Längsseiten und den höchstens vier Blastomeren lassen sich leicht erkennen, Abb. 198.

Therapie: Siehe: Allgemeine Angaben zur Therapie von Nematoden-Infestationen (C.), S. 306.

B. Secernentea (Phasmida)

Allgemeine Bemerkungen: Die große Zahl phasmider Nematoden macht es unmöglich, auf alle Formen einzugehen. Die Mehrzahl der Arten besiedelt den Magen-Darm-Kanal, ihre Bekämpfung stellt bei Verwendung moderner Anthelminthika kaum Probleme dar. Neben dem Darmtrakt findet man Nematoden in der Lunge, wobei Schlangen besonders betroffen sind; nicht selten kommt es dabei zu einer exsudativen

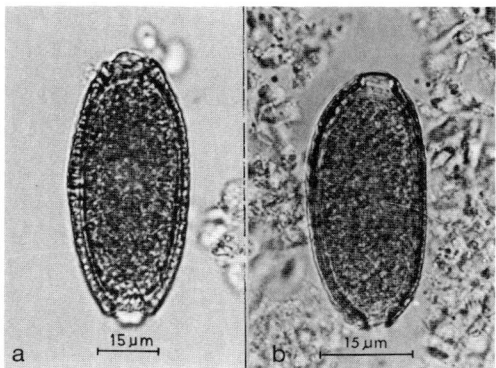

Abb. 198. a = *Capillaria*-Ei aus einem Königspython *(Python regius);* b = *Capillaria*-Ei aus einer Kornnatter *(Elaphe guttata).*

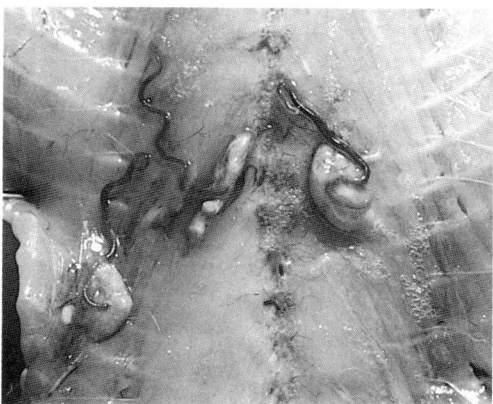

Abb. 199. Abgekapselte, z. T. freiliegende, unbestimmte Nematodenlarven in der Muskulatur eines Grünen Hundskopfschlingers *(Corallus caninus).*

Pneumonie. Diese Nematoden gehören zu den primitiven Rhabditiden mit direktem Entwicklungszyklus und nicht zu den Metastrongyliden. In der Leibeshöhle und in Gefäßen parasitieren häufig Arten der Filarioidea und gelegentlich auch der Dracunculoidea; ihre Therapie ist ebenso problematisch wie bei Arten der höheren Wirbeltiere oder des Menschen.

Neben Geschlechtstieren findet man nicht selten Larven verschiedener systematischer Zugehörigkeit, deren Endwirte z. T. Reptilien, aber auch andere Wirbeltiere sind. Sie liegen eingekapselt subkutan, inneren Organen oder der Muskulatur aufgelagert. Nur solche Nematodenknötchen, die subkutan liegen, lassen sich, sofern sie von außen sichtbar sind, exstirpieren.

a) Rhabditida

Arten aus drei Gattungen sind bei Poikilothermen nachgewiesen.

Rhabdias besiedelt die Lunge von Schlangen *(R. fuscovenosa)* und von Amphibien *(R. bufonis)*. Reptilien, die in feuchteren Biotopen leben, sind besonders gefährdet. Häufige Wirte sind: *Thamnophis* spp, *Natrix* spp, *Elaphe* spp, *Lampropeltis* spp, *Naja* spp. und *Bitis* spp.

Entomelas tritt bei Chamäleons und fußlosen Echsen wie *Anguis* auf. Die Nematoden leben im Perikardial- und Pleuralraum.

Strongyloides sind intestinale Parasiten, die vereinzelt aus Schlangen bekannt geworden sind.

Morphologie und Biologie: Die Nematoden sind klein bis sehr klein und dadurch charakterisiert, daß sie in zwei verschiedenen Phasen auftreten, als parasitische, parthenogenetische Weibchen und als zweigeschlechtliche, freilebende Stadien. Die parasitischen Weibchen sind größer als die Geschlechtstiergeneration, Abb. 200.

Für *Strongyloides* kann derselbe Entwicklungszyklus angenommen werden wie er von Arten aus Säugetieren bekannt ist.

Die Übertragung innerhalb eines Terrariums setzt ein feuchtes Biotop, evtl. sogar freies Wasser voraus.

Klinisches Bild: Stark von *Rhabdias* befallene Schlangen röcheln, wobei regelmäßig Schleim mit nach außen gebracht wird, in dem sich dünnschalige Eier, freie Larven und evtl. parthenogenetische Weibchen nachweisen lassen. Die Atmung ist unregelmäßig. Die Tiere zeigen Anorexie und verlieren rasch an Gewicht, da es sich bei den Wirten um kleinere Arten handelt, die als Fisch-, Frosch-, Regenwurm- etc.-Fresser keine längeren Hungerperioden überstehen können.

Von uns wurden bei *Rhabdias*-Infektionen von *Thamnophis* spp. wiederholt Entzündungen der Mundschleimhaut mit Ödembildungen und von außen sichtbarer Verdickung der Lippenränder beobachtet. Im Mundschleim, aber auch tief in den Gingiven, lassen sich dabei regelmäßig neben parthenogenetischen Weibchen, Eier und Larven nachweisen.

Pathologie: Die verminöse Pneumonie der Schlangen durch *Rhabdias*-Arten ist durch ein tiefes Eindringen der Nematoden in das Gewebe des respiratorischen Teils der Lunge und Karnifizierung der betreffenden Areale charakterisiert. Der Gasaustausch wird beeinträchtigt. Bakterielle Superinfektionen verursachen zusätzliche Komplikationen. Das Bild ist mit dem

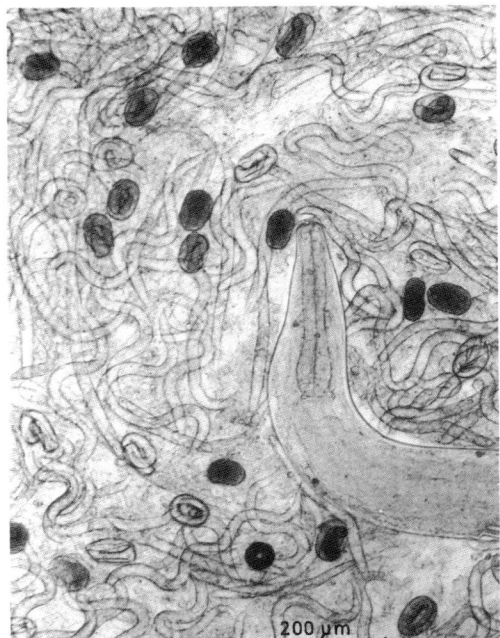

Abb. 200. Lungennematoden *(Rhabdias* sp.) aus einer Barrenringelnatter *(Natrix natrix helvetica)*. Neben embryonierten Eiern sind viele freie rhabditiforme Larven, sowie das Vorderende eines parthenogenetischen Weibchens zu erkennen.

zu vergleichen, das durch Metastrongyliden bei Säugetieren verursacht wird.

Diagnose: Dünnschalige Eier oder rhabditiforme Larven im Mundschleim von Schlangen sind differentialdiagnostisch als eine Infektion mit Rhabdiasiden der Lunge, bzw. der Maulhöhle, zu werten. Freie rhabditiforme Larven im Kot von Schlangen können ein Hinweis auf eine *Rhabdias*-Infektion der Lunge oder eine Besiedlung des Darms mit *Strongyloides* sein. Dabei muß berücksichtigt werden, daß auch bei Infektionen mit Diaphanocephaliden *(Diaphanocephalus* und *Kalicephalus)* vereinzelt freie Larven im Kot auftreten, vgl. Strongylida (b).

Therapie: Bei Besiedlung der Mundhöhle bewährt sich die wiederholte Pinselung mit Citarin, sie muß aber mit einer Behandlung gegen die Lungen-Stadien kombiniert werden (Siehe: Allgemeine Angaben zur Therapie von Nematoden-Infestationen (C.).

b) Strongylida (Bursa-Nematoden)

Kleine bis mittelgroße Nematoden, von denen nur Arten aus zwei Überfamilien, den Diaphanocephaloidea und den Trichostrongyloidea, eine Rolle spielen. Eine Besprechung erfahren nur die Vertreter der Familie Diaphanocephalidae.

Arten der Gattung *Diaphanocephalus* sind selten, Vertreter der Gattung *Kalicephalus* häufig im Intestinaltrakt, insbesondere von Schlangen, anzutreffen. Die mehr als 20 bekannten Arten zeigen eine übereinstimmende Entwicklung.

Morphologie und Biologie: *Kalicephalus*-Arten sind zwischen 0,8–1,3 cm groß. Die Männchen sind kleiner als die Weibchen und besitzen eine gut ausgebildete Bursa copulatrix. Spangenartige Versteifungen der Mundkapsel sind ein auffälliges, unverwechselbares Merkmal beider Geschlechter.

Sie besiedeln den Intestinaltrakt vom Ösophagus bis zum mittleren Bereich des Dünndarms. Im Magen sind sie nur selten anzutreffen. Die Ablage der Eier erfolgt stets in gefurchtem Zustand, wobei bis zu 32 Blastomeren auftreten können. Die Entwicklung in der Außenwelt dauert bei Zimmertemperatur 24 Stunden bis mehrere Tage. Die gescheideten 3. Larven müssen mit Trinkwasser aufgenommen werden. Die Präpatenz ist relativ lang und beträgt auch für Arten, die sich direkt im Darm entwickeln, ca. zwei Monate. Übertragungen in Gefangenschaft sind möglich.

Klinisches Bild und Pathologie: Die Schädigungen stehen in Zusammenhang mit der Anzahl der Nematoden. Bei vielen Exemplaren kommt es zu hämorrhagischen nekrotisierenden Prozessen im Ösophagus und im Darm. Die Nematoden sitzen tief im nekrotischen Detritus, mit der Kopfkapsel im noch gesunden Gewebe verankert.

Die Ulzerationen sind Eingangspforten für Bakterien *(Arizona, Pseudomonas* und *Salmonella).*

Bei geringgradigem Befall treten weder klinische Symptome noch pathologische Veränderungen auf.

Diagnose: Der Nachweis der dünnschaligen gefurchten Eier im Kot, die von wenigen bis zu 32, selten 64, Blastomeren aufweisen, erlaubt die Diagnose, da andere Strongyliden selten sind, Abb. 203. In Kot, der älter als 24 Stunden ist, kommen neben Eiern auch freie Larven vor. Verwechslungen mit Rhabdiasiden sind möglich. Leiden Schlangen unter Obstipation, können freie Larven ausnahmsweise auch im frischen Kot auftreten.

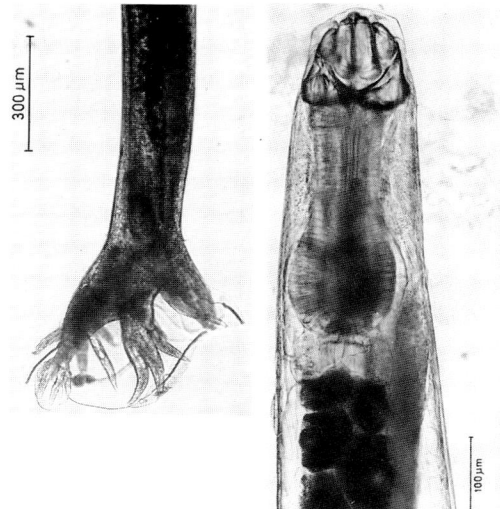

Abb. 201 (links). Hinterende des Männchens eines bei Reptilien häufigen Bursanematoden (*Kalicephalus* sp.) mit deutlicher Bursa copulatrix aus dem Mitteldarm einer Äskulapnatter *(Elaphe longissima).*

Abb. 202 (rechts). Vorderende eines weiblichen *Kalicephalus* sp.; beachte die charakteristischen spangenartigen Strukturen der Mundkapsel.

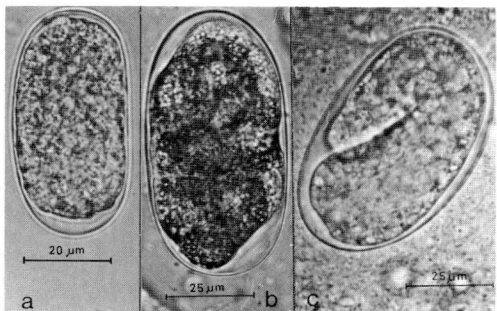

Abb. 203. Eier von *Kalicephalus* sp. in unterschiedlicher Entwicklung. a = ungefurchtes Ei aus einem Rauhnackenwaran *(Varanus rudicollis);* b = Ei mit vielen Blastomeren aus einer Kornnatter *(Elaphe guttata);* c = Ei mit Kaulquappenstadium aus einem Baumschnüffler *(Ahaetulla nasuta).*

Therapie: Siehe allgemeine Angaben zur Therapie von Nematoden-Infestationen (C.), S. 306.

c) Oxyurida (Madenwürmer)
Allgemeine Bemerkungen: Besonders bei herbivoren Arten kommen Oxyuriden in großer Zahl vor; sie werden alle in einer Familie, Pharyngodonidae, zusammengefaßt. Arten der

Tab. 32. Oxyuren-Gattungen die bei Reptilien auftreten

Familie Pharyngodonidae

Gattungen	Hauptsächlichste Wirte
Pharyngodon	karnivore Arten
Skrjabinodon	karnivore Arten
Spauligodon	karnivore Arten
Veversia	karnivore Arten
Thelandros	karnivore und herbivore Arten
Paralaeuris	herbivore Iguaniden
Ortleppnema	madagassische Schildkröten
Ozolaimus	herbivore Iguaniden
Alaeuris	herbivore Schildkröten und Iguaniden; selten karnivore Arten
Mehdiella	Schildkröten
Tachygonetria	Schildkröten und *Uromastix*-Arten
Thaparia	Schildkröten

Gattungen *Skrjabinodon* und *Thelandros*, die bevorzugt bei karnivoren Wirten auftreten, besitzen bestimmte gemeinsame morphologische Merkmale mit Oxyuren der Wirbellosen. Man nimmt an, daß die Oxyuriden der niederen Vertebraten zu verschiedenen Zeiten – die der Reptilien zuletzt, die der Fische und Amphibien zuerst – sich von Insekten aus, die als Beute dienten, in diesen Wirten entwickelt haben. Dies würde die große Artenzahl erklären.

Die Oxyuren sind kleine bis sehr kleine Formen, die vorwiegend die hintersten Darmabschnitte ihrer Wirte besiedeln. Die Weibchen besitzen häufig einen langen spitzen Schwanz. Im typischen Fall ist ein gut ausgebildeter Ösophagusbulbus, meistens mit einem Klappenmechanismus, vorhanden. Die Zahl der Oxyuren in einem Wirt kann in die Tausende gehen, oftmals bilden sie in den Falten des Zäkums und/oder Rektums weißliche Klumpen, Farbtafel 2, S. 278.

Systematik: Die mehr als 100 Oxyuren-Arten werden den in der Tab. 32 aufgeführten Gattungen zugeordnet:

Die wichtigsten Wirtstiergattungen sind: *Testudo, Terrapene, Gopherus, Emys, Clemmys, Podocnemis, Kinixys, Chrysemys, Trionyx,*

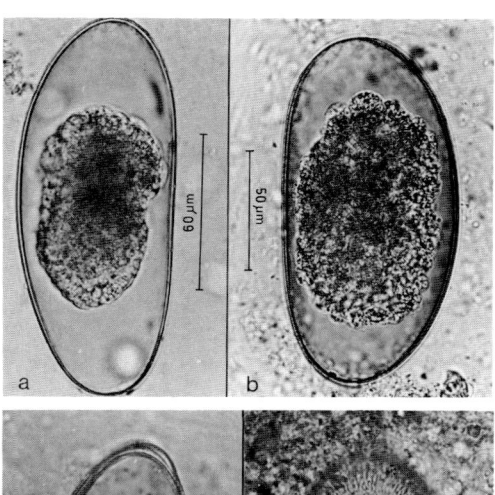

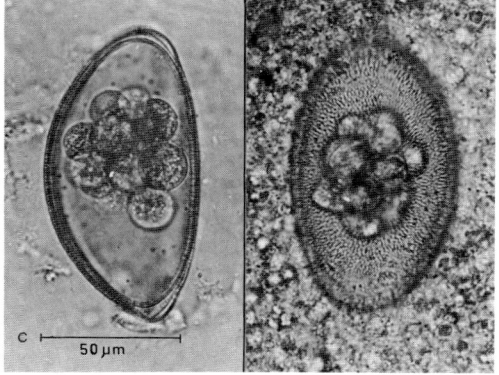

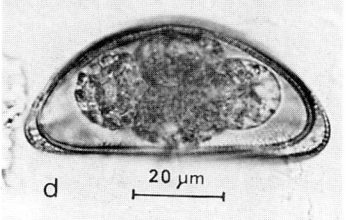

Abb. 204. a = dünnschaliges Oxyuren-Ei aus einem Grünen Leguan *(Iguana iguana);* b = Oxyuren-Ei mit vielen Blastomeren aus einem Grünen Leguan *(Iguana iguana);* c = Oxyuren-Ei aus einer Agame; links = optischer Schnitt mit mehreren Blastomeren im Zentrum; rechts = gleiches Ei, um die Oberflächenstruktur zu zeigen; d = typisch geformtes Oxyuren-Ei aus einer Schönechse *(Calotes mystaceus).*

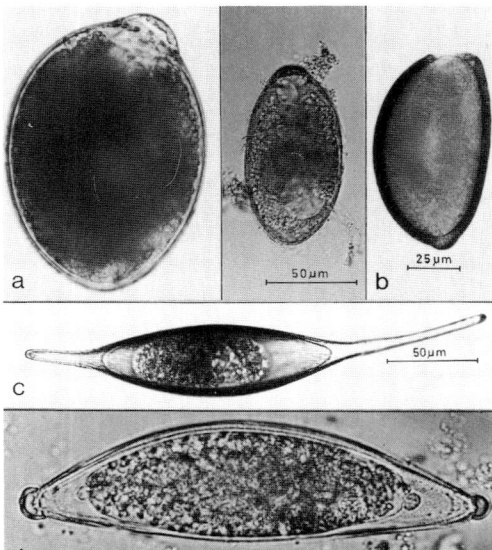

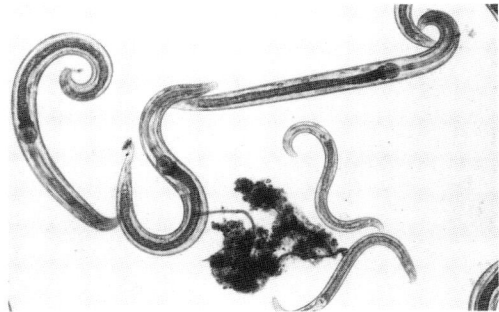

Abb. 206. Lebendgebärende Oxyuren der Gattung *Tachygonetria* aus dem Magen eines Afrikanischen Dornschwanzes *(Uromastix acanthinurus).*

Abb. 205. a = Oxyuren-Eier (*Typhlonema* sp.?) mit mehr oder weniger deutlichem asymmetrischen Bau und gut sichtbarer Polkappe aus dem Kot einer Riesenschildkröte *(Testudo elephantopus);* links plumpes Ei, rechts schlankes kleineres Ei; b = dickschaliges Oxyuren-Ei aus einer Agame (*Agama* sp.); c = Oxyuren-Ei mit langen Fortsätzen aus einem Taggecko (*Phelsuma* sp.); d = Oxyuren-Ei (*Pharyngodon* sp.) aus einem Tokee (*Gekko gecko*).

Chelonia, Lacerta, Calotes, Agama, Chalcides, Uromastix, Mabuya, Tarentola, Trachydosaurus, Iguana, Ctenosaura, Ameiva, Tupinambis, Sceloporus, Conolophus.
Biologie: Der Entwicklungszyklus der Oxyuren ist direkt, so daß es in Gefangenschaft leicht zu Übertragungen kommt. Die meisten Arten sind ovipar; die Eier können ungefurcht oder embryoniert sein. Im typischen Fall sind sie länglich und asymmetrisch. Bei einigen Arten tragen die Eier lange Fortsätze. Die Gattungen *Tachygonetria* und *Mehdiella* sind vivipar, *Thaparia* ovovivipar.

Die Präpatenz beträgt 30–40 Tage. Oxyuriden der Reptilien sind mehr oder weniger streng wirtsspezifisch.
Klinisches Bild: Charakteristische Symptome fehlen. Unruhe und fehlende Winterschlafbereitschaft kann bei Schildkröten seine Ursache in hochgradigem Oxyurenbefall haben; nach dem Winterschlaf verweigern stark belastete Individuen die Nahrungsaufnahme.

Pathologie: Die Beurteilungen eines Oxyurenbefalls reichen von „harmlos bis nützlich" bis zu „Läsionen in der Mukosa"; makroskopisch sichtbare oder histologisch nachweisbare Veränderungen sind die Ausnahme. Die wesentlichen Schädigungen sind wahrscheinlich auf stofflicher Ebene zu suchen. Die Stoffwechselendprodukte eines Massenbefalls mit Oxyuren dürften bei Tieren im Winterschlaf für die oft hohen Verluste mitverantwortlich sein. Vor der Einwinterung muß deshalb eine Entwurmung erfolgen. Die Ansicht, daß Oxyuren als Kommensalen beim Aufschluß von Chitin- und/oder Celluloseresten, bzw. zur Vermeidung von Obstipationen eine wichtige Rolle spielen, müßte experimentell geprüft werden.

Bei Sektionen konnten wir zwar oftmals Tausende von Oxyuren nachweisen, haben aber niemals Gewebeschäden beobachtet. Trotzdem konnte, außer dem Massenbefall, häufig keine sonstige Todesursache ermittelt werden, so daß ein ursächlicher Zusammenhang mit den Oxyuren möglich erscheint.
Diagnose: Da Oxyuren stets in größerer Zahl auftreten, lassen sich die typischen, asymmetrischen Eier leicht auffinden. Schwierigkeiten bietet die Differenzierung der Larven viviparer Arten, vgl. Rhabditida (a). Verwechslungen mit Bodennematoden sind möglich.
Therapie: Siehe Allgemeine Angaben zur Therapie von Nematoden-Infestationen (C.).

d) Ascaridida (Spulwürmer)
Allgemeine Bemerkungen: Die Ascariden gehören zu den Familien Ascarididae und Anisakidae. Im Vergleich zu den übrigen Darmhelminthen sind die Spulwürmer große, relativ dicke

Nematoden, die 10 cm und mehr messen können. Die Entwicklung ist direkt oder verläuft über einen Zwischenwirt. Im Endwirt erfolgt i. d. R. eine Körperwanderung. Die Eischale ist meist dick und mit oberflächlichen Strukturen versehen, Abb. 209, 210. Als Wirte kommen alle Reptilien in Betracht; kleinere Echsen sind selten betroffen. Bei Landschildkröten sind Spulwürmer *(Angusticaecum)* häufig. Von 70 privat gehaltenen *Testudo graeca* waren 17 befallen; solche Individuen zeigen Anorexie. Vereinzelt werden Ascariden ausgespuckt und/oder mit dem Kot abgegeben. Die am nachhaltigsten betroffenen Reptilien sind aber Schlangen, wobei nach eigenen Beobachtungen Riesenschlangen (Boidae) besonders gravierende, z. T. zum Tod führende, pathologische Veränderungen im Magen aufweisen. Sie werden in erster Linie durch Arten von *Ophidascaris* verursacht.

Für die Askariasis liegt die seltene Beobachtung vor, daß pathologische Veränderungen nicht nur bei Gefangenschaftstieren auftreten, sondern in gleicher Weise auch in freier Natur vorkommen. Bei einem von einem Auto getöteten großen *Python sebae*, der einen starken Befall mit *Ophidascaris filaria* aufwies, konnten dieselben Veränderungen nachgewiesen werden wie bei Schlangen, die in Gefangenschaft verendet waren.

Systematik: Mehr als 50 Arten von Spulwürmern sind beschrieben worden, die zu 12 Gattungen gehören und zwei Familien zugeordnet werden. Da ein Ascariden-Befall häufig diagnostiziert wird und Übertragungen in Gefangenschaft unter unzureichenden hygienischen Bedingungen auch bei solchen Arten möglich sind, die sich über Zwischenwirte entwickeln, werden die verschiedenen Gattungen aufgelistet, Tab. 33.

Biologie: Viele Ascariden entwickeln sich direkt; die Larven wandern im Körper ihrer Wirte nach Aufnahme infektionstüchtiger Eier, wodurch es oftmals zu pathologischen Veränderungen kommt.

Die Larven von Arten mit indirekter Entwicklung differenzieren sich nicht weiter, wenn die Eier von Tieren aufgenommen werden, die als Wirte ungeeignet sind, sondern lagern sich im Gewebe ab. Andererseits ist die Zeit, die Larven bis zur Geschlechtsreife im Endwirt benötigen, davon abhängig, wie lange sie bereits in einem Zwischenwirt im „Wartestadium" verharrt hatten. Bei *Polydelphis quadrangularis,* einem Parasiten von Klapperschlangen *(Crotalus durissus terrificus),* konnte nachgewiesen werden, daß die Entwicklung der 3. Larve in den Eiern bei 25°C ca. sieben Tage benötigt. Werden solche Eier an Mäuse verfüttert, so finden sich die Larven nach drei Tagen vorwiegend in der Leber. Obwohl sie keine Häutung durchlaufen, lassen sich ab dem 18. Tag p.i. die Geschlechter unterscheiden. Erst vier Wochen p.i. sind diese 3. Larven für Klapperschlangen infektionstüchtig. Sie dringen in die Darmwand ein, häuten sich hier zur 4. Larve und verursachen, in Abhängigkeit von ihrer Zahl, mehr oder weniger

Tab. 33. Ascariden der Reptilien

Familie/Gattung	Wirte	Bemerkungen
Anisakidae		
Goezia	Fische	akzidentell auch bei Reptilien?
Terranova	Krokodile	selten
Sulcascaris (syn. *Porrocaecum*)	Meeresschildkröten	oft schwerer Befall (ohne path. Veränderungen?)
Ascarididae		
Typhloporus	Krokodile	
Multicaecum	Krokodile	
Hartwichia	Krokodile	
Dujardinascaris	Krokodile	dünnschalige Eier
Angusticaecum	Schildkröten	
Amplicaecum	Schlangen	mit Zwischenwirt (Nager)
Ophidascaris	Schlangen, Echsen	mit Zwischenwirt (Nager und Amphibien)
Polydelphis	Schlangen, Echsen	mit Zwischenwirt (Nager und Amphibien)
Hexametra	Schlangen, Echsen	mit Zwischenwirt (Nager)

schwere Gewebszerstörungen. Die vierte Häutung findet stets im Darmlumen statt. Wie lange aber diese Entwicklung zu jungen Geschlechtstieren in der Schlange dauert, ist davon abhängig, ob die 3. Larven längere oder kürzere Zeit in Mäusen parasitiert hatten. Wurden Mäuse 173 Tage nach ihrer Infektion mit Eiern an Schlangen verfüttert, waren junge Geschlechtstiere nach 75 Tagen in deren Darmlumen; wurden dagegen Mäuse, die nur 78 Tage alte 3. Larven beherbergten, verfüttert, dauerte es 154 Tage, bis die vierte Häutung im Darmlumen der Schlangen erfolgte. Die Zeit von der Aufnahme infektionstüchtiger Eier in einen Zwischenwirt bis zum Auftreten junger Geschlechtstiere im Darmlumen des Endwirtes bleibt aber ungefähr gleich, nämlich 248 bzw. 232 Tage. Die Gesamtentwicklung bis zur Abgabe von Eiern dauert 540 Tage, von denen 173 in Mäusen und 366 im Endwirt durchlaufen wurden. Die Lebenserwartung dürfte aufgrund einer so langsamen Entwicklung entsprechend hoch sein; diese Auffassung läßt sich durch die z. T. gravierenden pathologischen Veränderungen bei einem Ascaridenbefall stützen. Bei *Amplicaecum robertsi* konnte nachgewiesen werden, daß die Art des Zwischenwirtes eine ausschlaggebende Rolle spielt in welchem Alter die Larven für einen Endwirt infektiös werden. Larven, die ihre Entwicklung in Ratten durchlaufen, benötigen dazu wenigstens 12, solche in Mäusen dagegen nur 8 Wochen. Gelangen sie in jüngerem Alter in einen Endwirt, entwickeln sie sich nicht weiter und werden eingekapselt, wobei die Wandung der Aorta bevorzugt wird. Daß die Larven im Endwirt auch dann wandern, wenn sie sich weiterentwickeln können, geht aus Untersuchungen hervor, bei denen australische Riesenschlangen, *Morelia spilotes variegata*, experimentell infiziert wurden und bei denen in einem hohen Prozentsatz Larven in der Lunge auftraten. Werden infektionstüchtige Ascarideneier von Arten mit indirekter Entwicklung an potentielle Endwirte verabreicht, schlüpfen die Larven zwar, entwickeln sich aber nicht weiter und lagern sich im Gewebe ab. Solche aus Eiern hervorgegangene, inhibierte Larven, aber eventuell auch mit Zwischenwirten aufgenommene, aber noch nicht infektionstüchtige Stadien, sind für das heterogene Bild verantwortlich, das sich bei einem Ascariden-Befall zeigt.

Die Entwicklung der Larven findet in verschiedenen Organen der Zwischenwirte statt. *Ophidascaris moreliae* entwickelt sich im Unterhautgewebe von Mäusen und Ratten, *Amplicaecum robertsi* in der Leber von Mäusen, *Hexametra quadricornis* in der Abdominalhöhle (via Leber?) und *Ophidascaris labiatopapillosa* in der Leber oder den Mesenterien, frei oder eingekapselt, von Fröschen.

Klinisches Bild: Für Ascariden typische Symptome fehlen, dagegen zeigen die Tiere das für eine starke Verwurmung, speziell durch Nematoden, charakteristische Verhalten. Anorexie ist ein wichtiger Hinweis; auch ein untypisches Liegen deutet auf starken Wurmbefall hin, vgl. aber auch 3.5.2.1.1.B.a *(Entamoeba invadens)*. Kommt es im Magen zu großen „Wurmtumoren", wie nicht selten bei Boiden, werden halbverdaute Futtertiere ausgewürgt, wobei oft einzelne Ascariden dem Objekt anhängen oder im schleimigen Überzug Eier nachzuweisen sind. Eine Prüfung des Schleims auf Wurmeier ist wichtig, um eine bakterielle Infektion auszuschließen, vgl. 3.1.2.1 (Gastro-Enteritiden), S. 201.

Oben links: Blutzellen einer Abgottschlange *(Boa constrictor)* (Präparat R. Will); 1 = Spindelzellen (Thrombocyten); 2 = orthochromatischer Normoblast; 3 = Proerythroblast (oder basophiler Makroblast); 4 = basophile Granulocyten; 5 = heterophile Granulocyten; 6 = zerstörter Erythrocyt.
Oben rechts: Eiterabszeß auf dem Kopf eines Grünen Leguans *(Iguana iguana)*. (Aufn. H. Bosch)
Mitte oben links: Schwere katarrhalische Pneumonie bei einem Tigerpython *(Python molurus bivittatus)*; die Lunge ist angefüllt mit zähschleimigem Exsudat. Im Lungengewebe sind einzelne isolierte purulente Prozesse sichtbar.
Mitte oben rechts: Schwere Stomatitis ulcerosa mit dicken nekrotischen Belägen auf der Schleimhaut bei einer Abgottschlange *(Boa constrictor occidentalis)*. (Aufn. H. Bosch)
Mitte unten links: Blinddarmentzündung bei einem Tigerpython *(Python molurus bivittatus)*; beachte die stark verdickte, nekrotische Wandung. (Aufn. H. Bosch)
Mitte unten rechts: Bakteriell-mykotische Prozesse unter den Hornplatten des Plastron bei einer Vierzehen-Landschildkröte *(Testudo horsfieldii)*; die Hornplatten hatten sich z. T. spontan abgelöst (oben), oder wurden entfernt (unten).
Unten links: Amöbiasis des Colons einer Abgottschlange *(Boa constrictor)*; rechts; unterhalb des Mitteldarms der linke Hoden, weiter links oberhalb und unterhalb des stark veränderten Colon die beiden Nieren.
Unten rechts: *Besnoitia* sp. – Zysten in der Niere eines Basilisken *(Basiliscus vittatus)*.

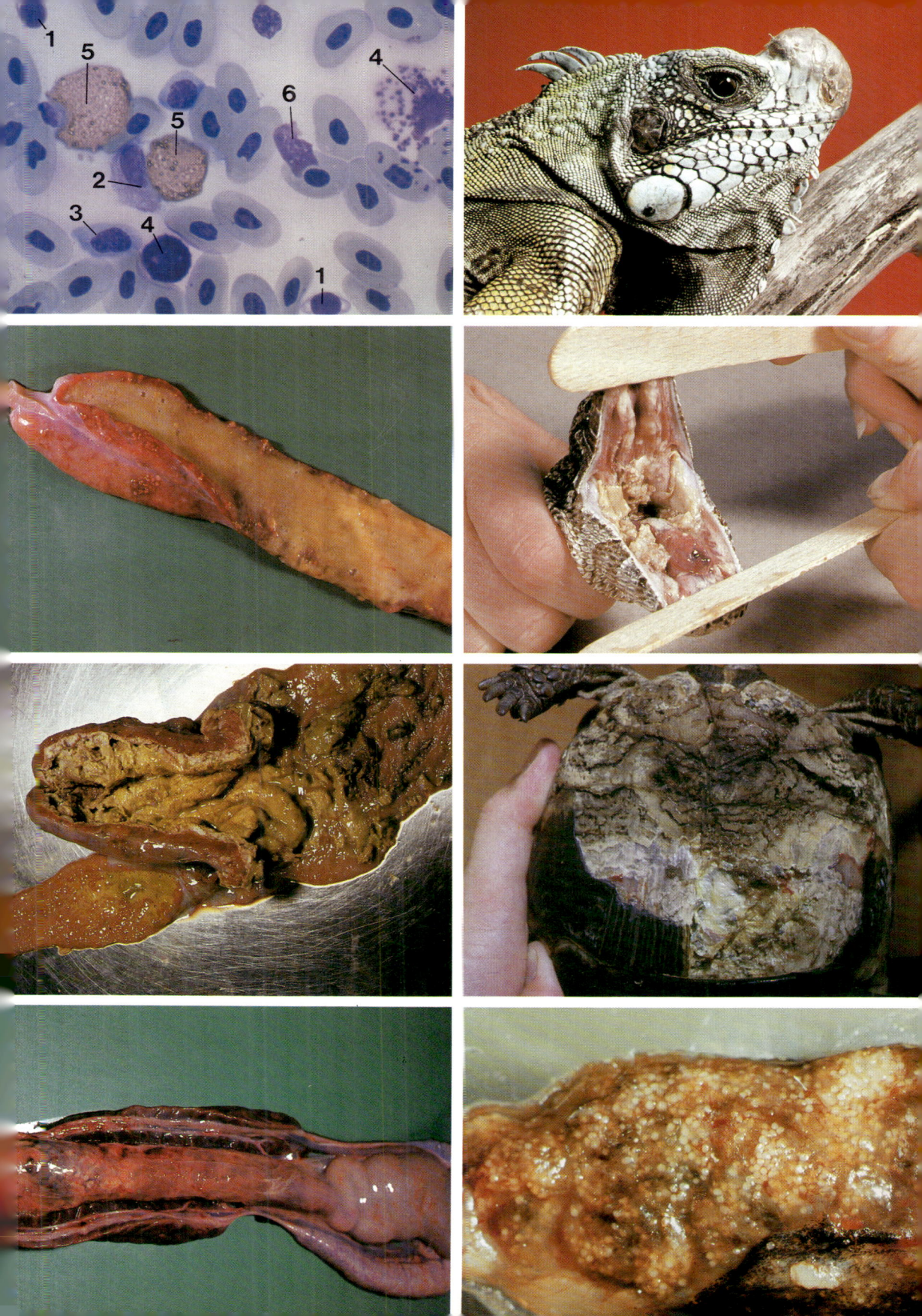

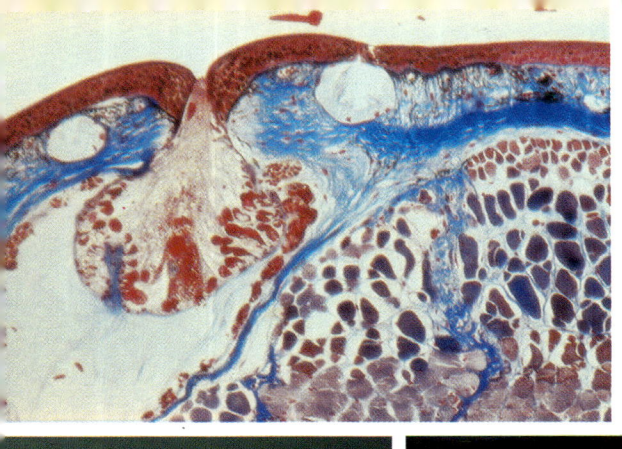
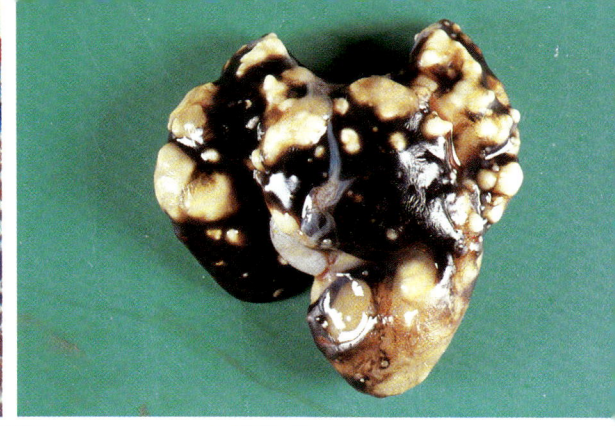
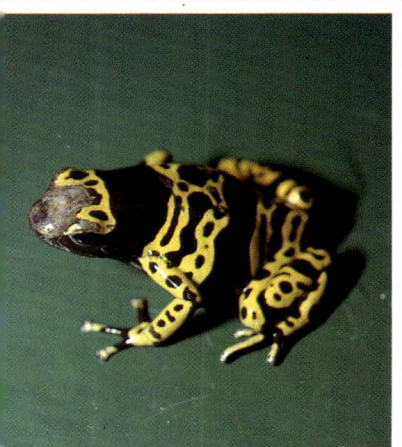
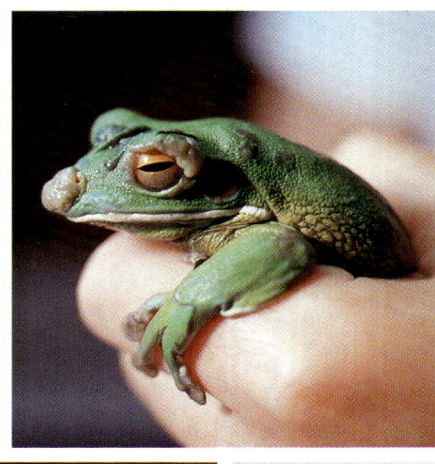
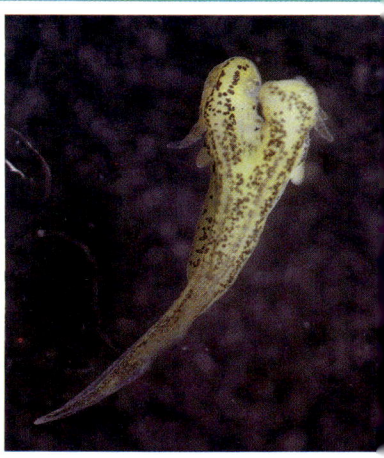
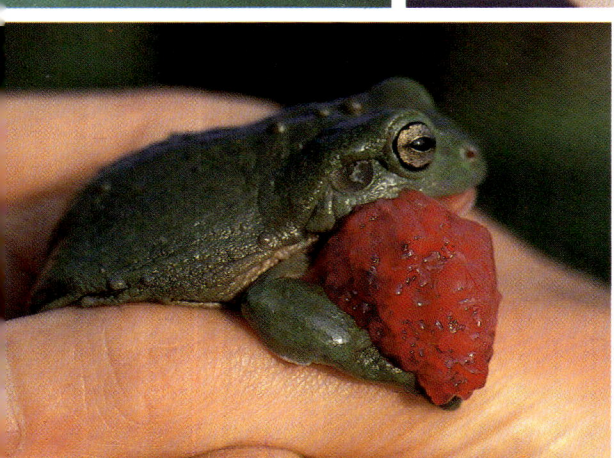
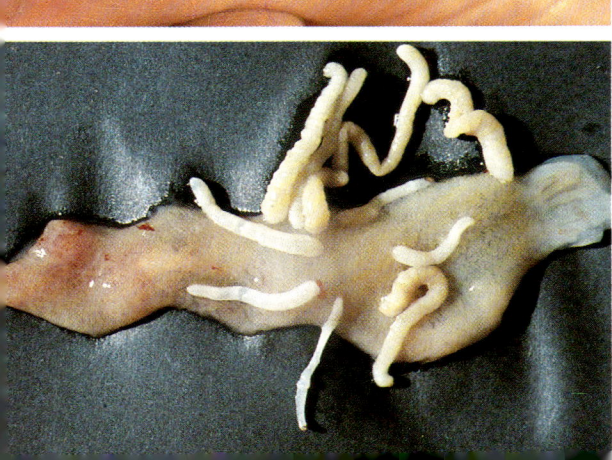
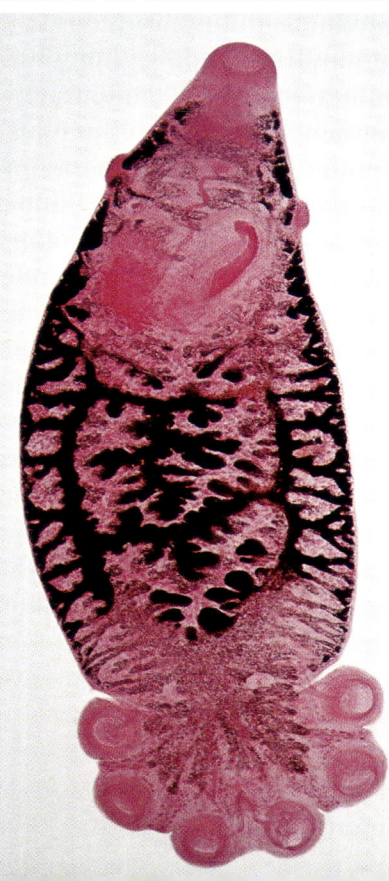

Ein stark abgemagerter *Python reticulatus*, der monatelang die Futteraufnahme verweigert hatte, nahm kurze Zeit nach der Therapie eines Ascaridenbefalls wieder selbständig Beutetiere an. Innerhalb weniger Wochen entwickelte sich diese Schlange zu einem der gefräßigsten Exemplare ihrer Art, die wir je betreut haben!

Pathologie: Von 97 in Gefangenschaft gestorbenen Schlangen, die bei einer Untersuchung berücksichtigt wurden, waren 28 befallen; bei 23 fanden sich ulzerative Veränderungen in der Darm- bzw. Magenwand. Bei 19 Tieren konnte die Askariasis als Todesursache ermittelt werden.

Für den Grad der Schädigung spielt die Füllung des Magens eine wesentliche Rolle. Bei gefülltem Magen leben die Ascariden im Lumen und ernähren sich weitgehend von der Beute der Schlangen. Bei leerem Magen dagegen verursachen sie kraterförmige Ulzerationen, in denen sie mit ihren Vorderenden tief eingegraben verankert sind. Die primär kleinen Läsionen zerfallen im Zentrum nekrotisch und durch zelluläre Reaktionen kommt es zur tumorösen Verdikkung der Wandung, Abb. 207. Sollten diese Beobachtungen allgemein gelten, so wären lange Hungerperioden (Transport, Eingewöhnung) primäre Ursache für die letztlich tödlich verlaufenden Askariasis-Fälle. Bei vielen Tieren las-

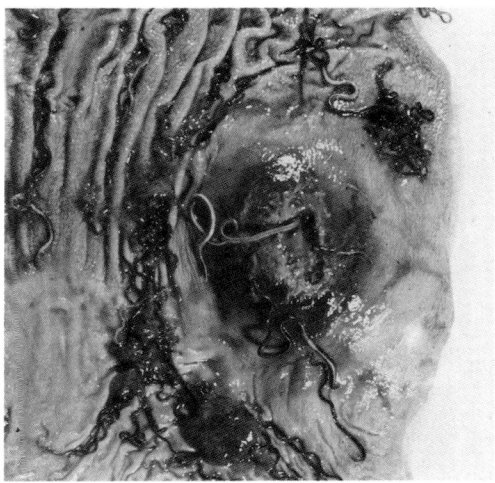

Abb. 207. Magengeschwür bei einem Tigerpython *(Python molurus bivittatus)*, in dessen zentralen Detritusmassen die als Verursacher anzusehenden Spulwürmer *(Ophidascaris)* mit ihren Vorderenden verankert sind.

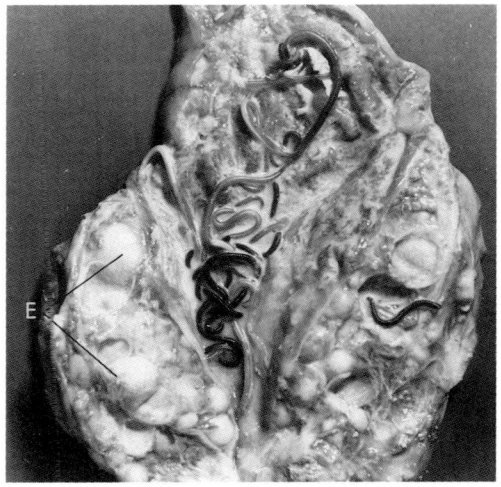

Abb. 208. Eitrige Magenabszesse bei einem australischen Rautenpython *(Morelia argus)*, verursacht durch Ascariden; die Veränderung des Magens war von außen durch eine Verdickung des Körpers gekennzeichnet. E = Eiterabszesse.

Oben links: Schnitt durch die Haut eines Feuersalamanders *(Salamandra salamandra)*, um die großen Drüsen der Amphibienhaut zu zeigen. Seröse Drüse mit roten Sekretgranula; die beiden mukösen Drüsen wirken optisch leer.
Oben rechts: Bakterielle Prozesse in der Leber eines Riesenlaubfrosches *(Hyla* [syn. *Litoria] caerulea)*.
Mitte oben links: „Hautfraß" unklarer Ätiologie – bakteriell, virös? – bei einem Färberfrosch *(Dendrobates leucomelas)* (Aufn. H. Zimmermann).
Mitte oben: Tumorartige Wucherungen im Kopfbereich bei einem Riesenlaubfrosch *(Hyla* [syn. *Litoria] caerulea)*.
Mitte oben rechts: Duplizitas-anterior-Bildung bei einer Larve des Marmormolchs *(Triturus marmoratus)*.
Mitte unten links: Tumor der Zunge bei einem Riesenlaubfrosch *(Hyla* [syn. *Litoria] caerulea)*. (Aufn. H. Bosch)
Unten links: Kratzer *(Acanthocephalus ranae)* im Mitteldarm eines einheimischen Frosches *(Rana* sp.).
Unten rechts: *Polystoma integerrimum* aus der Harnblase eines Grasfrosches *(Rana temporaria)* (Präparat H. Streble).

sen sich auch wandernde 3. Larven in den Organen nachweisen; vereinzelt tritt eine Aortitis verminosa auf.

Die gravierendsten Veränderungen werden durch die erwachsenen Nematoden verursacht. Gastroenteritiden mit ulzerierenden und nekro-

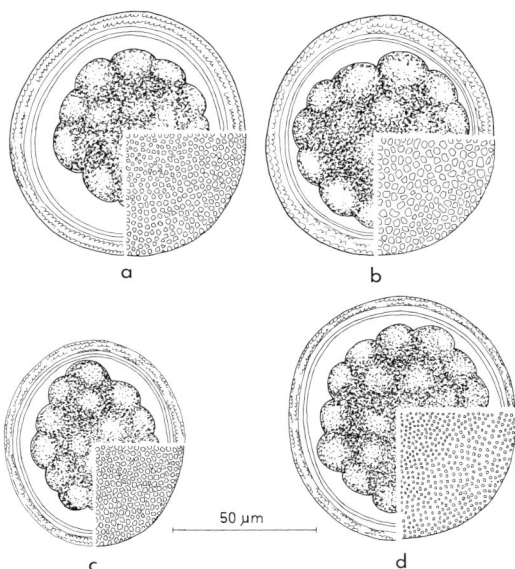

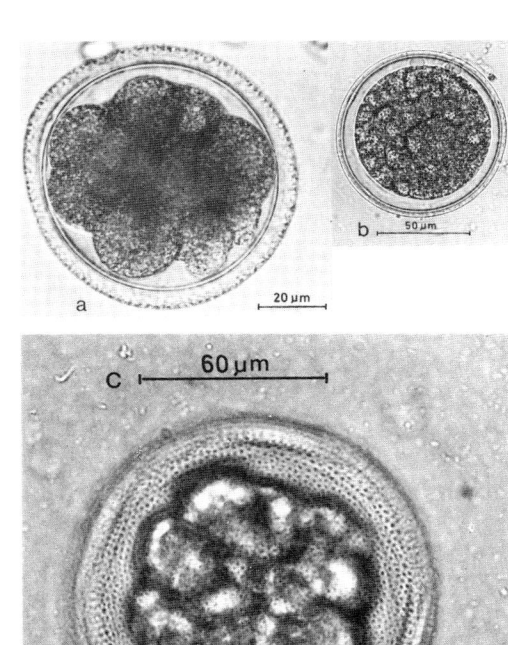

Abb. 209. Eier verschiedener Spulwurmarten (Ascariden) (im Quadranten ist jeweils die Oberflächenstruktur dargestellt) (nach Kutzer und Lamina 1965). a = *Amplicaecum robertsi;* b = *Ophidascaris baylisi;* c = *Polydelphis attenuata;* d = *Hexametra sewelli.*

Abb. 210. Ascarideneier, a = mit beginnender Furchung aus einem Riesenchamäleon *(Chamaeleo oustaletii);* b = mit vielen Blastomeren aus einer Puffotter *(Bitis arietans);* c = aus dem Kot einer Schlange, um die typische Oberflächenstruktur zu zeigen.

tisierenden Läsionen, umgeben von Entzündungsprozessen in der Magen-, gelegentlich auch der Darmwand, und granulomatöse Wucherungen des Gewebes, die letztlich zu apfelgroßen tumorösen Bildungen führen, sind häufig. Die zentrale Zerfallshöhle ist nicht selten mit Eiter gefüllt, Perforationen der Wandung mit nachfolgenden weiteren pathologischen Prozessen (Peritonitis) sind möglich. An der Außenseite des Magens sichtbare Eiterabszesse führen zum septikämischen Verlauf einer Askariasis und letztlich zum Tode.

Diagnose: Die mehr oder weniger kugeligen Ascariden-Eier sind im Kot meist ohne Anreicherungsverfahren zu finden; sie lassen sich aufgrund ihrer ornamentierten Oberfläche bestimmten Gattungen zuordnen *(Ophidascaris, Polydelphis, Hexametra* und *Amplicaecum),* Abb. 209. Eier anderer Gattungen haben ein davon abweichendes Aussehen, sind aber fast alle dickschalig (Ausnahme *Dujardinascaris).*

Therapie: Siehe allgemeine Angaben zur Therapie von Nematoden-Infestationen (C.), S. 306.

e) Spirurida (Rollschwänze, Medinawürmer, Filarien)
Zu dieser Ordnung gehören verschiedene Gruppen parasitischer Nematoden, die zu Überfamilien zusammengefaßt werden. Einige haben eine größere Bedeutung wie die Dracunculoidea und Filarioidea; nur sie werden ausführlicher besprochen.

α) Camallanoidea: Die Entwicklung schließt Zwischenwirte ein, die bei wasserlebenden Endwirten Crustaceen sind *(Cyclops, Asellus).*

Bei Reptilien kommen Arten von zwei Gattungen vor. *Camallanides* tritt bei Schlangen auf, die übrigen Vertreter, die bei Wasserschildkröten, z. B. *Pseudemys,* nicht selten sind, werden in der Gattung *Serpinema* zusammengefaßt.

Therapie: Siehe allgemeine Angaben zur Therapie von Nematoden-Infestationen (C.).

β) Spiruroidea (Rollschwänze): Kleine bis mittelgroße Nematoden mit charakteristischer spiraliger Einrollung des Hinterendes, gelegentlich auch des ganzen Körpers. Sie kommen außer bei Reptilien bei Amphibien, Fischen, Vögeln und Säugern vor. Die Entwicklung verläuft über einen oder zwei Zwischenwirte. Reptilien können als paratenische Wirte, seltener als echte Zwischenwirte, aber auch als Endwirte fungieren. Die Geschlechtstiere besiedeln die vorderen Darmabschnitte (Ösophagus, Magen, selten Duodenum) und wandern (?) nach dem Tod sogar in die Maulhöhle ein (siehe Farbtafel) Untersuchungen über Schädigungen liegen nicht vor.

Die Bedeutung der Spiruriden liegt in Ländern, in denen Amphibien- und Reptilienfleisch roh verzehrt wird, darin, daß die Larven im Menschen und in anderen Wirten, die zur Entwicklung der Geschlechtstiere ungeeignet sind, überleben und sich in den verschiedensten Organen ansiedeln. *Spirocerca lupi*, der beim Hund und anderen Karnivoren Tumoren im Ösophagus und Magen verursacht, kommt als Larve häufig in kleinen Echsen, z. B. *Calotes* vor. Da diese Echsen als paratenische Wirte fungieren und eine leichte Beute für die Hunde darstellen, müssen sie als hauptsächlichste Infektionsquelle angesehen werden. Die ersten Zwischenwirte (Käfer) haben für die Infektion der definitiven Wirte eine geringe Bedeutung.

Therapie: Siehe allgemeine Angaben zur Therapie von Nematoden-Infestationen (C.).

γ) **Dracunculoidea** (Medinawürmer): Die Dracunculiden sind Bewohner des Gewebes; sie leben in der Leibeshöhle, auf den serösen Häuten, im Bindegewebe und Unterhautgewebe. Ihre Größe variiert i. d. R. zwischen 10–40 cm, Weibchen von *D. dahomensis* erreichen 80 cm.

Systematik: Die Dracunculiden gehören zu zwei Gattungen, *Dracunculus* und *Micropleura*, eine Auftrennung der Gattung *Dracunculus* in *Ophiodracunculus* (Schlangen) und *Chelonidracunculus* (Schildkröten) ist nicht gerechtfertigt. Insgesamt sind mehr als ein Dutzend Arten bekannt.

Biologie: Experimentelle Untersuchungen mit Reptilien-Dracunculiden ergaben einen identischen Lebenskreislauf mit *D. medinensis*. Als Zwischenwirte dienen kleine Copepoden *(Cyclops)*. Gegenüber den Endwirten besteht keine strenge Wirtsspezifität.

Die Männchen sind wesentlich kleiner als die Weibchen. Geschlechtsreife Weibchen produzieren sehr viele Larven, die auf kompliziertem,

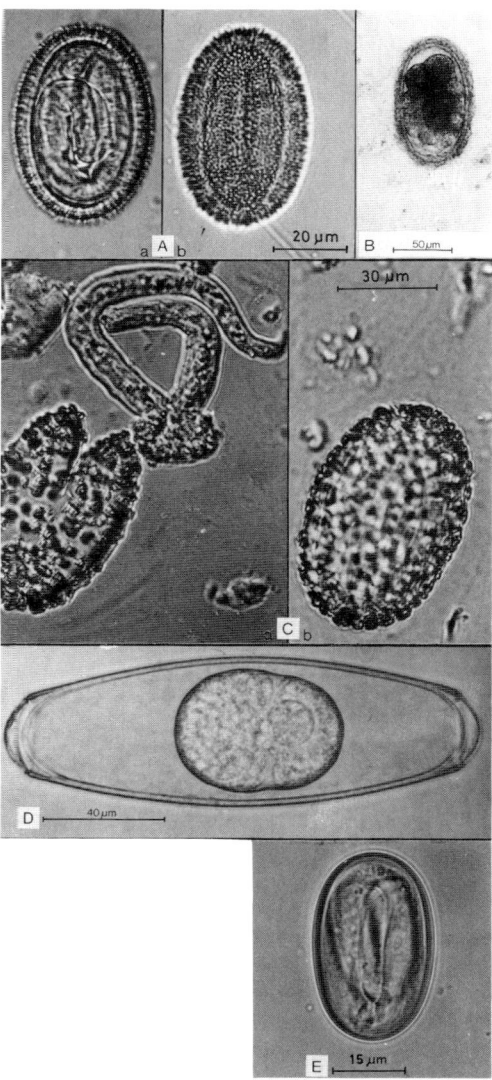

Abb. 211. A = unbestimmte Nematodeneier (Spirurida?) mit rauher Oberfläche, aus einem Riesenchamäleon *(Chamaeleo oustaletii);* a = optischer Schnitt, um die voll entwickelte Larve zu zeigen; b = Oberflächenaufnahme; B = unbestimmte, dickschalige Nematodeneier aus einer Segelechse *(Hydrosaurus weberi);* C = unbestimmte Nematodeneier (Spirurida?) mit noppiger Oberfläche aus einem Parson's Chamäleon *(Chamaeleo parsonii);* a = aufgeplatztes Ei, um die voll entwickelte Larve zu zeigen; b = ungeschädigtes Ei; D = Ei eines unbestimmten Nematoden aus einem Blauzungenskink *(Tiliqua scincoides).* Die ca. 5 mm großen Nematoden saßen am Übergang zwischen Mitteldarm und Colon; E = unbestimmtes embryoniertes Spiruriden-Ei aus einem Rauhnackenwaran *(Varanus rudicollis).*

z. T. noch nicht bekanntem Weg ins Wasser gelangen und von *Cyclops*-Arten aus dem Bodendetritus oral aufgenommen werden. Infizierte Kleinkrebse gelangen beim Trinken in die Endwirte oder werden z. B. von jungen Wasserschildkröten gefressen.

Das Freisetzen der Larven aus den Endwirten ist nur bei der Anakonda *(Eunectes murinus)* bekannt. Gravide Weibchen wandern in das subkutane Gewebe. Über den Dracunculiden kommt es in der Epidermis zu blasenartigen Bildungen, die bei längerem Kontakt mit Wasser zu einer Erweichung und ödematösen Veränderung führen und letztlich aufreißen. Dabei entleert sich eine milchige „Flüssigkeit", die Tausende von Larven enthält. Bei einer nicht beschriebenen *Dracunculus*-Art der Schlammschildkröte *Claudius angustatus* waren die Nematoden um die Kloakenwand im Bindegewebe lokalisiert und 1–3 mm große Läsionen in der Wandung machen es wahrscheinlich, daß die Larven über diese Wunden in das umgebende Wasser gelangen.

Klinisches Bild: Außer dermalen Veränderungen, wie sie bei *Eunectes murinus* erst dann deutlich hervortreten, wenn die Schlangen längere Zeit im Wasser gelegen haben, sind keine Hinweise bekannt, die eine Diagnose ermöglichen.

Bedeutung: Die Bedeutung ist unbekannt; Untersuchungen über pathologische Veränderungen fehlen.

Diagnose: Dracunculiden-Larven sind durch ihr charakteristisches Aussehen mit extrem langem, dünnem Schwanzende von anderen Larven zu unterscheiden. Epidermisveränderungen der geschilderten Art sollten mikroskopisch untersucht werden.

Therapie: Eine chemotherapeutische Behandlung der Drakontiasis ist nicht bekannt. Ob es möglich ist, die Nematoden aus dem Gewebe herauszuziehen – wie bei *D. medinensis* –, erscheint fraglich. Bei Sektionen benötigten wir mehrere Stunden, um die zwischen den serösen Häuten gestreckt, z. T. aufgeknäuelt liegenden, schlaffen und leicht zerreißenden Würmer freizupräparieren.

δ) Vertreter anderer Überfamilien (Gnathostomatoidea, Physalopteroidea, Thelazioidea, Rictularioidea, Habronematoidea): Diese kleinen bis mittelgroßen, mehr oder weniger plumpen, am Vorderende häufig bedornten Nematoden

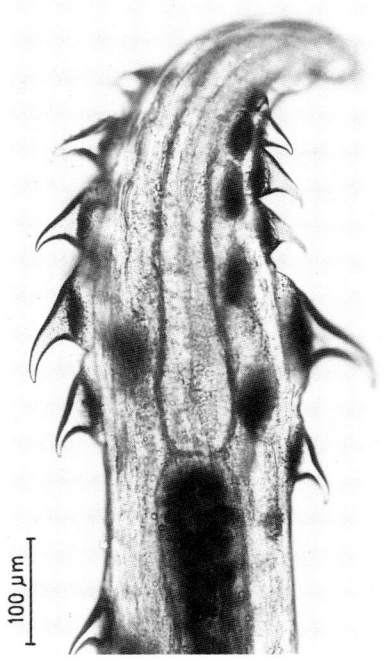

Abb. 212. Vorderende eines Nematoden *(Pneumonema tiliquae)* mit starker „Bedornung" aus der Lunge eines Blauzungenskinks *(Tiliqua scincoides)*.

verankern sich fest in der Darmmukosa, z. T. dringen sie tiefer in das Gewebe ein und verursachen papillomatöse Bildungen im Ösophagus und Magen. Die Art *Pneumonema tiliquae* lebt in der Lunge australischer Skinke. Die Entwicklung verläuft über zwei Zwischenwirte, nicht selten werden paratenische Wirte einbezogen. Erste Zwischenwirte sind Arthropoden; bei an das Wasser gebundenen Kreisläufen sind es Kleinkrebse (Copepoden), bei landgebundenen dagegen Insekten.

Reptilien stellen sowohl Endwirte, als auch zweite Zwischenwirte, aber auch paratenische Wirte dar. Als Endwirte werden bestimmte Wirtsgruppen häufiger befallen als andere. *Tanqua* (Gnathostomatidae) parasitiert vorwiegend bei Waranen und Wasserschlangen, *Spiroxys* bei Wasserschildkröten und *Physaloptera* im Magen vieler Echsen. In der Natur sind Krötenechsen *(Phrynosoma)* oft stark befallen, da bestimmte Ameisen (Hauptnahrung) Zwischenwirte sind. Übertragungen von *Physaloptera*-Arten wurden in Gefangenschaft beobachtet.

Pathologie: Untersuchungen über Schädigungen liegen nur für *Tanqua* sp. – vermutlich *T.*

tiara – vor, sind wahrscheinlich aber repräsentativ.

Die 3. Larven durchbrechen die Mukosa und siedeln sich in der Submukosa an. Fremdkörperriesenzellen und Bindegewebszellen bilden eine lockere Kapsel in denen sie sich zur 4. Larve differenzieren. Die jungen Geschlechtstiere (5. Stadium) brechen in das Darmlumen durch und graben sich mit ihrem Vorderende in die Mukosa ein. Dabei schwillt der Kopfbulbus durch eingepreßte Leibeshöhlenflüssigkeit an, wodurch eine feste Verankerung zustande kommt, die durch rückwärts gerichtete Dornen unterstützt wird. Ein Ortswechsel ist nur möglich, wenn der Turgor im Bulbus abesenkt wird.

Diagnose: Die Unterscheidung der Eier von denen anderer Nematoden ist schwierig. Neben dickschaligen, vollembryonierten Eiern treten dünnschalige, z. T. mit Oberflächenstrukturen ohne Embryo auf, wie auch solche mit einem Operculum. Bei Larven die aus subkutanen Abszessen entfernt werden, muß auf Dornen und Bulbusbildungen geachtet werden. Die Reptilien stellen in solchen Fällen zweite Zwischenwirte dar.

Therapie: Siehe allgemeine Angaben zur Therapie von Nematoden-Infestationen (C.), S. 306.

Allgemeine Bedeutung: Der Mensch kann als zweiter Zwischenwirt und als paratenischer Wirt in Betracht kommen. Die Komplikationen, die die wenig wirtsspezifischen Larven, speziell der Gnathostomatiden, in den endemischen Gebieten (Ostasien) verursachen, sind erheblich.

ε) Diplotriaenoidea: Die Nematoden dieser Überfamilie werden durch Arten einer Gattung (*Hastospiculum*) repräsentiert. Die bis 30 cm messenden, dicken Nematoden zeigen ausgeprägten Geschlechtsdimorphismus. Sie leben auf den serösen Häuten von Schlangen (*Boa, Python, Crotalus*) und Waranen, ihren hauptsächlichsten Wirten. In der Umgebung der Weibchen liegen die dickschaligen, embryonierten Eier, Abb. 213, 214. Die Eier müssen von Arthropoden gefressen werden. Von keiner der neun beschriebenen Arten ist der Entwicklungskreislauf bekannt.

ζ) Filarioidea (Filarien)
Allgemeine Bemerkungen: Alle Filarien leben im Gewebe, in Gefäßen oder in der Leibeshöhle; sie setzen ihre Nachkommenschaft (Larven bzw. Embryonen) – die sog. Mikrofilarien – in das umgebende Milieu ab, von wo sie dann aus

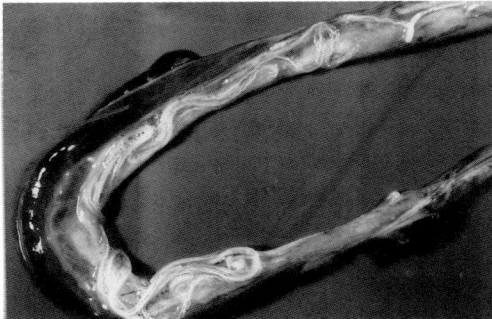

Abb. 213. *Hastospiculum* sp., eingebettet in seröse Häute, dem Darm einer Lanzenotter *(Bothrops atrox)* aufliegend.

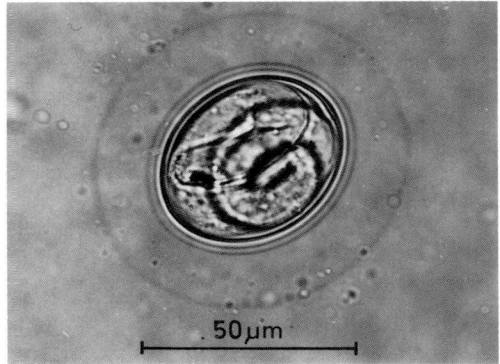

Abb. 214. *Hastospiculum*-Ei (embryoniert) aus dem Netzpython *(Python reticulatus)*.

der Gewebeflüssigkeit bzw. dem Blut durch blutsaugende Arthropoden aufgenommen werden und in denen sie ihre Entwicklung bis zur infektionstüchtigen 3. Larve durchlaufen. Bei den in Reptilien parasitierenden Arten wurden Mücken der Familie Culicidae und Zecken als Vektoren ermittelt. Alle Entwicklungskreisläufe basieren auf experimentellen Untersuchungen.

Geschlechtsdimorphismus mit meist sehr kleinen Männchen ist neben einigen morphologischen Merkmalen ein typisches Charakteristikum aller Filarien.

Systematik: Die aus Reptilien beschriebenen Filarien lassen sich alle in der Familie Onchocercidae einordnen. Mehr als ein Dutzend Gattungen verteilen sich auf fünf Unterfamilien, Tab. 34.

Biologie: Die Entwicklung ist bei allen Filarien ähnlich. Über zwei Häutungen entsteht im Zwischenwirt aus den Mikrofilarien das infektions-

Tab. 34. Filariengattungen und ihre hauptsächlichsten Wirte

Familie/Unterfamilien	Gattungen	Wirte
Onchocercidae		
Onchocercinae	*Macdonaldius*	Schlangen, Echsen
Oswaldofilariinae	*Oswaldofilaria, Befilaria, Gonofilaria, Piratuba, Piratuboides, Solafilaria*	Krokodile, Echsen
Dirofilariinae	*Foleyella*	Echsen
Splendidofilariinae	*Cardianema*	Schildkröten (Herz)
	Thamugadia	Geckos (subkutanes Gewebe)
	Pseudothamugadia	Echsen
	Madathamugadia	Echsen (Madagaskar)
Lemdaninae	*Saurositus*	Echsen

tüchtige 3. Larvenstadium, das die 10–15fache Länge der Mikrofilarien aufweist. Die Differenzierungsgeschwindigkeit bzw. die Lokalisation der sich entwickelnden Mikrofilarien zum 3. Stadium im Zwischenwirt ist für die einzelnen Arten unterschiedlich. Sie dauert, in Abhängigkeit von der Außentemperatur, zwischen 7 und 25 Tagen und findet im Fettkörper, in der Muskulatur und in den Malpighischen Gefäßen statt.

Im Endwirt suchen die Larven die Lokalisation auf, die für die einzelne Art charakteristisch ist, wo sie zu Geschlechtstieren heranwachsen.

Wahrscheinlich können sich Reptilien-Filarien sowohl in mehreren Zwischenwirten als auch in verschiedenen Endwirten entwickeln. Für *Macdonaldius oschei* konnte dies bestätigt werden. Die Art lebt in ihrem Verbreitungsgebiet (Mexiko) nicht nur in *Boa constrictor*, sondern auch in colubriden und viperiden Schlangen. Bei Untersuchungen in Europa konnte nachgewiesen werden, daß beim Vorhandensein eines geeigneten Zwischenwirts, der Lederzecke *Ornithodoros talaje*, sich die Filarien auch in altweltlichen Pythonarten *(Python reticulatus, P. molurus u. a.)* entwickeln, was bei diesen akzidentellen Wirten zu tödlichen pathologischen Veränderungen führt.

Auf der anderen Seite entwickelt sich die Filarie *Oswaldofilaria chlamydosauri* der australischen Kragenechse *(Chlamydosaurus kingii)* in wenigstens zwei *Culex*-Arten *(Culex fatigans* und *C. annulirostris)*. In Madagaskar konnte die Entwicklung der Mikrofilarien mehrerer Filarien *(Oswaldofilaria petersi, O. belemensis, O. spinosa)* in verschiedenen Mückenarten der Gattungen *Culex* und *Aedes* verfolgt werden.

Voraussetzung der Übertragung von Filarien in Gefangenschaft ist das Vorhandensein der

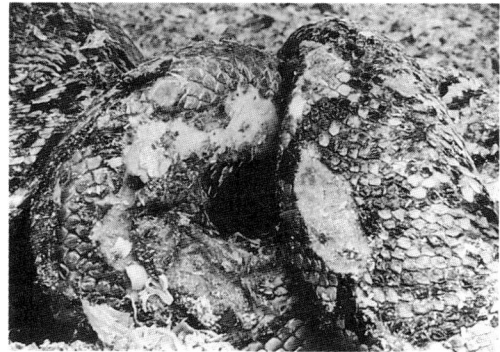

Abb. 215. *Macdonaldius oschei*-Infektion bei einem Netzpython *(Python reticulatus)*; schwere Hautschäden im Endstadium der Infektion.

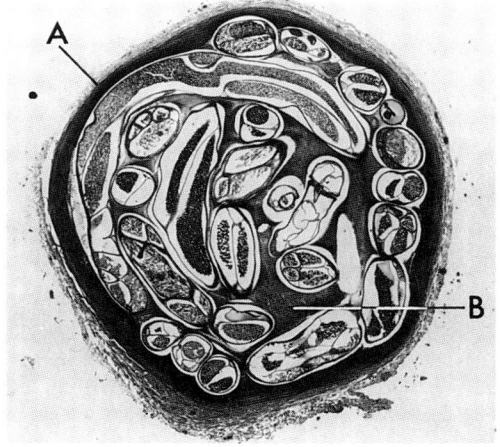

Abb. 216. Netzpython *(Python reticulatus)*; Abdominalarterie quer, weitgehend blockiert durch Knäuelbildung von Filarien der Art *Macdonaldius oschei*. A = verdünnte Arterienwandung; B = Blut.

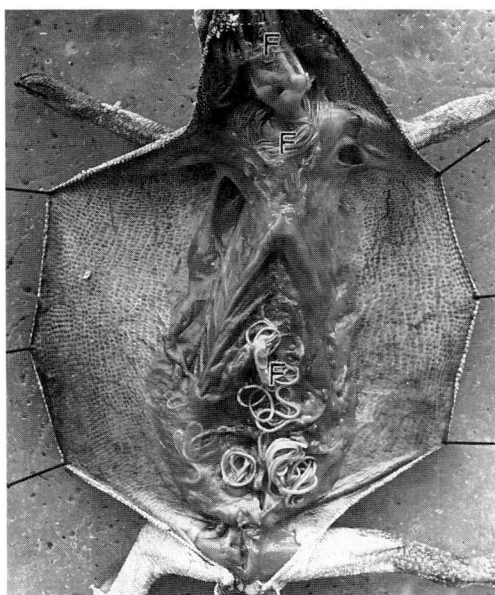

Abb. 217. Filarien der Art *Foleyella furcata* (F) in einem Chamäleon *(Chamaeleo oustaletii)* (nach FRANK und FETZER 1968).

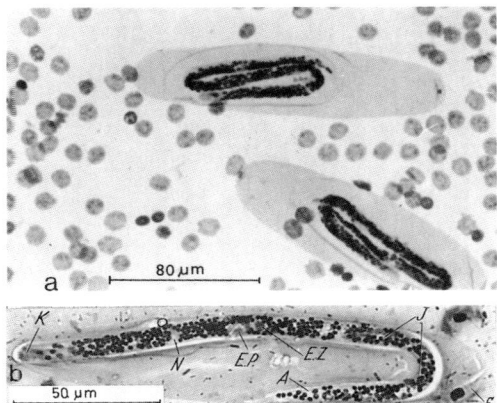

Abb. 218. a = Mikrofilarien von *Macdonaldius oschei;* die charakteristische ovoide Scheide ist deutlich zu erkennen; b = Mikrofilarie von *Macdonaldius oschei* mit ovoider Scheide aus einem pathologisch veränderten Gewebsbereich, bei der die Innenstrukturen besonders gut zu sehen sind (nach FRANK 1964). K = Kopfraum; N = Nervenring; E.P. = Exkretionsporus; E.Z. = Exkretionszelle; A = Analporus; I = Innenkörper; S = Scheide.

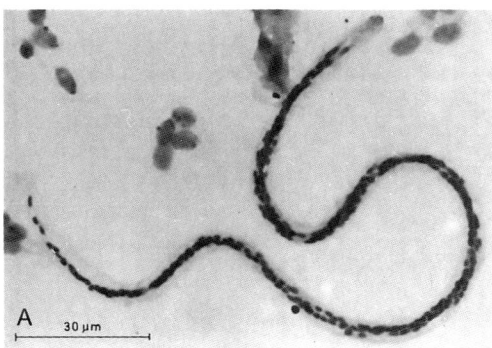

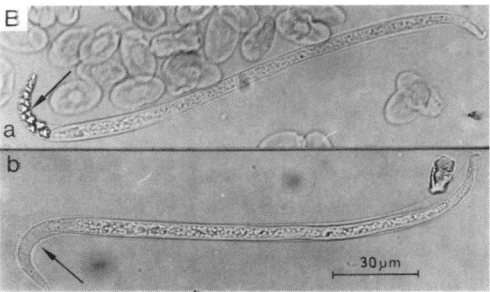

Abb. 219. A = Mikrofilarie von *Macdonaldius andersoni* aus dem Blut einer Skorpion-Krustenechse *(Heloderma horridum),* nach Giemsa gefärbt; die Anordnung der Kerne ist deutlich zu sehen; B = Gescheidete Mikrofilarien *(Macdonaldius pflugfelderi)* aus einer Wasseragame *(Physignathus lesueurii).* Im frischen Nativpräparat sind im Vorderende der Scheide stark lichtbrechende „Granula" enthalten (a), die nach Aufbewahrung der Mikrofilarien in physiologischer Lösung aufgelöst werden (b) (nach FRANK 1964).

entsprechenden Zwischenwirte. Beim Liebhaber mit fast immer nur wenigen Terrarien dürften nur Zecken und Milben in Betracht kommen. In Schauterrarien, in denen die entsprechenden Gebäude und nicht nur die Einzelbecken die erforderliche Temperatur und Feuchtigkeit aufweisen und oftmals reicher Pflanzenwuchs und Wasserbecken verfügbar sind, wäre auch eine Übertragung von Arten, deren Vektoren Culiciden sind, gegeben.

Klinisches Bild: Beobachtungen liegen bisher nur für die durch *Macdonaldius oschei* akzidentell infizierten altweltlichen Schlangen (*Python*-Arten) mit dieser aus der Neuen Welt stammenden Filarienart vor. Diese Wirte stellen aus der Sicht der Parasiten „junge" Wirte dar, wodurch Symptome auftreten, die bei natürlichen Wirten nicht zu erwarten sind. In den von uns beobachteten Fällen kam es zur Gangränbildung, die sich von der Schwanzspitze aus nach kranial

Tab. 35. Dosierung und Applikationsart von Anthelminthika gegen Nematoden

Parasitengruppe	Präparatenamen (Wirkstoff)	Dosis (mg/kg KG) und Anzahl der Behandlungen	Art der Applikation	Bemerkungen
Trichurida (*Capillaria*-Arten)	Rintal (Bayer) (Febantel)	50 (5–7 ×)	oral	Selbst bei den im Darmkanal lebenden Capillarien ist die Eliminierung sehr schwierig; nicht in jedem Fall gelingt es, eine Wurmfreiheit zu erreichen. Da bei Reptilien einzelne Arten, z. B. *C. colubra*, auch außerhalb des Darmtraktes leben, kommt eine weitere Schwierigkeit hinzu, die eine Beseitigung des Befalls fraglich erscheinen läßt.
	Panacur (Hoechst) (Fenbendazol)	50 (5–7 ×)	oral	
Rhabditida u. a. Lungenbesiedler	Rintal (Bayer)	50 – mehrmalige Wiederholung (5–7 ×) an aufeinanderfolgenden Tagen notwendig	oral	Über die Art der Verabreichungsmöglichkeiten vgl. die Fußnote zu dieser Tabelle.
	Citarin-L (Bayer) (10%ige Lsg.) (Levamisol)	0,3–0,5 ml (1 ×) (entspricht 30–50 mg)	s. c.	Die Dosierung muß exakt eingehalten werden, da bei Überdosierungen Todesfälle auftreten. Mit dieser Therapie werden auch andere Nematoden miterfaßt.
			i. p. / i. m.	Obwohl eigene Erfahrungen fehlen, soll diese Applikation, besonders bei Schildkröten, zu guten Erfolgen führen.
Nematoden des Magen-Darm-Traktes (allg.)	Panacur	30–50 (1 ×)	oral	Dieses breit wirkende Präparat erfaßt nach neuesten Untersuchungen bei einmaliger Anwendung über 80% der häufigen Nematoden des Magen-Darm-Kanals und eliminiert bei einer zweiten Dosis die Wurmbürde quantitativ. Eine Reihe von Nematodengruppen wie Capillariiden oder bestimmte Spiruriden wie *Tanqua*, die tief im Gewebe verankert sind, lassen sich nur dann abtreiben, wenn das Präparat über wenigstens eine Woche in gleicher Dosierung tägl. verabreicht wird. Da das Präparat in verschiedenen Formulierungen, sowohl als 2,5 und 10%ige Suspension als auch in Pulver- und Granulatform, zur Verfügung steht, kann die Applikationsart den jeweiligen Freßgewohnheiten des Patienten angepaßt werden. Die weitgehende Geschmacksfreiheit und hohe Toleranzbreite erlaubt auch die Beimengung zum Futter, z. B. bei Schildkröten.
	Rintal	30–50 (1 ×)	oral	Die Angaben zu Panacur lassen sich weitgehend auch auf das Rintal übertragen, da dieses Präparat ebenfalls in verschiedenen Zubereitungen verfügbar ist.
Strongylida (z. B. *Kalicephalus*)	Panacur	30–50 (1 ×)	oral	Vgl. die Angaben zu „Nematoden des Magen-Darm-Traktes (allgemein)".
	Rintal	30–50 (1 ×)	oral	

Oxyurida	Molevac (Parke-Davis) (Pyrviniumpamoat)	1 ml der handelsüblichen Suspension (entspricht 15 mg)	oral	Besonders bei Landschildkröten, die eine Vielzahl von Oxyuren-Arten beherbergen und bei denen bis 60 000/Tier nachgewiesen sind, sehr gute Wirkung.
	Panacur	50 (1×)	oral	Wird von einzelnen Autoren in dieser Dosierung als gut wirksam angegeben, während eigene Erfahrungen dies nicht für jeden Fall bestätigen können.
Ascaridida (z. B. *Ophidascaris* bei Schlangen, oder *Angusticaecum* bei Schildkröten)	Panacur	30–50 (1×)	oral	Vgl. die Angaben zu „Nematoden des Magen-Darm-Traktes (allgemein)".
	Rintal	30–50 (1×)	oral	
Spirurida – ohne Dracunculoidea und Filarioidea	Panacur	50 (5–7×)	oral	Für Rintal liegen bisher keine Erfahrungen vor.
Dracunculoidea	–	–	–	Vgl. die Angaben bei Nematodes (C), S. 306
Diplotriaenoidea (z. B. *Hastospiculum*)	–	–	–	Untersuchungen fehlen
Filarioidea	–	–	–	Vgl. die Angaben bei Nematodes (C), S. 306

* Die sicherste Art der Applikation ist die Eingabe eines Präparates mit der Schlauchsonde mit Hilfe einer Injektionsspritze direkt in den Magen, wobei Medikamente, die nur in Pulver- oder Tablettenform verfügbar sind, evtl. nach vorheriegem Zerstoßen, in Wasser suspendiert werden können (darauf achten, daß ggf. mit soviel Wasser nachgespült werden muß, daß das Präparat auch wirklich ins Tier gelangt und nicht im Schlauch verbleibt). Die schonendste Art der Verabreichung besteht darin, das Anthelminthikum in die Leibeshöhle eines lebenden oder kurz zuvor getöteten Futtertieres zu injizieren, wobei sich Mäuse u. a. für Schlangen und Warane genauso anbieten wie z. B. ein Regenwurm für bestimmte Schlangen (*Thamnophis*) oder ein Insekt (Grille, „Mehlwurm") für viele Echsen. – Einzelne Präparate sind so geschmacksarm, daß auch die Beimengung zum Futter, z. B. bei Schildkröten, möglich ist.

ausbreitete. Die Hautläsionen bedeckten letztlich den gesamten Körper. Als Ursache konnte eine Blockade der Abdominalarterie durch Knäuel aus Hunderten von Filarien und somit eine unterbrochene Blutversorgung der kaudalen Bereiche ermittelt werden.

Bei Sektionen findet man immer wieder Filarien in großer Zahl, wobei es auch zum Verschluß von Venen kommen kann, wie bei einer *Pituophis catenifer* durch *Macdonaldius seetae*, oder sich die Filarien in ganzen Knäueln in der Leibeshöhle finden, wie bei einem *Chamaeleo oustaleti*, das mit *Foleyella furcata* infiziert war. Niemals traten aber klinische Symptome auf. Selbst bei einer über zwei Jahre beobachteten konstanten Mikrofilarämie von 30 000 Mf/ccm Blut waren keine Symptome vorhanden. Wahrscheinlich besteht zwischen den Reptilien und ihren Filarien-Parasiten ein weitgehend ausgeglichenes Wirt-Parasit-Verhältnis, sofern die Filarien aus dem gleichen geographischen Verbreitungsgebiet stammen. Eine Wasseragame *(Physignathus lesueurii)* beherbergte während neun Jahren Filarien, ohne jegliche klinische Symptome.

Pathologie: Tödliche pathologische Veränderungen treten anscheinend nur bei solchen Reptilien auf, die akzidentell infiziert werden und zoogeographisch aus einer anderen Faunenregion als die Filarienart stammen. Aneurysmen und Granulome bilden sich um Filarienknäuel. Die Verstopfung von Arterien bietet das Bild einer Thrombarteritis verminosa. Abgestorbene und verkalkte Filarien wurden neben lebenden selbst bei natürlich mit *Macdonaldius oschei* infizierten mexikanischen Schlangen in den Arterien gefunden.

Diagnose: Da Mikrofilarien im peripheren Blut meistens sehr zahlreich sind, können sie im Nativ-Präparat, aber auch im gefärbten „Dicken Tropfen" leicht aufgefunden werden. Das frische, mit physiologischer Lösung verdünnte Blutpräparat zeigt die sich bewegenden Mikrofilarien gut und unverwechselbar. Sollten sich auf Reptilien Blutmilben *(Ophionyssus)* oder Zecken befinden, vgl. 3.5.2.3.2.B.a Laelapidae, so sind die Mikrofilarien durch Zerzupfen dieser Ektoparasiten in physiologischer Lösung auch hier nachzuweisen. Dadurch umgeht man die schwierige Blutabnahme, vgl. 1.3, S. 177 ff. Bei sehr schwachem Befall kann ein Tropfen Blut in einer Lösung aus Formalin und Methylenblau fixiert und anschließend zentrifugiert werden; die Mikrofilarien sind im Bodensatz.

Therapie: Unbekannt. Hetrazan (Diäthylcarbamazin) hat sich bei *Macdonaldius oschei*-Befall nicht bewährt.

C. Allgemeine Angaben zur Therapie von Nematoden-Infestationen

Mit Ausnahme der tief im Gewebe sitzenden bzw. in Gefäßen lebenden Arten (Dracunculoidea, Filarioidea) ist eine Chemotherapie mit den breit wirkenden Anthelminthika möglich. In der Tab. 35 sind die am besten wirksamen und wenig toxischen Präparate und ihre Dosierung aufgeführt.

Präparate mit breiter Wirkung, aber wesentlich höherer Dosierung bzw. wiederholter Anwendung wie das Mebendazol (Telmin, Vermox; Janssen), das Thiabendazol (Thibenzol, Equizol; Merck, Sharpe & Dohme). u. a. wurden nicht aufgenommen. Auch ältere Präparate, wie die Piperazinsalze, sind nicht berücksichtigt, vgl. die Zusammenstellungen von FRANK (1976), HOLT (1981).

Über nicht erwähnte, aber als hochwirksam bekannte Benzimidazole liegen bei Reptilien kaum Erfahrungen vor. Das Flubendazol (Flubenol) wurde gegen Ascariden und Oxyuren bei Schildkröten mit sehr geringem Erfolg eingesetzt. Bei dem endo-ektoparasitiziden Präparat Ivermectin (Merck, Sharpe & Dohme), das eine sehr geringe Toleranzbreite bei minimaler Dosierung beim Warmblüter besitzt, ist äußerste Vorsicht geboten, da es gegen Reptilien hochtoxisch wirkt. Die Versuche, mit diesem Präparat Ascariden und Oxyuren bei Schildkröten abzutreiben, haben überdies nicht befriedigt, vgl. FORSTNER u. Mitarb. (1982), TEARE u. BUSH (1983).

Literatur

ANANTARAMAN, M., SEN, K.: Experimental spirocercosis in dogs with larvae from a paratenic host, *Calotes versicolor*, the common garden lizard in Madras. J. Parasit. 52, 911–912, 1966.

BAIN, O.: Description de nouvelle filaires Oswaldofilariinae de lézards sud-américains; hypothèse sur l'evolution des filaires de reptiles. Bull. Mus. natn. Hist. nat. (Paris) 3ᵉ sér. n° 208 Zool. 138, 169–200, 1974.

COOPER, J. E., JACKSON, O. F. (EDS.), S. 365.

EVERARD, C. O. R., MULLER, R., V. DUCKE, VIVIAN H.: Experimental infections with guinea worm from a snake. Trans. Roy. Soc. trop. Med. Hyg. 65, 433, 1971.

FORSTNER, M. J., REGENSBURGER, J., CLAUSSEN, J.: Untersuchungen zur medikamentellen Bekämpfung der Helminthen von Landschildkröten. Zbl. Bakt. Hyg. I. Abt. Ref. 277, 111, 1982.

FRANK, W.: Die pathogenen Wirkungen von *Macdonaldius oschei*, CHABAUD et FRANK, 1961 (Filarioidea, Onchocercidae) auf verschiedene Arten von Schlangen (Reptilia, Ophidia). Z. Parasitenk. 24, 249–275, 1964.

FRANK, W.: Die Entwicklung von *Macdonaldius oschei*, CHABAUD et FRANK 1961 (Filarioidea, Onchocercidae) in der Lederzecke *Ornithodoros talaje*, GUÉRIN-MÉNEVILLE 1849 (Ixodoidea, Argasidae). Z. Parsitenk. 24, 319–350, 1964.

FRANK, W.: Amphibien-Reptilien, pp. 290–305. In: Zootierkrankheiten (KLÖS, H. G. und E. M. LANG, Hrsg.). Berlin, Hamburg, P. Parey Verlag, 1976.

HOFF, G. L. et al. (eds.), S. 366.

HOLT, P. E.: Drugs and dosages, pp. 551–584. In: Diseases of the Reptilia, Vol. 2 (COOPER, J. E. and O. F. JACKSON, eds.). London, New York, Toronto, Sydney, San Francisco, Acad. Press, 1981.

HOLT, P. E.: Efficacy of fenbendazole against the nematodes of reptiles. Vet. Rec. 110, 302–304, 1982.

MORAVEC, F.: The first record of dracunculosis in the anaconda *(Eunectes murinus* L.). Fol. Parasit. (Praha) 13, 281–283, 1966.

MULLER, R.: *Dracunculus* and dracunculiasis. Adv. Parasitol. (DAWES, B. ed.) 9, 73–151, 1971.

PFLUGFELDER, O.: Wirtstierreaktionen auf Zooparasiten. Jena: VEB G. Fischer Verlag, 1977.

SEN, K., ANANTAMARAN, M.: Some observations on the development of *Spirocerca lupi* in its intermediate and definitive hosts. J. Helminth. 45, 123–131, 1971.

TEARE, J. A., BUSH, M.: Toxicity and efficacy of ivermectin in chelonians. J. Amer. Vet. Med. Ass. 183, 1195–1197, 1983.

TELFORD, S. R. Jr.: A study of filariasis in Mexican snakes. Jap. J. exp. Med. 35, 565–586, 1965.

3.5.2.2.4 Acanthocephala (Kratzer)

Allgemeine Bemerkungen: Die Acanthocephalen sind Parasiten aller Wirbeltierklassen. Die meisten Arten sind 1 bis 3 cm groß. Geschlechtsreife Individuen kommen bei Reptilien nur in wenigen Arten vor. Alle Kratzer besiedeln im adulten Stadium den Intestinaltrakt; sie sind getrenntgeschlechtlich und weisen einen geringen Geschlechtsdimorphismus auf. Ihre Entwicklung ist indirekt, wobei als erste Zwischenwirte i. d. R. Wirbellose, vorwiegend Insekten und Kleinkrebse, in Betracht kommen. In Reptilien findet man häufig eingekapselte Larven im Gewebe oder der Darmwand außen aufsitzend;

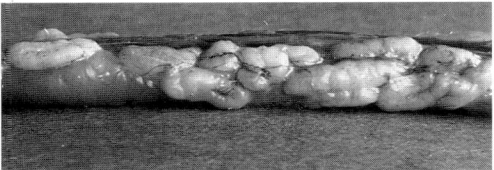

Abb. 220. Acanthocephalen-Larven auf der Außenseite des Mitteldarms eines Baumschnüfflers *(Ahaetulla nasuta)*, die Einschnürungen der Bindegewebskapsel lassen eine Unterscheidung zu Plerocercoiden zu, vgl. Abb. 196b.

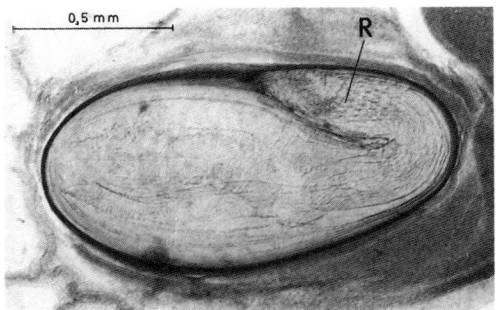

Abb. 221. In einer serösen Haut einer Schlange eingekapselte Acanthocephalen-Larve. R = hakenbewehrter Rüssel (natives Quetschpräparat).

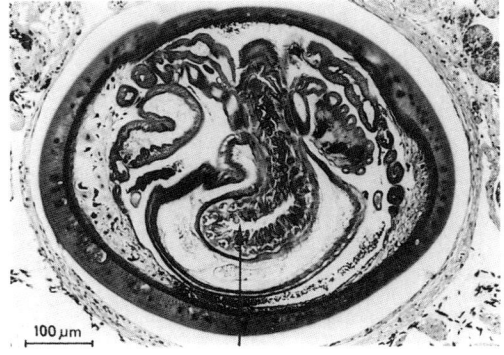

Abb. 222. Acanthocephalen-Larve im Gewebe einer jugoslawischen Ruineneidechse *(Lacerta* [syn. *Podarcis] sicula)*; der Pfeil weist auf den eingestülpten Rüssel.

sie stellen zweite Zwischenwirte oder paratenische Wirte dar.

Auch ein Zyklus über zwei wirbellose Wirte ist möglich. So entwickelt sich *Neoechinorhynchus emydis*, ein Kratzer amerikanischer Schmuckschildkröten, in einem Kleinkrebs (Ostracoda) zum für Schildkröten infektionstüchtigen Stadium.

Tab. 36. Acanthocephalen (Geschlechtstiere) aus Reptilien (n. YAMAGUTI, 1963)

Ordnung/Gattung	Wirtstiergattungen (-Arten)	Geographische Verbreitung
Neoechinorhynchidea		
Neoechinorhynchus	*Pseudemys, Chrysemys, Graptemys, Emys blandingii, Clemmys, Chelydra*	USA
Echinorhynchidea		
Acanthocephalus	*Emys orbicularis, Natrix natrix*	Europa
Sphaerechinorhynchus	*Pseudechis*	Australien
Polyacanthorhynchus	*Caiman crocodilus*	Amazonas-Gebiet
Centrorhynchus	*Drymobius*	nördl. Südamerika

Da die kleinen Ostracoden nur von den jüngsten Schmuckschildkröten gefressen werden, könnte eine Infektion größerer Exemplare nicht stattfinden, deshalb wird ein Bindeglied in den Kreislauf integriert. Werden tote Ostracoden von Wasserschnecken, einer beliebten Beute der Schildkröten, gefressen, überleben die Jugendstadien und gelangen auf diesem Wege sicher in einen Endwirt.

Adulte Kratzer haben z. T. die Fähigkeit, in ungeeigneten Wirten für einige Zeit zu überleben, wenn ihr eigentlicher Wirt zur Beute eines anderen Wirbeltieres geworden ist. So hat man *Acanthocephalus ranae*, ein Parasit europäischer *Rana*-Arten, in der Ringelnatter *(Natrix natrix)* gefunden und *A. anthuris*, der in *Triturus*-Arten lebt, in der Europäischen Sumpfschildkröte *(Emys orbicularis)*.

Systematik: Die Acanthocephalen werden in drei Ordnungen, die Archiacanthocephala, Palaeacanthocephala und Eoacanthocephala, eingruppiert. Die Arten, die als Geschlechtstiere vorwiegend bei aquatischen oder amphibisch lebenden Reptilien gefunden werden, gehören zu den beiden letzten Ordnungen.

Die wichtigsten Gattungen sind aus der Tab. 36 ersichtlich.

Klinisches Bild: Unbekannt.

Pathologie: Schädigungen stellen sich bei Reptilien ähnlich dar wie bei anderen Wirbeltieren, wobei blutige Entzündungen und Nekrosen der Mukosa auftreten. Da jeweils nur wenige Exemplare in Reptilien gefunden werden, dürften die Veränderungen gering sein.

Von größerer Bedeutung sind die Jugendstadien, die in einzelnen Fällen in so großer Zahl um den Darm der Zwischenwirte angesiedelt sind, daß dadurch die Peristaltik und die normale Darmpassage des Nahrungsbreis beeinträchtigt werden kann. Möglicherweise führt eine starke Parasitierung zu Anorexie und letztlich zum Tod durch Verhungern.

Die meisten Larvenstadien finden sich bei Schlangen im Bereich des Duodenums bzw. kaudal davon. Sie werden von einer Bindegewebskapsel umgeben und sind fest mit der Darmwand oder den Mesenterien verwachsen.

Diagnose: Geschlechtsreife Acanthocephalen produzieren mehr oder weniger spindelförmige Eier, in denen die hakenbewehrte Acanthor-Larve sichtbar ist und die Diagnose ermöglicht.

Ein Befall mit Larven kann nur dann diagnostiziert werden, wenn sie sich unter der Haut ansiedeln und chirurgisch entfernt werden.

Therapie: Erfolgreiche Behandlungen sind kaum bekannt. Bei *Rana ridibunda* konnte ein Kratzer-Befall mit zweimaliger Verabreichung von Mansonil (150–200 mg/kg KG) beseitigt werden. Über eine gute Wirkung wird von Citarin (100 mg/kg KG) bei einmaliger Anwendung berichtet. Diese hohe Dosierung erfordert Vorversuche bei der betreffenden Reptilart, da das Präparat ab 50 mg/kg KG toxisch wirkt. Bei Wassergeflügel wird Dichlorophen in der hohen Dosierung von 500 mg pro kg Körpergewicht empfohlen; ob das Präparat bei Reptilien eingesetzt werden kann, ist unbekannt.

Literatur

FRANK, W.: Endoparasites (Subphylum Acanthocephala), pp. 339–341. In: Diseases of the Reptilia (COOPER J. E., and JACKSON O. F. eds.), Vol 1 London, New York, Toronto, Sydney, San Francisco, Acad. Press, 1981.

3.5.2.3 **Arthropoda** (Gliederfüßer)

Allgemeine Bemerkungen: Arthropoden spielen als Parasiten bei Reptilien eine geringe Rolle. Probleme, die mit der Übertragung von Arbo-Viren im Zusammenhang stehen und bei denen Reptilien als Reservoir dienen, bleiben ausseracht. Von allen Arthropoden haben die Acari (Milben und Zecken) die größte Bedeutung, während Insekten fast nur als temporäre Blutsauger in Betracht kommen, dabei allerdings z. T. in der Lage sind, Erreger zu übertragen, vgl. 3.5.2.1.2, S. 262 und 3.5.2.2.4.B.e.ζ (Filarioidea, S. 301). Larven bestimmter Fliegen können Myiasis hervorrufen.

Die endoparasitisch lebenden Pentastomiden (Zungenwürmer) werden als eigener Tierstamm aufgefaßt.

3.5.2.3.1 **Pentastomida** (Zungenwürmer)

Allgemeine Bemerkungen: Pentastomiden (Linguatuliden) sind Parasiten, die in der großen Mehrzahl der ca. 100 bekannten Arten als Geschlechtstiere in Reptilien, mit Bevorzugung von Schlangen, im Respirationstrakt leben. Nur wenige Arten sind aus Amphibien und Säugetieren beschrieben und nur eine Art *(Reighardia sternae)* lebt in Vögeln (Möwen). Neben dem respiratorischen Teil der Lunge besiedeln sie häufig die Luftsäcke, gelegentlich wandern sie in die oberen Luftwege ein, bzw. haben dort ihre ausschließliche Lokalisation. Die Zugehörigkeit der Pentastomiden zu den Arthropoden i. w. S. ist heute unbestritten. Der phylogenetische Ursprung dieser Parasiten ist unsicher.

Morphologie: Die meisten Pentastomiden haben ein wurmförmiges Aussehen, nur wenige sind abgeplattet; äußerlich zeigen sie eine Ringelung, die auf die Kutikula beschränkt ist und keine Beziehung zu einer echten Segmentierung hat. Die Mehrzahl der Arten weist kalkweiße bis leicht gelbliche Färbung auf, nur vereinzelt kommen blutrote Arten vor, z. B. *Waddycephalus teretiusculus*.

Die Größe der Zungenwürmer variiert zwischen nur wenigen Millimetern einiger *Raillietiella*-Arten aus kleinen Echsen und dem bis ca. 14 cm groß werdenden *Armillifer armillatus*, der in der Lunge von Riesenschlangen *(Python* sp.*)* und großen *Bitis*-Arten lebt. Der Geschlechtsdimorphismus ist meist ausgeprägt.

Der Name „Pentastomida" nimmt Bezug auf die je zwei links und rechts der Mundöffnung liegenden Haken – Reste der Extremitäten –,

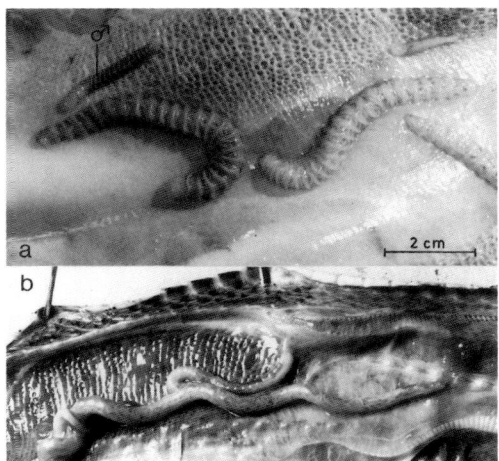
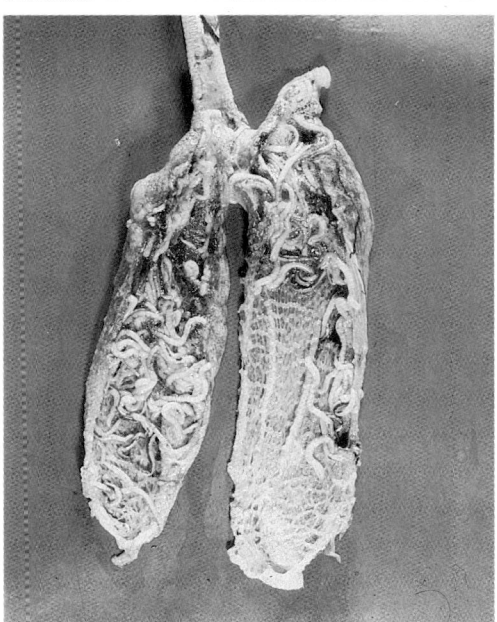

Abb. 223. a = Pentastomiden (Zungenwürmer) der Art *Armillifer armillatus* in der Lunge im Übergangsbereich zum nichtrespiratorischen Teil einer Gabunviper *(Bitis gabonica)*; b = *Kiricephalus* sp. (Porocephalida) in der Lunge einer Schmuckbaumschlange *(Chrysopelea ornata)*. Unten: *Raillietiella* sp. in der Lunge eines Grünen Leguans *(Iguana iguana)* mit Blutungsherden und braunschwarzen Exkreten der Pentastomiden.

die in Taschen zurückziehbar sind und in diesem Zustand bei den Porocephalida ein der Mundöffnung vergleichbares Aussehen haben, während diese Haken bei den Cephalobaenida z. T.

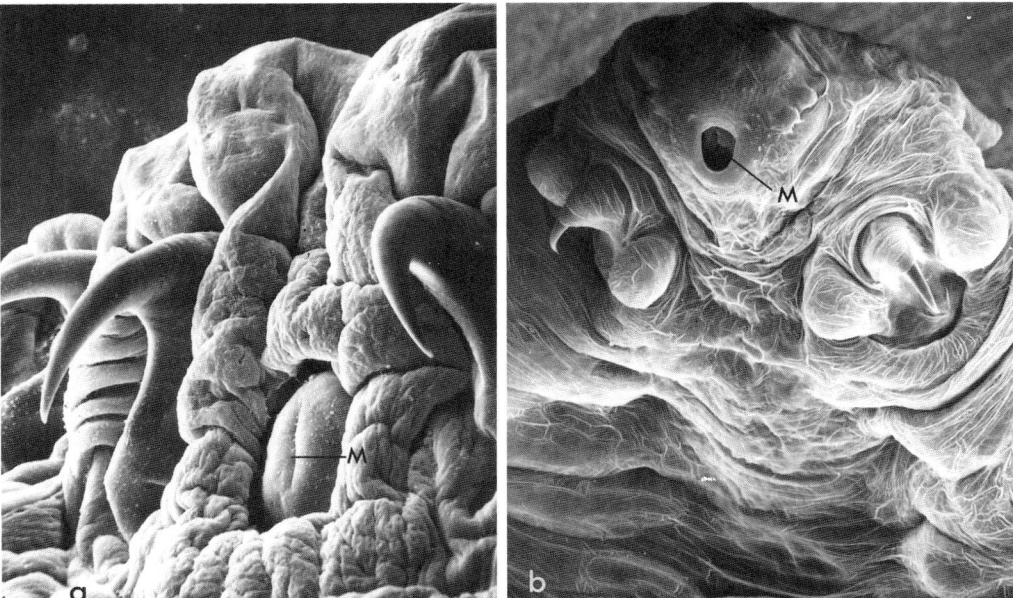

Abb. 224. a = Vorderende einer Pentastomiden-Larve *(Armillifer armillatus)* aus der Maus. Beachte die auf gleicher Höhe mit den Extremitäten liegende Mundöffnung (M); dies charakterisiert die Angehörigen der Porocephalida; b = Vorderende eines Pentastomiden *(Raillietiella* sp.); beachte die vor den Extremitätenklauen liegende Mundöffnung (M), die für die Arten der Cephalobaenida charakteristisch ist. (REM-Aufnahmen R. MATUSCHKA).

auf lappigen Fortsätzen sitzen. Die Mundöffnung liegt bei den Porocephalida auf gleicher Höhe, oder hinter der Basis der Extremitätenklauen, bei den Cephalobaenida dagegen stets davor.

Biologie: Die Pentastomiden setzen voll embryonierte Eier in großer Zahl ab, die mit Schleim über die Trachea in die Maulhöhle gelangen und entweder abgeschluckt und mit dem Kot ausgeschieden werden oder durch Mundschleim in die Außenwelt gelangen. Die Embryonen (1. Larve) besitzen zwei Paar Extremitätenstummel mit je zwei Endklauen, Merkmale, die durch die Eiwand zu sehen sind und differentialdiagnostisch solche Eier unverwechselbar machen. Cephalobaenida und Porocephalida lassen sich aufgrund der unterschiedlichen Morphologie der freien 1. Larve unterscheiden. Über die Entwicklungswege existieren unterschiedliche Auffassungen. Gehen die einen davon aus, daß eine indirekte Entwicklung, also die Einschaltung eines Zwischenwirtes, obligatorisch sei, so nehmen andere einen direkten Zyklus an, in den möglicherweise fakultativ ein Zwischenwirt eingeschaltet sein könne. Bei der gleichen Art, die als *Raillietiella*

hemidactyli angesehen wurde, vgl. dazu aber ALI und Mitarb. 1981, 1982, wird von den einen Autoren ein direkter Entwicklungszyklus postuliert, während andere Untersucher eine Infektion der Endwirte, *Hemidactylus frenatus* u. a. Geckos, nur dann erzielen konnten, wenn zuvor eine Entwicklung der Larven in Schaben *(Periplaneta* sp.) erfolgt war. Diese Vorstellung dürfte für alle in kleineren Echsen lebenden Arten der Gattung *Raillietiella* zutreffen, während andererseits die größeren Arten der gleichen Gattung, die in Schlangen leben, sich auch direkt, d. h. durch Aufnahme von Eiern im Endwirt entwickeln können; daneben sind jedoch kleine Vertebraten als fakultative Zwischenwirte wahrscheinlich. – Bei einigen Arten kann es zur Autoinfektion kommen, z. B. bei in Waranen lebenden *Sambonia-* und *Elenia*-Arten, so daß sämtliche Entwicklungsstadien im gleichen Wirt auftreten; zusätzlich existieren hier aber Zwischenwirte (kleine Vertebraten), die für die Infektion neuer Endwirte Voraussetzung sind, vgl. BOSCH 1984.

Widersprüchlich sind auch die Angaben über die Zahl der Häutungen und damit der Larvenstadien. Die Larven zeigen zu Beginn ihrer Ent-

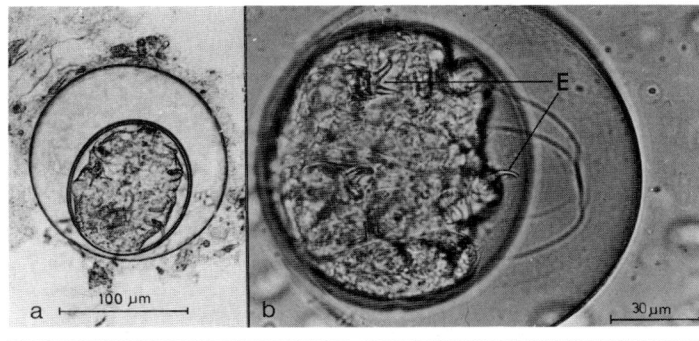
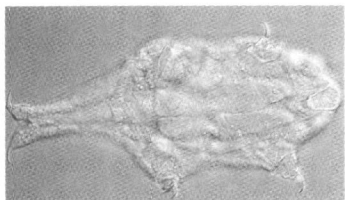

Abb. 225. a = Pentastomiden-Ei aus einer Rattenschlange (*Ptyas* sp.). Die 4 charakteristischen Extremitätenstummel mit den Doppelkrallen sind zu erkennen; b = Pentastomiden-Ei, die charakteristischen Endkrallen (E) der 2 Paar Extremitäten sind deutlich zu sehen.

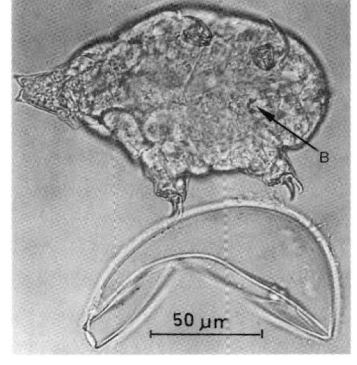

Abb. 226. Links: freie Larve von *Waddycephalus teretiusculus*; die Endkrallen der 2 Paar Extremitäten sind deutlich zu erkennen. Die kurze Furca und die sklerotisierte Buccalkapsel (B) charakterisieren die Larve als Angehörige der Porocephalida. Die gesprengte Eihülle liegt unterhalb der Larve. Rechts: Pentastomidenlarve des 1. Stadiums von *Raillietiella* sp. aus einem Basilisken (*Basiliscus vittatus*) mit tiefer Furca (Cephalobaenida).

wicklung häufig eine geringe Spezifität und können sich in mehreren Wirten differenzieren.

Systematik: Die Pentastomida lassen sich in zwei Klassen mit deutlichen morphologischen – und biologischen (?) – Unterschieden untergliedern, den primitiveren Cephalobaenida und den Porocephalida. Die Cephalobaenida kommen bei Echsen und Schlangen, die Porocephalida bei allen Ordnungen (Ausnahme: Rhynchocephalia) der Reptilien vor.

Klinisches Bild: Ein stärkerer Pentastomidenbefall kann sich wie eine Erkältungskrankheit mit deutlichen Atemgeräuschen und vermehrter Schleimproduktion äußern. Nur wenn sich im Schleim die typischen Eier nachweisen lassen, ist eine sichere Diagnose möglich.

Pathologie: Neben den durch die Geschlechtstiere in Reptilien verursachten pathologischen Veränderungen soll erwähnt sein, daß auch der Mensch für einige Arten einen geeigneten Wirt für die Entwicklung der Larven darstellt. Derartige Fälle sind in Europa bisher nicht beobachtet worden und beschränken sich auf Nachweise bei Eingeborenen warmer Länder, insbesondere Afrikas. Beide Aspekte sollen getrennt besprochen werden.

a) Geschlechtstiere: Die Verankerung der Pentastomiden im respiratorischen Teil der Lunge mit den vier Haken führt zu unterschiedlichen Reaktionen. Häufig tritt in der Umgebung der Festheftungsstelle eine fibröse Degeneration des Lungengewebes auf, wodurch die Elastizität und Respiration eingeschränkt wird, das Gewebe eine derbe Struktur bekommt und die Pentastomiden fest verankert werden, Abb. 227.

Durch einzelne Arten wie *Waddycephalus teretiusculus* kann es zur Perforation der Lunge von Schlangen (*Dendrelaphis punctulatus*) und bei einem Ortswechsel der Pentastomiden zu einem Übertritt der Atemluft in die Leibeshöhle kommen, Abb. 228. Bei einer Ansiedlung der Zungenwürmer in den Luftsäcken sind die Veränderungen i. d. R. weniger gravierend.

Oftmals wurde eine eitrige Pneumonie in Verbindung mit einer Pentastomiasis beobachtet; nicht selten waren die Luftsäcke mit käsigen Eitermassen gefüllt und im respiratorischen Teil traten nekrotische Herde auf. Bei dem Gecko *Hemidactylus angulatus* sind identische Schädigungen durch *Raillietiella affinis* und bei *Sanzinia madagascariensis* durch *Gigliolella* (syn. *Armillifer*) *brumpti* beschrieben. Diese Verände-

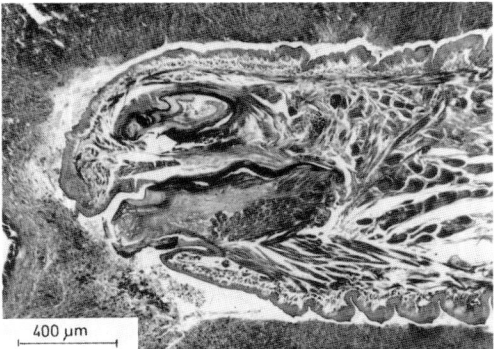

Abb. 227. Unbestimmter Pentastomide in der Lunge einer australischen Giftnatter, Elapidae gen. sp. Das Vorderende des Zungenwurms ist von Granulationsgewebe umgeben; im Bereich der Mundöffnung sind die Schädigungen in Form abgeschülferter Zellen deutlich zu erkennen.

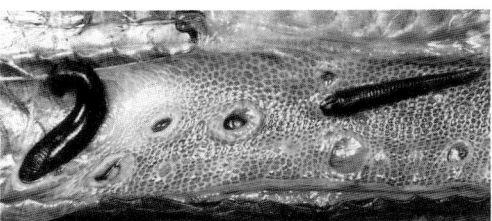

Abb. 228. Pentastomiden *(Waddycephalus teretiusculus)* in der Lunge einer Bronzenatter *(Dendrelaphis punctulatus);* beachte die bindegewebigen Umwallungsränder um Stellen, an denen die durch Hämoglobin blutrot gefärbten Pentastomiden zuvor verankert waren. Die Löcher hatten freien Zugang zur Leibeshöhle.

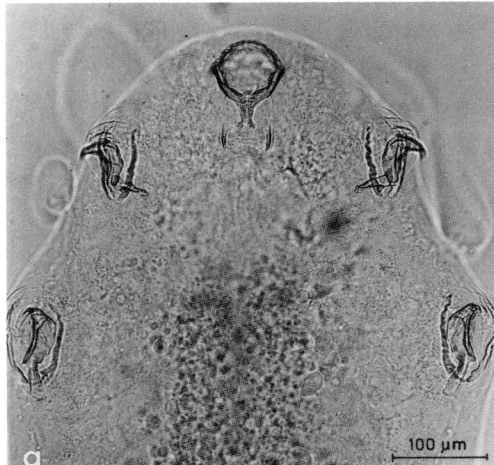

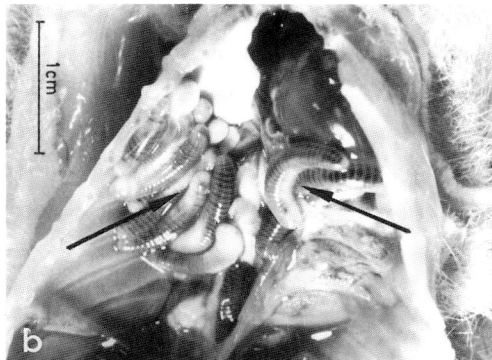

Abb. 229. a = Vorderende einer Cephalobaeniden-Larve aus der Lunge einer Lanzenotter *(Bothrops atrox)* mit charakteristischer Mundkapselversteifung und den beiden Hakenpaaren; b = Larven von *Armillifer armillatus* in der Brusthöhle einer Maus nach experimenteller Infektion mit Eiern.

rungen sind bakteriell bedingt, haben aber möglicherweise ihren Ursprung in den durch die Haken verursachten Verletzungen.

b) *Larven:* Die Entwicklung der Larven von *Porocephalus crotali* in der Leber von Nagern führt zu Veränderungen, die mit denen einer „Larva migrans"-Infektion verglichen werden, doch sind die Schädigungen gering. Auch bei Larven von *Armillifer armillatus*, die sich zur vollen Größe von ca. 1,5 cm in Nagern entwickeln, kommt es i. d. R. zu keinen Todesfällen. Bei experimenteller Infektion mit 150 Eiern entwickelten sich in einer Maus bis zu 54 Larven, die teils frei, z. T. unter der Bindegewebskapsel von Organen wie der Leber lagen, Abb. 229.

Auch bei Affen, die oft von vielen Larven von *Armillifer* oder *Porocephalus* befallen sind, zeigen sich meistens nur unbedeutende Reaktio-

nen, z. T. werden um die Larven derbe Bindegewebskapseln ausgebildet. In Reptilien sind die Larven gleichfalls von einer Bindegewebskapsel umgeben.

Neben vielen Tieren, die oftmals als Irrwirte aufzufassen sind, da sie nicht in das Beutespektrum der Endwirte gehören, erweist sich auch der Mensch für einzelne Pentastomiden-Arten als geeigneter Fehlwirt. Bei Obduktionen konte nachgewiesen werden, daß in Abhängigkeit von den Lebensgewohnheiten der Bevölkerung – betroffen sind vorwiegend Gebiete Ostasiens und Zentralafrikas – eine Befallsrate zwischen 8 und 45% vorhanden ist. Obwohl auch beim Menschen, ähnlich wie bei Tieren, die Reaktionen gegenüber lebenden Larven weni-

Tab. 37. Pentastomiden, deren Larven sich auch im Menschen entwickeln

Pentastomiden-Art	Geogr. Verbreitung	Endwirte	Inzidenz beim Menschen
Armillifer armillatus	Afrika	große Arten der Pythoninae u. Viperinae	sehr häufig
Armillifer moniliformis	Ostasien, Afrika	dto.	nicht selten – in Malaysia bei 45% Obduzierter nachgewiesen
Armillifer grandis	Afrika	dto.	selten

ger ausgeprägt sind als gegen abgestorbene, ist eine Reihe von Fällen mit tödlichem Ausgang bekannt. Da die Larven beim Menschen verkalken, lassen sie sich bei Röntgenuntersuchungen nachweisen und können Anlaß für Verwechslungen mit anderen pathologischen Veränderungen sein. Bei Personen, die Umgang mit großen Schlangen haben, sollte auch an solche Möglichkeiten gedacht werden. Nur die Larven der Gattung *Armillifer* scheinen sich im Menschen entwickeln zu können, Tab. 37.

Diagnose: Die charakteristischen Eier im Kot oder im Speichel erlauben differentialdiagnostisch eine eindeutige Aussage. Die paarigen Endklauen an den Extremitätenstummeln treten bei keinem anderen Parasiten auf.

Therapie: Unbekannt. Endo-Ektoparasitika wie Ivermectin sind für Reptilien nach neuesten Untersuchungen zu toxisch und deshalb ungeeignet.

Literatur

ALI, J. H., RILEY, J., SELF, J. T.: A revision of the taxonomy of the blunt-hooked *Raillietiella*, pentastomid parasites of African, South-East-Asian and Indonesian lizards, with a description of a new species. Syst. Prasitol. 3, 193–207, 1981

ALI, J. H., RILEY, J., SELF, J. T.: A description of a new species of *Raillietiella* (Pentastomida: Cephalobaenida) from Egyptian lizards with a reassessment of the taxonomic status of *Raillietiella geckonis* (Diesing, 1850) Sambon, 1910 and *Raillietiella affinis* Bovien, 1927. Syst. Parasitol. 4, 169–180, 1982.

BOSCH, H.: Experimental life cycle studies on three pentastomid species. Zbl. Bakt. Hyg. A 258, 409–410, 1984.

DÖNGES, J.: Parasitäre Abdominalcysten bei Nigerianern. Z. Tropenmed. Parasitol. 17, 252–256, 1966.

FAIN, A.: Les pentastomides de l'Afrique centrale. Mus. Roy. Afr. Centr. Tervuren Belg. Ann. Ser. 8°, Sci. Zool. 92, 1–115, 1961.

FAIN, A.: Pentastomida of snakes – their parasitological role in man and animals. Mem. Inst. Butantan 33, 167–174, 1966.

FAIN, A.: Human infection by pentastomides. III. Int. Congr. Parasit. (München) 2, 1028, 1974.

LAVOIPIERRE, M. M. J., RAJAMANICKAM, C.: Experimental studies on the life cycle of a lizard pentastomid. J. med. Ent. 10, 301–302, 1973.

PFLUGFELDER, O.: Protarthropoda. In: Morphogenese der Tiere (SEIDEL, F. Hrsgb.), Lieferung 4: J-I. Jena, VEB G. Fischer, 1980.

PRATHAP, K., LAU, K. S., BOLTEN, J. M.: Pentastomiasis: A common finding at autopsy among Malaysian aborigines. Am. J. trop. Med. Hyg. 18, 20–27, 1969.

RILEY, J.: Recent advances in our understanding of pentastomid reproductive biology. Parasitol. 86, 59–83, 1983.

SELF, J. T.: Biological relationships of the Pentastomida; a bibliography on the Pentastomida. Exp. Parasitol. 24, 63–119, 1969.

SELF, J. T., HOPPS, H. C., WILLIAMS, A. O.: Porocephaliasis in man and experimental mice. Exp. Parasitol. 32, 117–126, 1972.

SELF, J. T., HOPPS, H. C., WILLIAMS, A. O.: Pentastomiasis in Africans. Trop. Geogr. Med. 27, 1–13, 1975.

3.5.2.3.2 Acari (Zecken und Milben)

A. Metastigmata

a) Ixodoidea (Zecken)

Allgemeine Bemerkungen: Reptilien fungieren als Wirte beider Familien, den Ixodidae (Schildzecken) und den Argasidae (Lederzecken). Obwohl bei Frischimporten, z. B. von Landschildkröten, nicht selten eine große Zahl festgesaugter Schildzecken beobachtet werden kann, scheint eine weitgehende Adaptation zwischen diesen temporär-stationären Ektoparasiten und ihren Wirten zu bestehen; histologisch lassen sich aber Reaktionen nachweisen (siehe Farbtafel 1, S. 277).

Nachteiliger wirkt sich bei einem Massenbefall der Blutverlust aus. Der langsame Blutentzug durch Schildzecken wird durch die Hämatopoese i. d. R. wieder ausgeglichen. Die unbeachtete Vermehrung von Argasiden in Terrarien kann dagegen zur Anämie mit Todesfolge führen, ähnlich wie das Massenauftreten von Blutmilben, vgl. Laelapidae, B.a., S. 316.

α) **Ixodidae** (Schildzecken)

Zecken besitzen Wirtspräferenzen, nur wenige sind wirtsspezifisch, z. B. *Aponomma transversale*, die nur bei *Python*-Arten auftritt, wobei sogar noch eine Lokalisationsspezifität um die Augen besteht, oder *A. hydrosauri*, die in Australien nur auf Reptilien und fast ausschließlich auf der Tannenzapfenechse *(Trachydosaurus rugosus)* gefunden wird. Andererseits gibt es Zeckenarten, die nur bestimmte Warmblüter besiedeln wie *Cosmiomma hippopotamensis* des Nashorns *(Diceros bicornis)* und für die Reptilblut toxisch wirkt. Von solchen Ausnahmen abgesehen, gibt es aber viele Zeckenarten, für die Reptilien Zufallswirte sind – so tritt sogar die Kamelzecke *(Hyalomma dromedarii)* als Larve oder Nymphe gelegentlich auf nordafrikanischen Echsen auf –, so daß man bei Importen mit einer Vielzahl, von Arten konfrontiert wird. In der Natur können 60% aller Reptilien durch Zecken besiedelt sein. Selbst Tieren, die für längere Zeit im Wasser leben, fehlt der Zeckenbesatz nicht, z. T. haben sich sogar spezifische Arten entwickelt. Die in der Brandungszone der Galapagos-Inseln nach Algennahrung suchenden Meerechsen *(Amblyrhynchus cristatus)* sind ebenso von Zecken besiedelt wie die nur noch zur Eiablage an Land kommenden Seeschlangen (Hydrophyiidae). Diese Reptilien werden von der spezifischen Zecke *Amblyomma nitidum* be-

fallen, die sich nur während des kurzen Landaufenthalts auf den Schlangen festsetzen kann.

Am stärksten von ixodiden Zecken betroffen sind Landschildkröten, die prädestinierte Wirte darstellen. Auch Echsen, von kleinen Arten bis zu großen Waranen, sind an den Extremitätenansätzen, dem Trommelfell und den Augenrändern fast regelmäßig von Zecken besetzt. (siehe Farbtafel 1). Schlangen sind nicht so häufig befallen; bevorzugte Lokalisationen sind die Augenränder, doch finden sich viele Exemplare auch zwischen den Schuppen auf der dorsalen Seite.

Neben Wirtspräferenzen oder -spezifitäten ist der Bau der Mundwerkzeuge einer Zecke dafür maßgebend, ob sie sich in der verhornten Epidermis verankern kann.

β) **Argasidae** (Lederzecken)

Die im gemäßigten Klima nur durch wenige Arten vertretene Familie umfaßt etwa 85 Arten. Obwohl wahrscheinlich viele Arten auf Reptilien parasitieren können, liegen darüber nur wenige Daten vor. Der Grund liegt in der von den Ixodidae abweichenden Biologie. Während sich bei den Schildzecken alle drei Stadien (Larve, Nymphe, Adultus) jeweils für längere Zeit auf einem Wirt festsaugen, findet man von den Lederzecken nur die 6beinige Larve (bei einigen Arten nimmt diese nicht einmal Nahrung auf) auf den Wirten für einige Zeit fest verankert. Da diese Larven häufig sehr klein sind und unter den Schuppen sitzen, entgehen

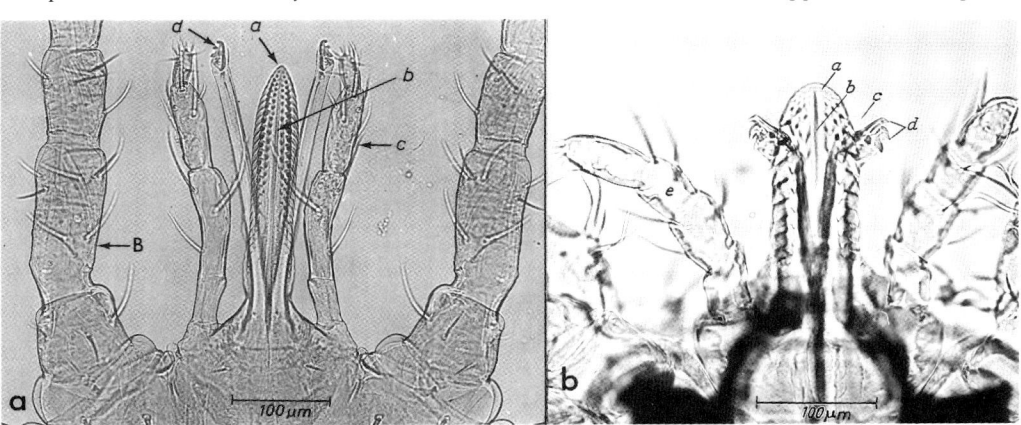

Abb. 230. Mundwerkzeuge der Larven von Lederzecken (Dorsalansicht). a = *Ornithodoros talaje* mit spitzem Hypostom, das sich zur Verankerung und Blutaufnahme bei Reptilien besonders gut eignet; b = *Argas persicus* mit stumpfem Hypostom. Diese Larven sind nicht in der Lage bei Reptilien Blut zu saugen. a = Hypostom; b = Hypostomrinne; c = Pedipalpe; d = Chelicerenklauen; B = 1. Beinpaar (Teilbild a); a = Hypostom; b = Hypostomrinne; c = Chelicerenscheide; d = Chelicerenklauen; e = Pedipalpe (Teilbild b). (nach FRANK 1964).

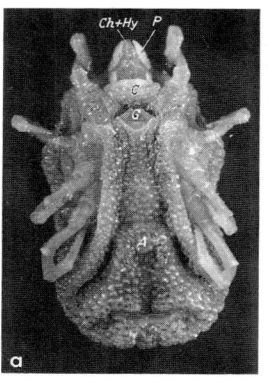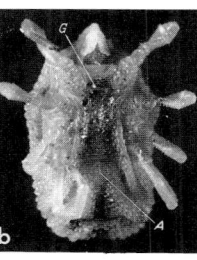

Abb. 231. a = Weibchen; b = Männchen von *Ornithodoros talaje* von ventral. A = After; C = Capitulum; G = Geschlechtsöffnung; P = Pedipalpe; Ch + Hy = Cheliceren und Hypostom (nach F<small>RANK</small> 1964).

sie der Beobachtung. Alle folgenden Stadien (mehrere Nymphenstadien, Adulti) saugen dagegen jeweils nur für 10–30 Minuten in der Dunkelheit, so daß sie für lange Zeit unbemerkt in den Terrarien leben können. Die Einschleppung einiger Larven führt rasch zu einer Massenvermehrung, da die an verschiedenen Stellen in Portionen abgelegten Eier in den Becken günstige Voraussetzungen für ihre Entwicklung finden. So konnte sich die in den vergangenen Jahren wiederholt aus Süd–Mittelamerika eingeschleppte Argaside *(Ornithodoros talaje)* an einigen Orten zu einer Plage entwickeln. Durch ihre Fähigkeit, bestimmte Filarien zu übertragen, haben sie eine besondere Bedeutung, vgl. Filarioidea, S. 301 ff.

Über Wirtsspezifitäten bzw. -präferenzen liegen keine Angaben vor, doch dürfte in vielen Fällen der Bau der Mundwerkzeuge dafür maßgebend sein, ob sich eine bestimmte Argaside auf Reptilien festsetzen kann oder nicht. Bietet z. B. die Nahrungsaufnahme für *Ornithodoros talaje* mit spitzem Hypostom keine Schwierigkeiten, so ist die Hühnerzecke *Argas (Persicargas) persicus* mit stumpfem Hypostom dazu nicht in der Lage.

Bedeutung: Entsprechend der schlechten peripheren Blutversorgung der Reptilien sitzen ixodide Zecken im Vergleich zu Säugern oder Vögeln auf den Reptilien längere Zeit fest, um ihre Blutnahrung aufzunehmen. Da durch die Hämatopoese ständig genügend Blut nachgebildet werden kann, hält sich die Schädigung in Grenzen. Anders bei den Argasiden, wo ähnlich wie

bei einem Massenbefall mit Blutmilben *(Ophionyssus natricis)* Todesfälle bei Jungschlangen durch Anämie bei einem Massenauftreten von *Ornithodoros talaje* beobachtet wurden.

Wird die Ringelnatter *(Natrix natrix)* von der südamerikanischen Schildkrötenzecke *Amblyomma testudinis* befallen, so kann es zu Paralysen kommen. Trotz solcher Beobachtungen sind die Reaktionen auf einen Zeckenbefall bei Reptilien i. d. R. gering. Lokale Veränderungen sind gegenüber Schildzecken ausgeprägter als gegen Argasiden (siehe Farbtafel 1, S. 277).

Neben der direkten Schädigung haben die Zecken in Gefangenschaft eine Bedeutung bei der Übertragung bestimmter Erreger, wie der Filarie *Macdonaldius oschei*, oder bestimmter Protozoen *(Hepatozoon)*.

In der Natur können verschiedene Togaviren (Arboviren) auf Reptilien übertragen werden. Welche Bedeutung dies für den Menschen und für Haustiere hat, ist unbekannt. Eine virämische Phase kommt bei Reptilien nur bei erhöhter Umgebungstemperatur (über 30°C) zustande.

Bekämpfung: Die verfügbaren Akarizide können nur als bedingt wirksam bezeichnet werden, so daß von Zeckenart zu Zeckenart verschieden das eine Präparat besser, das andere weniger gut wirkt. Gleichzeitig muß vor der bedingungslosen Anwendung solcher Präparate bei Reptilien gewarnt werden, da Schädigungen des Zentralnervensystems nicht auszuschließen sind. Sollten Lederzecken in den Becken vorhanden bzw. eine Eiablage von Schildzecken erfolgt sein, so empfiehlt sich eine entsprechend hoch dosierte Anwendung von Akariziden, erst nach Herausnahme der Reptilien. Als Präparate kommen die bei den Laelapidae (vgl. S. 317) aufgeführten Substanzen in Betracht.

Neben der Anwendung von akariziden Präparaten, die sich in erster Linie bei festsitzenden Argasiden-Larven eignen, kommt auch der manuellen Befreiung der Reptilien von Schildzecken Bedeutung zu. Die schonendste, wenn auch Zeit in Anspruch nehmende Methode besteht darin, die Reptilien, eventuell in Leinensäcken unter Beobachtung zu halten, bis die Zecken von alleine ihre Wirte verlassen. Selbst wenn es in Einzelfällen zur Eiablage begatteter Weibchen kommen sollte, kann so die Gefahr einer Vermehrung in Gefangenschaft verhindert werden.

Wird eine mechanische Entfernung festgebissener Zecken als notwendig erachtet, ist äußerste Vorsicht geboten, da das Abreißen, bei dem die Mundwerkzeuge im Wirt verbleiben, Vereiterungen mit Abszeßbildung nach sich zieht. Dies trifft besonders dann zu, wenn die Reptilien in feuchterer Umgebung gehalten werden müssen.

Für die mechanische Entfernung von Schildzecken sind Stellen mit fester Verhornung besser geeignet als solche mit dünner Haut. Die Zecken werden mit einer breiten Pinzette oder mit zwei Fingern gefaßt und durch wiederholte halbkreisförmige Drehungen, einmal im Uhrzeigersinn und einmal entgegengesetzt, die Mundwerkzeuge aus der Verankerung gelöst. Trotz eines noch so vorsichtigen Vorgehens reißen die Mundwerkzeuge häufig ab. Eine mehrmalige Versorgung der ehemaligen Saugorte – am besten bis nach der nächsten Häutung – mit einem Breitbandantibiotikum ist zu empfehlen.

Das Abtöten der Zecken mit Alkohol, Benzol oder Benzolderivaten, aber auch mit Ölen der verschiedensten Art führt letztlich zu keiner anderen Situation; die Mundwerkzeuge bleiben stecken und der Zeckenkörper trocknet ein und fällt ab.

B. Mesostigmata

a) Laelapidae (syn. Laelaptidae)
Allgemeine Bemerkungen und Bedeutung: Von den Milben verschiedener Familien, die *auf*, z. T. auch *in* den Reptilien (Lunge, Nasen-Rachen-Raum) leben, werden nur die Laelapiden mit der wichtigsten Gattung *Ophionyssus* ausführlicher besprochen, die übrigen zusammenfassend behandelt.

Ophionyssus natricis, die rote Blutmilbe mit einer Größe bis etwa 1 mm, ist unter verschiedenen Namen bekannt, die als synonym angesehen werden. Zu nennen wären *O. serpentium, O. arabicus, Liponyssus natricis, L. arabicus, L. serpentium, Serpenticola serpentium, S. easti, Dermanyssus natricis, Steatonyssus arabicus.*

Die Milben bevorzugen als Wirte Schlangen und finden sich in Gefangenschaft meist nur dann auf Echsen, wenn ihre eigentlichen Wirte in den Becken fehlen. Die Art ist weltweit verbreitet. Blutmilben können sich in den Terrarien zu einer Plage entwickeln, der nur schwer beizukommen ist. Todesfälle bei Schlangen durch Blutentzug sind bekannt. Stark befallene Schlangen weisen rauhe, z. T. abstehende Schuppen auf, die übersät sind mit weißlichen Stippchen, den Guanin-Exkreten der Milben.

Die Häutung solcher Tiere ist erschwert. Befallene Tiere weisen punktförmige Blutungen im Corium, den Saugstellen der Milben, auf. Diese Milben sind auch in der Lage, bestimmte Erreger auf ihre Wirte zu übertragen. Sicher nachgewiesen ist, daß *Pseudomonas hydrophila*-Infektionen mit nachfolgender hämorrhagischer Septikämie hervorgerufen werden können. Verwandte Arten wie *Neoliponyssus lacertarum* (syn. *Liponyssus lacertinus*), die auf Eidechsen in Europa auftreten, übertragen *Karyolysus*-Arten, wobei die Infektion durch die orale Aufnahme befallener Milben erfolgt, vgl. *Karyolysus* (3.5.2.1.2.B.α, S. 263).

Neoliponyssus saurarum dient als Vektor für *Schellackia*-Arten, Protozoen, die sich im Darmepithel von Echsen entwickeln, in den Milben aber keine Differenzierung erfahren, so daß diese lediglich einen Transport-Wirt darstellen.

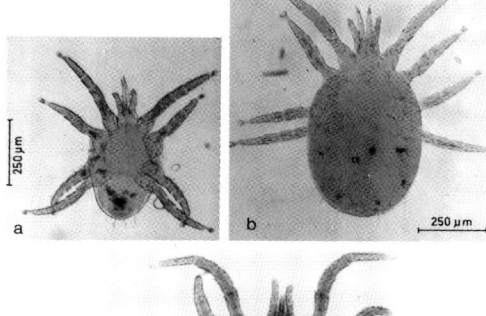

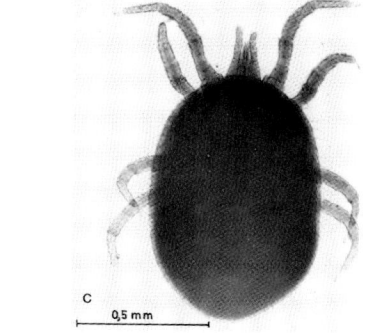

Abb. 232. a = Nymphe von *Ophionyssus natricis;* die stilettartigen Cheliceren sind deutlich zu erkennen; b = *Ophionyssus natricis*, nüchternes Weibchen mit gut sichtbaren stilettartigen Cheliceren; c = vollgesogenes Weibchen.

Biologie: Bei einer Temperatur von 30°C und ca. 95% rel. Luftfeuchte entwickelt sich *Ophionyssus natricis* vom Ei zum Geschlechtstier innerhalb von drei Wochen. Die Eiablage beginnt bereits während der Saugtätigkeit, wobei die Eier z. T. unter die Schuppen abgelegt werden.

Die winzigen Eier sind in Terrarien in Spalten, unter Steinen oder Rinde zu finden. In extremen Fällen wurden zwischen 10 000 und 20 000 Milben aller Entwicklungsstadien auf einer Schlange gezählt. Nur bei sehr starkem Befall lassen sich die Milben auch am Tag in größerer Anzahl auf den Wirten beobachten. Die Nahrungsaufnahme erfolgt allerdings bevorzugt in der Dunkelheit.

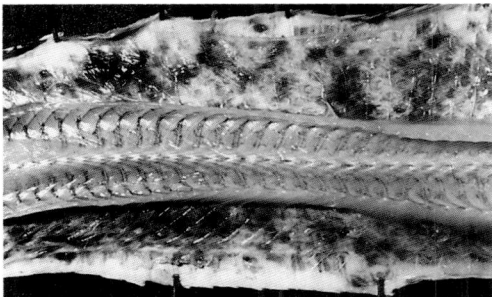

Abb. 233. Haut einer Natter von innen, um die vielen Blutungsherde zu zeigen, die durch die Saugtätigkeit von Milben *(Ophionyssus)* verursacht wurden.

Nachweis: Sind die Milben nicht selbst zu finden, so weisen rauhe, abgespreizte Schuppen, die zudem fast immer mit weißlichen Stippchen (Exkrete) übersät sind, auf die rote Blutmilbe hin. Häufig sind viele Milben im Badebecken zu sehen, da sich stark parasitierte Wirte gerne ins Wasser legen.

Bekämpfung Die Milbenbekämpfung erfordert großen Aufwand. Wird sie nicht gründlich durchgeführt, so setzt die Plage nach kürzerer oder längerer Zeit wieder ein. Nach unseren Erfahrungen bieten die nachfolgend geschilderten Verfahren Aussicht auf Erfolg, ohne die Reptilien zu gefährden.

Haben die Milben noch nicht überhand genommen, können sog. Strips, z. B. Vapona-Strip, für einige Stunden in die Becken eingehängt werden. Diese Prozedur ist mehrmals im Abstand eines Tages zu wiederholen. Die Tiere müssen dabei in kurzen Abständen kontrolliert werden, um Verluste zu vermeiden. In Räumen, in denen Haustiere gehalten werden oder sich Menschen dauernd oder während des Schlafs aufhalten, ist dieses Verfahren nicht zu empfehlen. Anschließendes Lüften des Raumes ist angezeigt.

Eine aufwendigere, aber erfolgreiche Methode besteht darin, Reptilien und Terrarien getrennt zu behandeln. Als wirksamstes Präparat hat sich Neguvon erwiesen. Man stellt eine 0,2%ige Lösung her, tränkt darin weiße Leinensäcke und läßt sie anschließend trocknen. In solchen Beuteln werden die Reptilien für mehrere Stunden untergebracht. Die Verdampfung des Präparates zusammen mit den Bewegungen des Tieres im Sack garantiert, daß alle beweglichen Milbenstadien erfaßt werden. Da sich aber Eier unter den Schuppen befinden, ist die Behandlung während einer Woche 3mal zu wiederholen.

Das Terrarium wird unter Herausnahme und Vernichtung von Pflanzen, Ästen, Steinen etc., und nach Entfernung des Bodengrundes mit einer bis zu 2%igen Neguvonlösung ausgespritzt. Eine Wiederholung nach 2–3 Tagen ist erforderlich, um alle Stadien zu erreichen. Das Becken ist gründlichst auszuwaschen und darf frühestens nach einer Woche wieder neu eingerichtet und mit Tieren besetzt werden.

Das direkte Besprühen der Reptilien oder gar das Baden der Tiere in einer 0,2%igen Neguvonlösung ist abzulehnen, da einzelne Arten mit Krämpfen und Drehungen des Körpers um die eigene Achse, Lähmungen und mit Todesfällen reagieren. Ob bestimmte Arten eine höhere Resistenz gegenüber diesen Substanzen besitzen, oder der momentane Zustand des Tieres ausschlaggebend ist, ist nicht bekannt, vgl. 4.1.1.2.b. (Zur Wirkungsweise des Neguvon).

b) Entonyssidae
Die Entonyssidae leben endoparasitisch in der Trachea und der Lunge vorwiegend von Schlangen (Ausnahme: Gattung *Mabuyonyssus*, die in der Nasenhöhle afrikanischer Skinke vorkommt). Morphologisch sind sie mit den bei Vögeln in gleicher Lokalisation lebenden Rhinonyssidae und den Halarachnidae der Säuger vergleichbar; ihre systematische Abtrennung basiert hauptsächlich auf ökologischen Merkmalen. Die Verbreitung ist weltweit, wie Nachweise aus Europa, Afrika, Ostasien, Nord- und Südamerika, Kanada sowie aus der Südsee (Sumatra, Java) belegen. Als Wirte scheinen die primitiveren Schlangen (Typhlopidae, Leptotyphlopidae, Aniliidae, Uropeltidae, Xenopeltidae, Acrochordidae und Boidae) sowie die Hydrophiidae ausgenommen zu sein. Bei Schlangen wurden Arten aus acht Gattungen gefunden; die Übertragungsweise ist unbekannt.

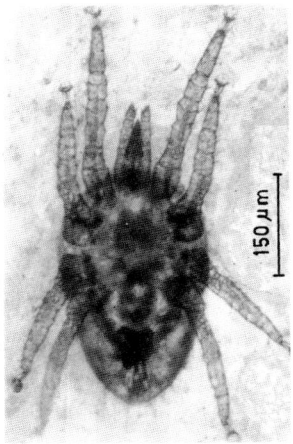

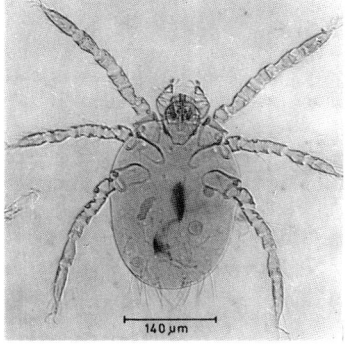

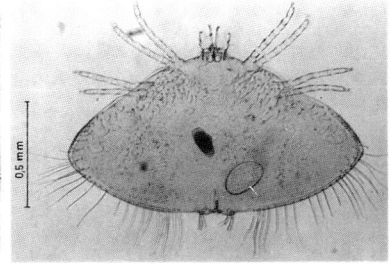

Abb. 236. *Pterygosoma* sp. von einer Siedleragame *(Agama agama)*.

Abb. 235. Larve (6beinig!) einer Herbst(gras)milbe (Trombiculidae gen. sp.).

Abb. 234. Lungenmilbe aus einem Tigerpython *(Python molurus)*.

C. Milben anderer Zugehörigkeit

Die Vitalität der Reptilien wird durch Milben anderer Familien nur in Einzelfällen beeinträchtigt; einige werden nachfolgend angesprochen. Die Bekämpfung kann in der für die Laelapidae (s. S. 317) angegebenen Weise versucht werden.

a) Prostigmata

Bei Reptilien sind nur Arten weniger Familien vertreten.

α) Ophioptidae, Cloacaridae

Die Ophioptidae leben unter den Schuppen von Schlangen, die Cloacaridae in der Kloake von Wasserschildkröten *(Chelydra, Chrysemys)* Die Milben sind mit 300 μm sehr klein; sie besitzen spezielle Anpassungen an den Endoparasitismus.

β) Trombiculidae

Trombiculiden sind bei allen landlebenden Wirbeltieren vertreten. Nur die Larven leben parasitisch, die übrigen Stadien (ein Nymphenstadium, Geschlechtstiere) aber räuberisch oder von pflanzlichem Detritus. Bei den verschiedensten Reptilien wurden viele Arten nachgewiesen. Die Wirtsspezifität ist gering, so daß dieselben Arten bei unterschiedlichen Wirten auftreten. Für die amerikanische *Trombicula batatas* wurden mehr als 100 Wirbeltierarten als Wirte der Larven ermittelt.

Die 250–600 μm messenden Trombiculiden-Larven, die sich gerne an weichhäutigen Stellen der Extremitätenansätze festsaugen, werden wegen ihrer geringen Größe leicht übersehen. Sie dürften auf allen Reptilien vorkommen; selbst bei den in der Meeresbrandung tauchenden Meerechsen *(Amblyrhynchus cristatus)* leben Trombiculiden in den Nasengängen. In der Trachea und der Lunge von Seeschlangen *(Laticauda colubrina* und *L. laticaudata)* finden sich orangerot gefärbte, 5–6 × 2–2,5 mm große hypertrophierte wurmförmige Larven (Neosoma) der Gattung *Vatacarus*. Verwandte Arten wie *Babiangia* siedeln sich unter den Schuppen von Echsen an, und *Iguanacarus* lebt in den Nasengängen der Galapagos-Meerechsen. Die meisten Trombiculiden gehören zur Unterfamilie Trombiculinae mit etwa einem Dutzend Gattungen, darunter den bekanntesten: *Trombicula, Eutrombicula, Schoengastia*. Die Bedeutung für die Reptilien ist gering. In Ostasien können durch Trombiculiden Rickettsien – auch auf den Menschen – übertragen werden. Natürliche Reservoir-Wirte sind vorwiegend Nagetiere. Ob Reptilien als Erreger-Reservoire eine Rolle spielen, ist unbekannt.

γ) Pterygosomidae

An das ektoparasitische Leben gut angepaßte Milben sind die orangefarbenen Pterygosomidae. Man findet diese Ektoparasiten, deren Körper fast immer breiter als lang ist und deren Borsten z. T. zu breiten spatelförmigen Strukturen umgebildet sind, nur auf Echsen (Agami-dae, Gerrhosauridae, Zonuridae, Geckonidae und ausnahmsweise Iguanidae). Die Milben be-vorzugen die weichhäutigen Extremitätenansät-ze, die Häute zwischen den Zehen und unter Schuppenrändern, sie ernähren sich von Blut. Die Gesamtentwicklung dauert 6–12 Wochen. In Gefangenschaft erfolgt nur ausnahmsweise eine Vermehrung. Die Bekämpfung nach den im Abschnitt Laelapidae angegebenen Metho-den ist wenig geeignet. Das Ablesen der Milben mit einem angefeuchteten Pinsel oder das direk-te, mehrmalige Betupfen mit 70%igem Alkohol ist zeitaufwendig, führt aber zum Erfolg.

Literatur

Ahne, W.: Vgl. Reichenbach-Klinke, H.-H., 1977, S. 366.

Arthur, D. R.: Ticks and Disease. Int. Ser. of Mongr. on Pure and Appl. Biol. Oxford, London, New York, Paris, Pergamon Press, 1962.

Camin, J. H.: Mite transmission of a haemorrhagic septicemia in snakes. J. Parasit. 35, 583–589, 1948.

Frank, W.: Ectoparasites. In: Diseases of the Reptilia (Cooper, J. E. and O. F. Jackson, eds.), pp. 359–383, Vol. 1. London, New York, Toronto, Sidney, San Francisco, Academic Press, 1981.

Schultz, H.: Human infestation by *Ophionyssus natricis* snake mite. Brit. J. Dermatol. 93, 695–697, 1975.

3.5.2.3.3 Insecta (Insekten)

Allgemeine Bemerkungen: Viele blutsaugende Insekten suchen Reptilien auf und zeigen z. T. eine Präferenz für diese Wirbeltiere, so z. B. bestimmte *Glossina-, Tabanus-, Phlebotomus-* und *Culex*-Arten sowie Ceratopogoniden. In der Natur werden eine Reihe von Erregern ins-besondere durch Dipteren übertragen wie Hä-mogregarinen, Plasmodien, Filarien u. a. In Ge-fangenschaft spielen Insekten eine geringe Rol-le. Wichtig sind die zum fakultativen Parasitis-mus befähigten Larven bestimmter Fliegen, die Myiasis verursachen; nur sie werden nachfol-gend besprochen.

a) Myiasis

Arten der Calliphoridae und Sarcophagidae (Schmeiß- und Fleischfliegen) können auch im gemäßigten Klima ihre Larvalentwicklung fa-kultativ in lebenden Tieren durchlaufen, wenn Wunden oder kot-verklebte Kloakenpartien die Fliegen zur Eiablage veranlassen.

Derartige Beobachtungen liegen nur von Landschildkröten vor. Nach der Klassifizierung von Zumpt (1965) muß eine derartige Myiasis als benign angesprochen werden, obwohl befallene Tiere verenden. In den meisten beschriebenen Fällen fand die Eiablage um die Kloakenpartie statt – bei einem Tier erfolgte sie um die Nasen-öffnungen und die Augen – und die Larven fraßen sich tief in das gesunde Gewebe hinein. Bei einer *Testudo hermanni* konnten 37 Drittlar-ven einer *Lucilia*-Art unter dem Carapax, dorsal des Schwanzes entfernt werden, Abb. 237.

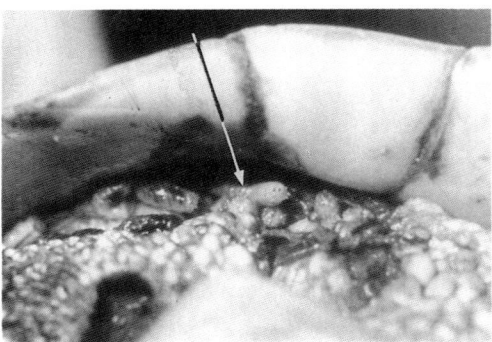

Abb. 237. Myiasis durch Larven einer einheimischen Schmeißfliegenart (*Lucilia* sp.). Die Maden hatten sich bereits tief in das gesunde Gewebe unterhalb des Carapax im Bereich der Kloake einer Griechischen Landschildkröte *(Testudo hermanni)* eingefressen.

Die Larven liegen stets parallel zueinander, mit den Atemöffnungen nach außen, und kön-nen mit einer Pinzette herausgezogen werden. Die Wunden heilen unter Antibiotika-Schutz. **Bedeutung:** Größere Wunden mit viel nekroti-schem Material sind für Schmeiß- und Fleisch-fliegen besonders attraktiv. Da sie durch den Geruch angelockt werden, sind solche Tiere im Sommer in fliegensicheren Behältnissen unter-zubringen, um eine Myiasis zu verhindern. Aber auch Schildkröten, die im Freien gehalten wer-den, sind insbesondere nach Regentagen gefähr-det, wenn Kot die Kloakenpartie verklebt. Eine regelmäßige Kontrolle ist notwendig, um Flie-geneier oder Larven rechtzeitig zu entfernen. **Therapie:** Eine Myiasis-Behandlung besteht in der manuellen Entfernung der Larven, einer Wundversorgung mit einem Breitbandantibioti-kum, z. B. Terramycin, und der Verhinderung erneuter Eiablage bzw. dem Absetzen von Erst-larven.

Literatur

DASGUPTA, B., ROY, P.: Studies on the behaviour of *Lucilia illustris* (Meigen) as a parasite of vertebrates under experimental conditions. Parasitol. 59, 299–304, 1969.

FRANK, W.: Ectoparasites. In: Diseases of the Reptilia (COOPER, J. E. and O. F. JACKSON, eds.), pp. 359–383, Vol. 1. London, New York, Toronto, Sidney, San Francisco, Academic Press, 1981.

HENDERSON, B. E., SENIOR, L.: Attack rate of *Culex tarsalis* on reptiles, amphibians and small mammals. Mosquito News 21, 29–32, 1961.

JACKSON, C. G. Jr., JACKSON, M. M., DAVIES, J. D.: Cutaneous myiasis in the three-toed box turtle, *Terrapene carolina triunguis*. Bull. Wildl. Dis. Ass. 5, 114, 1969.

TEMPELIS, G. H., GALINDO, P.: Host-feeding patterns of *Culex (Melanoconion)* and *Culex (Aedinus)* mosquitoes collected in Panama. J. Med. Ent. 12, 205–209, 1975.

TESH, R. B., CHANIOTIS, B. N., ARNONSON, M. D., JOHNSON, K. M.: Natural host preference of Panamanian phlebotomine sandflies as determined by precipitin test. Amer. J. trop. Med. Hyg. 20, 150–156, 1971.

ZUMPT, F.: Myiasis in Man and Animals in the Old World. London, Butterworth, 1965.

4 Nichtinfektiöse Erkrankungen

Allgemeine Bemerkungen: In diesem Kapitel werden alle klinischen Symptome und pathologischen Veränderungen zusammengefaßt, deren Ursache weder in Bakterien – Pilz- oder Virusinfektionen noch in parasitären Infektionen bzw. Invasionen zu suchen ist. Die Kenntnisse sind, verglichen mit den übrigen Krankheiten, wesentlich geringer. Da einerseits die Diagnose solcher Erkrankungen bei den niederen Vertebraten Schwierigkeiten bereitet, andererseits die Therapie – von Ausnahmen abgesehen wie der Behandlung einer Hypovitaminose – unbefriedigend ist, werden die Details kürzer abgehandelt als es der Bedeutung solcher Störungen zukäme. Unterschiede zwischen Frischfängen, privat gehaltenen bzw. im Zoo lebenden Reptilien bestehen auch bei nichtinfektiösen Erkrankungen. Vergleichende Untersuchungen liegen für Schildkröten vor, KEYMER (1978a, b), HOLT u. Mitarb. (1979); Literatur im Abschnitt 3.1.2.4, S. 213.

4.1 Traumatische- und Umweltschädigungen

4.1.1 Vergiftungen

4.1.1.1 Amphibien

Publikationen über Vergiftungen bei Amphibien sind selten. Der katastrophale Rückgang der Populationen in der freien Natur zeigt aber, daß wahrscheinlich in erster Linie Pestizide i. w. S., z. T. über die Vernichtung der Wirbellosen als Nahrungsquelle, wohl aber auch durch direkte Einwirkung, neben der Zerstörung der Lebensräume, zu dieser Situation geführt haben.

Amphibien mit ihrer dünnen, drüsenreichen und nur schwach verhornten Epidermis sind durch vielerlei Substanzen, besonders wenn diese im Wasser gelöst sind und es sich um vorwiegend aquatile Arten handelt, in gleicher Weise gefährdet, wie dies für Fische bekannt ist, vgl. REICHENBACH-KLINKE (1980).

Mineralölprodukte, Phenole, Detergentien, PCB, Cyanide, Ammoniak u. a. sind die für Amphibien gefährlichsten Verunreinigungen.

Inwieweit die vorwiegend im Getreidebau eingesetzten Herbizide für die Amphibien gefährlich sind, ist nicht voll zu übersehen. Erste Versuche deuten aber daraufhin, daß mit Schädigungen zu rechnen ist, wenn solche Substanzen ins Wasser gelangen. Beim Fang und der Zucht, besonders von Futterinsekten, muß darauf geachtet werden, daß Pflanzen und Tiere nicht mit Giftstoffen in Berührung gekommen sind.

Bei der Neu- oder Wiedereinrichtung von Terrarien sind Klebemittel, Epoxidharze etc. gründlichst, am besten über mehrere Tage, mit öfters gewechseltem warmem Wasser auszulaugen, bevor die Becken mit Amphibien besetzt werden. Hautreizungen, die bis zum Exitus führen, treten ohne solche Vorsichtsmaßnahmen auf. Auch dann, wenn keine akuten Schädigungen festzustellen sind, können chronische Veränderungen innerer Organe, vorwiegend der Leber, die Folge der kontinuierlichen Aufnahme geringer Mengen solcher Substanzen sein. Bei ungeklärten Todesfällen sollte man stets an toxische Materialien als Ursache denken. Nach einer Reinigung der Terrarien mit Desinfektionsmitteln ist gründliches Auswaschen gleichfalls zwingend notwendig; oft genügen Spuren der Präparate, um Amphibien zu schädigen.

Aber auch Gifte anderer Art, wie Hautsekrete der Dendrobatiden (Färberfrösche oder Pfeilgiftfrösche), sind nicht nur für denjenigen, der mit diesen Tieren ohne Gummihandschuhe hantiert, gefährlich, sondern wirken auch auf Artgenossen bzw. Individuen anderer Arten giftig, was bei zu enger Unterbringung, z. B. Transporten, zu Verlusten führt.

4.1.1.2 Reptilien

Allgemeine Bemerkungen: Über Vergiftungen liegen vereinzelte Publikationen vor. Für die Beurteilung ist zu berücksichtigen, daß die einzelnen Reptilienarten, möglicherweise sogar verschiedene Individuen einer Art, unterschiedlich auf Noxen reagieren. Die Zufuhr toxischer Substanzen kann auf mehreren Wegen erfolgen.

a) Über das Futter

Die bedeutungsvollste Frage ist, wie sich Reptilien vor schädigenden Substanzen schützen lassen. Sie reagieren auf toxische Substanzen empfindlicher als Säuger.

Pestizide, die über pflanzliche Nahrung, vor allem in den Wintermonaten, in denen nur Glashausgemüse zu bekommen ist, den Pflanzenfressern zugeführt werden, haben große Bedeutung. Noch vor wenigen Jahren konnten in degenerativ verfetteten Lebern von Landschildkröten die Abbauprodukte des DDT nachgewiesen werden. Das DDT war über die Nahrungskette aber auch bis in Schlangen gelangt und konnte als Abbauprodukt in deren verfetteten Lebern quantitativ erfaßt werden. Leberverfettungen, vgl. Fettleber, gehören bei bestimmten Reptilien noch immer zum häufigsten Krankheitsbild und stellen nicht selten die Todesursache dar, Abb. 258. Es kann vermutet werden, daß vielerlei Substanzen für derartige pathologische Veränderungen verantwortlich sind. Landschildkröten scheinen die am meisten betroffene Gruppe zu sein. Bei der Fütterung sollte stets überlegt werden, welche Gemüse oder Salate aus dem Freiland kommen und weniger kontaminiert sein dürften als Gewächshausware. Unklarheit besteht über die toxische Wirkung der im Getreidebau eingesetzten Herbizide. Versuche mit Vögeln (Wachteln) haben deren schädigende Wirkung bei oraler Verabreichung gezeigt. Der penetrante Geruch gespritzter Felder sollte ein Warnsignal sein, keine Pflanzen (und Tiere) zu sammeln! Dikotyle Pflanzen zeigen an ihrer vergeilten Wuchsform und absterbenden Blättern den Kontakt mit solchen Substanzen an.

Eine zweite besonders gefährdete Gruppe sind Insektenfresser. Es kann allerdings nicht mit Sicherheit gesagt werden, ob nicht neben eventuell toxischen Substanzen, die über Insekten den Reptilien zugeführt werden, auch die oftmals zu einseitige Ernährung mit nur einer oder wenigen Futtertierarten eine ursächliche Bedeutung für die fettige Degeneration der Leber hat.

Außer Insektiziden, Akariziden (und Herbiziden) können eine Vielzahl weiterer Substanzen zu Vergiftungen führen. Zu nennen sind alle Mineralölprodukte, die sich z. B. als Asphaltabrieb auf Schnecken und Regenwürmern, die auf Straßen eingesammelt werden, finden. Auch der am Straßenrand blühende Löwenzahn hat u. U. nicht nur Abgas- und Aerosolniederschlä-

ge, die Mineralölreste enthalten, *auf* seinen Blättern, sondern besitzt daneben einen hohen Anteil an Schwermetallen, besonders Blei, *in* seinem Gewebe.

Diese Faktoren müssen bei der Futterbeschaffung mitberücksichtigt werden.

b) Über direkte Insektizid- und Akarizideinwirkung

Importierte Reptilien sind fast immer mit Schildzecken (Ixodidae) behaftet. In ungepflegten Terrarien treten oft massenhaft blutsaugende Milben *(Ophionyssus)*, aber auch Lederzecken (Argasidae) auf, vgl. Ixodoidea und Laelapidae, S. 313 ff. Die Bekämpfung scheint recht einfach zu sein, da genügend . . . zide Präparate zur Verfügung stehen.

Trotz vielfältiger Warnungen unsererseits schenken viele Liebhaber den „positiven" Erfahrungen anderer Reptilienhalter immer wieder Gehör, ohne zu berücksichtigen, daß sich gute Ergebnisse mit dem einen oder anderen Präparat, deren Richtigkeit nicht anzuzweifeln ist, nur auf eine oder wenige Reptilarten, oder einzelne Individuen beziehen, und nicht kritiklos übertragen werden dürfen.

Mag eine Echse oder eine Schlange das Einsprühen z. B. mit einer 0,2%igen Neguvon-Lösung ohne Schaden überstehen, so reagieren andere Individuen bzw. Arten mit schweren Störungen, die zum Tod führen können. Wir empfehlen deshalb eine Milbenbekämpfung nur über die Dampfphase vorzunehmen, vgl. Seite 317, Laelapidae. Besonders wichtig ist es darauf hinzuweisen, daß Vergiftungen auch über zuvor gegen Ektoparasiten behandelte Futtertiere möglich sind.

Reptilien reagieren nach einer Vergiftung fast immer mit Gleichgewichtsstörungen, Krämpfen mit Drehen des Körpers um die Längsachse, oftmals in kurzer Starrehaltung mit der Ventralseite nach oben, Zuckungen und Zittern. Länger dauernde Bäder – einige Stunden bei 32–34°C – sowie hohe parenterale Vitamingaben, insbesondere des B-Komplexes, unterstützen eine Normalisierung. Soweit ein ursächlicher Zusammenhang mit einer bestimmten Substanz nachgewiesen werden kann, ist die Applikation des entsprechenden Antidots zu empfehlen.

Die Mitverfütterung von Umweltgiften i. w. S. ist so weit irgend möglich zu vermeiden. Eine Aufzählung der in ihrer Gesamtheit potentiell „gefährlichen" Präparate würde dem Abdruck des voluminösen „Pflanzenschutzmittel-

Verzeichnis" der Biologischen Bundesanstalt gleichkommen.

Zur Wirkungsweise des Neguvon: Neguvon (Metrifonat oder Trichlorfon), ein Phosphorsäureester, ist das gegen Ektoparasiten (Milben, Zecken) bei Reptilien am häufigsten verwendete Präparat. Man sollte beachten, daß Neguvon ein Acetylcholinesterase-Hemmer ist und auf das cholinerge Nervensystem einwirkt. Bei cholinergischen Fasern – fast alle Fasern des Parasympathikus, präganglionäre und eine Reihe postganglionärer Fasern des Sympathikus sowie markhaltige motorische Fasern – erfolgt die Erregungsübertragung durch Acetylcholin. Dadurch greift diese Substanz direkt in die nervöse Impulsgebung zwischen Nerven und Erfolgsorganen ein, weil eine Hemmung der Übertragung an den Synapsen eintritt. Bei Arthropoden wirkt Neguvon rascher und stärker als bei Säugetieren, da es die Chitinkutikula leicht durchdringt; der Wirkungsmechanismus ist aber identisch, man kann deshalb von einer „selektiven Toxizität" sprechen. Da die Haut der Reptilien unterschiedlich ausgebildet ist, sehr weichhäutigen Arten wie Geckos stehen „gepanzerte Formen" wie Schildkröten und Krokodile neben vielen Arten mit mehr oder weniger stark verhornter Haut (Echsen, Schlangen) gegenüber, sind unterschiedliche Reaktionen zu erwarten.

Prüfungen zur Toxizität bei verschiedenen Reptilien *(Lacerta agilis, Natrix natrix, Vipera berus, Testudo hermanni;* TĚŠÍK 1979*)* haben gezeigt, daß bei oraler Verabreichung von Neguvon in einer Dosierung von 300 mg/kg KG – die Höchstdosis, die von Säugern ohne merkliche Symptome ertragen wird, liegt bei 100 mg/kg KG – schwere Intoxikationen auftreten.

Zunächst zeigen die Tiere Unruhe, klonische Bewegung, bei Echsen kommt ein krampfartiges Zittern der Zehen, letztlich der ganzen Extremitäten, hinzu; Streckkrämpfe und Zittern des ganzen Körpers können folgen. Kopfverdrehungen, unregelmäßige krampfartige Atmung mit offenem Maul und Pupillenverengung sowie starke Salivation sind weitere typische Zeichen. Bei Schlangen treten zunächst lokale Krämpfe der Rücken- und Interkostalmuskulatur auf, später folgen krampfartige Ruhezustände bei gestrecktem Körper, oftmals mit der Ventralseite nach oben, die mit pausenlosen Drehungen um die Längsachse abwechseln. Erschwerte Atmung bei offenem Maul und starker Salivation, z. T. Hervorstrecken der Kehlkopfspalte und

Verengung der Pupillen, sind weitere Symptome. Bei Schildkröten waren nur erschwerte Atmung, Speichelfluß und kontinuierliche Abgabe dünnen Kots zu beobachten. Diese Intoxikationserscheinungen decken sich mit denen wie sie von Warmblütern bekannt sind. Ohne Antidotgaben (bewährt hat sich Atropinsulfat und Trimethoprimbromat*) verenden die Tiere meist nach kurzer Zeit. Die zusätzliche Verabreichung von Cholinesterase-Aktivatoren, z. B. Toxogonin, kann die Therapie unterstützen.

Solche Intoxikationen konnten wir wiederholt beobachten; sie treten nach Besprühen mit Neguvonlösung oder nach Neguvonbädern auf! Wir empfehlen einen vorsichtigen Umgang mit diesem Präparat, vgl. Ixodoidea und Laelapidae (3.5.2.3.2), S. 315 und 317.

Über die Verträglichkeit der Carbamate, z. B. Bolfo liegen keine Untersuchungen vor.

Auch die mehr und mehr gebräuchlichen Pyrethrum-Präparate sowie die synthetischen Pyrethroide sind in aller Regel für Kaltblüter toxisch und dürfen nicht verwendet werden.

Für Amphibien sollte das Metrifonat nur ausnahmsweise in einer sehr hohen Verdünnung eingesetzt werden, vgl. 3.5.1.4.A Crustacea, S. 244.

c) **Sonstige Möglichkeiten:** Neben den erwähnten Präparaten gibt es eine große Zahl von Substanzen, die schlecht verträglich sind, bzw. zu akuten oder chronischen Vergiftungen führen. Bei der Neueinrichtung eines Terrariums sollte diesem Umstand besonders Rechnung getragen werden. Kunstharzlacke, 2-Komponentenharze etc. müssen vor dem Kontakt mit Reptilien gründlich ausgelaugt werden.

Besonders bei aquatisch lebenden oder sich häufig im Wasser aufhaltenden Arten ist dies zu berücksichtigen.

Aber auch bei terrestrischen Formen sollte man solche Möglichkeiten mit in Betracht ziehen. Zwei Beispiele sollen dies unterstreichen.

Ein Liebhaber, der längere Zeit mit gutem Erfolg Taggeckos *(Phelsuma* sp.) gezüchtet hatte, richtete sein Terrarium neu ein und verwendete eine Korktapete. Schon kurze Zeit später verendeten die ersten Tiere. Vermutlich hatten

---

* Trimethoprimbromat wird in einer Dosierung von 0,05 mg/kg KG s.c. oder i.m. injiziert. Die Dosis kann nach ½–1 Std., u. U. mehrmals wiederholt, verabreicht werden. Das Präparat ist in der Bundesrepublik Deutschland nicht als Arzneispezialität erhältlich.

die Geckos von der Wand Wassertropfen abge-
leckt und dabei Substanzen des Klebematerials,
mit dem die Korkplättchen auf dem Untergrund
fixiert werden, mit aufgenommen. Der Leiter
eines Schauterrariums bestätigte diesen Verdacht. Anscheinend werden bei der Herstellung
unterschiedliche Materialien verwendet, da solche Effekte nur bei bestimmten Fabrikaten beobachtet wurden.

Ein weiteres Beispiel soll die Vielfalt der
Möglichkeiten, die für Vergiftungen bestehen,
unterstreichen. Um seinen Landschildkröten einen besonders hygienischen Bodengrund anzubieten und die Einschleppung von Bakterien
etc. zu verhindern, vertauschte ein Liebhaber
den natürlichen Sand-Erdboden mit käuflich er-
worbener Katzeneinstreu. Nach wenigen Monaten verendeten die ersten Exemplare, wobei in
einem Untersuchungsamt zwar eine Leberverfettung, aber keinerlei bakterielle oder sonstige
Infektionen ermittelt werden konnten. Erst
nach zahlreichen Todesfällen wurden wir brief-
lich um Rat gebeten. Ein Hinweis brachte uns
auf den Gedanken, daß das verwendete Material in irgendeiner Weise präpariert sein könnte.
Eine Nachfrage bei Herstellern bestätigte, daß
zur Geruchbindung diesen Produkten chemische Präparate zugefügt sind, die zwar der Katze, die ihre „Haustoilette" nur für kurze Zeit
aufsucht, keinen Schaden zufügen, bei den
Schildkröten aber anscheinend durch den ständigen Kontakt zu chronischen Vergiftungen
führten.

Die beiden Beispiele sollten ein Hinweis auf
die vielen Möglichkeiten für Vergiftungen sein.
Desinfektionsmittel müssen gleichfalls in Erwägung gezogen werden. So dringend notwendig
die Desinfektion von Händen, Gerätschaften
und wieder neu einzurichtenden Terrarien auch
ist, so zwingend ist ein gründliches Auswaschen
bzw. Nachspülen mit Wasser. Die unterschiedlichen Präparate lassen keine Empfehlung zu,
welche weniger und welche besonders gefährliche Nebenwirkungen besitzen. Bei der Repti-
lienhaltung muß man von der Maxime ausgehen, daß keine Rückstände, gleich welcher Herkunft, mit den Tieren in Berührung kommen
dürfen.

Literatur

ANONYM: Pflanzenschutzmittel-Verzeichnis. Herausgeber: Biolog. Bundesanstalt für Land- und Forstwirtschaft Braunschweig – Ständige Neuauflage
bzw. Ergänzungslieferungen.

ANONYM: Wirkstoffe in Pflanzenschutz- und Schäd-
lingsbekämpfungsmitteln. Physikalisch-chemische
und toxikologische Daten. Herausgeber: Industrie-
verband Pflanzenschutz e. V., 6000 Frankfurt/M.,
1982.

REICHENBACH-KLINKE, H.-H.: Krankheiten und Schädigungen der Fische. Stuttgart, New York, G. Fischer Verlag, 1980, 2. Aufl.

TĚŠÍK, I.: Anwendung des Arpalit-Sprays zur Bekämpfung von Ektoparasiten der Reptilien. Kleintierpraxis 24, 231–235, 1979.

4.1.2 Verletzungen

4.1.2.1 Amphibien

Neben akzidentellen Traumen treten auch Bißverletzungen durch Artgenossen auf, diese allerdings nur bei den Urodela. In zu kleinen Becken
kann es durch Bisse bei der Futteraufnahme
ebenso zu Verletzungen kommen wie während
der Paarungszeit.

Werden verschiedenste Tierarten zusammen
gehalten, ist auch mit Verwundungen durch Individuen anderer Artzugehörigkeit zu rechnen.
Fische und Wasserschildkröten beißen Zehen-
glieder und Schwanzenden ab.

Wunden können, sofern es sich nicht um bakterielle oder mykotische Prozesse handelt, vgl.
3.1.1.1, S. 195 ff. und 3.2.1.1, S. 213, die unterschiedlichsten Ursachen haben. Das Einklemmen oder Abklemmen von Extremitätenteilen
oder Schwänzen durch Schieber, Türchen etc.
kommt dabei genauso in Betracht wie die Möglichkeit, daß sich ein Tier in Drahtgaze, unter
einem Stein etc. verfängt und bei den Befrei-
ungsversuchen Selbstverstümmelungen entstehen. Das Reparations- aber auch das Regenerationsvermögen (Urodela) ist bei Amphibien gut
ausgebildet. Die Gefahr für verletzte Tiere besteht in Gefangenschaft durch die im Vergleich
zur Natur stark durch Bakterien und Pilze kontaminierte Umgebung. Peinliche Sauberkeit ist
Voraussetzung für eine Heilung!

Zur Wundversorgung sind antibakterielle
Präparate, in erster Linie Sulfonamide, angebracht. Man muß Zubereitungen verwenden,
die auf der feuchten Haut mehr oder weniger gut
haften; hierbei sind wäßrige Suspensionen anderen Zubereitungsformen vorzuziehen. Häufiger
Wasserwechsel ist notwendig.

Die Zugabe von bakteriostatischen oder bak-
teriziden Substanzen zum Wasser wie Trypafla-
vin (0,03–0,05 mg/l), Furanace P* (1–3 mg/l),
Trimethoprim** (1 mg/l), Sulfamethoxazol**

(5 mg/l) oder Sulfanilamid*** (100 mg/l) ist angebracht, um die Keimzahl zu reduzieren****. Gute Erfolge lassen sich auch bei einer Filterung des Wassers über eine Tauch-UV-Lampe erzielen, deren Stärke über 10 Watt liegen muß. Vorläufig können aber keine Fabrikate empfohlen werden, die den Sicherheitsvorschriften entsprechen.

Arten, die einen Aufenthalt außerhalb des Wassers überstehen können, sollten so untergebracht werden, daß die notwendige Feuchtigkeit gewährleistet ist, z. B. durch Auslegen des Bekkens mit angefeuchtetem Zeitungspapier, freies Wasser aber nicht aufgesucht werden kann. Bei Verdacht auf mykotische Prozesse, kann bei so untergebrachten Tieren, eine Behandlung mit alkoholischer Gentianaviolett-Lösung versucht werden.

4.1.2.2 Reptilien

Die Verletzungsgefahr für Reptilien in Gefangenschaft ist abhängig von der Konstruktion der Terrarien und der Sorgfalt des Hantierens. Z. T. fügen sich die Tiere untereinander Bißwunden zu. Bei blutenden Wunden kann Eisen-III-Chlorid ($FeCl_3$) zur Blutstillung eingesetzt werden, doch ist u. U. eine Kautherisierung notwendig. Bei der Reinigung von Wunden sollten Jodpräparate vermieden werden, da Reptilien allergisch reagieren; Wasserstoffsuperoxid (3%ig) oder Merfen sind geeignet.

Auch kleine Verletzungen wie abgerissene Krallen oder abgeklemmte Schwanzenden müssen sorgfältig behandelt werden. Kleinste Eintrittspforten können zur lokalen Vereiterung führen und sind letztlich Ursache für eine Sepsis mit Todesfolge.

---

* Das japanische Produkt Furanace wird auch in der Bundesrepublik Deutschland hergestellt und ist zur Unterscheidung als Furanace P im Handel. Die unterschiedliche Farbe zum ursprünglichen Produkt hat keinen Einfluß auf die Qualität.
** Reinsubstanzen dieser Verbindungen werden z. B. von der Firma Sigma Chemie München, Am Bahnsteig 7, 8028 Taufkirchen, vertrieben. Sie neigen aufgrund ihrer Wirkungsweise wenig dazu, daß sich resistente Stämme bilden.
*** Als Reinsubstanz von der Firma Serva-Feinbiochemica, 6900 Heidelberg zu beziehen.
**** Es empfiehlt sich bei allen Substanzen, das Wasser nach 2–3 Tagen zu wechseln, wobei u. U. die Höhe der Dosis auf die Hälfte reduziert werden kann.

Die Amputation eines verletzten Fußes oder Beines stellt meist das geringere Risiko im Vergleich zu einer schlecht heilenden Wunde dar.

Obwohl die Heilungstendenz des Gewebes gut ist, gehört viel Geduld dazu, bis eine Wunde ohne Versorgung bleiben kann, weil der Prozeß langsamer abläuft als beim Warmblüter.

Gute Erfahrungen bei der Wundversorgung liegen für Antibiotika aus der Tetrazyklinreihe, z. B. Terramycin, vor. Entsprechend der Reptilart und der Verletzung müssen unterschiedliche Formulierungen eingesetzt werden, da in einem Fall eine Suspension geeigneter, in einem anderen dagegen Puder als Mittel der Wahl anzusehen ist. Z. T. eignen sich auch andere Präparate wie MDP-Puder (Marbadol-Debenal-M-Penicillin).

Da die Wunden am besten bei Luftzutritt, also ohne Verband abheilen, müssen die Patienten so untergebracht werden, daß eine Verunreinigung durch Sand etc. ausgeschlossen ist. Die beste Möglichkeit ist die Haltung solcher Tiere in „Sterilterrarien" auf Zeitungspapier, das rasch und leicht gewechselt werden kann und zudem antiseptische Eigenschaften besitzt.

Ist ein Verband unumgänglich, so ist dieser möglichst locker anzubringen. Zu beachten ist, daß bei längerer Verwendung von Pflastern wie Leukoplast Hautreizungen auftreten, die zu nässenden Wunden führen. Solche Beobachtungen liegen z. B. für Schlangen und Leguane vor.

a) Bißverletzungen

Verletzungen durch Bisse von Art- oder anderen Beckengenossen sind besonders bei Krokodilen, aber auch bei Echsen häufig. Dabei können Knochenperforationen und Frakturen zustandekommen. Bei einem *Alligator mississippiensis* wurden Bißverletzungen im Schädeldach (beide Nasalia) nach Wundversorgung mit einem Kunstharzmaterial (Methylmethacrylat*) ausgefüllt. Um eine bessere Verbindung zwischen Kunststoff und Gewebe zu erreichen, wurden die Wundränder mit Äther ausgetupft, wobei neben einer Reinigung auch eine oberflächliche Trocknung erfolgte. Während des Heilungsprozesses, der sich über vier Monate hinzog und bei dem der Plastikpropfen nach und nach nach außen gedrückt wurde, bildete sich in der Hauptsache Granulationsgewebe, Knochengewebe dagegen nur wenig.

---

* Merck, Darmstadt u. a. Firmen

Wasserschildkröten fügen sich während Paarungsversuchen z. T. erhebliche Verletzungen zu. So besteigen aktive männliche Tiere nicht nur weibliche Artgenossen, sondern auch solche anderer Arten und verursachen in der dorsalen Halsregion blutende, z. T. verschwartende, an den Rändern nekrotisch zerfallende Wunden. Auch die Männchen der Landschildkröten können den weiblichen Partnern durch wiederholte Bisse bei Begattungsversuchen Verletzungen zufügen. Bei einigen Arten wie *Testudo marginata* beißen die Männchen die Weibchen in die Vorderextremitäten, wieder andere, die einen „Schwanzdorn" besitzen, verletzen ihre Partnerinnen damit im Kloakalbereich.

Abhilfe ist nur durch Isolierung solcher männlicher Individuen zu schaffen, oder es müssen die Vorderbeine des Weibchens mit Leukoplast umwickelt werden. Ursache ist der zu kleine Lebensraum, in dem sich die Weibchen den männlichen Partnern nicht entziehen können und die zu kleine Zahl weiblicher Tiere.

Neben Wunden, die sich die Reptilien gegenseitig zufügen, spielen auch Traumen anderer Genese eine Rolle. Nicht selten kommt es bei Schlangen zu Verletzungen durch Beutetiere. Wenngleich die Bisse meist keine Nachwirkungen haben, sollten solche Vorfälle nicht unbeachtet bleiben. Möglicherweise haben die gerade bei Schlangen so häufigen subkutanen Abszesse, vgl. 3.1.2.3 (Abszesse), S. 206, z. T. ihre Ursache in solchen Verletzungen.

Werden die Ratschläge nicht befolgt, als Beute in die Terrarien eingesetzte, aber nicht gefressene Nager am Abend aus den Becken zu nehmen, so kommt es zu schweren Schädigungen, wenn die Nagetiere die Reptilien in der Nacht anfressen (siehe Farbtafel 2). Gelingt es nicht, die Nager aus den Becken zu entfernen, so muß für sie genügend Futter und Wasser verfügbar sein, wodurch die Gefahr verringert wird.

Auch Verletzungen bei winterschlafenden Reptilien, zu denen Mäuse und Ratten Zugang haben, lassen sich beobachten. Besonders gefährdet sind Landschildkröten, denen das Fleisch der Extremitäten bis auf die Knochen abgefressen werden kann. Ähnliche Beobachtungen liegen für Schildkröten vor, die in Gewächshäusern untergebracht waren. Meist kommt jede Hilfe zu spät. Landschildkröten, die im Freien gehalten werden, weisen gelegentlich Bißverletzungen durch Hunde auf. Je nach der Schwere der Wunden kann Hilfe geboten werden oder aber es ist die Tötung anzuraten.

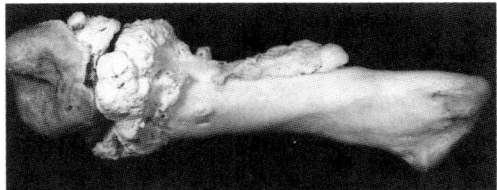

Abb. 238. Unterschenkelknochen eines ca. 4 m großen männlichen Mississippi-Alligators *(Alligator mississippiensis),* bei dem der Condylus durch Beißereien mit Beckengenossen frakturiert war und bei dem, trotz massiver Kallusbildung, keine Verwachsung zustande kam, da die ständig neu hinzugekommenen Bißwunden zu purulenten Prozessen führten, die letztlich über eine Sepsis den Tod verursachten.

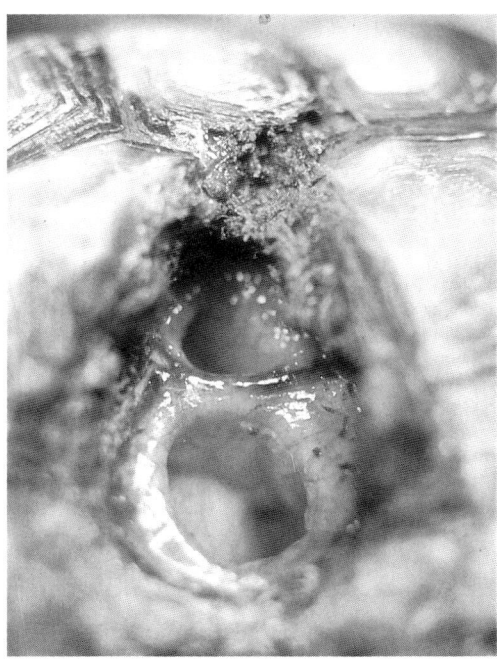

Abb. 239. Tiefe Wunde im Panzer einer Breitrandschildkröte *(Testudo marginata),* Hundebiß (?).

b) Sonstige Verletzungen

Je nach Unterbringung kommen die unterschiedlichsten Verletzungen zustande. Angebrochene Schwanzenden sind ebenso häufig wie abgequetschte Extremitäten. Herausgerissene Krallen sind bei Echsen, die sich in Drahtgittern verfangen hatten, nicht selten. Gebrochene Wirbelsäulen durch zufallende Deckel, die zu einer Querschnittslähmung führen, sind Unfälle, die gelegentlich zustandekommen. Tiefe Fleischwunden durch spitze Gegenstände wie

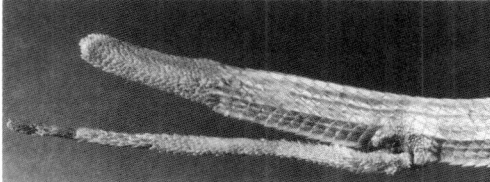

Abb. 240. Zusätzliche Bildung eines Schwanz-
regenerats eines angebrochenen Schwanzendes
(Gabelschwanz) bei einem Grünen Leguan *(Iguana
iguana)*; die eigentliche Schwanzspitze zeigt ein
zweites Regenerat.

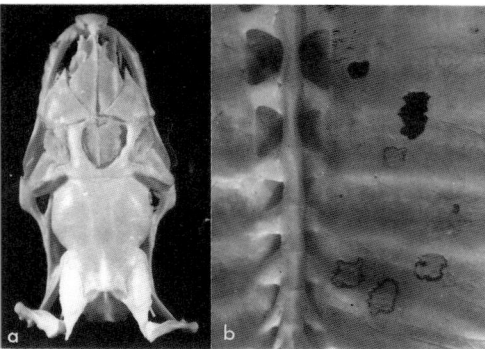

Abb. 242. a = accidentelle Trepanation des
Schädels eines Netzpython *(Python reticulatus)*
mit beginnender Reparation; b = mehrere Perforationen des Carapax einer Schlangenhalsschildkröte
(Chelodina longicollis) mit beginnender Reparation
der Knochendurchbrüche. An zwei Stellen war zwar
eine Reparation erfolgt, aber die Verwachsung
noch nicht weit fortgeschritten, so daß bei der
Präparation die Regeneratblättchen herausgefallen
sind.

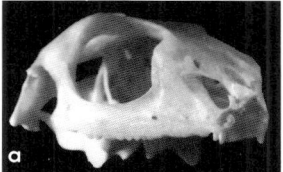

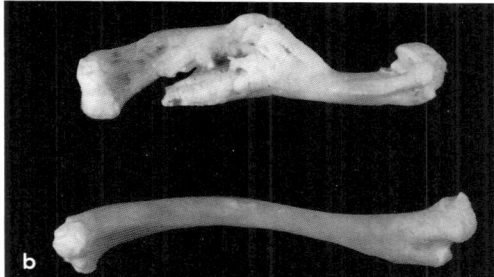

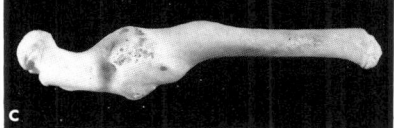

Abb. 241. a = vollständige Zerstörung der Knochen
der Schnauzenspitze bei einer Wasseragame *(Physignathus concincinus)* durch ständiges Springen gegen
die Wände eines zu kleinen Terrariums; b = unbe-
handelt gebliebene Fraktur des Oberschenkels bei
einer Philippinischen Segelechse *(Hydrosaurus pu-
stulatus)*; zum Vergleich der andere Femur; c =
Oberschenkelknochen einer Wasseragame *(Physignathus concincinus)*, bei dem nach einer Fraktur die
Verwachsung der Bruchstelle infolge einer Rachitis
mit osteoporotischen Veränderungen einherging.

herausstehende Nägel u. a. sind neben vielerlei
anderen Verletzungen, vor allem bei nicht ein-
gewöhnten Tieren, keine Ausnahme. Bestimmte Arten wie Wasseragamen *(Physignathus)*, Segelechsen *(Hydrosaurus)* u. a., die einen natürlichen Bewegungsdrang haben und
große Sprünge ausführen, eignen sich überhaupt

nicht zur Haltung im Terrarium, es sei denn, es
wäre viele Kubikmeter groß. Falsch unterge-
brachte Tiere weisen fast immer zerstoßene
Schnauzen auf, die sekundär vereitern. Meistens sind dabei sogar Frakturen bestimmter
Schädelknochen vorhanden. Behandlungen
sind aber sinnlos, wenn eine andere Unterbringung nicht gewährleistet ist. – Das Reparations-
vermögen führt in manchen Fällen zur Ausheilung, selbst von Verletzungen des Schädels oder
des Panzers bei Schildkröten, wobei später nicht
mehr feststellbar ist, ob die Ursache des Kno-
chendefekts traumatischer oder infektiöser Art
war.

α) **Frakturen:** Frakturen von Extremitätenknochen durch Unfälle kommen relativ selten vor.
Im Gegensatz dazu treten bei bestimmten Echsen, prädestiniert sind Leguane, Spontanfrakturen auf, die aufgrund einer Osteoporose oder
ähnlicher Prozesse, zustandekommen und bei
denen eine Heilung nur über eine Besserung des
Allgemeinzustandes möglich ist. Auf Balkonen
etc. nicht richtig verwahrte Tiere erleiden gelegentlich Stürze, die bei Schildkröten fast immer
das Platzen des Knochenpanzers zur Folge haben. Je nach Art der Fraktur kann entweder eine
Schienung erfolgen oder, wie bei Schildkröten,
ein straffer Verband angelegt werden, der die
Knochenplatten bzw. Carapax und Plastron wieder in engen Kontakt bringt.Berichte über die

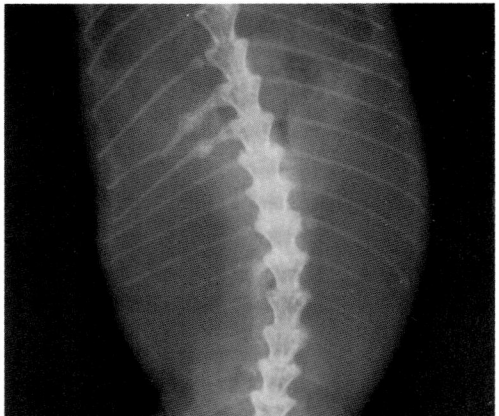

Abb. 243. Zwei Rippenbrüche mit guter Kallusbildung und ein frischer Bruch bei einem Leguan.

erfolgreiche Behandlung von Frakturen bei
Echsen liegen sowohl für kleine Arten wie *Anolis, Physignathus*, aber auch für große Arten,
wie den Komodo-Waran *(Varanus komodoensis)* vor. Aufgrund der Bewegungsaktivität heilen Frakturen oftmals nicht zusammen, obwohl
es zur Neubildung von Knochensubstanz
kommt, Abb. 238.

β) Brandwunden: Gelegentlich werden Patienten vorgestellt, die durch Berührung von Heiz-
strahlern u. a. Brandwunden aufweisen. Nach
den Erfahrungen aus USA beim Menschen,
könnte dem Mafenid eine Bedeutung zukommen, vgl. Therapie „Maulfäule", S. 200, doch
eignen sich auch verschiedene andere Präparate. Das Ulcurilen konnte mit gutem Erfolg verwendet werden.

c) Chirurgische Möglichkeiten
Allgemeine Bemerkungen: Chirurgische Maßnahmen kommen vorwiegend bei Reptilien in
Betracht. Sie sind aber auch bei Amphibien
durchführbar, die Heilungstendenz ist bei ihnen
sogar besser. Bei Reptilien sind nach der älteren
Literatur auch tiefe Eingriffe unter Hypothermie mit Erfolg durchgeführt worden, doch empfiehlt sich heute die Vollnarkose mit Vetalar als
Mittel der Wahl.

Grundsätzlich lassen sich alle traumatischen,
z. T. auch organisch bedingten Schädigungen
chirurgisch angehen. Ob im Einzelfall die Euthanasie der Therapie vorzuziehen ist, hängt
weitgehend von den Möglichkeiten der Nach-
sorge ab. Heilungsfortschritte sind erst nach einer Häutung festzustellen. Bei großen Schlan-

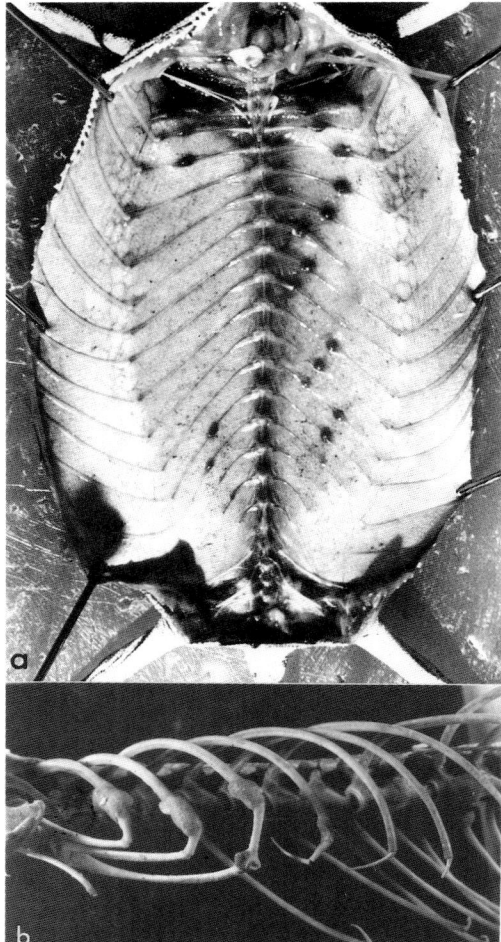

Abb. 244. a = bei frisch importierten Chamäleons
lassen sich infolge unsachgemäßen Fangs – „Abreißen" der sich extrem festhaltenden Tiere –
Brüche von Rippen als Todesursache ermitteln. Die
Abbildung zeigt ein Lappenchamäleon *(Chamaeleo
dilepis)* mit vielen Rippenfrakturen und beginnender
Kallusbildung um die Bruchstellen; b = Rippenbrüche bei einem Bengalwaran *(Varanus
bengalensis)* mit starker Kallusbildung.

gen sind Erfolge oft erst nach vielen Wochen
sichtbar. Günstiger liegen die Verhältnisse bei
Echsen, die ihre alte Haut sukzessive abstoßen,
so daß Heilungsprozesse eher erkennbar sind.

Besondere Probleme bieten Landschildkröten, die Heilung kann Monate dauern. Beste
Aussichten bestehen bei frischen, noch nicht
superinfizierten Wunden. Großflächige Defekte
können mit lockerer Naht oder mit Michelklammern verschlossen werden. Die Wundränder

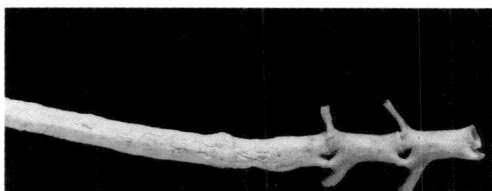

Abb. 245. Regenerat des Schwanzendes eines Grünen Leguans *(Iguana iguana)*. Die Regeneration erfolgt ohne Bildung von Wirbelkörpern als Knorpelstab, der sich später durch Verkalkung verfestigt.

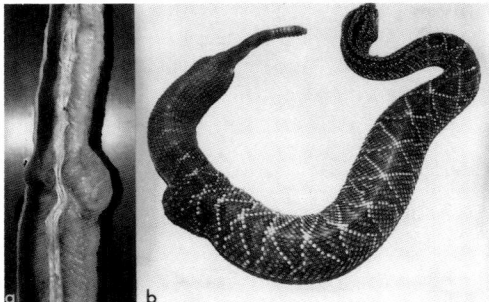

Abb. 246. Eine über Monate sichtbar gewesene Hernie bei einer ausgewachsenen Klapperschlange „Cascaval" *(Crotalus durissus terrificus)*. a = enthäutetes Tier, um das Auseinanderweichen der Rippen bzw. Interkostalmuskulatur zu zeigen; b = Aufnahme des frischtoten Tieres mit der Vorwölbung im letzten Körperviertel.

heilen aber i. d. R. nicht zusammen, sondern vertrocknen und werden abgestoßen. Nähte sollten nicht vor ca. vier Wochen gezogen werden. Verbände müssen locker angelegt werden, um einen Luftzutritt zu ermöglichen. Falls Leukoplast nicht zu umgehen ist, sollte eine Kontrolle nach wenigen Tagen erfolgen, um sicherzustellen, daß die Klebemasse nicht zu allergischen Reaktionen geführt hat. Infolge des langsamen Heilungsprozesses wird ein Wechsel des Verbandes erst nach mehreren Tagen – wir gehen von einer Woche aus – notwendig, sofern das Therapeutikum vom Rand des Verbandes aus mit einer Injektionsspritze eingeträufelt werden kann.

α) Amputationen: Schwanzenden, Extremitätenglieder, aber auch ganze Extremitäten lassen sich unter Lokalanästhesie problemlos amputieren. Die Wunden heilen, wenn die Absetzung genügend weit im gesunden Teil vorgenommen wurde, gut ab. Wenn möglich, sollte anatomisch richtig, also zwischen den Wirbeln oder in Gelenken, amputiert werden.

Amputationen von vorgefallenen Penes werden in dem Kapitel 4.1.3 abgehandelt.

β) Gastrotomie: In der Literatur wird über die erfolgreiche Operation von Erdnattern *(Elaphe obsoleta)* berichtet. Die eine Schlange hatte zwei Golfbälle verschlungen, die andere ein künstliches Hühnerei. Sowohl Golfbälle wie künstliches Ei waren in Legenestern von Hühnern eingelegt gewesen, wodurch sich dieses Fehlverhalten bei der Beutesuche erklären läßt.

Der Eingriff erfolgte von ventrolateral an der Verbindung zwischen den breiten Bauchschildern und den kleineren lateralen Schildern. Die Operationswunde war 7,5 cm lang, die im Magen ca. 5 cm. Die Wunden verheilten unter Antibiotika-Therapie, so daß nach etwa vier Wochen die erste Nahrung angeboten werden konnte, die komplikationslos verdaut wurde.

γ) Bruchoperation: Hernien können auch bei Reptilien auftreten; Echsen scheinen davon häufiger betroffen zu sein als andere Vertreter, doch haben wir einen solchen Fall bei einer großen Klapperschlange *(Crotalus* spec.), beobachtet, Abb. 246. Über die erfolgreiche chirurgische Behandlung von Hernien liegen mehrere Berichte vor. Bei einer Gila-Krustenechse *(Heloderma suspectum)* konnte eine ventrolateral, anterior zum linken Hinterbein gelegene Hernia chirurgisch behoben werden. In den Bruch, der über ein Jahr bestanden hatte, war vorwiegend das Omentum (Netz) sowie Teile der Eingeweide eingetreten. Die Operation wurde unter Vollnarkose durchgeführt.

Bei einem Grünen Leguan *(Iguana iguana)* wurde eine herniierte Lunge erfolgreich chirurgisch behandelt.

δ) Sectio caesarea: Vgl. dazu die Ausführungen in Kapitel 4.5.1.2, S. 354ff.

ε) Wundversorgung: Zur Wundversorgung eignen sich Breitbandantibiotika und Sulfonamide, vgl. Tab. 40, S. 368ff. Bei sekundärer Infektion sollte in einem Resistenztest das wirksamste Präparat ermittelt werden. Bei der Wunddesinfektion sind jodhaltige Präparate zu vermeiden, da sie zu Allergien führen; Wasserstoffsuperoxid (3%ig) oder Merfen sind geeigneter.

4.1.3 Sonstiges

Bei Schildkröten führen Begattungsversuche gelegentlich zu einem Prolaps des Penis; auch bei Waranen und anderen Echsen kann in einzelnen Fällen ein Hemipenis nicht wieder zurückgezogen werden. Wasserschildkröten sind dadurch besonders gefährdet, weil andere Beckeninsassen das große fleischige Gebilde als Nahrungsbrocken betrachten und begierig danach schnappen. Nach kurzer Zeit ist aus dem Penis ein formloser blutiger Klumpen geworden, der sehr rasch bakteriell-mykotisch infiziert wird. Bei Echsen vertrocknet oder vereitert der vorgefallene Penis je nach der Einrichtung des Terrariums; oftmals werden beide Hemipenes nekrotisch. In Einzelfällen vereitern die Hemipenes auch innerhalb der Penistaschen.

In solchen Fällen kann nur die Amputation helfen. Wir haben gute Erfolge erzielt, wenn der Penis mit einem Lokalanästhetikum injiziert und im gesunden Teil scharf abgebunden wird, u. U. muß der Faden durch das Gewebe geführt werden. Das Absetzen des freien Endes mit Schere und/oder Skalpell ist problemlos. Infolge der Sutur erfolgt keine oder nur eine sehr geringe Nachblutung. Nach Wundversorgung – Wasserschildkröten dürfen für mehrere Tage nicht ins Wasser – und der Haltung auf Zeitungspapier wird der Abbindefaden von selbst abgestoßen. Bei Echsen tritt der kurze Amputationsstumpf nach der Operation wieder in seine Tasche zurück. Man sollte für mehrere Tage Antibiotika in die Penistasche einträufeln. Da Echsen zwei Hemipenes besitzen, ist die Begattungsfähigkeit nach Amputation eines Hemipenis nicht beeinträchtigt. Bei Schildkröten ist dagegen Begattungsunfähigkeit die Folge, da nur ein unpaarer Penis ausgebildet ist. Bei frischen Vorfällen bei Waranen u. a., nicht bei Schildkröten, kann versucht werden, den Penis zu reponieren, was allerdings selten zu einem Dauererfolg führt, da als Ursache eine Erschlaffung der entsprechenden Muskelpartien anzunehmen ist. Der Prolaps des Enddarmes wird unter 4.6.2.3., S. 360 abgehandelt.

4.2 Ernährungsbedingte Erkrankungen

Allgemeine Bemerkungen: Schädigungen durch Fehl- oder Mangelernährung sind häufig, wobei den Hypovitaminosen eine große Bedeutung zukommt.

Während wir über die Bedürfnisse der meisten Versuchs- und Haustiere weitgehend orientiert sind, sei es das Verhältnis Ca : P, seien es Spurenelemente, essentielle Aminosäuren etc., so wissen wir darüber bei Amphibien so gut wie nichts, bei Reptilien wenig.

Nur die Registrierung aller Krankheitsbilder und der Austausch von Erfahrungen können

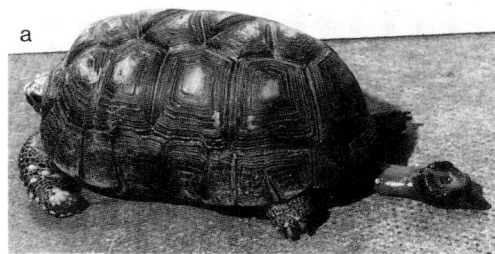
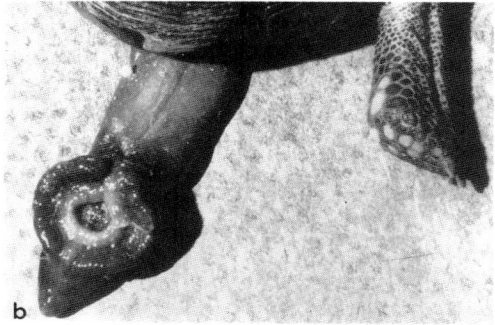

Abb. 247. a = Köhlerschildkröte *(Testudo* [syn. *Chelonoidis] carbonaria)* mit Penisprolaps; b = Detailaufnahme des vorgefallenen Penis; beachte den für Schildkröten typischen Bau (Aufn. H. Zimmermann).

dazu beitragen, diese Kenntnislücken zu schließen.

4.2.1 Amphibien

Die Anforderungen der Amphibien an ihre Nahrung sind unbekannt. Alle Angaben dazu basieren auf empirischen Daten. Infolge der geringen Kenntnisse über das, was Amphibien tatsächlich an essentiellen Substanzen benötigen, läßt sich nur aus Einzelbeobachtungen von Mangelerscheinungen eine Aussage machen.

Die wenigen Angaben über vermeintliche Mangelsyndrome sollen angeführt sein.

Eine Paralyse der Hinterextremitäten bei kubanischen Baumfröschen wurde als ein Vitamin-B_2-Mangelsyndrom aufgefaßt. Die Verabreichung des Vitamin-B-Komplexes mit der Nahrung (Insekten) hat bei weiteren Tieren die Symptome verhindert und führte bei Fröschen mit nur schwacher Paralyse zur Rückbildung. Ob ausschließlich dem Riboflavin oder auch anderen B-Vitaminen eine Bedeutung zukam, bleibt offen.

Bei größeren Fröschen, Kröten und Salamandern, deren Fütterung alleine mit natürlicher

Nahrung schwer möglich ist, wird fast immer rohes Fleisch verabreicht. Nach amerikanischen Erfahrungen ist es notwendig, das Fleisch mit Calcium-Präparaten zu bestreuen um den Calciumhaushalt aufrecht zu erhalten. 10 mg Calciumcarbonat (Ca CO$_3$) pro Gramm Fleisch werden empfohlen.

4.2.2 Reptilien

4.2.2.1 Hypo- bzw. Avitaminosen und Hypervitaminosen

Allgemeine Bemerkungen: Trotz mannigfacher Hinweise werden Reptilien oftmals unzureichend mit Vitaminen versorgt, so daß man z. T. Patienten in äußerst desolatem Zustand vorgestellt bekommt, denen nicht mehr geholfen werden kann. Einige charakteristische Hypovitaminosen seien besprochen.

Nach unseren Erfahrungen leiden Schildkröten, insbesondere Wasserschildkröten, und unter den Echsen in erster Linie Leguane und Warane an Vitaminmangelsyndromen, wobei Vitamin-A-Mangel bei Schildkröten, Vitamin-D-Mangel bei Leguanen – meistens in Verbindung mit einer A-Hypovitaminose und mangelnder Proteinversorgung – besonders häufig zu beobachten sind.

Hypervitaminosen sind dagegen wesentlich seltener und beziehen sich in erster Linie auf das Vitamin D, vgl. Vitamin-D-Hypervitaminose.

4.2.2.1.1 Vitamin-A-Mangel

Bevorzugt bei Wasserschildkröten sind Lidödeme das charakteristische Bild. Die Tiere sind unfähig, die Augen zu öffnen und verweigern die Nahrung, da sie ihre Beute nicht mehr wahrnehmen. Die Ödeme sind die Folge einer Metaplasie der Tränendrüse (Hardersche Drüse), deren Ausführungsgänge mit Detritusmaterial verstopft werden. Flüssigkeitsansammlungen können im Unterhautgewebe auch zu ödematöser Auftreibung benachbarter Bezirke führen (Anasarka).

Die ursprünglich ödematös veränderten Augenlider neigen zur Vereiterung, wobei das Auge selbst betroffen sein kann und das Bild einer Panophthalmitis hervorgerufen wird. In solchen Fällen genügt es nicht nur die primären Ursachen, also den Vitamin-A-Mangel, zu behandeln, sondern die Eiter/Detritusmassen müssen durch einen Schnitt operativ entfernt werden. Eine Spülung mit Antibiotika-Lösung, evtl. zu-

sätzlich die parenterale Antibiotika-Zufuhr und Wundversorgung sind neben Vitamin-A-Gaben zwingend. Ein Mangel an Vitamin A führt zudem zu Sehstörungen, spielt aber auch als Epithelschutzvitamin eine Rolle. Bei einem Mangel bildet sich eine schuppige Metaplasie sowohl der Epithelien der Bronchien als auch der Nierentubuli aus.

Eine generalisierte Wassersucht mit ödematösen Auftreibungen der aus dem Panzer herausragenden Körperpartien, bei gleichzeitigem Auftreten von Lidödemen, kann die Folge sein. In Abhängigkeit vom Stadium der pathologischen Prozesse ist mit einer Besserung innerhalb von zwei bis drei Wochen nach Vitamin-A-Injektionen zu rechnen. Die gleichzeitige Verabreichung von Diuretika ist zu empfehlen. Nach eigenen Erfahrungen sollte die Applizierung der Vitamine 3mal im Abstand von je 10–14 Tagen erfolgen. Tritt nach dieser Zeit keine Veränderung der Symptome ein, sind die Nieren so schwer geschädigt, daß die Tötung solcher Tiere anzuraten ist.

Obwohl experimentell nicht gesichert, könnte bei Reptilien – ähnlich wie beim Huhn – auch die viszerale Gicht als Folge einer Dysfunktion der Nierentubuli angesehen werden, vgl. Gicht (4.2.2.2.1), S. 338 ff.

Bei Schildkröten betreffen die klinischen Symptome vorwiegend die Augenlider; bei Leguanen *(Iguana iguana)* dagegen stehen schwammige osteoporotische Auftreibungen, besonders der Oberschenkelknochen, neben einem Vitamin-A-Mangel, meistens in Verbindung mit einer D-Hypovitaminose und einer Protein-Unterversorgung. Die Therapie kann diese Prozesse lediglich zum Stillstand bringen, eine Rückbildung ist nicht zu erwarten.

Vitamin-A-Mangel ist in falscher Ernährung, z. B. vorwiegend mit Salat und Muskelfleisch (Herz), zu suchen. Ist keine Umstellung der Ernährung auf Trockenfutter (Dorswal, Reptomin, Sera u. a.) oder auf natürliches Futter wie Fisch, Würmer, Schnecken etc. möglich, so sollte der Nahrung entsprechend der Menge jeweils ein bis mehrere Tropfen Lebertranöl zugesetzt werden. Eine Cod-liver-oil-Einheit entspicht 330 I.E. Vitamin A, wobei 1 I.E. in der Wirkung 0,334 µg kristallinem Vitamin-A-Acetat gleichzusetzen ist. Sollte auch dies nicht befolgt werden, so muß die gelegentliche Verabreichung eines Multivitaminpräparates empfohlen werden.

Für die Behandlung der durch Vitamin-A-

Mangel bedingten Lidödeme der Schildkröten ist die Injektion von max. 100 000 I.E. Vitamin A/kg KG i. d. R. erfolgreich. Bei den häufig von dieser Hypovitaminose betroffenen kleinen 20–50 g schweren Jungtieren der Schmuckschildkröten *(Pseudemys* spp*.)* empfiehlt sich eine einmalige Injektion von 0,01 ml Vitamin A in den Oberarm. Dies entspricht ca. 1000–1500 I.E. Eine zu häufige oder zu hohe Vitamin-A-Dosis führt zur Hypervitaminose, die sich in überzähligen Häutungen äußert, vgl. 4.6.2.1., S. 359.

4.2.2.1.2 Vitamin-B-Mangel

Vitamin-B-Mangelsyndrome sind nicht so charakteristisch wie sie für das Vitamin A geschildert wurden. Unkoordinierte ataktische Bewegungen, Zittern der frei gehaltenen Extremitäten, Paresen vor allem der hinteren Extremitäten, Krämpfe, Abmagerung, trotz anfänglich weiterer Nahrungsaufnahme, wobei die Abmagerung bis zur Kachexie fortschreiten kann, aber auch uncharakteristische Symptome wie Inappetenz können Anzeichen einer B-Hypo- oder Avitaminose sein. Hämorrhagien (Blutungen) in der Magen-Darm-Schleimhaut, wie sie gelegentlich bei fehlender bakterieller oder protozoärer Infektion beobachtet werden, könnten wie beim höheren Wirbeltier gleichfalls als B-Vitamin-Mangelsyndrom angesehen werden.

Diese klinischen Erscheinungen sind mehr oder weniger ausgeprägt, z. T. von Individuum zu Individuum verschieden, für alle B-Vitamine charakteristisch.

a) Vitamin-B$_1$-Mangel: B$_1$-Mangelsyndrome können bei Reptilien durch ausschließliche Verfütterung bestimmter Futtersorten, z. B. Fische, Fleisch, aber auch Vegetabilien, leichter hervorgerufen werden als durch eine Thiamin-Mangeldiät, weil solche Nahrung einen hohen Gehalt an Thiaminase aufweist, wodurch innerhalb eines Monats Mangelerscheinungen hervorgerufen werden. Bei typischen Symptomen – vorwiegend Krampfzittern – beseitigt die parenterale Verabreichung von 10–100 mg Thiamin innerhalb weniger Stunden die auffälligsten Erscheinungen. Eine Zufütterung von wenigen mg Thiamin zur täglichen Futterration ist bei den Tieren angezeigt, bei denen keine lebenden, frischtoten, evtl. tiefgefrorenen, aber vollwertig ernährten Nager, Küken etc. verfüttert werden können. Sind Goldfische o. a. die wesentlichste Nahrung, so kann entweder die Thiaminase durch Erhitzen des Fischfleisches für 5 Minuten

auf 80°C zerstört werden, oder den Fischen sind pro kg ca. 30 mg Vitamin B$_1$ zuzusetzen.

b) Vitamin-B$_2$-Mangel: Das Riboflavin ist nicht als Einzelsubstanz in seiner Wirkung untersucht worden, doch ist anzunehmen, daß wie bei anderen Tieren (Vögel, Säuger) kein charakteristisches Krankheitsbild mit einem Mangel korreliert ist, sondern eine Vielzahl unspezifischer Symptome auftreten. Auch dürfte eine Unterbilanz von Vitamin B$_2$ die durch Thiamin-Mangel hervorgerufenen Syndrome verstärken. So können Krampfzustände, Extremitätenzittern und Paresen, aber auch Entzündungen im Magen-Darm-Kanal mit einem Mangel an Vitamin B$_2$ in Beziehung stehen. Skelettanomalien müssen auch im Zusammenhang mit einer Unterversorgung der Muttertiere mit Riboflavin gesehen werden, vgl. 4.4.1.2. (Reptilien), S. 351. Daneben hat dieses Vitamin als Teil der Flavienzyme (Atmungskette) eine wichtige Aufgabe.

c) Vitamin-B$_6$-Mangel: Dem Pyridoxin kommen als Koenzym von Fermenten bei der Spaltung und der Synthese von Aminosäuren wichtige Funktionen zu, so daß sich ein Mangel zwar nicht in charakteristischen Symptomen äußert, aber die allgemein für Vitamine des B-Komplexes typischen Erscheinungen verstärkt. Die Fettleber könnte in einem Zusammenhang mit einem B$_6$-Mangel stehen, vgl. „Fettleber".

d) Vitamin-B$_{12}$-Mangel: Auch für dieses Vitamin gilt, was für die übrigen Komponenten des B-Komplexes ausgeführt wurde: Typische Mangelerscheinungen sind bei Reptilien nicht beschrieben. Im Zusammenspiel mit den anderen B-Vitaminen dürfte aber ein Mangel an B$_{12}$ zu einer Verstärkung der übrigen Symptome beitragen.

Therapie von Vitamin-B-Mangelsyndromen: Da B-Mangelsyndrome schwer voneinander abzugrenzen sind bzw. sich die einzelnen B-Vitamine in den Schädigungen ergänzen, ist beim Auftreten solcher Symptome – Krampfzustände und Extremitätenzittern stehen dabei neben der Inappetenz aufgrund ihrer Häufigkeit im Vordergrund – die parenterale Verabreichung des gesamten Vitamin-B-Komplexes angezeigt. Beste Erfahrungen konnten mit der intramuskulären Applikation des wassermischbaren B-Komplexes (BVK-Roche) gemacht werden. Die Therapie sollte im Abstand von je 10–14 Tagen insgesamt 3mal durchgeführt werden.

Trotz der geringeren Dosis an B$_1$ im Vergleich zu den Mengen wie sie bei einem Thiamin-Mangel empfohlen werden, läßt sich mit diesem

Präparat eine rasche Besserung der klinischen Symptome erreichen.

Neben den Vitaminen B_1, B_2, B_6, B_{12} sind Nicotinsäureamid, Pantothensäure und D-Biotin enthalten, Substanzen, über deren Bedeutung für die Reptilien nichts bekannt ist, die aber in abgestimmter Menge zu den B-Vitaminen in der Mischung enthalten sind und sich auf das Allgemeinbefinden von Patienten positiv auswirken. Die applizierte Menge des B-Komplexes sollte zwischen 0,3–0,8 ml/kg KG betragen; kleinere Tiere erhalten die höhere, größere die niedrigere Dosis. Exemplare über 10 kg sind nicht berücksichtigt. Die Thiaminmenge liegt dabei zwischen ca. 1,5 und 3,5 mg.

4.2.2.1.3 Vitamin-C-Mangel

Ob Reptilien zur Synthese von Vitamin C befähigt sind, ist nicht geklärt. Bei karnivoren Arten, die Vitamin C nur in Spuren aufnehmen, wird die Unterbilanz an Vitamin C als prädisponierender Faktor der Stomatitis ulcerosa angesehen, vgl. „Maulfäule" (3.1.2.1), S. 199 ff.

4.2.2.1.4 Vitamin-D-Mangel (Rachitis i. w. S.)

Vitamin-D-Hypo- oder Avitaminosen sind bei Reptilien in Gefangenschaft nicht selten. Leguane und Schildkröten scheinen prädisponiert zu sein: charakteristisch sind die „stoffwechselbedingten Knochenerkrankungen", die allerdings nicht durch Vitamin-D-Mangel allein, sondern meistens im Zusammenhang mit einem Calciummangel und/oder einem falschen Verhältnis zwischen Calcium und Phosphor im Futter, bei gleichzeitigem Proteinmangel zustandekommen.

Das Verhältnis von Ca : P im Futter sollte sich etwa wie 1,2–1,5 : 1 verhalten, was für die am häufigsten verfütterten Substanzen meist nicht zutrifft, vgl. Tab. 31, S. 336. Dieses falsche Mineralverhältnis kann nur durch Zufütterung von Calcium-Präparaten oder Mineralstoffgemischen* ausgeglichen werden. Osteoporose wird aber auch durch Osteoblasteninsuffizienz infolge Proteinmangels, evtl. aber auch durch Resorptionsstörungen im Darm mitbedingt. Röntgenologisch stellen sich die Knochen schon zu

---

* Für Carnivoren wird in Zool. Gärten z. T. ein Futterzusatz verwendet, er besteht aus: Magermilchpulver 42 %, Trockenhefe 42 %, Knochenmehl 8 %, $CaCO_3$ 3 %, NaCl 2 %, Polyvitamingemisch 3 %. Eine solche Mischung kann auch an Reptilien verabreicht werden.

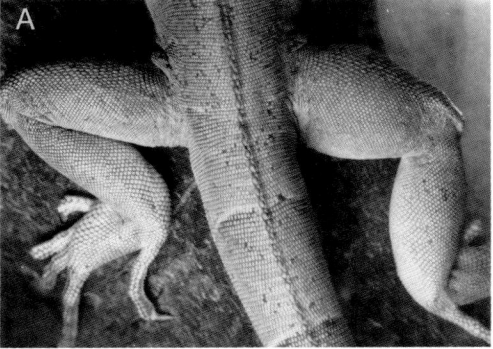
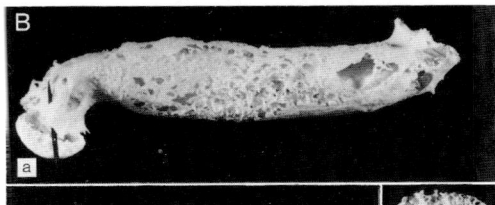
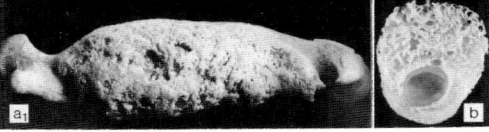
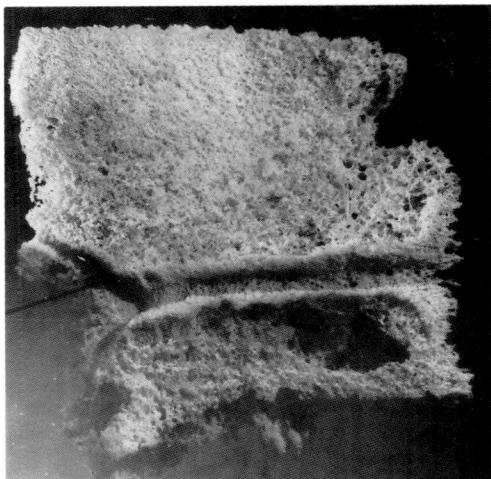

Abb. 248. A = Osteoporose des rechten Oberschenkels bei einem Grünen Leguan *(Iguana iguana);* B = Osteoporose des Ober- bzw. Unterschenkels eines Grünen Leguans *(Iguana iguana)* mit deutlicher Umfangserweiterung (a, a_1); b = im Querschnitt; Bild unten: Einzelne Knochenplatte des Carapax einer rachitischen Strahlenschildkröte *(Testudo radiata)* mit ausgeprägter Osteoporose.

Beginn einer solchen Stoffwechselstörung kontrastarm dar.

Ein Mangel an der einen oder anderen Komponente, oder aber mehrerer zusammen, eventuell im Zusammenwirken mit einer ungenügenden Proteinversorgung (Fehlen essentieller Aminosäuren), führt zu Krankheitsbildern unterschiedlicher Benennung, z. T. auch unterschiedlicher Ausprägung. Sie lassen sich unter dem Sammelbegriff „Rachitis" zusammenfassen.

An erster Stelle steht die Osteoporose, doch tritt auch Osteomalazie und Osteodystrophia fibrosa auf. Der Schädel von Leguanen, deren Femur eine typische Osteoporose zeigt, kann papierdünn werden („paper bone disease"). Ob die an der Wirbelsäule bestimmter Schlangenarten *(Boa constrictor)* beobachteten Veränderungen, die mit der Paget'schen Krankheit (Osteodystrophia deformans) verglichen wurden, zu diesem Symptomen-Komplex gehören, oder ob es sich um eine Hyperkalzämie handelt, ist nicht geklärt, vgl. Paget'sche Krankheit (4.6.2.5.b., S. 362). Die klinischen Symptome und pathologischen Veränderungen variieren mit dem Alter und der Art der Reptilien einerseits und mit der Dauer und dem Ausmaß des Mangels andererseits. Der Zusammenhang zwischen dem Parathyreoidea-Hormon, dem Serum-Calcium-Gehalt, dem Vitamin-D-Spiegel und dem Calcitonin, das bei Amphibien und Reptilien (auch bei Fischen und Vögeln) nicht wie beim Säuger in der Thyreoidea sondern in den Ultimobranchialen Körperchen gebildet wird, ist komplexer Natur und steht in einem labilen Gleichgewicht, so daß die Störung einer Komponente leicht zu einer Beeinflussung der übrigen führt.

Die wichtigsten Komponenten des Vitamin D sind das Vitamin D_2 (Ergocalciferol) und das Vitamin D_3 (Cholecalciferol), die beide durch Bestrahlung mit UV bzw. Sonnenlicht in der Haut aus dem Provitamin D (Sterinen) vom Organismus gebildet werden. Vitamin D bewirkt eine Verbesserung der Calciumresorption durch die Darmschleimhaut und fördert den Einbau von Calcium und Phosphor in den Knochen. Ein Mangel führt deshalb zu einer Störung der Verkalkung der Knochengrundsubstanz.

Bei jugendlichen Individuen führt ein Mangel an Vitamin D zur verminderten Calciumeinlagerung, zur Rachitis, die sich unterschiedlich äußert. Die Osteoporose, mit dick aufgetriebenen Oberschenkelknochen, ist bei Leguanen das typische Bild. Die Unterschenkel sind seltener

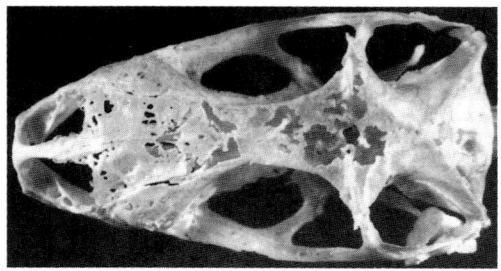

Abb. 249. Schädel eines rachitischen Grünen Leguans *(Iguana iguana)* mit typischer „paper bone"-Destruktion.

betroffen. Die Schädelknochen sind papierdünn, z. T. porös. Oftmals sind die Knochen so weich, daß der Unterkiefer nicht richtig geschlossen werden kann und die Futteraufnahme unterbleibt, weil die Tiere unfähig sind, Vegetabilien zu zerkleinern bzw. zu fassen. Der Versuch der Zwangsfütterung endet häufig mit einer Fraktur eines oder beider Unterkieferäste. Die Euthanasie ist unumgänglich. Bei jungen Schildkröten äußert sich die Rachitis in einer höckerigen Verformung der Hornplatten, bedingt durch Veränderungen der darunterliegenden Knochen. Sie sind häufig nur locker verwachsen und mehr oder weniger weich bzw. spongiös. Bei solchen Tieren kann durch leichten Druck auf Carapax und Plastron mit den Fingern beider Hände der Grad der rachitischen Veränderungen geprüft werden. Gesunde Tiere weisen einen festen Panzer auf. Der Knochenpanzer einer rachitischen Landschildkröte kann bei dem Versuch einer Präparation in spongiöse Einzelknochen zerfallen, Abb. 248C. Bei älteren Tieren, deren Knochenausbildung in der Jugend normal war, führt ein Vitamin-D-Mangel zum Calciumentzug aus der Knochensubstanz und zur Osteomalazie, Farbtafel 2, S. 278.

Beim höheren Wirbeltier kann ein Vitamin-D-Mangel zu Embryopathien führen, so daß die bei Reptilien beobachteten Mißbildungen evtl. damit in Zusammenhang gebracht werden können.

a) Therapie des Vitamin-D-Mangelsyndroms: Aufgrund der vielen Faktoren, die zu stoffwechselbedingten Knochenerkrankungen führen, kann die parenterale Vitamin-D-Applikation nur unterstützend wirken, die Ursachen aber nicht beheben. Es muß aber angemerkt werden, daß eine einmalige Vitamin-D_3-Injektion für über 6 Monate gespeichert wird. In akuten Fällen kann die alleinige Verabreichung von Vitamin D$_3$ (0,05–0,1 ml = 30 000–60 000 I.E./kg KG) zum Stillstand der Erkrankung beitragen; mehr zu empfehlen sind allerdings Vitaminkombinationen.

Ein Dauererfolg kann nur durch die Umstellung des Nahrungsangebots erzielt werden. Dies ist bei vielen Liebhabern nur schwer durchzusetzen, da eine Aversion gegen die Verfütterung natürlicher Substanzen besteht. Je nach Reptilienart wären Abfälle von Süßwasserfischen, Regenwürmer, Schnecken, ganze jüngere oder ältere zerteilte Mäuse, Küken etc. anstelle des appetitlicheren Muskel- oder Hackfleisches angebracht, während herbivoren Arten die verschiedensten gesammelten Vegetabilien (Löwenzahn, Vogelmiere, Klee, Wegerich, Hagebutten etc.) und eiweißreiche Produkte wie Forellenpellets, als Ersatz für den üblicherweise verfütterten Kopfsalat, angeboten werden müßten.

Das zweite Problem, das bei einer Futterumstellung zu überwinden ist, ist die Verweigerung solcher Nahrung durch Tiere, die jahrelang fehlernährt worden sind.

Nur in Ausnahmefällen sollte man das alte Futterspektrum beibehalten und auch nur dann, wenn es mit den entsprechenden Substanzen supplementiert wird. Die wenigen Informationen, die über artgerechtes Futter für Reptilien verfügbar sind, machen es häufig notwendig, sich die Frage nach den Möglichkeiten einer bestimmten Art in ihrem natürlichen Biotop zu stellen. Nur selten wird dabei eine vollbefriedigende Antwort realisierbar sein, doch sind Anhaltspunkte sicher zu erhalten. Auch eine Auswahlmöglichkeit führt nicht immer zum gewünschten Erfolg, da lange Gewöhnung und unnatürliche Biotop-Verhältnisse Anlaß dafür sein können, daß die falschen Substanzen ausgewählt werden! Kommerziell hergestellte Futtermischungen werden nach und nach eine Verbesserung bringen.

Die Komponenten, die Vitamin-D-Mangelsyndrome verursachen, lassen sich wie folgt zusammenfassen:
1) Ungenügende Zufuhr von Vitamin D mit der Nahrung.
2) Fehlendes Sonnenlicht oder fehlende UV-Bestrahlung, die selbst dann zu einer D-Avitaminose führen, wenn genügend Provitamine D (Sterine) in der Nahrung enthalten sind, da die Bildung des Vitamin D$_3$ (und D$_2$) als wesentlichste Komponente unterbleibt.
3) Calcium-Mangel in der Nahrung, vgl. Tab. 38.
4) Falsches Verhältnis von Ca : P in der Nahrung, vgl. Tab. 38.
5) Ungenügende Zufuhr von Proteinen mit der Nahrung, vgl. Tab. 38.
6) Primärerkrankungen bestimmter Organe wie Leber und Niere und des Intestinaltraktes.

Eine erfolgversprechende Therapie besteht in der i.m. Injektion eines Präparates, das Vitamin D$_3$ enthält. Wir verwenden dazu Vitamin-Kombinationspräparate*, die A, D$_3$, E, C enthalten und die im Abstand von 10–14 Tagen insgesamt 3mal verabreicht werden. Da die Patienten in aller Regel auch gleichzeitig an Inappetenz leiden, kombinieren wir das Präparat im Verhältnis 1:1 mit einem Vitamin-B-Komplex (BVK-Roche).

Nur bei gleichzeitiger Futterumstellung unter Zufütterung einer proteinreichen Diät und Verabreichung von Calcium ist die Therapie erfolgreich. Um den Calcium-Spiegel zu erhöhen, kann die orale Applikation eines entsprechenden Präparates, wie Frubiase calcium 100, sinnvoll sein. Dabei wird gleichzeitig Vitamin D$_2$ und Vitamin C zugeführt, aber auch Phosphorsäure, um das Ca-P-Verhältnis nicht negativ zu verändern.

Obwohl erst wenige Daten vorliegen, sollen einige Angaben zu *Iguana iguana*, dem Grünen Leguan gemacht werden. Mittelgroße Tiere (ca. 1 kg KG) benötigen pro Woche ca. 100 I.E. Vitamin D$_3$, 1000 I.E. Vitamin A, 0,7 mg Vitamin E und 0,2 mg Vitamin C. Bei einer einseitigen Ernährung sollte deshalb durch eine in regelmäßigen Abständen vorgenommene Injektion eines Kombinationspräparates (A, D$_3$, E, C) einer Hypovitaminose vorgebeugt werden. Um dem zu entgehen, kann auch eine tägliche Zufütterung eines Vitamin-D$_3$-Präparates erfolgen, die Menge darf aber 10 – höchstens 20 I.E./kg KG nicht überschreiten. Sie sollte zwar bei Jungtieren eingehalten, bei erwachsenen Tieren aber reduziert werden, da es leicht zu einer Hypervitaminose kommt, vgl. Vitamin-D-Hypervitaminose. Gleichzeitig ist auf ein ausgeglichenes Verhältnis von Ca : P zu achten.

b) Vitamin-D-Hypervitaminose: Zu häufige UV-Bestrahlung und/oder ein Überangebot an Vitamin D in der Nahrung oder eventuell auch

---

* Hersteller: Pharmazeutische Handelsgesellschaft, 3000 Hannover und Hydro-Chemie, 8000 München.

Tab. 38. Zusammensetzung wichtiger Futtersubstanzen (n. FOWLER 1978, vereinfacht)

	Protein %	Fett %	Ca %	P %	Ca/P	kcal/100 g
Wirbeltiere, Fleisch etc.						
Eintagsküken	15–17	4,4–6,7	0,34–0,44	0,28–0,40	1,1 : 1–1,4 : 1	104–166
Erwachsene Hühner (total)	19	9,01	0,65	0,47	1,4 : 1	199
Mäuse						
30 Tage alt	15,6	5	–	–	–	110
60 Tage alt	18,8	7	–	–	–	142
120 Tage alt	20,6	13	–	–	–	205
30 g schwer	19,9	8,8	0,84	0,61	1,4 : 1	207
Ratten (325 g schwer)	21,6	7,6	0,69	0,51	1,4 : 1	199
Fische						
Weißfisch	23,1	6,5	2,6	1,2	2,2 : 1	–
Hering	18,0	5,5	0,83	0,56	1,5 : 1	–
Rinderherz	16,9–20,7	3,7	0,005	0,19	1 : 38	108
Rinderleber	20,0	3,2	0,008	0,35	1 : 44	136
Rindernieren	15,4	8,1	0,011	0,22	1 : 20	140
Milch	3,5	3,5	0,118	0,097	1,2 : 1	65
Eier	12,9	11,5	0,054	0,21	1 : 4	162
Insekten						
„Mehlwürmer"	18,8–22,32	3,5–15	0,05–0,3	0,03–0,3	1,6 : 1–1 : 9	150–274
Grillen	21,7	3,85	–	–	–	125
Pflanzliche Produkte*						
Bananen	1,2	0,2	0,008	0,028	1 : 3,4	85
Äpfel	0,3	0,6	0,006	0,010	1 : 1,6	58
Orangen	0,9	0,2	0,033	0,023	1,43 : 1	49
Salat	1,2	2,5	0,022–0,035	0,025–0,026	1 : 1	14
Eisbergsalat					1,3 : 1	
Karotten	1,2	0,2	0,039	0,037	1 : 1	42
Spinat	3,2	0,3	0,093	0,051	3,2 : 1	26
Kraut	1,3	0,2	0,049	0,029	1,7 : 1	24
Broccoli	3,6	0,3	0,103	0,078	1,3 : 1	32

* Der Anteil der Kohlenhydrate schwankt zwischen 2,5 % bei Salat und über 20 % bei Bananen.

durch öfters erfolgte parenterale Verabreichung kann bei gleichzeitigem Überangebot an Calcium zu einer Hypervitaminose führen. Sie äußert sich in einer Einlagerung von Calcium in den Blutgefäßwandungen, die dadurch hart, unelastisch und brüchig werden (irreparable Mediaverkalkungen). Obwohl dieses Krankheitsbild allgemein zu erwarten wäre, scheinen nur bestimmte Reptilien dafür anfällig zu sein. Grüne Leguane *(Iguana iguana)* sind dazu prädestiniert. In einem Fall konnten diesen Veränderungen auch bei einem Waran *(Varanus dumerilii)* beobachtet werden, 4.2.2.2.8, S. 344.

Da der Grüne Leguan aber gleichzeitig sehr empfindlich auf einen Vitamin-D-Mangel reagiert – was vielen Liebhabern bekannt ist –, könnte eine D-Hypervitaminose durch eine allzureichliche Versorgung mit Vitamin D verur-

sacht werden. Eine Therapie ist nicht bekannt, da solche Krankheitsbilder erst im fortgeschrittenen Stadium röntgenologisch diagnostiziert werden können.

4.2.2.1.5 Vitamin-E-Mangel

Eine Unterbilanz führt zu keinen akuten Mangelerscheinungen, sondern nimmt einen chronischen Verlauf.

Eine der Funktionen des Vitamin E liegt in der Stabilisierung ungesättigter Fettsäuren und der Unterbindung der Bildung toxischer Lipoperoxide. Ein Mangel, evtl. bei gleichzeitiger proteinarmer Ernährung, führt zu charakteristischen Veränderungen. Bei Krokodilen wurde nach längerer Verfütterung von fetten Heringen eine Steatitis beobachtet, wobei es zu einer Induration des Fettgewebes mit gelblich-braunem

Material von wachs-, talg- oder seifenartiger, beim Zerreiben schmierig-bröckeliger Konsistenz kommt, das als „ceroid-lipofuscin" bezeichnet wird (wachsartiges, eisenfreies, braunes, lipoidnahes Abnutzungspigment). Handelt es sich um isolierte Einlagerungen wie im Mesenterialfett oder der Muskulatur, heben sich die Herde gut ab. Der abdominale Fettkörper ist häufig in seiner Gesamtheit in dieses Material umgewandelt; seine Konsistenz ist hart.

Ähnliche Beobachtungen sollen bei Schlangen gemacht worden sein, denen über längere Zeit verfettete Nagetiere verfüttert worden waren.

Ein Vitamin-E-Mangel scheint sich ebenso wie ein Vitamin-A-Mangel, vgl. „Legenot", nachteilig auf die Gleitfähigkeit der Eileiter bzw. des Uterus auszuwirken, so daß eine Legenot damit in Zusammenhang gebracht werden kann, vgl. 4.5.1.2, S. 354.

Therapie eines Vitamin-E-Mangels: Charakteristische klinische Symptome eines Vitamin-E-Mangels sind nicht bekannt. Beobachtungen sprechen dafür, daß jüngere Krokodile besonders anfällig sind. Die pathologischen Veränderungen werden bei der Sektion leicht erkannt und können ein Hinweis für eine Behandlung weiterer Tiere sein. Die parenterale Verabreichung von 100 I.E. Vitamin E/Tag und Tier für mehrere Tage ist zu empfehlen. Eine Zufütterung entsprechender Präparate in relativ hoher Dosierung sollte in der Anfangsphase einer Therapie für weitere Tage beibehalten werden. Wichtig ist aber eine Umstellung der Diät. Zumindest bei gefährdeten Tieren sollten täglich zwischen 15–25 I.E. Vitamin E dem Futter beigemischt werden.

4.2.2.2 Stoffwechselstörungen anderer Genese

Allgemeine Bemerkungen: Die Haltung von Reptilien in Gefangenschaft ist mit vielerlei ungeklärten Fragen belastet, und nur bei wenigen Arten bzw. Artengruppen konnten empirisch Bedingungen geschaffen werden, die einer vollwertigen Versorgung weitgehend entsprechen dürften. Obwohl gerade bei vielen Schlangenarten eine Fütterung möglich ist, die der in der Natur entspricht, treten auch bei diesen Tieren ernährungsbedingte Krankheiten auf. Bei Echsen und Schildkröten stehen dagegen solche Syndrome im Vordergrund. Viele Liebhaber sind nicht oder nur schwer dazu zu bewegen, natürliche artgemäße Futterdiäten zu verwen-

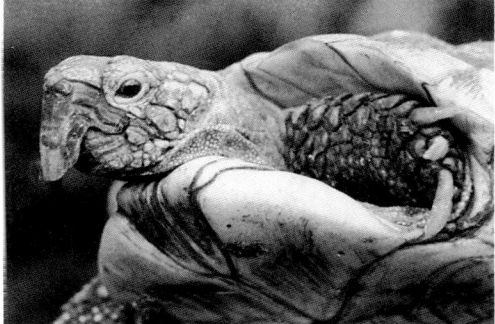

Abb. 250. „Papageienschnabel" bei einer Griechischen Landschildkröte *(Testudo hermanni)*. Solche Bildungen sind die Folge falscher, zu weicher Nahrung. Da die Tiere kaum noch richtig fressen können, muß das exzessive Hornwachstum durch Abfeilen korrigiert werden (Aufn. R. HONEGGER).

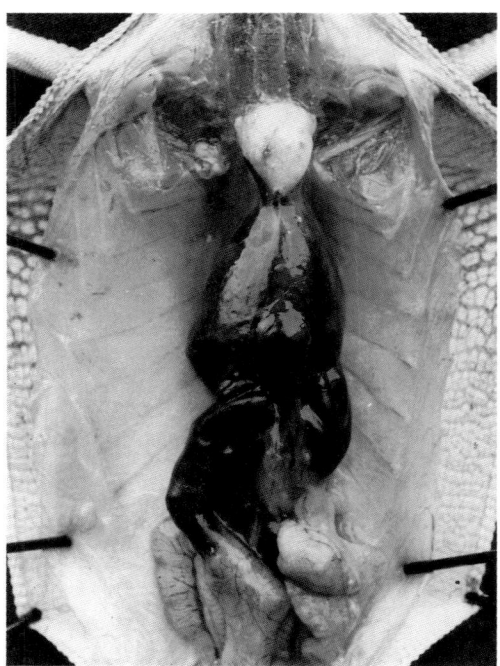

Abb. 251. „Panzerherz" (Gicht) bei einem Chamäleon *(Chamaeleo willsi)*.

den, sei es aus Ignorierung bekannter Fakten, oder aus Unkenntnis, nicht zuletzt aber auch, weil die Versorgung der Tiere mit üblichen Nahrungsmitteln problemloser ist und daher „ekelerregende" Würmer und Schnecken, Insekten und Mäuse etc. umgangen werden können.

Die Folge sind Stoffwechselstörungen, die z. T. mit der Fehlernährung in Zusammenhang stehen und nicht zu den bereits besprochenen Mangelerscheinungen gehören wie der sog. Papageienschnabel der Landschildkröten bei konstant zu weicher Nahrung.

4.2.2.2.1 Gicht

Die Ablagerung von harnsauren Salzen (Urate) in den Gelenken (Gelenkgicht) bzw. auf oder in viszeralen Organen (Eingeweide- oder viszerale Gicht) wird recht häufig beobachtet. Noch vor Jahren war die Literatur spärlich, vgl. FRANK (1965), doch gehört das Krankheitsbild bei Sektionen zu den häufigen Routinebefunden. Neben Landschildkröten sind Leguane und Schlangen besonders anfällig, während Echsen, wie Chamäleons, seltener betroffen sind, Abb. 251. Klinische Symptome treten im fortgeschrittenen Stadium der selteneren Gelenkgicht in Form von Auftreibungen der Gelenke mit weißlich durch die Haut schimmernden Uratkristallanhäufungen auf. Bei einer vorsichtigen Spaltung solcher Prozesse zeigt sich das rein-weiße, breiige Material; unter dem Mikroskop sind die typischen Uratkristalle zu erkennen.

Bei der viszeralen Gicht sind klinische Symptome nicht immer deutlich. Gelegentlich können bei Echsen – beobachtet vorwiegend bei Leguanen – Paresen der Hinterextremitäten auftreten. Ob hierbei gleichzeitig eine Vitamin-B-Hypovitaminose vorgelegen hatte, vgl. Vitamin-B-Mangel, ist nicht zu entscheiden. Bei bestimmten Schlangen, z.B. *Elaphe schrenckii,* konnten wir entlang den Zahnleisten oberflächliche Uratablagerungen beobachten.

So wenig charakteristisch sich die Gicht klinisch darstellt, so eindrucksvoll ist das pathologisch-anatomische Bild bei der Sektion. Die Uratablagerungen imponieren als weiße Stippchen auf den serösen Häuten oder als ausgedehnte Beläge auf der Lungenoberfläche, oder der Leberkapsel, sowie um das Herz (Panzerherz), die oftmals um 1 mm dick sind, Abb. 252.

In den Nieren ist der Verlauf der Tubuli durch ihre Füllung mit weißem Uratmaterial von außen zu sehen; im Querschnitt kann sich auch der Ureter prall mit Uraten vollgestopft darstellen, Abb. 253.

Histologisch lassen sich in den Organen die charakteristischen Urattophi, bei spezieller Fixiertechnik, mit den Kristallnadeln, sowie die erweiterten, zerstörten Tubuli erkennen, Abb. 254, 255.

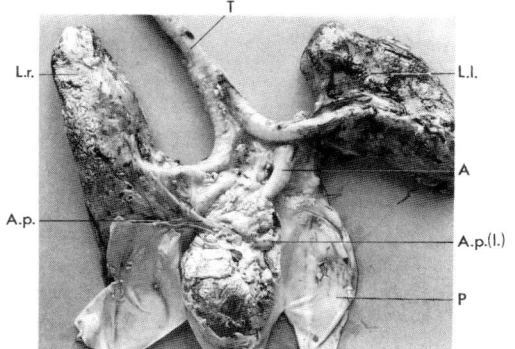

Abb. 252. Viscerale Gicht bei einem Sundagavial *(Tomistoma schlegelii)*. Die dicken Uratauflagerungen sind auf dem Herzmuskel (Panzerherz) und auf der Lunge zu sehen (von ventral). P = eröffnetes Pericard; L.l. = Lunge links; L.r. = Lunge rechts. T = Trachea; A = Aorta; A.p. = rechte Arteria pulmonalis; A.p.(l.) = linke Arteria pulmonalis (abgeschnitten). (nach FRANK 1965).

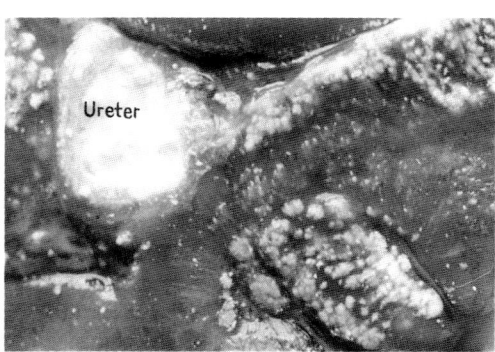

Abb. 253. Viscerale Gicht bei einem Sundagavial *(Tomistoma schlegelii);* Niere quer. Der Ureter ist mit Uraten vollständig ausgefüllt, die Tubuli sind mit Uratkonkrementen verstopft (nach FRANK 1965).

Serologisch ist eine beginnende Gicht durch die Bestimmung der Serumharnsäurewerte faßbar. Die Werte der Harnsäure im Blut, die etwa mit denen bei Vögeln vergleichbar sind und beim amerikanischen Alligator *(Alligator mississippiensis)* sogar nur 1–4 mg/dl betragen, können sich pathologisch bis auf 70 mg/dl erhöhen.

Die Harnsäure stellt das Endprodukt des Protein- und Purinstoffwechsels bei den uricotelischen Reptilien dar, wobei ein Ansteigen über das Löslichkeitsverhältnis dieser Salze hinaus zur Ausfällung harnsaurer Salze, meistens Mononatriumurat, führen muß. Dabei ist es gleichgültig, ob eine Überproduktion aufgrund der

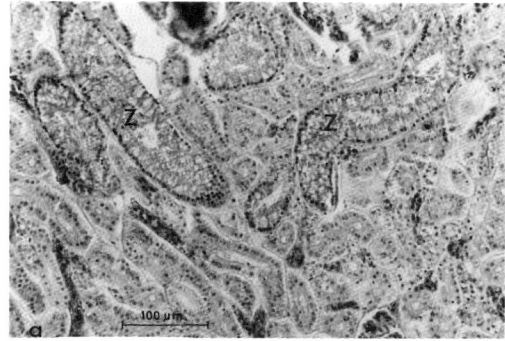

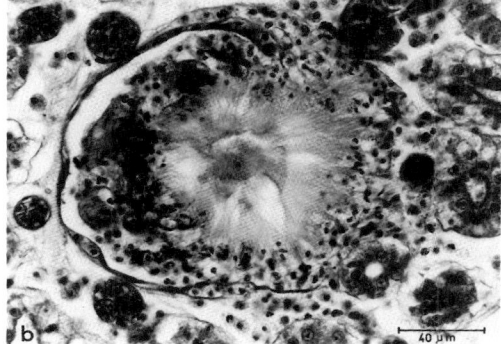

Abb. 254. a = durch Urateinlagerungen zerstörte Nierentubuli; die Harnsäure ist herausgelöst; b = durch einen Urattophus zerstörter Glomerulus; die Harnsäure ist herausgelöst, um die primären Eiweißfibrillen zu zeigen; Z = zerstörte Tubuli.

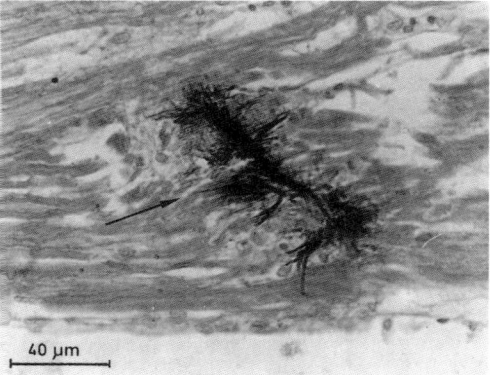

Abb. 255. Urattophus in der Herzmuskulatur eines Sundagavials *(Tomistoma schlegelii)* umgeben von Reaktionszellen. Die Struktur der Muskeln ist weitgehend zerstört; Hexamin-Silbermethode.

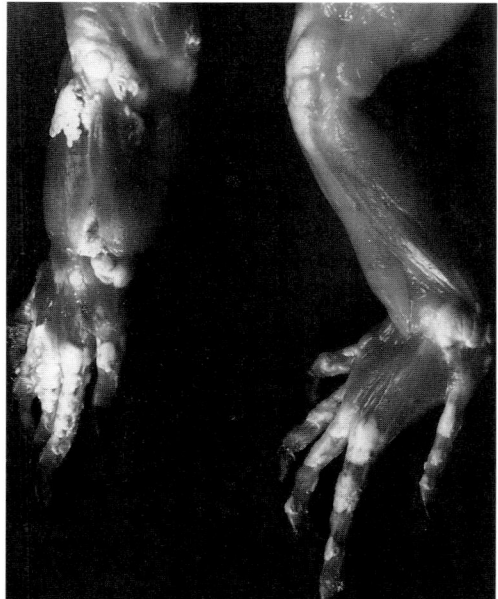

Abb. 256. Pseudogicht (?) bei einem Dornschwanz *(Uromastix sp.)* mit Ablagerungen in der Muskulatur im Bereich von Gelenken.

Nahrungszusammensetzung vorliegt oder eine verminderte Ausscheidung. Bei Exsikkosen kommt es gleichfalls zur Ausfällung der Urate.

Intraperitoneale Injektionen von D-Serin führen beim Alligator zur viszeralen Gicht. Dies ist ein Beweis, daß bestimmte Substanzen, auch in der Nahrung, in ursächlichem Zusammenhang mit der Gicht stehen. Andererseits kommt es nach Verabreichung von 15 mg/kg KG DL-Alanin, D-Alanin und L-Arginin zu einer erhöhten Ausscheidung von Harnsäure.

Ein Beispiel aus der Praxis soll den Zusammenhang zwischen Nahrung und Gicht unterstreichen.

Ein Landschildkrötenhalter verfütterte seinen Tieren vorzugsweise Dosen-Hundefutter. Die Sektionen vieler seiner Tiere erbrachten stets den gleichen Befund: „viszerale Gicht". Erst nach Futterumstellung hörten die Todesfälle nach Monaten wieder auf.

Trotzdem sollte man nicht außerachtlassen, daß die Gicht ein multifaktorielles Geschehen darstellt, bei dem ungeklärte Fragen bleiben.

Zu erwähnen wäre z. B. die nicht seltene Nierenschädigung, die durch bakterielle Infektionen bedingt sein kann. Wir konnten bei Gichttieren oftmals *Aeromonas* sp. isolieren – dies steht aber auch mit dem häufigen Vitamin-A-Mangel und den dadurch ausgelösten Schädigungen der Tubuliepithelien in Beziehung, vgl. Vitamin-A-Mangel, 4.2.2.1.1., S. 331.

Der Anteil der Harnsäure an den Stickstoff-endprodukten schwankt in Abhängigkeit vom Wasserhaushalt und der Zusammensetzung der Nahrung bzw. deren Proteinanteil im Verhältnis zu den anderen Exkreten (Harnstoff und Ammoniumsalze) beträchtlich. Er variiert aber auch von Tierart zu Tierart zwischen nur ca. 10% beim Alligator, 90% bei Pythonschlangen und kann bei einzelnen Echsen bis auf 98% ansteigen.

Therapie: Zufuhr von Elektrolyten zur Verbesserung des Wasserhaushalts sowie eine Reduzierung der Proteinnahrung sind wenig erfolgversprechende Maßnahmen. Injektionen von Vitaminen, besonders von Präparaten, die Vitamin A und den B-Komplex enthalten, sind angezeigt. Die verschiedentlich im Zusammenhang mit viszeraler Gicht beobachteten Paresen der Hinterextremitäten erfahren dadurch zumindest eine vorübergehende Besserung. Bei äußerlich sichtbaren Gichtknoten der Gelenke kann eine Ausräumung einen nur zeitlich begrenzten Erfolg bringen, die Euthanasie ist anzuraten. Da die Urate radioopak sind, lassen sich größere Tophi röntgenologisch nachweisen.

4.2.2.2.2 Pseudogicht

Bei einer Schmuckschildkröte *(Pseudemys scripta elegans)* konnte eine Pseudogicht der Gelenke nachgewiesen werden. Im Gegensatz zum Menschen, wo derartige Ablagerungen aus Calciumpyrophosphatdihydrat (Ca $HPO_4 \cdot 2$ H_2O) bestehen, konnten die Kristalle bei der Schildkröte als Hydroxylapatit (Ca-$_{10}[PO_4]_6[OH]_2$) identifiziert werden. Bei *Uromastix* sp. fanden wir wiederholt Ablagerungen in der Extremitätenmuskulatur, die nicht aus harnsauren Salzen, möglicherweise aber aus ähnlichen anorganischen Verbindungen bestanden.

4.2.2.2.3 Jod-Mangel

Auch eine Jod-Unterbilanz spielt neben einem Calcium-Mangel, der in engem Zusammenhang mit dem Vitamin-D-Gehalt steht, vgl. Vitamin-D-Mangel, gelegentlich eine Rolle. Beobachtet wurden Jodmangel-Strumabildungen, z. B. bei kleinen Echsen *(Anolis sabanus)* – siehe Farbtafel 2 – Riesenschlangen *(Python molurus)*, beim *Bindenwaran (Varanus salvator)* sowie bei Riesenschildkröten *(Testudo elephantopus)*. Pflanzenfresser sind aufgrund des Stoffwechselgeschehens häufiger betroffen als omnivore oder karnivore Reptilien. Als Ursachen kommen einerseits die Verfütterung jodarmer Nahrung,

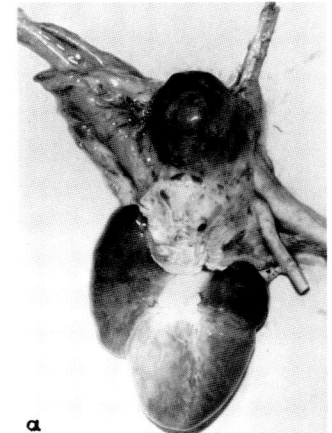
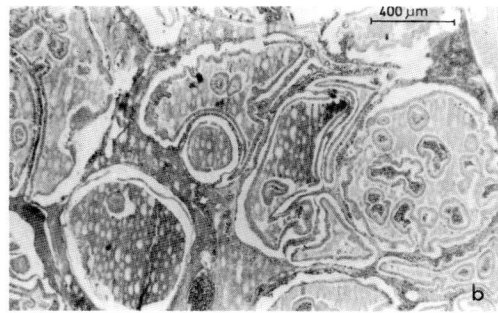
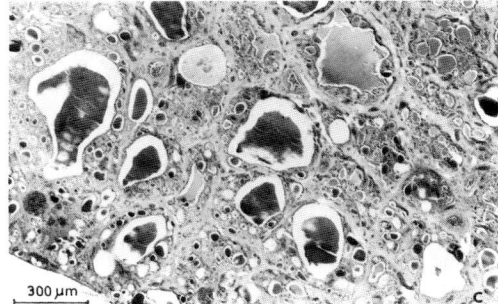

Abb. 257. a = stark vergrößerte Thyreoidea (Struma colloides) bei einem Tigerpython *(Python molurus)*. Die weibliche Schlange war 3,80 m groß, die Schilddrüse hatte die Maße eines Tischtennisballs; b = Schilddrüse einer Schnappschildkröte *(Chelydra serpentina)*. Die Follikel sind durch Wucherungen des Epithels umgebaut, sie füllen z. T. die Lumina nahezu aus (Struma adenoides papilliferum); c = weitgehend umgebaute Struktur der Thyreoidea eines Bindenwarans *(Varanus salvator)* durch Wucherung des interstitiellen Gewebes. Deformation der Follikel und Neubildung accessorischer Follikel, die sich z. T. um die „Mutterfollikel" anordnen. Der unterschiedliche Kolloidgehalt und die Resorptionsvakuolen deuten auf normale Schilddrüsenaktivität hin.

andererseits aber auch ausschließliche Grünfutter-Gaben, die goitrogene Substanzen enthalten, in Betracht. Solche Thyreostatika sind in bestimmten Pflanzen wie Kohlarten in beträchtlicher, in Sojabohnen u. a. in geringer Menge vorhanden. Es handelt sich um Thiocyanat und Goitrin. Bedenkt man, daß z. B. an Riesenschildkröten viel Kohl verfüttert wird, werden solche Strumabildungen verständlich. Da beim Menschen nachgewiesen werden konnte, daß Goitrin auch über die Nahrungskette (Milch) in den Körper gelangt, ist das Auftreten von Kropfbildungen bei Riesenschlangen und großen Waranen über Kaninchen als Beutetiere denkbar, die bei reichlicher Kohlfütterung den sog. „Kohl-Kropf" ausbilden und in deren Fleisch solche Substanzen gespeichert werden. Bei den übrigen Tieren liegen die Ursachen dagegen vorwiegend in jodarmer Nahrung. Betroffene Tiere sind lethargisch. Der Kropf ist meistens als deutliche Vorwölbung zu erkennen. Bei Schildkröten kann der Kopf oft nicht mehr zurückgezogen werden, bzw. es bildet sich ventral im Kehlbereich eine Wamme aus, in die die Thyreoidea hineingedrückt ist. Eine Palpation der Schilddrüse bestätigt den Verdacht.

Therapie des Jod-Mangel-Kropfes: Der Ausbildung eines Kropfes kann durch Zufütterung von jodiertem Kochsalz oder aber durch Beimischung von kommerziellen Mineral-Vitamin-Gemischen vorgebeugt werden, die i. d. R. Spuren von Jod enthalten; ca. 1 mg/kg KG und Tag sind notwendig. Hat sich bereits ein Kropf ausgebildet, so ist die Zufuhr von Jod, am besten als Kaliumjodid, unerläßlich. Dies kann entweder über das Trinkwasser erfolgen oder durch tropfenweise tägliche Eingabe einer ca. 1%igen KJ-Lösung, bis eine Rückbildung sichtbar wird. Bei gefährdeten Tieren, wie großen Schildkröten, denen viel Kohl verfüttert wird, sollte das Trinkwasser ständig mit KJ angereichert werden; pro Liter Wasser müssen 0,2–0,3 mg zugesetzt werden.

4.2.2.2.4 Hypoglykämie

Derartige Krankheitsbilder wurden nur in Krokodilfarmen bei Jungtieren verschiedener Arten, *Alligator mississippiensis, Tomistoma schlegelii* und bei Kaimanen, beobachtet, wobei eine zu hohe Populationsdichte, mit wiederholten oder andauernden Stressoren – eventuell auch bedingt durch Rangordnungsstreitigkeiten – zu einem starken Absinken des Glucosespiegels im Blut führen sollen (bis auf 5 mg/dl). Die physiologischen Werte liegen zwischen 100 mg/dl als Maximum, unterschreiten aber die 50 mg/dl als unterste Konzentration nicht. Gestreßte Tiere können einen hypoglykämischen Schock erleiden, der mit Mydriasis, Tremor, Opisthotonus und letztlich Katatonie verbunden ist und zum Tod führt.

Experimentell konnten die klinischen Symptome durch hohe Insulingaben reproduziert werden.

Therapie: Eine Veränderung der Streß-Situation ist Vorbedingung. Die Verabreichung von Glucose führt rasch zu einem Verschwinden der Symptome. Empfohlen werden bis zu 3 g Glucose/kg KG, das oral oder parenteral appliziert werden kann. Bei der subkutanen Injektion sollte eine 5%ige oder 10%ige Glucoselösung verwendet werden. Ob „Streß" auch bei anderen Reptilien auftritt, ist unbekannt, doch könnten die schlechten Versandbedingungen z. B. bei Landschildkröten, die oft zu Tausenden zusammengepfercht verschickt werden, mit ein Grund dafür sein, warum so viele Tiere nach dem Import unter der Diagnose „Transportschädigung" verenden, ohne daß die Sektion Anhaltspunkte für pathologisch-anatomische Veränderungen erbringen kann. Nach Angaben aus England überstehen nicht einmal 1% der importierten Schildkröten den ersten Winter!

4.2.2.2.5 Hyperglykämie

Bei einer 12 Jahre alten männlichen Wasserschildkröte *(Pseudemys scripta elegans)* wurden Veränderungen diagnostiziert, die mit einem Diabetes mellitus gleichgesetzt wurden. Histopathologische Veränderungen wie hydropische Degeneration der Leberparenchymzellen waren vorhanden, sie sind allerdings nicht pathognomonisch für einen Diabetes und konnten auch bei ca. 4% anderer Reptilien nachgewiesen werden. Trotzdem wurden sie als Hinweis auf das Vorliegen eines Diabetes angesehen. Experimentell läßt sich bei Krokodilen eine Hyperglykämie erzeugen, die sich in der Erhöhung der Ketonkörper anzeigt. Im Pankreas kommt es dabei zu einer Veränderung der B-Zellen und zu einer Reduktion des Organs um 75–80%.

4.2.2.2.6 Rachitis und sonstige stoffwechselbedingte Knochenerkrankungen
(vgl. auch Vitamin-D-Mangel)

Besonders bei Jungtieren ist für ein optimales Knochenwachstum die Zufuhr von genügend Mineralstoffen im richtigen Verhältnis zueinander Voraussetzung. Dem Ca-P-Quotienten kommt dabei eine überragende Bedeutung zu. Obwohl über den tatsächlichen Bedarf nur für wenige Reptilien Daten vorliegen, stellen sie Anhaltspunkte für die Futterzusammensetzung anderer Arten dar. Man sollte deshalb von einem Bedarf ausgehen, bei dem sich das Verhältnis von Ca:P wie 1:1 oder besser 1,. . .:1 verhält. Auch bei Insektenfressern ist in den meisten Fällen, in Abhängigkeit vom Chitinanteil der Futterinsekten, eine Calcium-Zufütterung notwendig.

Ob bei Reptilien auch Hyperkalzämien auftreten, ist nicht geklärt. Die mit der Paget'schen Krankheit (Osteodystrophia deformans) verglichene Erkrankung der Wirbelsäule steht aber wahrscheinlich damit nicht in Beziehung, vgl. 4.6.2.5.b Paget'sche Krankheit, S. 362.

In engem Zusammenhang mit dem Calciumstoffwechsel ist die Versorgung mit Vitaminen des D-Komplexes zu sehen, vgl. Tab. 39.

Tab. 39. Ätiologie von Knochendestruktionen (n. Fowler 1978)

1. Calcium-Mangel
2. Falsches Ca-P-Verhältnis
3. Fehlende UV-Einwirkung
4. Vitamin-D-Unterversorgung
5. Protein-Mangel
6. Erkrankungen des Darmes, der Leber, der Niere

4.2.2.2.7 „Fettleber"

Allgemeine Bemerkungen: Bei dem Syndrom „Fettleber" muß berücksichtigt werden, daß bestimmte Reptilien, in geringerem Maße Amphibien, physiologisch einen hohen Anteil an Fettsubstanzen in der Leber einlagern. Da genaue Angaben fehlen, bei welchen Arten der Fett- bzw. Leberstoffwechsel in dieser Weise abläuft, kann nur die durch Sektionen belegte Erfahrung und ein Vergleich mehrerer bis vieler Individuen einer Art eine Entscheidung ermöglichen, ob es sich bei dem „anomalen" Aussehen um eine pathologische Veränderung handelt oder nicht.

Das Fettlebersyndrom umfaßt einen Komplex von Faktoren unterschiedlicher Genese. Bei bestimmten Reptilien gehört diese Veränderung des Leberparenchyms zu den häufigsten Erkrankungen. Schildkröten stehen im Vordergrund, doch gibt es keine Arten, die davon nicht betroffen sein könnten.

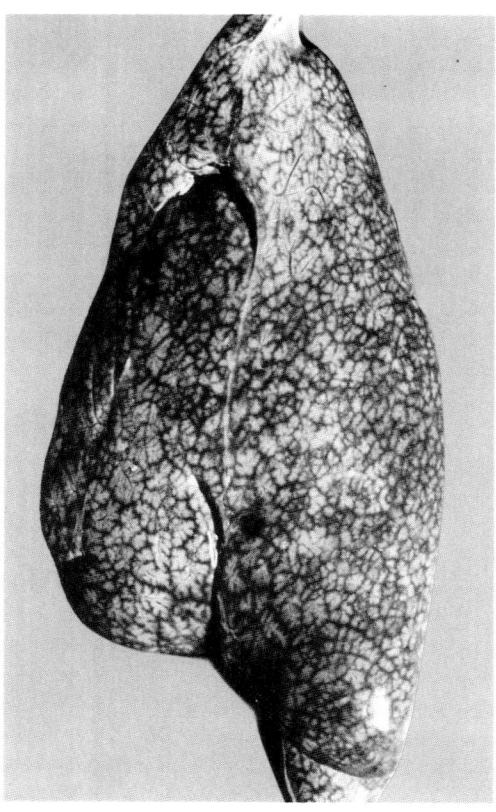

Abb. 258. Fettleber eines Blauzungenskinks *(Tiliqua scincoides)*. Durch die für Reptilien (und Amphibien) charakteristische Ablagerung von Pigmenten (Melanin) in der Leber, lassen sich die Grenzen der einzelnen Leberläppchen deutlich erkennen.

Bei Amphibien werden Fettlebern seltener diagnostiziert. Meistens treten sie bei Fröschen auf, die längere Zeit bei Händlern etc. gehalten wurden, sind also Zeichen für Hungertiere.

Das pathologisch-anatomische Bild ist charakteristisch. Die fahlgrau-bräunlichen, z. T. gelblichen Lebern sind vergrößert (geschwollen) und weisen eine glatte Oberfläche auf; die Anschnittfläche wirkt schmierig. Die Leberparenchymzellen lagern dabei Fett in großen Mengen ein und degenerieren letztlich irreversibel. Durch das bei Reptilien häufig in die Leber eingelagerte dunkle Pigment stellt sich deren anatomische Struktur deutlich dar, siehe Abb. 258.

Mikroskopisch imponieren im Nativpräparat die verschieden großen Fettkügelchen. Histologisch stellen sich die Parenchymzellen, bei üblicher Präparation des Gewebes über Alkohol, als von Vakuolen durchsetzte Strukturen dar.

Ursachen: Einer Leberverfettung können verschiedene Ursachen zugrunde liegen.

Fett wird allen Zellen ständig auf humoralem Weg zugeführt. Kommt es zu einer Störung des Stoffwechsels der Leberparenchymzellen, so wird dieses Fett in Tröpfchen in den Zellen gespeichert. Der erste Schritt, also die Zufuhr von Fett, ist physiologisch, wird aber sekundär pathologisch, wenn die Zellen das Fett nicht mehr verstoffwechseln können. Dabei kann es je nach Art der Schädigung zur sog. kleintropfigen Verfettung oder auch durch Zusammenfließen der kleinen Tröpfchen zu großen Kugeln, die dann die gesamte Zelle ausfüllen, zur sog. großtropfigen Verfettung kommen. Die Konsistenz der Leber ist im ersten Falle weich und schlaff, im zweiten dagegen fest und teigig.

Die Bedeutung der fettigen Degeneration der Leberzellen ist nicht nur in der Anwesenheit des Fettes und der dadurch bedingten räumlichen Einengung des Plasmas und damit einer funktionellen Störung des Zellstoffwechsels zu suchen, sondern vor allem darin, daß die zur Verfettung führende Einwirkung gleichzeitig auch das verbleibende Plasma schädigt. Grund und Dauer der fettigen Entartung sind erstens dafür verantwortlich, wie schwer die Zellen bzw. das Organ geschädigt sind und zweitens, ob eine Rückbildung bei veränderten Bedingungen überhaupt möglich ist. In einem fortgeschrittenen Stadium kommt es gleichzeitig zum Ikterus. Wenngleich eine Gelbsucht beim lebenden Reptil in der Regel nicht diagnostiziert wird, so zeigt sich doch bei Sektionen, daß das Serum eine grünliche Tönung aufweist. Die sog. trübe Schwellung der Leber kann als eine Vorstufe der fettigen Entartung angesprochen werden.

Bei Reptilien sind mehrere Faktoren für die fettige Degeneration des Leberparenchyms verantwortlich zu machen.

1. Häufigste Ursache der kleintropfigen Leberverfettung dürfte in einer chronischen Vergiftung zu suchen sein. Bei den vorwiegend herbivoren Arten spielen Insektizide (und Akarizide), aber auch Spritzmittel gegen andere Pflanzenschädlinge wie Fungizide, wahrscheinlich auch die in vermehrtem Umfang eingesetzten Herbizide eine Rolle. Experimentell konnten solche Präparate beim Geflügel als Ursache von Fettlebern ermittelt werden. Bereits vor Jahren durchgeführte Rückstandsuntersuchungen bei Fettlebern herbivorer Landschildkröten er-

brachten einen hohen Gehalt an DDT-Abbauprodukten. Interessanterweise waren die gleichen Substanzen zu dieser Zeit auch in fettig degenerierten Lebern von Schlangen enthalten, mußten also über die Nahrungskette in diese karnivoren Tiere gelangt sein.

Bei omnivoren Arten sollte man auch an Mykotoxine denken, da Mischfutter leicht verpilzen kann und die Bildung von Aflatoxinen (Aflatoxin B_1), aber auch von Fusarien-Toxinen möglich ist.

2. Eine ebenso wichtige Rolle spielt die Mangel- oder Fehlernährung. Fehlen bestimmte essentielle Substanzen wie Cholin, so unterbleibt ein Umbau von Neutralfetten zu Phosphatiden, z. B. Lecithin, und das Fett wird gespeichert. Der Aminosäure Methionin kommt dabei die gleiche Bedeutung wie dem Cholin zu. Auf diese Weise erklärt sich, daß bei stark abgemagerten Hungertieren eine degenerative Leberverfettung vorliegen kann. Auch bei einseitiger Ernährung können essentielle Substanzen fehlen, so daß dies als Erklärung des häufigen Fettleber-Syndroms mit herangezogen werden kann. Insektenfressende Echsen scheinen dafür prädestiniert zu sein, da fast immer nur wenige Futterinsektenarten angeboten werden können.

3. Bei Infektionen können die Bakterien-Toxine in ähnlicher Weise wirken wie unter 1. besprochen. Ob Virusinfektionen bei Reptilien zu Leberschädigungen führen, ist nicht bekannt.

4. Leberstoffwechselstörungen durch Erkrankungen anderer Organe spielen wahrscheinlich auch bei Reptilien eine Rolle. So kann eine Sauerstoffunterbilanz bei schlechter Blutversorgung der Leber eine degenerative Verfettung verursachen.

5. Ob Leberparenchymzellen auch bei Reptilien zur Fettphagozytose, durch Aufnahme freigesetzten Fetts bei Zerfallsprozessen befähigt sind, wie sie z. B. bei der Amöbiasis eintreten, vgl. *Entamoeba invadens*, ist nicht bewiesen, doch findet man bei mikroskopischer Untersuchung von Nativpräparaten Konglomerate von Fettkügelchen innerhalb einer Zelle, die im Aussehen dem entsprechen, was man in der Humanpathologie als Fettkörnchenzellen bzw. als Körnchenkugeln bezeichnet.

Therapie: Bei Gefangenschaftsreptilien – insbesondere Landschildkröten – sollte man bei der Anamnese auch das Syndrom „Fettleber" in die Überlegungen einbeziehen. Die Nachfrage nach den Futterdiäten kann evtl. weiterhelfen. Die mehrmalige i.m.(s.c.) Verabreichung eines Leberstützungspräparates wie Methiovertan, eventuell zusammen mit einer Vitaminkombination, die auch den B-Komplex enthalten muß, ist ebenso angebracht wie der Ratschlag, den Tieren eine andere Diät zu verabreichen.

4.2.2.2.8 Arteriosklerose

Die Verhärtung der Wandungen der großen Arterien besonders im Bereich des Herzens, die mit einem Elastizitätsverlust bei gleichzeitiger Verengung des Lumens verbunden ist und mit der Arteriosklerose gleichgesetzt werden kann, tritt auch bei Reptilien auf. Besonders betroffen ist der Grüne Leguan *(Iguana iguana)*. Die Gefäßwandungen werden so brüchig, daß sie zerbröselt werden können. Spontanrupturen mit nachfolgender innerer Verblutung konnten als Todesursache ermittelt werden.

Ein identischer Fall ist von einer Schildkröte *(Testudo graeca)* beschrieben, bei der eine mediale Kalzifizierung und fleckige Entzündung der Brachiozephalarterie nachgewiesen wurde. Es ist ungeklärt, ob die vermehrte Calciumeinlagerung bei einer D-Hypervitaminose als Ursache anzusehen ist, vgl. 4.2.2.1.4.a, S. 335.

Literatur

FRANK, W.: Gelenk- und Visceralgicht bei Panzerechsen *(Tomistoma schlegelii* und *Gavialis gangeticus)* (Reptilia, Crocodylia). Acta trop. 22, 217–234, 1965.

FRANK, W.: Blutharnsäurewerte und viscerale Gicht bei Reptilien. Der prakt. Tierarzt 59, 115–118, 1978.

LARSEN, R. E., BUERGELT, C., CARDEILHAC, P. T., JACOBSON, E. R.: Staetitis and fat necrosis in captive alligators. J. Amer. Vet. Med. Ass. 183, 1202–1204, 1983.

WALLACH, J. D.: Feeding and nutritional diseases, pp. 123–128. In: Zoo and Wild Animal Medicine (FOWLER, M. E., ed.). Philadelphia, London, Toronto, W. B. Saunders Comp., 1978.

4.3 Neoplasmen

Definition: Unter dem Begriff „Neoplasmen" werden Neubildungen von Geweben mit anomalem Wachstum zusammengefaßt, die im Sprachgebrauch als „Tumoren" bezeichnet werden und wobei benigne (gutartige) und maligne (bösartige) Bildungen zu unterscheiden sind. Derartige Neubildungen treten bei allen poikilothermen Tieren auf. Obwohl die Abgrenzung nicht einfach ist, sind als benigne Tumoren sol-

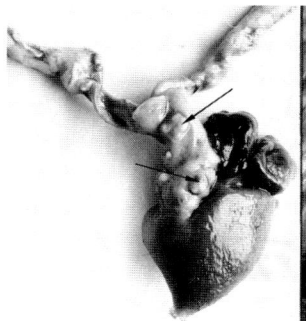 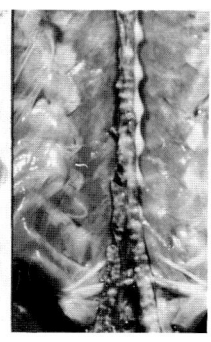

Abb. 259. Links: Knotige arteriosklerotische Veränderungen der Aortenwandung bei einem Grünen Leguan *(Iguana iguana)*; rechts: Arteriosklerose der Abdominalarterie eines Grünen Leguans *(Iguana iguana)*.

che Neoplasmen zu verstehen, die sich abgegrenzt und lokalisiert darstellen, während maligne Tumoren durch infiltratives Wachstum in Nachbarorgane bzw. durch isolierte Absiedlungen (Metastasen) charakterisiert werden.

Allgemeine Bemerkungen: In der älteren Literatur finden sich eine Reihe von Angaben zu Tumoren bei Fischen, dagegen wenige für Amphibien und nur vereinzelte für Reptilien. Der Grund hierfür liegt in einem lange Zeit bestehenden Desinteresse, nicht aber an einem selteneren Vorkommen.

Seit den 60er Jahren bemüht sich die „Smithsonian Institution, Washington D.C./USA", zusammen mit dem „National Cancer Institute" der USA, neoplastische Bildungen an Wirbellosen und niederen Wirbeltieren aus aller Welt zu sammeln, auszuwerten und jährlich über die Ergebnisse zu berichten. Symposien, speziell über Amphibientumoren, ergänzen solche Aktivitäten. Dadurch haben sich die Kenntnisse in den vergangenen zwei Jahrzehnten wesentlich erweitert. Trotzdem wird das Kapitel „Tumoren" kurz gefaßt, weil i. d. R. keine Therapie möglich, die Bedeutung für die Praxis also kleiner ist; zudem erkranken jeweils nur einzelne Individuen. Wie bei anderen Wirbeltieren sind auch bei Amphibien und Reptilien vorwiegend ältere Tiere betroffen. Dies mag der Grund dafür sein, daß Gewebsneubildungen bei Freilandtieren nur vereinzelt, vermehrt dagegen bei solchen Terrarienbewohnern beobachtet werden, die über Jahre und Jahrzehnte in Gefangenschaft gelebt hatten. In der Natur werden kranke Tiere entweder rasch eliminiert oder sie verkriechen sich, so daß sie der Beobachtung entgehen.

4.3.1 Klassifizierung der Tumoren

Die Klassifizierung der Tumoren bereitet Schwierigkeiten, da sich die Definition der Gewebsveränderungen an humanmedizinischen Erkenntnissen orientiert, die nicht ohne weiteres auf niedere Wirbeltiere übertragen werden können. Zum Teil treten bei den Poikilothermen Bildungen auf, die beim höheren Wirbeltier und beim Menschen fehlen wie eine Reihe pigmentierter Tumoren. Neben Melanomen, die weit verbreitet sind, kommen neoplastische Bildungen vor, die sich von anderen Chromatophoren wie Guanophoren, Xanthophoren u. a. ableiten.

Nach der vereinfachten Definition von JACOBSON (1981) unterscheidet man:
1. Neubildungen der epithelialen Gewebe
   benigne: Papillome, Adenome
   maligne: Karzinome
2. Neubildungen des nicht hämatopoetischen, mesenchymalen Gewebes
   benigne: Tumoren des Bindegewebes, der Muskulatur, des Skeletts, der Gefäße und der Meningen, wie Fibrome, Myome, Leiomyome, Rhabdomyome, Myxome, Lipome, Chondrome, Osteome, Osteochondrome, Angiome, Meningiome und bedingt Synovi(al)ome u. a.
   maligne: Sarkome, z. T. mit dem entsprechenden Präfix wie Osteosarkome, Liposarkome, Chondrosarkome, Myosarkome, Angiosarkome u. a.
3. Neubildungen des hämatopoetischen Systems
   Lymphosarkome, Retikulosarkome, Lymphome, lymphatische Leukämie, Myelome (Myelomatose), Plasmozytome, Polyzytämie u. a.
4. Bildungen des neuralen Systems
   Gliome, Neurinome, Neurome, (Neuroblastome) u. a.
5. Spezielle Bildungen
   Chordome, Teratome (teratoide Tumoren), Melanome u. a. nur bei Poikilothermen auftretende pigmentierte Tumoren, die aus den verschiedenen Chromatophorentypen hervorgehen.

Neoplasmen der Amphibien/Reptilien, bei denen histologisch eine Ähnlichkeit mit vergleichbaren Bildungen beim höheren Wirbeltier

und dem Menschen besteht, deren Entstehung aber nicht identisch ist, werden als analog, solche deren Ursprung identisch ist, als homolog bezeichnet.

4.3.2 Geographische Verbreitung – arttypische Tumoren

Eine Reihe von Tumoren hat auch bei den niederen Vertebraten eine bevorzugte geographische Verbreitung, ähnlich wie dies von bestimmten Tumorarten des Menschen bekannt ist.

Das durch Herpes-Viren verursachte Nierenadenokarzinom, das nur bei *Rana pipiens* vorkommt, ist in seiner Verbreitung auf die nördlichen Gebiete der USA und das südliche Kanada beschränkt. Interessant ist auch, daß die bisher nachgewiesenen neoplastischen Bildungen bei der Nashornviper *(Bitis nasicornis)* nur das hämatopoetische System betrafen; drei Lymphosarkome und eine granulozytäre Leukämie konnten diagnostiziert werden. Durch solche Beobachtungen lassen sich möglicherweise wichtige Einblicke über bestimmte Umweltfaktoren und Tumorbildung gewinnen.

4.3.3 Umwelteinflüsse

Belastungen der Umwelt mit bestimmten Chemikalien können mit neoplastischen Bildungen in Beziehung gebracht werden. Was bisher nur für Fische angenommen wurde, konnte auch für Amphibien mit großer Wahrscheinlichkeit ermittelt werden. In einer mit polyzyklischen aromatischen Kohlenwasserstoffen verunreinigten Lagune in USA wiesen etwa $\frac{1}{3}$ der *Ambystoma tigrinum* (Tigersalamander) Hauttumoren auf.

Bei Smaragdeidechsen *(Lacerta viridis)*, die aus nördlichen Regionen stammen (Kaiserstuhl u. a.), kommen häufig die sog. Borkengeschwülste vor. Sie sind bräunlich bis schwarz gefärbt und können den ganzen Rücken bedecken oder nur isoliert auftreten, Farbtafel 1, S. 277. Diese Tumoren haben wahrscheinlich eine Virusgenese, vgl. 3.3.2, S. 244. Ob die Ausbildung der Borkengeschwulst mit einer geringeren Sonneneinstrahlung (UV?) zusammenhängt, ist nicht bekannt. Es ist jedoch auffallend, daß Frischfänge aus Italien, Jugoslawien etc. kaum damit behaftet sind, Tiere aus Deutschland dagegen sehr häufig.

4.3.4 Endogene Einflüsse

Auch bei Amphibien und Reptilien ist eine genetische Prädisposition für die Entstehung von Tumoren wahrscheinlich.

4.3.5 Virusgenese

Bei einer Reihe von Tumoren der Poikilothermen sind sowohl DNS- als auch RNS-Viren beteiligt. 2% aller Individuen sind bei bestimmten Populationen von *Rana pipiens* von dem Herpes-Virus induzierten Lucké-Tumor (Adenokarzinom der Nieren) betroffen. Auch die Fibropapillome der Haut (grey patch disease) der Suppenschildkröte *(Chelonia mydas)* werden, wie die Papillome (Borkengeschwulst) der Smaragdeidechsen *(Lacerta viridis)*, mit Herpesviren in Verbindung gebracht. In einem Rhabdomyosarkom einer Kornnatter *(Elaphe guttata)* konnten Viruspartikel vom C-Typ nachgewiesen werden. Bei anderen Tumoren wie Lymphosarkomen bzw. Leukämien ist, wie beim Geflügel, gleichfalls eine Virusgenese in Betracht zu ziehen.

Berücksichtigt man, daß heute jährlich mehr Tumoren beschrieben werden als in den ersten 50 Jahren dieses Jahrhunderts zusammen, so dürften sich die Kenntnisse rasch erweitern.

4.3.6 Bei Amphibien und Reptilien vorkommende Tumoren

4.3.6.1 Amphibien

Epitheliome treten vorwiegend bei Anuren auf, die häufigsten Nachweise liegen für *Rana*-Arten vor.

Adenokarzinome der Nieren sind für *Rana pipiens* charakteristisch; sie sind leicht transplantierbar. Auch bei *Xenopus laevis* wurde ein Nierenkarzinom beobachtet. Adenomatöse Tumoren der Hautdrüsen sind von Molchen *(Triturus)* bekannt. Ein Adenom der Leber ist von *Xenopus laevis* beschrieben worden. Weitere Tumoren viszeraler Organe sind selten, einige Angaben zu solchen Bildungen liegen für die Hoden, die Ovarien, die Lunge, die Leber, die Harnblase und das neurale Gewebe vor. SCHINDELMEISER et al. berichteten 1981 über eine ödematöse Hodengeschwulst bei einem Feuersalamander *(Salamandra salamandra)*, als deren Ursache eine Störung des Blutzu- und/oder -abflusses angenommen wird.

Chondrome sind von Molchen *(Triturus)* bekannt, doch wurde auch am Femur eines Moor-

frosches *(Rana arvalis)* eine chondromartig reparierte Fraktur beobachtet, wobei die Diaphysenmitte betroffen war. Diese Lokalisation ist allerdings für die Entstehung einer chondromatösen Metaplasie ungewöhnlich und schlecht erklärbar.

Pigmentierte Tumoren treten bei Anuren und Urodelen auf; neben Melanomen konnten Bildungen aus anderen Chromatophoren mit roten, gelben oder braunen Tingierungen nachgewiesen werden.

4.3.6.2 Reptilien

JACOBSON (1981) stellte alle bis 1978 bekanntgewordenen neoplastischen Bildungen zusammen. Mit Ausnahme der Rhynchocephalia, mit der einzigen Art *Sphenodon punctatus*, sind benigne und maligne Tumoren bei Tieren aus allen Ordnungen bekannt. Die Brückenechse wird zwar aufgrund ihrer Seltenheit nur vereinzelt in Gefangenschaft gehalten, doch ist auffallend, daß auch bei den gleichfalls phylogenetisch alten Krokodilen bisher nur bei vier Tieren Tumoren beobachtet wurden. Dies überrascht umsomehr, als Krokodile nicht nur sehr häufig in Zool. Gärten leben und ein hohes Alter erreichen, sondern weil auch in Farmen Tausende von Tieren gezüchtet werden.

Von den ca. 160 ausgewerteten Befunden entfallen die meisten (97) auf Schlangen, wobei 29 benigne und 68 maligne Bildungen festgestellt wurden. Dieses Ungleichgewicht beruht darauf, weil Schlangen in größerer Zahl in Zoologischen Gärten und von Liebhabern gepflegt werden als andere Reptilien und manche Arten viele Jahre in Gefangenschaft leben.

Die Vielfalt neoplastischer Bildungen bei Reptilien wird durch die Beispiele deutlich:
Schildkröten: Papillome, Rhabdomyom, Fibroadenom, Parathyreoideaadenom, Thyreoideaadenom, Nierenadenokarzinom, Plattenepithelkarzinom, Magenkarzinom, Thyreoideakarzinom, Myeloische Leukämie u. a.
Krokodile: Rundzellensarkom, Seminom, Lipom(?)
Echsen: Papillome, Chondroosteofibrom, Thyreoideaadenom, Retikulumzellensarkom (Retothelsarkom), Lymphom, Lymphoblastom, Hepatom, Adenokarzinom, Plattenepithelkarzinom, Fibrosarkom, Melanom, Thyreoideakarzinom u. a.
Schlangen: Epidermales Papillom, Fibrome (Ovarialfibrom, Fibroma molle, Myxofibrom u. a.), Rhabdomyom, Nierenadenom, Fibrosar-

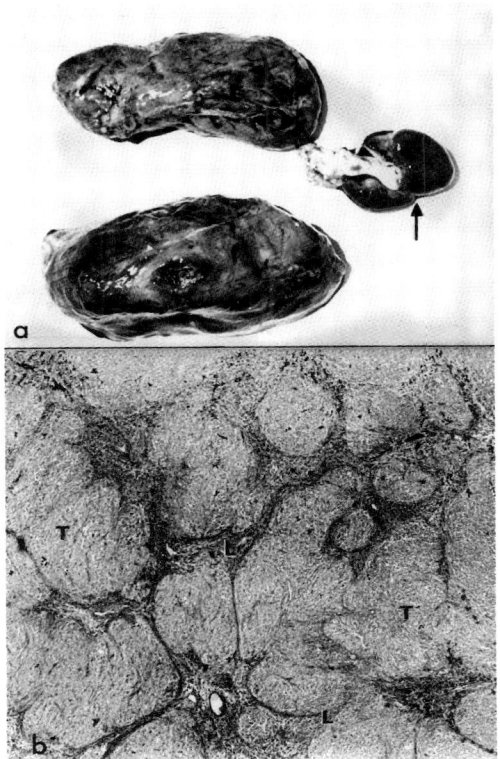

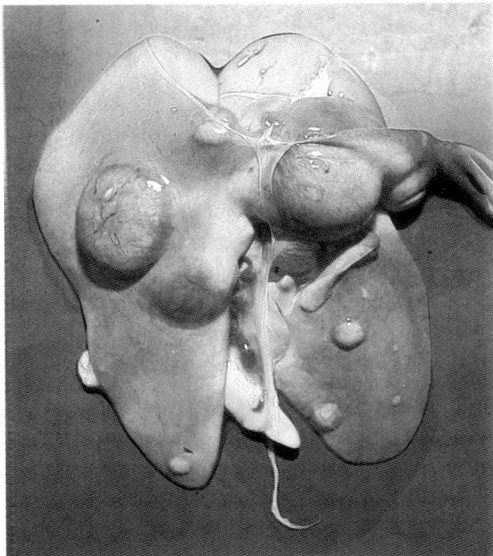

Abb. 261. Tumoren in der Leber eines Dumerili-Warans *(Varanus dumerilii)*.

Abb. 260. Lymphosarkom einer Anakonda *(Eunectes murinus)*. a = die Thyreoidea ist zu riesigen Tumoren umgebildet, das Herz dient als Größenvergleich; b = Schnitt durch die Leber, Vergr. etwa 15fach; das Lebergewebe ist nur noch als Netzwerk vorhanden (L), die „Maschen" sind mit Tumorgewebe ausgefüllt (T) (nach FRANK und SCHEPKY, 1969).

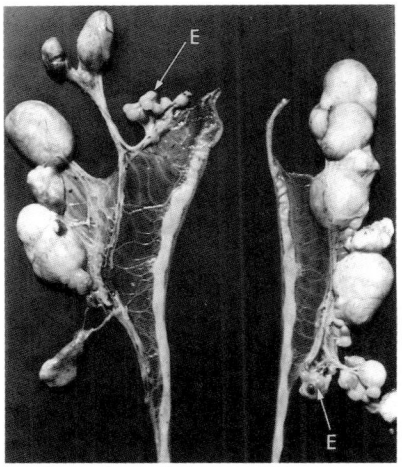

Abb. 262. a = Ovarialzysten beider Eierstöcke bei einer *Enygrus* sp. (Boinae); E = normale Eizellen.

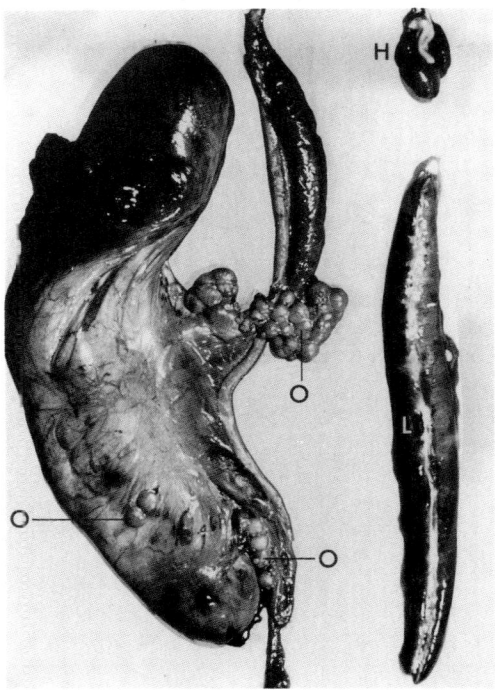

Abb. 263. Riesige Ovarzyste bei einem Tigerpython *(Python molurus bivittatus)*; zum Vergleich Organe des gleichen Tieres. H = Herz; L = Leber; O = unveränderte Oocyten.

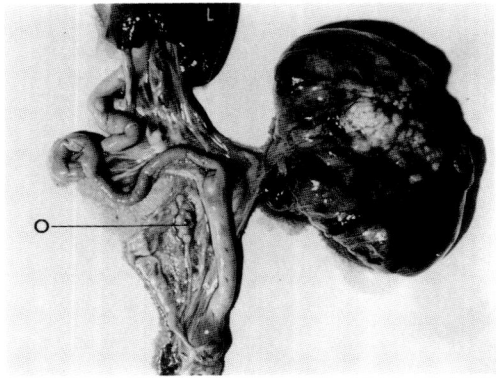

Abb. 264. Ovarzyste eines Blauzungenskinks
(Tiliqua scincoides); L = Leber; O = rechtes Ovar.

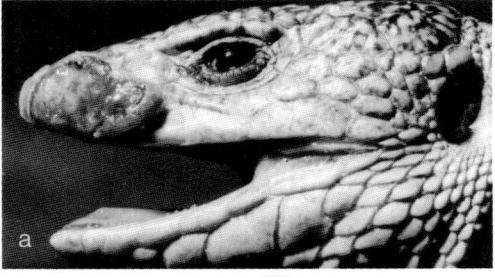

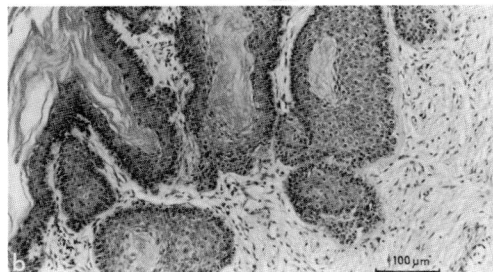

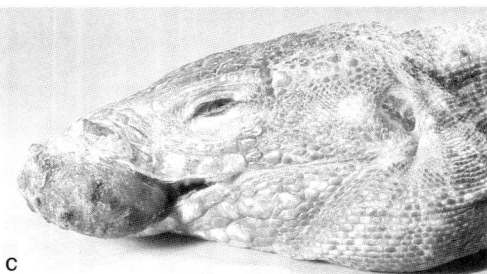

Abb. 265. a = maligner Tumor (Plattenepithelkarzinom?) des Oberkiefers einer Smaragdeidechse
(Lacerta viridis) mit beginnendem oberflächlichen
Zerfall; b = Schnitt durch ein Plattenepithelkarzinom des linken Oberschenkels einer Smaragdeidechse *(Lacerta viridis)*; c = Plattenepithelkarzinom bei einem Roten Teju *(Tupinambis
rufescens)*.

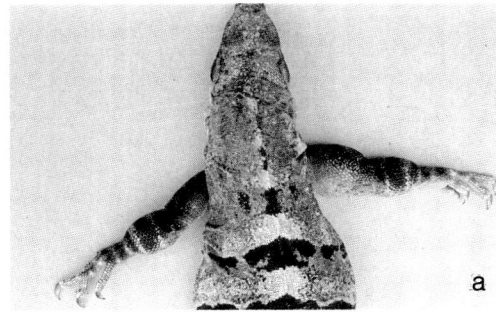

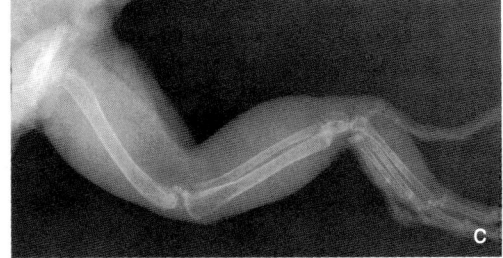

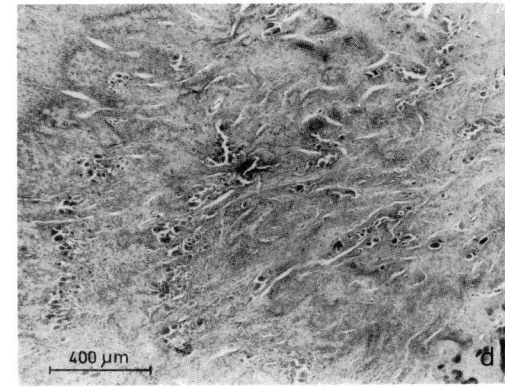

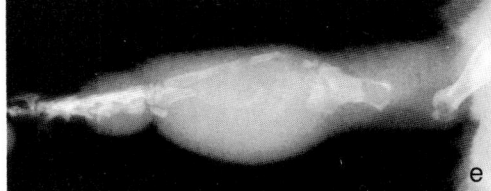

Abb. 266, Text auf Seite 349.

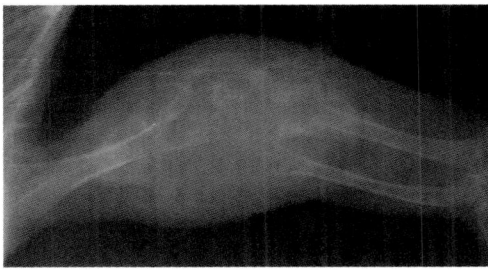

Abb. 267. Grüner Leguan *(Iguana iguana);* Osteosarkom des linken Beines mit Metastasenbildung.

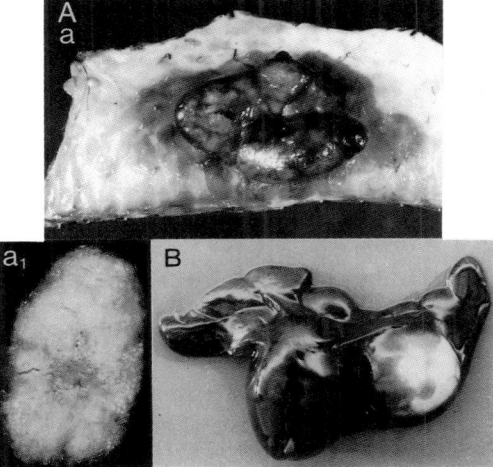

Abb. 268. A = subkutane, lipomartige Tumoren bei einer Brasilianischen Glasnatter *(Cyclagras gigas).* a = Totalansicht; a₁ = im Anschnitt; B = großer, solider, gelber Tumor in der Leber einer Agame *(Agama stellio).*

Abb. 266. a = Schwarzer Leguan *(Ctenosaura acanthura),* bei dem die Muskulatur der Vorderextremitäten durch eine Knorpelgeschwulst (Chondrom) vollständig ersetzt war; b = Chondrom des Unterschenkels und Mittelfußes einer Wasseragame *(Physignathus concincinus);* c = Chondrom der rechten Hinterextremität bei einem Schwarzen Leguan *(Ctenosaura acanthura);* d = Schnitt durch ein subkutanes Osteochondrofibrom bei einem Dornschwanz *(Uromastix* sp.*);* e = weitgehende Knochenzerstörung der linken Vorderextremität bei einer Bartagame *(Amphibolurus* sp.*).* Primäre Ursache: Bösartige Gewebsneubildung (?) oder purulenter Prozeß (?).

kom, Leiomyosarkom, Lymphosarkom, Rhabdomyosarkom, Chondrosarkom, Osteochondrosarkom, Neurofibrosarkom, Retikulumzellensarkom (Retothelsarkom), Adenokarzinome, z. B. der Niere, des Pankreas der Gallengänge u. a., Karzinome des Colons, der Kloake u. a., Hämangioadenokarzinom, Plattenepithelkarzinom, Pigmentiertes Spindelzellenkarzinom, Sertoli-Zellen-Tumor, Cholangiom, Chromatophorome u. a. Die Abb. 260–268 zeigen eine Reihe solcher Bildungen, einschließlich einiger Ovarialcysten.

Bedeutung: Tumoren der Poikilothermen werden auch in Zukunft in der Praxis nur dann eine Rolle spielen, wenn es sich um äußerlich sichtbare Neubildungen handelt wie Hautveränderungen in Form von Papillomen, gelegentlich subkutan liegende Bindegewebstumoren und vereinzelt Knorpel-Knochen-Tumoren wie Chondrome, Osteochondrome und entsprechende Sarkome.

Diagnose: Die klinische Diagnose von Tumoren stößt z. T. auch beim Menschen auf Schwierigkeiten. Oftmals erlaubt erst die histopathologische Auswertung eine eindeutige Zuordnung. Bei poikilothermen Tieren sind diese Probleme noch größer; entzündliche und nichtentzündliche Prozesse können zu Bildungen führen, die echten Tumoren ähnlich sehen. Solche Pseudotumoren sind differentialdiagnostisch abzugrenzen; sie können durch Bakterien, Pilze oder Parasitenstadien verursacht werden.

Therapie: Die Aussichten auf eine Heilung oder Lebensverlängerung eines Patienten sind um so besser, je früher die Therapie eingeleitet werden kann. Diese Voraussetzung ist nur selten erfüllt, da die Besitzer fast immer so lange warten, bis die Tiere in äußerst schlechtem Zustand sind und eine Diagnose meist nur noch von wissenschaftlichem Wert ist!

Publikationen über die Behandlung von Tumoren sind nur vereinzelt erschienen. Bestrahlungen wurden ohne Erfolg versucht. Bessere Ergebnisse lassen sich bei Hauttumoren durch Abschnürung oder durch operative Entfernung erzielen. Ein Dauererfolg ist kaum zu erwarten, da sie rasch nachwachsen. In einem Fall wurde bei einer Kiefernatter *(Pituophis catenifer* var. *sayi)* ein ca. 3×1×1 cm großes, orange gefärbtes, weich-bröckeliges, nicht abgekapseltes, subkutan liegendes Xanthom operativ entfernt, das aber rasch an mehreren Stellen wieder nachgewachsen war und die Tötung der Schlange notwendig machte. Dieser Verlauf zeigt, daß Xanthome bei Reptilien im Gegensatz zu Warmblütern, bei denen sie als Stoffwechselstörungen angesehen werden, als neoplastische Bildungen aufzufassen sind.

Sowohl bei Amphibien als auch bei Reptilien treten Epitheliome auf. Prädisponiert scheinen ältere Individuen der Laubfroschart *Hyla caerulea* zu sein. Nicht selten bilden sich 2–5 mm große Tumoren von harter Konsistenz, besonders auf der dorsalen Seite, die nicht mit den weichen beulenartigen Erhebungen zu verwechseln sind, die durch Plerocercoide hervorgerufen werden, vgl. Amphibien als Wirte von Cestoden-Larven (3.5.1.2.2.a, S. 238). Diese Papillome lassen sich entweder abschnüren und fallen dann nach einiger Zeit von selbst ab, oder sie können operativ entfernt werden; die Haut ist anschließend u. U. zu klammern.

Die bei Smaragdeidechsen *(Lacerta viridis)* und nahe verwandten Arten häufigen Borkengeschwülste lassen sich operativ entfernen, doch ist dies i. d. R. nicht notwendig, da es oft zur Selbstheilung kommt und die Tiere in ihrer Vitalität dadurch kaum beeinträchtigt sind. Gleichfalls bei Eidechsen (*Lacerta* sp.) bilden sich gelegentlich epitheliale Wucherungen an den Kieferrändern, Abb. 265a. Die chirurgische Entfernung bringt nur vorübergehende Besserung; die Tumoren wachsen rasch nach. Ob es sich um benigne Papillome oder ein Plattenepithelkarzinom handelt, ist nicht geklärt. – Die Euthanasie ist unumgänglich.

Therapieversuche bei Tumoren innerer Organe sind nicht bekannt.

Literatur

DAWE, C. J., HARSHBARGER, J. C. (eds.): Neoplasms and related disorders of invertebrate and lower vertebrate animals. National Cancer Institute Monograph 31, U.S. Departm. Health, Education, and Welfare, Pub. Health Serv. National Cancer Institute, Bethesda, Maryland 20014, 1969.

EIKAMP, H.: Pathologische Veränderungen und osteologische Anomalien am Skelett des Moorfrosches, *Rana arvalis* Nillson 1842 (Amphibia: Salientia: Ranidae). Salamandra 75, 189–193, 1981.

FRANK, W., SCHEPKY, A.: Metastasierendes Lymphosarkom bei einer Riesenschlange *(Eunectes murinus)*. Path. Vet. 6, 437–443, 1969.

HARSHBARGER, J. C.: Activities report registry of tumors in lower animals: Supplement (jährlich erscheinend). Registry of tumors in lower animals. National Museum of Natural History Smithsonian Institution, Washington D.C.

HOFF, G. L. ET AL. (EDS.), S. 366.

JACOBSON, E. R.: Neoplastic diseases. In: Diseases of the Reptilia (COOPER, J. E. and O. F. JACKSON eds.) Vol. 2, pp. 429–468. London, New York, Toronto, Sydney, San Francisco, Academic Press, 1981.

MIZELL, M.: Biology of amphibian tumors. Recent results in cancer research, Spec. Suppl. Berlin, Heidelberg, New York, Springer Verlag, 1969.

REICHENBACH-KLINKE, H., ELKAN, E.: The Principal Diseases of Lower Vertebrates. Part II. Amphibia, chapter 12: Tumours, benign and malignant, pp. 321–353. London, New York, Academic Press, 1965.

REICHENBACH-KLINKE, H.-H.: Krankheiten der Reptilien, pp. 151–172. Stuttgart, New York, G. Fischer Verlag, 1977 2. Aufl.

RYAN, M. J., WHITNEY, G. D.: Xanthoma in a gopher snake. VM/SAC (Vet. Med./Small Animal Clin.) 75, 503–507, 1980.

SCHINDELMEISER, J., BERGMANN, M., GREVEN, H.: Eine ödematöse Hodengeschwulst beim Feuersalamander, *Salamandra salamandra* (L.) (Amphibia: Caudata: Salamandridae). Salamandra 17, 106–111, 1981.

4.4 Entwicklungs- und genetisch bedingte Störungen

Allgemeine Bemerkungen: Mißbildungen sind zwar nur im Einzelfall als Krankheiten anzusehen, z. B. wenn durch Vitamin-Mangel der Elterntiere, vgl. 4.2.2.1, S. 331 ff. Embryopathien bedingt sind, doch werden die wichtigsten Erscheinungen besprochen.

Erbliche Faktoren stehen im Vordergrund, aber auch Außeneinflüsse können zu Abnormitäten führen. Umweltgifte sind neben Mangelsyndromen, die durch eine Unterversorgung des Muttertieres verursacht sind, sicher von größerer Bedeutung als allgemein angenommen wird.

Ob einer Mißbildung endogene Faktoren (z. B. genetische Ursachen) oder aber exogene Einflüsse zugrunde liegen, ist meist nicht zu entscheiden. Bei oviparen Arten handelt es sich häufig um Außenfaktoren, die während der Embryogenese einwirken. Temperaturstürze, Sauerstoffmangel, Vitaminmangelversorgung der Muttertiere etc. können einen Einfluß haben. Ovovivipare bzw. vivipare Formen bleiben dagegen von einem Teil der Außeneinflüsse verschont, Schädigungen können aber z. B. auftreten, wenn trächtige Weibchen gefangen und verschickt werden. So können bestimmte Embryopathien wie Duplizitas-Bildungen, Phalangenreduktion, Hornschilder- bzw. Schuppenanomalien, aber auch Anomalien innerer Organe etc. durch Temperaturschwankungen auftreten, wenn sie zu einer Zeit entsprechender Differenzierungsvorgänge auf die Embryonen wirken, sofern diese nicht letal war, vgl. BELLAIRS (1965).

4.4.1 Entwicklungsstörungen

4.4.1.1 Amphibien

Amphibien aus dem gemäßigten Klima sind Temperaturänderungen in höherem Maße ausgesetzt als Formen aus tropischen Gebieten. Trotzdem scheint eine so weitgehende Anpassung erfolgt zu sein, daß keine Störungen der Embryonalentwicklung auftreten. Mißgebildete Larven sind meist durch andere Umstände bedingt, ohne im Einzelfall die Ursache ergründen zu können, vgl. Farbtafel 4. Vor einigen Jahren wurden z. B. bei Kaulquappen und metamorphosierenden Larven der Wechselkröte *(Bufo viridis)*, die sich in einem flachen Tümpel nahe einer Schutthalde entwickelten, unterschiedliche Anomalien festgestellt. Waren bei den Kaulquappen teilalbinotische Exemplare ebenso anzutreffen wie Tiere mit Rückgratverkrümmungen, ungleichen Körperseiten bzw. kleinen Geschwülsten am Schwanz sowie Zwerg- und Riesenformen, die statt einer Gesamtkörpergröße von 4 cm bis zu 8 cm maßen, so waren metamorphosierende bzw. metamorphosierte Tiere schwerer geschädigt. Am meisten betroffen waren die Vorderextremitäten, wobei überzählige Beinanlagen häufig vorkamen. Meistens war der Oberarm normal, während sich mehrere Unterarme anlegten. Tiere mit 3 bis 7 solcher Anlagen konnten beobachtet werden. Fehlende Unterkiefer und tumorartige, kugelige Bildungen auf dem Kopf traten neben ödematösen Auftreibungen der Körper auf. Mißbildungen der Hinterbeine waren seltener, doch konnten Verdrehungen festgestellt werden, bei denen die Fußunterseite nach dorsal verkehrt war.

Ob diese Verbildungen auf Außeneinflüsse zurückzuführen oder aber genetischer Natur waren, ist schwierig zu entscheiden. Inwieweit eine angeblich zeitweise erhöhte radioaktive Strahlung oder eine Auslaugung verschiedenster Substanzen aus der nahegelegenen Schutthalde durch Regen verantwortlich war, konnte nie geklärt werden. Nicht unerwähnt darf bleiben,

daß Mißbildungen bei Amphibien schon zu einer Zeit, z. T. von Liebhabern, beschrieben worden sind, in der der Begriff „Umweltschädigung" unbekannt war; so daß u. U. auch die bei *Bufo viridis* beobachteten Monstrositäten in den Bereich des normalen Geschehens gerückt werden müssen. Bei Amphibien gelingt es auch ohne Schwierigkeiten, Mißbildungen experimentell zu erzeugen.

Eine Skelettanomalie, die vermutlich auf eine Entwicklungsstörung zurückzuführen ist, wurde bei einem erwachsenen, längere Zeit in Gefangenschaft gehaltenen Moorfrosch *(Rana arvalis)* beschrieben. Obwohl die Veränderungen im Bereich des Beckens gravierend waren, zeigte der Frosch zu Lebzeiten keine sichtbare Behinderung.

Bei Molchen werden gelegentlich überzählige Phalangen beobachtet, die wahrscheinlich aufgrund eines traumatischen Geschehens gebildet wurden; Urodelen besitzen ein sehr gutes Regenerationsvermögen.

4.4.1.2 Reptilien

Mißbildungen bei Reptilien sind, sofern es sich um ovipare Arten handelt, i. d. R. als Entwicklungsstörungen anzusehen, zumal dann, wenn nur Einzelexemplare eines Geleges betroffen sind.

Experimentell konnten in einem frühen Stadium der Embryonalentwicklung bei Schnappschildkröten *(Chelydra serpentina)* durch vorübergehende Senkung der Bebrütungstemperatur der Eier auf 15°C Mißbildungen des Kopfes und Schwanzes, der Hinterbeine und des Panzers induziert werden.

Schädigungen sind dann zu erwarten, wenn in der kritischen Phase der frühen Differenzierungsvorgänge bestimmte exogene Faktoren auf die Embryonen einwirken. Bei Reptilien stellt das erste Viertel bis erste Drittel der Embryogenese einen kritischen Zeitabschnitt dar. Bei ovoviviparen Reptilien dagegen ist eine Zucht über mehrere Generationen Voraussetzung für eine Aussage, ob Schädigungen nicht eine genetische Ursache haben.

Bei einer Reihe von Reptilien, insbesondere Schlangen, scheint eine auffällige Häufung von Wirbelsäulendefekten vorzukommen, wobei nicht zu entscheiden ist, ob es sich um endogene oder exogene Schädigungen handelt. Wirbelsäulenverkrümmungen bei Schlangen können möglicherweise mit der stark vermehrten Wir-

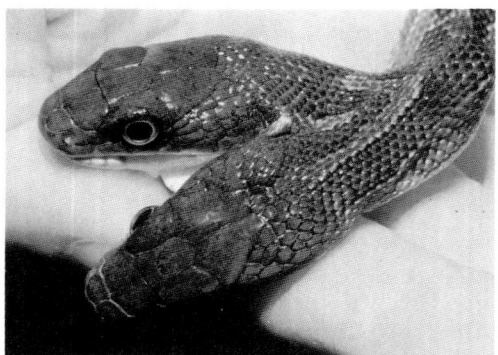

Abb. 269. Duplicitas-anterior-Bildung bei einer Erdnatter *(Elaphe obsoleta lindheimeri)*. Das Tier konnte aufgezogen werden und hatte zum Zeitpunkt der Aufnahme eine Länge von 90 cm (Aufn. T. Calmonte).

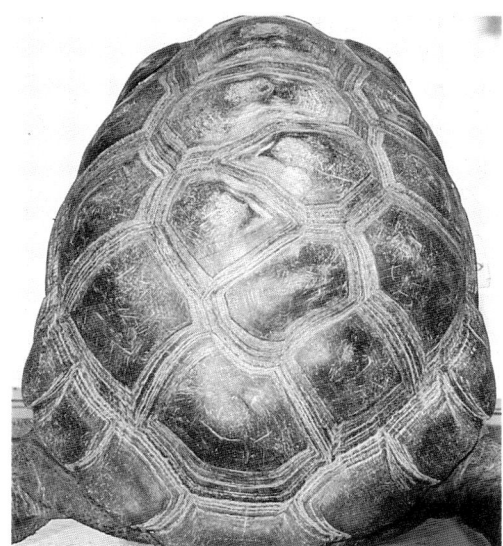

Abb. 271. Hornschilderanomalie bei einer Seychellen-Riesenschildkröte *(Testudo gigantea)* (Aufn. H. Bosch).

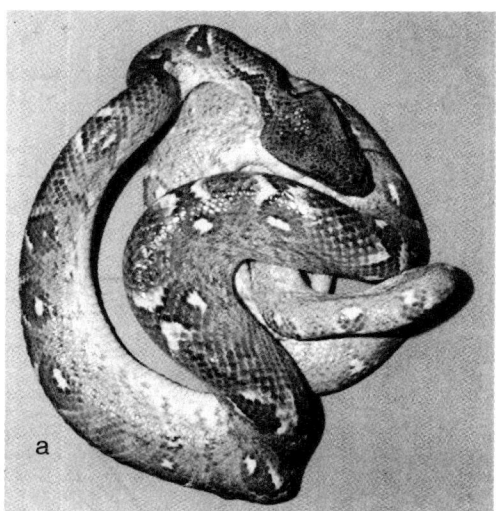

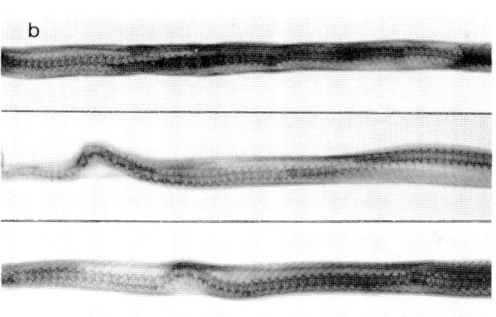

Abb. 270. a = junge Madagaskar Hundskopfboa *(Sanzinia madagascariensis)* mit Wirbelsäulendefekt; b = Röntgenbilder der Wirbelsäulendefekte bei Jungtieren der gleichen Art (Aufn. H.-D. Lehmann).

belzahl gegenüber anderen Reptilien in Verbindung gebracht werden. Defekte wurden z. B. von einem Liebhaber* bei folgenden Schlangenarten nachgewiesen: *Epicrates striatus, Corallus enydris, Boa constrictor, Sanzinia madagascariensis***.

Anomalien in der Anordnung oder Anzahl der Schuppen bzw. der Hornplatten sind bei Schlangen und Schildkröten, insbesondere *Testudo*-Arten, keine Seltenheit. Solche Störungen sind mit großer Wahrscheinlichkeit die Folge exogener Einwirkungen während der Eientwicklung, die demnach auch unter natürlichen Bedingungen auftreten. Die Abb. 271 zeigt eine Hornplattenanomalie bei einer *Testudo gigantea*, die auf den Seychellen aufgenommen wurde.

Mißbildungen innerer Organe treten sicher in viel größerer Zahl auf, als sie bisher bekanntgeworden sind, da sie nur bei Sektionen zur Beobachtung gelangen.

Zwei Beispiele sollen angeführt sein. Die bei einer *Python reticulatus* beobachtete Zystenleber, Abb. 272a, scheint eine angeborene Mißbildung zu sein. Der dünn-visköse Zysteninhalt war steril. Ebenfalls die Leber betroffen war bei

---

* Herrn Karl H. Progscha, Köln, danke ich vielmals für seine Angaben.
** vgl. dazu auch die Ausführungen bei 4.4.2.2.

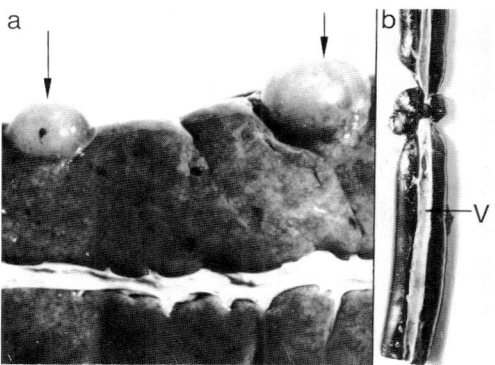

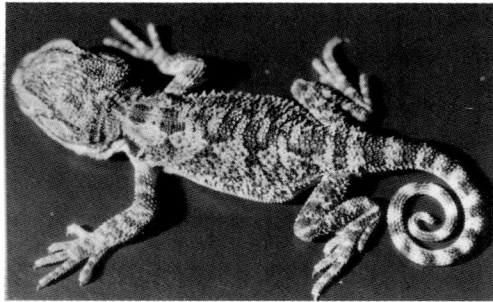

Abb. 273. Jungtier einer Bartagame, *Amphibolurus vitticeps* mit typischem „Rollschwanz" (Aufn. H. ZIMMERMANN).

Abb. 272. a = Zystenleber eines Netzpython *(Python reticulatus);* der Zysteninhalt war steril; b = Striktur der Leber einer Schwarzkopfpython *(Aspidites melanocephalus);* V = aufgeschnittene Vene.

einer anderen Schlange *(Aspiditis melanocephalus).* Hierbei handelte es sich um eine Konstriktion, wodurch die Leber in zwei Hälften geteilt wurde, Abb. 272b.

4.4.2 Genetisch bedingte Veränderungen

4.4.2.1 Amphibien

Die Frage, ob bei Amphibien Mißbildungen genetischer Natur sind, wurde in Abschnitt 4.4.1.1 angesprochen; eine zusammenfassende Darstellung liegt von ROSTAND (1955) vor.

4.4.2.2 Reptilien

Genetisch bedingte Schädigungen sind selten beschrieben worden. Ein Grund mag sein, daß Störungen als Subletalfaktoren auftreten, die Jungtiere in der Natur nicht überleben und solche Tiere nicht gefunden werden.

Zwei Beispiele, bei denen es sich einmal um Mißbildungen einer oviparen Art *(Amphibolurus* sp.) handelt, während im zweiten Fall solche Erscheinungen bei einer ovoviviparen Art *(Sanzinia magagascariensis)* beschrieben wurden), seien angeführt.

Der an anderer Stelle als Züchter von Bartagamen *(Amphibolurus* sp.) erwähnte Liebhaber* konnte folgende Beobachtungen machen:

---

* Herrn Dieter Wimmer, Stuttgart, danke ich vielmals dafür, daß er mir seine interessanten unveröffentlichten Daten zur Verfügung stellte.

Eines von drei Zuchtweibchen hatte in einem Jahr wie die beiden anderen Tiere fünf Gelege mit je 17–25 Eiern. ⅓ bis ¼ der Jungtiere zeigten eigenartige, sich nach oben und seitlich aufrollende Schwänze, Abb. 273 und Farbtafel 2. Die übrigen Jungen sahen äußerlich normal aus, doch wies auch ihre Nachkommenschaft im gleichen Verhältnis wiederum mißgebildete Schwänze auf. Die allgemeine Vitalität der mißgebildeten Jungtiere schien gut, doch war ihre Beweglichkeit durch die eingerollten Schwänze eingeschränkt. Der Versuch, die Tiere aufzuziehen mißlang, da nach wenigen Wochen in die Rumpfwirbelsäule sich fortsetzende Kypho-Lordosen bei gleichzeitiger schwacher Skolio-sen-Bildung auftraten. Diese Verkrümmungen drückten auf die inneren Organe, so daß alle Tiere im Alter von 2–3 Monaten an Atemnot eingingen.

In diesem Fall lag wahrscheinlich ein genetischer Defekt mit einem Subletalfaktor vor. In der Natur wird die mißgebildete Nachkommenschaft vor Eintritt der Geschlechtsreife eliminiert, während äußerlich gesunde, genetisch aber defekte Tiere überleben. Das Zuchtweibchen war ein Direktimport aus Australien.

Dieses Beispiel dürfte eines der ganz wenigen sein, bei denen der Ablauf über mehrere Generationen verfolgt werden konnte. Die Paarung erfolgte immer mit dem gleichen Männchen.

Ein weiteres Beispiel vermutlich genetisch bedingter Wirbelsäulenveränderungen ist von dem Madagaskar-Hundskopfschlinger *(Sanzinia madagascariensis)* beschrieben worden, PROGSCHA und LEHMANN (1970). Von 12 Jungtieren, die nach einer in Gefangenschaft erfolgten Kopulation geboren wurden, waren nur sieben äußerlich normal entwickelt, vier wiesen Verkrümmungen der Wirbelsäule auf, ein weiteres Jungtier hatte eine unvollkommen geschlossene Bauchdecke. Die Wirbelsäulendefekte stellten sich als Skoliosen bzw. Kyphoskoliosen dar. Drei der vier Tiere starben in den ersten Lebenstagen, das vierte Tier überlebte für Jahre, war aber stets kleiner und leichter als die Geschwister. In der Natur würde ein solches Tier vermutlich nicht zur Reproduktion gelangen.

Diese Schlangenart scheint zu Mißbildungen zu neigen, da trotz der nur vereinzelten Gefangenschaftshaltung bei weiteren Liebhabern Mißbildungen, vorzugsweise Wirbelsäulenverkrümmungen, aber auch Duplicitas anterior-Bildungen beobachtet wurden.

Daß bei Schlangen genetisch bedingte Mißbildungen auftreten, ist bekannt. So wurden von einem Klapperschlangenweibchen *(Crotalus atrox)* in Gefangenschaft zweimal mehrere Junge zur Welt gebracht, von denen jeweils zwei Tiere augenlos geboren wurden, vgl. PROGSCHA und LEHMANN (1970).

Literatur

BELLAIRS, A.: Cleft palate, microphthalmia and other malformations in embryos of lizards and snakes. Proc. zool. Soc. London 144, 239–251, 1965.

EIKAMP, H.: Pathologische Veränderungen und osteologische Anomalien am Skelett des Moorfrosches, *Rana arvalis* Nillson 1842 (Amphibia: Salientia: Ranidae) Salamandra 17, 189–193, 1981.

LEEKE, P.: Regeneration und Selbstverstümmelung. Wsch. Aqu. Terr.kde 9, 447–450 u. 463–464, 1912.

PROGSCHA, K. H., LEHMANN, H. D.: Angeborene Mißbildungen in einem Wurf von *Sanzinia madagascariensis* (Reptilia, Boidae). Salamandra 6, 108–114, 1970.

ROSTAND, J.: Les Crapauds, les Grenouilles et quelques grands problèmes biologiques. Paris, Gallimard, 1955 5. edn.

YNTEMA, C. L.: Effect of various temperatures on the embryonic development of *Chelydra serpentina*. Anat. Rec. 136, 305–306, 1960.

YNTEMA, C. L.: A series of stages in the embryonic development of *Chelydra serpentina*. J. Morph. 125, 219–252, 1968.

4.5 Sonstige Schädigungen

4.5.1 „Legenot"

4.5.1.1 Amphibien

Bei Amphibien sind solche Beobachtungen bisher nicht publiziert worden. Eigene Nachweise sprechen aber dafür, daß z. B. bei der Baumkröte *Pedostibes hosei* solche Krankheitsbilder auftreten können.

4.5.1.2 Reptilien

Ursachen und Symptome: Bei einer Reihe von Gefangenschaftstieren gehört die „Legenot" (Dystocia) zu den nicht seltenen Erscheinungen. Sehen wir von legebereiten Weibchen ab, die in diesem Zustand gefangen und verschickt wurden und die durch diese Belastungen nicht mehr in der Lage sind, ihre Eier auszutreiben, so finden wir in erster Linie bei Schildkröten Exemplare, die oftmals viele ablagereife Eier enthalten, diese aber nicht absetzen können, Abb. 274. Vereinzelt werden solche Beobachtungen auch bei Echsen und Schlangen gemacht. Schildkröten zeigen dabei gelegentlich sogar die typischen Verhaltensweisen, d. h. sie graben mit den Hinterbeinen im Untergrund, sind aber häufig nicht (mehr) in der Lage, den eigentlichen Legevorgang einzuleiten. Als Ursachen kommen mehrere Faktoren in Betracht. Häufig ist die normalerweise glatte Oberfläche der Eier rauh, z. T. ist die Schale mißgebildet, was durch eine zu intensive Kalkausscheidung zustande kommt. Im Zusammenhang damit steht eine Eileiter/Uterus-Schleimhaut, deren Gleitfähigkeit – möglicherweise durch einen Vitamin-A-bzw. E-Mangel – herabgesetzt ist und den rauhschaligen Eiern ein Herabwandern im Uterus unmöglich macht. Ein dritter Grund ist die allgemeine Vitalität. Zu schwache, kranke oder kachektische Tiere haben für den Legevorgang nicht genügend Kraft.

Auch äußere Einflüsse können eine Rolle spielen. So wurde in Mitteleuropa bei *Testudo radiata* beobachtet, daß Eier nur in den Sommermonaten bei intensiver Sonneneinstrahlung abgelegt wurden. Tiere, die zu anderen Jahreszeiten ablagebereit waren, zeigten zwar alle typischen Verhaltensweisen, waren aber zum Auspressen der Eier nicht in der Lage. Es ist zu vermuten, daß diese Unfähigkeit mit der geringeren Strahlungsintensität in Zusammenhang

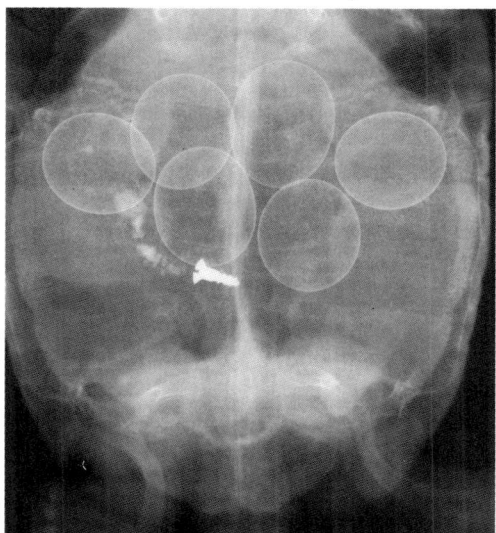

Abb. 274. Landschildkröte (*Testudo* sp.) mit Legenot und verschluckter Schraube. Das Tier war 16 Jahre alt und litt regelmäßig über Jahre hinweg an verhinderter Eiablage.

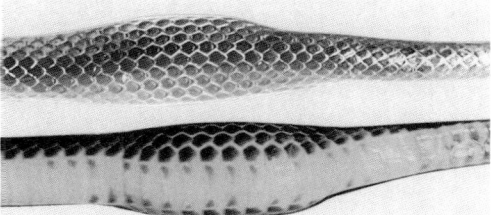

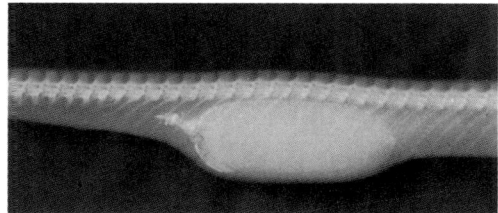

Abb. 276. Oben: Im Eileiter steckengebliebenes Ei bei einer Australischen Natter (*Stegonotus* sp.); unten: Röntgenaufnahme; das Ei konnte operativ entfernt werden.

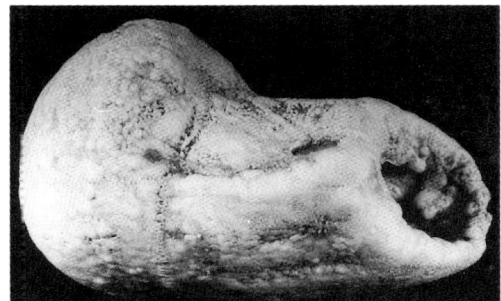

Abb. 277. Legenot bei einer Köhlerschildkröte (*Testudo carbonaria*), bedingt durch ein stark vergrößertes und mißgebildetes Ei. Die übrigen Eier wiesen nur etwa ⅓ Größe dieses Eies auf.

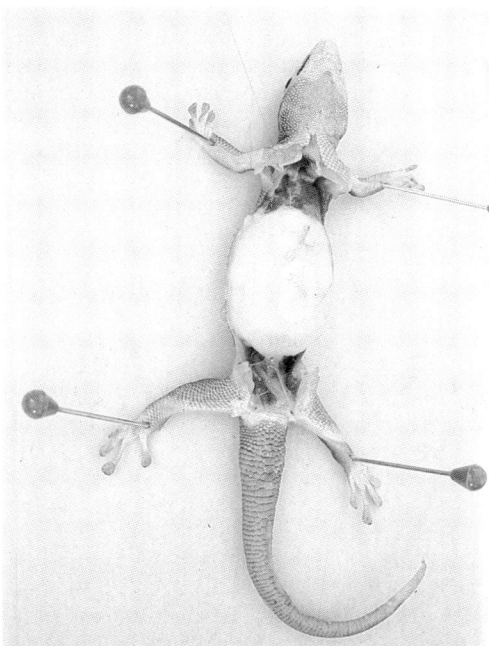

Abb. 275. Legenot bei einem Taggecko *(Phelsuma madagascariensis)* durch extreme Eigröße.

zu bringen ist, da die Temperaturverhältnisse keiner Veränderung unterlagen.

In einzelnen Fällen können aber auch bestimmte Weibchen, wie z. B. bei *Testudo hermanni* über mehrere Jahre verfolgt, unabhängig von der Jahreszeit, in der sie zur Eiablage schreiten wollen, ihre Eier nie austreiben.

Eine Legenot ist Ursache von Entzündungsprozessen in den Eileitern bzw. Uteri, die rasch auf die Leibeshöhle und innere Organe übergreifen. Verklebungen der Eier mit der Schleimhaut einerseits, aber auch ihre langsame Zersetzung („Verkäsung") andererseits führen schließlich zur Peritonitis mit Todesfolge.

Gelegentlich findet man bei Sektionen, besonders von Schlangen, einzelne steckengebliebene Eier, die abgestorben und verkäst sind, ohne daß eine Entzündung zustandekam. Solche Tiere sind zwar nicht mehr befruchtungsfähig, aber in ihrem allgemeinen Verhalten nicht beeinträchtigt. Es muß offen bleiben, ob dies nur bei Gefangenschaftstieren auftreten kann.

Therapie · *Hormoninjektion:* Erfahrungen mit Hypophysenhinterlappen-Hormonen (Oxytocin) bzw. entsprechenden synthetischen Präparaten wie Pitocin oder Syntocinon zur Behandlung einer Legenot liegen für Schildkröten und Echsen vor. Grundsätzlich sind diese Präparate bei anderen Reptilien ebenso einzusetzen, doch sind eigene Erfahrungen bei Schlangen nicht befriedigend. Die Dosierung der Präparate richtet sich nach dem Gewicht der Tiere und ist höher als beim Säugetier. Ein 10 kg schweres Weibchen von *Testudo radiata* wurde mit der für Ziegen angegebenen Dosis Oxytocin behandelt. Dies entspricht 20 I.E. Berücksichtigt man das Gewicht des Panzers, so liegt die Dosis um ca. ⅓ höher als für Säuger empfohlen.

Zeigen therapierte Tiere nach ca. 1–2 Stunden keine intensiven Bewegungen mit den Hinterbeinen – das entspricht den in der Natur üblichen Bewegungen zum Eingraben der Eier – empfiehlt es sich, nach der halben Menge nachzudosieren. Die Gesamtinjektionsdosis entspricht 2–4 I.E./kg KG. Mit dieser Dosis wurden auch kleinere Arten wie *T. hermanni* erfolgreich therapiert.

2–4 I.E./kg KG erscheinen hoch, sind aber unter Berücksichtigung der bei Reptilien allgemein notwendigen höheren Konzentration aller Pharmaka – bei fehlenden Daten sollte man von einer 3–5fach höheren Dosis als beim Säugetier ausgehen – vertretbar. Neben- oder Nachwirkungen wurden nie beobachtet. Andere Autoren gehen von 1 I.E./kg KG aus. Im Gegensatz dazu sprechen eigene Erfahrungen dafür, daß bei kleinen Echsen sogar extrem hohe Dosen notwendig sind; wir setzten bis zu 20 I.E./kg KG ein.

Während der Behandlung müssen die Tiere warm gehalten werden, um damit eine Unterstützung der Eiablage durch die allgemein größere Aktivität zu erzielen. Unbedingte „Ruhe" in der Umgebung ist zwingend!

Etwa eine Stunde nach Injektion des Präparates können die ersten Eier abgelegt werden. Bei manchen Tieren dauert dies aber bis zu mehreren Stunden, während häufig alle Eier nach 1–2 Stunden ausgetrieben sind. Kürzere oder längere Pausen zwischen der Ablage der Einzeleier entsprechen dem natürlichen Prozeß. Diese Erholungspausen dürfen nicht mißverstanden und durch eine erneute Injektion von Hormonen unterbrochen werden. Eine röntgenologische Kontrolle vor der Einleitung einer Hormontherapie ist wichtig. Reife Eier stellen sich gut dar. Diese Kontrolle bietet gleichzeitig die Möglichkeit, die Zahl der ablagereifen Eier vor Behandlungsbeginn festzustellen und nach der Therapie deren vollständige Austreibung zu prüfen.

Sectio caesarea: Bei Schlangen, die unter „Legenot" leiden und bei denen eine Injektion von Hormonen nicht zum Erfolg geführt hat, kann eine „Schnittentbindung" versucht werden. Eine röntgenologische Überprüfung zur Feststellung der Lage der Eier – und ihrer Zahl! – ist zwingend. Der operative Eingriff muß in Vollnarkose durchgeführt werden. Der Hautschnitt sollte ventrolateral gesetzt werden, am Übergang der kleinen Schuppen der Seite zu den die gesamte Breite einer Schlange einnehmenden Bauchschildern. Meistens befinden sich die Eier im fortgeschrittenen Stadium der Zersetzung, da die Patienten zu spät vorgestellt werden. Die Besitzer gehen bei der langen Zeit, die die Eier zur vollen Entwicklung brauchen, davon aus, daß die Weibchen noch nicht ablegebereit seien. Solche Eier sind fest mit dem Eileiter verklebt, z. T. sind nekrotische Bezirke vorhanden (Salpingitis). Bei der Operation muß darauf geachtet werden, daß alle Eier aus beiden Eileitern ausgeräumt und gegebenenfalls Teile des Eileiters mitentfernt werden.

Erfolgreiche Operationen wurden bei unterschiedlich großen Arten durchgeführt, so bei dem seltenen Angola-Python *(Python anchietae)*, dem Netzpython *(P. reticulatus)*, mehreren Erdnattern *(Elaphe obsoleta)*, der Jamaika-Boa *(Epicrates subflavus)* u. a.

Mißerfolge hängen nicht von dem für Schlangen a priori gefahrvollen Eingriff ab, sondern meist davon, daß die Patienten zu spät vorgestellt werden und der Tod eine Folge einer Peritonitis ist. Eine Schnittentbindung wurde sogar schon bei Schildkröten durchgeführt.

Die Methode der Sectio caesarea ist bei lebendgebärenden Schlangen wie der amerikanischen Siegel-Ringelnatter *(Natrix sipedon)* zur Gewinnung von „SPF"-Tieren (specific pathogen free) wiederholt eingesetzt worden.

Begleitmaßnahmen: Bei Legenot ist davon auszugehen, daß u. a. die Gleitfähigkeit von Eileitern/Uteri herabgesetzt ist. Eine Injektion von Vitamin A (und E) ist anzuraten, um einer Wiederholung einer Eizurückhaltung vorzubeugen. Vorteilhaft ist die Injektion eines Vitamin-Kombinationspräparates, das A, D_3, E, C enthält.

Literatur

FRYE, F. L., SCHUCHMAN, S. M.: Salpingotomy and cesarean delivery of impacted ova in a tortoise. Vet. Med. small animal clin. 69, 454–457, 1974.

MILLICHAMP, N. J., LAWRENCE, K., JACOBSON, E. R., JACKSON, O. F., BELL, D. A.: Egg retention in snakes. J. Amer. Vet. Med. Ass. 183, 1213–1218, 1983.

4.6 Erkrankungen unbekannter bzw. unklarer Genese

4.6.1 Amphibien

4.6.1.1 „Molchpest"

Bei Molchen tritt gelegentlich eine Erkrankung auf, die in der Regel letal verläuft und deren Ursache bis heute ungeklärt geblieben ist; sie wird als „Molchpest" bezeichnet. Die Tiere werden inaktiv, verweigern die Nahrung und zeigen z. T. Gleichgewichtsstörungen. Parallel dazu treten Hautsymptome auf; der Glanz geht verloren, und rötliche entzündete Stellen überziehen verstreut den Körper. Sehr rasch – oft schon innerhalb von Stunden bis Tagen – sieht man winzige weißliche Pünktchen, die zu kleinen Abszessen werden, aufbrechen und sich bakteriell superinfizieren. Häufig wirken die Tiere in diesem Stadium ödematös. Von vielen Beobachtern wird ein charakteristischer Geruch nach zerriebener Petersilie erwähnt, der sogar außerhalb des Wassers wahrzunehmen ist und der das für die Krankheit differentialdiagnostisch wichtigste Symptom darstellt. Atembeschwerden, spontane Häutungen, bei denen die Haut in Fetzen abgestreift und von den Tieren nicht wie üblich gefressen wird, sind häufig festzustellen, ohne daß sie als typisch gelten könnten. Trotz Isolierung erkrankter Tiere verenden i. d. R. die meisten, wenn nicht alle Tiere eines Beckens.
Therapie: Eine Therapie ist nicht bekannt. Alle Maßnahmen dienen lediglich dazu, den Tieren eine Unterstützung durch Zufuhr halbflüssiger proteinreicher, mit Vitaminen angereicherter Nahrung zu geben. Günstig ist es, die Tiere in Lösungen zu baden, die antibakteriell/antimykotisch wirkende Substanzen enthalten, um die Keimzahl auf der Oberfläche bzw. bereits aufgebrochenen Abszessen zu reduzieren, vgl. 4.1.2.1, S. 324. Die wiederholte Desinfektion der Becken ist wichtig, um die Keimzahl niedrig zu halten.

Während die gesunde Amphibienhaut aufgrund der Drüsensekrete (muköse und seröse Drüsen) keimarm bzw. keimfrei ist, wird die fahlgraue Haut erkrankter Tiere, der der Schleimüberzug z. T. fehlt, für die verschiedensten Erreger empfänglich.

4.6.1.2 Knochendestruktionen

Von Liebhabern wurden in letzter Zeit wiederholt Deformationen der Extremitäten bei Nachzuchten tropischer Frösche beobachtet, die nachfolgend erwähnt werden sollen.

a) „Streichholzbeinchen" (Arthrogrypose)

Betroffene Frösche besitzen Vorderextremitäten, deren Knochen nur noch wie von dünner Haut überzogen aussehen, die Muskulatur dagegen weitgehend zu fehlen scheint. Solche Beobachtungen liegen für Nachzuchten süd-mittelamerikanischer Kleinfrösche (Dendrobatiden) vor, dürften aber auch bei anderen Arten vorkommen. Bei der Metamorphose können sich aus einem Gelege, neben normalen Tieren, auch Jungfrösche entwickeln, die derartige Bildungen zeigen. Da die Vorderbeine bei der Häutung benutzt werden müssen und die geschädigten Tiere ohnehin nur wenig bewegungsfähig sind, verenden sie rasch. Obwohl die Ursache unbekannt ist, könnte neben einer genetisch bedingten Schädigung auch eine Calcium(?)-Mangelernährung während der Larvalzeit verantwortlich sein. Eine Therapie ist nicht bekannt.

b) „Knochenfraß"

Eine wahrscheinlich bakteriell bedingte Erkrankung, bei der, beginnend an den Phalangen, letztlich ganze Extremitäten abfaulen, wird als „Knochenfraß" bezeichnet. Eine Behandlung sollte mit Bädern versucht werden, denen bakteriostatisch bzw. bakterizid wirkende Substanzen zugesetzt sind. Therapieerfolge mit Terracortril-Gel oder mit Sulfonamid-Pudern, die auf die nässenden Wunden aufgetragen wurden, sind aufgrund der Empfindlichkeit der Amphibien gegenüber solchen Substanzen mit Vorsicht zu beurteilen. Betroffen sind vorwiegend Dendrobatiden.

c) Osteomalazie

In seltenen Fällen kommt es bei Amphibien zu einer Entkalkung der Knochen, wodurch diese biegsam werden und eine hart-gummiartige Konsistenz zeigen. Obwohl Untersuchungen fehlen, dürfte es sich um ein Mangelsyndrom handeln, das im Zusammenhang mit einem Vitaminmangel steht, vgl. 4.2.1, S. 330 ff.

4.6.1.3 Sonstige Schädigungen

a) Hydrops (Wassersucht, Ödeme)

Besonders auffällig sind große Flüssigkeitsansammlungen in den subkutanen Lymphräumen, die zu monströsen Auftreibungen führen (Hydrops). Solche Veränderungen treten sowohl bei Kaulquappen als auch bei metamorphosierten Tieren auf. Einzelbeobachtungen liegen auch aus der Natur vor, doch sind sie bei Terrarienhaltung häufiger. Die Ursache ist unbekannt. Behandlungsversuche durch Aspirierung der Flüssigkeit und anschließende Sulfonamid- oder Antibiotikagaben waren nicht erfolgreich. Bei einzelnen Arten wie *Rana pipiens*- und *Rana catesbeiana*-Kaulquappen konnte für solche Erscheinungen ein Iridovirus, das sog. Kaulquappen-Ödem-Virus, verantwortlich gemacht werden, das sich u. U. auch auf metamorphosierte Tiere übertragen läßt, vgl. 3.3.1 (Weitere Viren der Amphibien), S. 223.

b) Lähmungen

Vereinzelt treten bei Amphibien Paralysen der Hinterextremitäten, gelegentlich auch der Vorderextremitäten auf, die, ähnlich wie bei Reptilien durch ein Zittern gekennzeichnet sind, wenn man die Tiere frei hält. Als Ursache können Störungen im Zentralnervensystem, bedingt durch Parasitenstadien oder neoplastische Bildungen, ebenso in Betracht kommen wie ein Vitaminmangel. Injektionen von Vitaminkombinationen wäßriger Zubereitung führen z. T. zu einem Rückgang bzw. zum Erlöschen der charakteristischen Symptome, vgl. 4.2.1, S. 330 ff.

c) Darmprolaps

Ein Hervortreten der rektalen Darmabschnitte durch die Kloake wird bei Fröschen nicht selten beobachtet. Das Reponieren der prolabierten Teile führt i. d. R. nicht zu einem Dauererfolg,

da diese Darmabschnitte von den Tieren immer wieder herausgepreßt werden. Solche Preßbewegungen sind meistens nicht die Folge verhärteter Kotballen, da die Koprostase bei Amphibien – im Gegensatz zu den Reptilien – äußerst selten ist, sondern werden durch starken Nematodenbefall verursacht.

Anscheinend lösen die Bewegungen der Parasiten einen Juckreiz aus, der die Frösche dann zu verstärkten Preßaktivitäten veranlaßt. Nach erfolgreicher Wurmbehandlung, vgl. 3.5.1.2.3.A., S. 240, werden die vorgefallenen Darmteile entweder von selbst eingezogen, oder die Reponierung führt zur Heilung. Da Amphibien in feuchtem Milieu leben, ist die Gefahr des Eintrocknens prolabierter Darmteile – nicht aber bakterieller Infektionen – geringer als bei Reptilien.

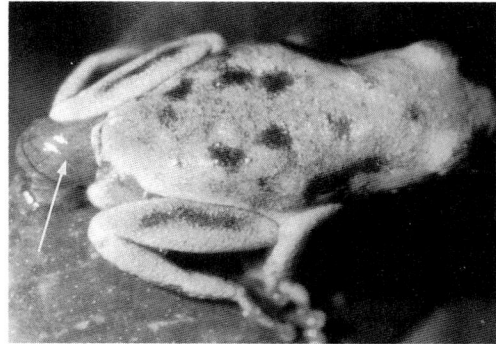

Abb. 278. Darmprolaps bei einem Riedfrosch *(Hyperolius marmoratus)* (Aufn. H. ZIMMERMANN).

d) Erblindung

Trübungen der Augen können verschiedene Ursachen haben. Handelt es sich um Nachzuchten, muß an bakterielle oder mykotische Prozesse gedacht werden, während bei Frischfängen auch Parasitenstadien, insbesondere Metacercarien (Trematoden) oder Plerocercoide (Cestoden), seltener Nematodenlarven, zusätzlich in Betracht kommen.

Obwohl eine antibakterielle oder antimykotische Therapie gelegentlich Erfolg hat, ist wie bei parasitär bedingten Veränderungen, bei denen nur ein Auge betroffen ist, die Enukleation zu empfehlen. Die sicherste Methode besteht darin, das erkrankte Auge mit einer chirurgischen Pinzette unter Lokalanästhesie zu fassen, aus seiner Höhlung herauszuziehen und den „Stiel" abzubinden. Anschließend kann der Augapfel selbst eröffnet werden, um so die eventuell infizierten Partien zu entfernen und ein Übergreifen auf das gesunde Auge zu verhindern. Mit Sulfonamiden versorgt, heilt der abgeschnürte Stiel rasch ab; der Faden und der Rest des Auges werden abgestoßen.

Anfängliches Fehlverhalten beim Beutefang, der Frosch zielt beim Zuschnappen vorbei, kompensiert sich innerhalb kurzer Zeit.

e) „Kratzseuche"

Von Liebhabern wurde von einer eigenartigen Verhaltensänderung bei Dendrobatiden berichtet, die in einem Kratzen mit Vorder- und Hinterextremitäten auf dem Rücken und den Flanken besteht. Die Erscheinung soll seuchenhaft um sich greifen. Nach wenigen Tagen stellen die betroffenen Frösche die Nahrungsaufnahme ein und verenden. Die Ursache ist unbekannt. Behandlungsversuche mit Sulfonamiden, Salzbädern u. a. waren erfolglos.

4.6.2 Reptilien

4.6.2.1 Häutungsschwierigkeiten

Unvollständige Häutungen sind entweder die Folge unsachgemäßer Haltung oder es liegt eine Stoffwechselstörung zugrunde. Welche Ursache auch gegeben sein mag, wichtig ist es zu versuchen, die alte Haut zu entfernen. Nicht gehäutete Teile wie Phalangen bzw. Schwanzspitzen sterben ab. Dabei muß beachtet werden, daß nur Schlangen ihre alte Haut im günstigsten Fall in einem Stück abstreifen, die meisten Echsen, Ausnahme Geckos, dagegen in Fetzen und nicht zu gleicher Zeit am ganzen Körper häuten.

Welches Vorgehen zur Entfernung der alten Haut am günstigsten ist, hängt von den Tieren und deren Zustand ab. Häufig reicht ein mechanisches Abrubbeln mit den Fingern aus, um Reste zu entfernen. Dies trifft z. B. für die Phalangen von Echsen zu. Bei Schlangen bedarf es meist einer anderen Technik. Man geht dabei so vor, daß die Schlange in ein Becken verbracht wird, das ihrer Größe entspricht, und bis knapp zum Rand mit handwarmem Wasser gefüllt ist und einen rauhen Stein enthält. Das Gefäß wird so verschlossen, daß ein Spalt zum Luftaustausch offen bleibt und die Schlange nur soweit im Wasser liegt, um für den Kopf einen genügenden Luftraum zu belassen.

Oft genügt eine halbe Stunde, um die alte Haut soweit aufzuweichen, daß sie manuell abgestreift werden kann. Auch ein stundenlanger Aufenthalt im Wasser kann in hartnäckigen Fällen notwendig sein, wobei das Wasser nicht zu sehr auskühlen darf.

Bei wiederholter schlechter Häutung müssen die Ursachen ermittelt werden. Zu trockene Haltung kann ebenso in Betracht kommen wie Vitaminmangel. In Einzelfällen mag eine Störung des endokrinen Systems verantwortlich sein, wobei der Thyreoidea besondere Bedeutung zukommt.

Therapie: Bei pathologischen Prozessen der Haut, unabhängig von den Ursachen, hat die Verabreichung von Vitamin A einen günstigen Einfluß. Es empfiehlt sich, bei Häutungsschwierigkeiten Vitamin A zu injizieren. Die Dosis darf jedoch weder zu hoch sein noch zu oft wiederholt werden, da als Folge davon mehrere, rasch aufeinanderfolgende Häutungen auftreten können. Besser scheinen Injektionen von A, D_3, E, C zu sein; sie führen i. d. R. innerhalb von zehn Tagen zu einem vollständigen Häutungsvorgang.

Bei Landschildkröten ist eine Überdosierung von Vitamin A besonders nachteilig, weil sich bei wiederholten Häutungen unter den abzustreifenden Hautfetzen die geringe Menge sog. Häutungsflüssigkeit als idealer Nährboden für Bakterien erweist. Solche Tiere zeigen einen schmierigen Belag, der eine rasche Behandlung mit Antibiotika erfordert. Ohne Therapie können die Bakterienherde zu einem Unterwandern der Hornschilder des Knochenpanzers führen.

4.6.2.2 Koprostase

Obstipationen durch verhärtete Kotballen werden bei Schildkröten und abnehmend häufig bei Echsen und Schlangen beobachtet. Als Ursachen kommen neben funktionell-anatomischen Störungen mehrere Faktoren in Betracht. Handelt es sich um organische Schädigungen wie Erschlaffung der Muskulatur im Rektal- oder Kloakalbereich, so tritt nach einer erzwungenen Entleerung, sei es durch manuelle Maßnahmen oder durch ein Klistier, dieselbe Erscheinung nach kürzester Zeit wieder auf. Ähnliche Verhältnisse liegen bei Störungen der Darmperistaltik vor.

Koprostase kommt auch bei Schlangen vor, die als Frischfänge mit vollem Magen bzw. Darm anschließend in zu trockener Umgebung und ohne Trink- und Badewasser bei Händlern in den Herkunftsländern über längere Zeit untergebracht waren.

Echsen und Schildkröten, die auf Sand gehalten werden, nehmen häufig davon so große

Mengen auf, daß es zu steinharten Knollenbildungen kommt, die ohne Hilfe zum Tod führen.
Therapiemöglichkeiten: Neben dem Versuch der manuellen Entfernung der Kotballen durch vorsichtiges Massieren, wie es bei Schlangen möglich ist, kommt eine Entleerung mit Hilfe stumpfer Instrumente in Betracht, sofern sich die Knollen, die bei Echsen und Schildkröten vorher röntgenologisch, vgl. 1.2.1, S. 176, zu lokalisieren sind, in den hintersten Darmabschnitten angeschoppt haben. Vorsicht vor Verwechslung mit Eiern, vgl. das Kapitel „Legenot" (4.5.1.2).

Auch Klistiere, sei es mit lauwarmem Wasser allein oder mit Zusätzen (Glycerin), sind mit gutem Erfolg einzusetzen. Die Flüssigkeitsmenge muß der Größe des Tieres entsprechen. Handwarme stundenlange Bäder unterstützen den Entleerungsvorgang.

Bei Tieren, die eingewintert werden, dies trifft besonders für Landschildkröten zu, sind warme Bäder eine Notwendigkeit, um eine Entleerung vor der Winterruhe zu erzwingen. Ein kotgefüllter Darm kann eine Vergiftung mit Todesfolge durch die Fäkalsubstanzen verursachen.

4.6.2.3 Darmprolaps
Bei Schlangen, besonders betroffen scheinen *Boiden* zu sein, seltener dagegen Echsen und bisher nicht beschrieben bei Schildkröten und Panzerechsen, kann es zu einem Vorfall des

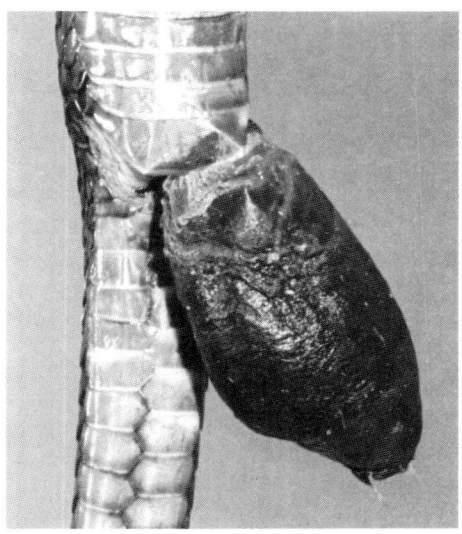

Abb. 279. Darmprolaps bei einer Uräusschlange *(Naja haje).*

Rektums kommen, das aus der Kloake austritt. Abb. 279, Farbtafel 1, S. 277.

Die prolabierten Teile verkleben mit Sand etc. und werden nekrotisch. Als Ursache muß eine Erschlaffung der Ringmuskulatur der Kloakenpartie angenommen werden, so daß i. d. R. ein bloßes Reponieren zu keiner dauernden Heilung führt.
Therapie: Die Behandlung besteht in chirurgischem Vorgehen, das in Abhängigkeit von der Größe des Tieres und dem zur Verfügung stehenden Personal ohne Probleme auch unter Lokalanästhesie erfolgen kann. Die innen und außen liegende Schleimhaut muß mit Fäden so fixiert werden, daß beim Absetzen des vorgefallenen Teils ein Zurückgleiten verhindert wird. Ein Vernähen des schmalen Saums der außen liegenden Schleimhaut mit der inneren führt nach Lösen der Haltefäden zu einem Zurückgleiten der Nahtstelle. Eine tägliche Versorgung über mehrere Tage mit einem Breitbandantibiotikum, das eingeträufelt wird, ist notwendig.

Um die Naht nicht mit Kotmassen zu belasten, dürfen die Tiere zumindest während einer Woche – bei Schlangen kann unbedenklich drei Wochen gewartet werden – nicht gefüttert werden.

Wie bei einer *Boa constrictor*, die wegen Paget'scher Krankheit, vgl. 4.6.2.5.A.b., getötet werden mußte und zuvor wegen eines zusätzlichen Darmprolaps versuchsweise operiert wurde, nachgeprüft werden konnte, ist nach 14 Tagen die Naht vollständig verheilt.

4.6.2.4 Erblindung
a) Nach unvollständiger Häutung: Bei Schlangen kommt es vor, daß die „Brille", eine über dem Auge liegende durchsichtige Epidermisschuppe, bei der Häutung nicht mit abgestreift wird. Bei oberflächlicher Inspektion fällt dies nicht auf, da sich die sekundär wieder klare Schicht von einem richtig gehäuteten Auge kaum unterscheidet. Werden solche „Brillen" nicht mechanisch entfernt, so stellt der Spalt zwischen der darunterliegenden neuen „Brille" und der alten einen idealen Ansiedlungsort für Bakterien dar. Es kommt zu einer rasch zunehmenden Trübung des Auges durch Eiterbildung (Panophthalmitis). Gelegentlich findet man sogar mehrere „Brillen" übereinander, da eine einmal nicht mitgehäutete Epidermis auch bei weiteren Häutungen einen Ansatzpunkt für das Abreißen der abzustreifenden „Haut" darstellt.
Therapiemöglichkeiten: Sofern eine nicht abge-

streifte „Brille" rechtzeitig erkannt wird, läßt sie sich mit einer feinen Pinzette am Rand fassen, und da zwischen der alten und neuen Haut sog. Häutungsflüssigkeit vorhanden ist, leicht abziehen. Die abgelöste „Brille" hat die Form eines stark gewölbten Uhrglases.

Selbst dann, wenn sich zwischen neuer und alter „Brille" Eiter gebildet hat, ist das Auge meist vollständig erhalten. Eine Versorgung mit einer antibiotischen Augensalbe führt zur Ausheilung.

Sollte das Auge zerstört sein, kommt nur die Enukleation in Betracht. Sie läßt sich unter Lokalanästhesie durchführen. Das Auge wird mit einer chirurgischen Pinzette gefaßt, aus seiner Höhlung gezogen, der Tractus opticus scharf abgebunden und das Auge mit einer feinen Schere davor abgesetzt. Unter Antibiotikaschutz heilt der Stumpf ab; der Faden wird nach wenigen Tagen von selbst abgestoßen. Schon nach kurzer Zeit hat eine Schlange gelernt, auch mit einem Auge gezielt nach der Beute zu schlagen. Sind beide Augen zerstört, ist die Euthanasie nicht zu umgehen.

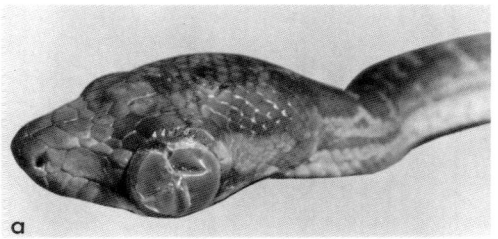

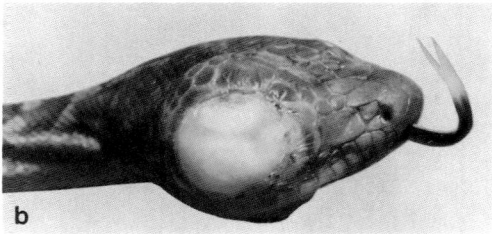

Abb. 281. a = purulenter Prozeß unter einer nicht gehäuteten „Brille" einer Schlankboa *(Epicrates striatus);* b = Panophthalmitis des linken Auges mit schwerer Veränderung des Oberschädels bei einem anderen Tier der gleichen Art (Aufn. H. Bosch).

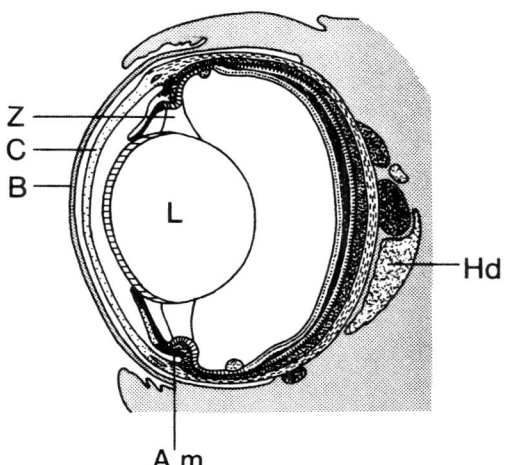

Abb. 280. Senkrechter schematischer Schnitt durch das Auge einer Schlange (aus Frank 1980). A.m. = Akkomodationsmuskel; B = „Brille", eine nichtpigmentierte Schuppe; C = Cornea (Hornhaut); Hd = Harder'sche Drüse (Tränendrüse); L = Linse; Z = Zonulafasern.

b) Nach traumatischer Einwirkung: Verletzungen von Augen treten bei allen Reptilien auf. Bisse von Beutetieren oder Käfiggenossen kommen ebenso in Betracht wie Verletzungen durch Dornen etc. Entweder kann eine Ausheilung unter Antibiotikaschutz – unter Verlust des Vi-

sus – versucht werden, oder es muß eine Enukleation erfolgen, vgl. unter a).

c) Durch Pilzbefall: Als seltene Ausnahme kommt es zu einer Mykose des Auges. Da erfolgreiche Behandlungen kaum zu erwarten sind, ist die Enukleation die beste Methode, vgl. Therapiemöglichkeiten.

4.6.2.5 Lähmungen
Lähmungen kommen bei Reptilien aufgrund unterschiedlicher Genese zustande.

A. **Querschnittslähmung**
   (Querschnittsläsion)

a) Traumatisch bedingt
Als Folge traumatischer Einwirkung kann es zum Bruch von Wirbelkörpern und zur teilweisen oder totalen Schädigung eines Rückenmarksabschnittes kommen, vgl. 4.1.2.2.a.α, S. 327, wodurch die kaudal der Verletzung liegenden Partien außer Funktion gesetzt werden. Eine Rückbildung ist kaum zu erwarten. Bei Schlangen, bei denen durch Einklemmen bzw. Zufallen eines Deckels dies wiederholt beobachtet wurde, besteht die Gefahr des Ertrinkens. Eine Tötung der Tiere ist zu empfehlen. – Verwachsungen der Wirbelsäule führen gleichfalls zur Bewegungsbeschränkung, Abb. 282.

b) Paget'sche Krankheit(?)

Bei *Boa constrictor* wurden in mehreren Fällen Destruktionen der Wirbelsäule beobachtet, die von amerikanischen Autoren mit der Paget'schen Krankheit (Osteodystrophia deformans) des Menschen verglichen wurden, Abb. 283. Ein ähnliches Krankheitsbild wurde bei *Agkistrodon contortrix* beschrieben; auch die Veränderungen die wir bei *Bitis nasicornis* und *Crotalus* sp. mehrfach beobachtet haben, scheinen damit identisch zu sein. Die Prozesse an der Wirbelsäule schreiten über mehrere Jahre langsam voran; vereinzelt waren allerdings bereits Jungtiere unter einem Jahr betroffen. Im Vergleich zu Wurfgeschwistern wachsen die Tiere langsam. Die Destruktionen beziehen die Wirbelkörper und die Rippenansätze (Capitulum und Tuberculum) mit ein und führen durch Verwachsung zu einer 10–20 cm langen Versteifung der Wirbelsäule. Die Knochensubstanz wird spongiös, spontane Frakturen, z. B. beim Umschlingen eines Beutetieres, verursachen sogar z. T. offene Wunden. Läsionen des Rückenmarks führen zu Querschnittslähmungen.

Die Frakturen verlaufen durch das gesamte Wirbelsegment, trotzdem sind Dislokationen nicht die Regel. Dermale und chondrale Verknöcherungen, die auf die Wirbelsegmente vor und nach der Fraktur übergreifen, sind charakteristisch; die Wirbelgrenzen werden unscharf und die ursprüngliche Struktur kommt zur Auflösung; Exostosen sind deutlich erkennbar. Im Kallusgewebe, in das die Wirbelkörper integriert werden, fallen die schmalen Knochenbälkchen, die z. T. nur aus Osteoid bestehen, auf. Die osteoiden Säume sind verbreitert und die Marksäume zu weit, gelegentlich kommt es zu einer Markfibrose. Osteoklastischer Ab- oder Umbau kennzeichnet einzelne Felder.

Die Veränderungen sind röntgenologisch darstellbar, Abb. 284, 285; sie erinnern an eine Vitamin-A-Hypervitaminose wie sie bei der Katze auftritt. Die Analysenwerte eines Einzeltieres ergaben pro Gramm Leber (Naßgewicht) 19 600 I.E. Vitamin A gegenüber nur 3200 I.E. bei anderen Schlangen.

Eine vermutete Hyperkalzämie durch eine hormonelle Störung konnte durch Bestimmung verschiedener Werte des Serums der gleichen Schlange nicht bestätigt werden.

Die Tötung der Tiere ist angezeigt, da keine Therapie bekannt ist.

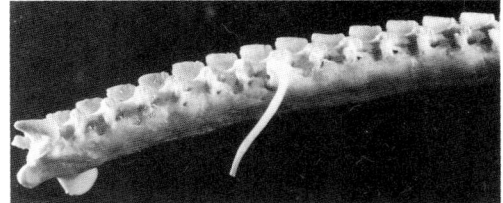

Abb. 282. Ventrale Verwachsung der Hals-Brustwirbelkörper (Osteosklerose) bei einem Waran.

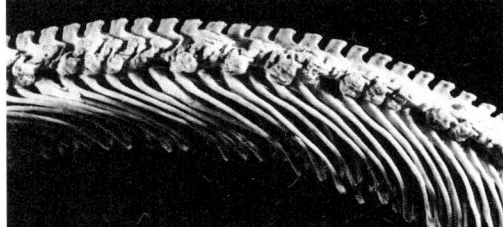

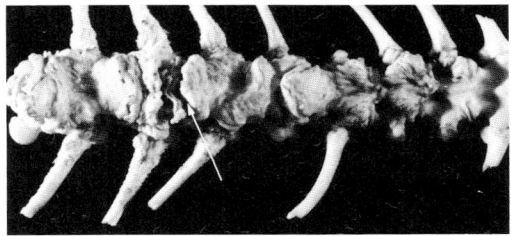

Abb. 283. Veränderungen der Wirbelsäule bei zwei Abgottschlangen *(Boa constrictor)*, die mit der Pagetschen Krankheit verglichen werden; der Pfeil weist auf die Stelle einer Spontanfraktur hin.

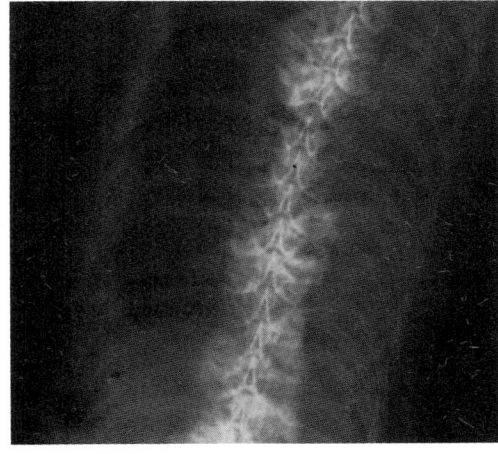

Abb. 284. Nashornviper *(Bitis nasicornis)* mit Osteodystrophia deformans (Pagetsche Krankheit?).

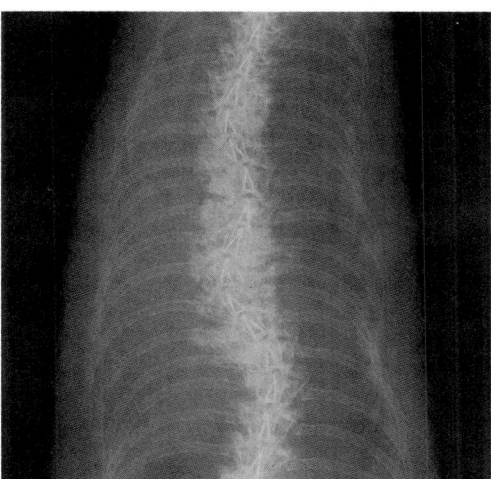

Abb. 285. Auflösung der Wirbel mit Skoliose der Wirbelsäule, vergleichbar einer Osteodystrophia deformans (Pagetsche Krankheit?) bei einer Nashornviper *(Bitis nasicornis).*

c) Tumoren

Tumoren treten in der Wirbelsäule äußerst selten auf, sie führen zu einer langsam fortschreitenden Lähmung.

B. Partielle Lähmungen

a) Gicht

Paresen der Hinterextremitäten bei Echsen, insbesondere Leguanen *(Iguana),* aber auch Waranen, sind u. U. Zeichen einer fortgeschrittenen viszeralen Gicht. Im Gegensatz zu rachitisch bedingten Lähmungen zeigen die Tiere beim freien Hochheben, also fehlendem Bodenkontakt, kein ausgeprägtes Extremitätenzittern. Obwohl keine Therapie, mit Ausnahme einer Umstellung des Futters, vgl. Gicht (4.2.2.2.1, S. 338, möglich ist, bringt die parenterale Applizierung von wasserlöslichen Polyvitamin-Präparaten (A, D_3, E,C + B-Komplex) häufig eine vorübergehende Besserung. Im fortgeschrittenen Stadium ist die Euthanasie unumgänglich.

b) Rachitis (i. w. S.)

Bei protein-, mineral- und vitaminarm (besonders wichtig ist der Vitamin-B-Komplex) ernährten Grünen Leguanen *(Iguana iguana)* sind Paresen insbesondere der Hinterextremitäten, z. T. unter Einbeziehung der Vorderbeine, häufig. Die Tiere zeigen ein unkoordiniertes Rutschen auf dem Untergrund, ein Klettern ist nicht mehr möglich. Beim freien Hochheben, ohne Bodenkontakt der Extremitäten, durchläuft ein krampfartiges Zittern die Beine, z. T. sogar den Körper. In solchen Fällen treten die rachitischen Veränderungen auch noch in anderer Weise in Erscheinung. Die Schädelknochen sind weich und lassen sich eindrücken. Der Unterkiefer ist oft verformt, so daß das Maul nicht mehr geschlossen werden kann. Solche Tiere sind nicht mehr in der Lage, geformte Nahrung aufzunehmen und verhungern! Weitere typische Zeichen sind „kräftig" aussehende Oberschenkel, die sich aber beim Abtasten als nur noch von wenig Muskulatur überzogene, osteoporotisch aufgetriebene Knochendestruktionen darstellen, vgl. Vitamin-D-Mangel, S. 333 ff.

Therapie: Zu Beginn solcher Veränderungen ist eine Therapie möglich; die Aufblähung der Knochen bleibt zwar bestehen, doch lassen sich alle übrigen Symptome zum Stillstand bzw. zur Rückbildung bringen. Voraussetzung ist neben einer 3maligen parenteralen Verabreichung eines wäßrigen Polyvitamingemisches im Abstand von jeweils zehn Tagen eine generelle Futterumstellung. Gut bewährt hat sich die Kombination A, D_3, E und C, die im Verhältnis 1:1 mit dem B-Komplex gemischt wird. Verabreicht wird bei der ersten Injektion pro kg KG 0,5–1 ml des Gemisches. Bei Tieren unter 100 g die doppelte Dosis. Bei der zweiten und dritten Applizierung kann auf die Hälfte reduziert werden.

Parallel dazu muß die Nahrung durch Zufütterung von Mineralsalzen und Protein komplettiert werden. Gut bewährt hat sich die Verabreichung von in der Forellenzucht verwendeten „Pellets". Sie sind proteinreich und enthalten genügend Mineralien. Die im Handel befindlichen Fertigfutter für Schildkröten wie Dorswal, Reptomin, Sera u. a. sind ebenfalls geeignet.

Besonders anfällig für Rachitis sind Jungtiere, doch sollten alle Leguane neben pflanzlicher Nahrung stets Proteine angeboten bekommen, da ihr Bedarf über Vegetabilien allein nicht gedeckt wird.

4.6.2.6 Herzmuskeldegeneration

Bei Schildkröten, seltener bei anderen Reptilien, die über lange Zeit ein lethargisches Verhalten zeigen und bei denen dies auf keine bestimmte Krankheit zurückgeführt werden kann, sollte auch an eine Herzinsuffizienz gedacht werden. Wir konnten eine Herzmuskeldegeneration z. B. bei einer Galapagos-Riesenschildkröte *(Testudo elephantopus),* die über ca. 1½

Jahre „gestorben" war, diagnostizieren. Ein ausführlicher Bericht liegt über eine Kardiopathie einer Königsnatter *(Lampropeltis calligaster rhombomaculatus)* vor, die durch Kardiomegalie mit Blutstau und Herzversagen und Septikämie gekennzeichnet war. – Kardiovaskuläre Veränderungen sind bei Reptilien insgesamt mit weniger als 2% (aus über 1200 Sektionen) relativ selten, berücksichtigt man die häufigen arteriosklerotischen Veränderungen wie sie z. B. bei Grünen Leguanen *(Iguana iguana)* auftreten, mit.

4.6.2.7 Ödeme (Hydrops, Wassersucht)

Eine Wasserretention kann bei Reptilien verschiedene Ursachen haben. Da gezielte Untersuchungen zur Ermittlung der primären Schädigung nicht bekannt sind, ist man auf Verdachtsdiagnosen angewiesen, die sich auf pathologische Veränderungen wie sie bei Sektionen festgestellt wurden gründen.

So reagieren z. B. Wasserschildkröten auf einen Vitamin-A-Mangel mit Lidödemen, die in fortgeschrittenem Stadium zu Flüssigkeitsansammlungen in der Haut, im Kopf-Hals-Bereich, aber auch am übrigen Körper führen (Anasarka), vgl. Vitamin-A-Mangel (4.2.2.1.1), S. 331.

Die bei Schildkröten häufigen Nephritiden bzw. Nephrosen unterschiedlicher Genese, können gleichfalls Ödeme hervorrufen (renales Ödem). Eine Unterscheidung von Ödemen anderer Ursache ist kaum möglich.

Therapie: Ödeme bei Schildkröten, bei denen die Augenlider primär betroffen waren, deuten auf ein Vitamin-A-Mangelsyndrom hin, vgl. 4.2.2.1.1, S. 331. Fehlen diese Symptome, ist an eine nephrogene Wasserretention zu denken, die durch Diuretika bei gleichzeitiger Therapie der Nierenerkrankung zu behandeln ist. Bakterielle Infektionen z. B. durch *Aeromonas*, vgl. Gicht, sind dabei ebenso in die Überlegungen einzubeziehen, wie eine Hexamitiasis, vgl. 3.5.2.1.1 *(Hexamita)*, S. 247, aber auch eine Schädigung der Nierentubuli durch Vitamin-A-Mangel.

4.6.2.8 Blasensteine

Blasensteine sind bei Reptilien selten. Bei Schildkröten findet man gelegentlich verhärtete, bröckelige Uratmassen, die aber niemals zu Steinen verbacken sind. Im Gegensatz dazu treten bei bestimmten Echsen (Iguanidae, Agamidae) solide Blasensteine auf.

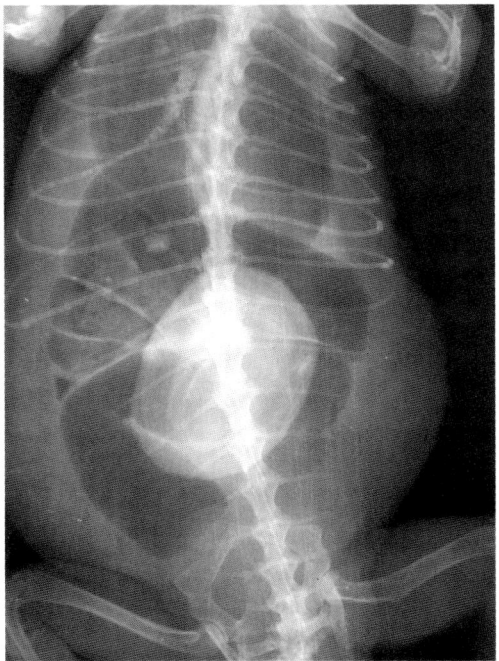

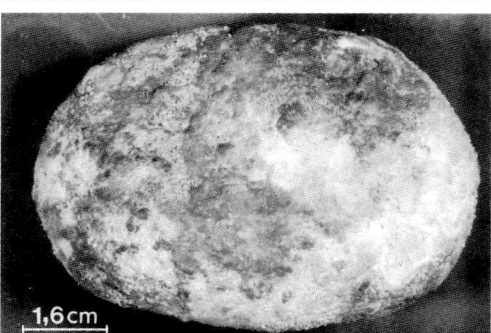

Abb. 286. Großer Blasenstein (Trockengewicht 65 g) bei einem Grünen Leguan *(Iguana iguana)* von ca. 60 cm Kopf-Kloakenlänge; oben = Röntgenaufnahme; unten = operativ entfernter Blasenstein.

Der einzige publizierte Fall betrifft einen erwachsenen männlichen Chuckwalla *(Sauromalus varius)*. Bei diesem Tier konnte ein Blasenstein operativ entfernt werden, der aus 60% Natriumurat und 40% Harnsäure aufgebaut war, FRYE (1983). Bei zwei Grünen Leguanen *(Iguana iguana)* konnten von uns gleichfalls Blasensteine nachgewiesen werden. Das größere Tier wies eine Kopf-Kloaken-Länge von ca. 60 cm auf. Der röntgenologisch dargestellte

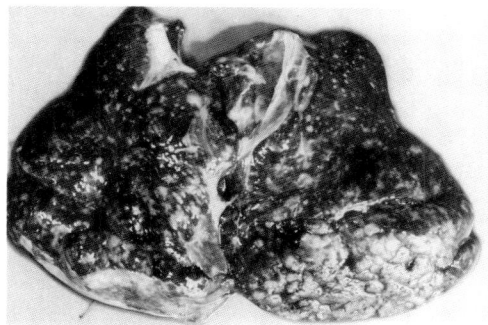

Abb. 287. Leberzirrhose bei einer Dosenschildkröte *(Terrapene carolina).*

Stein hatte eine mehr oder weniger glatte Oberfläche und eine Größe von 80×58×30 mm; sein Trockengewicht betrug 65 g. Da das Tier sehr geschwächt war, überlebte es die Operation nur für wenige Tage.

Bei einem zweiten kleineren Tier wurde bei der Sektion ein Blasenstein mit noppiger Oberfläche, einer Größe von 48×38×25 mm und einem Trockengewicht von 27 g gefunden.

4.6.2.9 Unklare Befunde

Bei Sektionen müssen vereinzelt Befunde erhoben werden, deren Ätiologie unbekannt bleibt. Es ist deshalb sehr wichtig, daß verendete Tiere einer Untersuchung unterzogen werden, um die Kenntnisse zu erweitern. Auch die Einsendung von Operationsmaterial, insbesondere von neoplastischen Bildungen an entsprechende Institutionen, ist notwendig, vgl. 5.6 Untersuchungsstellen, S. 388.

Literatur

BROOKS, D. E., JACOBSON, E. R., WOLF, E. D., CLUBB, S., GASKIN, J. M.: Panophthalmitis and otitis interna in fire-bellied toads. J. Amer. Vet. Med. Ass. 183, 1198–1201, 1983.

FRYE, F. L.: Urinary calculosis and cystotomy in a lizard Vet. Med./Small animal Clin. 78, 431–433 (1983).

MILLICHAMP, N. J., JACOBSON, E. R., WOLF, E. D.: Diseases of the eye and ocular adnexae in reptiles. J. Amer. Vet. Med. Ass. 183, 1205–1212, 1983.

Zusammenfassende Literatur

ADRIAN, Christine: Schildkröten – Kosmos Vivarium – Stuttgart: Franckh'sche Verlagshandlung 1980.

BALL, D. J., d'A. BELLAIRS, A.: 37 Reptiles, pp. 490–510. In: The UFAW Handbook on the Care and Management of Laboratory Animals (edited by UFAW). Edinburgh and London, Churchill Linvingstone, 1972 4th ed.

BARTEN, S. L.: Cardiopathy in a kingsnake *(Lampropeltis calligaster rhombomaculata)* VM/SAC (Small Animal Clin.) 75, 125–129, 1980.

BENIRSCHKE, K., GARNER, F. M., JONES, T. C. (eds.): Pathology of laboratory animals Vol. I + II. New York, Heidelberg, Berlin, Springer Verlag, 1978.

BOCH, J., SUPPERER, R.: Veterinärmedizinische Parasitologie. Berlin, Hamburg, P. Parey Verlag, 1983 3. Aufl.

BOSCH, H., FRANK, W.: Häufige Erkrankungen bei im Terrarium gehaltenen Amphibien und Reptilien. Salamandra 19, 29–54, 1983.

BOTERENBROOD, E. C.: 39 Urodeles, pp. 520–532. In: The UFAW Handbook on the Care and Management of Laboratory Animals (edited by UFAW). Edinburgh and London, Churchill Livingstone, 1972 4th ed.

COOPER, J. E., JACKSON, O. F. (eds.): Diseases of the Reptilia, Vol. 1 + 2, London, New York, Toronto, Sydney, San Francisco, Academic Press, 1981. (Beiträge von: Vol. 1, COOPER, J. E. JACKSON, O. F.: Introduction, pp. 3–8; DAVIES, P. M. C.: Anatomy and physiology, pp. 9–73; ELKAN, E.: pathology and histopathological techniques, pp. 75–91; NEEDHAM, J. R.: Microbiology and laboratory techniques, pp. 93–132; CLARK, H. F., LUNGER, P. D.: Viruses, pp. 135–164; COOPER, J. E.: Bacteria, pp. 166–191; AUSTWICK, P. K. C., KEYMER, I. F.: Fungi and Actinomycetes, pp. 193–231; KEYMER, I. F.: Protozoa, pp. 233–290; FRANK, W.: Endoparasites, pp. 291–358; FRANK, W.: Ectoparasites, pp. 359–383; Vol. 2, FRYE, F. L.: Traumatic and physical diseases, pp. 387–407; JACKSON, O. F., COOPER, J. E.: Nutritional diseases, pp. 409–428; JACOBSON, E. R.: Neoplastic diseases, pp. 429–468; BELLAIRS, A. D'A.: Congenital and developmental Diseases, pp. 469–485; COOPER, J. E., JACKSON, O. F.: Miscellaneous diseases, pp. 487–504; JACKSON, O. F.: Clinical aspects of diagnosis and treatment, pp. 507–534; JACKSON, O. F., COOPER, J. E.: Anesthesia and surgery, pp. 549; HOLT, P. E.: Drugs and dosages, pp. 551–584).

FLYNN, R. J.: Parasites of Laboratory Animals. Ames, Iowa State Univ. Press, 1973.

FOWLER, M. E. (ed.): Zoo and Wild Animal Medicine. Philadelphia, London, Toronto, W. B. Saunders Comp., 1978.

FRANK, W.: Parasitologie. Stuttgart, E. Ulmer Verlag, 1976.

FRANK, W.: Amphibia – Reptilia, S. 290–305. In: Zootierkrankheiten (KLÖS, H.-G. und E. M. LANG

Hrsgb.). Berlin, Hamburg, P. Parey Verlag, 1976. (engl. Ausgabe: Van Nostrand Reinhold Comp., New York 1982).

FRANK, W.: Schlangen im Terrarium – Kosmos Vivarium – Stuttgart: Franckh'sche Verlagshandlung 1980 2. Aufl.

FRANK, W.: Endoparasites, pp. 291–358. In: Diseases of the Reptilia, Vol. I (COOPER, J. E. and O. F. JACKSON eds.). London, New York, Toronto, Sydney, San Francisco, Academic Press, 1981.

FRANK, W.: Ectoparasites, pp. 359–383. In: Diseases of the Reptilia Vol. I (COOPER, J. E. and O. F. JACKSON eds.). London, New York, Toronto, Sydney, San Francisco, Academic Press, 1981.

FRANK, W.: Non-hemoparasitic Protozoans, pp. 259–384. In: Diseases of Amphibians and Reptiles (HOFF, G. L., FRYE, F. L. and E. R. JACOBSON, eds.) New York, London, Plenum Publ. Corp. 1984.

FRAZER, J. F. D.: 38 Anura (Frogs and Toads), pp. 511–519. In: The UFAW Handbook on the Care and Management of Laboratory Animals (edited by UFAW). Edinburgh and London, Churchill Livingstone, 1972 4th ed.

FRYE, F. L.: Biomedical and Surgical Aspects of Captive Reptile Husbandry. Edwardsville, Kansas, Vet. Med. Publ. Comp., 1981.

GARNHAM, P. C. C.: Malaria Parasites and other Haemosporidia. Oxford, Blackwell, 1966.

HIEPE, T. (Hrsgb.): Lehrbuch der Parasitologie, in 4 Bänden. Bd. 1 Allgemeine Parasitologie (1981), Bd. 4 Veterinärmedizinische Arachno-Entomologie (1982), Bd. 2 Veterinärmed. Protozool. (1983), Bd. 3 Helminthologie ist noch nicht erschienen. Stuttgart, New York, G. Fischer Verlag, 1981 ff.

HOFF, G. L., FRYE, F. L., JACOBSON, E. R. (eds.): Diseases of Amphibians and Reptiles. New York, London, Plenum Press, 1984.
(Beiträge von: BROWNSTEIN, D. G.: Mycobacteriosis, pp. 1–23; SNIPES, K. P.: Pasteurella in reptiles, pp. 25–35; JACOBSON, E. R.: Pseudomonas, pp. 37–47; SHOTTS, E. B. Jr.: Aeromonas, pp. 49–57; HOFF, G. L.: Serratia, pp. 59–67; HOFF, D. M.: Salmonella and Azizona, pp. 69–82; WHITE, F. H.: Edwardsiella tarda, pp. 83–92; HOFF, G. L., WHITE, F. H.: Leptospirosis, pp. 93–100; HOFF, G. L.: Q Fever, pp. 101–106; SHORTRIDGE, K. F., OYA, A.: Arboviruses, pp. 107–148; CROPP, C. B.: Reptilian rhabdoviruses, pp. 149–157; HOFF, G. L., HOFF, D. M.: Herpesviruses of reptiles, pp. 159–167; SCHMIDT, R. E.: Amphibian chromomycosis, pp. 169–181; MIGAKI, G. JACOBSON, E. R., CASEY, H. W.: Fungal diseases in reptiles, pp. 183–204; COSGROVE, G. E., DEAKINS, D. E., SELF, J. T.: Pentastomiasis, pp. 205–211; BRANNIAN, R. E. Lungworms, pp. 213–217; SPRENT, J. F. A.: Ascaridoid nematodes, pp. 219–245; BROOKS, D. R.: Platyhelminths, pp. 247–258; FRANK, W.: Non-hemoparasitic protozoans, pp. 259–384; TELFORD, S. R. Jr.: Haemoparasites of reptiles, pp. 385–517; MACHOTKA II, S. V.: Neoplasia in reptiles, pp. 519–580; McKINELL, R. G.:

Lucké tumor in frogs, pp. 581–605; COOPER, J. E.: Physical influences, pp. 607–624; COSGROVE, G. E., ANDERSON, M. P.: Aging and degenerative diseases, pp. 625–632; FRYE, F. L.: Nutritional disorders in reptiles, pp. 633–660; KOLLIAS, G. V. Jr.: Immunologic aspects of infectious disease, pp. 661–691; PHILPOT, V. P. Jr.: STJERNHOLM, R. L.: Resistance of reptiles to venoms, pp. 663–701; FRYE, F. L.: Euthanasia, necropsy techniques and comparative histology of reptiles, pp. 703–755)

HOLT, P. E., COOPER, J. E., NEEDHAM, J. R.: Diseases of tortoises: a review of seventy cases. J. small Anim. Pract. 20, 269–286, 1979.

KEYMER, I. F.: Diseases of chelonians: (1) Necropsy survey of tortoises. Vet. Rec. 103, 548–552, 1978.

KEYMER, I. F.: Diseases of chelonians: (2) Necropsy survey of terrapins and turtles. Vet. Rec. 103, 577–582, 1978.

KREIER, J. P. (ed.): Parasitic Protozoa. Vol. I: Taxonomy, kinetoplastids, and flagellates of fish, 1977. Vol. II: Intestinal flagellates, histomonads, trichomonads, amoebae, opalinids, and ciliates, 1978. Vol. III: Gregarines, haemogregarines, coccidia, plasmodia, and haemoproteids, 1977. Vol. IV: Babesia, Theileria, Myxosporida, Microsporida, Bartonellaceae, Anaplasmataceae, Ehrlichia, and Pneumocystis, 1977. New York, San Francisco, London, Acad. Press, 1977–1978.

KUNTZE, A.: Therapiemöglichkeiten und -grenzen bei Reptilien. Mh. Vet.-Med. 36, 187–196, 1981.

LEVINE, N. D., CORLISS, J. O., COX, F. E. C., DEROUX, G., GRAIN, J., HONIGBERG, B. M., LEEDALE, G. F., LOEBLICH, A. R. III, LOM, J., LYNN, D., MERINFELD, E. G., PAGE, F. C., POLJANSKY, G., SPRAGUE, V., VAVRA, J., WALLACE, F. G.: A newly revised classification of the Protozoa. J. Protozool. 27, 37–58, 1980.

MARCUS, L. C.: Veterinary Biology and Medicine of Captive Amphibians and Reptiles. Philadelphia, Lea & Febiger, 1981.

MIZELL, M. (ed.): Biology of Amphibian Tumors. Recent Results in Cancer Research (Spec. Suppl.). Berlin, Heidelberg, New York, Springer Verlag, 1969.

PELLÉRDY, L. P.: Coccidia and coccidiosis. Hamburg, Berlin, P. Parey Verlag, 1974 2nd ed.

REICHENBACH-KLINKE, H. H.: Krankheiten der Amphibien. Stuttgart, G. Fischer Verlag, 1961.

REICHENBACH-KLINKE, H. H.: Krankheiten der Reptilien. Stuttgart, New York, G. Fischer Verlag, 1977.

SCHELL, S. C.: How to know the Trematodes. Dubuque, Iowa, WM. C. Brown Comp. Publ., 1970.

SEIDEL, B.: Zu Klinik und Therapie einiger häufiger Erkrankungen von Amphibien und Reptilien, sowie Methoden zur Schmerzausschaltung. Mh. Vet.-Med. 34, 102–108, 1979.

SCHMIDT, G. D.: How to know the Tapeworms. Dubuque, Iowa, WM. C. Brown. Comp. Publ., 1970.

SMYTH, J. D., SMYTH, M. M.: Frogs as host parasite systems I. London, Mac Millan Press, 1980.

WALTON, A. C.: The parasites of Amphibia. Wildl. Dis. 39, 40, 1964.

WALTON, A. C.: Supplemental catalog of the prarasites of Amphibia. Wildl. Dis. 48, 1966, 58 pp. (Microfiche).

WALTON, A. C.: Supplemental catalog of the parasites of Amphibia. Wildl. Dis. 50, 1967, 38pp. (Microfiche).

WARDLE, R. A., McLEOD, J. A.: The zoology of tapeworms. London, Hafner Publ. Comp., 1968. (Reprint der Ausg. 1952, Mineapolis: Univ. Minnesota Press).

WARDLE, R. A., McLEOD, J. A., RADINOVSKY, S.: Advances in the zoology of tapeworms 1950–1970. Minneapolis: Univ. Minnesota Press, 1974.

YAMAGUTI, S.: Systema Helminthum Vol. I, Part 1, 2. The digenetic trematodes of vertebrates. New York, London, Interscience Publishers, 1958.

YAMAGUTI, S.: Systema Helminthum Vol. II. The cestodes of vertebrates. New York, London, Interscience Publishers, 1959.

YAMAGUTI, S.: Systema Helminthum Vol. III, Part 1, 2. The nematodes of vertebrates. New York, London, Interscience Publishers, 1961.

YAMAGUTI, S.: Systema Helminthum Vol. IV. Monogenea and Aspidocotylea. New York, London, Interscience Publishers, 1963.

YAMAGUTI, S.: Systema Helminthum Vol. V. Acanthocephala. New York, London, Interscience Publishers, 1963.

YAMAGUTI, S.: Synopsis of digenetic trematodes of vertebrates, Vol. I, II. Tokyo Keigaku Publ. Co., 1971.

YAMAGUTI, S.: A synoptical review of life histories of digenetic trematodes of vertebrates. Tokyo, Keigaku Publ. Co., 1975.

ZWART, P.: Maladies des reptiles. Zoo Anvers 39, 152–158, 1974; Zoo Anvers 40, 14–22, 1974; Zoo Anvers 40, 63–70, 1974.

Nachtrag:

GABRISCH, K., ZWART, P. (Hrsg.): Krankheiten der Heimtiere. Hannover: Schlütersche Verlagsanstalt und Druckerei, 1984.

HÄFNER, U., MATUSCHKA, F.-R.: Life cycle studies on *Sarcocystis dirumpens* sp. n. with regard to host specificity. Z. Parasitenkde. *70*, 715–720, 1984.

MATUSCHKA, F.-R., MEHLHORN, H.: Sarcocysts of *Sarcocystis podarcicolubris* from experimentally infected Tyrrhenian wall lizards *(Podarcis tiliguerta), S. gallotiae* from naturally infected Canarian lizards *(Gallotia galloti)* and *S. dugesii* from Madeirian lizards *(Lacerta dugesii).* Protistologica 20, 133–139, 1984.

5 Anhang

5.1 Präparate und Herstellerfirmen

Tabelle 40. Zusammenstellung von Präparaten, die bei Amphibien- und Reptilienerkrankungen (i. w. S.) eingesetzt werden können (*besonders zu empfehlen) einschließlich Desinfektionsmittel

Handelsname (Hersteller)	Zusammensetzung	Applikationsart (A) Amphibien (R) Reptilien	Dosierung mg/kg KG	Anwendungsbereiche bzw. sonstige Bemerkungen
Antibakterielle bzw. heilend wirkende Substanzen[1]				Tiere bis etwa 200 g erhalten die doppelte Dosis. Ausnahme: Aminoglykoside
*Aureomycin (Lederle-Cyanamid)	Chlortetracyclin-HCl	(R) oral, i. m., s. c. / lokal	50 am 1. und 25–30 an weiteren 6 Tagen ad libitum	in verschiedener Formulierung, auch als Augensalbe, bei den unterschiedlichsten bakteriellen Prozessen
Baktrim-Sirup (Hoffmann-LaRoche)	Trimethoprim + Sulfamethoxazol	(R) oral	–1 ml mehrmals	bei bakteriellen Infektionen des Magen-Darm-Traktes, der Luftwege, der Nieren
Bayrena (Bayer)	s. Antiparasitika	–	–	–
*Binotal (Bayer)	Ampicillin-Natrium	(R) i. m., s. c., lokal	50–100 mehrmals ad libitum	auch andere Penicillinpräparate sind verwendbar
*Chloromycetin (Parke-Davis)	Chloramphenicol	(R) oral – keine therap. Blutserumspiegel zu erzielen	50 am 1. und 25–30 für weitere 6 Tage	bei bakteriellen Affektionen des Magen-Darm-Traktes besonders geeignet. Wird auch von versch. Herstellern von Feinchemikalien vertrieben, z. B. Serva, Heidelberg
Clamoxyl-Tropfen (Beecham-Wülfing)	Amoxicillin (1 ml = 100 mg)	(A) oral / (R) oral	1–2 × tgl. für 7 Tage / 1 × – 100 mg u. 5–7 × – 50 mg	bei bakteriellen Affektionen des Magen-Darm-Traktes; je nach Größe der Tiere 1–5 Tropfen / bei bakteriellen Affektionen des Magen-Darm-Traktes
Furacin (Rhöm-Pharma)	Nitrofurazon	(R) lokal	mehrmals tgl.	bei Hautaffektionen
*Furanace (Abbott, Chicago)	Nifurpirinol	(R) im Badewasser / (A) im Badewasser	–10/l / –2/l	gegen bakterielle Hautaffektionen z. B. bei Wasserschildkröten / für alle Amphibien bei bakteriellen Prozessen
Leukomycin-Salbe (Bayer)	Chloramphenicol 1%ig	(R) lokal	mehrmals tgl.	bei Hautaffektionen

Präparat (Hersteller)	Wirkstoff	Anwendung	Dosierung	Bemerkungen
Mafenid (Winthrop)	s. Napaltan			
*Merfen-Tinktur farblos (Zyma)	Phenylmercuriborat + Isopropanol	(R) lokal	mehrmals tgl.	zur Wunddesinfektion
Napaltan-Creme (Winthrop)	Mafenidacetat	(A) lokal (R) lokal	1–2 × tgl. auftragen 1–2 × tgl. auftragen	bei bakteriellen Hautaffektionen bei Verbrennungen, bakteriellen Hautaffektionen und „Maulfäule"
Nebacetin-Augensalbe (Byk-Gulden)	Neomycinsulfat	(R) lokal	mehrmals tgl.	bei Augenaffektionen
Paraxin-Salbe (Boehringer, Mannheim)	Chloramphenicol 2%	(R) lokal	mehrmals tgl.	bei Hautaffektionen
Penochron (IFFA-Merieux)	Mischpräparat	(R) lokal	mehrmals tgl.	bei Hautaffektionen
Pervalenum (Asid)	Mischpräparat	(R) lokal	mehrmals tgl.	bei Hautaffektionen
Polymyxin B (Pfizer)	Polymyxin B-Sulfat	(A) lokal (R) lokal	mehrmals tgl. mehrmals tgl.	Vorsicht! Amphibien vertragen es nur beim Auftragen auf kleinere Wunden
Refobacin (Merck)	Gentamycinsulfat	(R) i. m., s. c.	2,5–10 (max. 5 × wiederholen)	Vorsicht! Aminoglykosid (wird schlecht vertragen) – Bei Schlangen wurde 2,5 mg/kg KG im Abstand von je 72 Stunden s. c. verabreicht, bei Schildkröten bis zu 10 mg i. m. (bezogen auf das Gesamtgewicht) alle 48 Stunden. – Nur bei Pseudomonas-Infektionen einsetzen (nephro- und neurotoxisch). Lokal bei „Maulfäule"
*Refobacin-Augensalbe (Merck)	Gentamycinsulfat	(R) lokal	mehrmals tgl.	bei Augenaffektionen
*Refobacin-Creme (Merck)	Gentamycinsulfat	(R) lokal	mehrmals tgl.	bei Hautaffektionen
*Sulfanilamid (Serva u. a.)	4-Aminobenzolsulfonamid	(A) im Badewasser (R) im Badewasser	50–100/l 100–200/l	nur unter laufender Kontrolle der Tiere anwenden besonders geeignet für Wasserschildkröten, doch können auch Landschildkröten bei Affektionen des Plastrons eingesetzt werden. Behandlung muß über Wochen ausgedehnt werden; Wasserwechsel mindestens jeden 2. Tag
Sulfathiazol (Serva u. a.)	2-Sulfanilamidothiazol	(A) im Badewasser (R) im Badewasser	50–100/l 100–200/l	nur unter laufender Kontrolle der Tiere anwenden kann anstelle von Sulfanilamid versucht werden. Vgl. die Bemerkungen dort
*Supronal-Lsg. 20%ig (Bayer)	Sulfamerazin und Sulfatolamid	(R) lokal, i. m.	mehrmals tgl. –100 am 1. und 3. Tag	in Verbindung mit Vitamin A + C bei Stomatitis ulcerosa gut wirksam

Tabelle 40 Fortsetzung

Handelsname (Hersteller)	Zusammensetzung	Applikationsart (A) Amphibien (R) Reptilien	Dosierung mg/kg KG	Anwendungsbereiche bzw. sonstige Bemerkungen
Terracortril (Pfizer)	Oxytetracyclin HCl + Polymyxin B + Hydrocortison	(A) lokal	mehrmals tgl.	z. B. bei „Knochenfraß"
Terracortril-Gel (Pfizer)	Oxytetracyclin HCl + Polymyxin B + Hydrocortison	(A) lokal	mehrmals tgl.	Vorsicht! Amphibien vertragen Antibiotika schlecht
*Terramycin (Pfizer)	Oxytetracyclin HCl	(R) lokal s. c., (i. m.) oral	mehrmals tgl. -50 mindestens 1 Woche -50 über mehrere Tage	zur Wundversorgung z. B. bei Abszessen, bei Pneumonien u. a. bei Darmstörungen, die auf Chloromycetin nicht ansprechen
*Terramycin LA (Pfizer)	Oxytetracyclin-Dihydrat	(R) s. c., (i. m.)	-50 mindestens 4×	dieses Depot-Terramycin kann im Abstand von 1–3 Tagen injiziert werden. 1 ml enthält 200 mg Oxytetra-cyclin
Trypaflavin (Sigma u. a.)	s. unter Antiparasitika	–	–	–
*Ulcurilen-Salbe (Spitzner)	Mischpräparat das Neomycin enthält	(R) lokal	mehrmals tgl.	zur Wundbehandlung
Unguentolan-Salbe (Heyl)	Lebertransalbe + Vitamin A, D$_3$	(R) lokal	mehrmals tgl.	zur Wundbehandlung
Antimykotika				
Ampho-Moronal (Heyden)	Amphotericin B	(R) lokal oral	mehrmals tgl. -20	keine befriedigenden Ergebnisse! bei Hefepilz – Infektionen
Amphotericin B	s. Ampho-Moronal	–	–	–
*Asterol (Hoffmann-LaRoche)	Dimethylamino-6(β-diäthyl-aminoäthoxy)-benzthiazol-dihydrochlorid	(R) lokal	mehrmals tgl.	bei Hautmykosen (wird nur in der Schweiz vertrieben)
Canesten (Bayer)	Clotrimazol	(R) lokal	1–3 × tgl.	zur Wundbehandlung bei Hefepilz-Infektionen
*Daktar (Janssen)	Miconazolnitrat	(R) lokal	mehrmals tgl.	bei Hautmykosen; das aus dem Miconazol entwickelte Nizoral (Ketoconazol) kann bei systemischen Mykosen versuchsweise oral verabreicht werden
*Epi-Pevaryl (Cilag-Chemie)	Econazolnitrat	(R) lokal	mehrmals tgl.	bei Hautmykosen

Präparat (Firma)	Substanz	Applikation	Dosierung (mg/kg KG)	Bemerkungen
Gentianaviolett (Chroma)	alkoholische Lösung (konz.)	(A) lokal	mehrmals tgl.	bei Hautmykosen (nur bedingt verwendbar)
Likuden (Hoechst)	Griseofulvin	(R) lokal	mehrmals tgl.	bei Hautmykosen
		(R) oral	–30	bei tiefen Mykosen – Erfolg unsicher
Antiparasitika				
Alugan (Hoechst)	5-Brommethyl-1,2,3,4,7,7-hexachlor-bicyclo-(2,2,1)-hepten-(2)	(R) in wäßriger Lösung versprühen	0,2–0,5%ige Lsg.	gegen Ektoparasiten; Sprühbehandlung der Terrarieneinrichtung und der Tiere. Wirkung unsicher
Alugan-Spray (Hoechst)	s. Alugan	(R) zur direkten äußerlichen Anwendung	in vorliegender Konzentration	Vorsicht! Treibgas wirkt oft reizend
Bayrena (20%) (Bayer)	Sulfamethoxidiazin	(R) i. m.	80 (1 ×) + 40 (4–6 ×)	wirkt als Depot-Sulfonamid und ist gegen Kokzidien wirksam; auch bei bakteriellen Prozessen zu verwenden; Applikation tgl.
Biltrizide (Bayer)	Praziquantel	(R) oral / (A) oral	10–30 (1 ×) / ?	wirkt wie Droncit; Bezeichnung aus der Humanmedizin es liegen keine Erfahrungen vor
Citarin (Bayer)	Tetramisol	(R) s. c., (i. p.)	50 (1 ×)	vorsichtige Dosierung da toxisch; sollte nur bei Lungennematoden verwendet werden, die mit Rintal nicht beseitigt werden.
		(R) lokal	mehrmals tgl.	zur Pinselung nematodeninfizierter Gingiven (z. B. bei *Thamnophis*)
*Clont (Bayer)	Metronidazol	(R) oral / kloakal (zusätzlich)	–100 (6 ×) oder 160 (3 ×) ad libitum	dieselbe Substanz wird auch unter dem Namen Flagyl vertrieben. Wirksam gegen Entamöben und Flagellaten. Die Behandlung muß nach ca. 2 Wochen Pause wiederholt werden. – 400 mg/kg/Tag sollten nicht überschritten werden.
*Droncit (Bayer)	Praziquantel	(R) oral	10–30 (1 ×)	wirkt wie Biltrizide; hochwirksam gegen Cestoden in der Dosierung 10 mg/kg KG bei Cyclophylliden, 25 mg bei Pseudophylliden. Bei Trematoden, deren Lokalisation unbekannt ist, sollten 30 mg/kg KG verabreicht werden. I. d. R. reicht eine einmalige Therapie aus.
Duodegran (Therapogen)	s. Ronidazol	(A) oral	?	es liegen noch keine Ergebnisse vor; wahrscheinlich identische Dosierung
		–	–	–
*Durenat (Bayer, Schering)	Sulfamethoxidiazin	(R) oral	50–80 über mehrere Tage (5–7)	wirkt als Langzeitsulfonamid gegen Kokzidien. 1.d 80, 2–7d 40–50

Tabelle 40 Fortsetzung

Handelsname (Hersteller)	Zusammensetzung	Applikationsart (A) Amphibien (R) Reptilien	Dosierung mg/kg KG	Anwendungsbereiche bzw. sonstige Bemerkungen
Eleudron (Bayer)	Sulfanilamidothiazolnatrium	(R) oral	40 (mehrere Tage)	gegen Kokzidien
Emetin (Lilly)	Emetinhydrochlorid	(R) i.m., s.c.	2,5 (7 ×)	gegen *Entamoeba invadens*
Flagyl	s. Clont	–	–	–
Humatin (Parke-Davis)	Paramomycinsulfat	(R) oral	250–750 (4 ×)	gegen *Entamoeba invadens* – nach jeder Dosis einige Tage Pause
*Mafu-Strip (Bayer)	Dichlorphos (vgl. Vapona-Strip)	–	–	–
Mansonil (Bayer)	Niclosamid	(R)	100–200 (1 ×)	ist weniger gut verträglich als Yomesan, da andere Formulierung – gegen Cestoden –
Masoten (Bayer)	Trichlorphon (2,2,2-Trichlor-1-hydroxyäthyl)-phosphonsäure-dimethylester	(A) im Badewasser	100/200 l Wasser	gegen Ektoparasiten (auch bei Larven anwendbar) – gleicher Wirkstoff wie Neguvon
*Molevac (Parke-Davis)	Pyrvinium-pamoat	(R) oral	0,5–1 ml (1 ×)	gegen Oxyuren das Mittel der Wahl. Wiederholung der Behandlung anzuraten
Neguvon (Bayer)	(vgl. Masoten)	(R) s. Bemerkungen	0,1–0,2%ige wäßrige Lsg.	gegen Milben und Zecken; das direkte Besprühen der Tiere oder das Baden in solchen Lösungen ist gefährlich – Vergiftungsgefahr! Antidot: Atropinsulfat Zur Vernichtung von Milben etc. in den Becken, aussprühen mit 2%iger Lsg. Behandlung von Tieren: Leinensäckchen mit 0,2%iger Lsg. benässen, trocknen und Tiere für mehrere Stunden darin unterbringen. Wiederholung nach wenigen Tagen notwendig, z.B. bei *Ophionyssus*
Panacur (Hoechst)	Fenbendazol	(A) oral	10–30 (1 ×)	gegen Nematoden des Intestinaltraktes. Gut verträglich; Anwendung z.B. auch bei Rektumprolaps durch Nematodenbefall. Bei Mißerfolg 5d verabreichen

Präparat	Wirkstoff	Applikation	Dosierung	Bemerkungen
Plusidox (Boehringer-Ingelheim)		(R) oral	20–100 (1 ×)	gegen Nematoden des Intestinaltraktes. Als 2,5%ige und 10%ige Suspension, Granulat und Pulver erhältlich – sehr gut verträglich. Die Dosierung richtet sich nach den Nematodenarten; bei Spiruriden bis 100 mehrmals. Wirkt weniger gut gegen Lungennematoden und Oxyuren, nicht gegen Filarien
	Bromophos	(R) s. Bemerkungen	–	Ektoparasitikum zur Sprühbehandlung. Vorsicht!
Resochin (5%ig) (Bayer)	Chloroquindiphosphat	(R) i. m.	0,5–1 ml 3 × pro Woche für 2–3 Wochen und 2 ×/Woche für weitere 2 Wochen	bei extraintestinaler Amöbiasis; zusätzliche orale, event. kloakale Verabreichung von Clont und/oder Terramycin zu empfehlen
*Rintal (Bayer)	Febantel	(A) oral	20–30 (1 ×) – bei Lungennematoden 50 für 5–7 Tage	gegen Nematoden; eine injizierbare Lsg. ist in Vorbereitung, sie dürfte sich gegen Lungennematoden besonders eignen
		(R) oral	20–30 (1 ×) – bei Lungennematoden 50 für 5–7 Tage	gegen Nematoden; als 2,5%ige und 10%ige Suspension sowie Tabletten verfügbar.
*Ronidazol (Merck, Sharp & Dohme)	Carbaminsäure-(1-methyl-5-nitro-imidazol-2-yl)-methyl-ester	(R) oral	10 für 8–10 Tage	hochwirksam gegen Flagellaten-Infektionen, z. B. *Hexamita parva*; eine zusätzliche kloakale Verabreichung einer wäßrigen Terramycin-Lsg. unterstützt die Therapie
Sebacil (Bayer)	O-(Cyanobenzylidenamino)-O', O' dimethylthiophosphat	(R) als Sprühbehandlung	0,1 ml/l	gegen Fliegenmaden (Myiasis) bei Schildkröten u. a. Ektoparasiten – auch Milben. Antidot: siehe bei Neguvon
*Socatyl (Ciba-Geigy)	Sulfonamid (schwer löslich)	(R) oral	40–60 (4 ×)	gegen Kokzidien
Spartrix (Janssen)	Carnidazol	(R) oral	1 Tbl./0,5–1 kg mehrfach	gegen Flagellaten, aber auch wirksam gegen Amöben
Sulmet (Lederle-Cyanamid)	Sulfadimidin	(R) oral	50 (3 ×)	gegen Kokzidien

Tabelle 40 Fortsetzung

Handelsname (Hersteller)	Zusammensetzung	Applikationsart (A) Amphibien (R) Reptilien	Dosierung mg/kg KG	Anwendungsbereiche bzw. sonstige Bemerkungen
Trypaflavin (versch. Hersteller, z. B. Sigma)	Acriflavin (3,6-Diamino-10-Methyl-acridiniumchlorid)	(A) im Badewasser	0,03–0,05 mg/l (für kurzzeitige Bäder – einige Minuten – bis auf 1 mg/l zu erhöhen)	gegen ektoparasitische Protozoen bei Amphibienlarven, aber auch gegen bakterielle Erreger wirksam. Die Substanz ist als Panflavin (Hoechst) in einem Gemisch mit Kakaopulver und Milchzucker im Handel
*Vapona-Strip (Shell-Chemie) – vgl. auch Mafu-Strip –	Dichlorphos	(R) gasförmig	Einhängen kleiner Streifen (0,5 cm Streifen entspricht ca. 0,25 m³ Terrarium)	gegen Ektoparasiten, insbesondere Milben. Die Streifen nur für Stunden belassen – Beobachtung! Im unbesetzten Terrarium aber für mehrere Tage
Yomesan	Niclosamid	(R) oral	150–200 (1 ×) bei Diphyllobothriiden 2 ×	gegen Cestoden; direkte Eingabe der zerstoßenen Tabletten mit der Schlauchsonde – vermischt mit Wasser. Besser verträglich als Mansonil. Vgl. Droncit
Vitaminpräparate, Mineralstoffgemische, Stärkungsmittel				
*Arovit Tropfen (Hoffmann-LaRoche)	Vitamin A (1 ml = ca. 30 Tropfen = ca. 150 000 I. E.	(R) oral	ca. 1000 I. E. (3–5 ×)	z. B. bei Stomatitis ulcerosa; nicht zu häufig anwenden – Gefahr der Hypervitaminose
*Boviserin (Behring-Werke)	Normalserum vom Rind (1 ml enthält ca. 60 mg Serum-proteine)	(R) oral	s. Text u. S. 202 (entsprechend der Tiergröße)	bei geschwächten Tieren als Aufbaunahrung
*BVK-Roche (Hoffmann-LaRoche)	B-Vitamin-Komplex-Faktoren	(R) i. m.	0,2–0,5 ml	hat sich auch in einer Kombination mit dem wasser-mischbaren Komplex (A, D₃, E, C) im Verhältnis 1:1 gut bewährt
Dianabol-Tropfen (Ciba-Geigy)	Methandrostenolon (1 ml = 1 mg)	(R) oral	0,2–0,5 ml	bei Kachexie und allgemeiner Schwäche, sowie bei Osteoporose u. a.
*Dorswal (Dorswal-Produkte)	Futtermischung	(R) oral	ad libitum	Futtermischung für Schildkröten, die sich aber auch für viele andere Tiere wie Leguane eignet.
		(A)oral (für Larven)	ad libitum	Für Amphibienlarven sehr geeignet. – s. auch Roswal
*Kalk-Präparate (versch. Hersteller)	z. T. mit Vitaminen	(R) oral	ständige Zugabe zum Futter in geringer Menge	vielerlei Präparate sind geeignet, wie: Calciduran (Degussa), Calcipot (Troponwerke), Calcium-Vital (AAR-Pharma), Osspulvit (Madaus) u. a.
*Methiovertan (Asid)	Methionin-Calcium-Gemisch	(R) i. m.	1–2 ml (mehrfach)	Leberschutzpräparat bei Infektionen, Stoffwechsel-störungen, Paresen, Tetanie, Vergiftungen etc.

Präparat	Zusammensetzung	Applikation	Dosierung	Bemerkungen
*Miragest (Albrecht)	Vitamin-Mineralstoff-Spurenelemente-Mischung	(R) oral	-300 täglich	das primär für Fleischfresser (Hunde) entwickelte Präparat eignet sich auch für Reptilien kann dem Futter von Amphibienlarven untergemischt werden
Murnil (Bayer)	Biotin, Vitamin H	(A) oral	täglich	Stärkungsmittel als Zusatz zum Futter
Nekton R (Enderle)	Polyvitamingemische in Pulverform mit Spurenelementen und Calcium	(R) oral	1 mg/100–200 g Tier bei tgl. Zugabe	als kontinuierliche Zugabe zum Futter bei Echsen, Schildkröten u. a., sowie bei Futtertieren (Grillen, Heuschrecken, Fliegen etc.) geeignet
Reptomin (Tetra-Werke)	Futtermischung	(R) oral	ad libitum	für Land- bzw. Wasserschildkröten sind zwei versch. Produkte erhältlich (vgl. Bemerkungen zu Dorswal)
*Roswal (Dorswal-Produkte)	Futtermischung	(R) oral	ad libitum	Handelsname in der Schweiz, vgl. Dorswal
Sera-Raffy P (Aquaristik GmbH)	Futtermischung	(R) oral	ad libitum	für Schildkröten (vgl. Bemerkungen zu Dorswal)
*Tricrescovit (Rentschler)	Multivitaminpräparat	(R) oral, i. m. / (A) ?	-1 ml / ?	evtl. im Abstand mehrerer Wochen – es liegen keine Erfahrungen vor –
Vigantol forte pro injectione (Merck)	Vitamin D_3 (1 ml = 15 mg = 600 000 I. E.)	(R) i. m.	0,05–0,1 ml	nur in Fällen schwerer Hypovitaminose anzuwenden. Auch bei sehr großen Tieren nie über 0,2 ml applizieren. Vorsicht: Hypervitaminose D (trifft auch für alle anderen Vitamin-D-Präparate zu)
Vigantol ölige Lsg. (Merck)	Vitamin D_3	(R) oral	1–2 Tropfen	wird nur von karnivoren Reptilien wie Schlangen und Waranen gut verdaut
*Vitacombex (Parke-Davis)	Polyvitamingemisch aus: A, D_3, B_5, B_6, B_{12}, C, Nicotinamid, Na-D-Pantothenat	(R) oral	ca. 0,1 ml pro 50–100 g Tier = 2–3 Tropfen/ Woche	kann über das Trinkwasser oder Futter verabreicht werden. Vitamin A ist in öliger Zubereitung und deshalb nur für karnivore Reptilien voll zu empfehlen
*Vitamin-Kombination (A, D_3, E, C) (Pharmaz. Handelsges., Hydro-Chemie)	Vitamine A, D_3, E und C in einer wassermischbaren Zubereitung	(R) oral, i. m.	0,2–0,5 ml (2 × wiederholen im Abstand von je 10–14 Tagen)	durch seine Wassermischbarkeit eignet sich dieses Präparat besonders für die i. m. Injektion, da es gut resorbiert wird; auch in Kombination mit BVK-Roche im Verhältnis 1:1 sehr geeignet

Tabelle 40 Fortsetzung

Handelsname (Hersteller)	Zusammensetzung	Applikationsart (A) Amphibien (R) Reptilien	Dosierung mg/kg KG	Anwendungsbereiche bzw. sonstige Bemerkungen
Narkotika, Sedativa, (Tötungsmittel)				
Anaesthetikum 503 (Intervetra)	–	(R) lokal	ad libitum	ist durch Präparate wie Xylocain zu ersetzen
Chloralhydrat (versch. Hersteller)	keine Arzneispezialität	(R) i. m., i. p.	~50 in 10%iger Lösung	in Verbindung mit Narcoren; getrennt injizieren, zuerst Chloralhydrat
		(A) im Badewasser	4 g/l, oder 1–2 ml einer 10%igen Lsg. in den Rückenlymphsack inj.	bei Fröschen empfiehlt sich besonders die Injektion
Chlorpromazin (Bayer)	Megaphen	(R) i. m., i. p.	10–20	bei Schildkröten in Verbindung mit Pentobarbital-Natrium (Nembutal)
Flaxedil (Abbott, Boehringer)	Gallamin-triethiodid	(R) i. m.	1–2	Muskelrelaxans
*Halothan (Hoechst)	Halothan-Hoechst	(R) Inhalation	3–6 Vol%, bzw. nach Bedarf	zur Inhalationsnarkose in Narkosezelle oder Intubation – für Schildkröten nicht geeignet
*Hostacain (2%) (Hoechst)	Butanilicain HCl	(R) lokal	ad libitum	zum Aufträufeln auf Wunden oder zur Umspritzung von Abszessen u. a. als Lokalanästhetikum
*Hypnodil (Janssen)	Metomidat	(R) i. p.	max. 10	auch zur Einleitung der Narkose (~8 mg/kg) geeignet, anschließend Halothan
Ketanest	s. Vetalar	–	–	–
Ketavet	s. Vetalar	–	–	–
*Lidocain 2% (Steigerwald)	Lidocain HCl	(R) lokal, s. c. (i. m.)	ad libitum	Lokalanästhetikum, vgl. Hostacain
M 99 (American Cyanamid)	Etorphin	(R) i. m.	0,15–5	in Deutschland nicht zugelassen
*MS-222 (Sandoz)	Tricain-methansulfonat	(A) im Badewasser; (R) i. m., s. c.	15–200; ?	eignet sich besonders für Urodelen es liegen zu wenig Erfahrungen vor
*Narcoren (IFFA-Merieux)	Pentobarbital-Natrium	(R) i. m., i. p.	0,1 ml	auch in Verbindung mit Chloralhydrat verwendbar. Eignet sich in höherer Dosierung auch als Tötungsmittel
*Nembutal (Abbott, Boehringer)	Pentobarbital-Natrium – enthält 60 mg Wirkstoff/ml	(R) i. m., i. p., s. c.	10–40	bei Schildkröten; verdünnt in 10%igem Alkohol erniedrigt die Dosierung
Pentobarbital-Natrium	s. Narcoren und Nembutal	–	–	–

	Wirkstoff	Applikation	Dosis	Bemerkungen
*Rompun (Bayer)	Xylazin HCl	(R) i. m.	ca. 10–30 % der Vetalar-Dosis	Tranquilizer, der in Kombination mit anderen Narkotika, z. B. Vetalar, zur Reduzierung der Narkotika-Dosis beiträgt. – Verlängert die Narkosezeit
Saffan°°	–	–	–	siehe Bemerkungen am Ende der Tabelle
Sernylan (Parke-Davis)	Phencyclidin	(R) i. m.	–20	bei Krokodilen gute Muskelrelaxation
Succinyl-Asta (Asta-Werke)	Suxamethoniumchlorid	(R) i. m.	1–2 (–5)	Muskelrelaxans; 0,5 mg/kg effektive Mindestdosis
*T 61 (Hoechst)	Embutramid, Mebenzoniumjodit, Tetracainhydrochlorid (wäßrige Lsg.)	(R) intrapulmonal (i. p.)	0,5–1 ml/kg	Tötungsmittel mit äußerst rascher Wirkung besonders bei intrapulmonaler Applikation
*Vetalar (Parke-Davis)	Ketamin HCl	(R) i. m., s. c., i. p.	15–75 (mit niedriger Dosis beginnen und evtl. nachdosieren)	das z. Zt. bei Reptilien gebräuchlichste Narkotikum; läßt sich in der Dosierung um $1/3$–$1/2$ durch Kombination mit Rompun reduzieren
*Xylocain (Astra-Chemicals)	Lidocain HCl	(R) lokal, s. c. (i. m.)	ad libitum	Lokalanästhetikum; umspritzen der Operationsstelle oder einträufeln in die offene Wunde

Sonstige

	Wirkstoff	Applikation	Dosis	Bemerkungen
ATB Antibiogramm für direkte Ablesung (api-bio Merieux)	–	–	–	zur direkten Resistenzbestimmung bakterieller Keime aus Abszeßmaterial etc.
Atropinsulfat (Drobena, Thilo)	Atropinsulfat in versch. Konzentrationen: 1 ml enthält 0,25, 0,5, 1, oder 2 mg Wirkstoff	(R) i. m.	s. Bemerkungen	Antidot bei Neguvon-, Masoten-Sebacil-Vergiftung (s. dort); auch bei mehrere kg schweren Tieren beträgt die max. Dosis 1 mg i. m. – evtl. Wiederholung nach 1–2 Stunden
Calcitonin Sandoz (Sandoz)	Salm-Calcitonin synth.	(R) i. m., s. c.	–5 I. E. tgl.	bei Morbus Paget (*Boa constrictor*) kann das Präparat versuchsweise eingesetzt werden, da als Ursache Hyperkalzämie – hormonelle Störung? – denkbar wäre
Glucoselösung (5%ig oder 10%ig) (Braun Melsungen)	Glucose	(R) s. c.	0,2–10 ml/kg	entsprechend der Größe bei exsikkotischen Tieren
*Oxytocin (10 I. E./ml) (Tad)	Oxytocin	(R) i. m.	2–4 I. E./kg	bei Legenot, bei ausbleibendem Erfolg Nachdosierung mit halber bis ganzer Dosis; bei Echsen bis 5fache Dosis notwendig
Oxytocin „Horm" (3 I.E./ml und 10 I.E./ml) (Hormonchemie)	Oxytocin	(R) i. m.	2–4 I. E./kg	bei Legenot, s. oben

Tabelle 40 Fortsetzung

Handelsname (Hersteller)	Zusammensetzung	Applikationsart (A) Amphibien (R) Reptilien	Dosierung mg/kg KG	Anwendungsbereiche bzw. sonstige Bemerkungen
Pitocin oral (1 Tbl. 200 I.E.) (Parke-Davis)	Oxytocin synthetisch	(R) oral	2–4 I.E./kg	bei Legenot, s. oben
Sterofundin (Braun Melsungen)	Elektrolytlösung	(R) s. c.	nach Größe	zur Rekonstitution exsikkotischer Reptilien
Syntocinon (3 I.E./ml und 10 I.E./ml) (Sandoz)	Oxytocin synthetisch	(R) i. m.	2–4 I.E./kg	bei Legenot, s. oben
Toxogonin (Merck)	Obidoximchlorid	(R) i. m.	s. Packungsbeilage; Atropindosis beachten	zur Reaktivierung der Cholinesterase nach Vergiftung mit Organophosphorverbindungen, z. B. Neguvon. – Nur nach vorheriger Atropintherapie

Desinfektionsmittel (i. w. S., einschl. Insektizide)[+] und [++] – Die Auswahl erfolgte unter dem Gesichtspunkt einer unterschiedlichen Zusammensetzung

Handelsname (Hersteller)	Zusammensetzung	Einwirkungsdauer und Menge bzw. Konzentration	Bemerkungen
A Händedesinfektion			
Hospisept (Dr. Rosemann)	auf Formalinbasis + Alkohol	3 ml – ½ min	gut verträglich, Formalingeruch
Merfen-Tinktur – farblos – (Zyma)	Phenylmercuriborat + Isopropanol	3 ml – ½ min	auch zur Wunddesinfektion geeignet
Desderman (Schülke & Mayr)	Phenolderivat + Alkohol	3 ml – ½ min	
Primasept (Schülke & Mayr)	Phenolderivat + Alkohol	2 ml – 1 min	fast immer gut verträglich, angenehmer Geruch
Kodan-Spray (Schülke & Mayr)	Phenolderivat + Alkohol	3 ml – ½ min	
Rapidosept (Bayer)	Dichlorbenzylalkohol + Glykolderivat	3 ml – ½ min	

B Geräte- bzw. Beckendesinfektion

Präparat	Wirkstoff	Konzentration/Zeit	Bemerkung
Lysoformin 2000 (Dr. Rosemann)	auf Formalinbasis (aktive Aldehydgruppen)	3%ig – 1 Std.	bei Beckendesinfektion entsteht intensiver Formalingeruch
Gigasept (Schülke & Mayr)	Bernsteinsäuredialdehyd, 2,5 Dimethoxytetrahydrofuran u. a. Aldehyde	3%ig – 1 Std.	eignet sich sehr gut zur Gerätedesinfektion
Grotanat (Schülke & Mayr)	substituierte Phenole	2%ig – 1 Std.	
Lysovet PA (Schülke & Mayr)	Aldehyde, Phenole, Alkohole	½%ig – 1–4 Std.	wirkt bakterizid (2%ig – 3 Std.), fungizid (2%ig – 4 Std.) und tuberkulozid in 2%iger Lsg. und 4stündiger Einwirkungszeit

C Präparate zur Abtötung von Wurmeiern und Kokzidien-Oozysten

Präparat	Wirkstoff	Konzentration/Zeit	Bemerkung
Dekaseptol (Marienfelde)	Schwefelkohlenstoff, Chloroform, Phenolderivate	6%ig – 1 Std.	starke Geruchsbelästigung, nur anwendbar in Terrarien ohne Tiere. Tötet auch Ascarideneier ab.
Lysococ – flüssig (Schülke & Mayr)	Schwefelkohlenstoff, Phenole	4%ig – 1½ Std.	Geruchsbelästigung; nur anwendbar in Becken ohne Tiere und möglichst im Freien. Nur wirksam gegen Kokzidien-Oozysten.
Lyso (Schülke & Mayr)	Phenole, organische Lösungsmittel	4%ig – 2 Std.	tötet auch Ascarideneier ab

Tabelle 40 Fortsetzung

Desinfektionsmittel (i. w. S.)+ und ++ – Die Auswahl erfolgte unter dem Gesichtspunkt einer unterschiedlichen Zusammensetzung

Handelsname (Hersteller)	Zusammensetzung	Einwirkungsdauer und Menge bzw. Konzentration	Bemerkungen
D Präparate gegen Schadinsekten			
1. Fraßgifte			
Rinal Spezial Fertigköder (Vorratsschutz)	Chlordecon	–	Fertigköder gegen Pharaoameisen (*Monomorium pharaonis*)
Rinal Schabenköder (Vorratsschutz)	Chlorpyrifos	–	auslegefertig in der Dose
Blattanex Schabenköder (Bayer)	Propoxur	–	auch wirksam gegen Schabenpopulationen, die gegenüber chlorierten Kohlenwasserstoff-Insektiziden resistent sind
2. Sprühmittel u. a.	vielerlei Präparate, die Pyrethrum als alleinige Komponente oder in Kombination mit anderen synthetischen Wirkstoffen enthalten	–	Herstellerfirmen: Frohwein, Erdal-Rex, Nigrin u. a. – vgl. auch SCHLIESSER und STRAUCH 1981 – alle Pyrethrum-Präparate sind für Fische, Amphibien und Reptilien mehr oder weniger stark toxisch und können deshalb nur in leeren Becken etc. verwendet werden

+ Eine ausführliche Zusammenstellung der von der „Deutschen Gesellschaft für Hygiene und Mikrobiologie" als wirksam befundenen Desinfektionsmittel ist im Verlag Hygieneplan GmbH Friedberg/Hessen erhältlich; VI. Liste – Stand 31.7.1981

++ Die von der „Deutschen Veterinärmedizinischen Gesellschaft" (DVG) geprüften Präparate sind in der 3. Desinfektionsmittelliste, Deutsches Tierärzteblatt 1, 10–12, 1979 zusammengestellt.

°° Das Saffan, ein Steroid-Anästhetikum, wird von den Glaxo-Lab. Ltd., Greenford, Middlesex, England hergestellt. Inwieweit sich seine Verwendung bei Reptilien bewähren wird, bleibt abzuwarten. Während bei intrakardialer und intravenöser Injektion (~1 ml/kg) innerhalb 30 Sekunden eine tiefe Narkose für 30–40 Minuten eintritt, führt die i.p.-Applikation nur in Verbindung mit Halothan (1–1,5 %) zu einer ausreichenden Vollnarkose.

[1] LAWRENCE, K.: The use of antibiotics in reptiles: a review. J. Small Anim. Pract. 24, 741–752, 1983

Liste der Herstellerfirmen der aufgeführten Präparate

AAR-Pharma, Aar Adler Apotheke,
5630 Remscheid
Albrecht, 7960 Aulendorf/Wttbg.
Abbott, Deutsche Abbott, 6507 Ingelheim
a. Rhein
Abbott North Chicago Il 60064 in Lizenz der
Dainippon Pharmaceutical Co, Ltd. Osaka,
Japan (Furanace)
api-bio Mérieux, api bio Merieux,
7440 Nürtingen
Aquaristik GmbH, 5138 Heinsberg
Asid, Asid-Bonz u. Sohn,
8044 Unterschleißheim
Asta, Asta-Werke, 4800 Bielefeld 14
Astra-Chemicals, Astra Chemicals GmbH,
2000 Wedel/Holst.
Bayer, Bayer AG,
5090 Leverkusen – Bayerwerk
Beecham-Wülfing GmbH & Co. KG,
4040 Neuss
Behringwerke, Behringwerke AG,
3550 Marburg
Boehringer Ingelheim, C. H. Boehringer Sohn,
6507 Ingelheim a. Rhein
Boehringer Mannheim, Boehringer Mannheim,
6800 Mannheim 31
Braun Melsungen, B. Braun Melsungen AG,
3508 Melsungen
Chroma, Chroma-Gesellschaft Schmidt & Co.,
7000 Stuttgart 60
Ciba-Geigy, Ciba Pharmazeutika,
7867 Wehr/Baden
Cilag-Chemie, Cilag-Chemie GmbH,
6146 Alsbach
Degussa, Degussa Pharma-Gruppe Hamburg,
6000 Frankfurt/M
Dorswal-Produkte, Walter Rösli,
7852 Hauingen
Dorswal-Produkte, Walter Rösli, CH Zürich
Drobena, Drobena Arzneimittel, 1000 Berlin 41
Enderle, Günther Enderle, 7530 Pforzheim
Erdal-Rex, Erdal-Rex GmbH, 6500 Mainz 1
Frowein, 7470 Albstadt-Ebingen
Heyden, Chemische Fabrik von Heyden
GmbH., 8000 München 19
Heyl, Heyl & Co., 1000 Berlin 37
Hoechst, Hoechst AG, 6230 Frankfurt/M. 80
Hormonchemie, Hormon-Chemie,
8000 München 45

Hydro-Chemie GmbH, 8000 München 50
IFFA-Mérieux, IFFA-Mérieux GmbH.,
7958 Laupheim
Intervetra, CH Genf
Janssen, Janssen GmbH, 4040 Neuß 21
Lederle-Cyanamid, Lederle-Cyanamid,
8190 Wolfratshausen
Lilly, Eli Lilly, 6300 Gießen
Madaus, Dr. Madaus, 5000 Köln
Marienfelde, Chem. Fabrik Marienfelde,
2000 Hamburg 50
Merck, E. Merck, 6100 Darmstadt 1
Merck, Sharp & Dohme (MSD), Merck,
Sharp &Dohme, Haarlem, Niederlande
Nigrin, Nigrin-Vertrieb, Union Technohandel
KG, 7321 Zell u. A.
Parke-Davis, Parke, Davis & Co.,
8000 München 2
Pfizer, Pfizer GmbH, 7500 Karlsruhe 1
Pharmazeutische Handelsgesellschaft mbH.,
3000 Hannover, Dreyerstr. 10
Rentschler, Dr. Rentschler Arzneimittel,
7958 Laupheim
Roche, Hoffmann-La Roche,
7889 Grenzach-Wyhlen
Röhm-Pharma, Röhm Pharma, 6100 Darmstadt
Rosemann, Lysoform Dr. Rosemann,
1000 Berlin 46
Sandoz, Sandoz AG, 8500 Nürnberg 1
Serva, Serva Feinbiochemica, 6900 Heidelberg
Shell-Chemie, Deutsche Shell Chemie GmbH,
6000 Frankfurt/M.
Spitzner, W. Spitzner, Arzneimittelfabrik
GmbH, 7505 Ettlingen
Schülke & Mayr, Schülke & Mayr,
2000 Norderstedt, Postfach, 2000 Hamburg 63
Sigma, Sigma-Chemie, 8028 Taufkirchen
Steigerwald, Steigerwald Arzneimittelwerk,
6100 Darmstadt
Tetra-Werke, 4520 Melle 1
Therapogen, Therapogen-Werke,
8000 München
Thilo, Dr. Thilo & Co.,
8021 Sauerlach b. München
Troponwerke, Troponwerke Köln, 5000 Köln
Vorratsschutz, Vorratsschutz GmbH,
6941 Laudenbach/Bergstraße
Winthrop GmbH, 6078 Neu-Isenburg
Zyma, Zyma GmbH, 8000 München 70

Literatur

ANONYM: VI. Liste der nach den „Richtlinien für die Prüfung chemischer Desinfektionsmittel" geprüften und von der Deutschen Gesellschaft für Hygiene und Mikrobiologie als wirksam befundenen Desinfektionsverfahren. Stand 31. 7. 1981. Friedberg (Hessen), Verlag Hygieneplan, 1981.

ANONYM: 3. Desinfektionsmittelliste der Deutschen Veterinärmedizinischen Gesellschaft (DVG). Deutsches Tierärzteblatt 1, 10–12, 1979.

ANONYM: Pflanzenschutzmittel-Verzeichnis. Biologische Bundesanstalt für Land- und Forstwirtschaft, Braunschweig.

ANONYM: Rote Liste (Humanmedizinische Spezialitäten). Herausgeber: Bundesverband der Pharmazeutischen Industrie e. V., Frankfurt/M.

ANONYM: Die Liste, Pharmindex (Humanmedizinische Spezialitäten). I.M.P. Verlagsgesellschaft mbH. Internationale Medizinische Publikationen, Neu-Isenburg.

ANONYM: Delta-Liste (Veterinärmedizinische Spezialitäten). Delta Medizinische Verlagsgesellschaft mbH, 1000 Berlin 42.

FRANK, W.: 3.29 Amphibien – Reptilien, Seiten 290–305. In: Zootierkrankheiten (H. G. KLÖS und E. M. LANG, Hrsgb.). Berlin, Hamburg, P. Parey Verlag, 1976, 365 Seiten.

HOLT, P. E.: Drugs and dosages, pp. 551–584, vol. 2. In: Diseases of the Reptilia (J. E. COOPER and O. F. JACKSON, eds.). London, New York, Toronto, Sydney, San Francisco, Acad. Press, 1981, 584 pp.

SCHLIESSER, T., STRAUCH, D.: Desinfektion in Tierhaltung, Fleisch- und Milchwirtschaft. Stuttgart, Enke Verlag, 1981, 455 Seiten.

STEUER, W., Lutz-DETTINGER, U.: Leitfaden der Desinfektion, Sterilisation und Entwesung. Mit Grundlagen der Mikrobiologie, Parasitologie, Infektionslehre und Epidemiologie. Stuttgart, New York, G. Fischer Verlag, 1980, 363 Seiten, 3. Aufl.

5.2 Kulturtechnik, Blutausstrich, Färbungen etc.

5.2.1 Kultur von Entamöben (Acanthamöben u. a., Flagellaten)

Die Kultur, insbesondere von *Entamoeba invadens*, ist in all den Fällen, in denen keine einwandfreie Diagnose, am besten durch Auffinden der beweglichen Trophozoiten, sichergestellt werden kann, zwingend notwendig, um bei Vorliegen einer Amöbiasis den übrigen Tierbestand schützen zu können.

Die nachfolgende Kulturtechnik wird von uns seit Jahren mit bestem Erfolg durchgeführt. Im gleichen Nährmedium vermehren sich aber neben den Fäkalbakterien auch andere Protozoen, so daß z. B. auch eine *Hexamita*-Infektion diagnostiziert werden kann.

5.2.1.1 Nährbodenherstellung

Auf 500 ml Aqua dest. kommen 13,5 g Nährsubstanz (Endamoeba Medium, Difco Laboratories Detroit 1 Michigan USA – zu beziehen über mehrere Firmen, z. B. Th. Geyer, Postfach 465, 7000 Stuttgart 1).

Die pulvrige Substanz wird zusammen mit dem Wasser am besten auf einem Magnetrührer solange erhitzt, bis die Lösung klar dunkelbraun wird.

Gut gereinigte Reagenzgläser werden mit je ca. 1 ml dieser Kulturlösung gefüllt, mit üblichen Kappen verschlossen und autoklaviert. Zur Vergrößerung der Nährbodenoberfläche läßt man die Reagenzröhrchen danach in schräger Lage erkalten; sie können für mehrere Wochen im Kühlschrank aufbewahrt werden.

Für die Kultur wird eine erbsengroße Kotprobe, ein Stück nekrotischer Darm o. ä. auf den Nährboden aufgebracht und mit einer flüssigen Komponente, die aus Lockelösung, der Rinderserum zugefügt ist, besteht, überschichtet. Pro Röhrchen werden ca. 3 ml benötigt. Die Zugabe einer Impföse Reisstärke (Difco) dient zur Ansiedlung von Bakterien auf der Oberfläche der Stärkekörner, die von den Amöben aufgenommen werden und deren Bakterienbesatz und angedaute Stärke sie als Nahrung verwerten.

Die Bebrütung der fertigen Röhrchen erfolgt bei 27–28°C. Die erste Kontrolle sollte ab dem 2.–3. Tag durchgeführt werden. Falls keine Amöben aufzufinden sind, wird ca. ½ ml der Kulturflüssigkeit vom Bodensatz mit einer Pipette abgenommen und in ein frisch vorbereitetes Röhrchen übertragen. Diese „Blindpassage" wird 2mal wiederholt, so daß ein Ergebnis nach ca. zehn Tagen vorliegt.

Da die Kultur der Amöben nicht immer gelingt, sollte man bei Verdacht auf Amöbiasis von mehreren Kotproben im Abstand einiger Tage die Kultur wenigstens 2mal wiederholen.

Herstellung der Flüssigphase

Lockelösung:
D (+)-Glucose $C_6H_{12}O_6 \cdot H_2O$ 1,0 g
Calciumchlorid-2-hydrat krist. $CaCl_2 \cdot 2H_2O$, 0,2 g
Natriumchlorid NaCl 9,0 g
Kaliumchlorid KCl 0,6 g
Natriumhydrogencarbonat $NaHCO_3$ 0,2 g
Aqua dest. 1000 ml

Die fertige Lösung wird autoklaviert. Jeweils 30 ml Lockelösung werden mit 4 ml Serum (Normal Serum vom Rind ohne Konservierungsmittel für die Nährbodenzubereitung – Behring-Werke, Marburg) gemischt. Diese Menge reicht für die Überschichtung von jeweils 10–12 Nährbodenröhrchen aus. Die fertig beschickten Röhrchen – noch ohne Untersuchungsmaterial – können für 1–3 Tage im Kühlschrank aufbewahrt werden.

5.2.2 Blutausstrich

Wichtigste Voraussetzung für einen guten Blutausstrich sind absolut fettfreie Objektträger. Sie lassen sich entweder durch Einstellen in ein Äther-Akohol-Gemisch erzielen oder durch kräftiges Anhauchen und sofortiges Abreiben mit einem fusselfreien Leinenlappen. Dabei muß so intensiv gerieben werden, daß sich das Glas leicht erwärmt. Nur so wird der Objektträger einwandrei von dem fetthaltigen Hüttenrauch gesäubert.

Für den Ausstrich wird ein sehr kleiner Tropfen Blut auf die eine Seite des Objektträgers gebracht – *Merke:* Je kleiner der Tropfen, desto dünner, also umso besser ist der Ausstrich!

Der Ausstrich selbst wird durch Heranführen eines Deckglases, das weniger breit als der Objektträger sein muß, z. B. 18 mm, oder eines speziellen Ausstrichgläschens mit geschliffenem Rand in einem Winkel von ca. 45° zum Objektträger an den Bluttropfen eingeleitet. Bei der Berührung des Deckglasrandes mit dem Bluttropfen verteilt sich das Blut sofort entlang der Deckglaskante. Mit einer gleichmäßigen schiebenden Bewegung wird das Deckglas über den Objektträger geführt und dabei der Blutfilm in der Breite des Deckglases nachgezogen.

Das Deckglas wird über den ganzen Objektträger geführt; der Blutfilm muß aber bereits vorher, bei optimaler Blutmenge etwa in der Mitte des Objektträgers, zu Ende sein.

Der Anstellwinkel des Deckglases auf dem Objektträger entscheidet über die Dicke des Blutfilms. Ein zu flacher Winkel führt ebenso wie ein zu steiler zu dicken, unbrauchbaren Ausstrichen.

5.2.3 „Dicker Tropfen"

Ein etwas größerer Tropfen Blut wird in die Mitte eines Objektträgers aufgebracht und mit der Ecke eines zweiten Objektträgers unter kreisenden Bewegungen und leicht kratzendpfeifendem Geräusch auf einen Durchmesser von ca. 1,5–2 cm ausgebreitet. Dieser Vorgang führt zur Defibrinierung des Blutes – das Fibrin hängt oft in einem Klümpchen an der Ecke des Objektträgers – und zur besseren Haftung des Blutes auf dem Objektträger. Anschließend wird das Präparat luftgetrocknet.

Vor der Färbung muß der „Dicke Tropfen" hämolysiert werden, da sonst ein Auffinden von Parasiten in den dick übereinanderliegenden Blutzellen nicht möglich ist. Bei Amphibien und Reptilien bleiben die Kerne der Erythrozyten übrig, was eine gewisse Erschwernis bei der Suche nach Parasiten im Vergleich zum Säugerblut bedeutet. Anschließend wird der „Dicke Tropfen" wie ein Blutausstrich fixiert und gefärbt.

Der Vorteil gegenüber einem Ausstrich besteht in der viel größeren Blutmenge, die auf relativ kleiner Fläche verteilt ist und bei wenigen Parasiten deren Auffinden wesentlich erleichtert.

Für die gute Darstellung von Mikrofilarien ist es die Methode der Wahl, da die rasche Trocknung eines normalen Blutausstrichs zu stark geschrumpften, für Determinationen unbrauchbaren Gebilden führt.

A. Giemsa-Färbung für Blutausstriche

Eine der besten Färbungen zur Darstellung von Protozoen (und Mikrofilarien) im Blutausstrich oder „Dicken Tropfen" ist die Methode nach GIEMSA. Die wichtigste Voraussetzung für gute Präparate ist die Verwendung von destilliertem Wasser mit einem pH von 7,2. Da diese Bedingung nur von frisch destilliertem Wasser erreicht wird und der pH sich rasch verändert (Aufnahme von CO_2), besteht eine der Möglichkeiten darin, das Aqua dest. mit Leitungswasser in einem Verhältnis zu mischen, das der Alkalität des Wassers eines bestimmten Ortes entspricht, und sich das Mischungsverhältnis auf der Vorratsflasche der Giemsalösung zu notieren.

Eine andere Möglichkeit ist die Zugabe der von Chemikalienfirmen, z. B. Merck, Darmstadt, in den Handel gebrachten Puffertabletten. Sie sind für die Giemsafärbung abgestimmt und ergeben einen pH-Wert von 7,2.

Giemsafarblösung (Stammlösung) wird im allgemeinen nicht mehr im Labor hergestellt, da die kommerziellen Produkte verschiedener Firmen, z. B. Chroma, einen gleichbleibend hohen Qualitätsstandard aufweisen. Zur Färbung wird eine bestimmte Menge Farblösung in das auf pH 7,2 eingestellte Wasser eingemischt (kein Rühren, sondern nur vorsichtiges Durchmischen). Je mehr Farblösung, desto kürzere Färbezeiten aber geringere Differenzierung der Strukturen.

Gute Resultate bei einer Färbedauer von ca. 45–90 Minuten erzielt man bei Zugabe von 1 ml Farblösung zu 100 ml Wasser. Bei zu saurem pH überwiegen im Präparat die Rotanteile, bei zu alkalischer Lösung die Blaukomponenten.

Färbevorgang:
a) Blutausstriche lufttrocknen – ca. 10 Minuten.
a₁) „Dicke Tropfen"-Präparate lufttrocknen – ca. 20 Minuten; anschließend vorsichtig hämolysieren durch schräges Einlegen – Schichtseite nach unten – in Aqua dest.
b) Fixieren in Methanol (Methylalkohol) für 10 Minuten. Steht nur abs. Äthylalkohol zur Verfügung, verlängert sich die Fixierdauer um den Faktor 3.
c) Methanol kurz abschleudern und den noch feuchten Objektträger in die Farblösung einstellen.
d) Nach Beendigung der Färbung Objektträger aus der Farblösung nehmen und mit Aqua dest. von pH 7,2 abspülen, um den aufliegenden Farbfilm zu entfernen.
e) In schräger Stellung lufttrocknen und entweder direkte Betrachtung – nur mit Ölimmersionsobjektiv unter Verwendung eines Tropfens Immersionsöl – oder in üblicher Weise zu einem Dauerpräparat verarbeiten.

B. Pappenheim-Färbung zur Blutbild-Differenzierung

Panoptische Färbemethode (PAPPENHEIM-UNNA), bei der alle Blutzellen gut darstellbar und Einzelheiten optimal zu erkennen sind. Es ist die gebräuchlichste Färbung für Blutausstriche, um ein Differentialblutbild erstellen zu können. Blutprotozoen lassen sich dagegen weniger gut als mit der Methode nach GIEMSA anfärben, bzw. es kommen Einzelheiten nicht so deutlich zur Darstellung.

Färbevorgang:
a) Lufttrockenen Blutausstrich in waagrechter Lage für 3 Minuten mit May-Grünwald-Lösung fixieren, mit gleicher Menge (wie May-Grünwald-Lösung) Aqua dest. verdünnen und für weitere 3 Minuten färben.
b) Fixier-Färbelösung abgießen und mit Giemsa-Gebrauchslösung, vgl. 5.2.3.A. für 15–20 Minuten nachfärben.
Ergebnis: Erythrozyten blaßrosa tingiert; Leukozytenkerne dunkelviolettblau, Plasma blaßblau; Einschlußgranula entsprechend ihrer Reaktion blaßrosa, dunkelviolett u. a.

5.2.4 Ziehl-Neelsen-Färbung zum Nachweis säurefester Stäbchen

Bei oberflächlichen, nicht abheilenden Ulzerationen wie sie bei Amphibien, aber auch aquatil lebenden Reptilien (Schildkröten) auftreten, bzw. bei Abszessen (insbesondere Reptilien) sowie bei entsprechenden pathologischen Prozessen innerer Organe, die bei der Sektion nachgewiesen werden, ist die Prüfung auf säurefeste Stäbchen wichtig. Da als Erreger in erster Linie verschiedene *Mycobacterium*-Arten in Betracht kommen, und die Tötung betroffener Tiere zwingend ist, kommt einer solchen Feststellung große Bedeutung zu, vgl. 3.1.1.2, S. 196, und 3.1.2.2., S. 204.

Färbevorgang:
a) Abszeßmaterial o. ä. auf Objektträger ausstreichen, lufttrocknen und zur Fixierung 3mal durch die Flamme ziehen (unbestrichene Glasseite zur Flamme).
b) Objektträger auf Färbebank legen, mit Karbolfuchsin überschichten und für 3 min bis zur Dampfbildung erhitzen. Farbe abkippen, in Aqua dest. abspülen, anschließend kurz in 3%iger Salzsäure schwenken und abspülen.
c) ½ Minute mit wäßriger Methylenblaulösung (1%ig) färben und in Aqua dest. spülen.
Ergebnis: Säurefeste Stäbchen sind deutlich rot gefärbt, alle übrigen Bakterien blau.

5.2.5 Grocott-Färbung zum Nachweis von Pilzhyphen in Schnittpräparaten

Bei dieser Technik handelt es sich um eine modifizierte Methenamin-Silber-Färbung nach GOMORI.

Von Ausnahmen abgesehen, wie den Vertretern der Schwärzepilze (Dematiaceae), deren Hyphen sich aufgrund ihrer bräunlichen Färbung im gefärbten Schnittpräparat deutlich erkennen lassen, heben sich die farblosen Hyphen, die mit den in der Histologie üblichen Farbstoffgemischen nicht angefärbt werden, von der Umgebung kaum ab; sie entgehen deshalb i. d. R. der Diagnose, obwohl sie nicht selten Ursache pathologischer Prozesse sind.

Spezielle Methoden, die die Wandungen der verschiedenen pilzlichen Elemente anfärben, ermöglichen auch in solchen Fällen eine einwandfreie Diagnose. Von den verschiedenen Färbungen wie PAS, Cresyl-Echtviolett, und der Methenamin-Silber-Imprägnierung, hat sich die in der Überschrift angegebene modifizierte Methode besonders bewährt.

Färbevorgang:
a) Herstellung von Paraffinschnitten der in Formalin fixierten Objekte, die in üblicher Weise entparaffiniert und über die Alkoholreihe in Aqua dest. überführt werden.
b) Einstellen in Chromsäure-Lösung (5%ig) für 1 Stunde.
c) Abspülen (15 Sekunden) in Leitungswasser.
d) Einstellen in Natriumbisulfit-Lösung (1%ig) für 1 Minute, um Chromsäurereste zu entfernen.
e) Überführen in Leitungswasser für 10–15 Minuten.
f) Abspülen in mehrmals gewechseltem Aqua dest.
g) Überführen in Methenamin-Silbernitrat-Lösung. Anschließend das ganze System im Thermostaten bei 58–60°C für 30–60 min aufbewahren. Die Einwirkungszeit sollte so lange festgesetzt werden, bis die Schnitte hell gelbbraun gefärbt sind (Die meisten Pilzelemente benötigen mind. 60 min.
Entnahme der Objektträger aus der Lösung mit einer Plastikpinzette (kein Metall!) und in mehrmals (6×) gewechseltem Aqua dest. abspülen. Unter dem Mikroskop erscheinen Pilzhyphen in diesem Stadium dunkelbraun.
h) Überführen in 0,1%ige Goldchloridlösung für 2–5 Minuten und anschließend abspülen in Aqua dest.
i) Zur Entfernung des nicht reduzierten Silbers werden die Präparate für 2–5 Minuten in 2%ige Natriumbisulfit-Lösung eingestellt.
j) Gründliches Auswaschen in Leitungswasser.
k) Gegenfärbung in Lichtgrünlösung für 30–45 Sekunden.
l) Über die Alkoholreihe entwässern, beginnend mit 2mal gewechseltem 95%igem Alkohol, und in üblicher Weise zu Dauerpräparaten verarbeiten.

Ergebnis: Pilzhyphen erscheinen schwarz, scharf gegen das übrige Gewebe abgegrenzt, das Innere der Hyphen erscheint rosa, der Hintergrund fahlgrün. *Vorsicht:* Auch Elastin u. a. Strukturen erscheinen schwarz, lassen sich aber aufgrund ihrer Morphologie gut von den Pilzelementen unterscheiden.

Literatur

GROCOTT, R. G.: A stain for tissue section and smears using Gomori's methenamine-silver nitrate technic. Am. J. Clin. Pathol. 25, 975–979, 1955.
RIPPON, J. W.: Medical mycology. The pathogenic fungi and the pathogenic Actinomycetes. (Grocott modification of Gomori methenamine silver stain, p. 558). Philadelphia, London, Toronto, W. B. Saunders Comp., 1974, 587 pp.

5.2.6 Malzacher-Färbung

Diese Färbetechnik hat sich in den vergangenen Jahren für die Anfärbung von Totalpräparaten (Trematoden und Cestoden) gut bewährt, da die verschiedenen Organe in blauer und roter Tingierung scharf gegeneinander abgegrenzt werden. Die besten Resultate erzielt man, wenn die Objekte zuvor in 70%igem Alkohol flach ausgestreckt und je nach Größe unter Deckglas- oder Objektträgerdruck fixiert wurden. Die Tötung insbesondere von Cestoden kann in kaltem Wasser erfolgen.

Da die Farblösung nicht fertig zu erhalten ist – Ausnahme: Boraxkarmin-Lösung (alkoholisch) nach Grenacher – muß die zweite Komponente (Astrablau) selbst hergestellt werden.

Astrablau-Lösung:
Astrablau FM 1 g
L (+)-Weinsäure 3 g
Aqua dest. 100 ml
Der Farbstoff löst sich rasch auf, die Lösung ist sofort gebrauchsfertig.

Färbevorgang:
a) Überführe die Objekte aus 70%igem Alkohol (falls sie in Formalin o. ä. fixiert wurden, müssen sie längere Zeit zuvor in 70%igen Alkohol gelegt werden) in alkoholische Boraxkarmin-Lösung. Färbedauer ca. 10–15 Minuten.
b) Lege die Objekte in Aqua dest. ein, bis sie wie entfärbt wirken. Das Wasser muß gegebenenfalls gewechselt werden, um den Differenzierungsvorgang – bei kleinen Objek-

ten unter dem Präpariermikroskop – verfolgen zu können. Die Differenzierung ist beendet, wenn das Parenchym blaß aussieht und einzelne Organe rot tingiert zu erkennen sind.

c) Überführe die Objekte in Astrablau-Lösung für wenige Minuten (2–3, max. 5–10).

d) Wasche die Präparate in mehrmals gewechseltem Aqua dest. bis die Waschflüssigkeit klar bleibt.

e) Entwässere über die Alkoholreihe, beginnend mit 70%igem Alkohol, überführe in ein Intermedium zur Transparentierung und bette in üblicher Weise ein.

5.3 Methoden zum Nachweis von Helmintheneiern bzw. -larven und Protozoenzysten im Kot

Allgemeine Bemerkungen: Grundsätzlich bestehen mehrere Möglichkeiten, um Parasitenstadien im Kot nachzuweisen; einige Verfahren, die wenig Aufwand erfordern, seien nachfolgend beschrieben.

5.3.1 Direkter Nachweis

Dabei wird eine sehr kleine Kotmenge mit physiologischer Kochsalzlösung (0,9%ig) auf einem Objektträger vermischt, mit einem Deckglas bedeckt und nativ unter dem Mikroskop durchmustert.

Dieses Verfahren eignet sich zum Auffinden entsprechender Stadien nur dann, wenn entweder sehr viele Wurmeier bzw. -larven oder Protozoenzysten vorhanden sind, oder die Probe einer Stelle im Kotballen entnommen wurde, an der viele Stadien gelegen hatten.

Das Verfahren eignet sich bestenfalls für eine erste, grobe Orientierung.

5.3.2 Flotationsverfahren

Bei diesen Techniken wird der Kot mit Lösungen vermischt, die eine so hohe Konzentration aufweisen, daß die spezifisch leichteren Parasitenstadien innerhalb 20–30 Minuten nach oben getrieben werden und an der Oberfläche mit einer Pipette oder einem kurz aufgelegten Objektträger oder Deckglas abgenommen werden können. Die Zeit von maximal 35 Minuten muß unbedingt eingehalten werden, weil danach ein Ausgleich zwischen den unterschiedlichen Konzentrationen erfolgt und die Eier absinken. Nicht alle Eier, z. B. viele Arten mit einem Operculum und solche Arten, die besonders schwere Eier ausbilden, lassen sich damit auffinden. Sie können nur mit einem der Sedimentationsverfahren nachgewiesen werden.

Zur Herstellung der wäßrigen Lösungen werden die verschiedensten Substanzen in unterschiedlicher Konzentration verwendet, z. B. gesättigte Kochsalzlösung, 33%ige Zinksulfatlösung (dabei werden 336 g Zn $SO_4 \cdot$ 7 H_2O in 1000 ml Aqua dest. gelöst), hochprozentige Rohrzuckerlösung u. a.

5.3.3 Sedimentationsverfahren

Hierbei sinken die Wurmeier und Protozoenzysten in Lösungen entweder durch langsame Sedimentation zum Boden eines Zylinders, oder sie werden durch Zentrifugation an den Boden des Zentrifugenglases gedrückt. Nach Dekantieren des Überstandes kann das Sediment auf Parasitenstadien unter dem Mikroskop durchgemustert werden.

Der Nachteil besteht darin, daß der Kot durch Absieben der Kotlösung von gröbsten Bestandteilen gereinigt werden muß und daß sich trotzdem im Sediment eine Unmenge anderer Partikel zusammen mit Wurmeiern etc. ansammelt. Um diesen Nachteil zu umgehen, wurden verschiedene Verfahren entwickelt bei denen sich die wesentlichen Kotbestandteile in einem Kotpfropf nach der Zentrifugation im oberen Teil des Zentrifugenglases ansammeln.

Diese Methoden, z. B. TELEMANN, sind nur bei entsprechender Laboreinrichtung durchführbar, weil Äther und Salzsäure verwendet werden müssen. Sie sind teurer als andere Techniken und für den Unerfahrenen zu gefährlich.

5.3.4 Auswanderverfahren

Bei manchen Nematodenarten treten im Kot bereits freie Larven auf. Bei den geschilderten Techniken werden sie entweder zerstört oder sie schrumpfen so stark, daß man sie nur schlecht erkennen und schon gar nicht ansprechen kann.

Um Nematodenlarven nachzuweisen, geht man so vor, daß der Kot in einem Sieb in lauwarmes Wasser eingehängt wird. Verwendet man zum Einhängen des Siebs einen Glastrichter, an dessen Auslauf ein kurzes Stück Gummischlauch übergeschoben wird, der an seinem freien Ende mit einer Schlauchklemme verschlossen ist, so sammeln sich die aus dem Kot auswandernden Larven vor der Abklemmstelle. Bei Lockerung der Schlauchklemme befinden sich die Larven zu Hunderten in den ersten Tropfen und können leicht untersucht werden.

5.3.5 MIF-Technik

Diese Methode, die sich in vielen Labors eingeführt hat, da die verschiedensten Stadien von Parasiten (Protozoen – Trophozoiten und Zysten von Amöben, Oozysten von Kokzidien i. w. S. u. a. –; Helminthen-Eier und -Larven) nicht nur gut erhalten bleiben, sondern auch noch nach langer Zeit eine Anreicherung ermöglicht wird, erhielt ihre Kurzbezeichnung von den englischen Begriffen für Merthiolat-Jod-Formalin (Merthiolate-Iodine-Formalin). So konservierte Kotproben lassen sich anschließend sogar noch anfärben, was z. B. für die Differenzierung von Amöbenstadien wichtig ist. Geeignet ist die Trichrom-Färbung nach Wheatley.

Stammlösung I:
Merthiolat-Tinktur* (1:1000) 200 ml
Formaldehyd (38%ig) 25 ml
Glycerin 5 ml
Aqua dest. 250 ml
Die Stammlösung I ist nach guter Durchmischung in brauner Flasche für viele Wochen haltbar.

Stammlösung II** (Lugolsche Lösung):
Kaliumjodid 2 g
Jod krist. 1 g
Aqua dest. 100 ml
Wird die Lugolsche Lösung in einer braunen Flasche an einem dunklen Platz (Schrank) aufbewahrt, ist sie für mehrere Wochen haltbar.

Arbeitsweise:
1. 0,6 ml Stammlösung II (Lugolsche Lösung) werden mit 9,4 ml Stammlösung I direkt vor der Verwendung gemischt. Die Mischung wird als MIF bezeichnet.
2. Ein Teil Kot wird mit 5–10 Teilen MIF gut verrührt.

---

* Das allgemein verwendete Produkt ist: Tincture of merthiolate N. 99, 1:1000, Eli Lilly and Comp.
** Zuerst die Kaliumjodid-Kristalle in einigen ml Aqua dest. lösen und das Jod erst anschließend zugeben. Nur so erfolgt eine rasche Auflösung. Zum Schluß das restliche Aqua dest. zugeben.

In dieser Mischung werden alle Parasitenstadien in optimaler Weise konserviert. Soll eine Anreicherung erfolgen, wird in üblicher Weise vorgegangen, wobei durch Filterung der Mischung durch ein Netz die groben Bestandteile entfernt werden und anschließend eine Zugabe von Äther (2–3 ml pro 10 ml MIF-Präparation) nach dem Zentrifugieren bei 1000–1500 Umdrehungen/min mit einer üblichen Laborzentrifuge, vier Schichten entstehen:
1. Ätherschicht (oben),
2. ein Pfropf fester Kotbestandteile,
3. eine klare Zone aus MIF,
4. Sediment, das alle Parasitenstadien enthält.
Die Entfernung der drei oberen Schichten erfolgt wie bei der Telemann-Methode. Das Sediment kann in neuer MIF–Lsg. suspendiert und so aufbewahrt werden, oder die Durchmusterung des Materials kann sofort erfolgen. Gefärbte Dauerpräparate (s. oben) sind gleichfalls direkt aus dem Sediment herzustellen.

5.4 Nachweis von Pilzhyphen in Abszeß- u. a. Material (KOH-Methode)

Die farblosen Pilzhyphen sind nur in Ausnahmefällen in Gewebsproben oder im Detritusmaterial direkt aufzufinden, so daß es sich empfiehlt, sog. KOH-Präparate anzufertigen. Die Kalilauge dient dazu, das Eiweißmaterial aufzulösen und auf diese Weise die dabei nicht zerstörten Hyphen zur Darstellung zu bringen.

Arbeitsweise:
a) Untersuchungsmaterial auf Objektträger ausstreichen, mit 10%iger KOH-Lösung (Kalilauge) überschichten, mit größerem Deckglas bedecken und 10–15 Minuten stehen lassen – eventuell in einem Thermostaten zur Beschleunigung des Auflösungsprozesses.
b) Durchmusterung der Präparate mit nicht zu schwacher Optik. KOH ist hygroskopisch, so daß vor der Untersuchung der Präparate evtl. mit einem Filterpapier Flüssigkeit abgezogen werden muß. *Vorsicht:* KOH wirkt ätzend!

5.5 Einbettung und Aufhellung kleinerer Milben (und Zeckenlarven)

Um kleine Milben einwandfrei bestimmen zu können, müssen sie in speziellen Medien eingebettet werden, die zugleich eine Aufhellung bedingen, so daß alle Einzelheiten gut zu erkennen sind. Mehrere Mischungen, die diese Bedingungen erfüllen, sind bekannt. Als wesentliche Bestandteile enthalten sie alle Chloralhydrat, Gummi arabicum und unterschiedliche Zusätze.

Nachfolgend wird eine dieser Lösungen (Faure) angegeben und der Einbettvorgang beschrieben.

Faure'sche Lösung:(Chloralhydrat 100 Teile, Glycerin 40 Teile, Gummi arabicum 60 Teile, Aqua dest. 100 Teile).

Der Gummi arabicum muß in Wasser gelöst werden; anschließend werden die übrigen Substanzen zugegeben. Der Lösungsvorgang dauert mehrere Tage. Anschließendes Filtrieren durch Glaswatte ist vorteilhaft, um die Schmutzbeimischungen des Gummi arabicum zu entfernen.

Zur Herstellung von Präparaten werden die Milben entweder lebend mit einem feinen Pinsel in einen Tropfen der Faureschen Lösung übertragen oder sie werden zuvor in 70%igem Alkohol abgetötet. Anschließend wird der Tropfen mit einem Deckglas bedeckt. Die Präparate halten ohne zusätzlichen Lackring nur für einige Wochen.

Literatur

KRUSE, G. O. W., PRITCHARD, M. H.: The collection and preservation of animal parasites. Techn. Bull. No. 1, The Harold W. Manter Laboratory. Lincoln, London, The University of Nebraska Press, 1982.

ROMEIS, B.: Mikroskopische Technik. München, Wien, R. Oldenbourg Verlag, 1968.

5.6 Untersuchungsstellen

Staatliche Veterinärämter

Alle Staatlichen Veterinäruntersuchungsämter in der Bundesrepublik Deutschland sind in der Lage, bestimmte Untersuchungen von Amphibien- oder Reptilienmaterial durchzuführen. Dies trifft insbesondere für die Kultivierung von Bakterien zur Prüfung ihrer Sensibilität gegen antibiotische Substanzen zu. Unbedingt angeben, daß es sich um Kaltblütermaterial handelt und eine Bebrütung bei 25–28°C und bei 37°C erfolgen muß.

Bei der Kultivierung von Pilzen und der Determinierung von Wurmeiern bzw. Protozoenzysten treten dagegen häufig Probleme auf, da diesen Stellen fast nie entsprechendes Bestimmungsmaterial der bei den poikilothermen Tieren auftretenden Erreger zur Verfügung steht.

Universitätsinstitute der Veterinärmedizinischen Fakultären

Alle in Betracht kommenden Institute wie solche für Mikrobiologie, Pathologie und Parasitologie führen i. d. R. gleichfalls entsprechende Untersuchungen durch. Die Möglichkeiten sind aber auch in diesen Einrichtungen meistens begrenzt, sofern nicht ein spezielles wissenschaftliches Interesse an dem einen oder anderen Problem besteht.

Institutionen, die sich besonders mit Krankheiten der Amphibien und Reptilien befassen

a) Fachgebiet Parasitologie, Universität Hohenheim, D 7000 Stuttgart 70 (Prof. Dr. W. FRANK). Sektionen, Kotuntersuchungen auf Parasiten, Protozoenkulturen u. a. (bakteriologisch-mykologische Untersuchungen werden nur in Einzelfällen veranlaßt) Beratung bei Therapie.

b) Institut für Parasitologie der Justus Liebig Universität, D 6300 Gießen, Rudolf Buchheimstraße 2. Vorwiegend Kotuntersuchungen auf Parasitenstadien – Beratung bei Therapie.

c) Akademie der Wissenschaften der DDR Forschungsstelle für Wirbeltierforschung – Abt. für Zoo- und Wildtiererkrankungen, DDR 1136 Berlin, Am Tierpark 125 (VR Prof. Dr. habil. R. IPPEN). Sektionen, sowie sämtliche übrigen Untersuchungen.

d) Rijksuniversiteit te Utrecht, Fakulteit der Diergeneeskunde, Vakgroep Pathologie, Afd. Bijzondere Dieren, Yalelaan 1, Postbus 80.158, NL3508TD de Uithof – Utrecht (Prof. Dr. P. ZWART). Sektionen, sowie sämtliche übrigen Untersuchungen – Beratung bei Therapie.

e) Smithsonian Institution, National Museum of Natural History, Registry of tumors in lower animals, USA Washington D.C. (Dr. J. C. HARSHBARGER). Auswertung sämtlicher tumoröser Bildungen; nach Möglichkeit Einsendung von Photos der pathologischen Veränderungen beim lebenden oder toten Tier sowie der in Formalin (4%ig) fixierten Organe.

Sachregister

Hamster, Meerschweinchen, Mäuse und andere Nagetiere. Von Biol. Dr. G. Schmidt. Neubearbeitete und erweiterte 2. Auflage. 251 Seiten mit 55 Farbfotos und 25 Zeichnungen. Ln. mit Schutzumschlag → **DM 68,−**

Die Terrarientiere. Bau, technische Einrichtung und Bepflanzung der Terrarien, Haltung, Fütterung und Pflege der Terrarientiere. Von Dr. G. Nietzke, Hildesheim.

Band 1: **Terrarientechnik, Futter und Fütterung, Krankheiten der Amphibien und Reptilien.** → **Terrarientiere I:** Schwanzlurche, Froschlurche, Schildkröten. Überarbeitete und verbesserte 3. Auflage. 355 Seiten mit 25 Farb-, 152 Schwarzweißfotos und Zeichn. Kst. mit Schutzumschlag → **DM 78,−**

Band 2: **Pflanzen im Terrarium, Zucht und Aufzucht, Freilandaufenthalt und Überwinterung.** → **Terrarientiere II:** Krokodile, Echsen, Schlangen. Überarbeitete und verbesserte 3. Auflage. 322 Seiten mit 24 Farbfotos, 159 Schwarzweißabbildungen und 9 Tabellen. Kst. mit Schutzumschlag → **DM 78,−**

Schlangen 1. Ungiftige Schlangen im Terrarium. Von L. Trutnau, Altrich. Verbesserte 2. Aufl. 200 Seiten mit 63 Farbbildern. Kst. → **DM 42,−**

Schlangen 2. Giftschlangen im Terrarium. Von L. Trutnau, Altrich. Durchgesehene, 2. Aufl. 200 Seiten mit 59 Farbfotos. Kst. → **DM 42,−**

Salamander und Molche. Schwanzlurche im Terrarium. Von K. Rimpp, Renningen. Verbesserte 2. Aufl. Etwa 205 Seiten mit 32 Farbfotos und 150 Verbreitungskarten. Kst. → **ca. DM 42,−**

Frösche und Kröten. Tropische und einheimische Froschlurche im Terrarium. Von Dipl.-Biol. R. Schulte, Neuhausen/Filder. 240 Seiten mit 38 Farbfotos, 62 Schwarzweißfotos und Zeichnungen. Kst. → **DM 42,−**

Parasitologie. Lehrbuch für Studierende der Human- und Veterinärmedizin, der Biologie und Agrarbiologie. Von Prof. Dr. W. Frank, S-Hohenheim. 510 Seiten mit 256 Abb. und 18 Tab. Kst. → **DM 68,−**

Kleintierkrankheiten. Band 1: → **Innere Medizin.** Von Prof. Dr. W. Kraft, München, und Prof. Dr. H. Bostedt, Gießen, 304 Seiten mit 47 Farb-, 90 Schwarzweißfotos, 12 Zeichn. und zahlr. Tabellen. Kst. → **DM 64,−** (UTB − Große Reihe)

Schafkrankheiten. Von Prof. Dr. K. Dedié, Aulendorf, und Prof. Dr. H. Bostedt, Gießen. 325 Seiten mit 42 Farbfotos, 92 Schwarzweißabb. und 30 Tab. Kst. → **DM 68,−** (UTB − Große Reihe; »Erkrankungen der Haustiere«)

Erhältlich in Ihrer Buch(Fach)handlung oder beim **Verlag Eugen Ulmer** Postfach 70 05 61, 7 Stuttgart 70

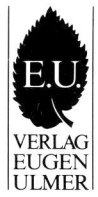

VERLAG EUGEN ULMER